「十三五」国家重点图书出版规划项目

中国针灸大成

综合卷

Zhongguo Zhenjiu Dacheng Zonghejuan

Compendium of Chinese Acupuncture and Moxibustion

太平圣惠方·针灸
宋刻本

圣济总录·针灸
日本文化十年刻本

针灸四书
元至大四年刻本

总主编／石学敏

执行主编／王旭东　陈丽云　梁尚华

湖南科学技术出版社

《中国针灸大成》编委会名单

主　　编： 石学敏（天津中医药大学第一附属医院）

执行主编： 王旭东（上海中医药大学）

　　　　　　陈丽云（上海中医药大学）

　　　　　　梁尚华（上海中医药大学）

（以下以姓氏笔画为序）

副 主 编： 卞金玲（天津中医药大学第一附属医院）

　　　　　　杜宇征（天津中医药大学第一附属医院）

　　　　　　张建斌（南京中医药大学）

　　　　　　张亭立（上海中医药大学）

　　　　　　尚　力（上海中医药大学）

　　　　　　倪光夏（南京中医药大学）

编　　委： 于莉英　马　泰　马曼华　王旭东　王秋琴　王慕然　卞金玲

　　　　　　卞雅莉　申鹏飞　史慧妍　朱石兵　朱思行　朱蕴菡　衣兰杰

　　　　　　衣兰娟　许军峰　孙增坤　杜宇征　李月玮　李　军　杨丽娜

　　　　　　杨艳卓　杨　涛　杨　杰　杨　萌　宋亚芳　张工彧　张建斌

　　　　　　张亭立　张卫茜　陈杞然　陈丽云　陈雨荟　陈昕悦　林怡冰

　　　　　　尚　力　周　围　周　敏　周文娟　赵晓峰　俞欣雨　施庆武

　　　　　　晁　敏　倪光夏　徐松元　奚飞飞　梁尚华　彭娟娟　戴晓乔

学术秘书： 马　泰　宋亚芳　张亭立

序

岁在庚子，瘟疫横行，年末将近，拙著初成。新冠疫情，日渐偃伏，国既昌泰，民亦心安。天晴日朗，朋辈相聚酒酣；笑逐颜开，握手道故纵谈。谈古论今，喜看中医盛况；数典读书，深爱针灸文献。针矣砭矣，历史班班可考；炳焉燕焉，成就历历在目。针灸之术，盖吾一生足迹之所跬步蹒跚；集成先贤，乃吾多年夙愿之所魂牵梦绕。湖南科学技术出版社，欲集历代针灸文献于一编，甚合我意，大快我心。吾素好书，老而弥笃，幸喜年将老而体未衰，又得旭东教授鼎力相助，陈丽云、梁尚华诸君共同协力，《大成》之作，蒐材博远，体例创新，备而不烦，详而有体。历代针灸著述，美不胜收；各种理论技法，宛在心目。吾深知翰墨之苦，寻书之难；珍本善本，岂能易得？尤其影校对峙，瑕疵不容，若无奉献精神，哪能至此？吾忝列榜首，只是出谋划策；出版社与诸同道，方为编书栋梁。夫万种医书，内外妇儿皆有；针灸虽小，亦医学宝库一脉。《针经》之《问难》，《甲乙》之《明堂》，皇甫谧、王惟一，《标幽赋》《玉龙经》，书集一百零九种，论、图、歌、文，连类而相继。文献详备，版亦珍奇，法国朝鲜，日本越南，宋版元刻，明清官坊，见善必求，虽远必访。虽专志我针灸，亦合之国策，活我古籍，壮我中华；弘扬国粹，继承发展。故见是书，已无憾。书适成，可以献国家而备采择，供专家而作查考，遗学子而为深耘。吾固知才疏学浅，难为针灸之不刊之梓，尚需方家润色斧削。盼师长悯我诚恳，实乃真心忧，非何求，赐我良教，点我迷津，开我愚钝，正我讹误，使是书趋善近美，助中医药学飞腾世界医学之巅，则善莫大矣！

中 国 工 程 院 院 士
国 医 大 师　石学敏
《中国针灸大成》总主编

穷神极变出针砭 万壑春云一冰台
——代前言

重新认识针灸学

20世纪初，笔者于欧洲巡医，某大赛前一日，一体育明星腰伤，四壮汉抬一担架，逶迤辗转，访遍当地名医，毫无起色。万般无奈之下，求针灸一试，作死马活马之想。笔者银针一枚，刺入人中，原本动则锥心、嗷嗷呼痛之世界冠军，当即挺立行走，喜极而泣。随行记者瞠目结舌，医疗团队大惊失色——在西方医生的知识储备里，穷尽所有聪明才智，也想不出鼻唇沟和腰部有什么关系，"结构决定功能"的"真理"被人中沟上的一根银针击碎了！

这在中医行业内最平常的针灸技术，却被欧洲人看成"神操作"，恰恰展示了中国传统医学引以为豪的价值观："立象尽意"。以人类的智慧发现外象与内象的联系，以功能（疗效）作为理论的本源。笔者以为，这是针灸学在诊治疾病之外，对于人类认知世界的重大贡献。亦即：针灸学远远不只是诊疗疾病，更是人类发现世界真理的另一个重要途径。

2018年3月28日，*Science Reports*杂志发表一篇科学报告，证明了笔者上述观点。国内外媒体宣称美国科学家发现了人体内一个未知的器官，而且是人体中面积最大的一个器官。这一发现能够显著地提高现有医学对癌症以及其他诸多疾病的认知。而这一器官体内的密集结缔组织，实际上是充满流体的间质（interstitium）网络，并发挥着"减震器"的作用。科学家首次建议将该间质组织归为一个完整的器官。也就是说它拥有独立的生理作用和构成部分，并执行着特殊任务，如人体中的心脏、肝脏一样。

基于上述发现是对人体普遍联系方式的一种描述，所以研究中医的学者认为经络就是这样一种结构。人体的十四经脉上要是由组织间隙组成，上连神经和血管，下接局部细胞，直接关系着细胞的生死存亡。经络与间质组织一样无处不在，所有细胞都浸润在组织液中，整体的普遍联系就是通过连续在全身的"水"来实现的。事实上，中药就是疏通经络来治病的，这与西药用直接杀死病变细胞的药理有着根本的不同。可以这样说，证明了经络的存在，也就间接证明了中药药理的科学性，可以理解为什么癌症在侵袭某些人体部位后更容易蔓延。

笔者认为，中医学者对美国科学家的发现进行相似性印证，或许不那么贴切和完全对应，但是，从整体观念而言，这种发现无疑是西方医学的进步。这也佐证了针灸学知识领域内，古老而晦涩的语言文字里，隐含着朦胧而内涵深远的知识，有待我们深入挖掘研究。

应用现有的科学认知来评价针灸的科学性，我们已经吃尽苦头。"经络研究"进行了几十年，花费无数人力、物力、财力，最终却是一无所获。因为这些研究一直是以西方科学的知识结构、价值观和思维方式来检验古代的成果，犯了本质的错误。"人中"和腰椎、腰肌的关系，任何现代医学知识都是无法证实的，但是我们却硬要在实验室寻找物质基础和有形的联系，终究是没有结果的。古代针刺合谷催产，谁能找到合谷和子宫的关联？若是我们以针灸学的认知为线索，将会获得无数新启示，能找到人中与腰部的联系通道的人，获得诺贝尔生理学或医学奖将是一件很容易的事。因此，包括中医药学界的学者专家，并未能完全认识到针灸学术的深邃和伟大。我们欠针灸学术一个客观的评价。

不过，尽管科学在不断证实着针灸学的伟大和深奥，但是，在中国传统医学的版图上，无论是古代还是现代，针灸学术的地位，一直处于从属、次要的地位。笔者只有在外国才从事针灸工作，回到中国境内，便重归诊脉开方之途。其中种种隐曲不便展开，但业内视针灸为带有劳作性质的小科的潜意识，却是业内真实的存在。

再以现存古籍为例，现代中医古籍目录学著作如《中国中医古籍总目》《中医图书联合目录》，收录古籍都在万种以上，但1911年以前的针灸类著作数量却不到200种。郭霭春先生、黄龙祥先生等针灸文献学家都做过类似的统计，如郭先生《现存针灸医籍》129种，黄先生《针灸名著集成》180种（含日本所藏）。且大多是转抄、辑录、类编、汇编、节抄之类，学术含量较高的也就30多种。

如今，"中医走向世界"已成为业内的共识，但是，准确的说法应该是"针灸走向世界"，遍布欧美、东南亚，乃至非洲、大洋洲的"TCM"，其实都是针灸诊所。由于用药受到种种限制，中药方剂至今未被世界各国广泛接受。中医对世界人民的贡献，针灸至少占90%以上。因此，全方位审视针灸学的历史地位和医学价值，是中医界必须要做的工作。

此次湖南科学技术出版社策划，针灸学大师石学敏院士领衔，收集现存针灸古籍，编纂一套集成性的针灸文献丛书，为医学界提供相对系统的原生态古典针灸文献，虽然达不到集大成的要求，但至少能满足针灸学者们从事文献研究时看到古原貌的愿望，以历史真实的遗存来实现针灸文献的权威性。

历尽坎坷的针灸发展史

从针灸文献的数量和质量上，可以看出针灸学术的地位。其实轻慢针灸技术，这不是现代才有的问题，历史上也曾多次发生类似问题。有高潮也有低谷。

针灸学术最辉煌的时期，莫过于历史的两头：即中医学知识体系的形成阶段和20世纪美国总统尼克松访华至今。

一、高光时刻：春秋战国至两汉

春秋战国到西汉时期，是中医学初步成形的时期，药物和药剂的应用还没有成熟，对药物的不良反应的认识也不充分，因此，药物的使用受到极大的限制，即便是医学经典著作，《黄帝内经》中也只有13首方剂。而此时的针灸技术相对成熟得多，《灵枢》中针灸理论和技术的内容竟多达4/5，文献记载当时针灸主治的疾病几乎涉及人类的所有病种。从现有文献来看，这一时期应该是针灸技术最为辉煌的时期。

汉代，药物学知识日渐丰富，在《黄帝内经》理论指导下，药物配伍知识也得到长足的发展。东汉末年，医圣张仲景著成《伤寒杂病论》，完善了《黄帝内经》六经辨治理论，形成了外感热病诊疗体系。该书也是方剂药物运用比较纯熟的标志。仲景治疗疾病的主要方法是方药、针灸，属于针、药并重的态势。至于魏晋皇甫谧之《针灸甲乙经》，则是先秦两汉针灸学辉煌盛世的全面总结。

此后，方药的发展突飞猛进，势不可挡。诚如笔者在《中医方剂大辞典》第2版"感言"中所述："《录验方》《范汪方》《删繁方》《小品方》，追随道家气质；《僧深方》《波罗门》《耆婆药》《经心录》，兼修佛学思想……《抱朴子》《肘后方》，为长寿学先导，传急救仙方。《肘后备急》，成就诺奖；《巢氏病源》，医道大全。《食经》《产经》《素女经》，《崔公》《徐公》《廪丘公》，录诸医经验，载民间验方，百花齐放，蔚为大观……"方药学术，一片繁荣，逐渐成为治疗疾病的主流技术。到了唐代，孙思邈、王焘等人在强盛国力和社会文明的催促下，对方药治疗的盛况进行了总结，《千金要方》《外台秘要》等大型方书是方药技术成为医学主流的写照。

二、初受重创：中唐以降

方药兴起，一段时间内与针灸并驾齐驱，针灸技术在初唐时期还在学术界具有一定地位。杨上善整理《黄帝明堂经》，著《黄帝内经太素》，孙思邈推崇针灸，《千金要方》《外台秘要》中也载录了不少针灸学著作，但都是沿袭前人，未见新作。不仅没有创新，而且出现了对针灸非常不利的信号：王焘在《外台秘要》卷二十九中对针刺治病提出了质疑，贬低针刺的疗效，"汤药攻其内，以灸攻其外，则病无所逃。知火艾之功，过半于汤药矣。其针法，古来以为深奥，今人卒不可解。经云：针能杀生人，不能起死人。苟欲录之，恐伤性命。今并不录《针经》，唯取灸法"。这里，王焘大肆鼓吹艾灸，严重质疑针刺，明确提出：我的《外台秘要》只收《黄帝明堂经》，不收《针经》，因为针刺会死人！《外台秘要》这样一部权威著作，竟然提出这样的观点，对社会的负面影响可想而知！以至于中唐之后很长一段时间内，社会上只见艾灸，少见针刺，针灸学文献只有灸学著作而无针灸之书。这种现象甚至波及日本，当时的唐朝，在日本人心目中可是神圣般的国度，唐风所及，日本的灸疗蔚然成风。

三、再度辉煌：两宋金元

宋代确是中国历史上文化最为繁荣的时代，人文科技在政府的高度重视下得到全面发展。笔者认为，北宋医学最醒目的成就，除了世人熟知的校正医书局对中医古籍的保存和整理之外，王惟一铸针灸铜人，宋徽宗撰《圣济经》，成为三项标志性的成果。

其一，宋代官方设立校正医书局，宋以前所有医学著作得到收集整理，其中包括《针灸甲乙经》等珍贵针灸著作。同时，政府组织纂修的大型综合性医学著作《太平圣惠方》《圣济总录》等，也保留了大量珍贵针灸典籍。

其二，北宋太医院医官王惟一在官方支持下，设计并主持铸造针灸铜人孔穴模型两具，撰《铜人腧穴针灸图经》与之呼应。该书与铜人模具完成了对宋以前针灸理论及临床技术的全面总结，对我国针灸学的发展具有深远而重大的影响。

其三，宋徽宗亲自撰述《圣济经》，将儒家思想、伦理秩序全面注入医学知识体系，促进整体思想和辨证论治法则在中医学理论和临床运用等全方位的贯彻运用。在中国五千年历史中，除了《黄帝内经》托黄帝之名外，这是唯一由帝王亲自撰稿的医学书籍。

宋代是中国历史上商品经济、文化教育、科学创新高度繁荣的时代。陈寅恪言："华夏民族之文化，历数千载之演进，造极于赵宋之世。"民间的富庶与社会经济的繁荣实远超盛唐。虽然重文轻武的治国方略导致外族侵略而亡国，但是这个历史时期为人类文明创造了无数辉煌而不朽的文化遗产，其中就包括针灸技术的中兴。

两宋时期，针灸学术的传承和发展是多方位的，不仅有针灸铜人之创新，更有《太平圣惠方》《圣济总录》之存古，更有《针灸资生经》之集大成。

时至金元，窦默（汉卿）在针灸领域独树一帜，成为针灸史上一位标志性人物。其所著《标幽赋》《通玄指要赋》等，完成了对针刺手法的系统总结，印证了《黄帝内经》对手法论述的正确性。并且采用歌赋的形式把幽冥隐晦、深奥难懂的针灸理论表达出来，文字精练，叙述准确，对后世医家影响很大。

由于金元时期针灸书散佚较多，虽然大多内容被明清针灸著作所引录，但终究不利于后世对这一历史时期针灸学成就的认知。就现有文献的学术水平来看，当时对针灸腧穴、刺灸法的研究程度，已经达到了历史最高水平，腧穴主治的内容都已定型，可以作为针灸临床的规范和标准，且高度成熟，一直影响到现在。

因此，可以毫不夸张地说，两宋金元时期是中国针灸从中兴走向成熟的时代，创造了针灸学术的又一个盛世景象。

四、惯性沿袭：明代

明代，开国皇帝朱元璋出身草莽，颇为亲民，对前朝文化兼收并蓄，故针灸术在窦汉卿的总结和普及下，成为解除战火之余灾病之得力手段，而在民间盛行。尤其在临床技艺、操作手法等方面越来越纯熟。

例如，明初泉石心在《金针赋》中提出了烧山火、透天凉等复式补泻手法，以及青龙摆尾、白虎摇头、苍龟探穴、赤凤迎源等飞经走气法。此后又有徐凤、高武等针灸名家闻名于世，并有著作传世。尤其是杨继洲、靳贤所撰《针灸大成》，是继《针灸甲乙经》《针灸资生经》以后又一集大成者，内容最为详尽，具有较高的学术价值和实用价值。该书被翻译成德文、日文等文字，在世界范围内受到推崇。

明代的针灸学术具有鲜明的特色，即临床较多，理论较少；文献辑录较多，理论创新较少。明代雕版印刷技术发达，书坊林立，针灸书得以广泛传播，但也因此造成了大量抄袭，或抄中有改，抄后改编，单项辑录，多项类编等以取巧、取利、窃名为目的的书籍。大部分存世针灸书都是抄来抄去。从文献的意义上来说，确实起到了存续及传播的作用，但是，就学术发展而言，却缺乏发皇古义之推演、融会新知之发挥。

五、惨遭废止：清代

时至清代，统治在政权稳固后，对中华传统文化的传承和践行，较之前朝有过之而无不及。针灸学术在清代前期尚可延续，乾隆年间的《医宗金鉴》集中医药学之大成，其间的《刺灸心法要诀》等内容，系统记录了古代针灸医学的主要内容，是对针灸学术的最后一次官方总结。道光二年（1882），皇帝发布禁令：废止针灸科。任锡庚《太医院志职掌》："针刺火灸，终非奉君之所宜，太医院针灸一科，着永远停止。"这一禁令，将针灸科、祝由科逐出医学门墙。此后，针灸的学术传承被拦腰斩断，伴随着"嘉道中衰"，针灸医生完全没有了社会地位，只是因为疗效和廉价，悄悄地转入民间。

从本书收录的文献来看，情况也确实如此，《医宗金鉴》之后，几乎没有像样的针灸类刻本传世，大多是手录之抄本、辑本、节本，再就是日本的各种传本。清晚期，针灸有再起之象，业界出现了公开出版物，但是，比起明代的普及，清代针灸学术几乎没有发展。针灸医生的社会地位彻底沦为下九流，难登大雅之堂，而正是这些民间针灸医生的存在，才使得传统针灸并没有完全失传。

六、现代复兴：近代以来

晚清至民国时期，针灸学开始复兴，民间的针灸医生崭露头角，医界的名家大力提倡，出版书籍，成立学校，开设专科，编写教材……各种针灸文献如雨后春笋，层出不穷。晚清以前数千年流传下来的针灸古籍只有100多种，而同治以后铅字排版、机器印刷迅速普及，仅几十年时间，到1949年新中国成立前的文献综述已达到400多种。

个人以为，晚清以后的针灸复兴，与西学东渐的时代潮流密切相关，当西方的解剖学、生理学理论，临床诊断、外科手术之类的技术成为社会常态时，针灸操作暴露身体就完全不值一提。加之针灸学术的历史积淀和现实疗效，更因为其简便实用和价格优势，自然成为中西医学家青睐的治疗技术。

综上所述，针灸学术发展并非一帆风顺，而是多灾多难。这与使用药物的中医其他分支有很大区别。金代阎明广注何若愚《流注指微赋》言："古之治疾，特论针石，《素问》先论刺，后论脉；《难经》先论脉，后论刺。刺之与脉，不可偏废。昔之越人起死，华佗愈躄，非有神哉，皆此法也。离圣久远，后学难精，所以针之玄妙，罕闻于世。今时有疾，多求医命药，用针者寡矣。"反复强调前代的针药并用，夸耀名医针技之神奇，而后世的针灸越来越不景气，以至于患者只能"求医命药"，以药为主。其实，金代的针灸学术氛围并不消沉，还是个不错的历史时期，阎明广尚且如此慨叹，可见其他朝代更加严重。究其原因，不外乎以下三个方面。

医生：针灸的操作性很强，需要工匠精神和手工劳作。在中国古代文化传统的"重文轻技"的观念下，凡是能开方治病的，当然不愿动手劳作。俗语"君子动口不动手"就是这种观念的世俗化表述。除了出自民间，且为了提高疗效的大医之外，大多数医生多少是有这样的想法。南宋王执中在《针灸资生经》卷二中言："世所谓医者，则但知有药而已，针灸则未尝过而问焉。人或诘之，则曰是外科也，业贵精不贵杂也。否则曰富贵之家，未必肯针灸也。皆自文其过尔。""自文其过"，正是这种心态的真实写照。

患者：畏惧针灸是老百姓的普遍心理。《扁鹊心书·进医书表》："无如叔世衰离，只知耳食，性喜寒凉，畏恶针灸，稍一谈及，俱摇头咋舌，甘死不受。"说是社会上的人只知道道听途说，只要听说施用针灸，死都不肯。除了怕疼怕苦以外，不愿暴露身体，也是畏惧针灸的原因之一。

官府：道光皇帝废止针灸科，理由只有一个，"非奉君之所宜"。也就是中国传统文化中的"忠君""奉亲"，儒家理学强调"身体发肤，受之父母，不敢毁伤"，针要穿肤，灸要烂肉，这都有违圣人之道，对自己尚且如此，更不用说用这种技术来治疗"君""亲"之病。除了"不敢毁伤"外，"男不露脐，女不露皮"，暴露身体也是有违圣训的。所以，不惜用强制手段加以禁绝。

其实，无论是平民百姓，还是士者医官，乃至皇帝朝廷，轻视针灸的根本原因，都是根源于儒家伦理纲常。在"独尊儒术"之前，或者儒术不振之时，针灸术就会昌盛。春秋战国百花齐放，所以是针灸的高光时刻；北宋文化昌盛，包罗万象，儒学并未成为主宰，所以平等对待针灸学术；金元外族主政，儒学偃伏，刀兵之下，医学不继，自然推崇针灸。唯有南宋理学兴起，明代理学当道，孔孟之道统治社会，针灸学就会受到制约。这种情况在清代中期到了无以复加的地步，非禁绝不能平其意。

旧时代的伦理确实对针灸术的发展造成了一定的阻碍，但是正如本文标题所说，这是一门学问，是人类认识世界的丰硕成果，正如魏晋时期皇甫谧在《针灸甲乙经·序》中所总结的，"穷神极变，而针道生焉"。穷神极变并不是绞尽脑汁，而是在"内考五脏六腑，外综经络血气色候，参之天地，验之人物……"种种努力之后，方可达成。此类基于天地本质的生命活动，却不是人力所能阻挡。中国针灸，以其原生态的顽强，一直在延续中为人民服务。

200多年前，日本人平井庸信在《名家灸选大成》序言中，已经把药物、针刺、艾灸的适应范围说得很清楚了，对针灸在医学领域中的地位，也有中肯的评价："夫医斡旋造化，燮理阴阳，以赞天地之化育也。盖人之有生，惟天是命，而所以不得尽其命者，疾病职之由。圣人体天地好生之心，阐明斯道，设立斯职，使人得保终乎天年也，岂其医小道乎哉！其治病之法，则有导引、行气、膏摩、灸熨、刺焫、饮药之数者，而毒药攻其中，针、艾治其外，此三者乃其大者已。《内经》之所载，服饵仅一二，而灸者三四，针刺十居其七。盖上古之人，起居有常，寒暑知避，精神内守，虽有贼风虚邪，无能深入，是以惟治其外，病随已。自兹而降，风化愈薄，适情任欲，病多生于内，六淫亦易中也。故方剂盛行，而针灸若存若亡。然三者各有其用，针之所不宜，灸之所宜；灸之所不宜，药之所宜，岂可偏废乎？非针、艾宜于古，而不宜于今，抑不善用而不用也。在昔本邦针灸之传达备，然贵权豪富，或恶热，或恐疼，惟安甘药补汤，是以针灸之法，寖以陵迟。"而最后所述，是针灸之术在当时日本的态势。鉴于日本社会受伦理纲常的约束较少，所以针灸发展中除了患者畏痛外，实在要比中国简单得多，正因为如此，所以如今我们要跑到日本去寻访针灸古籍。

针灸文献概览

回望历史，中医药古籍琳琅满目，人们常以"汗牛充栋"来形容中医宝库之丰富，但是，针灸文献之数量，只能以凋零、寒酸来形容。如前所述，在现存一万多种中医古籍中，针灸学文献占比还不到百分之二。就本书收载的109种古籍而论，大致有以下几种类型。

一、最有价值的针灸文献

最有价值的针灸文献指原创，或原创性较高，对推进针灸学术发展作用巨大的著作，如《十一脉灸经》《针灸资生经》《灵枢》《针灸甲乙经》《十四经发挥》《黄帝明堂经》《铜人腧穴针灸图经》《针灸大成》等。

（一）《十一脉灸经》

《十一脉灸经》由马王堆出土帛书《足臂十一脉灸经》《阴阳十一脉灸经》组成，是我国现存最早的经络学和灸学专著，反映了汉代以前医学家对人体生理和疾病的认知状态，与后来发达的中医理论比较，《十一脉灸经》呈现的经脉形态非常原始，还没有形成上下纵横联络成网的经络系统，但是却可以明确看出其与后代经络学说之间的渊源关系，是针灸经络学的祖本，为了解《黄帝内经》成书前的经络形态提供了宝贵的资料。

（二）《黄帝明堂经》

《黄帝明堂经》又名《明堂》《明堂经》，约成书于西汉末至东汉初（公元前138年至公元106年），约在唐以后至宋之初即已亡佚。书虽不存，但却在中国针灸学历史上开创了一个完整的学术体系——腧穴学，是腧穴学乃至针灸学的开山鼻祖。

"明堂"，是上古黄帝居所，也是黄帝观测天象地形和举行重要政治经济文化活动的场所，具有中国文化源头的象征性意义，在远古先民心目中的地位极其崇高。随着文明的发展进步，学术日渐繁荣，人们发现了经络、腧穴，形成对人体生理功能的理性认知，建立了针灸学的基础理论：经络和腧穴。黄帝居于明堂，明堂建有十二宫，黄帝每月轮流居住，与十二经循环相类。黄帝于明堂观察天地时令，又与腧穴流注的时令节律类似。基于明堂功用与经络、腧穴的基本特性的相似性，将记载经络、腧穴特性的书籍命名为《明堂经》。沿袭日久，不断演变，但"明堂"作为腧穴学代名词和腧穴学文献的象征符号，却被历史固定了下来。

《黄帝明堂经》的内容，是将汉以前医学著作中有关腧穴的所有知识，如穴位名称、部位、取穴方法、主治病症、刺法灸法等，加以归纳、梳理、分类、总结，形成了独立的、完整的知识体系。因此，该书是针灸学术发展的标志性成果，也是宋以前最权威的针灸学教科书和腧穴学行业标准。晋皇甫谧编撰综合性针灸著作《针灸甲乙经》，其中腧穴部分即多来源于该书。

盛唐时期，政府两次重修该书，形成了两个新的版本，一是甄权的《明堂图》，一是杨上善的《黄帝内经明堂》，又名《黄帝内经明堂类成》。后者较好地保留了《黄帝明堂经》三卷的内容。唐末以后，明堂类著作迅速凋零，几乎荡然无存，所幸本书曾随鉴真东渡时带至日本，然至唐景福年间（893 年前后）亦仅残存一卷，内容为《明堂序》和第一卷全文。目前日本保存多个该残本的抄本，其中永仁抄本、永德抄本为较早期之抄本，藏于日本京都仁和寺，被日本政府定为"国宝"。清末国人黄以周到日本访书时，得永仁抄本，此书得以回归。本书影印校录了仁和寺的两个版本，这两个版本的书影在国内流传不广，故弥足珍贵。

（三）《针经》和《灵枢》

先秦至汉，我国先后流传过多种名为《针经》的著作，如《黄帝针经》九卷、《黄帝针灸经》十二卷、《针经并孔穴虾蟆图》三卷、《杂针经》四卷、《针经》六卷、《偃侧杂针灸经》三卷、《涪翁针经》、《赤乌神针经》……这些著作现在都已经失传了，在现代中医人心目中，凡是说到《针经》，那一定是指《灵枢》。几乎所有的工具书都称《灵枢》为《针经》。如，今人读张仲景《伤寒论·序》"撰用《素问》《九卷》"，注《九卷》为《灵枢》；读孙思邈《千金要方·大医习业》"凡欲为大医，必须谙《甲乙》《素问》《黄帝针经》、明堂流注……"，注《黄帝针经》为《灵枢》……现今已是定规，固化为中医学的思维定式。

回望历史，这里存在一个难解的历史之谜：在现存历史文献中，《灵枢》作为书名，最早出现在王冰注《素问·三部九候论篇第二十》，此时已是中唐，此前再无痕迹。王冰在《素问》两处不同地方引用了同一段文字，一处称"《针经》曰"，另一处却称"《灵枢经》曰"，全元起《新校正》认为这是王冰的意思：《针经》即《灵枢》。北宋校正医书局则据此将《针经》《灵枢》认定为同一本书而名称不同，并大力推崇，到了南宋史崧编订，《灵枢》已与《素问》等同，登上中医经典的顶峰地位。

更加诡异的是，直到宋哲宗元祐八年（1093）高丽献《黄帝针经》，此前中国从未见到《灵枢》或者相同内容书名不同者。1027 年王惟一奉敕修成《铜人腧穴针灸图经》，国家级的纂修而未见到的书，道理上说不过去。而高丽献书之后的《圣济总录》，也不认这部伟大的巅峰之作，"凡针灸腧穴，并根据《铜人经》及《黄帝三部针灸经》参定"。高丽献书后，《宋志》著录既有《黄帝灵枢经》九卷，也有《黄帝针经》九卷，恰好证明此前将《灵枢》《针经》视作同一著作是有疑问的。

后世史论著述和史家评述，均对《灵枢》存疑多多。如晁公武《读书志》、李濂《医史》以及周学海等，或认为是冒名之作，或认为是后人补缀，或认为即使存在其价值也不如《甲乙经》甚至《铜人经灸经》，而更多人则认为王冰以前即便有《灵枢》，也不能将其认作《黄帝针经》。亦有人认为是南宋史崧对《灵枢》进行了大量增改然后冒名顶替《针经》……

最典型的例证，莫过于历代文献学家均不重视《灵枢》。明代《针灸大成》卷一的《针道源流》可谓是针灸历史考源之作，其中对 28 种重要针灸著作进行了评述，唯独没有《灵枢》。只是在论述《铜人针灸图》三卷时，称该书穴位："比之《灵枢》本输、骨空等篇，颇亦繁杂也。"说明至少在明代针灸学家心目中，《灵枢》地位并不崇高。

以上存疑，尚需我中医学界深入研究。

（四）《针灸甲乙经》

《针灸甲乙经》成书于三国魏甘露元年（256）至晋太康三年（282）之间，是我国现存最早的针灸学经典著作。作者将前代《素问》《针经》《黄帝明堂经》等针灸经典中的文字汇辑类编，首次系统记载人体生理、经络、穴位、针灸法，以及临床应用，成为后世历代针灸著作的祖本。

（五）《铜人腧穴针灸图经》

《铜人腧穴针灸图经》可视为官修腧穴学，属针灸名著之一。

（六）《针灸资生经》

《针灸资生经》系综述性针灸临床著述，内容丰富，资料广博，且有腧穴考证和修正。

（七）《十四经发挥》

《十四经发挥》是经络学重要著作。

（八）《针灸大成》

《针灸大成》是明以前针灸著述之集大成者，也是我国针灸学术史上规模较大较全的重要著作。

二、保留已佚原创书的著作

唐《千金要方》《千金翼方》，保留了大量唐代以前已佚针灸书，如已佚之《甄权针经》，又如《小品方》所引《曹氏灸方》，原书、引书均亡（《小品方》仅剩抄本残卷），但书中内容被《千金要方》载录。尤其是《甄权针经》，作者为初唐针灸的大师级人物，临证实验非常丰富，该书即出自甄氏经验，强调刺法且描述明晰，穴位、刺法与主治精准对应，临床价值和学术价值都非常高。可惜早已亡佚，幸得孙思邈《千金翼方》记述了该书主要内容，这对宋以后针灸学术发展意义非常重大。

《外台秘要》保留了已佚崔知悌《骨蒸病灸方》。

《太平圣惠方》卷九十九保留了早已失传的《甄权针经》和已佚的隋唐间重要腧穴书内容，是宋王惟一《铜人腧穴针灸图经》乃至后世所有《针经》之祖本；卷一百则收录唐代失传之《明堂》，其中包括《岐伯明堂经》《扁鹊明堂经》《华佗明堂》《孙思邈明堂经》《秦承祖明堂》和已失传之北宋医官吴复珪《小儿明堂》，后世所有冠以《黄帝明堂灸经》的各种版本，均是从本书录出后冠名印行，故乃存世《明堂》之祖本。可知该两卷实际上是现存针灸典籍之源头。

《圣济总录》引述了已佚之《崔丞相灸劳法》《普济针灸经》。

《医学纲目》转录了大量金元亡佚的针灸书内容。如，完整保存了元代忽泰《金兰循经取穴图解》一书所附的全部四幅"明堂图"。

以上著作多是综合性医著，亦有针灸专门著作中存有失传古籍的，如《针灸集书》中的《小易赋》，可知前代在蒐集资料、保留遗作方面，建有卓越之功。

三、实用性著作

如前所述，针灸学在其发展过程中遭受颇多摧残，学术发展之路并不顺利，多处于民间实用层面，如《针经摘英》内容简要，言简意赅，是一本简易读本。《扁鹊神应针灸玉龙经》为针灸歌诀。《神应经》临床实用价值较大，颇似临床针灸手册。自明代以后直至晚清，针灸学文献多为循经取穴、临床应用、歌赋韵文等内容，基本上与《针灸大成》大同小异。如《针灸逢源》《针方六集》。另外，辑录、类编、抄录前代文献的著作较多，如《针灸聚英》《针灸节要》等。

再如《徐氏针灸大全》《杨敬斋针灸全书》《勉学堂针灸集成》等，虽然内容都是互相转抄，但是却起到了传播和普及针灸学术的作用。

四、值得研究的针灸文献

上述重要针灸文献都是需要后世深入研究的宝库，如前述《灵枢》的形成发展源流和真相。除此之外，还有一些貌似不重要，其实深藏内涵的文献。

《黄帝虾蟆经》，分9章，借"月中有兔与虾蟆"之古训，记述逐日、逐月、逐年、四时等不同阶段虾蟆和兔在月球上所处位置，与之相应，人体不同穴位、不同经络的血气分布亦不同，由此指出针灸禁刺、禁忌图解、补泻方式等与针灸推拿相关的基础知识。其中有较多费解之处，文字难读，术语生涩。虽列入针灸门类，但是与针灸临床的关系，尚需深入考证和研究。

《子午流注针经》，现代人认为子午流注属古代的时间医学、时间针灸学，但该书内容如何应用到临床，以及其客观评价，亦须深入研究。

《存真环中图》《尊生图要》《人体脏腑经穴图》等彩绘针灸图，可以从古代画师的角度，研究历史氛围下的古代身体观及相关文化。

关于灸学文献

本文标题有"万壑春云一冰台"之句，"冰台"，即艾草。《博物志》："削冰令圆，举而向日，以艾承其影则得火，故艾名冰台。"在相当长的一个历史阶段内，灸学在针灸领域内占据着统治地位。

现存最早的针灸文献《十一脉灸经》，便是以"灸"命名。有学者据此认为灸法早于针法。但这仅仅是灸法、针法两种医疗技术形成过程中的先后次序问题。待到针法成熟，与灸法并行，广泛运用于临床之后，针灸学术史上有过"崇灸、抑针"的历史现象，而此风至晋唐始盛：晋代《小品》，唐代《外台》，均大肆宣传"针能杀人"，贬针经，崇明堂，甚至以"明堂"作为艾灸疗法的专用定语。这一现象存续多年，历史上也留存有相当数量的灸学专著，或仅以"灸"

字命名的著作。最典型的就是《黄帝明堂灸经》，沿袭者如《西方子明堂灸经》，也有临床灸学如《备急灸法》，甚至单穴灸书，如《灸膏肓腧穴法》。此风东传，唐以后日本有专门的灸家和流派，灸学著作众多，如《名家灸选》《灸草考》《灸焫要览》等灸学专著。明清时期，也曾出现过艾灸流行的小高潮，出现了《采艾编》《采艾编翼》《神灸经纶》等著作。

其实，有识之士一直提倡多法并举，根据病人需要而采用不同疗法。约在公元前581年（鲁成公十年），《左传》记载医缓治晋侯疾，称"疾不可为也，在膏之上，肓之下，攻之不可，达之不及"，据杜预注，此处的"攻"即灸，"达"即针。《灵枢·官能》："针所不为，灸之所宜"。可见，一个全面的医生，应该针灸并重，各取所长。如果合理使用，效果很好，如《孟子·离娄·桀纣章》："今之欲王者，犹七年之病，求三年之艾。"

不过，文献记载中的艾灸，尽管有种种神奇疗效的宣传，但却和现代艾灸是完全不同的治疗方法。尽管现代针灸学著作上介绍艾灸有"直接灸""间接灸"两大类，但如今直接灸几乎绝迹，临床全都是温和舒适的间接灸。

古代多用直接灸、化脓灸，用大艾炷直接烧灼皮肤，结果是皮焦肉烂，感染化脓，然后等待灸疮结痂。灸学著作中还要告诫医患双方："灸不三分，是谓徒冤。"——烧得不到位，等于白白受罪。然而，此法无异于酷刑加身。为了减轻患者痛苦，古人只得麻醉患者，让他们服用曼陀罗花和火麻花制成的"睡圣散"，麻翻后再灸。

"睡圣散"之类的麻醉药只能减轻当时疼痛，灸后化脓成疮依旧难熬，因此，到了清代，终于有人加以变革，产生了"太乙神针"之法，此法类似于后世"间接灸"。这种创新，在崇古尊经的时代，容易遭受攻击，被指离经叛道，于是编造出种种神话故事，或称紫霞洞天之异人秘授，或称得之汉阴丛山之壁神授古方……都是时人假托古圣之名，标榜源远流长，以示正宗之惯用套路。尽管此法经过不断渲染，裹上神秘的面纱，但其本质却很简单：药艾条、间接灸而已。此类书籍有《太乙神针心法》《太乙神针》《太乙离火感应神针》等。

古代的直接灸（化脓灸）过于痛苦，现今已不再用，而是采用艾条、温针，更有为方便而设计出温灸器。即便用直接灸的方法，也不会让艾炷烧到皮肉，而是患者感觉热烫，即撤除正在燃烧的艾炷，另换一炷，生怕烫伤，有医院将烫伤起疱都要算作医疗事故。其实，古代的烧灼皮肉虽然痛苦，但真的能够治疗顽疾，诸如寒痹（风湿性关节炎、类风湿关节炎）、顽固性哮喘等，忍受一两次痛苦，可换取顽疾消除。如何取舍？我以为更应以患者意愿为主。

总之，古今艾灸文献中同样蕴含着无数值得探索的秘密，即便是温和的间接灸，也有无穷无尽的待解之谜。笔者常用艾灸治疗子宫内膜异位症所致顽固痛经，仅用足三里、三阴交两个穴位，较之西医的激素、止痛药更为有效，而现今流行的"冬病夏治"三伏药灸，防治"老寒腿""老寒喘""老寒泻"，更是另有玄机。

本书编纂概述

2016年，石学敏院士领衔，湖南科学技术出版社组织申报，《中国针灸大成》入选"十三五"国家重点图书出版规划项目，距今已有5年。笔者在石院士的坚强领导下，在三所院校数十位师生的大力协助下，为此书工作了整整4年。至此雏形初现之时，概述梗概，以志备考。

一、本书的体例和版式

石院士、出版社决定采用影印加校录的体例，颇有远见卓识。但凡古籍整理者，最忌讳的就是这种整理方式，因为读者不仅能看到现代简体汉字标点校录的现代文本和相关校注，更能看到古代珍贵版本的书影，只要整理者功力不足，出现任何错漏，读者立马可以通过对照原书书影而发现。上半部分的书影如同照妖镜，要求录写、断句、标点、校勘不能出一点错误。因此，这种出版形式，对校订者要求极高。出版物面世后，一定会招致方家吹毛求疵，因此具有一定的风险。然而，总主编和出版社明知如此，仍然采用影校对照形式，一是要以此体现本书整理者和出版社编校水平，二是从长远计，错误难免，但是可以通过未来的修订增减，终将成为各种针灸古籍的最佳版本。

二、本书的版本访求和呈现

为体现本书作者发皇针灸古籍的初心，对版本选择精益求精，千方百计获取珍本善本图书。这在当前一些藏书单位自矜珍秘、秘不示人，或者高价待沽、谋求私利的现状下，珍贵版本的访求难上加难。本书收录109种古籍书影，虽不能尽善尽美，但已经殚精竭虑，尽呈所能，半数以上都是行业内难以见到的古籍。将如此众多珍贵底本展示给读者，凸显了本书的特色。

学术研究到了一定水平，学者最大的心愿便是阅读原书，求索珍本。石院士、出版社倾尽心力，决心以版本取胜，凸显特色。特别是为了方便学者研究，对一些版本的选择独具匠心，如《针灸甲乙经》，校订者在拥有近10种版本的基础上，大胆选用明代蓝格抄本，就是为学界提供珍稀而不普及的资料。

此外，本书首次刊行面世的，有不少是最新发现的孤本或海外珍藏本，有些版本连《中国中医古籍总目》等目录学著作中都未曾收录。例如：

《铜人腧穴针灸图经》三卷，明正统八年（1443）刻本，该版本为明代早期刻本，仅存孤本，藏于法国国家图书馆。而国内现存最早版本为明代天启年间（1621年后）三多斋刻本。

《神农皇帝真传针灸经》与《神农皇帝真传针灸图》合编，著者不详，成书于明代。此二书国内无传本，无著录，仅日本国立公文书馆内阁文库及京都大学图书馆各有一抄本，亦为本书访得。

《十四经穴歌》，未见著录，《中国中医古籍总目》等中医目录学著作亦无著录。本书收载底本为我国台湾图书馆所藏清代精抄本。

《针灸集书》，成书于明正德十年（1515）。书中"小易赋"则是已经失传的珍贵资料。卷下"经络起止腧穴交会图解"，以十四经为单位，介绍循行部位和所属腧穴。此与《针灸资生经》等前代针灸书以身体部位排列腧穴的方式有明显不同。本书国内仅存残本（明刻朝鲜刊本卷下）一册，足本仅有日本国立公文书馆藏江户时期抄本一部，故本书所收实际上就是孤本，弥足珍贵，亦为首发。

《十四经合参》，国内失传，《中医联合目录》《中国中医古籍总目》等目录学著作均未著录，现仅存抄本为当今孤本，藏于日本宫内厅书陵部。此次依照该本影印刊出。

《经络考略》，清抄孤本，《中医联合目录》《中国中医古籍总目》等目录学著作均无著录。原书有多处缺文、缺页、装订错误导致的错简，现均已据相关资料补出或乙正。

《节穴身镜》二卷，张星余撰。张氏生平里籍无考，书成何时亦无考。但该书第一篇序言作者为"娄东李继贞"，李氏乃明万历年间兵部侍郎兼右都御史，其余两篇序言亦多次提及"大中丞李公"，则此书必成于万历崇祯年间无疑。惜世无传承，现仅有孤抄本存世，抄年不详。本书首次整理出版。

《经穴指掌图》，湖南中医药大学图书馆藏有明崇祯十二年（1639）抄本残卷18页。现访得日本国立公文书馆内阁文库藏有明崇祯年华亭施衙啬斋藏板，属全帙。本书即以该版录出并点校刊印。

《凌门传授铜人指穴》未见文献著录，仅存抄本。本书首次点校。

《治病针法》是《医学统宗》之一种。《医学统宗》目前国内仅存残本一部。现访得日本京都大学图书馆藏明隆庆三年（1569）刊本，属全帙，今以此本出版。

《针灸法总要》，抄本，越南阮朝明命八年（1827）作品。藏越南国家图书馆。国内无著录，本书首次刊出。

《选针三要集》一卷，日本杉山和一著，约成书于日本明治二十年（1887）。国内仅有1937年东方针灸书局铅印本及《皇汉医学丛书》等排印本。今据富士川家藏本抄本影印。

《针灸捷径》两卷，约成书于明代正统至成化年间（1439—1487）。本书未见于我国古籍著录，亦未见藏本记载。书中有现存最早以病证为纲的针灸图谱，颇具临床价值，亦合乎书名"捷径"之称。此次刊印，以日本宫内厅藏明正德嘉靖间建阳刊本为底本，该藏本为海外孤本，有较高的针灸文献学价值。

《太平圣惠方·针灸》，本书采用宋代刻（配抄）本为底本，该版本极其珍贵，此次是该版本首次以印刷品形式面世。

以上所列书目，或首次面世，或版本宝贵，仅此一项，已无愧于学界，造福读者。

三、针灸文献的学术传承和素质养成

目前中医药领域西化严重，一切上升渠道都要凭借实验研究、临床研究，而文献整理挖掘研究的现状，只能用"惨不忍睹"来形容。俗语有"心不在马"之譬，原本形容不学无术之人，本书编纂之初，文献专业的研究生居然实证了这个俗语：交来的稿子中，所有的"焉"字全都录作"马"字！而且不是个别人！此情此景，看似搞笑，实则心酸。

通过4年多的工作，老师们不断审核，学生们不断修改，目前的书稿，至少在繁体字识读上，参与者的水平与4年前判若两人。实践出真知，实战锻炼人，本书编委会所有成员有共同体会：在当前的学术大环境下，此书并不能带来业绩，然而增长学问，养成素质，却是实验研

究和SCI论文中得不到的。

文献、文化研究的学术氛围，目前依然不是很景气。本书编纂一半之时，本人年届退休，因有重大项目在身，必须完成后方可离任，书记因此热情挽留，约谈返聘，然最终还是不了了之，其中因果未明。本书编纂也因此陷入困境。所幸上海中医药大学青睐，礼聘于我，在人力、物力上大力支持，梁尚华、陈丽云两位执行主编亲力亲为，彰显了一流大学重视人才的气度和心胸，也使得本书得以顺利完成。谨此向上海中医药大学致敬、致谢！

成稿之余，颇有感慨，现代人多称"医者仁心"，其实，仅仅靠"仁心"是当不好医生的。明代裴一中在《言医·序》中言："学不贯古今，识不通天人，才不近仙，心不近佛者，宁耕田织布取衣食耳，断不可作医以误世。"本书所收所有古籍，都可以让我们学贯古今，识通天人，有神仙之能，有慈悲之心，成为一名真正的医者。

上海中医药大学科技人文研究院教授
《中国针灸大成》执行主编　王旭东
2020年12月20日

目录

太平圣惠方·针灸　　／〇〇一

圣济总录·针灸　　　／一五三

针灸四书　　　　　　／三五五

太平圣惠方·针灸

宋刻本

北宋·王怀隐 王祐等 撰　王旭东 校订

《太平圣惠方》为综合性方剂学专著，100卷，北宋王怀隐、王祐等奉敕编写。成书于宋淳化三年（992）。汇录两汉以来迄于宋初各代名方16834首。本书虽为方书，但其中卷九十九、卷一百实为针灸学内容，其中卷九十九保留了早已失传的《甄权针经》和已佚的隋唐间重要腧穴书内容，是宋王惟一《铜人腧穴针灸图经》乃至后世所有《针经》之祖本；卷一百则收录唐代失传之《明堂》，其中包括《岐伯明堂经》《扁鹊明堂经》《华佗明堂》《孙思邈明堂经》《秦承祖明堂》和已失传之北宋医官吴复珪《小儿明堂》，后世所有冠以《黄帝明堂灸经》的各种版本，均是从本书录出后冠名印行，故本书实为存世《明堂》之祖本。可知该两卷实际上是现存针灸典籍之源头。以下所刊书影则为宋代刻（配抄）本，是该版本首次以印刷品形式面世，极其珍贵。

太平圣惠方卷第九十九

针经序

夫针术玄奥,难究妙门;历代名工,恒多祖述;盖指归有异,机要互陈,或隐秘难明,或言理罔尽,或义博而词简,或文瞻而意疏;背轩后之圣文,失岐伯之高论。致俾学者,莫晓宗源。今则采摭前经,研核至理,指先哲之未悟,达古圣之微言,总览精英,著经一卷。斯经也,穷理尽性,通幽洞玄,陈穴道而该通,指病源而咸既,用昭未悟,以导迷津,传示将来,庶期攸远者尔。

夫黄帝正经者,是先圣之遗教,乃后人之令范。是以先明流注孔穴,靡不指的其原。若或苟从异说,恐乖正理之言。其十二经脉者,皆有俞原,手足阴阳之交会,血气之流通,外营指①节,内连脏腑。故经云:手三阳之脉从手至头,手三阴之脉从手至胸;足三阳之脉从足至头,足三阴之脉从足至胸,是谓日夜循环,阴阳会合②。

---

① 指:《普济方》作"肢",义长。
② 会合:版蚀脱字,据日本宽政六年多纪氏影南宋绍兴十七年福建路转运司刻本抄校本(以下简作"影宋抄本")补。

又曰：春夏刺浅，秋冬刺深。缘春夏阳气在上，人气亦在上，故当浅取之；秋冬阳气在下，人气亦在下，故当深取之。是以春夏各致一阴，秋冬各致一阳者也。然春夏温必致一阴者，初下针沉之至肾肝之部，得气乃引持之阴也；秋冬寒必致一阳者，乃初内针浅而浮之至心肺之部，得气而内之阳也。是谓春夏必致一阴，秋冬必致一阳者也。凡孔穴流注，所出为井，所流为营，所注为俞，所过为原，所行为经，所入为合，此针之大法也。春刺井，夏刺荥，仲夏刺俞，秋刺经，冬刺合也。

肺出少商，为井，手太阴脉也；流于鱼际，为营；注于大泉，为俞；过于列缺，为原；行于经渠，为经；入于尺泽，为合。心出少冲，为井，手少阴脉也；流于少府，为营；注于神门，为俞；过于通理，为原；行于灵道，为经；入于少海，为合。心包络脉，手厥阴之脉也，出于中冲，为井；流于劳宫，为营；注于大陵，为俞；过于内关，为原；行于间使为经，入于曲泽为合。

大肠，出于商阳为井，手阳明脉也。流于二间为营，注于三间为俞，过于合谷为原，行于阳溪为经，入于曲池为合。

三焦，出于关冲为井，手少阳脉也。流于腋门为营，注于中渚为俞，过于阳池为原，行于支沟为经，入于天井为合。

小肠，出于少泽为井，手太阳脉也。流于前谷为营，注于后溪为俞，过于腕骨为原，行于阳谷为经，入于少海为合。

足三阴三阳穴流注者：

胃，出厉兑为井，足阳明脉也。流于内庭为营，注于陷谷为俞，过于冲阳为原，行于解溪为经，入于三里为合。胆，出窍阴为井，足少阳脉也。流于侠溪为营，注于临泣为俞，过于丘虚为原，行于阳辅为经，入于阳陵泉为合。

膀胱，出于至阴为井，足太阳脉也。流于通谷为营，注于束骨为俞，过于京骨为原，行于昆仑为经，入于委中为合。

脾，出隐白为井，足太阴脉也。流于大都为营，注于太白为俞，过于公孙为原，行于商丘为经，入于阴陵泉为合。

肝，出大敦为井，足厥阴脉也。流于行间为营，注于大冲为俞，过于中封为原，行于中都为经，入于曲泉为合。

肾，出涌泉为井，足少阴脉也。流于然谷为营，注于太溪为俞，过于水泉为原，行于复溜为经，入于阴谷为合也。

又云：能知迎随之气，可令调气；调气之方者，必在阴阳。然所谓迎随者，知营卫之流行，经脉之往来也。随其逆顺而取之，故曰迎随，调气之方；必在阴阳者，知其内外表里，随其阴阳而调之。故曰调气之方。必在阴阳者也。夫用针刺者，须明其孔穴，补虚泻实，送坚付软，以急随缓，营卫常行，勿失其理。故经云：虚者补之，实者泻之；不虚不实，以经取之。然虚者补其母，实者泻其子,当先补而后泻。不实不虚,以经取之者,然是正经自生,其病不中他邪,当自取其经,故言以经取之。

又云:刺营无伤于卫,刺卫无伤于营。然针阳者,卧针而刺之;刺阴者,先以左手捻,按所针营俞之处,候气散乃内针,是谓刺营无伤于卫,刺卫无伤于营也。

又云:东方实,西方虚,泻南方,补北方者,然是金木水火土,当互相平也。缘东方木,西方金,木欲实,金当平之;火欲实,水当平之;土欲实,木当平之;金欲实,火当平之;水欲实,土当平之。东方者,肝也,则知肝实;西方者,肺也,则知肺虚。泻南方,补北方者,南方火,火者,木之子也;北方水,水者,木之母也。水胜火子,能令母实,母令子虚,故泻火补水,欲令金不得平木也。经言:不能治其虚,何问其余。此之谓也。

又曰:夫言气实者,热也;气虚者,寒也。针实者,以右手持针,左手捻按开针穴以泻之；虚者，以左手闭针穴以补之。补泻之时，与气开合相应，是谓针容一豆，补泻之理也。

又云：虚者徐而疾，实者疾而徐。徐即是泻，疾即是补。补泻之法，一依此也。下针之时，掐取穴，置针于营上，三十六息。以左手掐穴令定，法其地不动；右手持针，象其天而运转也。于此三十六息，然定得针。右手存意捻针，左手掐穴可重五两以来。计其针如转如不转，徐徐下之。若觉痛，即可重三两；若不觉，以经下之，入人营至卫至病，得气，如鲔鱼食钓，即得其病气也。量其轻重，以经取之，名曰疾徐者，至病即得气，欲出针时，子午缓缓而出，令引病气不绝，名曰徐也；既引气多，一向无补，名之曰泻。问曰：凡下针时，若为是好？答曰：徐徐下之，坚持为实。凡下针，先须持针坚得安稳，不用饱食，亦不用空肚。如患人欲针，针者有乘车来者，有步行来者，如人行十里许，须令坐息，安神定气；乘车者，如人行三里许。患人嘿嘿而不言，安心大坐，候气脉安定，乃可下针。又云：夫针之者，不离身心，口如衔索，目欲内视，消息气而不得妄行针。针入一分，知天地之气；针入二分，知呼吸之气；针入三分，知逆顺之气。针皮毛者，无伤肌肉；针肌肉者，无伤筋脉；针筋脉者，无伤骨髓；针骨髓者，无伤诸络。东方甲乙木，主人筋膜；南方丙丁火，主人血脉；西方庚辛金，主人皮毛；北方壬癸水，主人骨髓；中央戊己土，主人肌肉。针伤筋膜者，令人愕视、失魂；针伤血脉者，令人烦乱、失神；针伤皮毛者，令人上气、失魄；针伤骨髓者，令人呻吟、失志；针伤肌肉者，令人四肢不收、失智也。刺若中心，一日死；刺若中肝，五日死；刺若中肾，六日死；刺若中肺，三日死；刺若中脾，十日死；刺若中胆，一日半死。

又云：无刺大醉，无刺大怒，无刺大劳，无刺大饱，无刺大饥，无刺大渴，无刺大惊，已上古之深戒也。

又，黄帝问岐伯曰：余闻九针之名，上应天地四时阴阳，愿闻其方，传于后代。岐伯对曰：九针者，一曰镵针，二曰圆针，三曰鍉针，四曰锋针，五曰铍①针，六曰圆利针，七曰毫针，八曰长针，九曰大针。此是九针之名。九针所应，一天，二地，三人，四时，五音，六律，七星，八风，九野，人之身形亦②应之也，各有所宜：人皮应天，人肉应地，人脉应人，人筋应四时，人声应音，人阴阳合气应律，人齿面目应星，人出入气应风，人九窍三百六十五络应九野，故一针皮，二针肉，三针脉，四针筋，五针骨，六针调阴阳，七针益精，八针除风，九针通九窍，除三百六十五节气，此之谓各有所立也。黄帝问曰：人生有形，不离阴阳；天地合气，别为九野，分为四时，月有小大，日有短长，万物并至，不可胜量，虚实呿吟，敢问其方。岐伯曰：木得金而伐，火得水而灭，土得木而达，金得火而缺，水得土而绝，万物尽然，不可胜竭。故针有悬布天下者五，黔首

---

①铍：《灵枢·九针十二原》作"铍"。
②亦：原作"示"，据《素问·针解》改。

共余食，莫知之也。一曰治神，二曰知养身，三曰知毒药为真，四曰制砭石小大，五曰知腑脏血气之诊。五法俱立，各有所先。今末世之刺也，虚者实之，满者泄之，此皆众工所共知也。若夫法天则地，随应而动，和之者若响，随之者若影，道无鬼神，独来独往。黄帝曰：愿闻其道。岐伯曰：凡刺之真，必先治神。五脏已定，九候已备，乃后存针。众脉不见，众凶弗闻，外内相得，无以形先，可玩往来，乃施于人。人有虚实，五虚勿近，五实勿远，至其当发，间不容瞚。手动若务，针耀而匀，静意视义，观适之变，是谓冥冥，莫知其形；见其乌乌，见其稷稷；从见其飞，不知其谁；伏如横弩，起如发机。黄帝曰：何如而虚？何如而实？岐伯曰：刺虚者，须其实；刺实者，须其虚也。留气已至，慎守勿失；深浅在志，远近若一；如临深渊，手如握虎，神无营于众物。今列孔穴图经于后者也。

今具列一十二人形共計二百九十穴

上星一穴在額顱上直鼻中央入髮際一寸陷容豆是穴督脉氣所發主療頭風頭腫皮腫面虚鼻塞頭痛針入二分留十呼瀉五吸針下氣盡更停針引之得氣即瀉灸亦得然不及

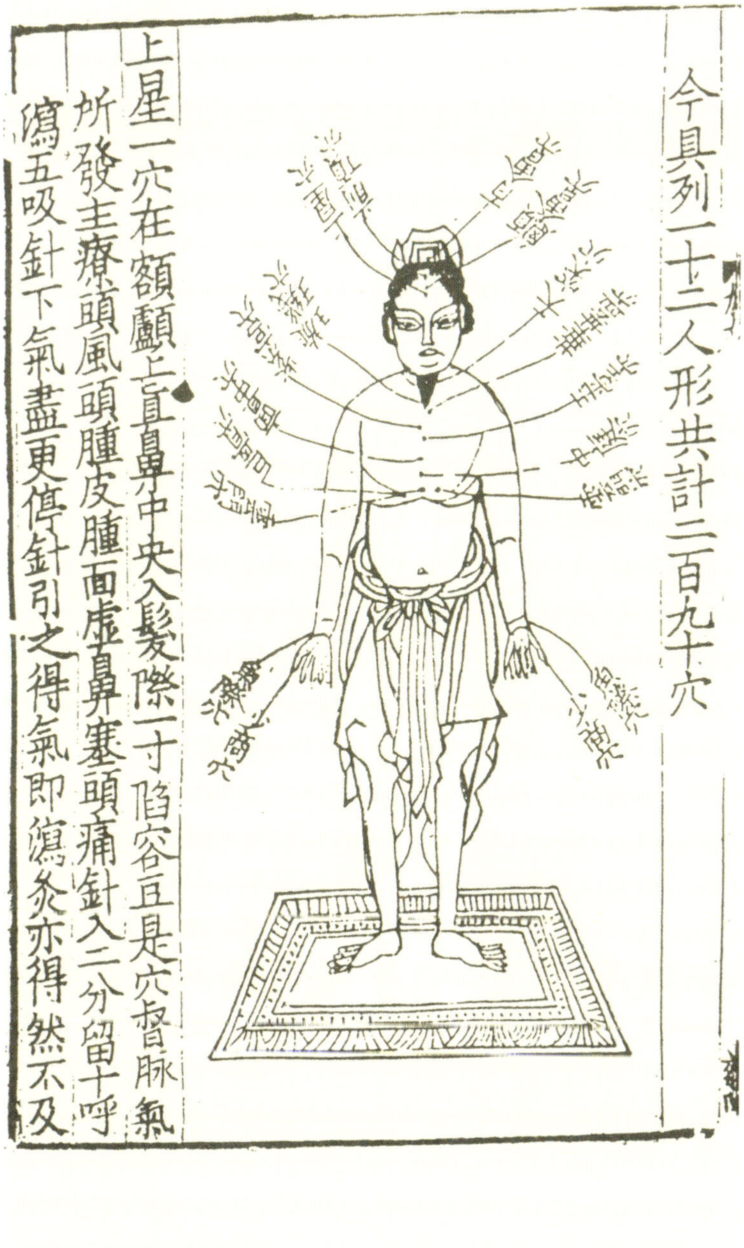

今具列一十二人形，共计二百九十穴（图见左）

上星一穴，在额颅上直鼻中央，入发际一寸，陷容豆是穴。督脉气所发。主疗头风，头肿[1]皮肿，面虚，鼻塞，头痛。针入二分，留十呼，泻五吸。针下气尽，更停针引之，得气即泻。灸亦得，然不及

①肿：《针灸大成·督脉考正穴法》引《铜人》无此字。

针。日灸三壮,至百五壮罢,不宜多灸。须停十余日,然后更灸。若频灸,即恐拔气太上,令人眼暗,故不用相续加。灸满五十壮,即以细三棱针刺头上,令宣通热气,若热不止,热气上冲,头痛也。慎酒、面、荞麦。

囟会一穴,在上星上一寸,陷者中是穴。督脉气所发。主疗鼻塞,不闻香臭。宜灸之,日灸二七壮,至七日停。初灸之时即痛,五十壮已去,即不痛,至七十即痛,痛即停灸。其鼻塞,灸至四日,便当渐可,至七日即差。针入二分,留三呼,得气即泻。主疗头风痛,白屑起,多睡,针之弥佳。针讫,可以末盐、生麻油相和,以揩发根下,遍头悉涂。数数用此二物涂发根下,即永无头风。八岁以上得针,八岁以下不得针,缘囟门未合,若针,不幸令人死矣。不宜食荞麦、热食及猪肉。

前顶一穴,在囟会上一寸五分,骨陷中是穴。据甄权《针经》:一寸是穴，今依《素问》一寸五分为定。督脉气所发。主疗头风热痛，头肿，风痫。针入二分，留七呼，泻五吸。大肿极，即以三棱针刺之，绕四方一寸以下，其头痛、肿立差，复以盐末和生麻油揩发际下。灸亦得。日灸二壮，以渐增至七。从三惣至八十一壮罢，其风即瘳。忌如前法。

百会一穴，在前顶后一寸半，顶中心。督脉、足太阳之会。主疗脱肛，风痫，青风，心风，角弓反张，羊鸣，多哭，言语不择，发时即死、吐沫、心中热闷，头风，多睡，心烦，惊悸，无心力，忘前失后，吃食无味，头重，饮酒面赤，鼻塞。针入二分，得气即泻。如灸，数至一百五，即停三五日。讫，绕四畔以三棱针刺令出血，以井花水淋之，令气宣通。不得一向火灸，若频灸，恐拔气上，令人眼暗。忌酒、面、猪肉、鱼、荞面、蒜、齑等物。

天突一穴，在结喉下一夫陷者宛宛中是穴。阴维、任脉之会。针入五分，留三呼，得气即泻。主咳嗽上气，喑，胸中气，喉内状如水鸡声，肺壅，唾脓血，气壅不通，喉中热疮，不得下食。灸亦得，然不及针。其下针，直横下，不得低手，即五脏之气伤，令人短寿。慎如药法及辛、酸、滑等。

璇玑一穴，在天突下一寸陷中，仰头而取之是穴。任脉气所发。主胸皮满痛，喉痹，咽痛，水浆不下。灸五壮，针入三分。

华盖一穴，在璇玑下一寸陷中，仰而取之是穴。任脉气所发。主胸胁支满，痛引胸中，咳逆上气，喘不能言。灸五壮，针入三分。

紫宫一穴，在华盖下一寸六分陷中，仰而取之是穴。任脉气所发。主胸胁支满也，痹痛骨疼，饮食不下，呕逆上气，烦心也。灸五壮，针入三分。

玉堂一穴，在紫宫下一寸六分陷中。一名玉英是穴。任脉气所发。主胸满不得喘息，膺痛骨疼，呕逆上气，烦心。灸五壮，针入三分。

亶中一穴，一名元儿。在玉堂下一寸六分，横直两乳间陷者中是穴。任脉气所发。宜灸之，日灸七壮，至七七止。主肺痈，咳嗽上气，唾脓，不得下食，胸中气满如塞。其穴禁不可针，针不幸令人死矣。慎猪、鱼、酒、面。据《甲乙经》云：针入三分。

中庭一穴，在亶中下一寸六分陷中是穴。任脉气所发。主胸胁支满，心下满，食饮不下，呕逆吐食还出。灸五壮，针入二分。

巨骨一穴，在心脾骨头是穴。日灸三壮至七壮止。主惊痫，破心吐血。禁不可针，针则倒悬一食顷，然后乃得下针。针入四分，泻之勿补，针出始得正卧。忌酒、面、热食、猪、鱼，不慎生冷等。

云门二穴，在巨骨下，气户两傍各二寸陷中，动脉应手，举臂取之。《山眺经》云：在人迎下第二骨间，相去二寸三分是穴。足太阴脉气所发。治呕逆气上，胸胁彻背痛。通灸，禁针，理肺同药疗之。《甲乙经》云：针入七分，灸五壮。针若深，令人气逆。

① 在心脾骨头：《甲乙经》卷三、《针灸资生经》卷一作"在肩端上行，两叉骨间陷者中"。

少商二穴者，木也。在手大指端内侧去爪甲角如韭叶白肉际宛宛中是也。手太阴脉之所出为井也。针入一分。主不能食，腹中气满，吃食无味。留三呼，泻五吸。宜针不宜灸。以三棱针刺之，令血出胜气，针所以胜气，针者，此脉胀，䐜之候，䐜中有气，人不能食，故刺出血，以宣诸脏䐜也。慎冷热食。

鱼际二穴者，火也。在手大指节后内侧散脉中是穴。手太阴之所流为荥也。主虚热，洒洒毛竖，恶风寒，舌上黄，身热，咳嗽，喘，痹走背胸，不得息，头痛甚，汗不出，热烦，心少气不足以息，阴痒，腹痛不下食饮，肘挛，支满，喉中焦干，渴，痉，上气，热病寒栗鼓颔，腹满，阴痿，色不变，肺心痛，咳引尻，溺出，膈中虚，食饮呕，身热汗出，唾呕吐血，唾血，目泣出，短气，心痹，悲怒逆气，任惕，胃气逆也。针入二分。

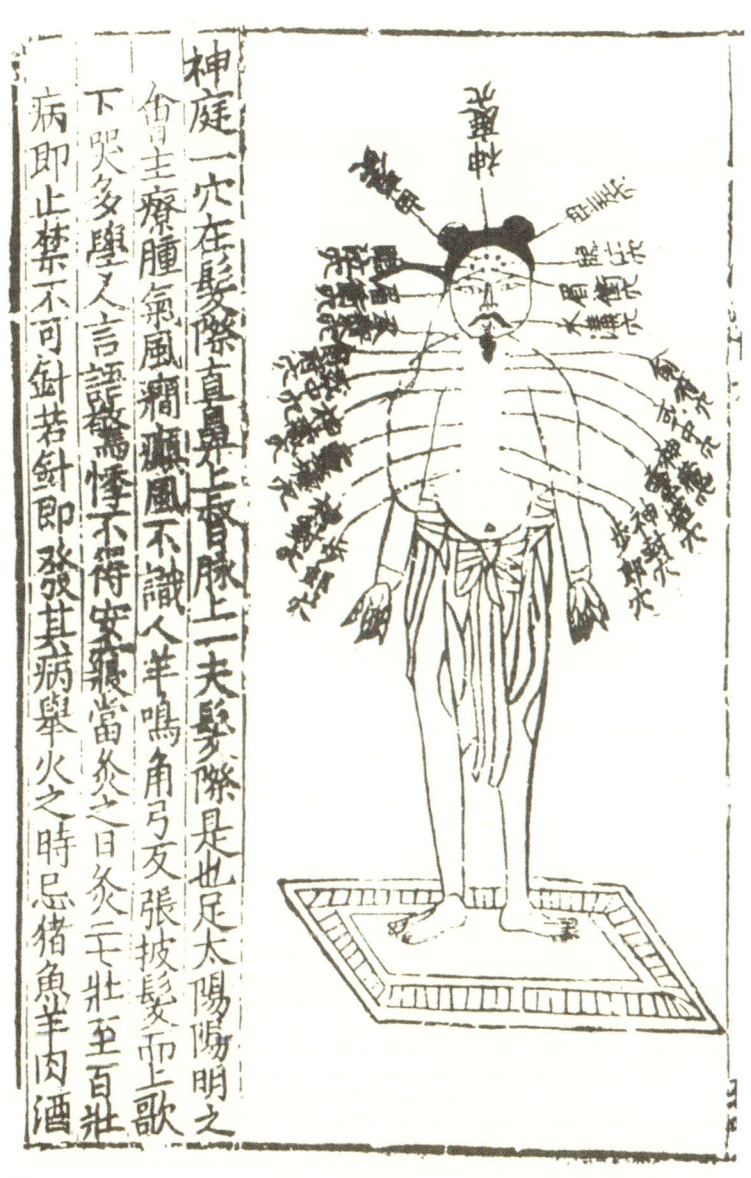

（穴图见左）

神庭一穴，在发际直鼻上督脉上一夫发际是也。足太阳、阳明之会。主疗肿气，风痫，癫风，不识人，羊鸣，角弓反张，披发而上歌下哭，多学人言语，惊悸不得安寝。当灸之日，灸二七壮至百壮，病即止。禁不可针，若针即发其病。举火之时，忌猪、鱼、羊肉、酒、面、热食。不宜热衣,恒餐冷食、醋、滑等物。

曲差二穴,在神庭傍一寸半发际是穴。足太阳脉气所发。主心中烦满,汗不出,头项痛,身热,目视不明。针入三分,灸三壮。

临泣二穴,在目上眦入发际五分陷者中是穴。足太阳、少阳之会。理卒不识人,风眩,鼻塞。针入三分,留七呼。得气即泻。

眉冲二穴,一名小竹。在当两眉头直上入发际是穴。理目,五般痫,头痛,鼻塞。不灸,通针入三分。

水沟一穴,在鼻柱下人中是穴。督脉、手阳明之会。主疗消渴,饮水无多少,水气,遍身肿,失笑无时节,癫痫,语不识尊卑,乍喜乍哭,牙关不开,面肿唇动叶叶,肺风状,如虫行。针入四分,留五呼,得气即泻,徐徐出之。灸亦得,然不如针。雀粪大为艾炷,日灸三壮至二百即罢。若是水气,唯得针此一穴,若针余穴,水尽即死。忌如前法。

承浆一穴，在颐前下唇之下宛宛中是也。足阳明、任脉之会。主疗偏风口㖞，面肿，消渴，面风，口不开，口中生疮。针入三分半，得气即泻，泻尽更留三呼，然后徐徐引气而出，不灸亦佳，日灸七壮，过七七迄，停四五日后灸七七。若一向灸，恐足阳明脉断，令风不差。停息复灸，令血脉通，宣其风，应时立愈。其艾炷不用大，一一依小竹箸头作之，不假大作。其病脉粗细大小，状如细线，何用大作艾炷而破肉耶。但令当脉灸之，雀粪大艾炷亦能愈疾。又有一途，如腹内疝瘕、痃癖块、伏梁气之徒，唯须大艾炷，故《小品》曰：腹背烂烧四肢，则但除风邪而已。如巨阙、鸠尾，虽是胸腹之穴，灸之不过四七，艾炷不须大作，只依竹箸头大，但令正当脉灸之，艾炷若大，复灸多，其人永无心力。如头上穴，灸多令人失精神；臂脚穴，灸多令人血脉枯竭，四肢细而无力。既复失精神，又加于细，即令人短寿。

俞府二穴，在巨骨下，去璇玑傍各二寸陷中是穴。足少阳脉气所发。主咳逆上气，喘，呕吐，胸满不得食饮。仰卧取之也。灸五壮，针入三分。

彧中二穴，在俞府下一寸六分陷中，仰卧取之是穴。足少阴脉气所发。主胸胁支满，咳逆，喘，不能食饮。灸五壮，针入三分。

神藏二穴，在彧中下一寸六分陷中，仰而取之是穴。足少阳脉气所发。主胸胁支满，咳喘不得息，呕吐，胸满，不能食。灸五壮，针入三分。

灵墟二穴，在神藏下一寸六分陷中，仰而取之是穴。足少阳脉气所发。主胸胁支满，引胸不得息，呕吐，胸满不得食也。针入三分，灸五壮。

神封二穴，在灵墟下一寸六分①是穴。主胸满不得息，咳逆，乳痈，洒淅恶寒。灸五壮，针入三分。

①分：此下《甲乙经》卷三有"陷者中，足少阴脉气所发"之句，义长。

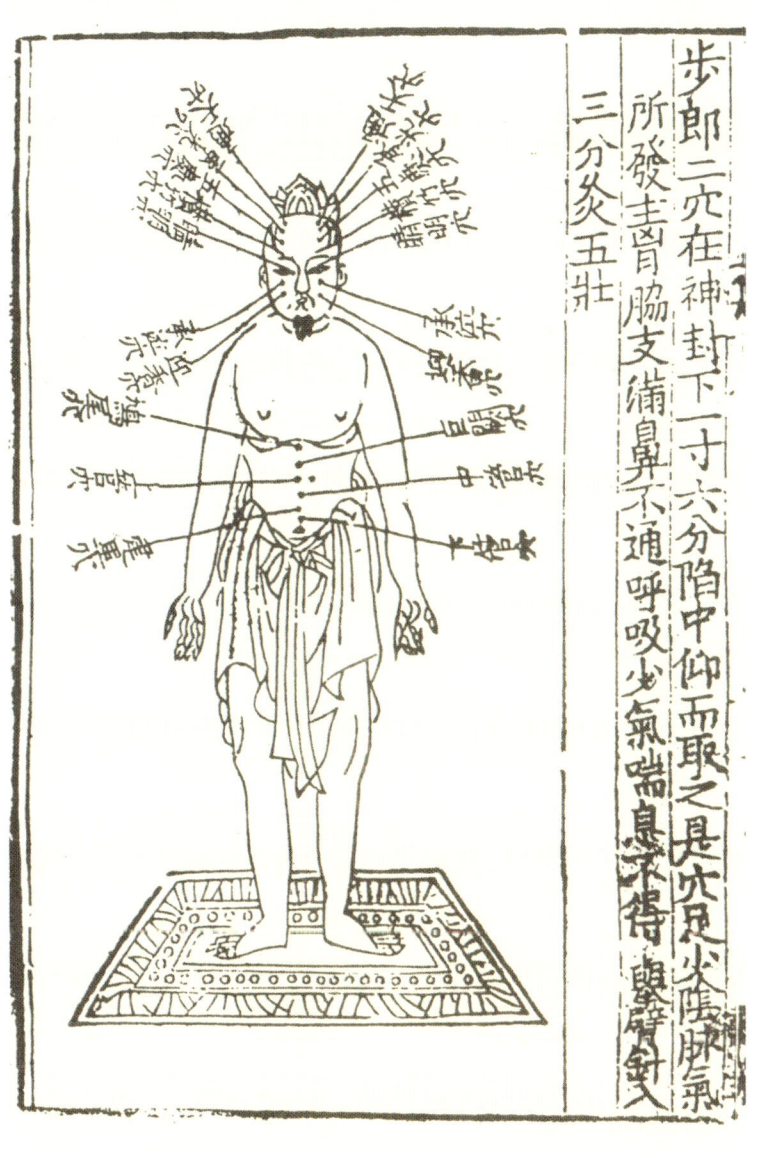

步郎二穴，在神封下一寸六分陷中，仰而取之是穴。足少阴脉气所发。主胸胁支满，鼻不通，呼吸少气，喘息，不得举臂。针入三分，灸五壮。

（穴图见左）

五处二穴，足太阳脉气所发。在头上督脉傍，去上星傍一寸半。主目不明，头眩，风闷。针入三分，留七呼，灸五壮止。

承光二穴，在五处后二寸是穴。足太阳脉气所发。主风眩头痛，欲呕吐，心烦。针入三分，不可灸。

通天二穴，在承光后一寸半是穴。足太阳脉气所发。主项痛重，暂起仆僵。针入三分，留七呼，灸三壮。

攒竹二穴，在两眉头少陷宛宛中是穴。足太阳脉气所发。主目视䀮䀮，视物不明，眼中热疼，及眼瞤。针入一分，留三呼，泻三吸，徐徐出之。不宜灸。亦宜细三棱针针入三分出血，忌如前法。

晴明二穴，在目内眦头外畔陷者宛宛中是穴。手足太阳、阳明之会。主胅翳白膜覆瞳子，眼暗，雀目，冷泪，瞲目，眼视物不明，努肉。针入一分半，留三呼，补。不宜灸。雀目者，宜可久留十呼许，然后速出针。

迎香二穴，在禾窌上一寸，鼻下孔傍是穴。手足阳明之会。针入三分，得气即泻。主鼻息不闻香臭，偏风，面痒，及面浮肿，风叶叶动，状如虫行。刺或在唇痛，辛风，泻迄更留三呼。宜针不宜灸

承泣二穴，在目下七分，直目瞳子陷中是穴。跷脉、任脉、足阳明之会。主疗至见眼㖞，目不正，口㖞，目瞤，面动叶叶然，牵口眼热疼赤痛，目视眬眬，冷泪，眼睑赤。针入四分半，得气即泻。特不宜灸，若灸，无问多少，三日以后，眼下大如拳，息肉日加长如桃许大，至三十日定都不见物妨，或如五升许大。

鸠尾一穴，在臆前巨骨下五分是穴。主心惊，痫，发状如鸟鸣，被心，吐血，心中气闷，不喜闻人语，心痛，腹胀。宜针，即大良。虽然，此处是大难针，非是大好手方可下针。如其不然，取气多，不幸令人死。针入四分，留三呼，泻五吸，肥人可倍之。忌如前法。

巨阙一穴，心之募。在鸠尾下一寸是穴。任脉气所发。主疗心中烦闷，热风，风痫，浪言或作鸟声，不能食，无心力。凡心痛有数种，冷痛、蛔虫、心痛蛊毒、霍乱，不识人。针入六分，留七呼，得气即泻，灸亦得，日灸七壮至七七壮。忌猪、鱼、生冷、酒、面、热食之类。

上管一穴，在巨阙下一寸，去巨骨三寸是穴。任脉、足阳明、手太阳之会。主心中热烦，贲豚气，胀满不能食，霍乱，心痛不可眠卧，吐利，心风，惊悸不能食，心中闷，发哕，伏梁气状如覆杯。针入八分，得气，先补而后泻之，可为神验。若是风痫热痛，宜可泻之后补，可谓应其病。灸亦良，日灸二七壮至一百壮止，不差更倍之。忌酒、面、猪、鱼等。

中管一穴，一名太仓。是胃之募。在上管下一寸是穴。手太阳、少阳、足阳明所生，任脉之会。主治心匿不能食，反胃，霍乱，心痛热，温疟，痎疟，天行伤寒，因读书得奔豚气，心闷，伏梁气如覆杯，冷结气。针入八分，留七呼，泻五吸，疾出针。灸亦良，日灸二七壮至四百壮止。忌猪、鱼、生冷、酒、面、毒食、生菜、醋滑等物。

建里一穴，在中管下一寸是穴。治肠中疼痛，呕逆上气，心痛，身肿。通灸，针入一寸二分。

下管一穴，在建里下一寸是穴。足太阴、任脉之会。主腹胃不调，腹内痛，不能食，小便赤，腹坚硬，癖块，脉厥厥动。针入八分，留三呼，泻五吸。灸亦良，日灸二七壮至二百罢。

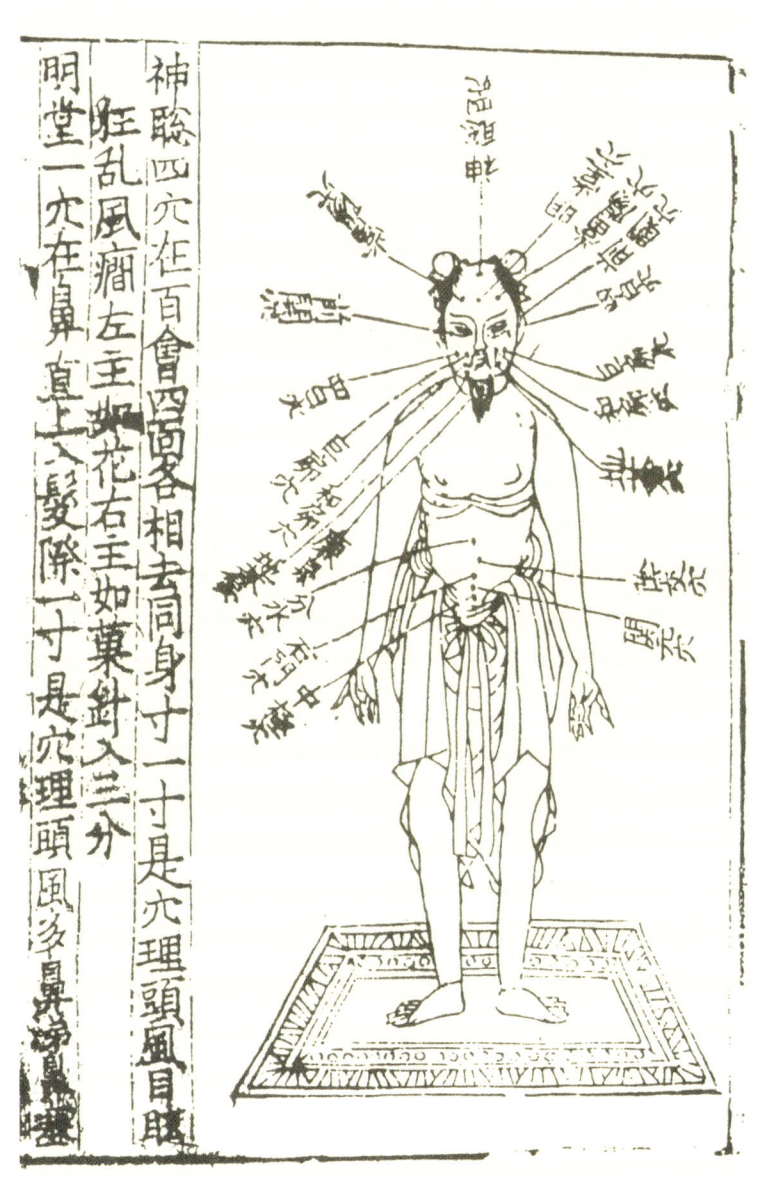

（穴图见左）

神聪四穴，在百会四面，各相去同身寸一寸是穴。理头风，目眩，狂乱，风痫。左主如花，右主如果，针入三分。

明堂一穴[①]，在鼻直上，入发际一寸是穴。理头风，多鼻涕，鼻塞。

[①]明堂一穴：关于本穴描述，《针灸资生经》卷一称："按《铜人》《明堂》及诸家针灸经，鼻直上，入发际一寸皆云上星穴。《明堂经》于此复云明堂穴。不知何所处？且附入于此。所谓疑以存疑也。"

三日一报，针入三分。

当阳二穴，在当瞳人直上，入发际一寸是穴。理卒不识人，风眩，鼻塞。入针三分。

前关二穴，在目后半寸是穴。亦名太阳之穴。理风赤眼，头痛目眩，目涩。不灸，针入三分。

四白二穴，在目下一寸是穴。足阳明脉气所发。主头痛目眩。针入三分，先补后泻。主目晌不止，灸七壮。

和窌二穴，在鼻孔下侠水沟傍五分是穴。手阳明脉气所发。主鼻窒，口僻，鼻多清涕出，不可止；䪼䪼有疮，不可闻，针入二分。

巨窌二穴，在鼻孔下侠水沟傍八分是穴。蹻脉、足阳明之会。主疗面风寒，鼻頞音准上肿痛，痛，招摇视占，瘈疭，口僻。针入三分，得气即泻。灸亦良，灸七壮止。

地仓二穴，在侠口傍四分外，如近下有脉微动者是也。蹻脉、手阳明之交。主疗大患风者，其脉亦有动时，亦有不动时。多主偏风，口㖞，失音不言，不得饮水，浆食漏落，脉[1]睏动，患左针右，患右针左。针入三分半，留五呼，得气即泻。灸亦得，日灸之二七壮，重者灸七七壮。其艾炷大小状如粗钗脚，大灸壮若大，口转㖞可灸承浆七七壮。慎猪羊肉、面、热食、房事。

廉泉一穴，在颔下、结喉上、舌本间。阴维、任脉之会。主舌下肿，难言，舌疾设多[2]，咳嗽，少气，喘息，呕沫，嚑龈。灸三壮，针入二分。

分水[3]一穴，在下管下，脐上一寸是穴。任脉气所发，主腹肿不能食，肠坚腹痛，胃胀不调，坚硬。针入八分，留三呼，泻五吸。若是水病，灸之大良。日灸七壮至四百止。针入五分，留三呼。

阴交一穴，在脐下一寸是穴。任脉气所发。主脐下热、小便赤，气痛状如刀搅，作块状如覆杯，妇人断绪，月事不调，带下，崩中，因产后恶露不止，绕脐冷痛。针入八分，得气即泻，泻后宜

---

① 脉：《针灸资生经》卷六作"眼"，义长可从。
② 舌疾设多：《针灸资生经》卷六作"舌纵涎出"，义长。
③ 分水：《针灸甲乙经》卷三、《针灸资生经》卷六作"水分"，可从。

补之。灸亦得，然不及针。日灸三七壮，灸至七百止。

石门一穴，《甲乙经》云一名利机，一名精露，一名丹田，一名命门。在脐下二寸是穴。是三焦之募。任脉气所发。针入八分，留三呼，得气即泻。主腹痛坚硬，妇人因产恶露不止，遂成结块，崩中，断绪。灸亦良。日灸二七壮至一百止。

关元一穴，是小肠募。一名次门。在脐下三寸是穴。足三阴、任脉之会。主脐下疗痛，小便赤淋，不觉遗沥、小便处痛，状如散火，尿如血色，脐下结血，状如覆杯，妇人带下，因产恶露不止，并妇人断绪，产道冷。针入八分，留三呼，泻五吸。若怀胎，必不针，若针而落胎。胎多不出，而针外昆仑立出。灸亦良，然不及针。日灸三十壮至三百止。

中极一穴，一名玉泉，一名气原。在关元下一寸是穴。是膀胱募。任脉、足三阴之会。主妇人断绪，四度针，针即有子，故却时任针

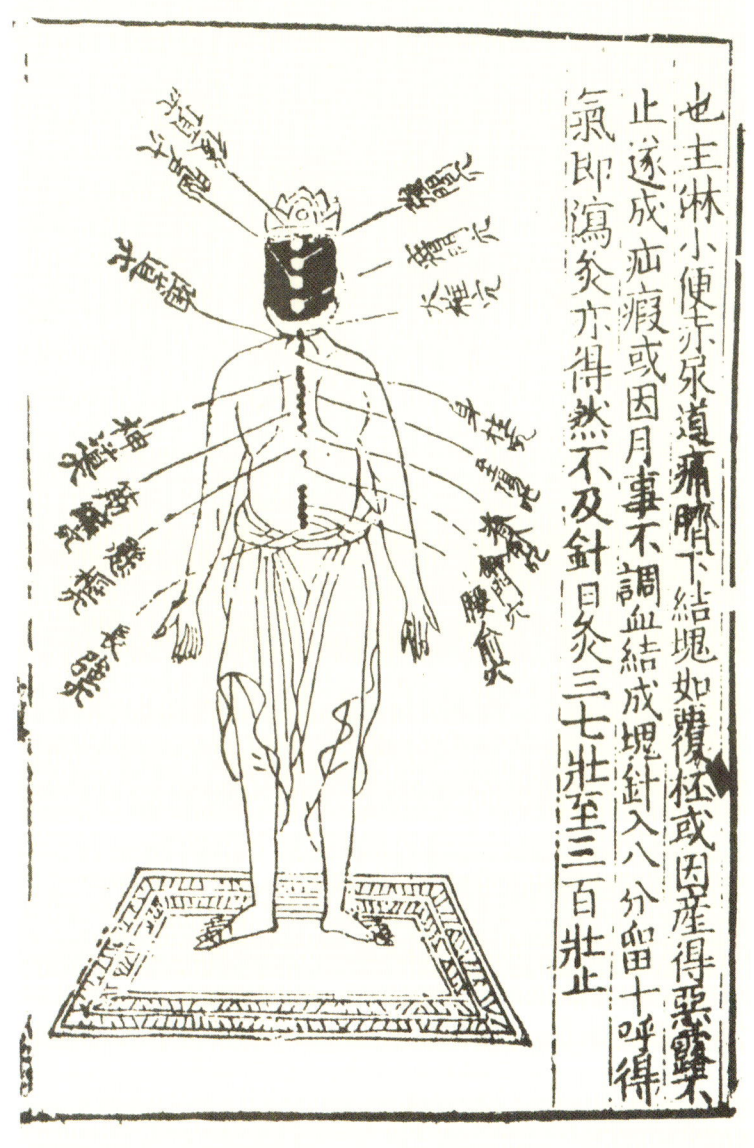

也。主淋,小便赤,尿道痛,脐下结块如覆杯,或因产得恶露不止,遂成疝瘕;或因月事不调,血结成块。针入八分,留十呼,得气即泻。灸亦得,然不及针。日灸三七壮,至三百壮止。

（穴图见左）

后顶一穴，在百会后一寸半枕骨上是穴。督脉气所发。针入四分，灸五壮。主风眩，目视䀮䀮，额颅上痛。

强间一穴，在后顶后一寸半是穴。一名大羽。是督脉气所发。主头如针刺，不可以动，项如拔，不可左右顾视。灸五壮。针入二分。

脑户一穴，在枕骨上强间后一寸半是穴。一名仰风，一名会颅。是督脉、足太阳之会。主目痛不能视，面赤肿，头痛。不得灸，若灸令人失音。针入三分，留三呼。

瘖门一穴，一名舌厌。在项后入发际宛宛中，入系舌本是穴。是督脉、阳维之会。仰而取之。主头风脑痛，失瘖不能言，舌急，项强不能回顾。针入八分，留三呼，泻八吸，徐徐出之。不宜灸，灸即令人哑，忌如前法。问曰：舌急不言，如何治也？答曰：舌急针瘖门，舌缓针风府，得气即泻。可小绕针，入八分，留三呼，泻五吸，泻尽更留针，取之得气即泻。特忌灸，灸即令人哑。忌热酒、面。

大椎一穴，在第一椎上陷者宛宛中是穴。主三阳、督脉之会。疗五劳七伤，温疟，痎疟、痖，背膊闷，项强不得回顾。针入五分，留三呼，泻五吸。灸亦得，日灸七壮至七七壮罢。慎浆水、酒、面。

陶道一穴，在大椎节下间，俯而取之是穴。督脉、足太阳之会。主头重，目瞑，洒淅寒热，脊强，以头汗不出也。灸五壮。针入五分。

身柱一穴，在第三椎节下间是穴。督脉气所发。灸五壮。主癫疾，瘛疭，怒欲煞人，身热狂走，谵言见鬼。针入五分。

神道一穴，督脉气所发。在第五椎节下间，俯而取之是穴。主寒热头痛，进退往来，痎疟，恍惚悲愁。灸三壮。针入五分。

至阳一穴，在第七椎节下间，俯而取之是穴。督脉气所发。主寒热，解㑊淫泺，胫酸，四肢重痛，少气难言也。灸三壮。针入五分。

筋缩一穴，在第九椎节下间，俯而取之是穴。督脉气所发。主惊痫，狂走癫疾，脊急强，目转上垂。灸三壮。针入五分。

脊俞一穴，一名神宗，一名脊中。在第十一椎中央是穴。督脉气所发。治风痫，癫邪，温病，积聚，下痢。不灸，通针。针入五分。

悬枢一穴，在第十二椎下节间是穴。督脉气所发。主腰脊强，腹中上下积气。针入三分。灸三壮。

命门一穴，一名属累。在第十四椎节下，俯而取之是穴。督脉气所发。主头痛如破，身热如火，汗不出，瘛疭，里急，腰腹相引痛。针入五分。

腰俞一穴，一名背解，一名髓孔，一名腰注，一名腰户。在第二十一椎节下陷者宛宛中是穴。挺腹地①，舒身，两手相重支额，纵四体，然后乃取其穴。是督脉气所发也。主腰髋疼，腰脊强，脊强不得回转，温疟，痎疟。针入八分，留三呼，泻五吸。灸亦得，日灸七壮至七七壮止。慎房事，不得擎重物。《甲乙经》云：针入二寸，留七呼，灸三壮。

长强一穴，一名气之阴郄。督脉络。在穷骨下宛宛中是穴。《甲乙经》云：穴在脊骶端，少阴所结。主下漏，五痔，疳蚀下部蟹。

① 挺腹地：《针灸大成·卷七·督脉考正穴法》作"挺身，伏地"，义较明晰。

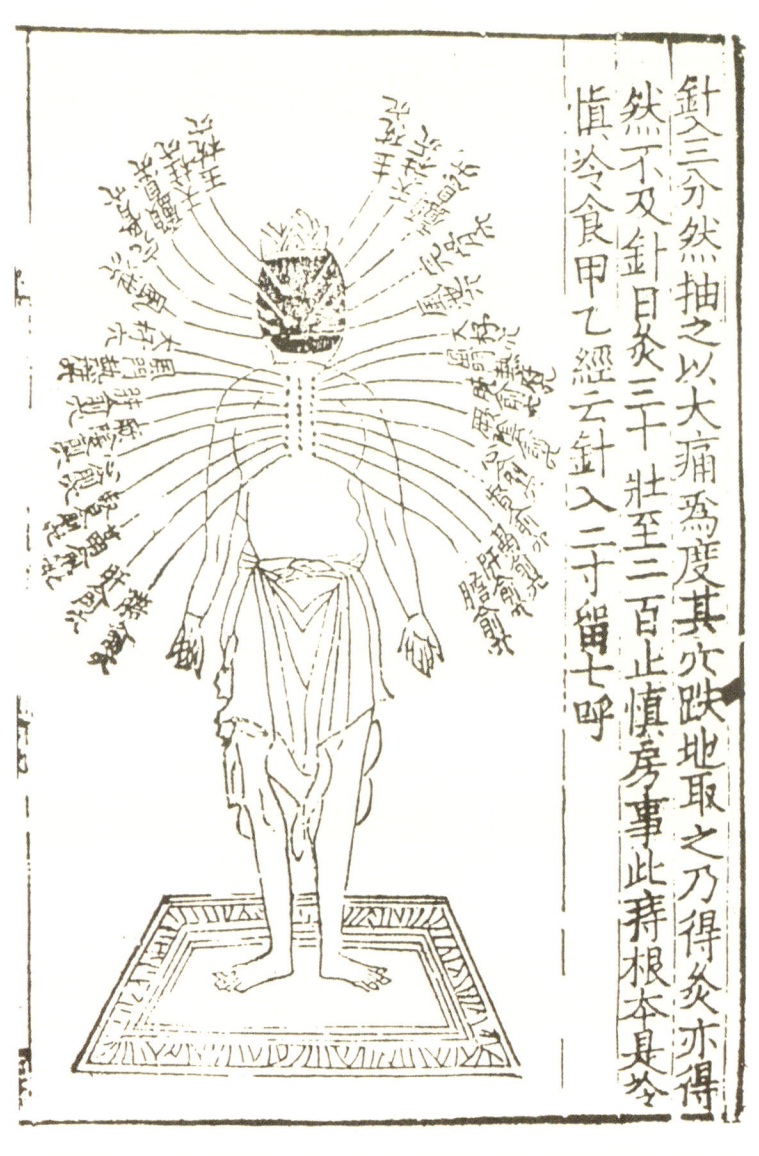

针入三分，然抽之①以大痛为度。其穴跌②地取之乃得。灸亦得，然不及针。日灸三十壮至二百止。慎房事。此痔根本是冷，慎冷食。《甲乙经》云：针入二寸，留七呼。

（穴图见左）

① 然抽之：《圣济总录》卷一九二作"抽针"，《针灸资生经》卷一引《甲乙经》作"转针"。
② 跌：《圣济总录》卷一九二作"伏"。

天柱二穴，在侠项后发际大筋外廉陷者中是穴。足太阳脉气所发。针入二分，留三呼，泻五吸。主头风，目如脱，项如拔，项疼、急、重。先泻而后补之。灸亦得，然不及针。日灸七惣至一百五壮。忌如前法。

玉枕二穴，在络却后七分半，侠脑户傍一寸三分，起肉枕骨上，入发际三寸。足太阳脉气所发。针入三分，留三呼。灸三壮。主目内眦系急痛，失枕，头重，项痛，风眩，目痛，头寒，多汗，耳聋，鼻塞。

风池二穴者，足少阳、阳维之会。在项后发际陷者中是穴。《甲乙经》云：风池穴，在颞颥后发际陷者中是穴。针入一寸二分。大患风者，先补而后泻，少可患者，以经取之。主肺风，面赤，目视䀮䀮，项强不得回顾，面肿皮软，脑疼痛。留五呼，泻七吸。灸亦良，然不及针。曰：灸七壮。艾炷不用大，根细箸头为之。灸至一百五壮。忌如前法。问曰：如后发际亦有项脚长者，其毛直至头骨，亦有无项脚者，毛齐至天牖穴即无毛根，何而取穴也？答曰：其毛不可辄定，大约如此。若的的定中，风府正相当，即是侧相去各二寸，此之定穴。

颅息二穴，在耳后青脉间是穴。主身热，头痛，不可反侧；小儿痫，喘不得息，耳聋。针入一分，不得多出血，出血多即煞人。灸三壮。

完骨二穴，在耳后入发际四分是穴。足太阳、少阳之会。主风眩，项痛，头强，寒热。灸即依年壮。针入二分，留七呼。

大杼二穴，在项后第一椎下两傍各一寸半陷中是穴。足太阳、手少阳之会。理风劳气，咳嗽气急，头痛目眩，腹痛。针入五分，留七呼。禁灸。

风门、热府①二穴，在第二椎下两傍各一寸半是穴。督脉、足太阳之会。理伤寒项强，目瞑，鼻塞，风劳，呕逆上气，胸痛背痛，气短不安。针入五分，留七呼。灸五壮。

---

① 风门、热府：《圣济总录》卷一九二、《针灸资生经》卷一作"风门二穴，一名热府"。

肺俞二穴，在第三椎下两傍相去一寸半是穴。理癫痫，瘿气，上气，吐逆，支满①，脊强，寒热，不食，肉痛，皮痒，传尸骨蒸，肺嗽。针入三分，留七呼，得气即泻。

厥阴俞二穴，在第四椎下两傍相去同身寸一寸半是穴。理逆气，呕逆，牙痛，留结，胸闷。针入三分。

心俞二穴，在第五椎下两傍各一寸半是穴。理心中风，狂痫，心气乱，语悲泣，心腹烦满，汗不出，结积，寒疹，呕逆不食，食即吐血，目痛。不灸，通针。针入三分，留七呼，得气即泻。

督俞二穴，在第六椎下两傍相去同身寸一寸半是穴。一名高盖。主理寒热，腹中痛，雷鸣，气逆，心痛。禁针通灸。

膈俞二穴，在第七椎下两傍各一寸半是穴。理心痛，痰饮吐逆，汗出寒热，骨痛，虚胀支满，痰疟，疾癖气块，膈上痛，喉痹，身常湿，不食，切痛。针入三分，得气即泻。

① 满：原作"汗"，据《类经图翼》卷七改。

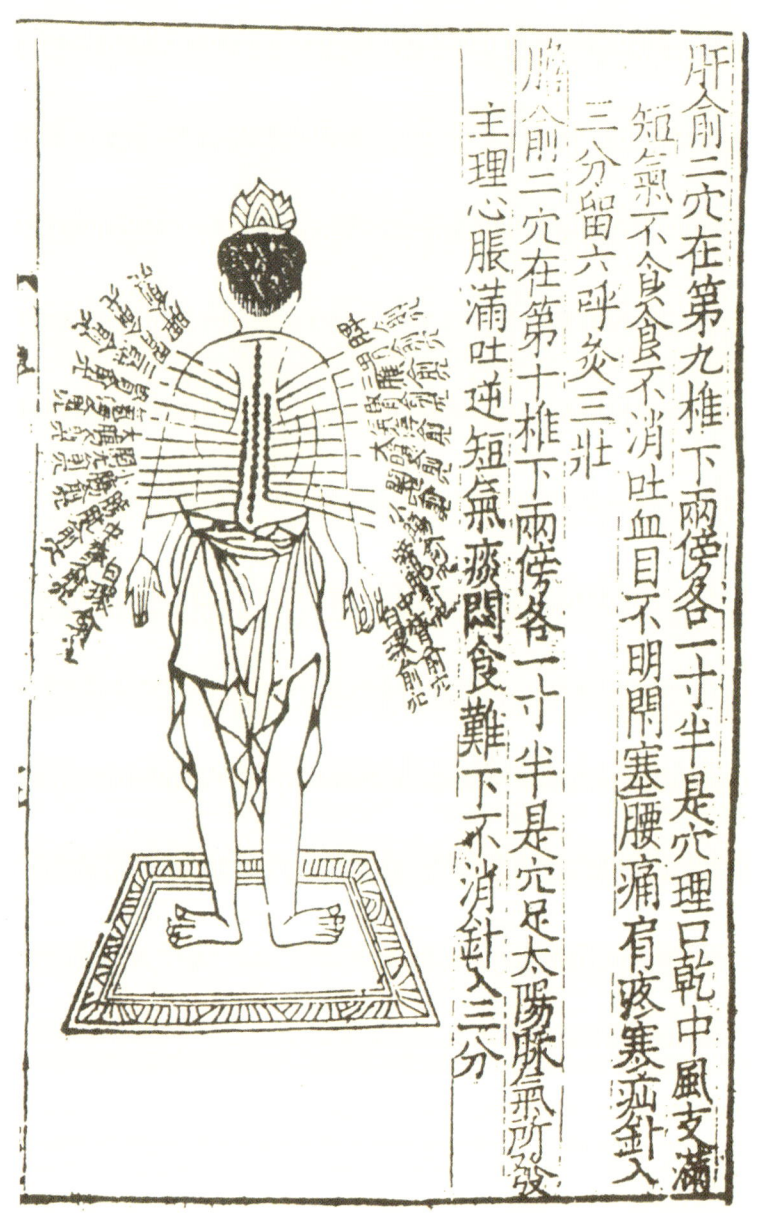

肝俞二穴，在第九椎下两傍各一寸半是穴。理口干，中风，支满短气，不食，食不消，吐血，目不明，闭塞，腰痛肩疼，寒疝。针入三分，留六呼。灸三壮。

胆俞二穴，在第十椎下两傍各一寸半是穴。足太阳脉气所发。主理心胀满，吐逆，短气，痰闷，食难下不消。针入三分。

（穴图见左）

脾俞二穴，在第十一椎下两傍一寸半是穴。理腰身黄，胀满，腹肚泄痢，身重，四肢不收，黄疸，邪气积聚，腹痛，寒热。针入三分，留七呼。灸三壮。

胃俞二穴，在第十二椎下两傍各一寸半是穴。理烦满吐食，腹胀不能食。针入三分，留七呼。灸三壮。

三焦俞二穴，在第十三椎下两傍各一寸半是穴。足太阳脉气所发。主水谷不消，腹胀，腰痛，吐逆。针入三分，留七呼。灸三壮。

肾俞二穴，在第十四椎下两傍各一寸半，与脐对是穴。理虚劳，耳聋，肾虚，及水脏胀，挛急，腰痛，小便浊，阴中疼，血精出，五劳七伤，冷呕，脚膝拘急，好独卧，身肿如水。针入三分，留七呼。灸三壮。

气海俞二穴，在第十五椎下两傍同身寸相去一寸半是穴。理腰痛，痔病，泻血。通灸之。

大肠俞二穴，在第十六椎下两傍各一寸半是穴。理腰痛，腹鸣，胀满，绕脐中痛，大小便不利或泄痢，食不化，脊骨强。针入三分，留六呼。灸三壮。

关元俞二穴，在第十七椎下两傍相去同身寸一寸半是穴。理风劳，腰痛，泄痢，虚胀，小便难，妇人瘕聚诸疾。针入三分。

小肠俞二穴，在第十八椎下两傍各一寸半是穴。理大便赤涩，小便紧急，脚肿，短气，不食，烦热疗痛，大便脓血出，血痔疼痛，妇人带下。针入三分，留六呼。灸三壮。

膀胱俞二穴，在第十九椎下两傍相去同身寸一寸半是穴。理风劳，腰痛，泄痢，肠痛，大小便难，尿赤，阴生疮，少气，足胫冷，拘急，不得屈伸，女人瘕聚。针入三分，留六呼。灸三壮。

中膂俞二穴，在第二十椎下两傍相去同身寸一寸五分是穴。一名脊内俞。是少阴脉。理赤白痢，虚渴汗出，腰不得俯仰，腹胀，胁痛。针入三分，留十呼。灸三壮，得气即泻。

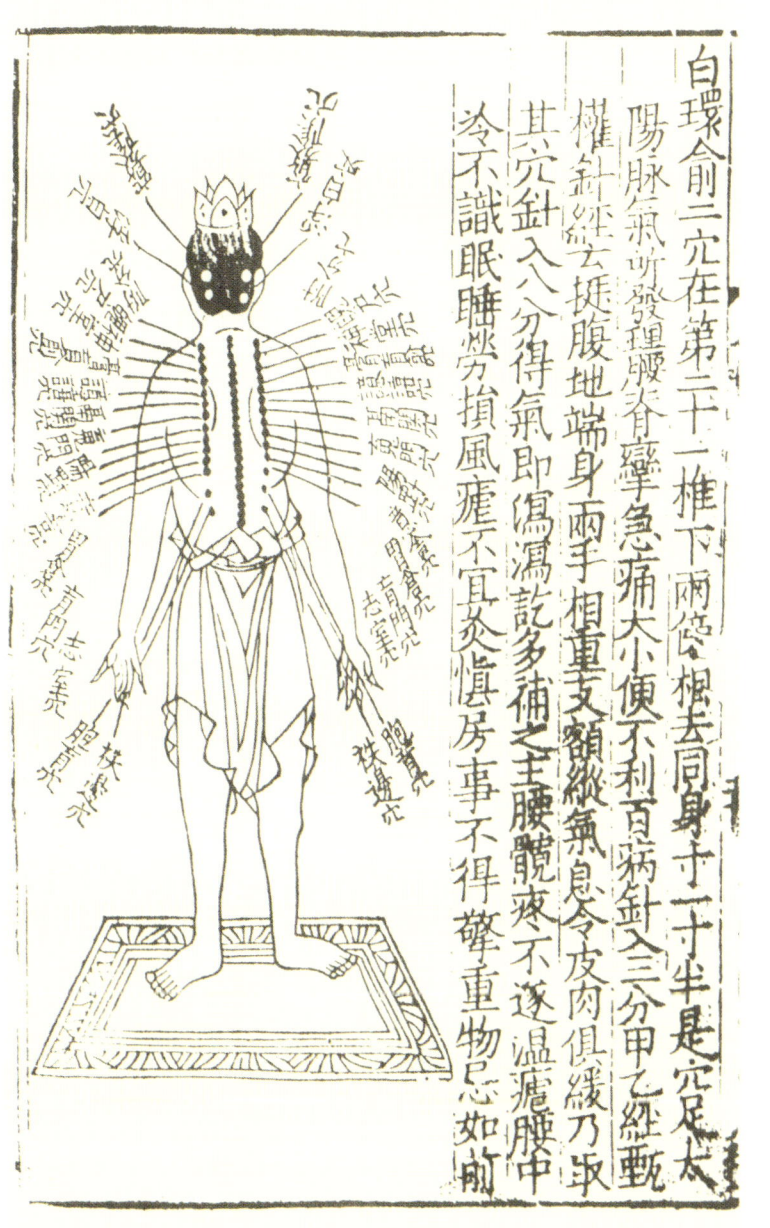

白环俞二穴，在第二十一椎下两傍相去同身寸一寸半是穴。足太阳脉气所发。理腰脊挛急痛，大小便不利，百病。针入三分。《甲乙经》《甄权针经》云"挺腹地，端身，两手相重支额，纵气息，令皮肉俱缓，乃取其穴。针入八分，得气即泻。泻迄，多补之。主腰髋疼，不遂，温疟，腰中冷，不识眠睡，劳损，风痹。不宜灸。慎房事，不得擎重物。忌如前。

(穴图见左)

窍阴二穴，在完骨上、枕骨下是穴。足太阳、少阳之会。主骨疽，发厉，项痛引头也。灸五壮。针入四分。

浮白二穴，在耳后入发际一寸是穴。足太阳、少阳[1]之会。主寒热，喉痹，咳逆，疝积，胸中满，不得喘息，胸痛，耳聋嘈嘈无所闻，颈项痛肿不能言，及瘿、肩不举也。针入三分。灸三壮。

附分二穴，在第二椎下附项内廉两傍各三寸是穴。手足太阳之会。主背痛引颈也。灸五壮。针入三分。

魄户二穴，在第三椎下两傍各三寸宛宛中，正坐取之是穴。足太阳脉气所发。主背脾闷，无气力，劳损，萎黄，五尸走疰，项强不得回顾。针入五分，得气即泻，又宜久留针。灸亦得，日灸七壮至二百罢。忌猪、鱼、酒、面、生冷。

神堂二穴，在第五椎下两傍各三寸陷者中，正坐取之是穴。足太阳脉气所发。主肩痛，胸腹满，洒淅反脊强急。灸五壮。针

---

[1] 少阳：原无，据《类经图翼》卷八补。

入三分。

噫嘻二穴，在肩膊内廉，在第六椎两傍三寸，其穴抱肘取之是穴。足太阳脉气所发。因以手痛按之，病者言"噫嘻"。针入六分，留三呼，泻五吸。主温疟、寒疟、痎①疟，背闷，气满，腹胀，气眩。灸亦得，日灸二七壮至一百止。忌苋、白酒。

膏肓俞二穴，又主无所不疗，羸瘦虚损，梦中失精，上失气咳逆，狂或妄误。取穴之法：令人正坐，曲脊，伸两手，以臂着膝前，令正直，手大指与膝头齐，以物支肘，勿令臂得动也。从胛骨上角摸索至骨下头，其间当有四肋三间，灸中间。依胛骨之里、去胛骨容侧指许，摩膂去表肋间空处，按之自觉牵引于肩中，灸两胛中一处，至六百壮，多至千壮。当觉下礚礚然流水之状，亦当有所下出。若得痰疾，则无所不下也。若病人已困，不能正坐，当令侧卧，俯上臂，令前取穴灸之。求

---

① 痎：原作"病"，据《针灸甲乙经》卷七改。

穴法，大较以右手从左肩上住，指头所不及者是也。左亦然。乃以前法灸之。若不能久坐，当伸两臂，令人挽两胛骨侠相离，不尔，胛骨覆穴不可得也。所伏衣襟，当令大小有常定，不尔，则失其穴也。此灸讫后，令人阳气康盛，当消息以自补养，当取身体平复。其穴近第五椎，望取之也。论曰：昔在和缓不救晋侯之疾，以其在膏之上、肓之下，针药所不能及，即此之穴是也。人不能求得此穴，所以宿病难遣。若能用心，此方便求得，灸之，无疾不愈。

鬲关二穴，在第七椎下两傍各三寸陷者中是穴。足太阳脉气所发。主背痛，恶寒，脊强，俯难，食不下，呕哕，多涎唾也。灸五壮。针入五分。

魂门二穴，在第九椎下两傍各三寸陷者中，正坐取之是穴。足太阳脉气所发。主食饮不下，腹中雷鸣，大便不节，小便赤黄也。灸三壮。针入五分。

阳纲二穴，在第十椎下两傍各三寸，正坐取之是穴。足太阳脉气所发。主食不下，腹中雷鸣，大小便不节，黄水。灸三壮。针入五分。

意舍二穴，在第十一椎两傍各三寸，正坐取之是穴。足太阳脉气所发。主腹满虚胀，大便泄滑，消渴，面黄。灸五十壮至一百二十壮。《甲乙经》穴：针入五分。灸三壮。

胃仓二穴，在第十二椎下两傍各三寸是穴。主腹内虚胀，水食不消，恶寒，不能俯仰。灸五十壮。《甲乙经云》：针入五分。灸三壮。

肓门二穴，在第十三椎下两傍各三寸。《异经》云：与鸠尾相直是穴。主心下肓大坚，妇人乳有余疾。灸三十壮。针入五分。

志室二穴，在第十四椎下两傍各三寸，正坐取之。是太阳脉气所发。针入五分。灸二壮。主腰脊痛急，食不消，腹中坚急，阴痛下肿，并疗之。

胞肓二穴，在第十九椎下两傍各三寸陷者中，伏而取之是穴。足

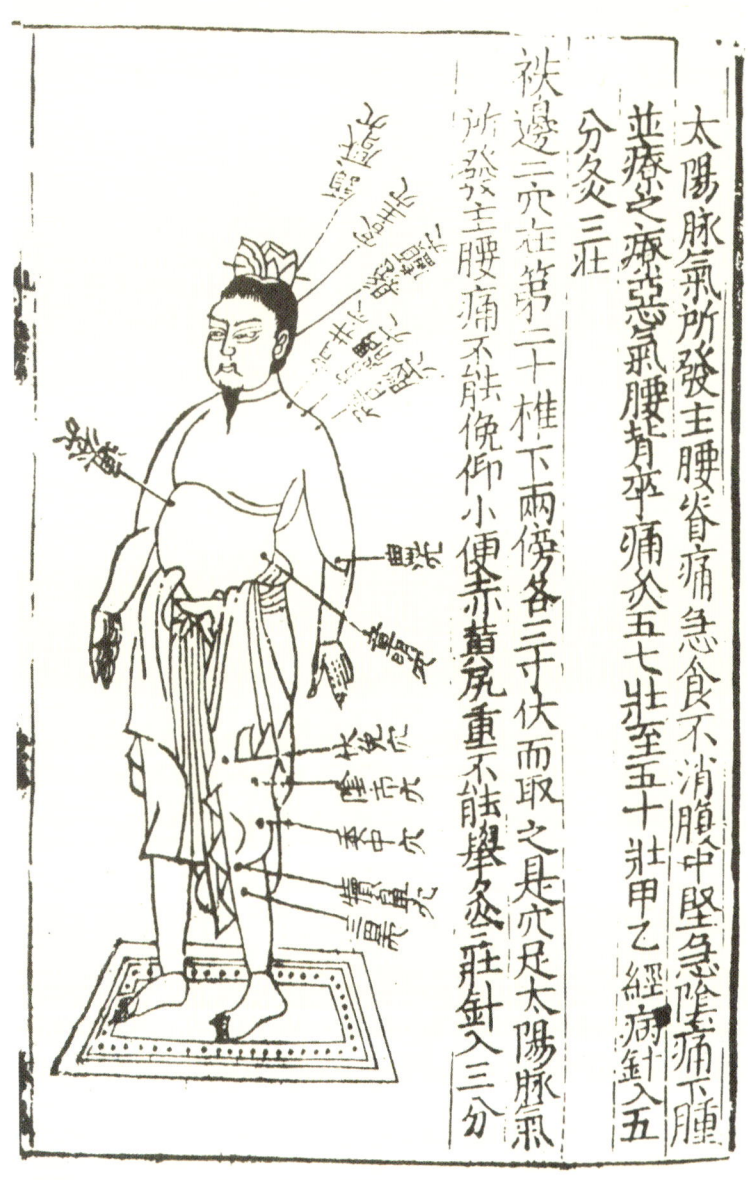

太阳脉气所发。主腰脊痛急,食不消,腹中坚急,阴痛下肿,并疗之。疗恶气,腰背卒痛。灸五七壮至五十壮。《甲乙经》:病针入五分。灸三壮。

秩边二穴,在第二十椎下两傍各三寸,伏而取之是穴。足太阳脉气所发。主腰痛不能俯仰,小便赤黄,尻重不能举。灸三壮。针入三分。

（穴图见左）

颔厌二穴，在曲周颞颥上廉是穴。手足少阳、阳明之交会。刺入二分，留七呼。灸三壮。主风眩，目无所见，偏头痛引目外眦急，耳鸣，好嚏，颈痛。

客主人①二穴，在耳前上廉起骨，开口有穴，动脉宛宛中是穴。一名上关。手少阳②、足阳明之会。主瞋目，风牙疼，牙车不开，口噤，嚼食鸣，偏风眼㖞，通睛，耳聋状如蝉声。针入一分，留之，得气即泻。灸亦得，日灸七壮至二百壮罢。艾炷不用大作，一一依箸头大。其针灸必须侧卧，张口取之，及得其穴避风。又，上关不得深，下关不得久留针。问曰：上关何以不得深，下关何以不得久留针？答曰：上关若深，令人得欠不得欱，目随针瞋；下关不得久留针者，得欱不得欠，牙关急。是故上关不得深，下关不得久留针。

悬颅二穴，在曲周颞颥中是穴。足阳明脉气所发。主热病，偏头痛，引目外眦，身热烦满，汗不出，齿痛，面皮赤痛。针入三分。留三

①人：原无，据《针灸甲乙经》卷三补。
②手少阳：原无，据《针灸甲乙经》卷三补。

呼。灸三壮。

肩井二穴，在肩上陷罅中，缺盆上，大骨前一寸半，以三指按之当其中指下陷者中是也。一名膊井。手足少阳、阳维之会。主五劳七伤，头项不得回顾，背膊闷，两手不得向头，或因马拗伤，腰髋疼，脚气。针入四分，先补而后泻之。特不宜灸。针不得深，深即令人闷。《甲乙经》云：针只可五分。此膊井脉，足阳明之会，乃连人五脏气。若深，便引五脏之气，乃令人短寿。大肥人，亦可倍之。若闷倒不识人，即须三里下气，先补而不用泻，须臾即平复如故。虽不闷倒，但针膊井，即须三里下气，大良。若妇人怀胎、落讫，觉后微损，手足弱者，针肩井，手足立差。若有灼然解针者，遣针；不解针者，不可遣针。灸乃胜针，日灸七壮至一百罢。若针肩井，必三里下气，如不灸三里，即拔气上。其针膊井，出《甄权针经》。

肩髃二穴，在髆骨头、肩端两骨间陷者宛宛中是也，平手取其穴。手阳明、跷脉之会。针入八分，留三呼，泻五吸。主疗偏风，半身不遂，热风，瘾风，胸俯，仰风，刺风，风虚，手不得向头，捉物不得，挽弓不开，臂细无力，酸疼，臂冷而缓。患刺风者，百日刺筋，百日刺骨，方可得瘥。灸亦得，然不及针，还以平手取其穴。日灸七壮，增至二七壮，以差为度。若灸偏风不随，可至二百；若更多灸，恐手臂细。若刺风、瘾风、瘫风，病当其火艾，所以不畏细也。慎酒、面、热食、猪、鱼、冷浆水、葅、齑等物。

臂臑二穴，在肩髃下一夫两筋两骨罅陷者宛宛中是也。宜灸不宜针。日灸七壮至一百壮。主疗劳，瘰，臂细无力，手不得向头。其穴平手取之，不得挛手令急，其穴即闭。若针，不得过三五，过多恐恶。慎冷食、滑菜、盐、醋、冷浆水等。

曲池二穴者，木也。在肘外辅骨，曲肘，横纹头宛宛中陷者是。其穴是手阳明脉之所入为合也。手拱胸，取之外畔交头即是穴。疗偏风，半身不遂，刺风疹，疼痛冷缓，捉物不得，挽弓不开，屈伸难，隐脉风，臂肘细而无力。针入七分，得气即泻，然后补之。灸亦大良，日灸七壮至二百壮，且停十余日，更下火，还至二百壮罢；亦可从一至七减至五也，但令断风抽气而已。忌如常法。

通谷二穴，在夹上管两傍相去三寸是穴。冲脉、足少阴之会。治干呕，又无所出。又治劳，食饮隔结。针入五分。灸五壮。

章门二穴，一名长平，一名胁髎。是脾之募。在大横外，直脐季肋端是穴。必须侧卧，伸下脚，缩上脚乃得穴也。足厥阴、少阳之会。主膀胱气癖，疝瘕气，膀胱气痛，状如雷声，积聚气。针入六分，留六呼，得气即泻，疾出针。灸亦良。一依前法取穴。日灸七壮至五百止。忌法如常。

伏兔二穴，在膝上六寸起肉，正跪坐取之是穴。足阳明脉气所发。治风劳，痹，逆，狂邪，膝冷，手节挛缩，身瘾疹，腹胀，少气，妇人八部诸病。通针，针入三分。禁灸。

阴市二穴，一名阴鼎。在膝上三寸伏兔下是穴。足阳明脉气所发。主寒疝，下至腰脚如冷水，水伤，诸疝，按之在膝上伏兔下。寒痛，腹胀满，痿厥，少气也。针入三分，留七呼。灸三壮。

犊鼻二穴，在膝膑下骭，侠罅、大筋中是穴。足阳明脉气所发也。主犊鼻肿，洗熨去之。其久坚，勿攻，攻者死。膝中痛，不仁，难跪起。诸肿节溃者死，不溃可疗。针入三分。灸三壮。

委中二穴者，土也。在腘中央约纹中动脉。甄权云：在曲瞅内、两筋两骨宛宛是穴。足太阳脉气之所入，为合也。令人面挺腹地而取之。主脚弱无力，风湿痹，筋急，半身不随。灸亦得，然不及针。针入八分，留三呼，泻五吸。《甲乙经》云：针入五分，留七呼，灸三壮。

三里二穴者，土也。在膝下三寸䯒外廉陷者宛宛中是穴。足阳明脉之所入，为合也。主腹满坚块，不能食，胃气不足，反胃，胸胁腹积气，脚弱。针腹、背，每须去①三里穴。针入八分，留十呼，泻七吸。灸亦良，日七壮，一百壮止。

（穴图见左）

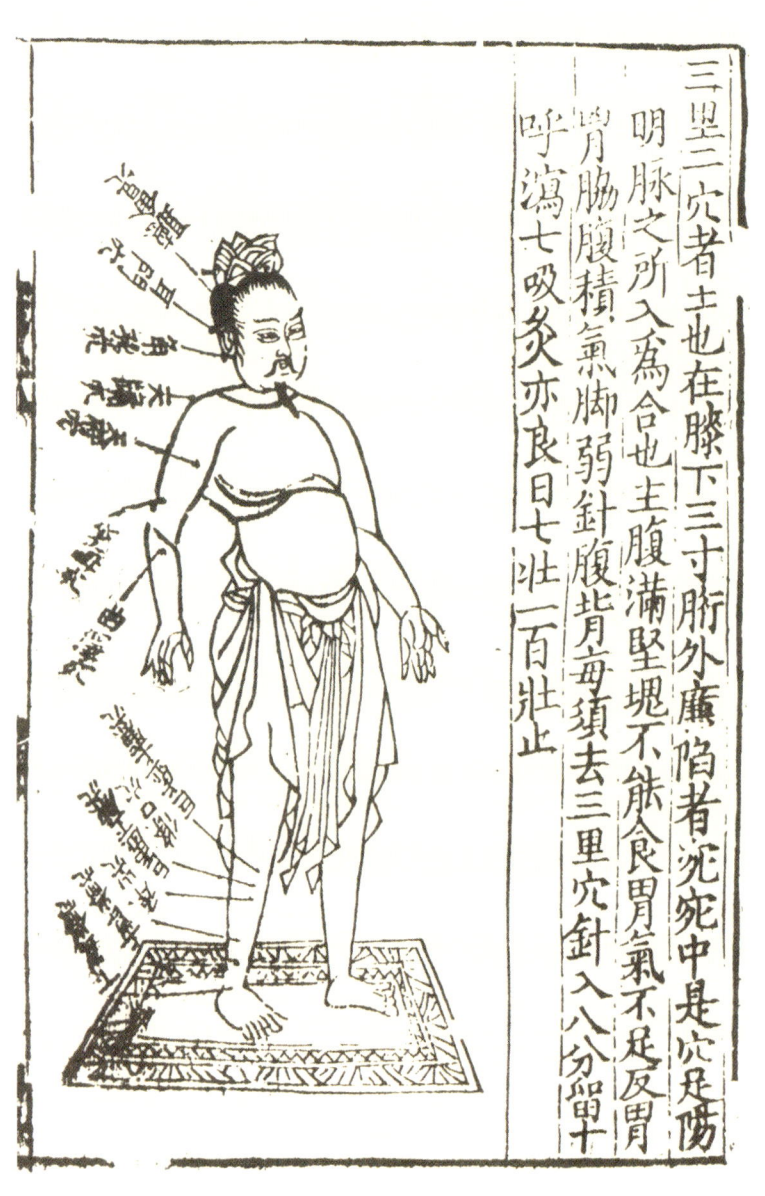

角孙二穴，在耳廓中间，开口有穴。手足少阳、手太阳之会。主齿牙不嚼物，龋痛肿也。灸三壮。针入三分。

耳门二穴，在耳前起肉，当耳缺者是穴。主耳有脓及底耳，聍耳，耳痛、鸣、聋，并齿龋。针入三分，留三呼。灸三壮。

听会二穴，在耳前陷中，上关下一寸动脉宛宛中，张口得之是穴。手少阳脉气所发。针入三分。主耳聋，耳中状如蝉声，通耳，牙车急，疼痛不得嚼食，牙车脱臼，相离二寸。其穴侧卧，张口取之，留三呼，得气即泻，不须补。灸亦良，日灸五壮至七壮罢，可经十日许，还依前灸之。慎冷食。

天牖二穴，在颈筋缺盆上，天容后，天柱前，完骨下，发际上一寸陷者宛宛中是也。手少阳气所发。主头风，面肿，项强不得回转，夜梦颠倒，面青黄无颜色。针入五分，得气即泻，泻尽更留三呼，泻三吸，不宜补之，亦不宜灸。若灸，面肿眼合②，

① 去：当作"取"。
② 合：原作"食"，据《针灸资生经》卷一改。

先取譩譆，后针天牖、风池，其病即差。若不先针譩譆，难瘳其疾也。

天府①二穴，在两腋下三寸宛宛中是穴。手太阴脉气所发。主理头眩，目瞑，远视䀮䀮。针入四分，留七呼。灸二七壮，不除灸至一百壮罢。出《明堂经》，其《甲乙经》中禁不可灸，即使人逆气也。

曲泽二穴者，水也。在肘内廉下陷者中，屈肘得之是穴。手心主脉之所入，为合也。主心痛，出血则心下澹澹，喜惊，身热，烦心，口干，逆气，呕血，时瘛疭，喜摇头，青汗出不过肩，伤寒病温湿，身热口干。灸三壮。针入三分，留七呼。

少海二穴者，水也。一名曲节。手少阴脉之所入，为合也。在肘内横纹头，屈手向头取之，陷者宛宛中是穴也。《甲乙经》云：穴在肘内廉节后陷者中，动应手。主疗腋下瘰疬，臂疼，屈伸不得，风痹疼，疰病。针入三分，留三呼，泻五吸。不宜灸。

---

① 天府：《针灸甲乙经》卷三、《针灸资生经》卷一作"渊腋"。

巨虚上廉二穴，在三里下三寸两筋两骨罅陷者宛宛中是穴。足阳明与大肠合。针入八分，得气即泻。主大肠气不足，偏风，腿退，脚不遂，重不得履地，脚气，刺风，瘫风，脚冷，寒疟。灸之大良。日灸七壮。

条口二穴，在上廉下一寸是穴。阳明脉气所发。主胫寒，不得卧，疼痛，足缓失履，湿痹，足下热，不能久立。针入八分。灸三壮。

巨虚下廉二穴，足阳明与小肠合。在上廉下三寸两筋两骨罅陷者宛宛中是穴，蹲地坐而取之。针入六分，得气即泻。《甲乙经》云：针入三分，灸三壮。主小肠气不足，面无颜色，偏风，热风，冷痹不遂，风湿痹。灸亦良，不及针。日灸三七壮至七七止。疮差，冷痹即已。忌生冷、猪、鱼、酒、面。

承山二穴，一名鱼腹山，一名玉柱，一名伤山。在兑腨肠下分肉间陷者中，定腹取之。主脚弱无力，脚重，偏风不遂。针入八分,得气即泻,速出针。灸亦得,然不及针,灸至七七壮止。

上昆仑二穴者,火也。足太阳脉之所行,为经也。在外①踝后,跟骨上陷者中是穴。治恶血,风气肿痛,脚肿水。针入五分,留十呼。灸三壮。

下昆仑二穴,一名内昆仑。在外踝下一寸大筋后内陷者宛宛中是穴。主刺风,胕风,热风,冷痹,腰疼,偏风,半身不遂,脚重疼不得履地。针入四分,留三呼,得气即泻,速出针,出后灸之良。日灸七壮。其穴蹲地傍,引取之,灸百壮止。

①外:原作"宛",据《针灸甲乙经》卷三、《针灸资生经》卷一改。

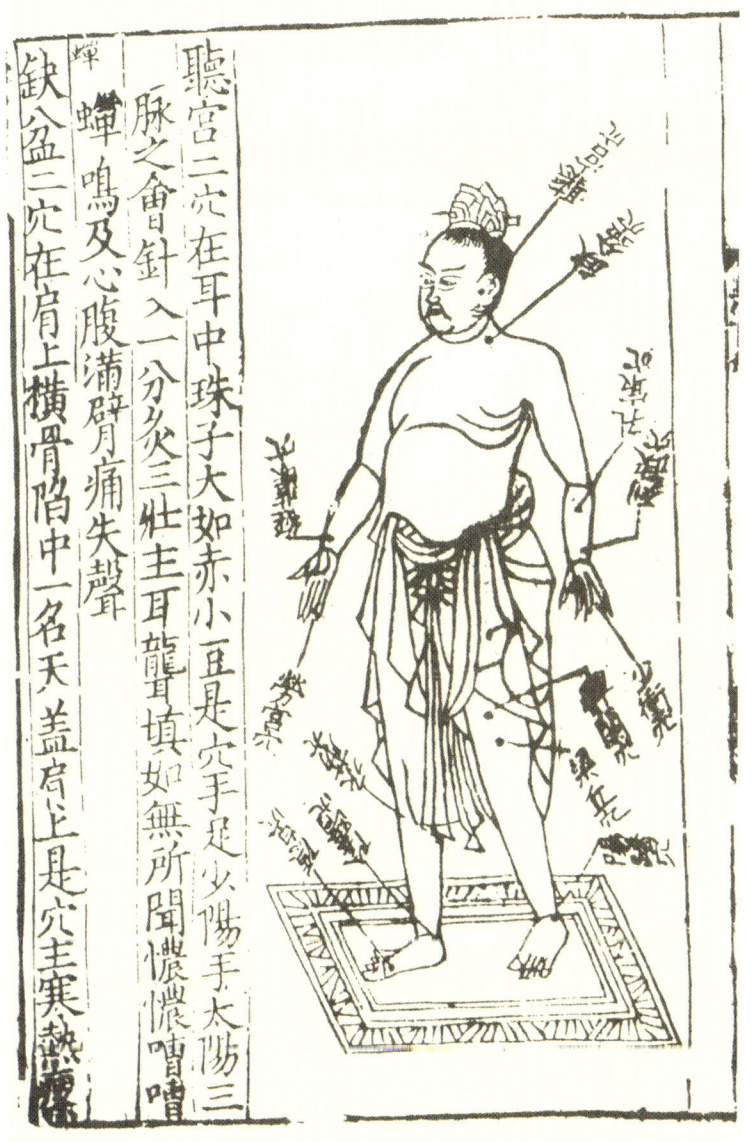

（穴图见左）

听宫二穴，在耳中珠子，大如赤小豆是穴。手足少阳、手太阳三脉之会。针入一分。灸三壮。主耳聋，填如无所闻，恍恍嘈嘈蝉鸣，及心腹满，臂痛，失声。

缺盆二穴，在肩上横骨陷中，一名天盖。肩上是穴。主寒热，瘰疬，缺盆中肿，外溃不死，胸中热满，腹大水气，缺盆中痛，汗出，喉痹，咳嗽。灸三壮。针入三分。

孔最二穴，在腕上七寸是穴。手太阴郄。治热病汗不出，吐血，失喑，肿痛，恶血。针入三分。灸之亦得。

列缺二穴，去腕侧上一寸半，交叉头两筋、两骨罅宛中是穴。手太阴络。主疗偏风，口㖞，半身不遂。针入三分，留三呼，泻五吸。灸亦得，日灸七壮。若患偏风，灸至一百。若患腕劳，灸至七七。慎热食、酒、面、生冷。

经渠二穴者，金也。在寸口中，陷者中是穴。手太阴脉之所行，为经也。主疟寒热，胸背急，胸中膨膨痛，喉痹，掌中热，生嗽，逆上气喘数，久热病汗不出，暴痹，喘逆，心痛，欲呕，针入二分，留三呼。不可灸，灸即伤人神。

少冲二穴者，木也。一名经如[①]。在手小指内廉之端，去甲如韭叶

---

① 如：《针灸甲乙经》卷三、《针灸资生经》卷一作"始"。

是穴。手少阴脉之所出，为井也。主热病，烦心，上气，心痛冷，烦满少气，悲恐喜惊，掌热，肘腋胸中痛，口中热，咽中酸，乍寒热，手拳不伸，掌痛引腋。针入一分，留一呼。灸一壮。

劳宫二穴者，火也。一名五里。在掌中央横纹动脉中，以屈无名指头着处即是穴。手心主脉之所流，为营也。主手掌后瘅痹，手皮白屑起。针入二分，留三呼，得气即泻。针之只一度，针过两度，令人虚。不得灸，灸即令息肉日加。慎酒、面、热食、生冷、冷水等。

髀关二穴，在膝上伏兔后交分中是穴。主膝寒不仁，痹痿不屈伸也。灸三壮。针入六分。

梁丘二穴，是足阳明郄。在膝上三寸两筋间是穴。治大惊，胫痛，冷痹，膝痛不能屈伸。针入五分。

隐白二穴者，木也。在足大指端内侧，去爪甲角如韭叶宛宛中是穴。足太阴脉之所出，为井也。主腹中有寒热起，气喘，衄血不止，腹中胀逆，胫中寒热不得卧，气满胸中热，暴泄，膈中，呕吐不欲食，饮渴，尸厥死不知人，脉动如渴饮，身体疼痛，唾也。针入一分，留三呼。灸三壮。

承筋二穴，一名腨肠，一名直肠。在胫后，从脚跟后到上七寸腨中央陷者中是穴。足太阳脉气所发。治风劳热，足烦肿痛，转筋急痛，身隐疹，大小便不止。针入三分。

阳蹻二穴，在外踝前一寸陷者宛宛中是穴。治脚气，肾气，妇人血气。针入三分。

阴蹻二穴，在足内踝下陷者宛宛中是穴。主卒疝，小腹痛病者，左取右，右取左，立已。女子不月水，惊，喜悲不乐，如堕坠；汗出，面黑，病饥不欲食，妇人淋沥，阴挺出，四肢淫泺，心闷，暴疸及诸淋，目痛，小腹偏痛，呕逆，嗜卧，偏枯不能行，

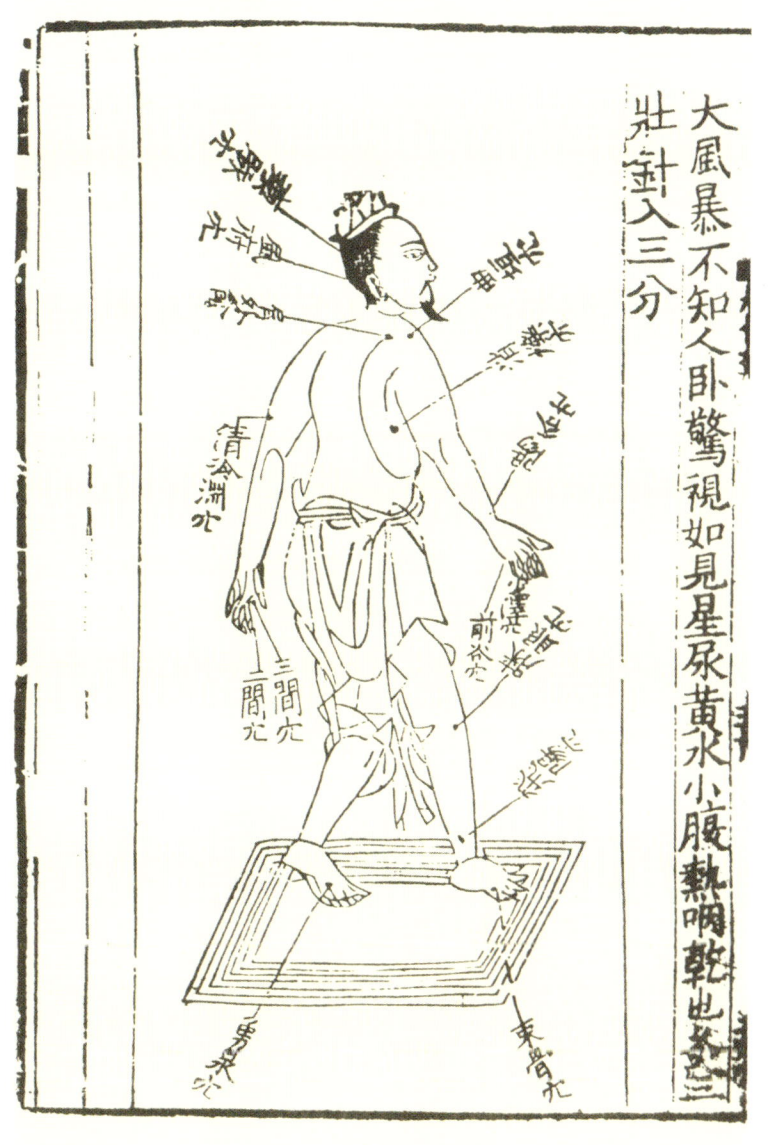

大风暴不知人，卧惊，视如见星，尿黄水，小腹热，咽干也。灸三壮。针入三分。

（穴图见左）

风府一穴，一名舌本。在项后入发际一寸大筋上宛宛中起肉，疾言其肉立起，言休立下。督脉、阳维之会。不可灸，灸之不幸使人失喑。针入四分，留三呼。主头项急，不可顷侧，目眩，鼻不得息，喑不能言，嗌痛，足不仁，狂走，欲自杀，目反妄视。

瘈脉二穴，一名资脉。在耳内鸡足青脉是穴。主头风，耳后痛，小儿惊痫，瘈疭，呕吐，泄注，惊恐失精，视瞻不明，眵䁾。灸三壮。针入一分。

清冷渊二穴，在肘上二寸，伸肘举臂取之是穴。主肩不举，不得带衣。灸三壮。针入三分。

消泺二穴，在肩下外关腋，斜肘分下行是穴。主寒热，风痹，头痛，头背急。针入六分。灸三壮。

肩外俞二穴，在肩胛上廉，去脊三寸陷者中是穴。主肩胛痛热而寒至肘。灸一壮。针入六分。

曲垣二穴，在肩中央曲胛陷者中，按之应手痛是穴。主肩痛，周痹。灸三壮。针入九分。

二间二穴者，水也。一名间谷。在手大指次指本节前内侧陷者中是穴。手阳明脉之所流，为营也。主喉痹，多卧喜睡，肩髃喉痹，咽如眦物，伤忽振寒。针入三分。留六呼，灸三壮。

三间二穴者，木也。一名少谷。在手大指次指本节之后内侧陷中是穴。手阳明脉之所注，为俞也。主喉痹，咽如其鲠，齿龋痛，多卧喜睡，胸满，腹鸣，疟寒热，唇口干，身热，喘，目急痛。针入三分，留三呼。

少泽二穴者，金也。一名少吉。在手小指端去爪甲下一分陷者中是穴。手太阳脉之所出，为井也。主疟寒热，汗不出，头痛，咳嗽，瘛疭，口干，项痛不可顾也。针入一分，留三呼。灸一壮。

前谷二穴者，水也。在手小指外侧本节前陷者中是穴。手太阳脉之所流，为营也。刺入一分，留三呼。灸三壮。主目眩淫淫，膞胛小指痛。

阳谷二穴者，火也。在手外侧腕中兑骨之下陷者中是穴。手太阳脉之所行，为经也。主癫疾狂走，热病汗不出，胁痛，颈肿，寒热，耳聋耳鸣，牙齿龋痛，臂腕外侧痛不举，吐舌，戾颈，妄言，不得左右顾，俯，瘛疭头眩，眼痛。针入二分，留十呼。灸三壮。

飞阳二穴，一名厥阳。足太阳络。在外踝上七寸，别走少阴者是穴。刺入三分，留十呼。灸三壮。主头眩，目痛。

束骨二穴者，木也。在足小指外本节后陷者中是穴。足太阳脉之所注，为俞也。刺入三分，留三呼。灸三壮。主头痛目眩，身热，肌肉动。

涌泉二穴者，木也，一名地冲。在足心陷者中，屈足卷指宛宛中是穴。足少阴脉之所出，为井也。主小便不通，心中结热，脚底白肉际不得履地，刺风，胻风、风痫。灸亦得，然不及针。若灸，废人行动，不可传之于后。针入五分，留三呼，得气即泻。

膝眼四穴，在膝头骨下两傍陷者宛宛中是穴。针入五分，留三呼，泻五吸。主膝冷疼痛不已。禁灸。

太平圣惠方卷第九十九

太平圣惠方卷第一百

明堂序

夫玄黄始判，上下爰分，中和之气为人，万物之间最贵，莫不禀阴阳气度，作天地英灵。头像圆穹，足模厚载；五脏法之五岳，九窍以应九州；四肢体彼四时，六腑配乎六律；瞻视同于日月，呼吸犹若风云；气血以类江河，毛发比之草木。虽继体于父母，悉取像于乾坤。贵且若斯，命岂轻也。是以立身之道，济物居先；保寿之宜，治病为要。草木有蠲疴之力，针灸有劫病之功，欲涤邪由，信兹益矣。夫明堂者，圣人之遗教，黄帝之正经，叙血脉循环，明阴阳俞募，穷流注之玄妙，辨穴道之根元。为脏腑权衡，作经络津要。今则采其精粹，去彼繁芜，皆目睹有凭，手经奇效，书病源以知主疗，图人形贵免参差。并集小儿明堂，编录于次，庶令长幼尽涉安衢，俾使华夷同归寿域云尔。

《岐伯明堂经》云：以八寸为一尺，以八分为一寸。人缘有长短肥瘦不同，取穴不准。秦时《扁鹊明堂经》云：取男左女右手中指若一节为一寸，为缘人有身长手短，有身短手长，取穴不准。唐时《孙思邈明堂经》云：取患人男左女右，手大拇指节横纹为一寸，以意消详，巧拙在人，亦有差互。令取男左女右，手中指第二节，内度两横纹相去为一寸。自依此寸法，与人着灸疗病以来，其病多得获愈。此法有准，今以为定。

凡点灸时，须得身体平直，四肢无令拳缩，坐点无令俯仰，立点无令倾侧。灸时孔穴不正，无益于事，徒烧如肉，虚忍痛楚之苦。有病先灸于上，后灸于下；先灸于少，后灸于多。皆宜审之。

凡下火点灸，欲灸艾炷根下赤辉广三分。若不三分，孔穴不中，不合得经络。缘荣卫经脉，气血通流，各有所主，灸穴不中，即火气不能远达，至病未能愈疾矣。

古来用火灸病，忌八般木火，切宜避之。八木者：

松木火难瘥增病，柏木火伤神多汗，竹木火伤筋目暗，榆木火伤骨失志，桑木火伤肉肉枯，枣木火内伤吐血，枳木火大伤气脉，橘木火伤荣卫经络。

有火珠耀日，以艾丞之，遂得火出，此火灸病为良，凡人卒难备矣；次有火照耀日，以艾引之，便得火出，此火亦佳。若遇天色阴暗，遂难得火，今即不如无木火也。灸人不犯诸忌，兼去久痫，清油点灯，灯上烧艾茎点灸是也；兼滋润灸疮。又，灸疮至愈已来，且无疼痛。以蜡烛更佳。诸蕃部落，知此八木火之忌，用镔铁击碏石，乃得火出，以艾引之，遂乃着灸。

凡点灸时，若遇阴雾大起，风雪忽降，猛雨炎暑，雷电虹霓，暂时且停，候时晴明，即再下火灸。灸时不得伤饱大饥，饮酒，食生硬物。兼忌思虑愁忧，恚怒呼骂，吁嗟叹息，一切不祥，忌之大吉。

凡灸头与四肢，皆不令多灸。人缘身有三百六十五络，皆归于头，头者，诸阳之会也。若灸多，令人头旋目眩，不远视。缘头与四肢肌肉薄，若并灸，则气血滞绝于炷下，宜歇火气少时，令气血遂通，再使火气流行，候炷数足，自然除病，宜详察之。

凡灸发际，如是患人有发际整齐，依《明堂》所说，易取其穴；如是患人先因疾患，后脱落尽发际，或性本额项无发，难凭取穴。今定患人两眉中心直上三寸为发际，后取大椎直上三寸为发际，以此为准。

凡着灸疗病，历春夏秋冬不较者，灸炷虽然数足，得疮发脓，坏所患即差；如不得疮发脓坏，其疾不愈。《甲乙经》云：灸疮不发者，用故履底灸令热熨之，三日即发，脓出自然愈疾。今用赤皮葱三五茎，去其葱青，于糖灰火中煨熟，拍破，热熨灸疮十余遍，其疮三日自发，立坏脓出疾愈。

淋洗灸疮法

凡著艾灸治病纔住火便用赤皮葱薄荷二味煎湯溫溫淋洗灸瘡周迴約一二尺巳來令驅逐風邪氣於瘡口內出兼令經脉往來不滯於瘡下自然瘡壞疾愈若灸瘡退火痂後用桃樹東南枝梢青嫩柳皮二味等分煎湯溫溫淋洗灸瘡此二味偏能護灸瘡中諸風若瘡內黑爛潰者加胡荽三味等分煎湯溫溫淋洗灸瘡自然生好肉也若灸瘡疼痛不可忍多時不較者加黃連四味等分煎湯淋洗立有神効

貼灸瘡法

春取柳飛花如鵝毛者夏用竹膜秋用新綿冬用兎毛取腹上白細膩者猫兒腹上者更佳

◆日神忌不宜灸避之吉

一日在大指　二日在外踝　三日在股內　四日在腰間

五日在口舌　六日在兩手　七日在內踝　八日在足腕

九日在尻　十日在腰背　十一日鼻柱　十二日髮際

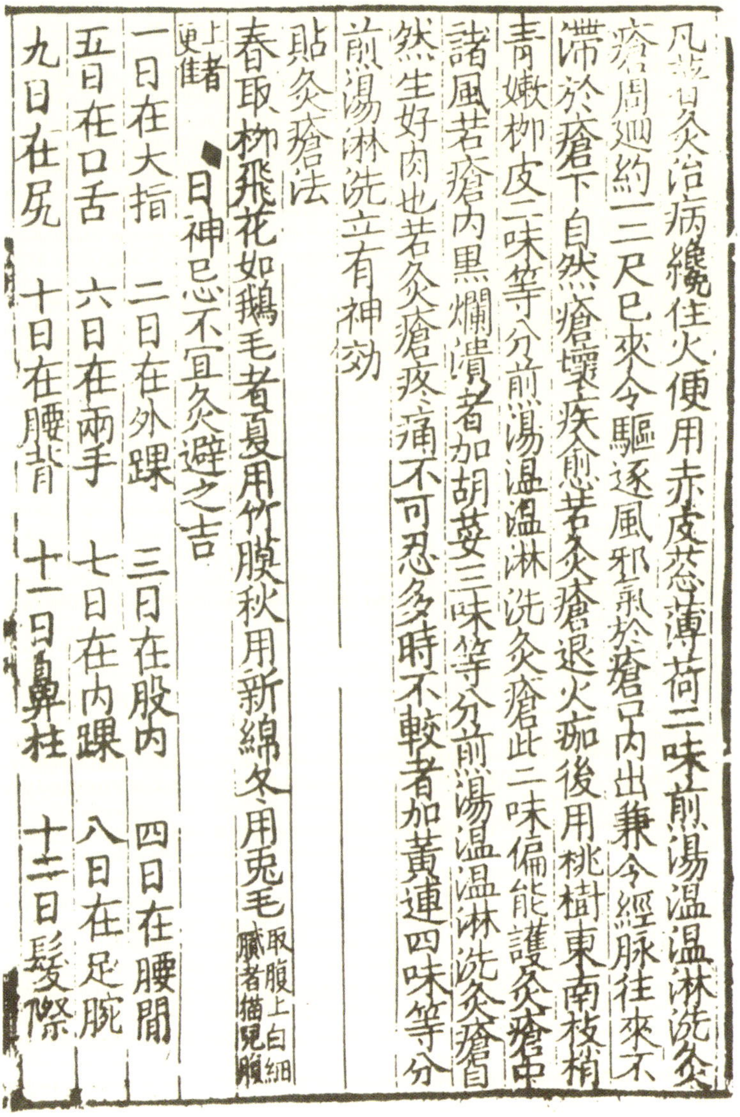

凡着灸治病，才住火，便用赤皮葱、薄荷二味煎汤，温温淋洗灸疮周回约一二尺以来，令驱逐风邪气于疮口内出，兼令经脉往来不滞于疮下，自然疮坏疾愈。若灸疮退火痂后，用桃树东南枝梢，青嫩柳皮二味，等分，煎汤，温温淋洗灸疮。此二味，偏能护灸疮中诸风。若疮内黑烂溃者，加胡荽三味，等分，煎汤，温温淋洗灸疮，自然生好肉也。若灸疮疼痛不可忍，多时不较者，加黄连四味，等分，煎汤淋洗，立有神效。

贴灸疮法

春取柳飞花如鹅毛者，夏用竹膜，秋用新绵，冬用兔毛取腹上白细腻者，猫儿腹上者更佳。

日神忌不宜灸避之吉

一日在大指，二日在外踝，三日在股内，四日在腰间，五日在口舌，六日在两手，七日在内踝，八日在足腕，九日在尻，十日在腰背，十一日鼻柱，十二日发际，十三日牙齿，十四日胃管，十五日遍身，十六日在胃，十七日气冲，十八日股内，十九日在足，二十日内踝，二十一日手小指，二十二日外踝，二十三日肝俞，二十四日手阳明，二十五日足阳明，二十六日在胸，二十七日在膝，二十八日在阴，二十九日膝胫，三十日足跗。

每月忌日不宜针灸出血

正月丑，二月未，三月寅，四月申，五月卯，六月酉，七月辰，八月戌，九月巳，十月亥，十一月午，十二月子。

又，十二部人神不宜灸

建日在足禁晡时，除日在眼禁日入，满日在腹禁黄昏，平日在背禁人定，定日在心禁夜半，

执日在手禁鸡鸣，破日在口禁平旦，危日在鼻禁日出，成日在唇禁食时，收日在头禁禺中，

开日在耳禁午时，闭日在目禁日昳。

十二时忌不宜灸

子时在踝，丑时在头，寅时在耳，卯时在面，辰时在项，巳时在乳，午时在胸，未时在腹，申时在心，酉时在背，戌时在腰，亥时在股。

十二部年人神不宜灸

年一：十三、二十五、三十七、四十九、六十一、七十三、八十五，人神在心。

年二：十四、二十六、三十八、五十、六十二、七十四、八十六，人神在喉。

年三：十五、二十七、三十九、五十一、六十三、七十五、八十七，人神在头。

年四：十六、二十八、四十、五十二、六十四、七十六、八十八，人神在肩。

年五：十七、二十九、四十一、五十三、六十五、七十七、八十九，人神在背。

年六：十八、三十、四十二、五十四、六十六、七十八、九十，人神在腰。

年七：十九、三十一、四十三、五十五、六十七、七十九、九十一，人神在腹。

年八：二十、三十二、四十四、五十六、六十八、八十、九十二，人神在项。

年九：二十一、三十三、四十五、五十七、六十九、八十一、九十三，人神在足。

年十：二十二、三十四、四十六、五十八、七十、八十二、九十四，人神在膝。

年十一：二十三、三十五、四十七、五十九、七十一、八十三、九十五，人神在阴。

年十二：二十四、三十六、四十八、六十、七十二、八十四、九十六。人神在股。

九部傍通人神不宜灸

脐、心、肘、咽、口、头、脊、膝、足

一、二、三、四、五、六、七、八、九

十、十一、十二、十三、十四、十五、十六、十七、十八、十九

二十、二十一、二十二、二十三、二十四、二十五、二十六、二十七、二十八、二十九

三十、三十一、三十二、三十三、三十四、三十五、三十六、三十七、三十八、三十九

四十、四十一、四十二、四十三、四十四、四十五、四十六、四十七、四十八、四十九

五十、五十一、五十二、五十三、五十四、五十五、五十六、五十七、五十八、五十九

六十、六十一、六十二、六十三、六十四、六十五、六十六、六十七、六十八、六十九

七十、七十一、七十二、七十三、七十四、七十五、七十六、七十七、七十八、七十九

八十、八十一、八十二、八十三、八十四、八十五、八十六、八十七、八十八、八十九、九十

杂忌傍通不宜灸

正、二、三、四、五、六、七、八、九、十、十一、十二

月厌：戌、酉、申、未、午、巳、辰、卯、寅、丑、子、亥

月激：戌、戌、戌、丑、丑、丑、辰、辰、辰、未、未、未

月杀：丑、戌、未、辰、丑、戌、未、辰、丑、戌、未、辰

月刑：巳、子、辰、申、午、丑、寅、酉、未、亥、卯、戌

六害：巳、辰、卯、寅、丑、子、亥、戌、酉、申、未、午

天医取师疗病吉日

正月卯　二月寅　三月丑　四月子　五月亥　六月戌　七月酉　八月申　九月未　十月午　十一月巳　十二月辰

四季人神不宜灸

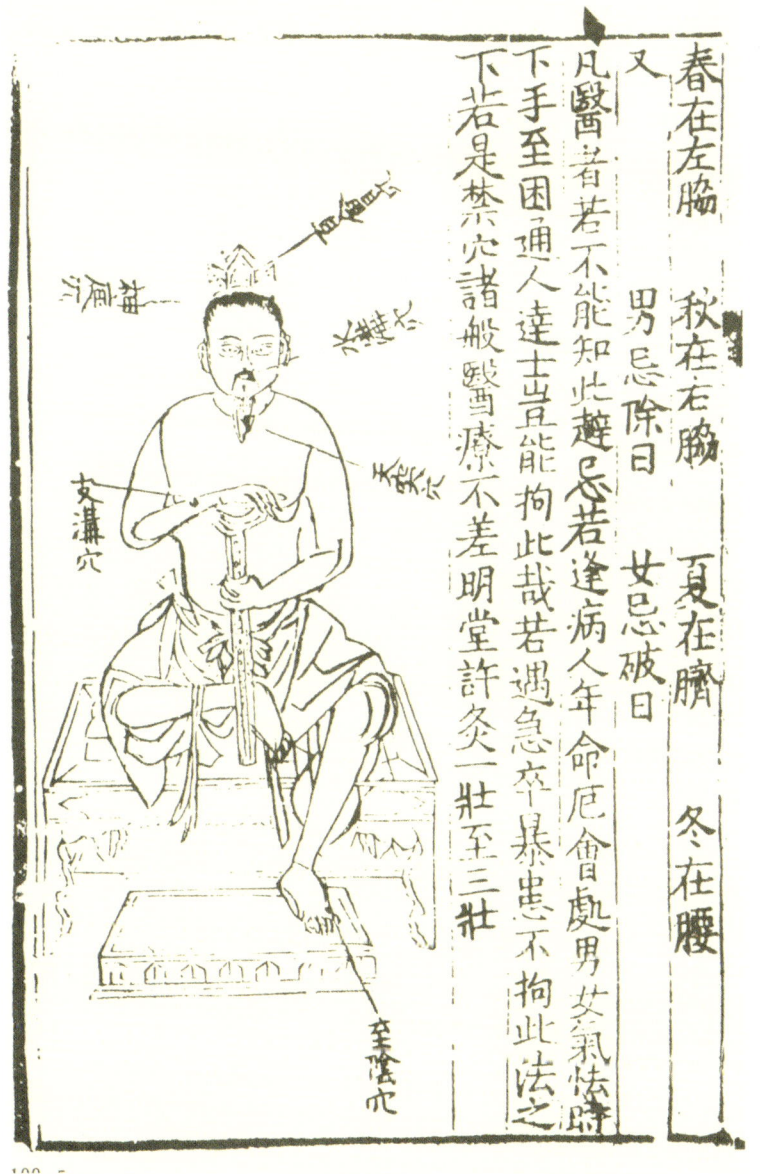

春在左胁，秋在右胁，夏在脐，冬在腰

男忌除日，女忌破日

凡医者，若不能知此避忌，若逢病人年命厄会，处男女气怯时，下手至困，通人达士，岂能拘此哉。若遇急卒暴患，不拘此法之下，若是禁穴，诸般医疗不瘥，《明堂》许灸一壮至三壮。

（正面图一，图见左）

百会一穴，在头中心陷者中。灸七壮。主脑重鼻塞，头目眩疼，少心力，忘前失后，心神恍惚，及大人小儿脱肛也。

神庭一穴，在鼻柱上发际中。灸三壮。主登高而歌，弃衣而走，角弓反张，羊痫吐舌也。

水沟一穴，在鼻柱下宛宛中。灸五壮。主消渴，饮水无休，水气遍身肿，笑无时节，癫痫病，语不识尊卑，及口噤牙关不开。

天突一穴，在项结喉下五分中央宛宛中。灸五壮。主咳逆气喘，暴暗不能言，身寒热，颈肿，喉中鸣翕翕，胸中气鲠鲠也。

支沟二穴，在腕后三寸，两骨间陷者中。灸五壮。主热病汗不出，肩臂酸重，胁腋急痛，四肢不举，口噤不开，暴哑不能言也。

至阴二穴，在足小指外侧去爪甲角如韭叶宛宛中。灸三壮。主疟发寒热，头重烦心，目翳䀮䀮然，鼻不利，小便淋，失精也。

（正面图二，图见上）

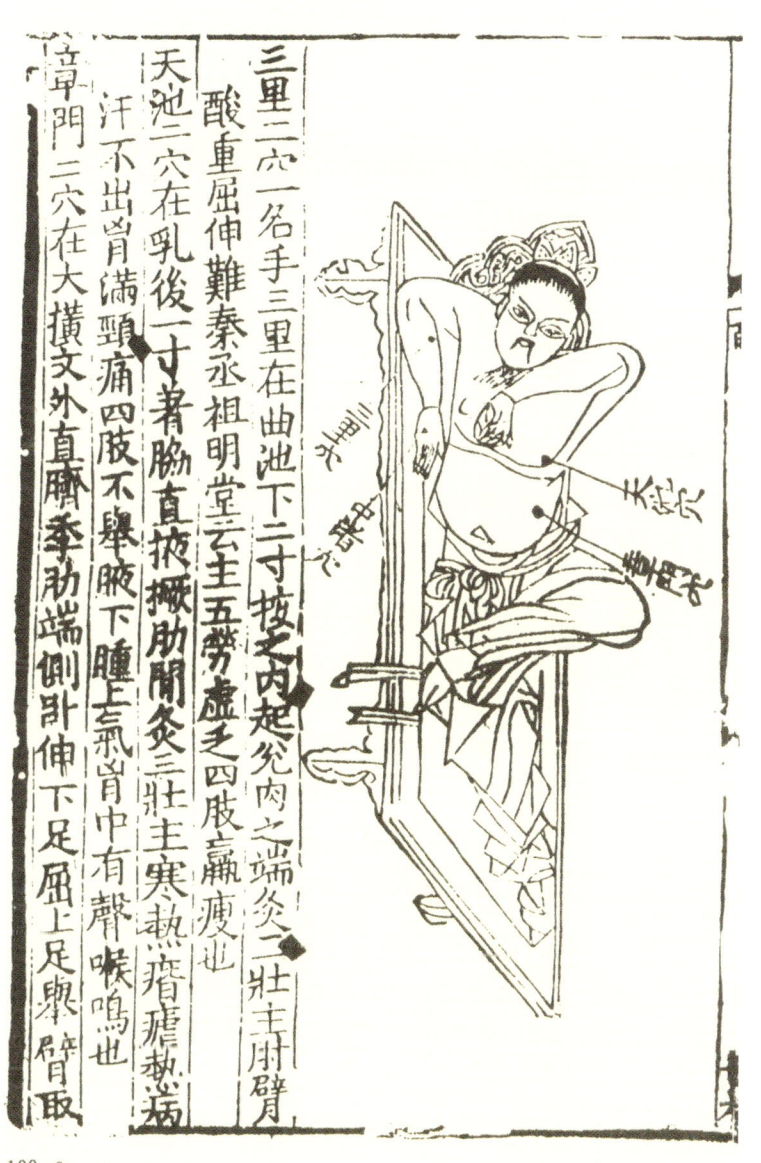

三里二穴，一名手三里，在曲池下二寸，按之肉起，兑肉之端。灸二壮。主肘臂酸重，屈伸难。《秦丞祖明堂》云：主五劳虚乏，四肢羸瘦也。

天池二穴，在乳后一寸着胁，直腋撅肋间。灸三壮。主寒热痃疟，热病汗不出，胸满头痛，四肢不举，腋下肿，上气，胸中有声，喉鸣也。

章门二穴，在大横纹外，直脐季肋端，侧卧，伸下足，屈上足，举臂取

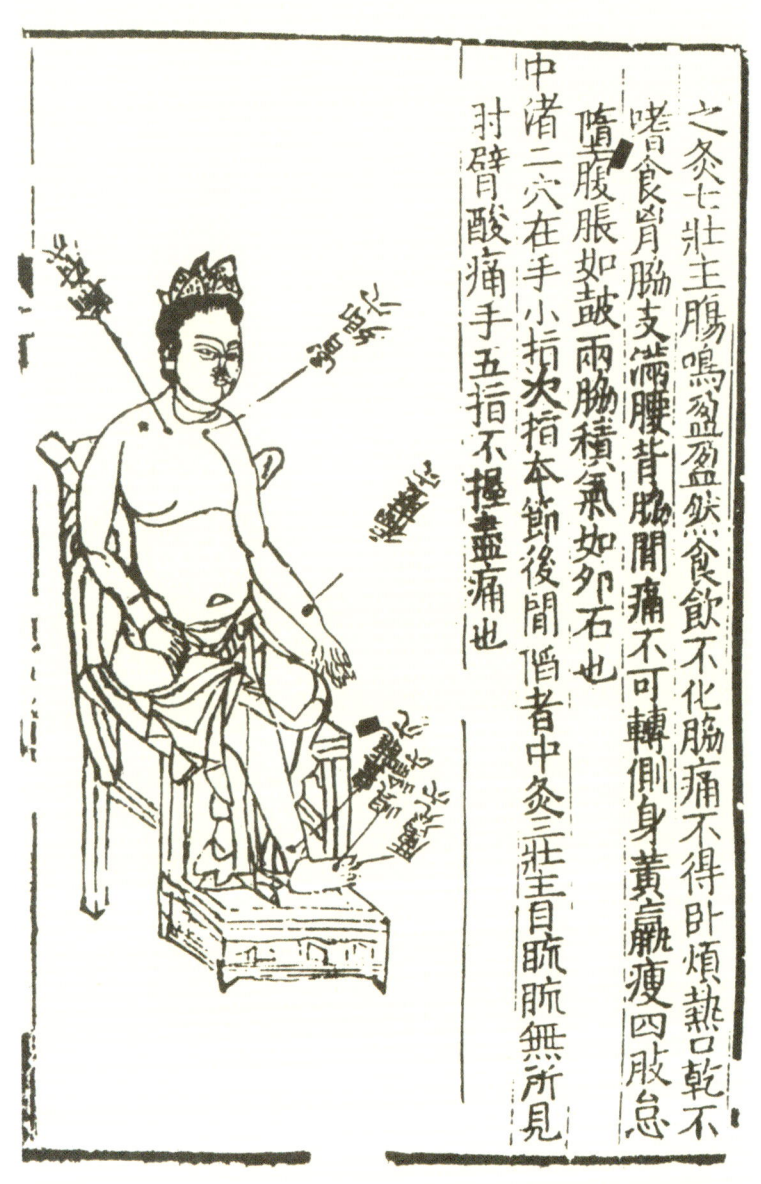

之，灸七壮。主肠鸣盈盈然，食饮不化，胁痛不得卧，烦热口干，不嗜食，胸胁支满，腰背肋间痛，不可转侧，身黄羸瘦，四肢怠堕，腹胀如鼓，两胁积气如卵石也。

中渚二穴，在手小指次指本节后间陷者中。灸三壮。主目䀮䀮无所见，肘臂酸痛，手五指不握尽痛也。

（正面图三，图见左）

输府二穴，在旋机傍各二寸陷者中，仰而取之。灸三壮。主咳逆上气喘急，呕吐不下食，及胸中痛也。

胸乡二穴，在周荣下一寸六分陷者宛宛中。灸五壮。主胸胁支满，却引背痛，不得卧，转侧难也。

偏历二穴，在腕后三寸陷者中。灸五壮。主发寒热，疟久不愈，目视眈眈，手不及头，臂膊肘腕酸痛难屈伸，及癫疾多言。

丰隆二穴，在外踝上八寸陷者中。灸七壮。主厥逆胸痛，气刺不可忍，腹中如刀疠，大小便难，四肢不收，身体怠堕，腿膝酸痛，屈伸难。

昆仑二穴，在足外踝后跟骨上陷者中。灸三壮。主寒热癫疾，目眈眈，鼻衄多涕，腰尻重，不欲起，俯仰难，恶闻人音，女子绝产也。

厉兑二穴，在足大指次指之端去爪甲一韭叶。灸一壮，主尸厥如死，不知人，多睡善惊，面上浮肿也。

（正面图四，图见左）

黄帝问岐伯曰：凡人中风，半身不遂，如何灸之？岐伯答曰：凡人未中风时，一两月前，或三五个月前，非时足胫上忽发酸重顽痹，良久方解，此乃将中风之候也。便须急灸三里穴与绝骨穴四处，各三壮。后用葱、薄荷、桃、柳叶四味煎汤，淋洗灸疮，令驱逐风气于疮口内出也。灸疮：若春较，秋更灸；秋较，春更灸。常令两脚上有灸疮为妙。

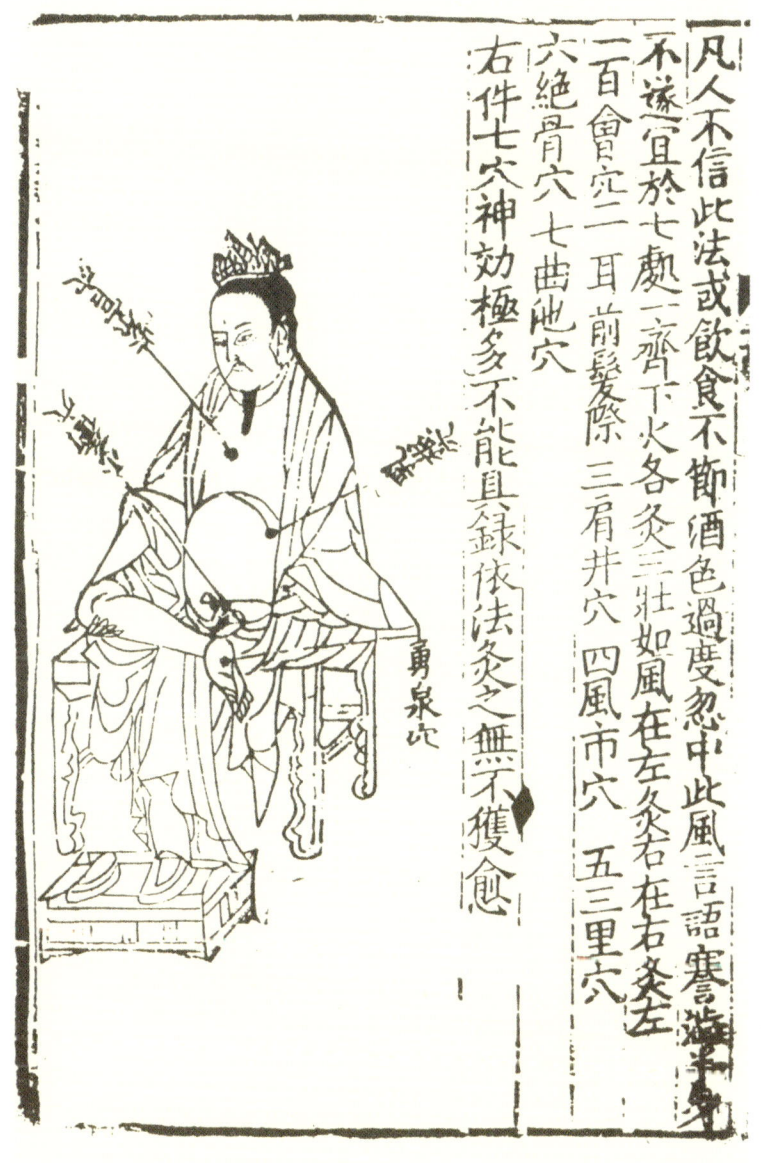

凡人不信此法，或饮食不节，酒色过度，忽中此风，言语謇涩，半身不遂，宜于七处一齐下火，各灸三壮。如风在左灸右，在右灸左。一、百会穴；二、耳前发际；三、肩井穴；四、风市穴；五、三里穴；六、绝骨穴；七、曲池穴。

上件七穴，神效极多，不能具录，依法灸之，无不获愈。

（正面图五，图见左）

紫宫一穴，在华盖下一寸陷者中，仰而取之。灸七壮。主饮食不下，呕逆烦心，上气吐血，及唾如白胶也。

乳根二穴，在乳下一寸六分陷者中，仰而取之。灸五壮。主胸下满闷，臂肿及乳痛也。《华佗明堂》云：主膈气不下食，噎病也。

少冲二穴，在手小指内廉之侧，去爪甲如韭叶。灸三壮。主烦心上气，卒心痛，悲恐畏人，善惊，手拳不得伸，掌中热痛也。《秦丞祖明堂》云：兼主惊痫，吐舌，沫出也。《千金》、杨玄操同。

涌泉二穴，在脚心底宛宛中白肉际，屈足卷指得之。灸三壮。主心痛，不嗜食，妇人无子，咳嗽气短，喉痹，身热，胸胁满闷，颈痛目眩，男子如蛊，女子如妊孕，足指尽疼，不得践地。

(侧面图一，图见上)

脑空二穴，在承灵穴后一寸半，玉枕骨下陷者中。灸七壮。主头风目瞑，癫狂病，身寒热，引项强急，鼻衄不止，耳鸣耳聋。

颊车二穴，在耳下二韭叶陷者宛宛中。灸三壮。主牙车不开，口噤不能言，牙齿疼痛不得嚼，及颊肿也。

秦丞祖灸狐魅神邪，及癫狂病，诸般医治不差者，以并两手大拇指，用软丝绳子急缚之，灸三壮。艾炷着四处，半在甲上，半在肉上，四处尽烧，一处不烧，其疾不愈。神效不可量也。小儿胎痫、奶痫、惊痫一依此，灸一壮，炷如小麦大。

悬钟二穴，在外踝上三寸宛宛中。灸五壮。主腹满，中焦客热，不嗜食，并腿胯连膝胫痹麻，屈伸难也。

蠡沟二穴，在内踝上五寸陷者中。灸七壮。主卒疝，小腹肿，小便不利，脐下积气如卵石，足寒胫酸，屈伸难。

岐伯灸膀胱气攻冲两胁，时脐下鸣，阴卵入腹，灸脐下六寸两傍各一寸六分，各三七壮。

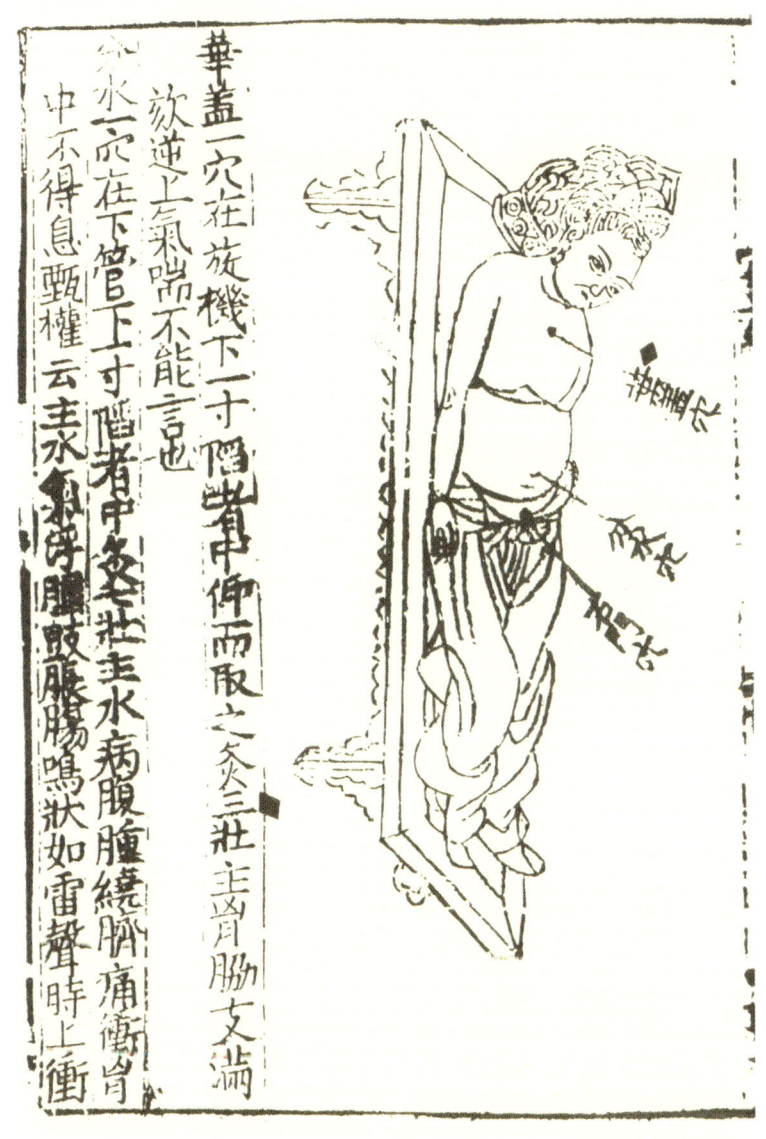

（正面图六，图见左）

华盖一穴，在璇玑下一寸陷者中，仰而取之。灸三壮。主胸胁支满，咳逆上气，喘不能言也。

分水一穴，在下管下一寸陷者中。灸七壮。主水病腹肿，绕脐痛，冲胸中，不得息。甄权云：主水气浮肿，鼓胀肠鸣，状如雷声，时上冲心。日灸七壮，四百罢。

石门一穴，在脐下二寸陷者中。灸七壮。主腹大坚，气淋，小便黄，身寒热，咳逆上气，呕吐血，卒疝绕脐痛，贲豚气上冲，甄权云：主妇人因产恶露不止也。

（背面图一，图见左）

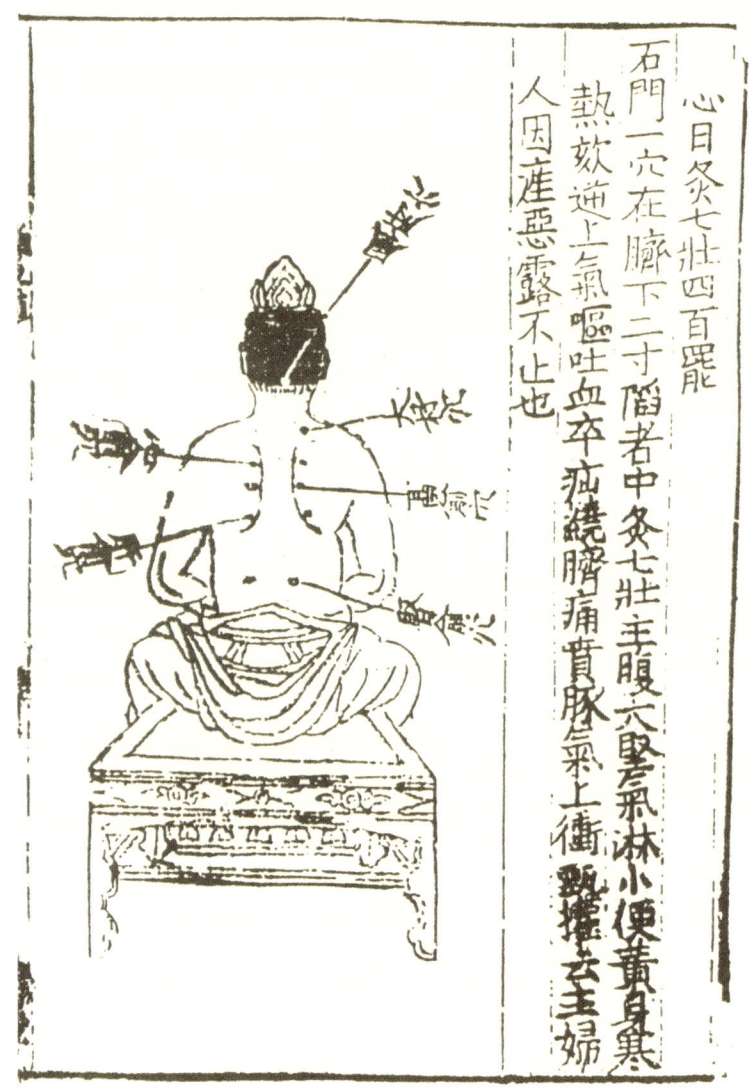

风府一穴，在项后入发际一寸大筋内宛宛中，禁不可灸。主头痛，项急不得顾，暴喑不得言，多悲恐惊悸，狂走欲自杀，目反视。

大杼二穴，在项第一椎下两傍各一寸半陷者中，灸五壮。主强项痛，不可俯仰，左右不顾，癫病瘈疭，身热目眩，项强急，卧不安席。

心俞二穴，在第五椎下两傍各一寸半陷者中，灸五壮。主寒热心痛，背相引痛，胸中满闷，咳嗽不得息，烦心，多涎，胃中弱，食饮不下，目眕眕，泪出，悲伤也。

膈俞二穴，在第七椎下两傍各一寸半陷者中，灸五壮。主咳逆，呕吐，膈上寒，食饮不下，腹胁满，胃弱食少，嗜卧怠惰，不欲动身。

肝俞二穴，在第九椎下两傍各一寸半陷者中，灸七壮。主咳逆，两胁满闷，肋中痛，目生白翳，气短，唾血，目上视，多怒，狂衄，目眕眕无远视也。

肾俞二穴，在第十四椎下两傍各一寸半陷者中，灸五壮。主腰痛

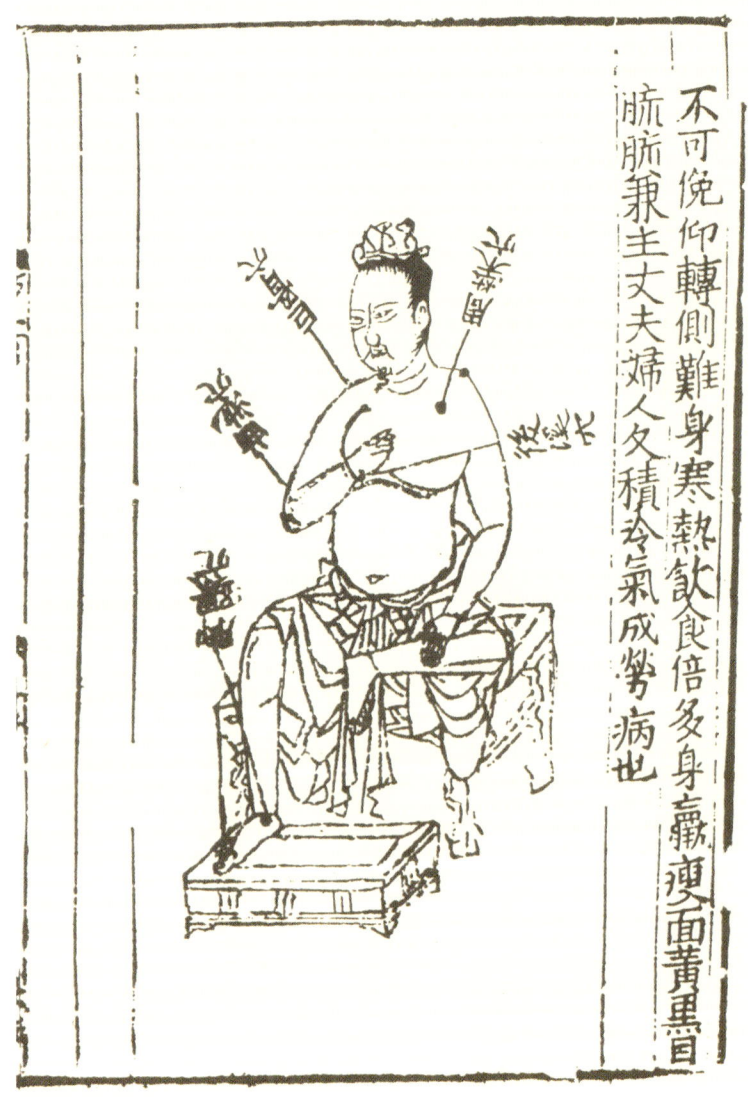

不可俯仰，转侧难，身寒热，饮食倍多，身羸瘦，面黄黑，目眈眈，兼主丈夫、妇人久积冷气，成劳病也。

(侧面图二，图见左)

巨骨二穴，在肩端上两行骨陷者中。灸一壮。主肩中痛，不能动摇。

周荣二穴，在中府下一寸六分，仰而取之陷者中。灸五壮。主胸胁支满，不得俯仰，咳唾脓也。

曲池二穴，在肘外转，屈肘曲骨之中，纹头陷者是穴也。灸七壮。主肘中痛，屈伸难，手不得举，偏风，半身不遂，捉物不得，挽弓不开，肘臂偏细。《秦丞祖明堂》云：主大小人遍身风疹，皮肤痂疥。

后溪二穴，在手外侧腕前起骨下陷者中。灸三壮。主痎疟寒热，目生白翳，肘臂腕重，难屈伸，五指尽痛不可掣也。

岐伯灸法：疗脚转筋时发，不可忍者，灸脚踝上一壮。内筋急，灸内；外筋急，灸外。

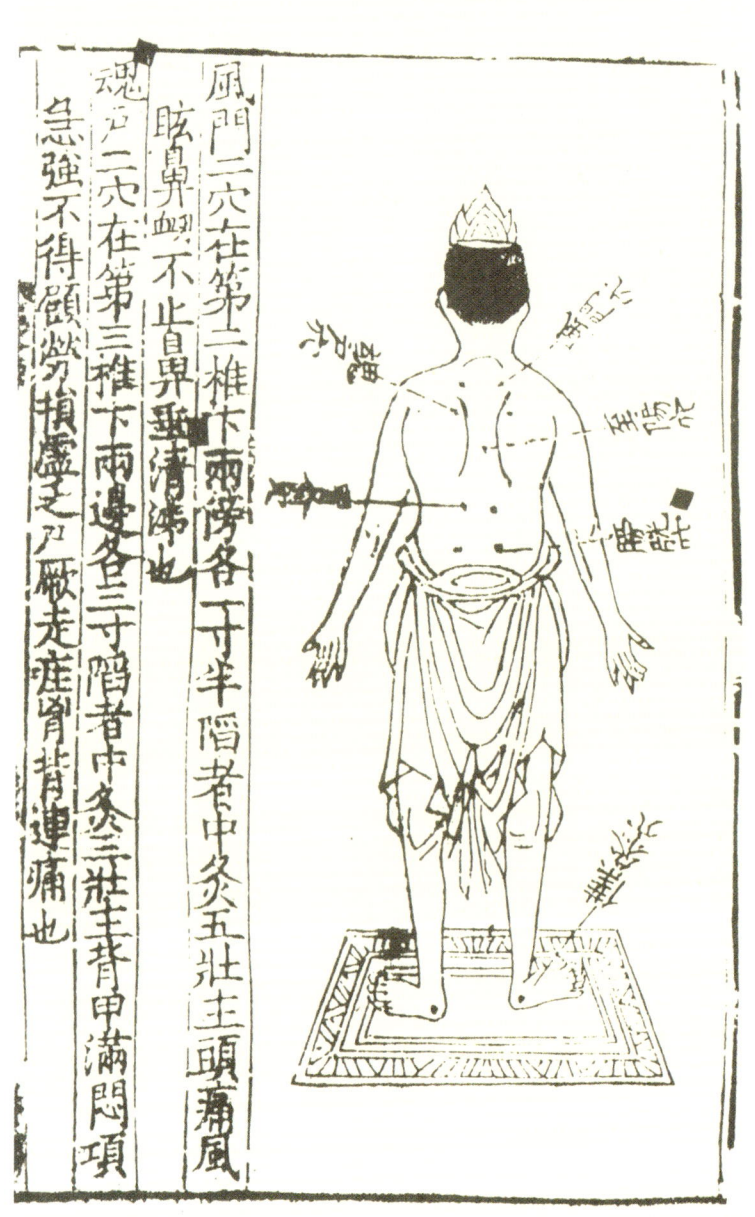

（背面图二，图见左）

风门二穴，在第二椎下两傍各一寸半陷者中，灸五壮，主头痛风眩，鼻衄不止，鼻垂清涕也。

魂户二穴，在第三椎下两傍各三寸陷者中，灸三壮。主背甲满闷，项急强不得顾，劳损虚乏，尸厥走疰，胸背连痛也。

至阳一穴，在第七椎节下间，微俯而取之宛宛中。灸七壮。主四肢重，少气难言，脊急强也。

胃俞二穴，在第十二椎下两傍各一寸半宛宛中。灸七壮。主胃中寒气不能食，胸胁支满，身羸瘦，背中气上下行，腰脊痛，腹中鸣也。

膀胱俞二穴，在第十九椎下两傍各一寸半陷者中。灸七壮。主腰脊急强，腰以下酸重，至足不仁，腹中痛，大便难也。

仆参二穴，在跟骨下陷者中，拱足得之。灸三壮。主腰痛不可举足，承山下重，脚痿癫疾，尸厥，霍乱，惊痫也。

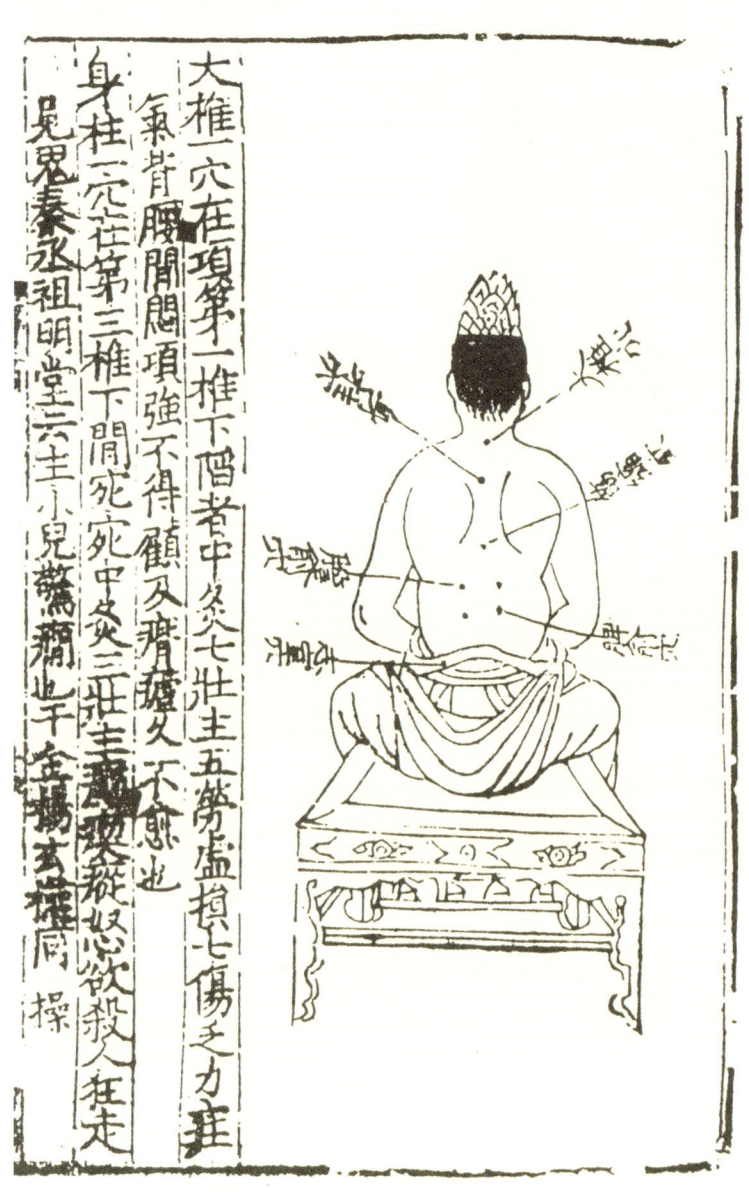

（背面图三，图见左）

大椎一穴，在项第一椎下陷者中，灸七壮。主五劳虚损，七伤乏力，痉气，背腰间闷，项强不得顾，及痎疟久不愈也。

身柱一穴，在第三椎下间宛宛中，灸三壮。主癫狂瘈疭，怒欲杀人，狂走见鬼。《秦丞祖明堂》云：主小儿惊痫也。《千金》、杨玄操同。

筋缩一穴，在第九椎节下间，俯而取之陷者中，灸五壮。主惊痫狂走，癫病多言，脊急强，两目转上，及目瞪也。

胆俞二穴，在第十椎下两傍各一寸半，正坐取之陷者中，灸五壮。主胸胁支满，呕无所出，口舌干，饮食不下。

脾俞二穴，在第十一椎下两傍各一寸半陷者中，灸五壮。主腹中胀满，引背间痛，食饮多，身羸瘦，四肢烦热，嗜卧怠惰，四肢不欲动摇。

志室二穴，在第十四椎下两傍各三寸半陷者中，正坐，微俯而取之，灸七壮。主腰痛脊急，两胁胀满，大便难，食饮不下，背气俯仰不得。

（正面图七，图见左）

上星一穴，在直鼻上入发际一寸陷者中。灸七壮。主头风目眩，鼻塞不闻香臭。

听会二穴，在耳微前陷者中，张口在穴，动脉应手。灸三壮，主耳淳淳浑浑，聋无所闻。

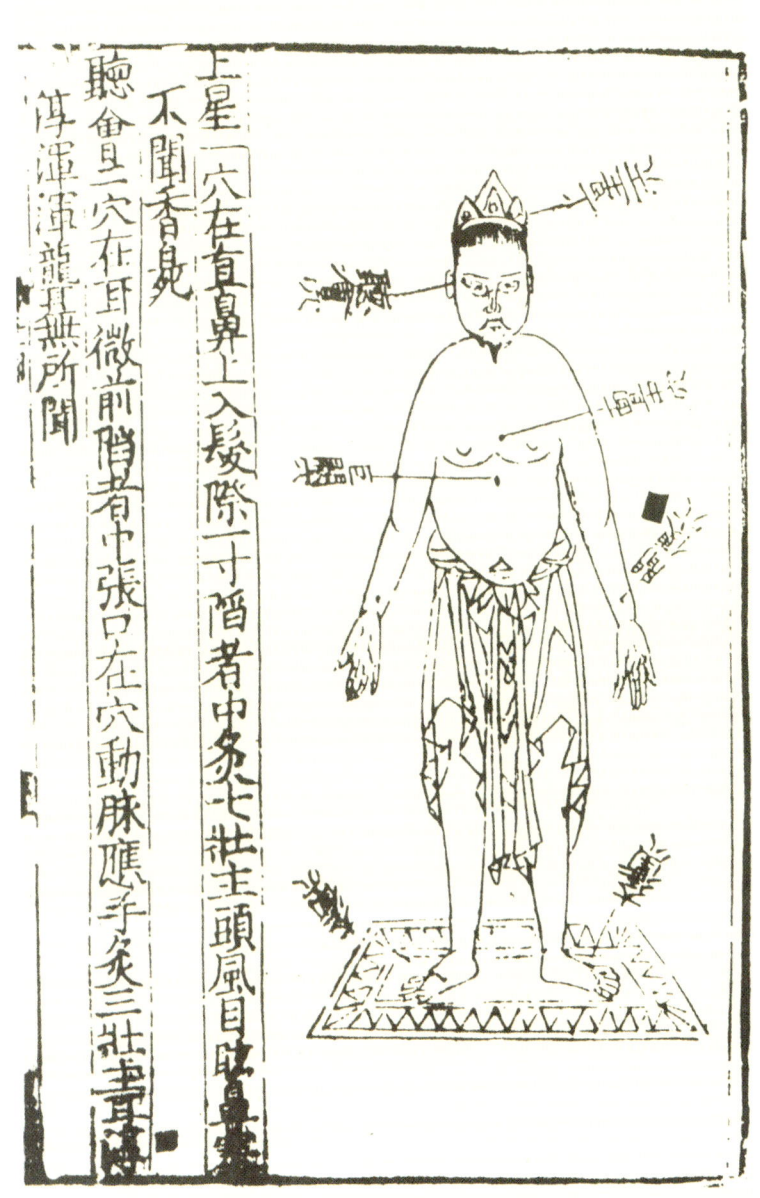

亶中一穴，在两乳间陷者中。灸五壮，主胸膈满闷，咳嗽气短，喉中鸣，妇人奶脉滞，无汗，下火立愈。岐伯云：积气成干噎。

巨阙一穴，在鸠尾穴下一寸陷者中。灸七壮。主心痛不可忍，呕血烦心，膈中不利，胸胁支满，霍乱吐痢不止，困顿不知人。

间使二穴，在掌后三寸两筋间陷者中。灸七壮。主卒狂惊悸，臂中肿痛，屈伸难。岐伯云：主鬼神邪也。

太冲二穴，在足大指本节后二寸，骨罅间陷者中。灸五壮。主卒疝，小腹痛，小便不利如淋状，及月水不通也。

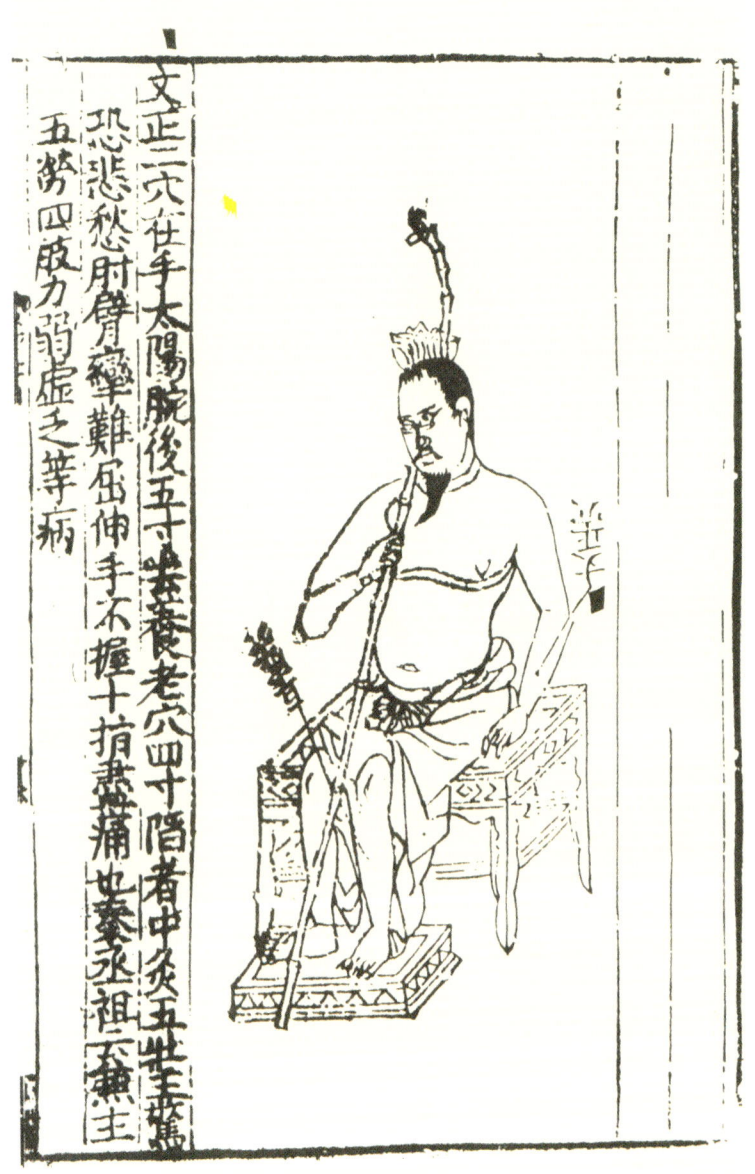

（侧面图三，图见上）

支正二穴，在手太阳腕后五寸，去养老穴四寸陷者中。灸五壮。主惊恐悲愁，肘臂挛，难屈伸，手不握，十指尽痛也。秦丞祖云：兼主五劳、四肢力弱、虚乏等病。

巨虚二穴，在三里穴下三寸，胻骨外大筋内，筋骨之间陷者中。灸三壮。主脚胫酸痛，屈伸难，不能久立。甄权云：主大气不足，偏风，股腿脚不相随也。

黄帝问岐伯曰：凡人患噎疾，百味珍馔不能而食者，灸何穴而立得其愈？岐伯答曰：夫人噎病五般：一曰气噎，二曰忧噎，三曰食噎，四曰劳噎，五曰思噎。此皆由阴阳不和，三焦隔绝，津液不利，故令气膈不调，成噎疾也。

气噎，灸亶中，在两乳间；忧噎，灸心俞，在第五椎下两傍各一寸半；食噎，灸乳根，在两乳下各一寸六分；劳噎，灸膈愈，在第七椎下两傍各一寸半；思噎，灸天府，在腋下三寸。

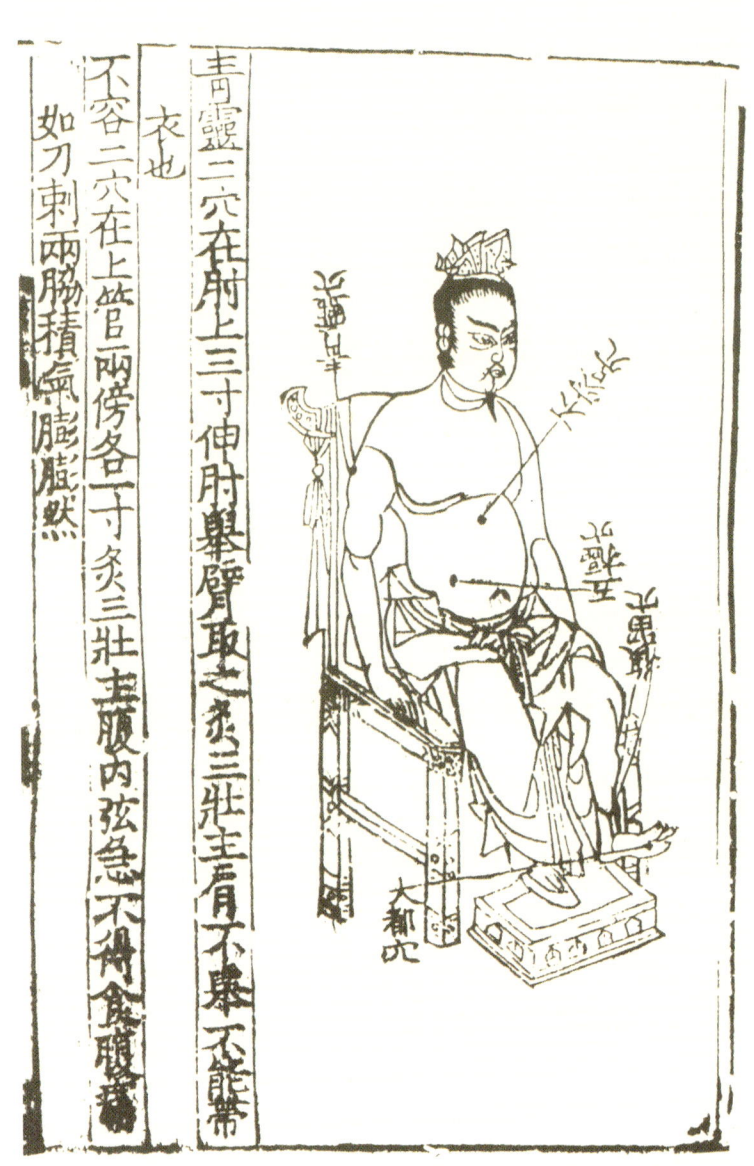

（正面图八，图见上）

青灵二穴，在肘上三寸，伸肘举臂取之。灸三壮。主肩不举，不能带衣也。

不容二穴，在上管两傍各一寸。灸三壮。主腹内弦急，不得食，腹痛如刀刺，两胁积气膨膨然。

五枢二穴，在带脉下二寸，水道傍一寸半陷者中。灸三壮。主阴疝，小腹痛，及膀胱气攻两胁也。

复留二穴，在足内踝上二寸，脉动中陷者是也。灸七壮。主腰疼痛引脊内，痛不可俯仰。善怒多言，足痿不收履，胫寒不自温，腹中雷鸣。兼治腹鼓胀，四肢肿，十水病，女子赤白漏下，五淋，小便如散灰色。

大都二穴，在足大指本节后陷者中。灸三壮。主热病汗不出，手足逆冷，腹满善呕，目眩烦心，四肢肿也。

凡妇人怀孕，不论月数，及生产后未满百日，不宜灸之。若绝子，灸脐下二寸三寸间动脉中三壮。

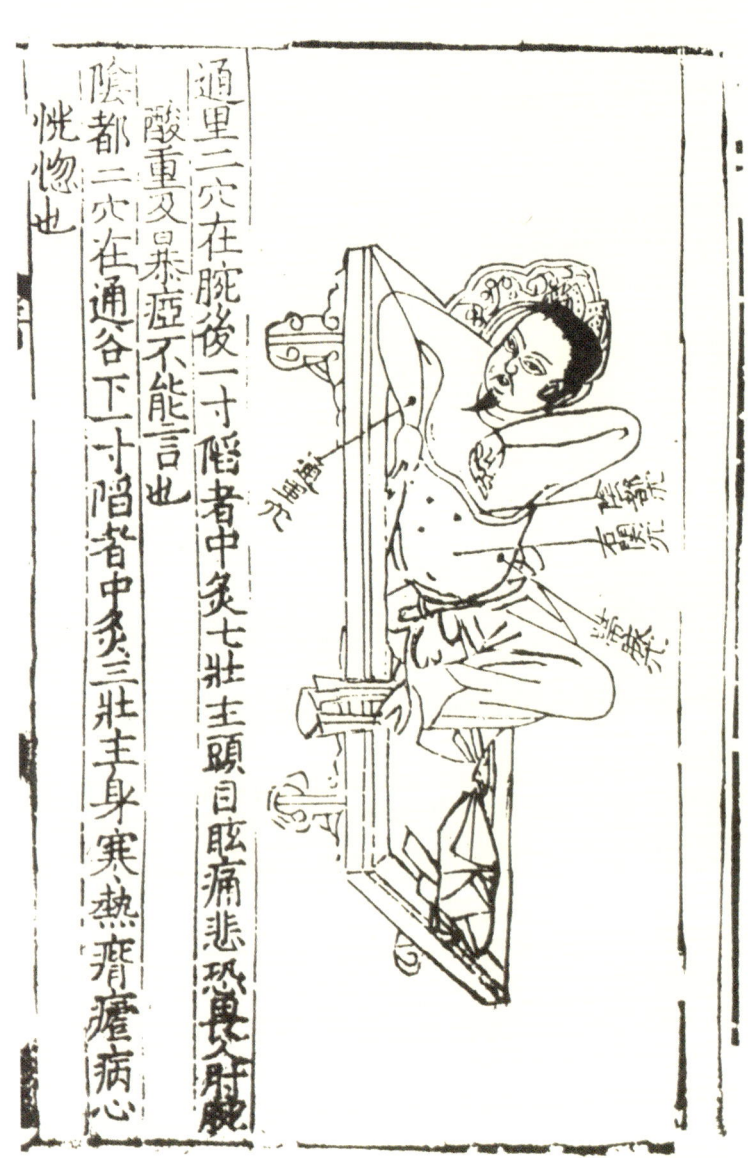

(正面图九,图见左)

通里二穴,在腕后一寸陷者中。灸七壮。主头目眩痛,悲恐畏人,肘腕酸重,及暴哑不能言也。

阴都二穴,在通谷下一寸陷者中。灸三壮。主身寒热,痎疟,病心恍惚也。

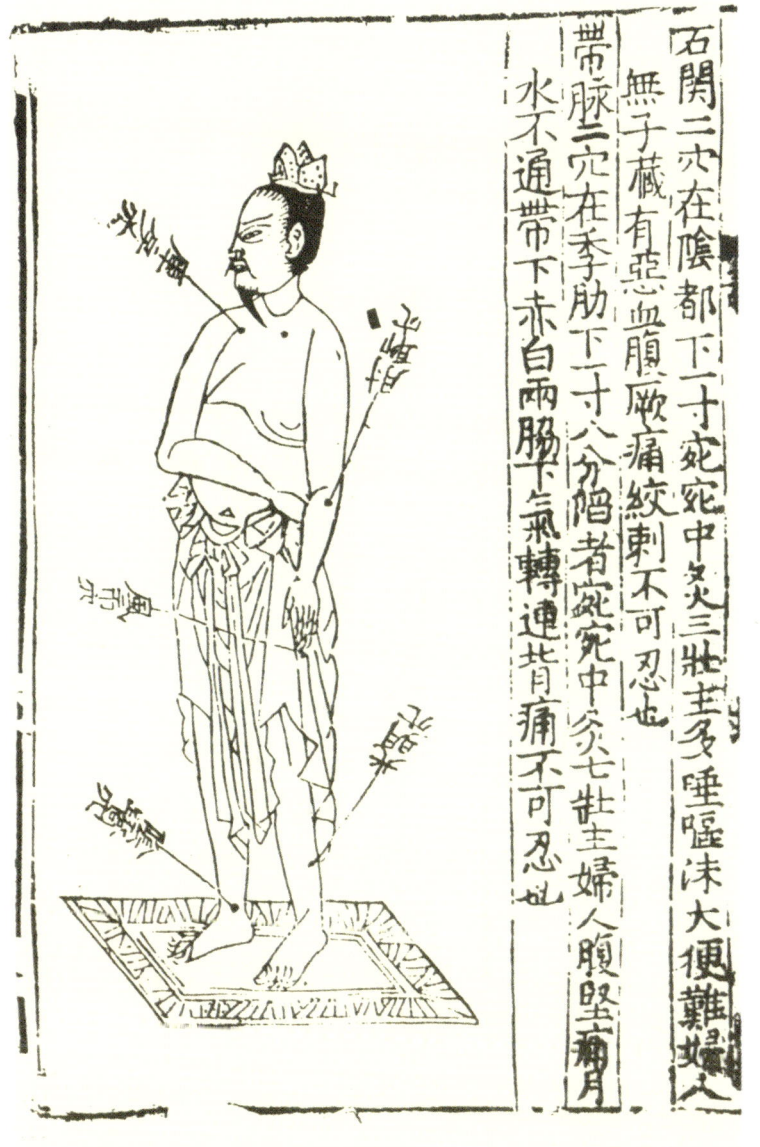

石关二穴，在阴都下一寸宛宛中。灸三壮。主多唾呕沫，大便难，妇人无子，脏有恶血，腹厥痛，绞刺不可忍也。

带脉二穴，在季肋下一寸八分陷者宛宛中。灸七壮。主妇人腹坚痛，月水不通，带下赤白，两胁下气转运，背痛不可忍也。

（侧面图四，图见左）

库房二穴，在气户下一寸六分陷者宛宛中，仰而取之，灸五壮。主胸胁支满，咳逆上气，呼吸不至息，及肺寒咳嗽，唾脓也。《千金》、杨玄操同。

肘窌二穴，在肘大骨外廉陷者中。灸五壮。主肘臂酸重，不可屈伸，痹麻不仁也。

风市二穴，在膝外两筋间，平立，舒下两手着腿当中，指头陷者宛宛中是也，灸三壮。主冷痹，脚胫麻，腿膝酸痛，腰尻重，起坐难。

光明二穴，在外踝上五寸陷者中，灸七壮。主膝胫酸痹不仁，手足偏小，坐不能也。

阴蹻二穴，在足内踝下陷者中，灸三壮。主卒疝，小腹痛，左取右，右取左，立已。女子月水不调，嗜卧急惰，喜悲不乐，手足偏枯不能行，及小便难也。

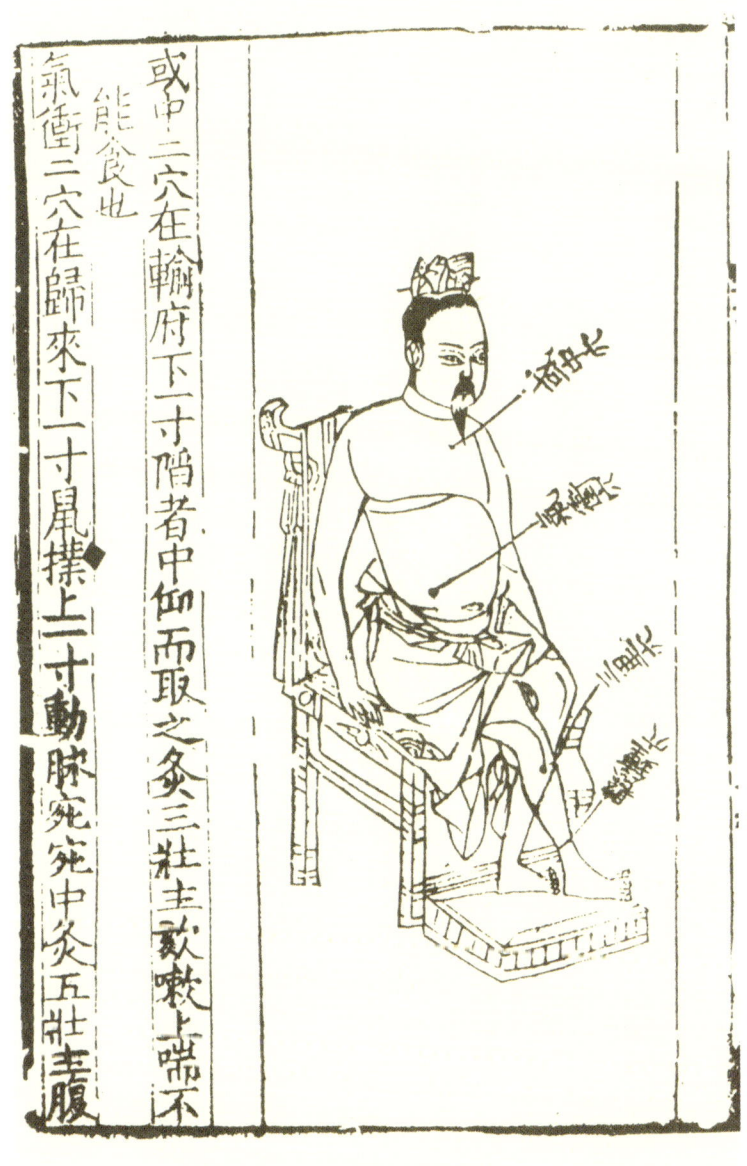

（正面图十，图见左）

或中二穴，在输府下一寸陷者中，仰而取之。灸三壮。主咳嗽上喘，不能食也。

气冲二穴，在归来下一寸，鼠鼷上一寸动脉宛宛中。灸五壮。主腹有大气，腹胀，脐下坚，溃疝阴肿，亦主妇人月水不通，无子。

三里二穴，在膝下三寸，胻骨外大筋内，筋骨之间陷者宛宛中。灸三壮。主脏腑久积冷气，心腹胀满，胃气不足，闻食臭肠鸣腹痛，秦丞祖云：诸病皆治，食气、水气，蛊毒，癥癖，四肢肿满，腿膝酸痛，目不明。华佗云：亦主五劳羸瘦，七伤虚乏，大小人热，皆调三里。《外台·明堂》云：凡人年三十岁以上，若不灸三里，令气上眼暗，所以三里下气也。

悬钟二穴，在足外踝上三寸动脉中。灸三壮。主心腹胀满，胃中热，不嗜食，膝胫连腰痛，筋挛急，足不收履，坐不能起。

《张文仲灸法》：疗卒心痛不可忍，吐冷酸绿水，及元脏气。灸足大指次指内横纹中各一壮，炷如小麦大，下火立愈。

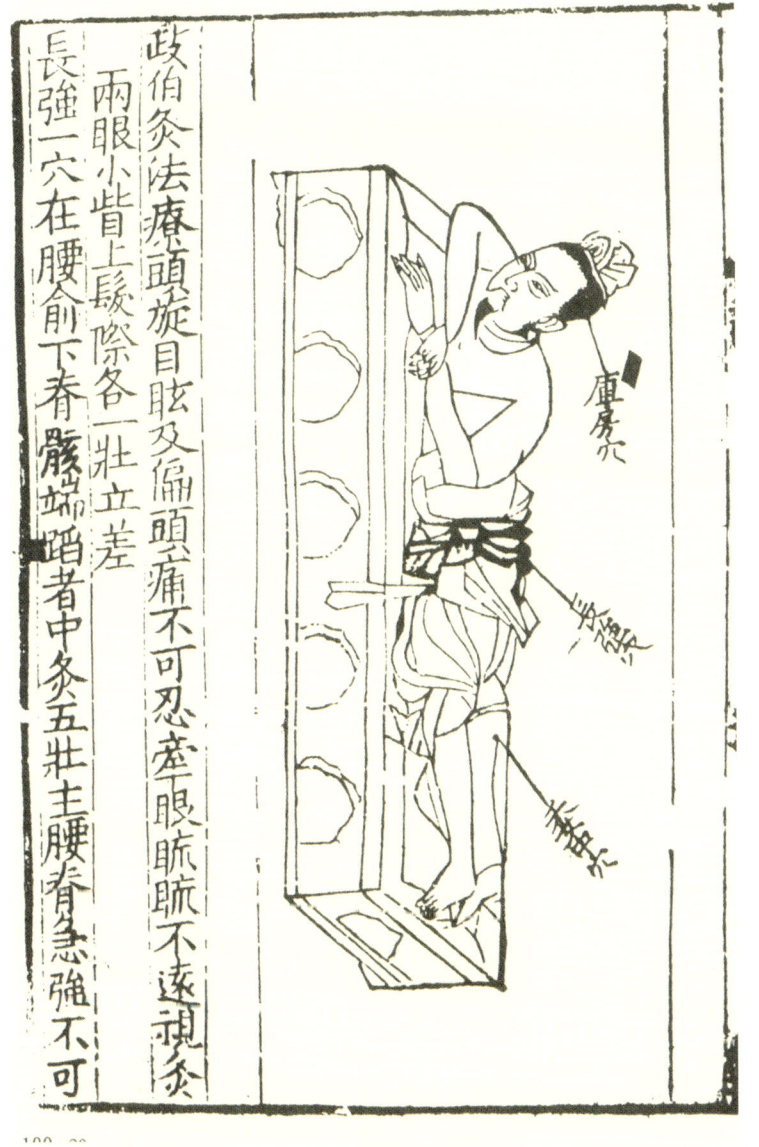

（背面图四，图见左）

《岐伯灸法》：疗头旋目眩，及偏头痛不可忍，牵眼眊眊不远视，灸两眼小眦上发际，各一壮，立差。

长强一穴，在腰俞下脊骸端陷者中，灸五壮。主腰脊急强不可

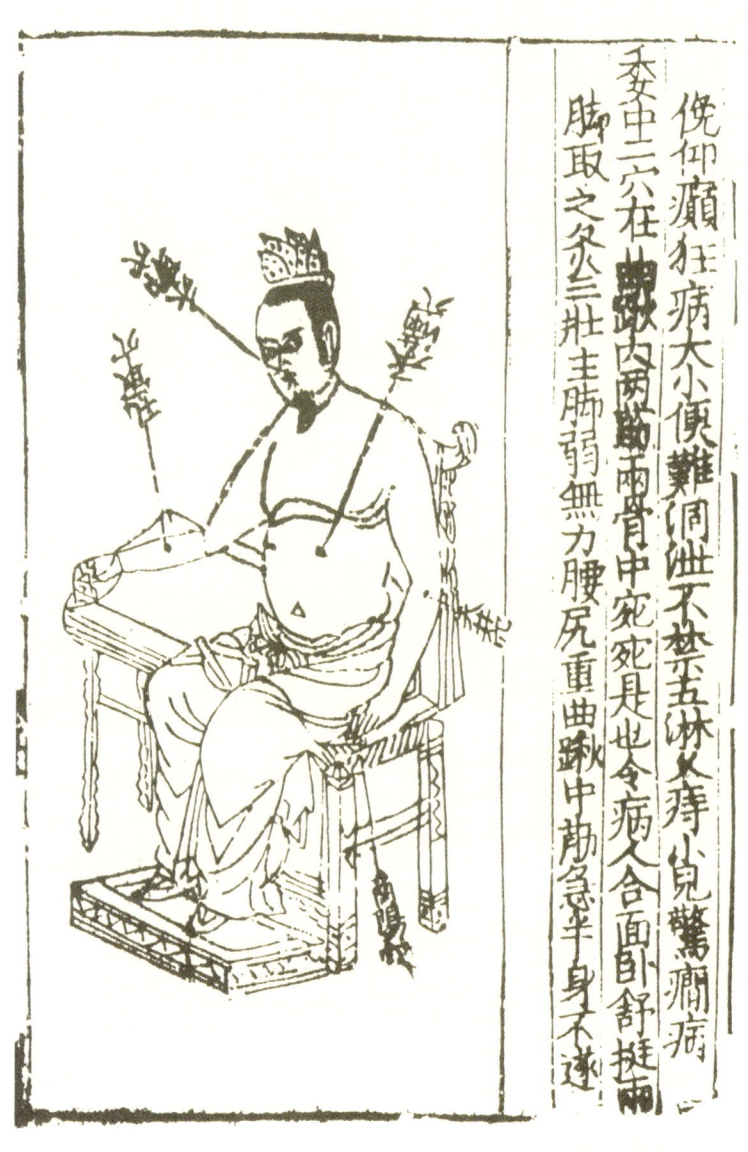

俯仰，癫狂病，大小便难，洞泄不禁，五淋，久痔，小儿惊痫病。

委中二穴，在曲䐐内两筋两骨中宛宛是也，令病人合面卧，舒挺两脚取之，灸三壮。主脚弱无力，腰尻重，曲䐐中筋急，半身不遂。

（正面图十一，图见左）

禾窌二穴，在鼻孔下侠水沟傍五分。灸三壮。主鼻窒口噼，清涕出不可止，鼻衄有疮，口不可开，及尸厥也。

天井二穴，在肘外大骨之后肘后一寸两筋间陷者中，屈肘得之。灸五壮。主肘痛引肩，不可屈伸，颈项及肩背痛，臂痿不仁，惊悸悲伤，痫病，羊鸣吐舌也。

承满二穴，在不容下一寸陷者中。灸三壮。主肠鸣腹胀，上喘气逆，及膈气唾血也。

商阳二穴，在手大指次指内侧，去爪甲如韭叶。灸三壮。主胸膈气满，喘急，耳鸣聋，疟病口干，热病汗不出。

孔最二穴，在腕上七寸陷者宛宛中，灸三壮。主热病汗不出，肘臂厥痛，屈伸难，手不及头，不握也。

《黄帝灸法》：疗中风，眼戴上及不能语者，灸第二椎并第五椎上，各七壮，齐下火炷如半枣核大，立差。

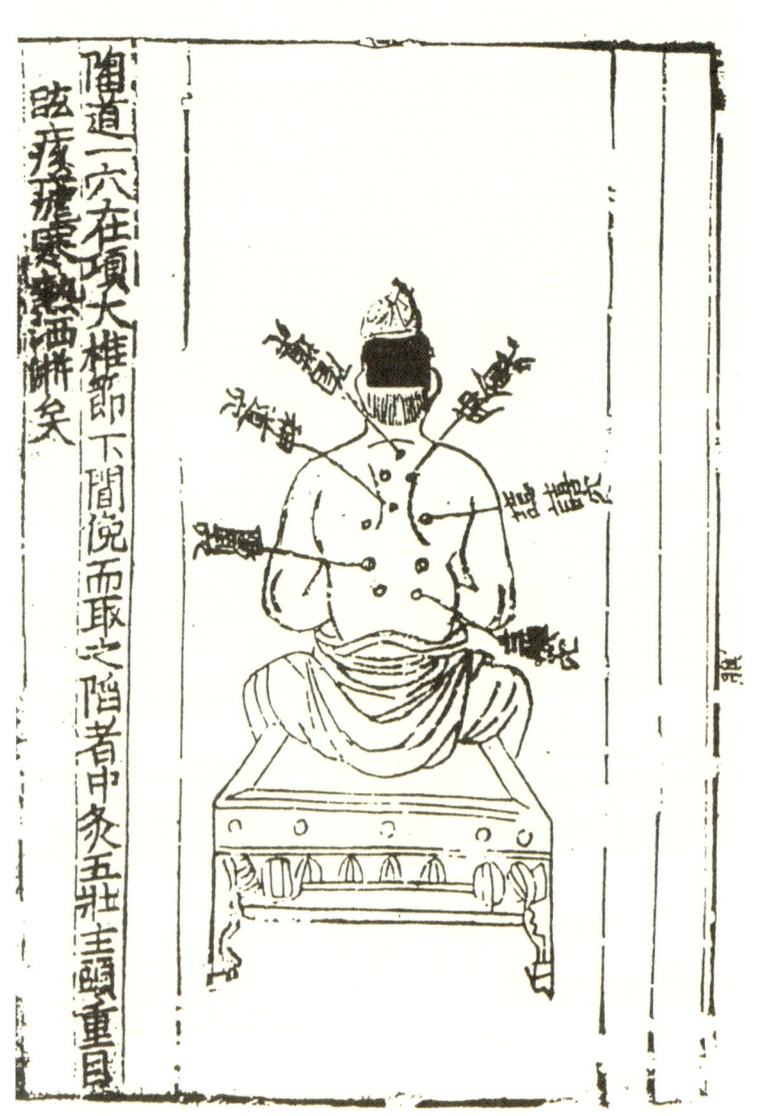

（背面图五，图见左）

陶道一穴，在项大椎节下间，俯而取之，陷者中，灸五壮。主头重目眩，痎疟，寒热洒淅矣。

肺俞二穴，在第三椎下两傍各一寸半宛宛中，灸三壮。主肺寒热，肺痿，上喘咳嗽，唾血，胸胁气满，不得卧，不嗜食，汗不出，及背急强也。

神道一穴，在第五椎下间陷者中，灸三壮。主身热头痛，进退往来，痎疟，恍惚悲愁。

噫嘻二穴，在第六椎下两傍各三寸陷者中，灸五壮。主疟久不愈者，背气满闷，胸中气噎，劳损虚乏，不得睡也。

阳刚二穴，在第十椎下两傍各三寸陷者中，正坐，微俯而取之，灸七壮。主食饮不下，腹中雷鸣，腹满胪胀，大便泄，消渴，身热，面目黄，不嗜食，怠惰也。

三焦俞二穴，在第十三椎下两傍各一寸半，正坐取之，陷者中。灸五壮。主背痛身热，腹胀肠鸣，腰脊急强。

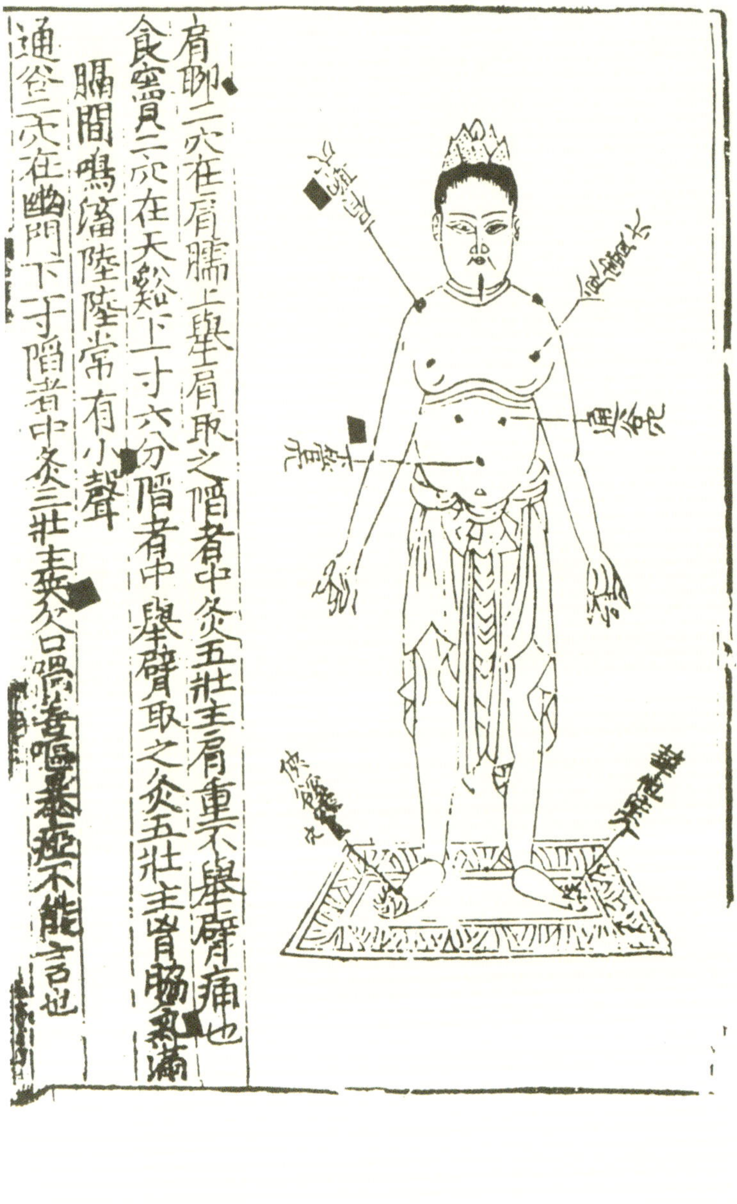

（正面图十二，见左图）

肩髎二穴，在肩髃上，举肩取之，陷者中。灸五壮。主肩重不举，臂痛也。

食窦二穴，在天溪下一寸六分陷者中，举臂取之。灸五壮。主胸胁肢满，膈间鸣濞，陆陆常有小声。

通谷二穴，在幽门下一寸陷者中，灸三壮，主失欠，口喎，善呕，暴哑不能言也。

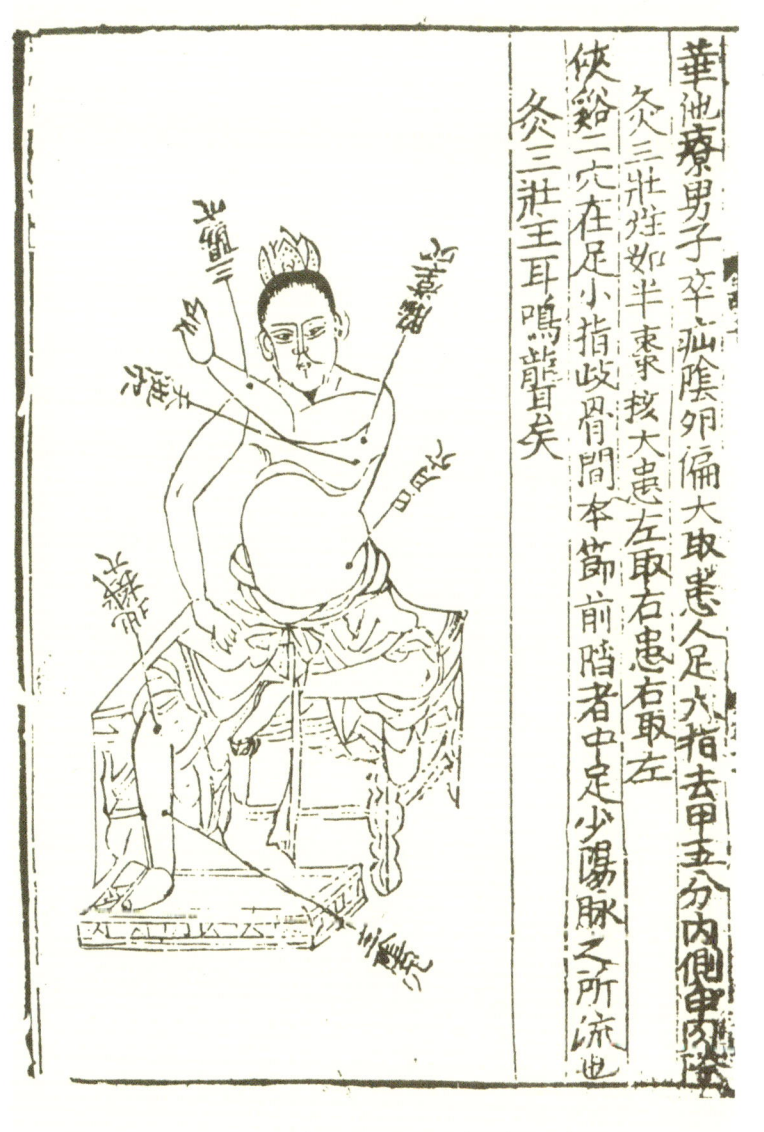

华佗疗男子卒疝，阴卵偏大，取患人足大指去甲五分内侧白肉际，灸三壮，炷如半枣核大，患左取右，患右取左。

侠溪二穴，在足小指歧骨间本节前陷者中，足少阳脉之所流也。灸三壮。主耳鸣聋矣。

（正面图十三，见左图）

三阳络二穴，在肘前五寸外廉陷者中，支沟上一寸，灸五壮。主嗜卧，身不欲动，卒聋暴哑，及齿痛也。

胁堂二穴，在腋下二骨间陷者中，举腋取之，灸五壮。主胸胁气满，噫哕喘逆，目黄，远视眈眈。

天池二穴，在腋下三寸陷者中，灸三壮。主上气咳嗽，胸中气满，喉中鸣，四肢不举，腋下肿也。

日月二穴，在期门下五分陷者中，灸五壮。主善悲不乐，欲走多唾，言语不正，及四肢不收也。

地机二穴，在膝内侧转骨下陷者中，伸足取之，灸三壮。主腰痛不可俯仰，足痹痛，屈伸难也。

三阴交二穴，在内踝上三①寸陷中，灸三壮。主膝内廉痛，小便不利，身重足痿，不能行也。

---

① 三：原作"八"，据《针灸甲乙经》卷三改。

(背面图六，图见左)

玉枕二穴，在络却后七分半侠脑户傍一寸三分，入发际三寸，灸三壮。主头重如石，目痛如脱，不能远视。

天牖二穴，在完骨穴下发际宛宛中，灸三壮。主瘰疬寒热，颈有积气，暴聋，肩中痛，头风目眩，鼻塞不闻香臭。

神堂二穴，在第五椎下两傍各三寸陷者中，正坐取之，灸三壮。主肩背连胸痛不可俯仰，腰脊急强，逆气上攻，时噎也。

命门一①穴，在第十四椎节下间，微俯而取之，灸三壮。主身热如火，头痛如破，寒热痎疟，腰腹相引痛。

白环俞二穴，在第二十一椎下两傍各一寸半，灸三壮。主腰脊急强不能俯仰，起坐难，手足不仁，小便黄，腰尻重不举也。

承扶二穴，在尻臀下衡纹②中，灸三壮。主腰脊尻臀股阴寒痛五肿，痔疾泻鲜血，尻椎中肿；大便难，小便不利。

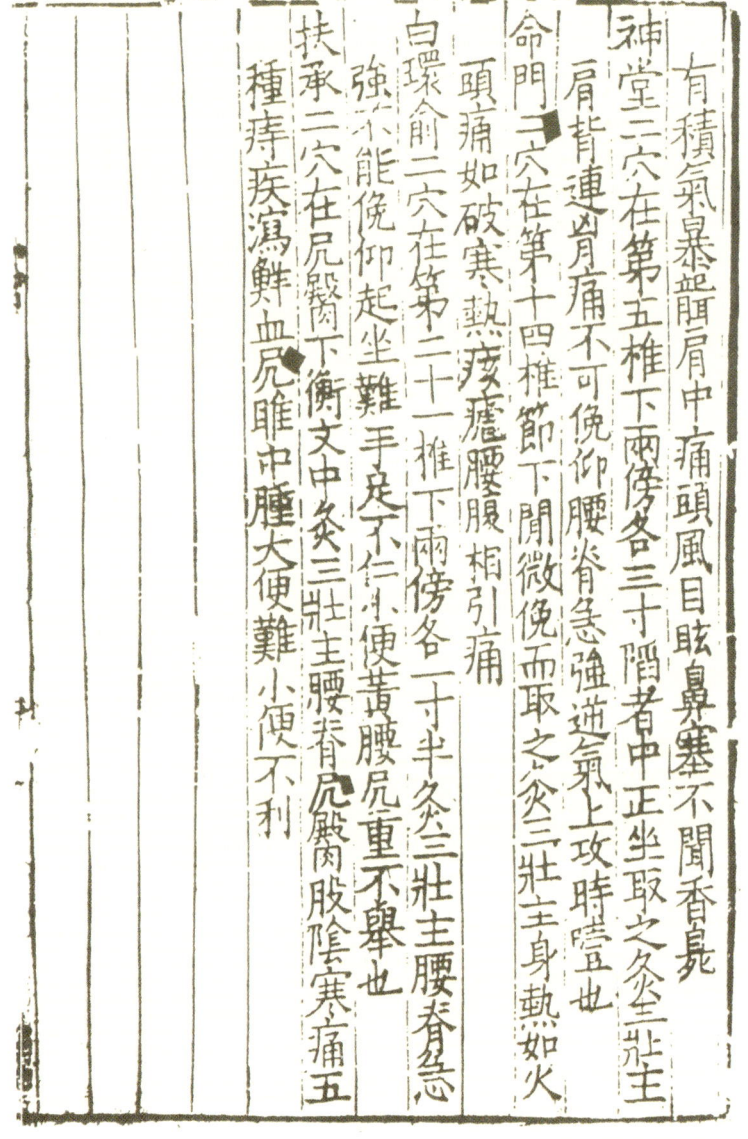

---

① 一：原作"二"，据《圣济总录》卷一九二改。
② 衡纹：《针灸甲乙经》卷三、《针灸资生经》卷一作"股阴冲上约纹"。"衡"当是"衡"之形误。

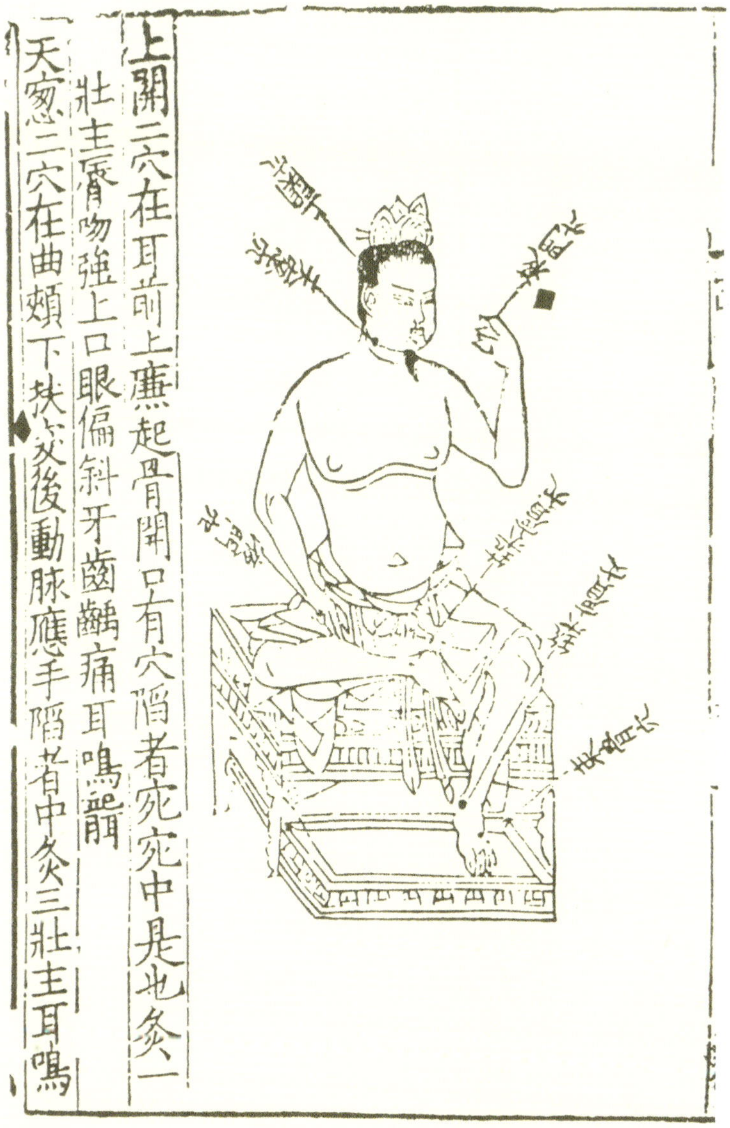
上關二穴在耳前上廉起骨開口有穴陷者宛宛中是也灸一壯主脣吻強上口眼偏斜牙齒齲痛耳鳴聾
天窻二穴在曲頰下扶突後動脈應手陷者中灸三壯主耳鳴

（侧面图五，见左图）

上关二穴，在耳前上廉起骨开口有穴陷者宛宛中是也。灸一壮。主唇吻强上，口眼偏斜，牙齿龋痛，耳鸣聋。

天窗二穴，在曲颊下扶突后，动脉应手陷者中。灸三壮。主耳鸣聋无所闻，颊肿，喉中痛，暴喑不能言，及肩痛引项不得顾。

张仲文疗风眼，卒生翳膜，两目疼痛不可忍。灸手中指本节头节间尖上三壮，炷如小麦大。患左目灸右，患右目灸左。

液门二穴，在手小指次指之间陷者中。灸三壮。主肘痛不能自上下，痎疟寒热，目涩眪眪，头痛，泣出也。

筑宾二穴，在足内踝上。灸三壮。主小儿胎疝，癫病，吐舌及呕吐不止也。

束骨二穴，在足下小指外侧，本节后陷者中。灸三壮。主惊痫癫狂病，身寒热，头痛目眩。秦丞祖云：主风赤、胎赤，两目眦烂也。

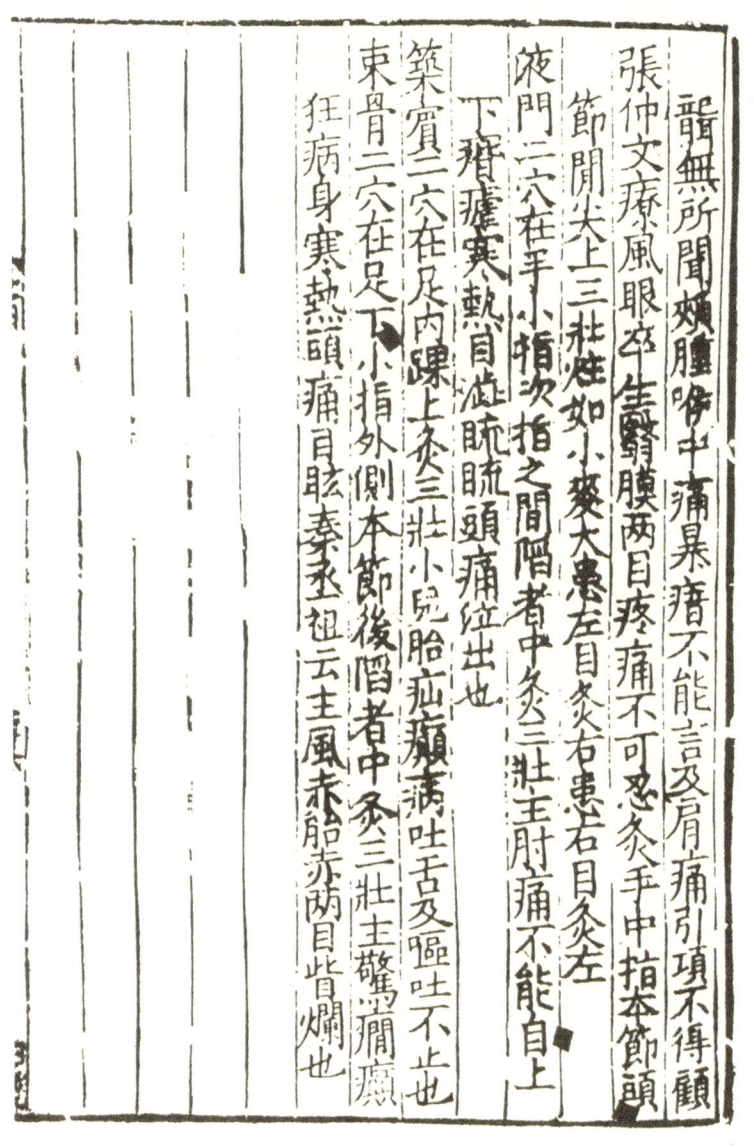

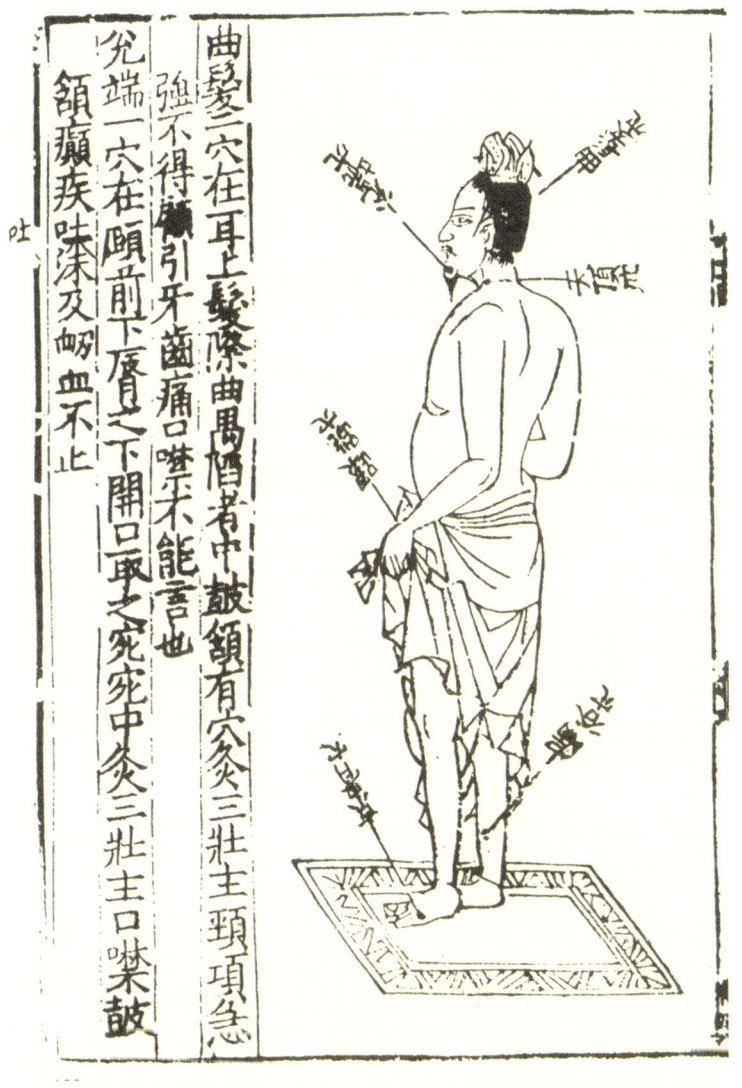

（侧面图六，见左图）

曲发二穴，在耳上发际曲隅陷者中，鼓颔有穴。灸三壮。主颈项急强，不得顾引，牙齿痛，口噤不能言也。

兑端一穴，在颐前下唇之下，开口取之，宛宛中。灸三壮。主口噤，鼓颔，癫疾吐沫，及衄血不止。

天顶二穴，在项缺盆直扶突、气舍后一寸陷者中。灸七壮。主暴喑，咽肿，饮食不下，及喉中鸣。

环跳二穴，在砚子骨宛宛中。灸三壮。主冷痹，风湿，偏风，半身不遂，腰胯疼痛。岐伯云：主睡卧伸缩，回转不得也。

漏谷二穴，在足内踝上六寸陷者中。灸三壮。主足热痛，腿冷疼，不能久立，麻痹不仁也。

京骨二穴，在足外侧大骨之下，白肉际陷者中。灸五壮。主疟寒热，善惊悸，不欲食，腿膝胫痿，脚挛不得伸，癫病狂走，善自啮，及膝胫寒也。

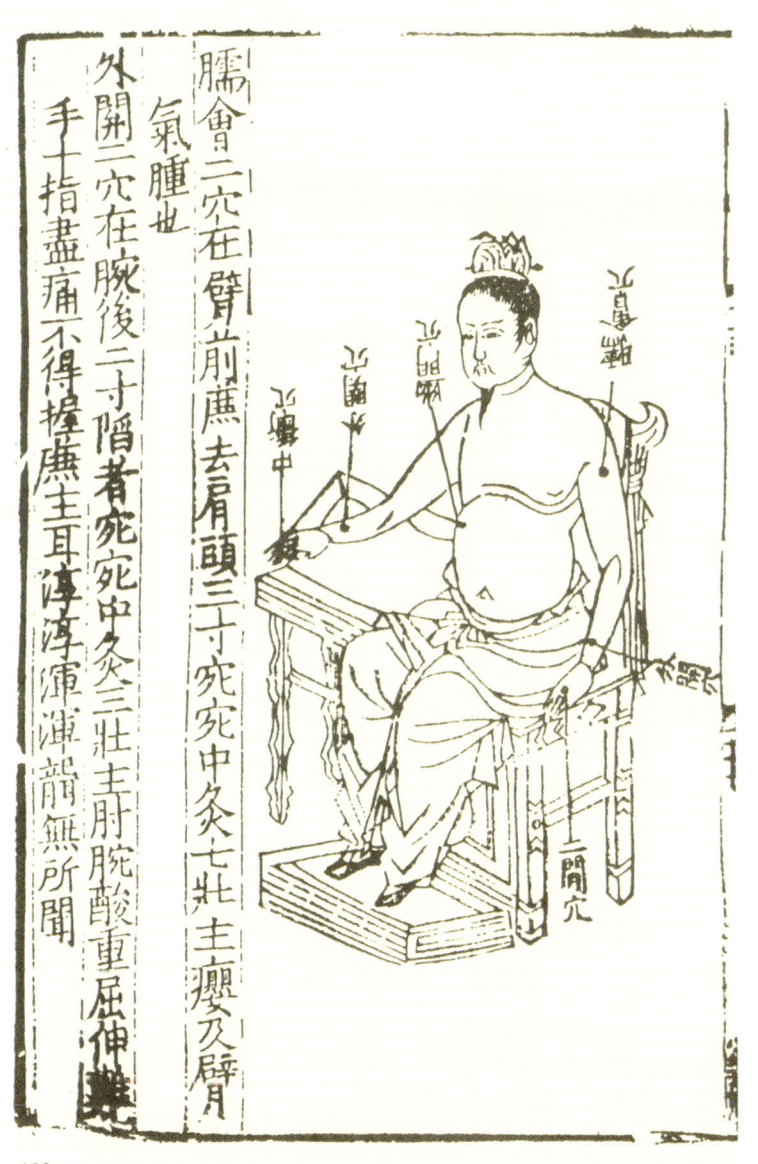

（正面图十四，见左图）

臑会二穴，在臂前廉去肩头三寸宛宛中，灸七壮。主瘿及臂气肿也。

外关二穴，在腕后二寸陷者宛宛中，灸三壮。主肘腕酸重，屈伸难，手十指尽痛，不得握，兼主耳淳淳浑浑，聋无所闻。

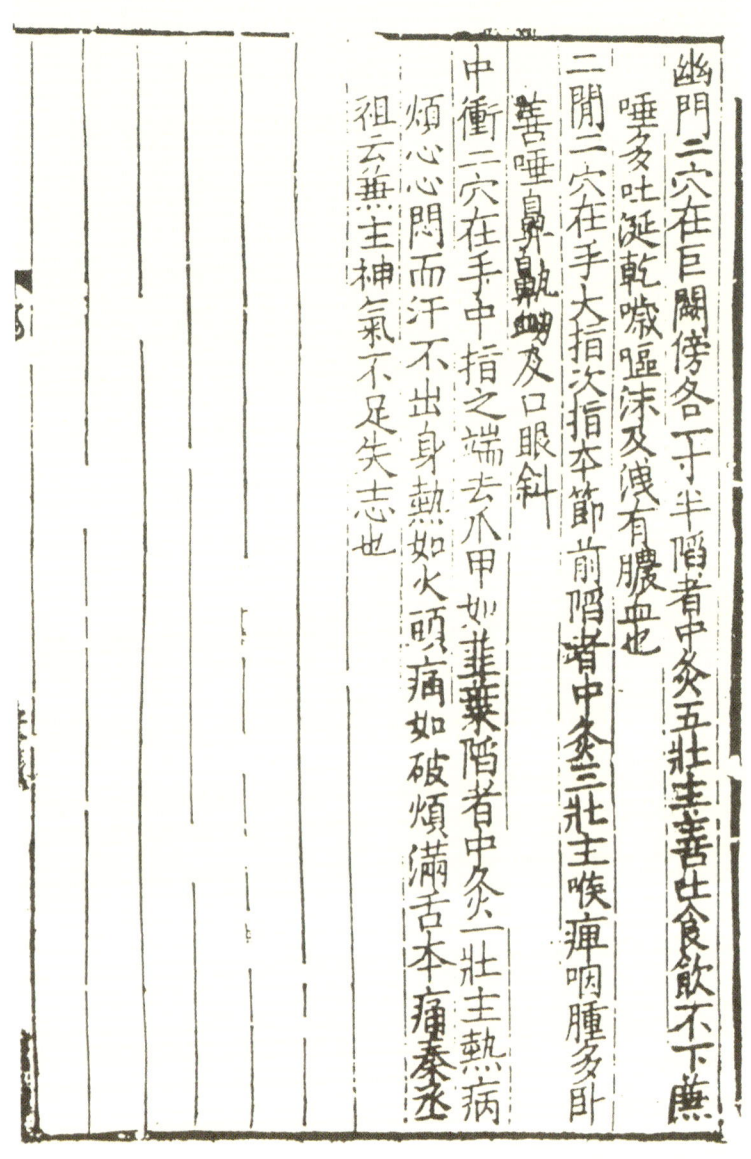

幽门二穴，在巨阙傍各一寸半陷者中，灸五壮。主善吐，食饮不下，兼唾多吐涎，干哕，呕沫，及泄有脓血也。

二间二穴，在手大指次指本节前陷者中，灸三壮。主喉痹咽肿，多卧善唾，鼻鼽衄，及口眼斜。

中冲二穴，在手中指之端，去爪甲如韭叶陷者中，灸一壮。主热病烦心，心闷而汗不出，身热如火，头痛如破，烦满，舌本痛。秦丞祖云：兼主神气不足，失志也。

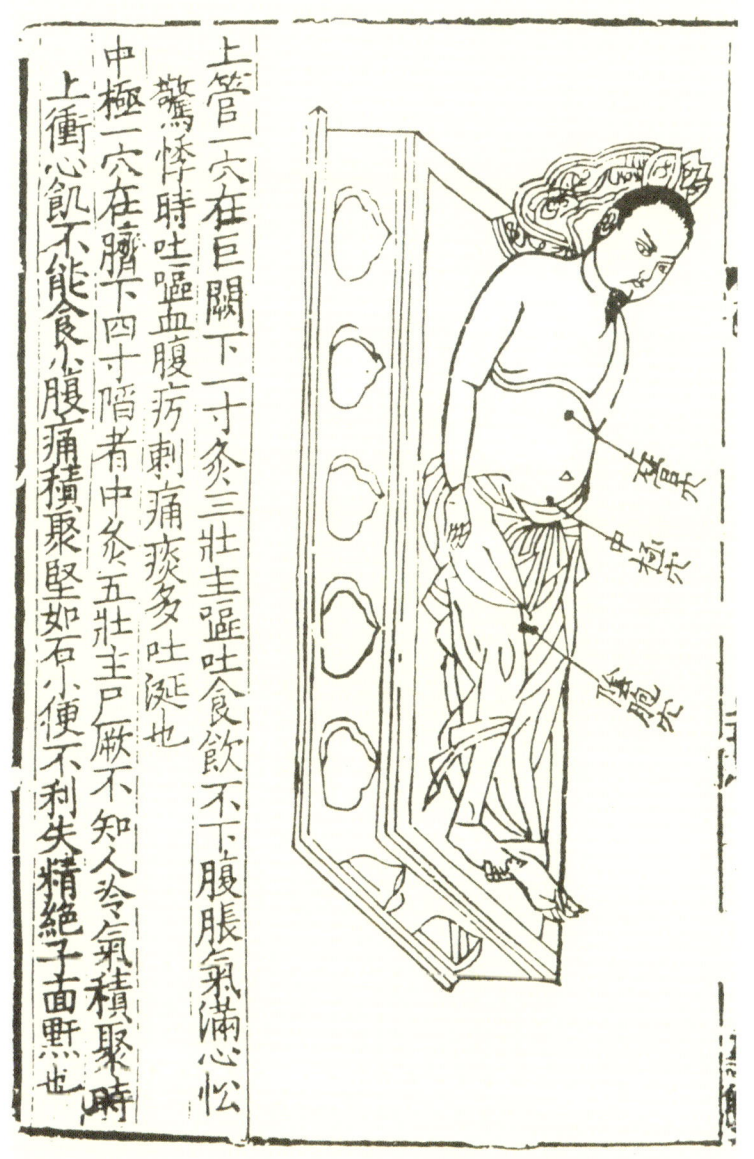

（正面图十五，图见左）

上管一穴，在巨阙下一寸，灸三壮。主呕吐，食饮不下，腹胀气满，心忪惊悸，时吐呕血，腹疠刺痛，痰多吐涎也。

中极一穴，在脐下四寸陷者中，灸五壮。主尸厥不知人，冷气积聚，时上冲心，饥不能食，小腹痛，积聚坚如石，小便不利，失精绝子，面黚也。

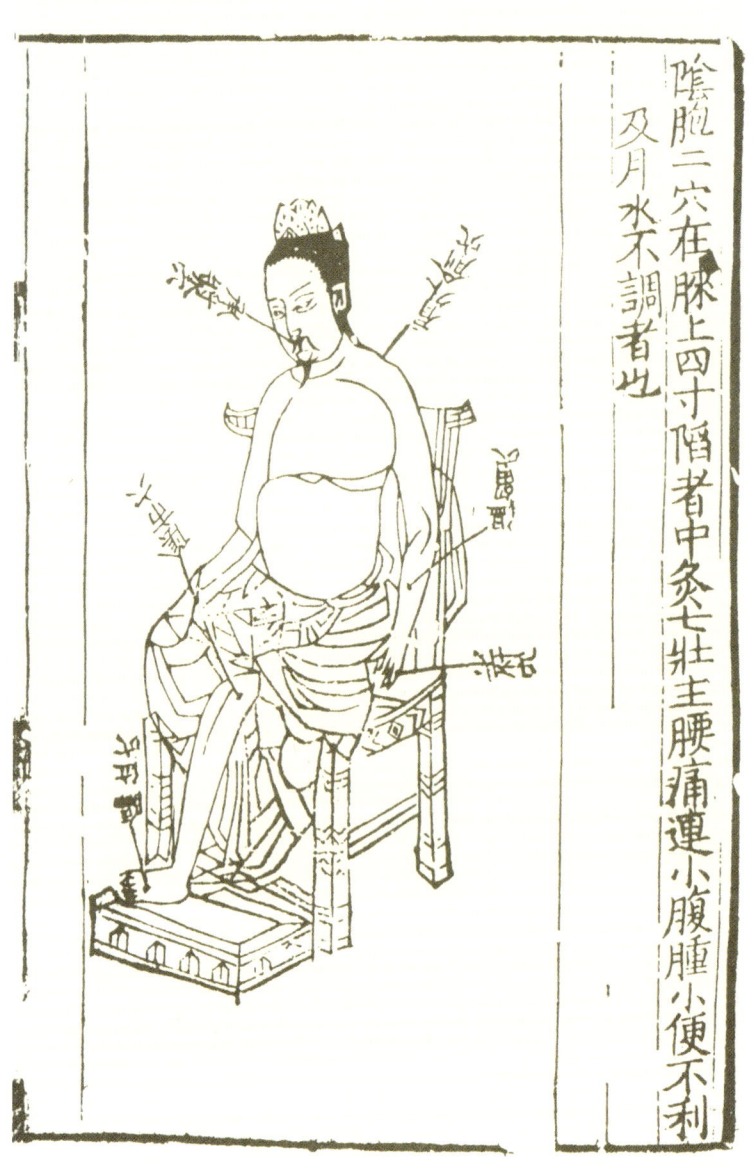

阴包二穴，在膝上四寸陷者中，灸七壮。主腰痛连小腹肿，小便不利，及月水不调者也。

（侧面图七，见左图）

黄帝灸法：疗神邪鬼魅及发狂癫，语不择尊卑，灸上唇里面中央肉弦上一壮，炷如小麦大。又用钢刀决断更佳也。

承浆一穴，在下唇棱下宛宛中，灸三壮。主偏风口眼㖞斜，消渴饮水不休，口噤不开，及暴哑不能言也。

肩外俞二穴，在肩甲上廉去脊骨三寸，灸三壮，主肩中痛，发寒热，引项急强，左右不顾。

温留二穴，在腕后五寸六寸间动脉中是穴，灸三壮。主寒热头痛，善哕衄，肩不举，癫痫病，吐舌鼓颔，狂言，喉痹不能言也。

少府二穴，在手小指本节后陷者中，直劳宫，灸三壮。主痎疟久不愈者，烦满少气，悲恐畏人，臂酸掌中热，手握不伸。

阴市二穴，在膝上三寸、伏兔穴下陷者宛宛中，灸五壮。主卒疝，小腹痛，力痿气少，伏兔中寒，腰如冷水。

临泣二穴，在足小指次指本节后，去侠溪一寸半陷者中，灸三壮。主胸膈满闷,腋下肿,善自啮颊,兼主疟病,日西发者。

(背面图七,见左图)

天柱二穴,在项后大筋外宛宛中。灸三壮。主头风脑重,目如脱,项如拔,项痛急强,左右不顾也。

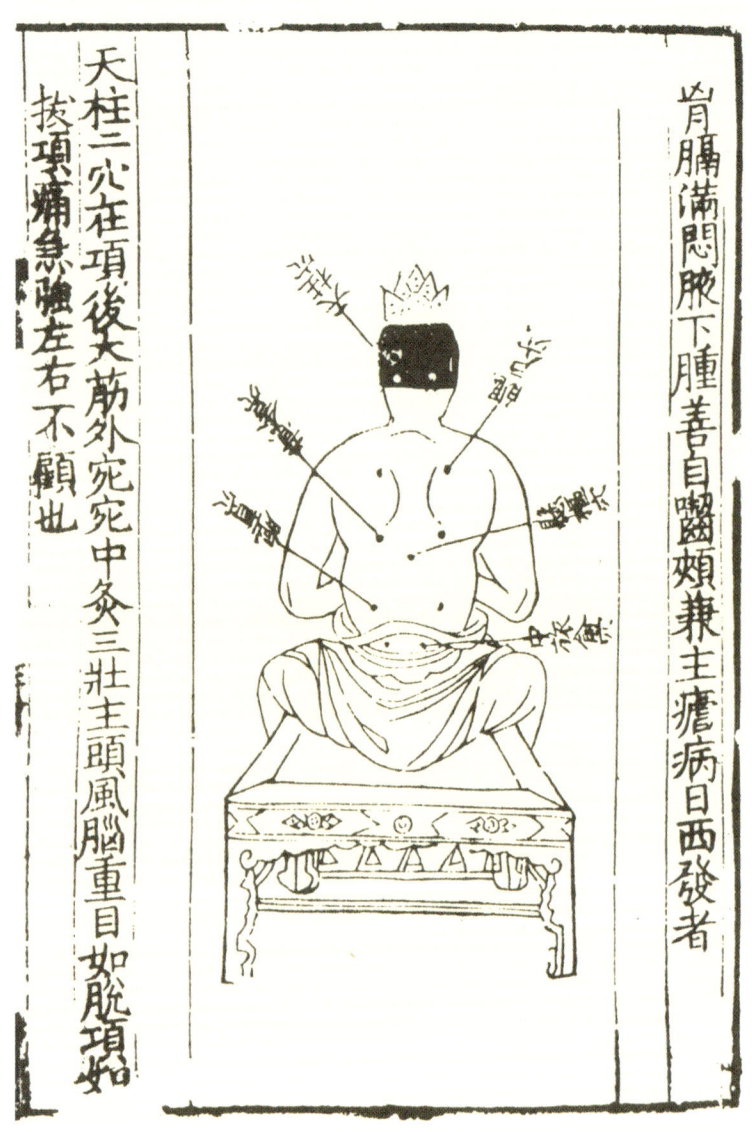

魄户二穴，在第三椎下两傍各三寸，正坐取之，宛宛中。灸五壮。主肩膊间急痛，背气不能引顾，咳逆上喘也。

意舍二穴，在第十一椎下两傍各三寸陷者中，正坐阔肩取之。灸七壮。主胸胁胀满，背痛，恶寒，饮食不下，呕吐不留住也。

悬枢一穴，在第十一椎节下陷者中。灸三壮。主腹中积气上下行，膝中尽痛也。

胞肓二穴，在第十九椎下两傍各三寸陷者中，俯而取之。灸五壮。主腰痛不可忍，俯仰难，恶寒，小便涩也。

中膂俞二穴，在第二十椎下两傍各一寸半。主腰痛不可俯仰，夹背膂痛，上下按之，应者从项后至此穴痛，皆灸之立愈者也。

(正面图十六，图见左)

攒竹二穴，在眉头陷者中，灸一壮。主头目风眩，眉头痛，鼻衄，目眇眇无远见，但是尸厥，癫狂病，神邪鬼魅，皆主之。

中庭一穴，在膻中下一寸宛宛中。灸三壮。主食饮不下，呕吐，食下还出也。

关元一穴，在脐下三寸陷者中。灸五壮。主贲豚，寒气入小腹，时欲呕，溺血，小便黄，腹泄不止，卒疝，小腹痛，转胞不得小便。岐伯云：但是积冷虚乏病，皆宜灸之。

太泉二穴，在手中掌后横纹头陷者中。灸五壮。主胸中气满，不得卧，肺胀满膨膨然，目中白翳，掌中热，胃气上逆，唾血及狂言，肘中痛也。

交信二穴，在内踝上二寸后廉筋间陷者中。灸三壮。主气淋，卒疝，大小便难，及膝胫内廉痛也。

太溪二穴，在足内踝后跟骨上动脉中。灸三壮。主痎疟，咳逆，烦心不得卧，小便黄，足胫寒，唾血及鼻衄不止也。

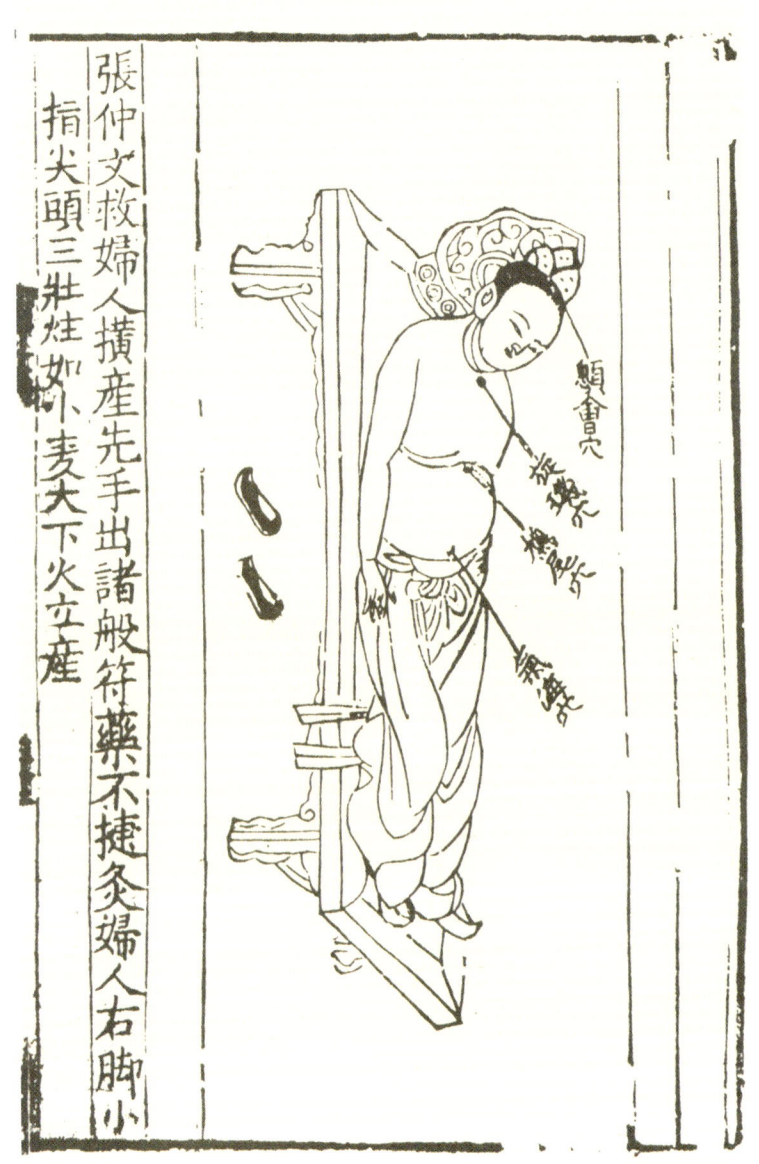

（正面图十七，图见左）

张仲文救妇人横产，先手出，诸般符药不捷，灸妇人右脚小指尖头三壮，炷如小麦大，下火立产。

囟会一穴，在上星后一寸陷者中。灸三壮，主头目眩，头皮肿，生白屑，兼主面赤暴肿也。

旋玑一穴，在天突下一寸陷者中，仰头取之。灸三壮。主胸胁支满，咳逆上喘，喉中鸣也。

鸠尾一穴，在蔽骨下五分陷者中。灸三壮。主心惊悸，神气耗散，癫痫病狂，歌不择言也。

气海一穴，在脐下一寸五分宛宛中。灸七壮。主冷病，面黑，肌体羸瘦，四肢力弱，小腹气积聚，贲豚腹坚，脱阳欲死，不知人，五脏气逆上攻也。

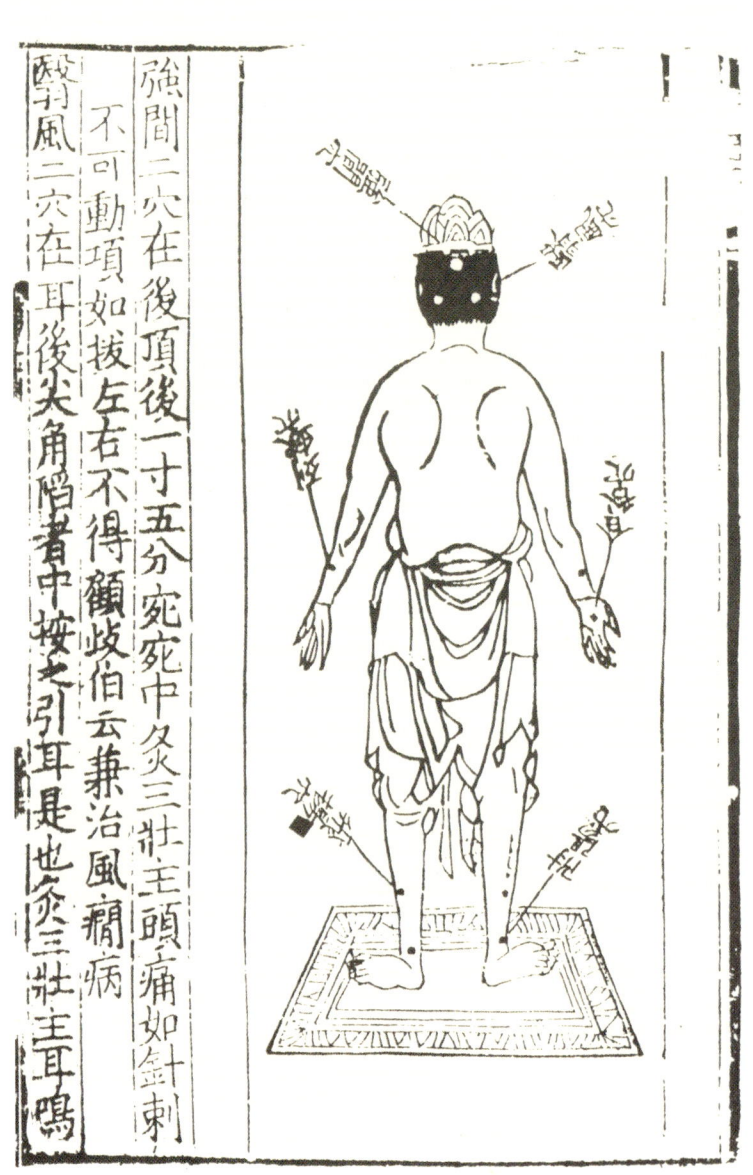

（背面图八，图见左）

强间二穴，在后顶后一寸五分宛宛中。灸三壮。主头痛如针刺，不可动，项如拔，左右不得顾。岐伯曰：兼治风痫病。

翳风二穴，在耳后尖角陷者中，按之引耳是也。灸三壮。主耳鸣聋，失欠，暴哑不能言，口噤不开，及口吻㖞也。

列缺二穴，在腕上一寸，筋骨罅间宛宛中。灸三壮。主偏风，半身不举，口㖞，腕劳肘臂痛，及疟疾，面色不定。

合谷二穴，一名虎口，在手大指两骨罅间宛宛中。灸三壮，主疟疾寒热，热病汗不出，目不明，生白翳，皮肤痂疥，遍身风疹。

飞扬二穴，在外踝上七寸陷者中。灸五壮。主体重，起坐不能步，失履不收，脚腨酸重，战栗，不能久立。

附阳二穴，在外踝上二寸后筋骨间宛宛中。灸五壮。主腰痛不能久立，腿膝胫酸重，筋急，屈伸难，坐不能起，及四肢不举。

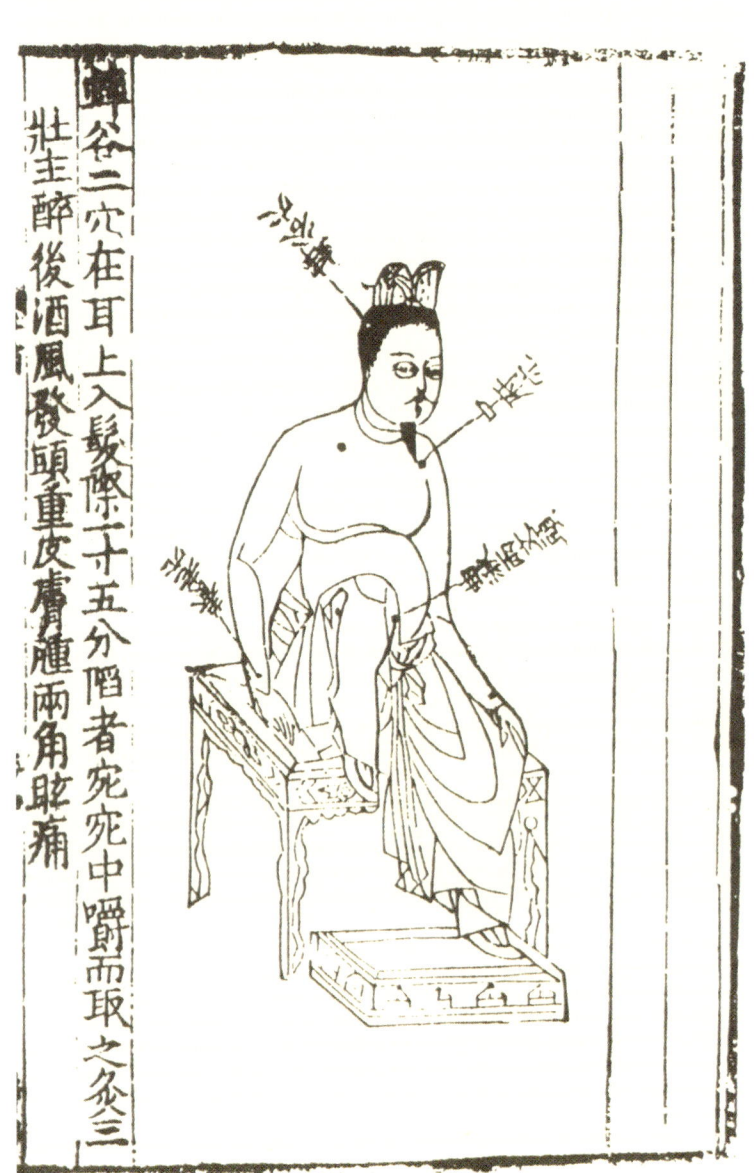

（正面图十八，图见左）

率谷二穴，在耳上入发际一寸五分陷者宛宛中，嚼而取之。灸三壮。主醉后酒风发，头重，皮肤肿，两角眩痛。

中府二穴，在云门下一寸六分，乳上三肋间，动脉应手。灸五壮。主肺急，胸中满，喘逆，唾浊，善噎，皮肤痛。

养老二穴，在手太阳踝骨上一穴，后一寸陷者中。灸三壮。主肩欲折，臂如拔，手不能自上下也。

张仲文传《神仙灸法》：疗腰重痛，不可转侧，起坐难，及冷痹，脚筋挛急，不可屈伸。灸曲𨂿两纹头，左右脚四处，各三壮。每灸一脚，二火齐下，艾炷才烧到肉，初觉痛，便用二人两边齐吹至火灭。午时着灸，至人定已来，自行动脏腑一两回，或脏腑转动如雷声，其疾立愈。此法神效，卒不可量也。

（背面图九，图见左）

后顶一穴，在百会后一寸五分，玉枕骨上陷者中。灸三壮。主目不明，恶风寒，头目眩痛。

扁骨二穴，在肩端上两骨间陷者中。灸三壮。主肩中热，指臂痛也。

腰俞一穴，在第二十一椎节下间陷者中。灸五壮。主腰疼不能久立，腰以下至足冷不仁，坐起难，腰脊急强，不可俯仰，腰重如石，难举动也。

陷谷二穴，在足大指次指间，本节后陷者中。灸三壮。主卒疝，小腹痛，头面虚肿，及痎疟发寒热也。

承山二穴，在兑腨肠下分肉间陷者中。灸五壮。主寒热癫疾，脚腨酸痛，不能久立，腰膝重，起坐难，筋挛急，不可屈伸。

(正面图十九，图见左)

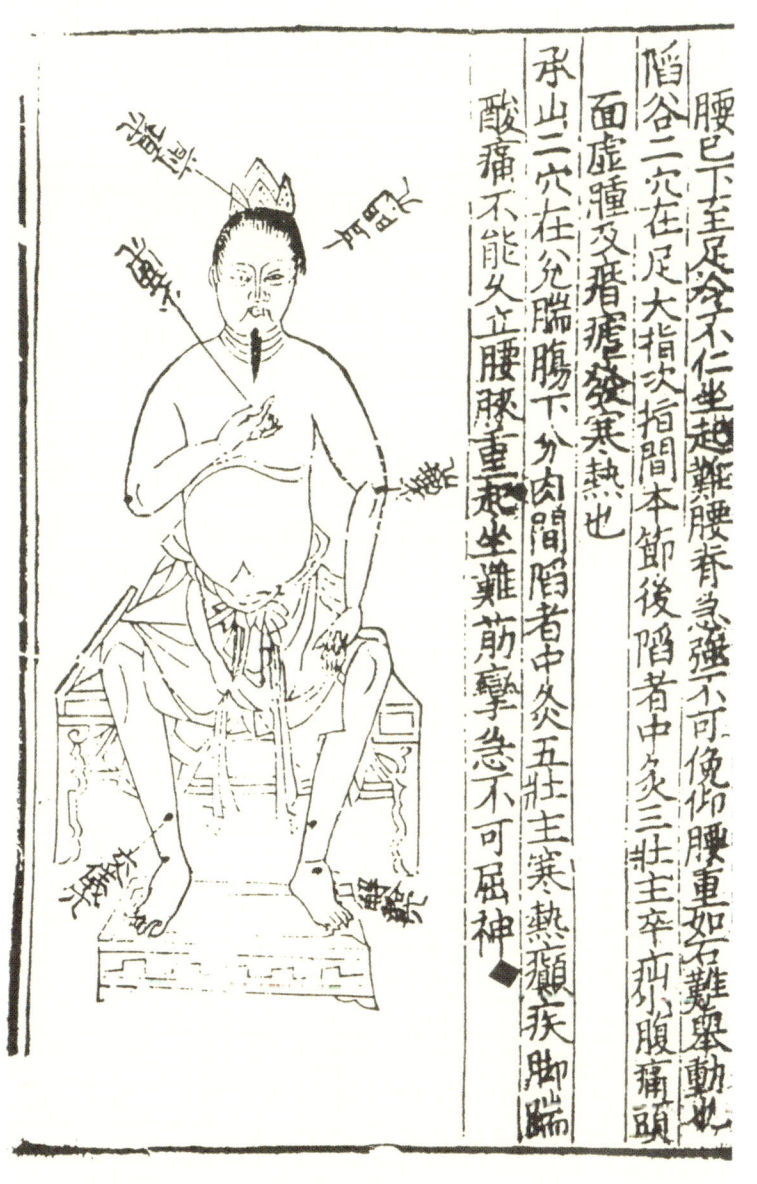

前顶一穴，在囟会后一寸，直鼻中央陷者中。灸三壮。主头风目眩，头皮肿，小儿惊痫病也。

耳门二穴，在耳前起肉当缺陷者中。主耳有脓，及底耳聤耳，耳痛鸣聋，并齿齲，禁不宜灸，有病不过三壮。

少商二穴，在手大指内侧去爪甲如韭叶陷者中。灸三壮。主疟寒热，烦心善哕，唾沫唇干，呕吐不下食，肠胀，微喘，心下膨膨然。

少海二穴，在肘大骨外，去肘端五分陷者中，屈肘乃得之。灸五壮。主四肢不举，癫痫吐舌，沫出羊鸣也。

交仪二穴，在内踝上五寸陷者中。灸五壮。主卒疝，小腹痛，小便不利，及妇人漏下赤白，月水不调。

解溪二穴，在系鞋处陷者中。灸三壮。主上气，咳嗽喘息急，腹中积气上下行，及目生白翳也。

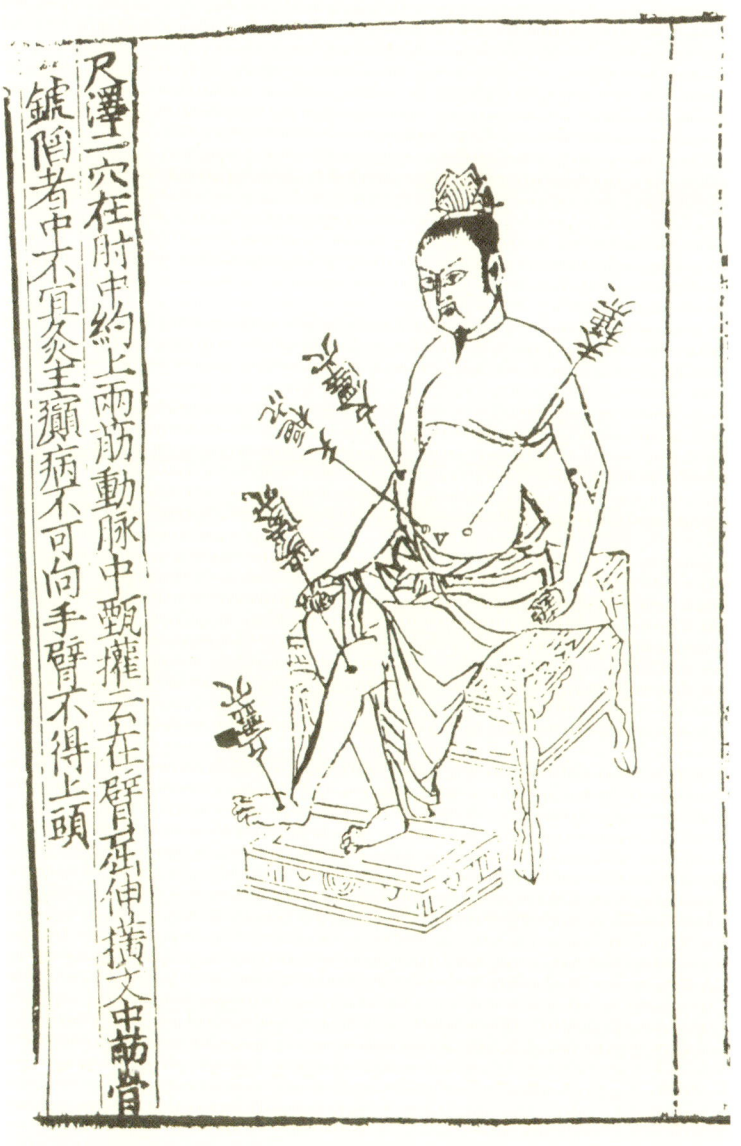

（正面图二十，图见左）

尺泽二穴，在肘中约上两筋动脉中。甄权云：在臂屈伸横纹中，筋骨罅陷者中，不宜灸。主癫病，不可向手臂不得上头。

天枢二穴，夹脐两傍各二寸陷者中。灸五壮。主久积冷气，绕脐切痛，时上冲心，女子漏下赤白，及腹大坚，食不化，面色苍苍也。

曲骨一穴，在横骨上，中极下一寸其毛际陷者中。灸七壮。主五淋，小便黄，水病胀满，妇人带下赤白，恶合阴阳，小便闭涩不通，但是虚乏冷极者，皆宜灸之。

阳陵泉二穴，在膝下一寸外廉陷者中，灸一壮。主膝股内外廉痛不仁，屈伸难，及喉中鸣，惊恐如人将捕之。

丘虚二穴，在外踝如前，去临泣三寸。灸三。主胸胁痛，善太息，胸满膨膨然，足腕不收，足胫偏细。

(小儿正面图一，图见左)

夫治小儿之患，诊察幽玄，默而抱疾，自不能言也。或即胎中受病，或者生后伤风，动发无时，寒温各异，且据诸家方论，医药多门，药既无痊，全凭灸法，况小儿灸法散在诸经，文繁至甚，互说不同，既穴点以差讹，治病全然纰缪。按诸家明堂之内，精选到小儿应验七十余穴，并是曾经使用，累验神功，今具编录于后。

小儿惊痫者，先惊怖啼叫，后乃发也。灸顶上旋毛中三壮，及耳后青络脉，炷如小麦大。

小儿风痫者，先屈手指如数物，及发也。灸鼻柱上发际宛宛中三壮，炷如小麦大。

小儿缓惊风，灸尺泽各一壮，在肘中横纹约上动脉中，炷如小麦大。

小儿二三岁，忽发两眼大小眦俱赤，灸手大指次指间后一寸五分口陷者中，各三壮，炷如小麦大。

小儿囟开不合，灸脐上、脐下各五分，二穴各三壮。灸疮未合，囟开先合。炷如小麦大。

小儿夜啼，上灯啼，鸡鸣止者，灸中指甲后一分中冲穴一壮。炷如小麦大。

小兒五六歲不語者心氣不足舌本無力發轉難灸心俞穴三壯炷
如小麥大在第五椎下兩傍各一寸半陷者中
小兒痢下赤白秋末脫肛每厕腹痛不可忍者灸第十二椎下節
間名接脊穴灸一壯炷如小麥大
黃帝療小兒疳痢脫肛體瘦渴飲形容瘦瘁諸般醫治不差

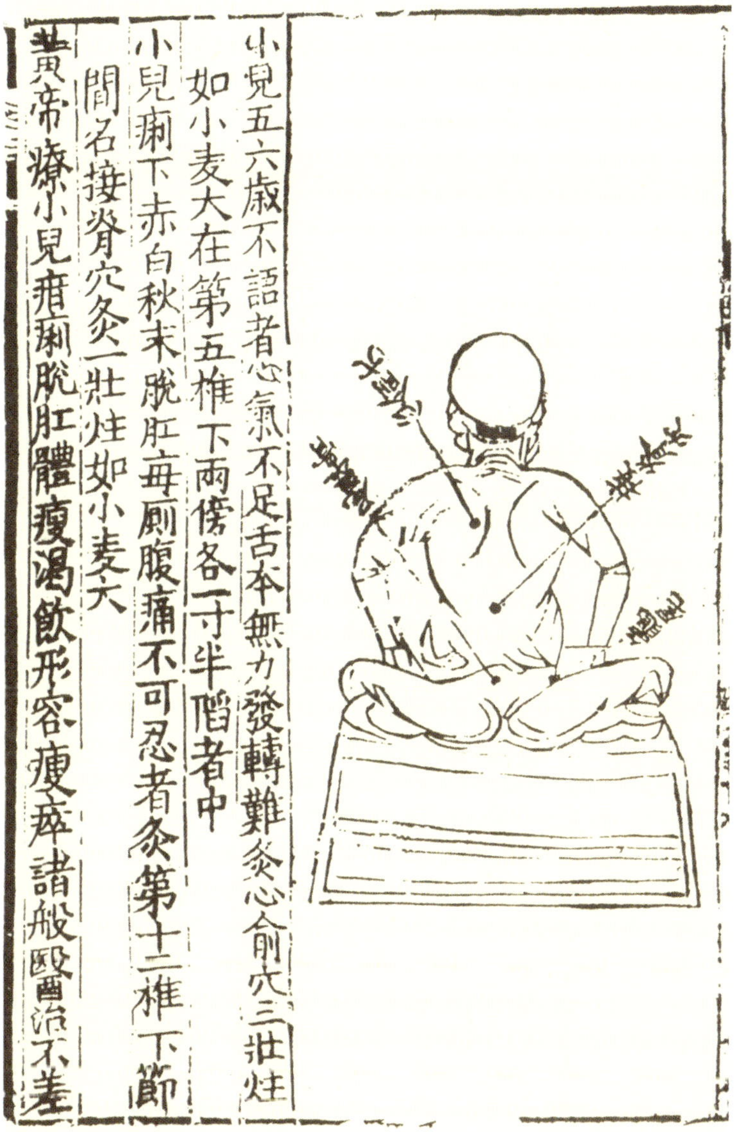

（小儿背面图一，图见左）

小儿五六岁不语者，心气不足，舌本无力，发转难，灸心俞穴三壮。炷如小麦大。在第五椎下两傍各一寸半陷者中。

小儿痢下赤白，秋末脱肛，每厕腹疼不可忍者，灸第十二椎下节间，名接脊穴，灸一壮，炷如小麦大。

黄帝疗小儿疳痢，脱肛体瘦，渴饮，形容瘦瘁，诸般医治不差者，灸尾翠骨上三寸骨陷间三壮，炷如小麦大。岐伯云：兼三伏内用桃柳水浴孩子，午正时当日灸之，后用青帛子拭，兼有似见痟虫子随汗出也。此法神效，不可量也。

岐伯灸法：疗小儿脱肛泻血，秋深不较，灸龟尾一壮，炷如小麦大。脊端穷骨也。

（小儿正面图二，图见左）

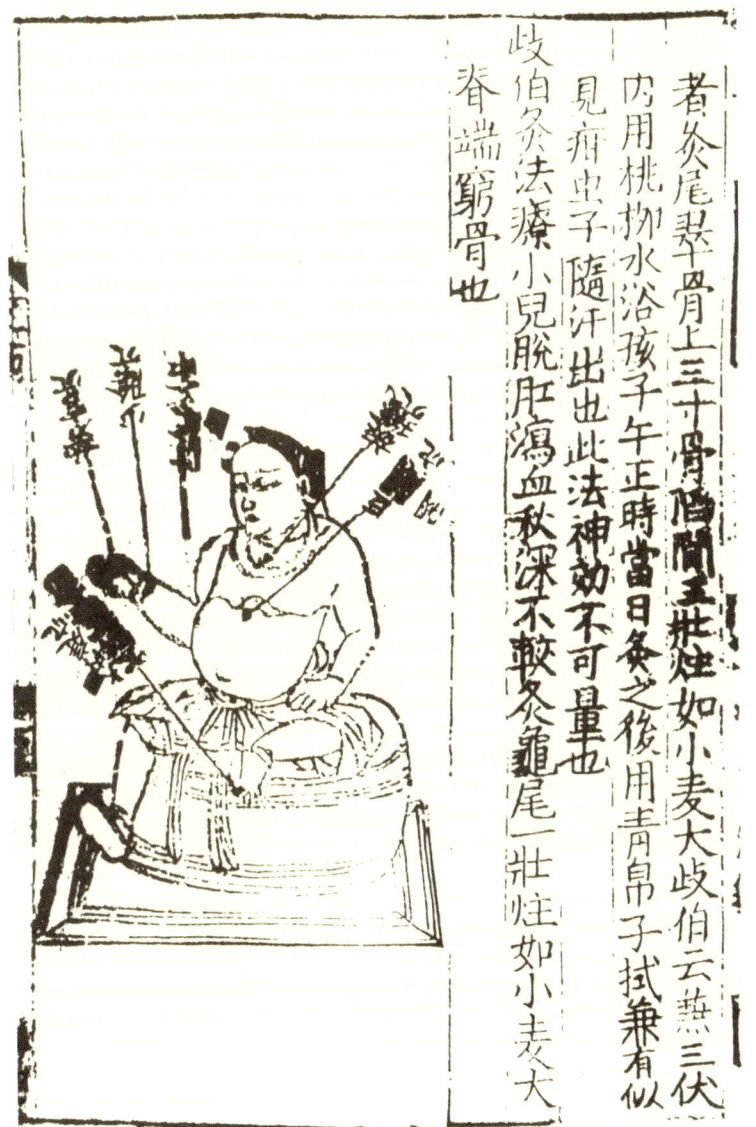

小儿喉中鸣，咽乳不利，灸旋玑一穴，三壮。在天突下一寸陷者中。炷如小麦大。

痫病者，小儿恶疾也。呼吸之间，不及求师，致困者不少。谚云：国无良医，枉死者半。小儿诸痫病，如尸厥吐沫，灸巨阙穴三壮。在鸠尾下一寸陷者中。炷如小麦大。

小儿睡中惊，目不合，灸屈肘横纹中上三分，各一壮。炷如小麦。

小儿口有疮蚀，龈烂臭，秽气冲人，灸劳宫二穴，各一状。在手心中，以无名指屈指头着处是也。炷如小麦大。

小儿鸡痫，善惊反折，手掣自摇，灸手少阴三壮。在掌后去腕半寸陷者中。炷如小麦大。

小儿疟久不愈者，灸足大指次指外间陷者中，各一壮。炷如小麦大。内庭穴也。

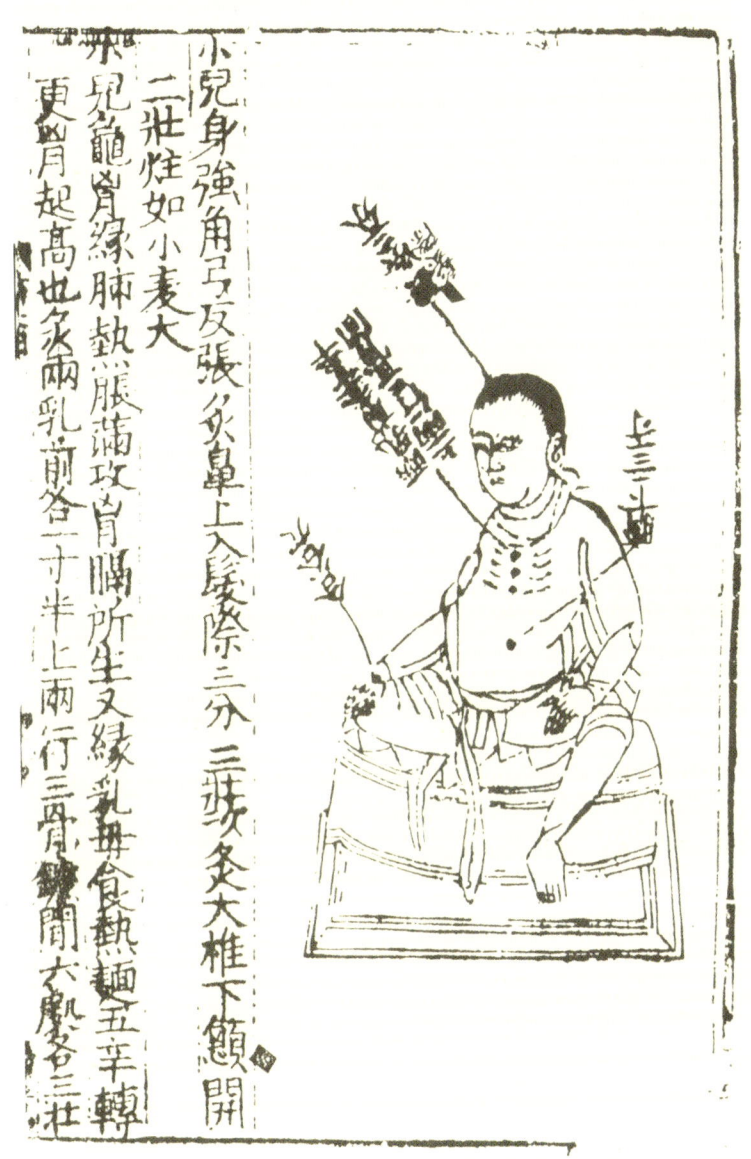

（小儿正面图三，图见左）

小儿身强，角弓反张，灸鼻上入发际三分，三壮；次灸大椎下节间①，二壮。炷如小麦大。

小儿龟胸，缘肺热胀满，攻胸膈所生。又缘乳母食热面五辛，转更胸起高也。灸两乳前各一寸半，上两行三骨罅间穴处各三壮。

① 节间：原作"囟开"，据《针灸资生经》卷四改。

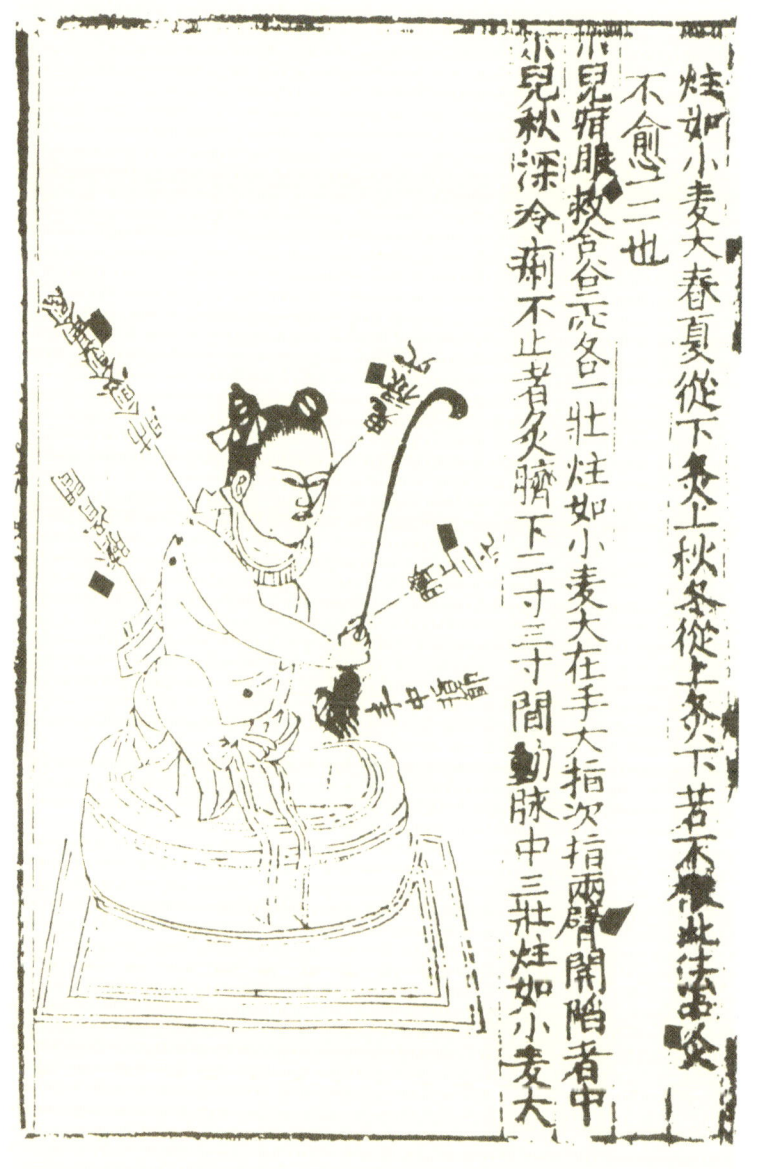

炷如小麦大。春夏从下灸上，秋冬从上灸下，若不依此法，十灸不愈一二也。

小儿疳眼，灸①合谷二穴，各一壮。炷如小麦大。在手大指次指两骨间②陷者中。

小儿秋深冷痢不止者，灸脐下二寸三寸间动脉中，三壮。炷如小麦大。

(小儿正面图四，图见左)

① 灸：原作"救"，据《针灸大成》卷八改。
② 骨间：原作"臂开"，据《针灸大成》卷八改。

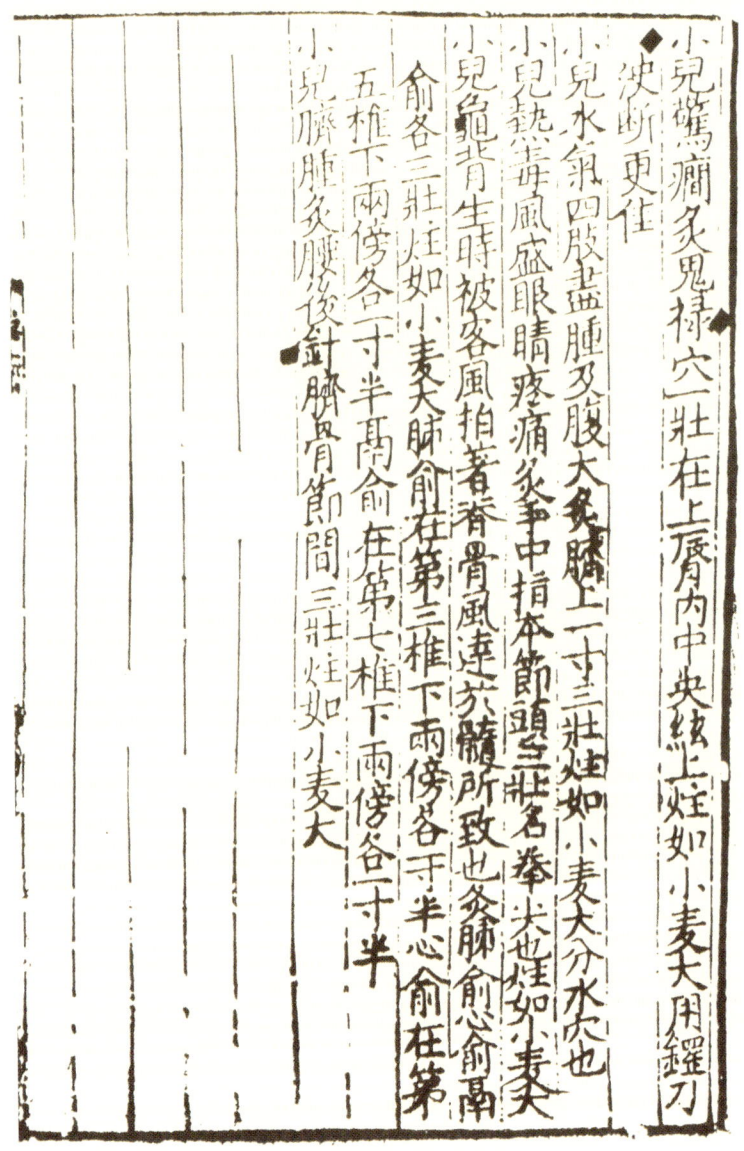

小儿惊痫，灸鬼禄穴一壮。在上唇内中央弦上。炷如小麦大。用钢刀决断更佳。

小儿水气，四肢尽肿及腹大，灸脐上一寸，三壮。炷如小麦大。分水穴也。

小儿热毒风盛，眼睛疼痛，灸手中指本节头，三壮，名拳尖也。炷如小麦大。

小儿龟背，生时被客风拍着脊骨，风达于髓所致也。灸肺俞、心俞、鬲俞各三壮。炷如小麦大。肺俞：在第三椎下两傍各一寸半；心俞：在第五椎下两傍各一寸半；鬲俞：在第七椎下两傍各一寸半。

小儿脐肿，灸腰后对[1]脐骨节间，三壮。炷如小麦大。

---

[1] 对：原作"针"，据《针灸资生经》卷五改。

（小儿背面图二，图见左）

小儿脱肛泻血，每侧脏腑撮痛不可忍者，灸百会一穴，三壮。在头中心陷者是也。炷如小麦大。

小儿新生二七日内，着噤不吮奶，多啼者，是客风中于脐，循流至心脾二脏之经，遂使舌强唇痉，嗍奶不得，此疾所施方药不望十全尔，大抵以去客风无过。灸承浆一穴，七壮。在下唇棱下

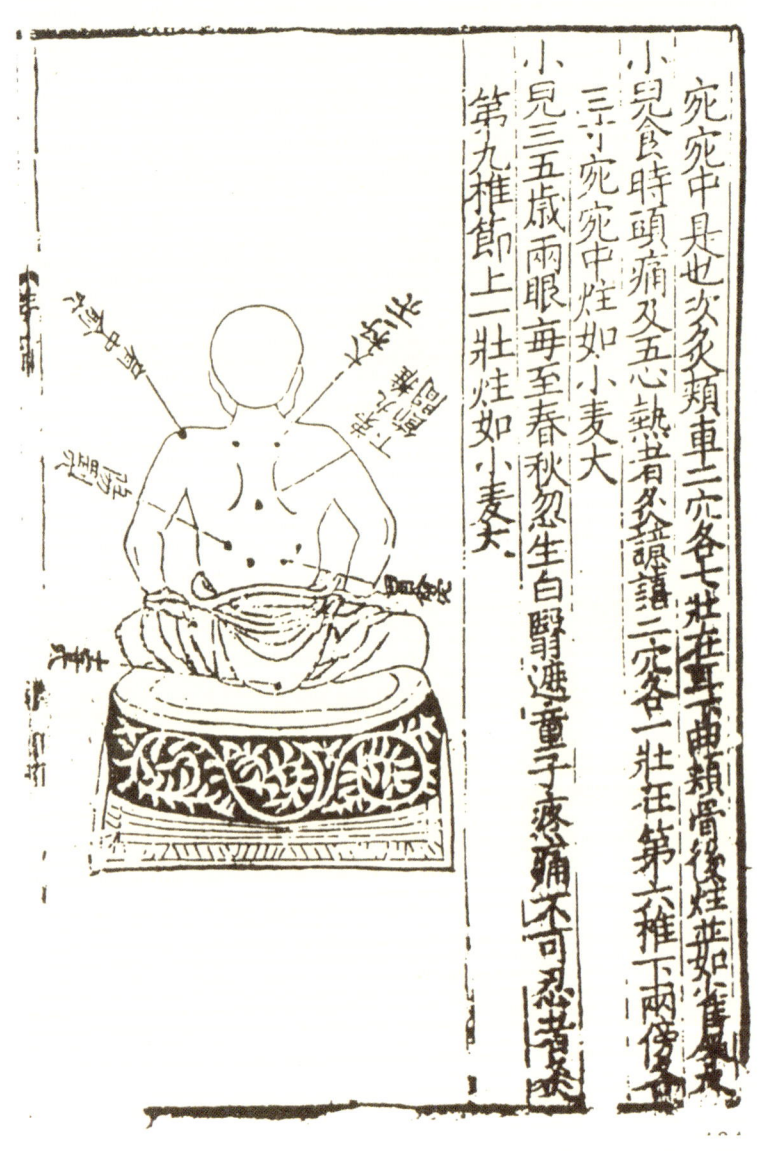

宛宛中是也。次灸颊车二穴,各七壮,在耳下曲颊骨后。炷并如雀屎大。

小儿食时头痛,及五心热者,灸噫嘻二穴各一壮,在第六椎下两傍各三寸宛宛中。炷如小麦大。

小儿三五岁,两眼每至春秋忽生白翳,遮瞳子,疼痛不可忍者,灸第九椎节上一壮。炷如小麦大。

(小儿背面图三,图见左)

小儿班疮入眼，灸大杼二穴，各一壮。在项后第一椎下两傍各一寸半陷者中。炷如小麦大。

小儿奶疬①，目不明者，灸肩中俞二穴，各一壮。在肩甲内廉，去脊三寸陷者中。炷如小麦大。

小儿羊痫，目瞪吐舌羊鸣也。灸第九椎下节间三壮。炷如小麦大。

小儿饮水不歇，面目黄者，灸阳刚二穴，各一壮。在第十椎下两傍各三寸陷者中。炷如小麦大。

小儿羸瘦，食饮少，不生肌肤，灸胃俞穴，各一壮。在第十二椎下两傍各一寸半陷者中。炷如小麦大。

小儿胎疝，卵偏重者，灸囊后缝十字纹当上，三壮。春灸夏较，夏灸秋较，秋灸冬较，冬灸春较。炷如小麦大。

---

①疬：《针灸资生经》卷六作"癖"。

(小儿正面图五，图见左)

小儿急惊风，灸前顶一穴，三壮。在百会前一寸。若不愈，须灸两眉头及鼻下人中一穴，炷如小麦大。

小儿但是风痫，诸般医治不差，灸耳上入发际一寸五分，嚼而取之，率谷穴也。

小儿呕吐奶汁，灸中庭一穴，一壮。在膻中穴下一寸陷者。炷如小麦大。

小儿目涩怕明,状如青盲,灸中渚二穴,各一壮。在手小指次指本节后陷者中。炷如小麦大。

小儿雀目,夜不见物,灸手大指甲后一寸内廉横纹头白肉际,各一壮。炷如小麦大。

小儿睡中惊掣,灸足大指次指之端,去爪甲如韭叶,各一壮。炷如小麦大。

(小儿正面图六,图见左)

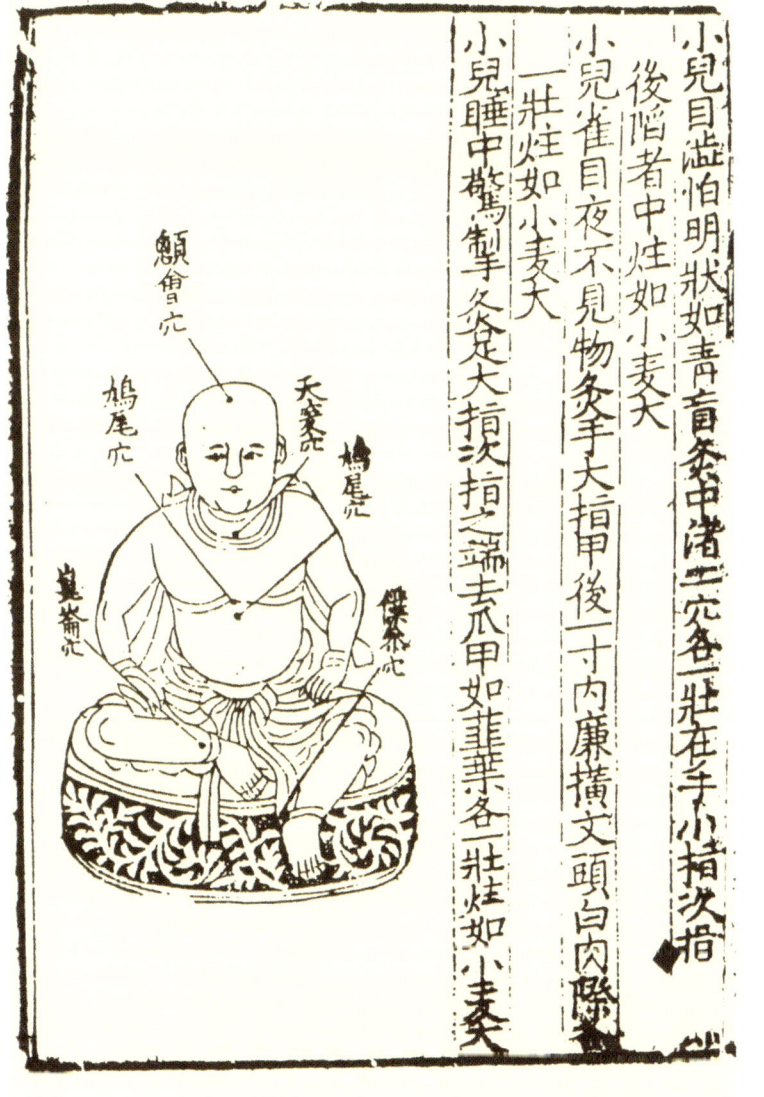

小儿多涕者[1]，是脑门被冷风拍着及肺寒也。灸囟会一穴，三壮。炷如小麦大。在上星上一寸，直鼻。

小儿急喉痹，灸天突穴，一壮，在项结喉下三寸两骨间。炷如小麦大[2]。

小儿食痫者，先寒热洒淅乃发也。灸鸠尾上五分，三壮。炷如小麦大。

小儿牛痫，目直视，腹胀乃发也。灸鸠尾一穴，三壮。在胸蔽骨下五分陷者中。炷如小麦大。

小儿马痫，张口摇头，身反折，马鸣也。灸仆参二穴，各三壮。在足跟骨下白肉际陷者中，拱足取之。炷如小麦大。

小儿阴肿，灸内昆仑二穴，各三壮。在内踝后五分筋骨间陷者中。炷如小麦大。

太平圣惠方卷第一百

---

[1] 小儿多涕者：底本缺本页，书影取自影宋抄本。
[2] 麦大：此上原版蚀缺字，据体例补。

圣济总录·针灸

日本文化十年刻本

宋徽宗赵佶 敕撰　陈丽云 徐松元 校订

　　《圣济总录》，又名《政和圣济总录》《大德重校圣济总录》，南宋以前最大医学全书，200卷，宋徽宗赵佶敕撰，是继《太平圣惠方》之后又一部官修巨著。成书于北宋政和年间（1111—1117）。全书引述《内经》等经典理论，列诸风门至神仙服饵门共66门，收载方剂近20000首，内容极其丰富。其中卷一百九十一至卷一百九十四针灸门是针灸学专论。书中针灸学内容多以汇集古代文献为主，资料来源于《内经》《针灸甲乙经》《肘备急后方》《千金要方》《千金翼方》《外台秘要》《铜人腧穴针灸图经》《太平圣惠方》等，依据骨度、骨空、经脉、腧穴、刺灸、疾病、刺灸禁忌以及误伤禁穴救针法等针灸学门类对文献进行了归纳和分类。其中，"骨空穴法"中骨度取穴、按经络循行路线加以排列穴位，以及刺灸禁忌、误针解救法，是本书有别于以往古籍的特色内容。此外，小有保留部分亡佚医著的内容，如《普济针灸经》。在传承前代文献的基础上，书中也记载了不少民间针灸治病方法，即书中所谓"遗法"。书中针灸治疗病种50多种，宋以前针灸处方搜罗无遗。《圣济总录·针灸门》条目清晰，分经罗列，病种齐全，处方有效，内容完整而系统，但由于该书属综合性方书，书成未久及遭靖康之变，早期版本为金人刊刻，中原及南方较少流传，因此其中针灸学部分历来均不受重视。此次以日本文化十年（1813）仿元大德（1300）刻本影印，并以通行简体汉字刊行，以供针灸文献及临床研究。

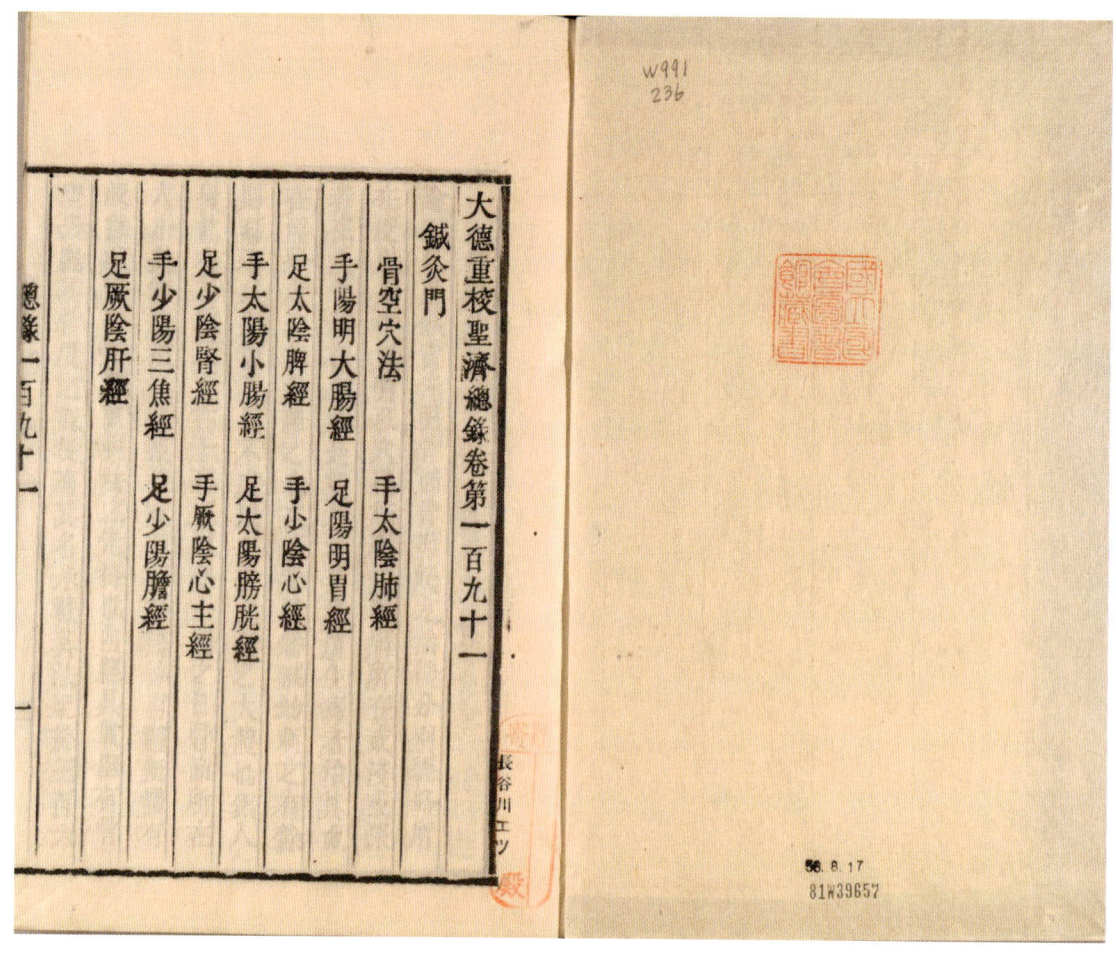

大德重校《圣济总录》卷第一百九十一　针灸门

骨空穴法

手太阴肺经

手阳明大肠经

足阳明胃经

足太阴脾经

手少阴心经

手太阳小肠经

足太阳膀胱经

足少阴肾经

手厥阴心主经

手少阳三焦经

足少阳胆经

足厥阴肝经

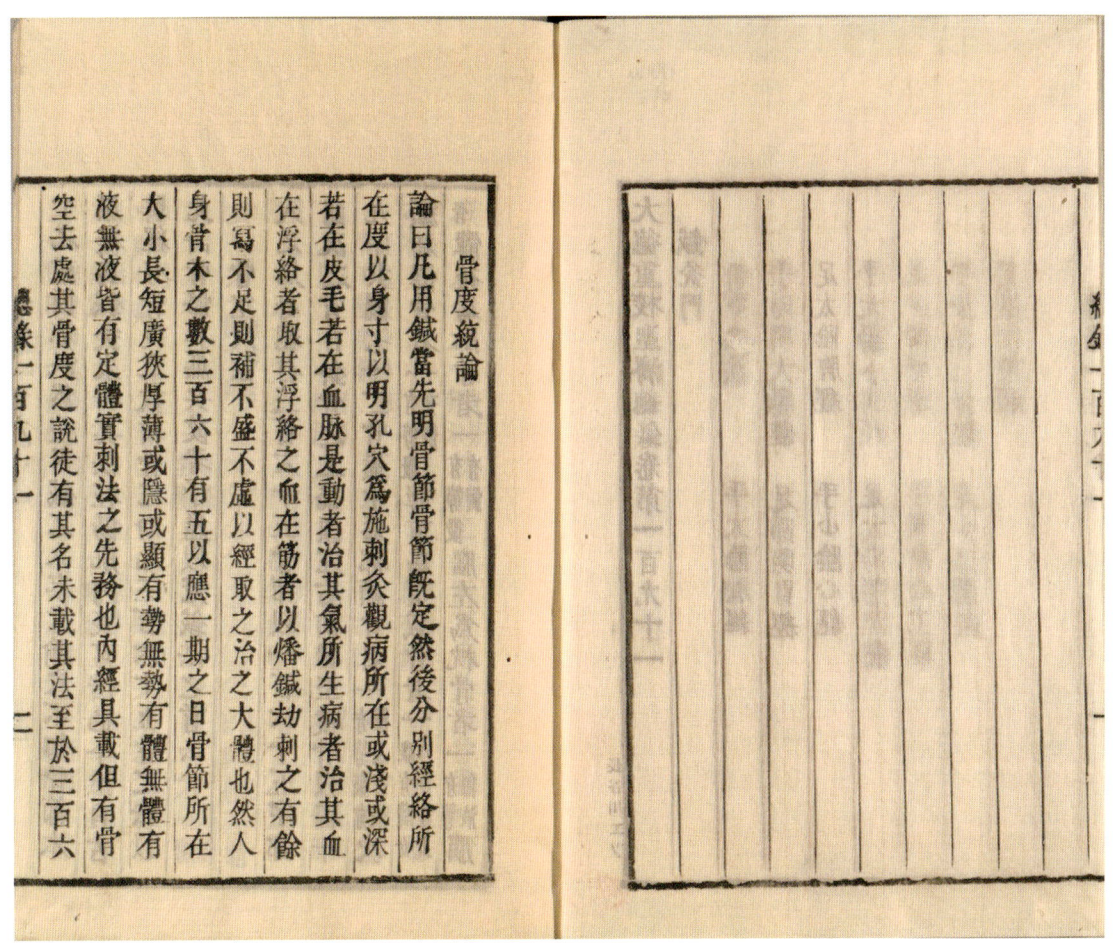

骨度统论

论曰：凡用针，当先明骨节，骨节既定，然后分别经络所在，度以身寸，以明孔穴，为施刺灸，观病所在，或浅或深，若在皮毛，若在血脉，是动者治其气，所生病者治其血。在浮络者取其浮络之血，在筋者以燔针劫刺之，有余则泻，不足则补，不盛不虚，以经取之，治之大体也，然人身骨本①之数，三百六十有五，以应一期之日，骨节所在，大小长短，广狭厚薄，或隐或显，有势无势，有㾕无㾕，有液无液，皆有定体。实刺法之先务也。《内经》具载，但有骨空去处，其骨度之说，徒有其名，未载其法。至于三百六

---

① 本：原作"木"，形误，据《普济方》卷四一〇改。

十之数，因亦泯然，使用针之人，妄意腧穴，不知骨节本原，徒为针灸，未得其法，枉伤肌肉，良可惜也。今摭自古医经，有骨度之数，析骨之论，凡三百六十五骨之法，以此论骨骼，其庶矣。故著于篇，以冠针法之首云。

骨空穴法

人之周身，总有三百六十五骨节，以一百六十五字都关次之。首自铃骨之上为头，左右前后至辕骨，以四十九字，共关七十二骨。巅中为都颅骨者一有势，微有髓及有液，次颅为髅骨者一有势，微有髓，髅前为顶威骨者一微有髓，女人则无此骨，髅后为脑骨者一有势，微有髓，脑左为枕骨者一有势无液，脑右为就骨者一有势无液，枕就之中，附下为天盖骨者一下为肺系之本，盖骨之后为天柱骨者一下属脊髎，有髓，盖前为言骨者一言上复合于髅骨，有势无髓，言下为舌本骨者，左右共二有势无髓，髅前为囟骨者一无势无液，囟下为服委骨者一俚人讹为伏犀骨是也。无髓势，服委之下为俊骨者一附下即眉宇之分也。无髓势，眉上左为天贤骨者一无势无髓。下同，眉上之右为天贵骨者一眉上直目睛也，左睛之上为智宫骨者一无髓无势，右睛之上为命门骨者一无髓势。两睛之下中则为鼻，鼻之前为梁骨者一无髓无势，梁之左为颧骨者一无势无髓，梁之右为䫂骨者一有势无髓，梁之端为嵩柱骨者一无髓势。其颧䫂之后即耳之分也，左耳为司正骨者一无髓无势，右耳为纳邪骨者一无髓无势，正邪之后为完骨者，左右共二无势无液，正邪之上附内，为噓骨者一无势少液，噓后之上为通骨者，左右前后共四有势少液，噓上为腭骨者一无势多液，其腭后连属为颔也，左颔为乘骨者一有势多液，右颔为车骨者一无势多液，乘车上下出齿牙三十六事无髓势。庸下则不满其数，乘车之后为辕骨者，左右共二有液有势。复次，铃骨之下为膻中，左右前后至蔌，以四十字关九十七骨。辕骨之下左右为铃骨者二多液，铃中为会厌骨者一无髓势，铃中之下为咽骨者左中及右共三无髓，咽下为喉骨左中及右共三无髓，喉下为咙骨者，环次共十事无髓，咙下之内为肺系骨者，累累然共十二无髓势，肺系之后为谷骨者一无髓，谷下为鬲道骨者，左右共二无髓，咙外次下为顺骨者共八少液，顺骨之端为顺隐骨者共八少液，顺下之左为洞骨者一女人无此，顺下之右为棚骨者一女人无此二骨，洞棚之下中央为髃骭骨者一无髓。俚人呼为鸠尾，髃骭直下为天枢骨者一无髓，铃下之左右，为缺盆骨者二有势多液，左缺盆前之下为下厌骨者一无髓，右缺盆前之下为分膳骨者一无髓，厌膳之后附下为仓骨者一无髓，仓之下左右为髎骨者共八无液有势，髎下之左为胸骨者一男子此骨大则好勇，髎下之右为荡骨者一女人此骨大者多夫，胸之下为乌骨者一男女此骨满者，鬓发早白，荡之下为臆骨者一此骨高，则使人多讹妄，钤中之后为脊窊骨者共二十二上接天柱。有髓，脊窊次下为大动骨者一上通天柱，共成二十四椎，大动之端为归下①骨者一道家谓之尾闾，归下之后为篡骨者一此骨能限精液，归下之前蓧骨者一此骨薄者，多处贫下。

复次，缺盆之下左右至衬，以二十五字关六十骨此下止分两手臂至十指之端众骨也，支其缺盆之后为伛甲骨者，左右共二有势多液，伛甲之端为甲隐骨者左右共二此骨长则至贤，前支缺盆为飞动骨者，左右共二此骨消，则病痹缓，次飞动之左为龙臑骨者一有势多髓多液，次飞动之右为虎冲骨者一有势多髓液，龙臑之下为龙本骨者一有势多髓，虎冲之下为虎端骨者一有势多髓，本端之下为腕也，龙本之上内为进贤骨者一男子此骨隆，则为名臣，虎端之上内为及爵骨者一女人此骨高，则为命妇，腕前左右为上力骨者共八有势多液，次上力为驻骨者，左右共十有势多液，次驻骨为搦骨者，左右共十有势多液，次搦为助势骨者，左右共十左肋外为爪，右肋外为甲，爪甲之下各有衬骨者，左右共十无势有液。复次，髃骱之下，左右前后至初步，以五十一字关一百三十六骨，此下自两乳下分左右至两足心，众骨所会处也，髃骱之下为心蔽骨者一无髓，髃骱之左为胁骨者，上下共十二居小肠之分也，左胁之端各有胁隐骨者分次亦十二无髓，胁骨之下为季胁骨者共二多液，季

---
① 下：原作"不"，据《证治准绳·疡医》卷六改。

胁之端为季隐骨者共二无髓，髑骬之右为肋骨者上下共十二处大肠之分也，肋骨之下为胗肋骨者共二各无隐骨，唯兽有之，右肋之端为肋隐骨者共十二无髓，葆骨之前为大横骨者一有势少髓，横骨之前为白环骨者共二有势有液，白环之前为内辅骨者，左右共二有势多液，内辅之后为骸关骨者，左右共二有势多液，骸关之下为楗骨者，左右共二有势多液，楗骨之下为髀枢骨者，左右共二有势多髓，髀枢下端为膝盖骨者，左右共二无势多液，膝盖左右各有侠升骨者共二有势多液，髀枢之下为骱骨者，左右共二有势多髓，骱骨之外为外辅骨者，左右共二有势有液，骱骨之下为立骨者，左右共二有势有液，立骨左右各有内外踝骨者共四有势少液，踝骨之前左右各有下力骨者共十有势多液，踝骨之后各有京骨者左右共二有势少液，下力之前各有释歆骨者左右共十有势有液，释歆之前各有起仆骨者左右共十有势，起仆之前各有平助骨者左右共十有势，平助之前各有衬甲骨者左右共十无势少液，释歆两傍各有核骨者左右共二有势多液，起仆之下各有初步骨者左右共二有势无髓有液。女人无此骨，凡此三百六十五骨也，天地相乘，惟人至灵，其女人则无顶威、左洞、右棚及初步等五骨，止有三百六十骨，又男子女人一百九十骨，或隐或衬，或无髓势，余二百五十六骨，并有髓液，以藏诸筋，以会诸脉，溪谷相需，而成身形，谓之四大，此骨度之常也。

昔黄帝问于伯高曰：脉度言经脉之长短，何以立之？伯高对曰：先度其骨节之大小广狭长短，而脉度定矣。帝曰：愿闻众人之度，人长七尺五寸者，其骨节之大小长短各几何？伯高曰：头之大骨，围二尺六寸，胸围四尺五寸，腰围四尺二寸，发所覆者，颅至项尺二寸，发以下至颐，长一尺，君子三折，结喉以下至缺盆中，长四寸，缺盆以下至䯏骬，长九寸，过则肺大，不满则肺小，䯏骬以下至天枢，长八寸，过则胃大，不满则胃小，天枢以下至横骨，长六寸半，过则回肠广长，不满则狭短，横骨长六寸半，横骨上廉以下至内辅之上廉，长一尺八寸，内辅之上廉以下至下廉，长三寸半，内辅下廉下至内踝，长一尺三寸，内踝以下至地，长三寸，膝腘以下至跗属，长一尺六寸，跗属以下至地，长三寸，故骨围大则太过，小则不及，角以下至柱骨，长一尺，行腋中不见者，长四寸，腋以下至季胁，长一尺二寸，季胁以下至髀枢，长六寸，髀枢以下至膝中，长一尺九寸，膝以下至外踝，长一尺六寸，外踝以下至京骨，长三寸，京骨以下至地，长一寸，耳后当完骨者，广九寸，耳前当耳门者，广一尺三寸，两颧之间，相去七寸，两乳之间，广九寸半，两髀之间，广六寸半，足长一尺二寸，广四寸半。肩至肘长一尺七寸，肘至腕长一尺二寸半①，腕至中指本节，长四寸，本节至其末，长四寸半，项发以下至背骨长二寸半，膂骨以下至尾骶二十一节长三尺，上②节长一寸四分，四分分之一，奇分在下，故上七节下至于膂骨，九寸八分，八分分之七。此众人骨之度也，所以立经脉之长短也，是故视其经络之在身，其见浮而坚，其见明而大者，多血，细而沉者，多气也。

凡欲用针，须明骨空所在，及机关之节。机关者，《内经》曰：辅骨上、横骨下为楗，侠髋为机，膝解为骸关，侠膝之骨为连骸，骸下为辅，辅上为腘，腘上为关，头横骨为枕是也，骨空者，《内经》髓空在脑后三分，在颅际锐骨之下风府穴也，一在龈基下下颐是也，一在项后中复骨下瘖门穴也，一在脊骨上空在风府上脑户穴也，脊骨下空在尻骨下空长强穴也，数髓空在面挟鼻颧髎穴也，或骨空在口下当两肩大迎穴也，两髆骨空在髆骨之阳近肩髃传失其名，臂骨空在臂阳，去踝四寸两骨空之间通间穴也，股骨上空在股阳出上膝四寸承楗也，腘骨空在辅骨之上端犊鼻穴也，股际骨空在毛中动下经阙穴名，尻骨空在髁骨之后相去四寸八髎穴也，扁骨有渗理凑无髓孔，易髓无空，是也。凡病属巨阳少阴之经与冲脉任脉督脉之分者，病本于骨，各随其要而灸刺之，故风

---

①肩至肘长一尺七寸，肘至腕长一尺二寸半：此十七字原脱，据《素问·骨度》补。
②背骨长二寸半，膂骨以下至尾骶二十一节长三尺，上：原作"膂骨，长三寸"，据《素问·骨度》改。

从外入，令人振寒恶寒，汗出身重，头痛或颈项痛者，治在风府，从风憎风，刺眉头攒竹穴也，失枕在肩上横骨间缺盆穴也，折使揄臂齐肘正，灸脊中阳关穴也，胁络季胁，引少腹而痛胀，刺譩譆，大风汗出则灸之，腰痛不可转摇，急引阴卵，刺八髎与痛上，八髎在腰尻分间。鼠瘘寒热，还刺寒府，寒府在附膝外解营，取膝上外者，使之拜，取足心者，使之跪。任脉为病，男子内结七疝，女子带下瘕聚。冲脉为病，逆气里急；督脉为病，脊强反[1]折。此三脉生病者，从少腹上冲心而痛，不得前后，为冲疝，其女子不孕，癃痔遗溺，嗌干。督脉生病治督脉，治在骨上曲骨穴也，甚者在齐下营，其上气有音者，治其喉，中央在缺盆中者天突穴也；其病上冲喉者，治其渐，渐者上挟颐也大迎穴也。蹇膝伸不得屈治其楗，坐而膝痛治其机，立而暑解治骸关，膝痛，痛及拇指治其腘委中穴也，坐而膝痛如物隐者治其关，膝痛不可屈伸，治其背内大杼也，连胻若折，治阳明中俞髎三里穴也，若别治巨阳少阴荥通谷及然谷穴，淫泺胻酸，不能久立，治少阳之络，在外踝上五寸光明穴也。

经脉统论

论曰：经脉者，其气始从中焦，注手太阴、阳明，阳明注足阳明、太阴，太阴注手少阴、太阳，太阳注足太阳、少阴，少

---

① 反：原作"及"，据《素问·骨空论》改。

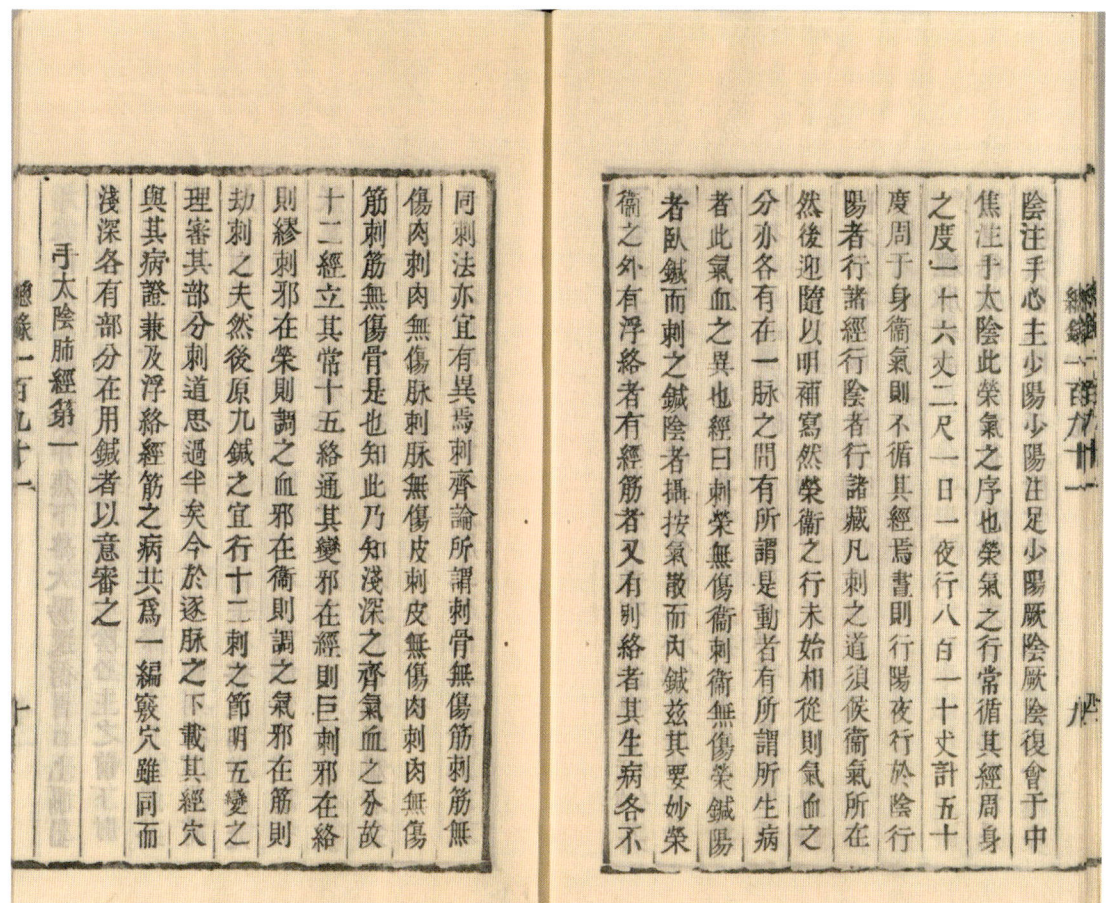

阴注手心主少阳，少阳注足少阳厥阴，厥阴复会于中焦，注手太阴，此荣气之序也。荣气之行，常循其经，周身之度一十六丈二尺，一日一夜行八百一十丈，计五十度周于身。卫气则不循其经焉，昼则行阳，夜行于阴，行阳者行诸经，行阴者行诸脏。凡刺之道，须候卫气所在，然后迎随以明补泻。然荣卫之行，未始相从，则气血之分，亦各有在。一脉之间，有所谓是动者，有所谓所生病者，此气血之异也。经曰：刺荣无伤卫，刺卫无伤荣，针阳者，卧针而刺之；针阴者，摄按气散而内针。兹其要妙，荣卫之外有浮络者，有经筋者，又有别络者，其生病各不同，刺法亦宜有异焉。《刺齐论》所谓刺骨无伤筋，刺筋无伤肉，刺肉无伤脉，刺脉无伤皮，刺皮无伤肉，刺肉无伤筋，刺筋无伤骨是也。知此乃知浅深之齐，气血之分，故十二经立其常，十五络通其变，邪在经则巨刺，邪在络则缪刺，邪在荣则调之血，邪在卫则调之气，邪在筋则劫刺之。夫然后原九针之宜，行十二刺之节，明五变之理，审其部分，刺道思过半矣，今于逐脉之下，载其经穴，与其病证，兼及浮络经筋之病，共为一编，窍穴虽同，而浅深各有部分，在用针者以意审之。

手太阴肺经第一

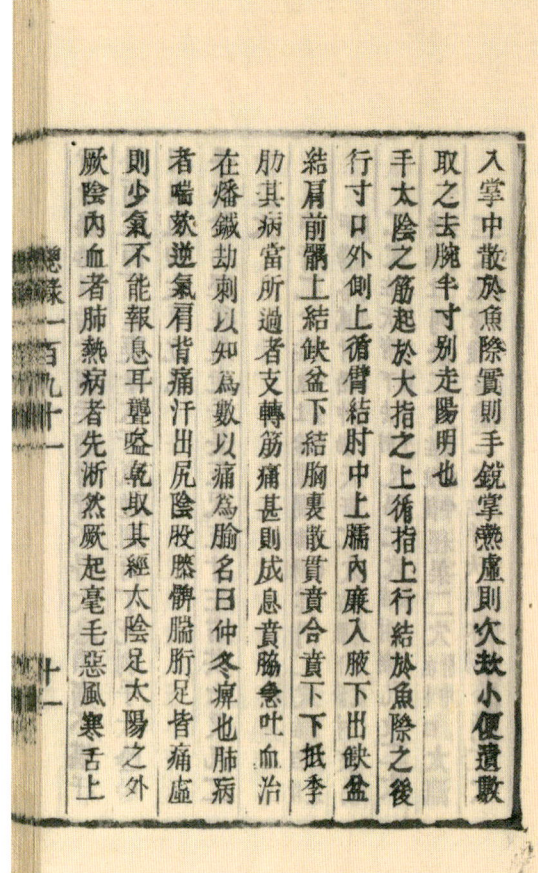

手太阴肺之经，起于中焦，下络大肠，还循胃口，上膈属肺，从肺系横出腋下，下循臑内，行少阴心主之前，下肘中，循臂内，上骨下廉，入寸口，上循鱼际，出大指之端。其支者，从腕后直出次指内廉，出其端。是动则病肺胀满膨膨而喘咳，缺盆中痛，甚则交两手而瞀，此为臂厥。是主肺所生病者，咳，上气，喘喝，烦心，胸满，臑臂内前廉痛厥，掌中热，气盛有余，则肩背痛，风寒汗出中风，小便数而欠，气虚则肩背痛寒，少气不足以息，溺色变。盛者，气口大三倍于人迎；虚者，气口反小于人迎也。

手太阴之别，名曰列缺，起于腕上分间，并太阴之经直入掌中，散于鱼际。实则手锐掌热，虚则欠㰦，小便遗数，取之去腕半寸，别走阳明也。

手太阴之筋，起于大指之上，循指上行，结于鱼际之后，行寸口外侧，上循臂，结肘中，上臑内廉，入腋下，出缺盆，结肩前髃，上结缺盆，下结胸里，散贯贲，合贲下，下抵季胁，其病当所过者支转筋，痛甚则成息贲，胁急吐血，治在燔针劫刺，以知为数，以痛为腧，名曰仲冬痹也。肺病者，喘咳逆气，肩背痛，汗出，尻阴股膝髀腨胻足皆痛，虚则少气，不能报息，耳聋嗌干。取其经，太阴足太阳之外厥阴内血者①，肺热病者，先淅然厥，起毫毛恶风寒，舌上

---

① 太阴足太阳之外厥阴内血者：《针灸甲乙经》卷六第九作"手太阴、足太阳、外厥阴、内少阴血者"，义长。

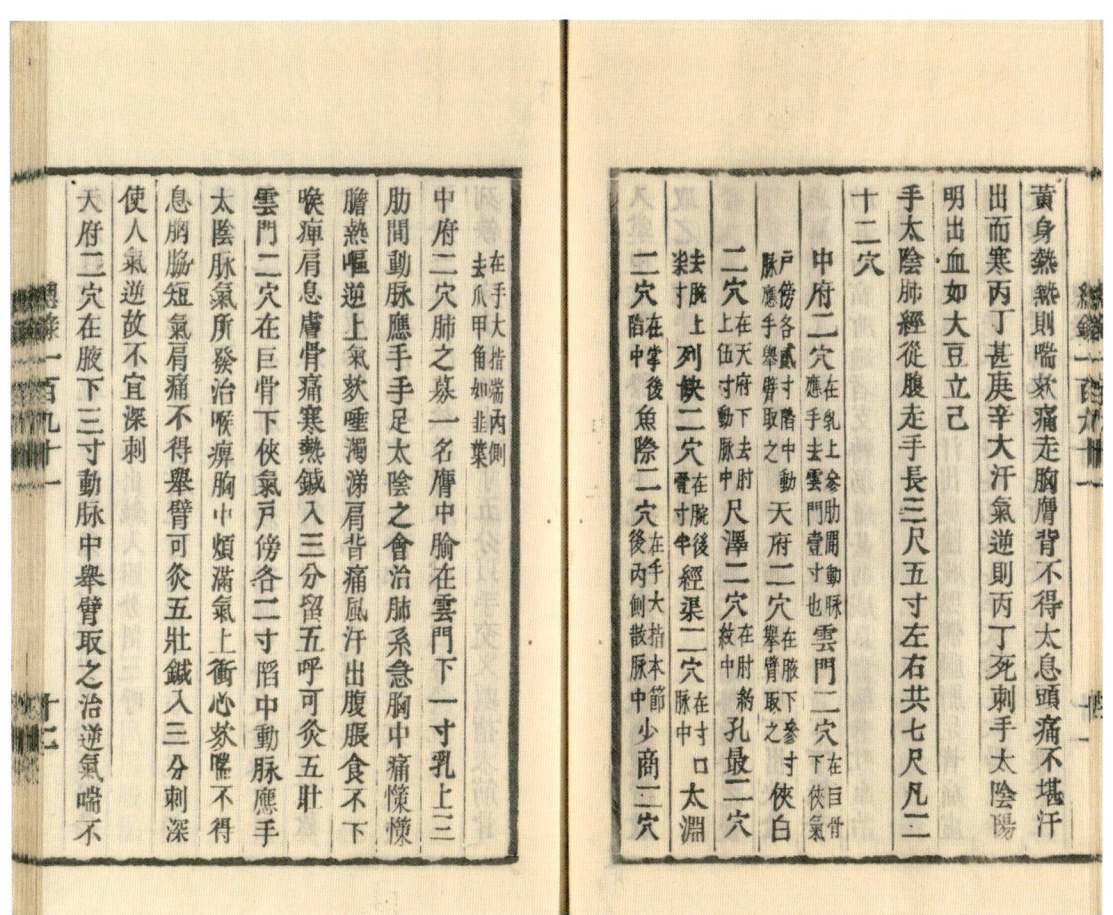

黄，身热，热则喘咳，痛走胸膺背，不得太息，头痛不堪，汗出而寒，丙丁甚，庚辛大汗，气逆则丙丁死，刺手太阴阳明，出血如大豆，立已。

手太阴肺经，从腹走手，长三尺五寸，左右共七尺，凡二十二穴。

中府二穴在乳上三肋间，动脉应手，去云门一寸也　云门二穴在巨骨下挟气户旁各二寸陷中，动脉应手，举臂取之　天府二穴在腋下三寸，举臂取之　侠白二穴在天府下，去肘上五寸动脉中　尺泽二穴在肘约纹中　孔最二穴去腕上七寸　列缺二穴在腕后一寸半　经渠二穴在寸口脉中　太渊二穴在掌后陷中　鱼际二穴在手大指本节后内侧散脉中　少商二穴在手大指端内侧，去爪甲角如韭菜

中府二穴，肺之募，一名膺中腧，在云门下一寸，乳上三肋间，动脉应手，手足太阴之会。治肺系急，胸中痛，憹憹胆热，呕逆上气，咳唾浊涕，肩背痛，风汗出，腹胀食不下，喉痹肩息，肤骨痛，寒热，针入三分，留五呼，可灸五壮。

云门二穴，在巨骨下，挟气户旁各二寸，陷中，动脉应手，太阴脉气所发。治喉痹，胸中烦满，气上冲心，咳喘不得息，胸胁短气，肩痛不得举臂，可灸五壮，针入三分，刺深使人气逆，故不宜深刺。

天府二穴，在腋下三寸，动脉中，举臂取之，治逆气喘不

得息，目眩远视晾晾，卒中恶鬼疰，不得安卧，禁不可灸，使人逆气，刺鼻衄血不止，针入四分，留三呼。

侠白二穴，在天府下，去肘五寸，动脉中。治心痛，干呕烦满，针入三分，可灸五壮。

尺泽二穴，水也，在肘中约纹上动脉中，手太阴脉之所入也，为合。治风痹肘挛，手臂不得举，喉痹上气，舌干咳嗽唾浊，四肢暴肿，臂寒短气，针入三分，可灸五壮。

孔最二穴，在腕上七寸，手太阴郄，治热病汗不出，此穴可灸三壮即汗出，咳逆臂厥痛，针入三分，灸五壮。

列缺二穴，去腕侧上一寸五分，以手交叉头指末筋骨罅中，手太阴络，别走阳明。疗偏风口㖞，手腕无力，半身不随，咳嗽掌中热，口噤不开，寒疟呕沫，善笑纵唇口健忘，针入二分，留三呼，泻五吸，可灸七壮。

经渠二穴，金也，在寸口陷中，手太阴脉之所行也，为经。治疟寒热，胸背拘急，胸满膨膨，喉痹掌中热，咳嗽上气数欠，热病汗不出，暴痹喘，足心痛，呕吐，针入二分，留三呼，禁不可灸，灸即伤人神。

太渊二穴，土也①，在手掌后陷中，手太阴脉之所注也，为腧。治胸痹逆气，寒厥善哕呕，饮水咳嗽，烦悗不得卧，肺胀满膨膨，臂内廉痛，目生白翳，眼眦赤筋，缺盆中引痛，掌中

---

① 土也：原无，据《普济方》卷四一六补。

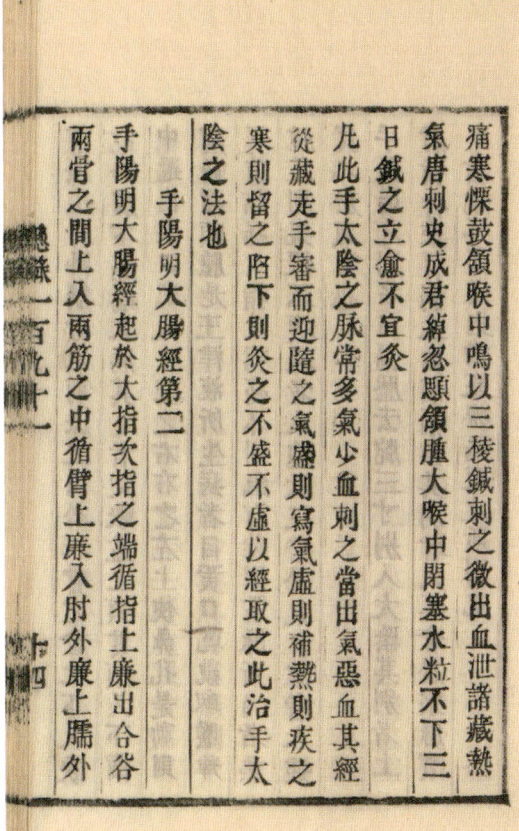

热，数欠，喘不得息，噫气上逆，心痛唾血，振寒[1]咽干，狂言口僻，可灸三壮，针入二分。

鱼际二穴，火也，在手大指本节后内侧散脉中，手太阴脉之所流也，为荥。治洒淅恶风寒，虚热舌上黄，身热头痛，咳嗽汗不出，痹走胸背，痛不得息，目眩烦心少气，腹痛不下食，肘挛支满，喉中干燥，寒栗鼓颔，咳引尻痛溺出，呕血心痹悲恐，针入二分，留三呼。

少商二穴，木也，在手大指端内侧，去爪甲角如韭叶，手太阴之脉所出也，为井。治烦心善哕心下满，汗出而寒，咳逆疟疾，振寒腹满，唾沫唇干，引饮不下膨膨，手挛指痛，寒栗鼓颔喉中鸣，以三棱针刺之，微出血，泄诸脏热气，唐刺史成君绰，忽腮颔肿大，喉中闭塞，水粒不下三日，针之立愈，不宜灸。

凡此手太阴之脉，常多气少血，刺之当出气恶血，其经从脏走手，审而迎随之，气盛则泻，气虚则补，热则疾之，寒则留之，陷下则灸之，不盛不虚，以经取之，此治手太阴之法也。

手阳明大肠经第二

手阳明大肠经，起于大指次指之端，循指上廉，出合谷两骨之间，上入两筋之中，循臂上廉，入肘外廉，上臑外

---

①寒：原作"塞"，形误，据《针灸甲乙经》卷十一第七改。

前廉，上肩，出髃骨之前廉，上出于柱骨之会上，下入缺盆，络肺，下膈属大肠。其支者，从缺盆上颈，贯颊，入下齿中，还出挟口，交人中，左之右，右之左，上挟鼻孔。是动则病齿痛，颔肿，是主津液所生病者，目黄口干，鼽衄喉痹，肩前臑痛，大指次指痛不用，气有余则当脉所过者热肿，虚则寒栗不复，盛者人迎大三倍于气口，虚者人迎反小于气口也。

手阳明之别，名曰偏历，去腕三寸，别入太阴，其别者上肘循臂，乘肩，髃上曲颊遍齿，其别者，入耳会于宗脉，实则齿龋耳聋，虚则齿寒痹膈，取之所别也。

手阳明之筋，起于大指次指之端，结于腕，上循臂，上结于肘外，上臑，结于髃，其支者，绕肩胛，挟脊，直者从肩髃上颈，其支者，上颊，结于颃，直者，上出手太阳之前，上左角，络头，下右颔，其病当所过者支痛及转筋，肩不举颈，不可左右视，治在燔针劫刺，以知为数，以痛为输，名曰孟夏痹也。

邪客于手阳明之络，令人气满，胸中喘息，而支胠胸中热，刺手大指爪甲上，去端如韭叶各一痏，左取右，右取左，如食顷已商阳穴也。

邪客于手阳明之络，令人耳聋时不闻音，刺商阳立闻，

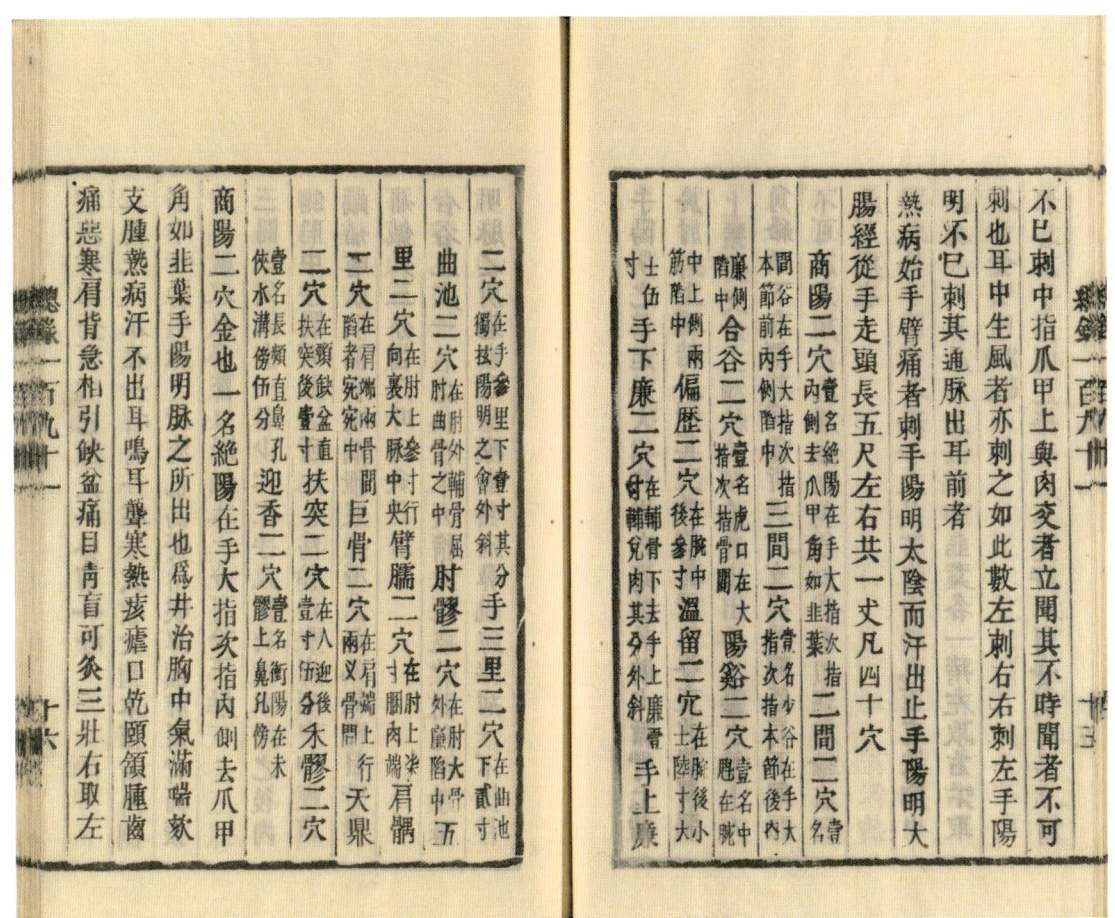

不已，刺中指爪甲上与肉交者，立闻，其不时闻者，不可刺也，耳中生风者，亦刺之如此数，左刺右，右刺左，手阳明不已，刺其通脉出耳前者。

热病始手臂痛者，刺手阳明太阴而汗出止，手阳明大肠经从手走头，长五尺，左右共一丈，凡四十穴。

商阳二穴一名绝阳，在手大指次指内侧，去爪甲角如韭叶　二间二穴一名间谷，在手大指次指本节前内侧陷中　三间二穴一名少谷，在手大指次指本节后内廉侧陷中　合谷二穴一名虎口，在大指次指骨间　阳溪二穴一名中魁，在腕中上侧两筋陷中　偏历二穴在腕中后三寸　温溜二穴在腕后，小士六寸，大士五寸　手下廉二穴在辅骨下去手上廉一寸辅兑肉其分外斜　手上廉二穴在手三里下一寸，其分独抵阳明之会外斜　手三里二穴在曲池下二寸　曲池二穴在肘外辅骨屈肘曲骨之中　肘髎二穴在肘大骨外廉陷中　五里二穴在肘上三寸行向里大脉中央　臂臑二穴在肘上七寸䐃肉端　肩髃二穴在肩端两骨间陷者宛宛中　巨骨二穴在肩端上行两叉骨间　天鼎二穴在颈缺盆直扶突后一寸　扶突二穴在人迎后一寸五分　禾髎二穴一名长频，直鼻孔挟水沟旁五分　迎香二穴一名冲阳，在禾髎上鼻孔旁

商阳二穴，金也，一名绝阳，在手大指次指内侧，去爪甲角如韭叶，手阳明脉之所出也，为井。治胸中气满，喘咳支肿，热病汗不出，耳鸣耳聋，寒热痎疟，口干颐颔肿，齿痛恶寒，肩背急相引缺盆痛，目青盲。可灸三壮，右取左，

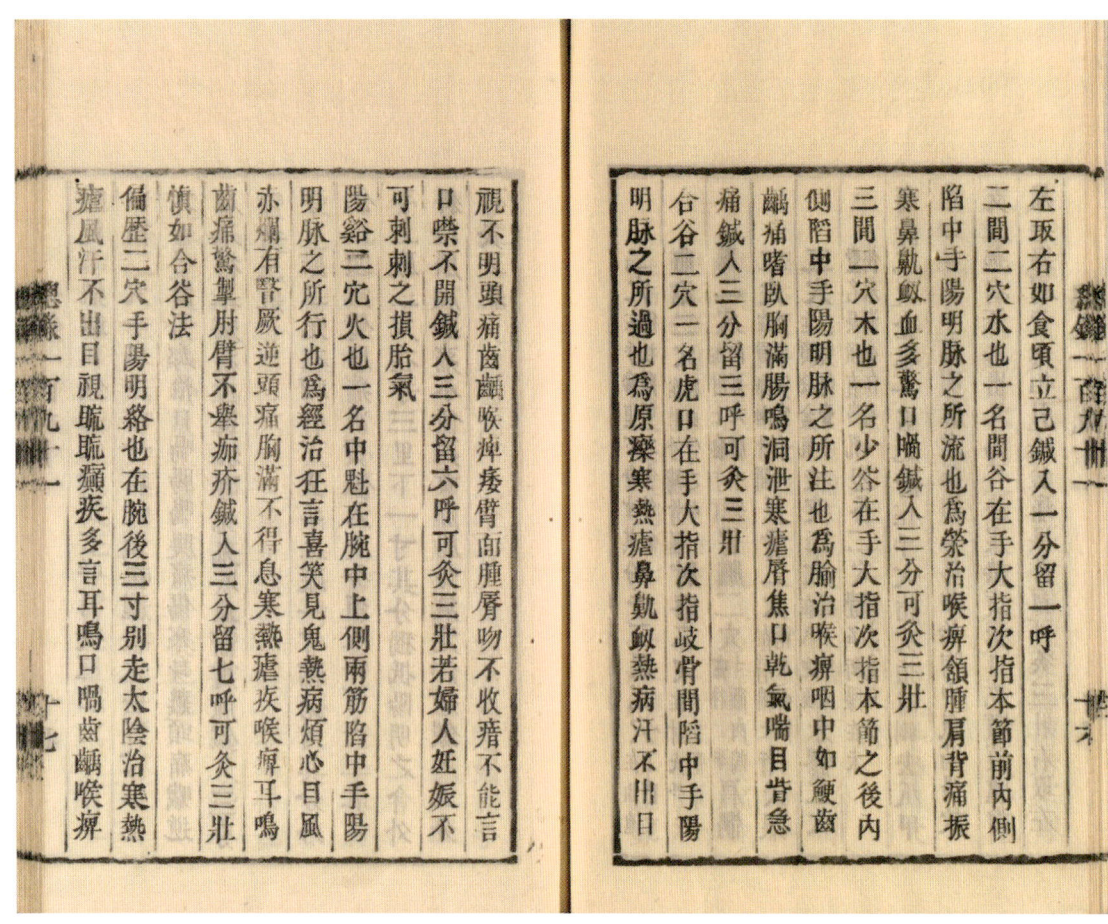

左取右，如食顷立已，针入一分，留一呼。

二间二穴，水也，一名间谷，在手大指次指本节前内侧陷中，手阳明脉之所流也，为荥。治喉痹颔肿，肩背痛振寒，鼻衄衄血，多惊口㖞，针入三分，可灸三壮。

三间二穴，木也，一名少谷，在手大指次指本节之后内侧陷中，手阳明脉之所注也，为腧。治喉痹咽中如鲠，齿龋痛，嗜卧胸满，肠鸣洞泄，寒疟唇焦，口干气喘，目眦急痛，针入三分，留三呼，可灸三壮。

合谷二穴，一名虎口，在手大指次指岐骨间陷中，手阳明脉之所过也，为原。疗寒热疟，鼻衄衄，热病汗不出，目视不明，头痛齿龋，喉痹痿臂面肿，唇吻不收，瘖不能言，口噤不开，针入三分，留六呼，可灸三壮，若妇人妊娠不可刺，刺之损胎气。

阳溪二穴，火也，一名中魁，在腕中上侧两筋陷中，手阳明脉之所行也，为经。治狂言喜笑见鬼，热病烦心，目风赤烂有翳，厥逆头痛，胸满不得息，寒热疟疾，喉痹耳鸣，齿痛惊瘛，肘臂不举，痂疥，针入三分，留七呼，可灸三壮，慎如合谷法。

偏历二穴，手阳明络也，在腕后三寸，别走太阴，治寒热疟，风汗不出，目视䀮䀮，癫疾多言，耳鸣口㖞，齿龋喉痹

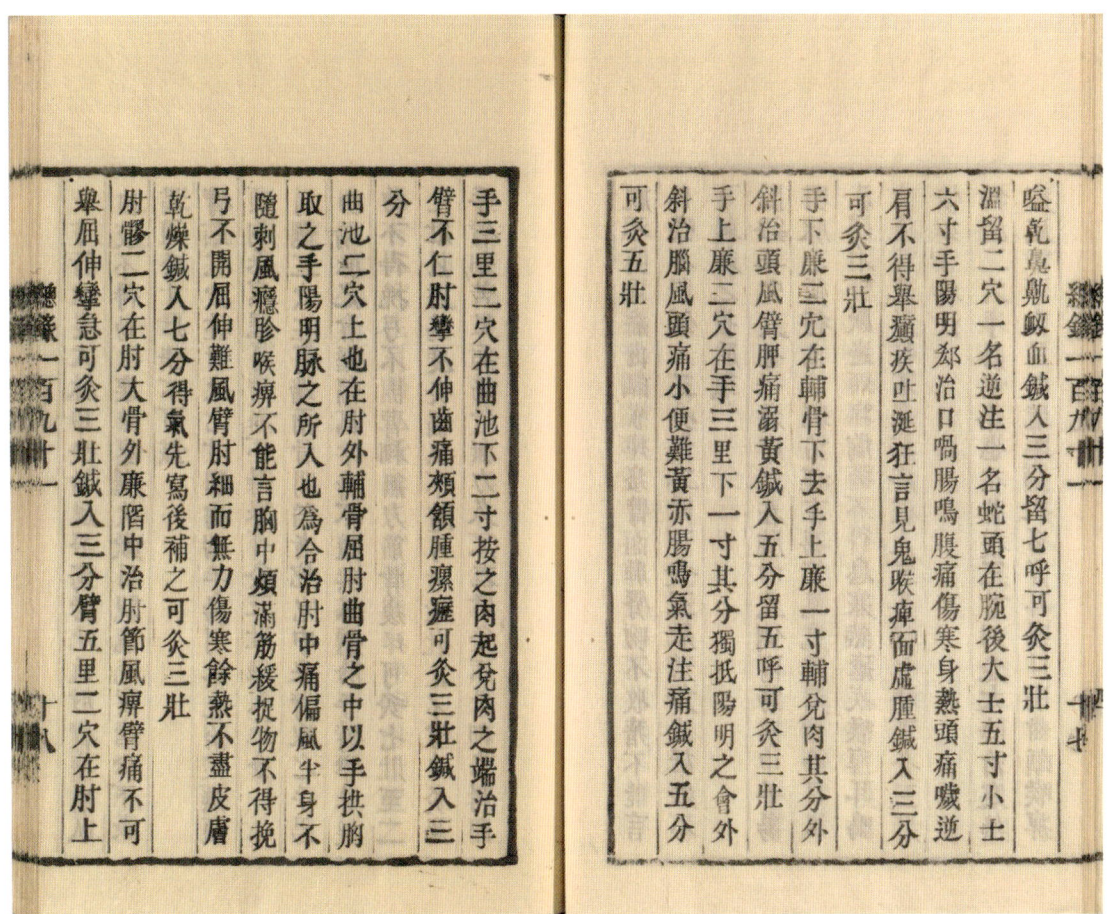

嗌干，鼻衄衄血，针入三分，留七呼，可灸三壮。

温溜二穴，一名逆注，一名蛇头，在腕后，大士五寸，小士六寸，手阳明郄。治口㖞，肠鸣腹痛，伤寒身热，头痛哕逆，肩不得举，癫疾吐涎，狂言见鬼，喉痹面虚肿，针入三分，可灸三壮。

手下廉二穴，在辅骨下去手上廉一寸，辅兑肉其分外斜。治头风，臂胛痛，溺黄，针入五分，留五呼，可灸三壮。

手上廉二穴，在手三里下一寸，其分独抵阳明之会外斜。治脑风头痛，小便难黄赤，肠鸣气走注痛，针入五分，可灸五壮。

手三里二穴，在曲池下二寸，按之肉起兑肉之端。治手臂不仁，肘挛不伸，齿痛颊颔肿，瘰疬，可灸三壮，针入三分。

曲池二穴，土也，在肘外辅骨屈肘曲骨之中，以手拱胸取之，手阳明脉之所入也，为合。治肘中痛，偏风半身不随，刺风瘾疹，喉痹不能言，胸中烦满，筋缓捉物不得，挽弓不开，屈伸难，风臂肘细而无力，伤寒余热不尽，皮肤干燥，针入七分，得气先泻后补之，可灸三壮。

肘髎二穴，在肘大骨外廉陷中。治肘节风痹，臂痛不可举，屈伸挛急，可灸三壮，针入三分。臂五里二穴，在肘上

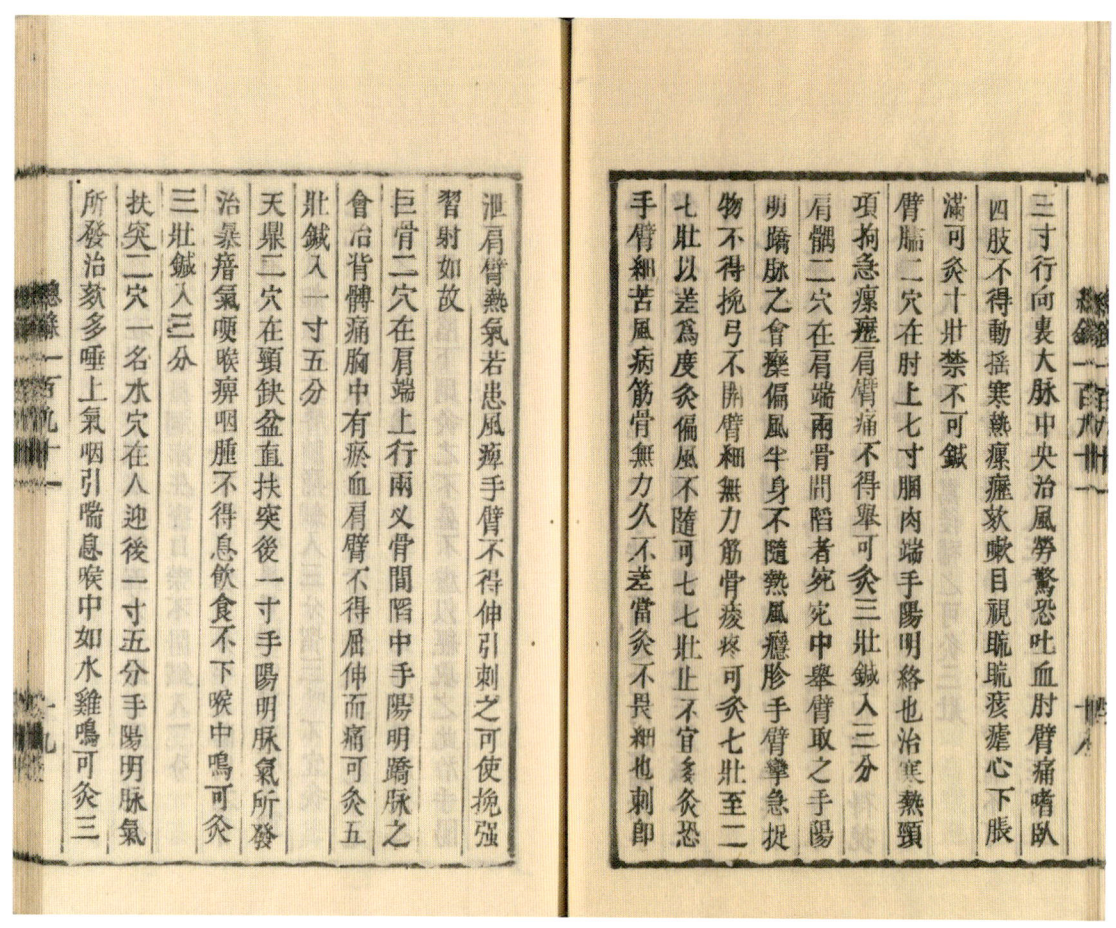

三寸行向里大脉中央。治风劳惊恐吐血，肘臂痛嗜卧，四肢不得动摇，寒热瘰疬咳嗽，目视䀮䀮，痎疟心下胀满，可灸十壮，禁不可针。

臂臑二穴，在肘上七寸䐃肉端，手阳明络也。治寒热颈项拘急，瘰疬肩臂痛不得举，可灸三壮，针入三分。

肩髃二穴，在肩端两骨间陷者宛宛中，举臂取之，手阳明蹻脉之会。疗偏风半身不遂，热风瘾疹，手臂挛急，捉物不得，挽弓不开，臂细无力，筋骨酸疼，可灸七壮至二七壮，以瘥为度，灸偏风不遂，可七七壮止，不宜多灸，恐手臂细，若风病筋骨无力久不瘥，当灸不畏细也。刺即泄肩臂热气，若患风痹，手臂不得伸引，刺之，可使挽强习射如故。

巨骨二穴，在肩端上行两叉骨间陷中，手阳明蹻脉之会。治背髆痛，胸中有瘀血，肩臂不得屈伸而痛，可灸五壮，针入一寸五分。

天鼎二穴，在颈缺盆直扶突后一寸，手阳明脉气所发。治暴瘖气哽，喉痹咽肿不得息，饮食不下，喉中鸣，可灸三壮，针入三分。

扶突二穴，一名水穴，在人迎后一寸五分，手阳明脉气所发。治咳多唾，上气咽引喘息，喉中如水鸡鸣，可灸三

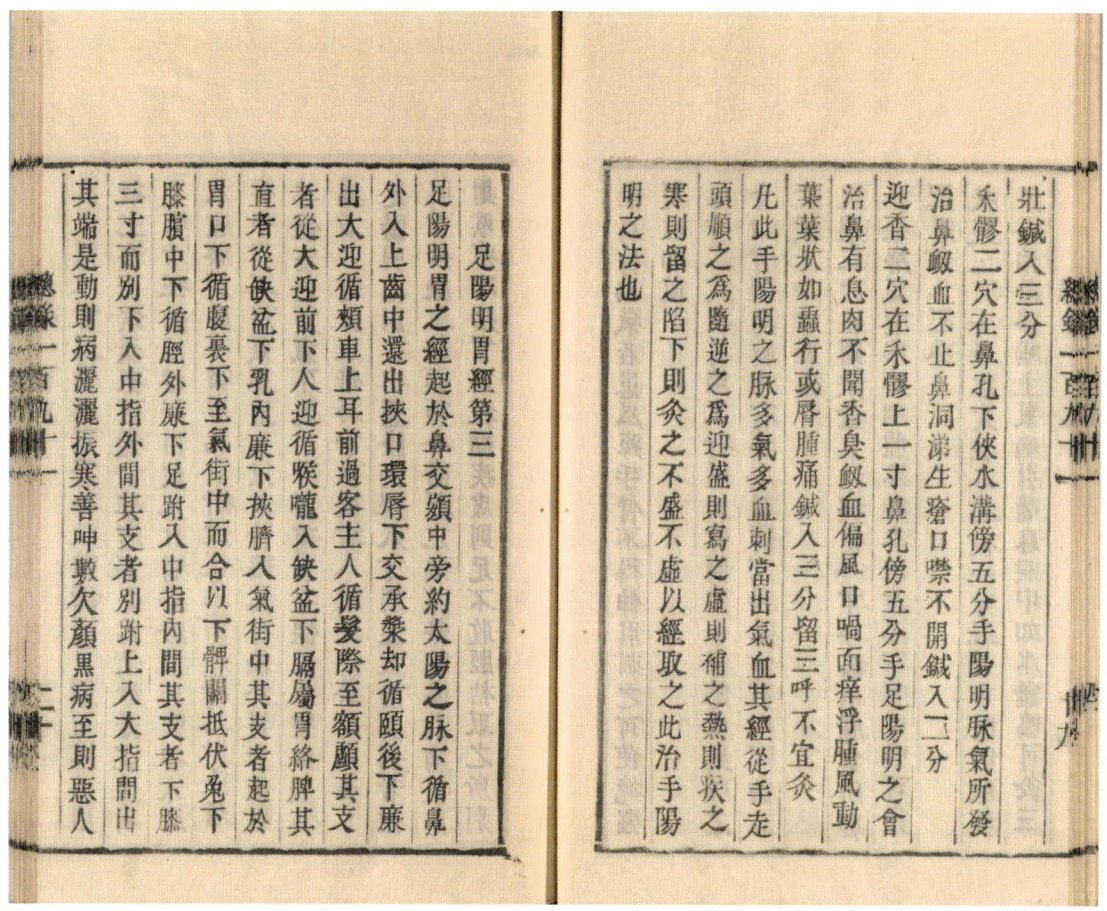

壮，针入三分。

禾髎二穴，在鼻孔下挟水沟旁五分，手阳明脉气所发。治鼻衄血不止，鼻洞涕生疮，口噤不开，针入二分。

迎香二穴，在禾髎上一寸，鼻孔旁五分，手足阳明之会。治鼻有息肉，不闻香臭衄血，偏风口㖞，面痒浮肿，风动叶叶，状如虫行，或唇肿痛，针入三分，留三呼，不宜灸。

凡此手阳明之脉，多气多血，刺当出气血。其经从手走头，顺之为随，逆之为迎，盛则泻之，虚则补之，热则疾之，寒则留之，陷下则灸之，不盛不虚，以经取之。此治手阳明之法也。

足阳明胃经第三

足阳明胃之经，起于鼻交頞中，旁约太阳之脉，下循鼻外，入上齿中，还出挟口环唇，下交承浆，却循颐后下廉，出大迎，循颊车，上耳前，过客主人，循发际，至额颅。其支者，从大迎前下人迎，循喉咙，入缺盆，下膈属胃络脾。其直者，从缺盆下乳内廉，下挟脐，入气街中。其支者，起于胃口下，循腹里，下至气街中而合，以下髀关，抵伏兔，下膝膑中，下循胫外廉，下足跗，入中指内间。其支者，下膝三寸而别，下入中指外间。其支者，别跗上，入大指间，出其端。是动，则病洒洒振寒，善呻数欠，颜黑，病至则恶人

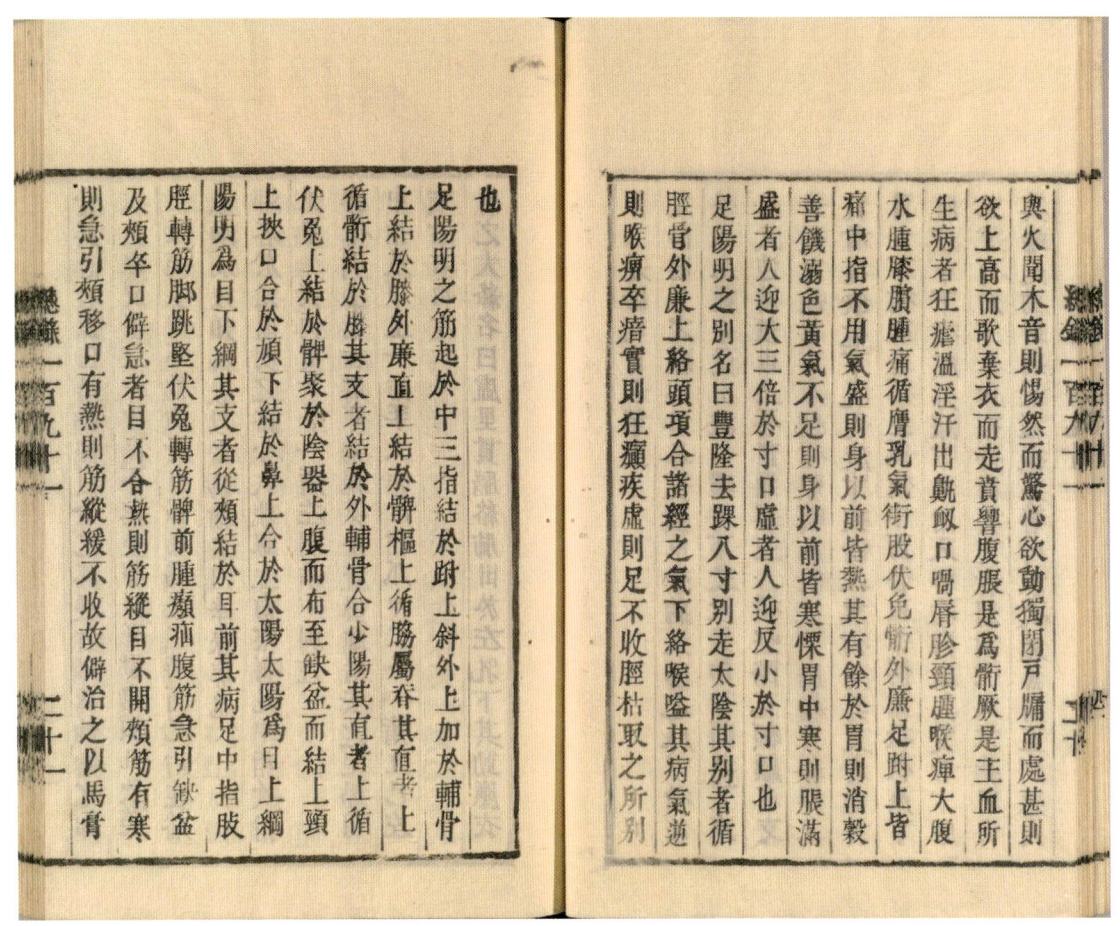

与火，闻木音则惕然而惊，心欲动，独闭户牖而处，甚则欲上高而歌，弃衣而走，贲响腹胀，是为骭厥。是主血所生病者，狂疟温淫汗出，鼽衄，口㖞，唇胗，颈肿喉痹，大腹水肿，膝膑肿痛，循膺、乳、气街、股、伏兔、骭外廉、足跗上皆痛，中指不用。气盛则身以前皆热，其有余于胃，则消谷善饥，溺色黄；气不足则身以前皆寒栗，胃中寒则胀满。盛者人迎大三倍于寸口，虚者人迎反小于寸口也。

足阳明之别，名曰丰隆，去踝八寸，别走太阴。其别者，循胫骨外廉，上络头项，合诸经之气，下络喉嗌，其病气逆则喉痹卒瘖，实则狂癫疾，虚则足不收，胫枯。取之所别也。

足阳明之筋，起于中三指，结于跗上，斜外上加于辅骨，上结于膝外廉，直上结于髀枢，上循胁，属脊。其直者，上循骭，结于膝，其支者，结于外辅骨，合少阳。其直者，上循伏兔，上结于髀，聚于阴器，上腹而布，至缺盆而结，上颈，上挟口，合于颅，下结于鼻，上合于太阳，太阳为目上纲，阳明为目下纲。其支者，从颊结于耳前。其病足中指肢胫转筋，脚跳坚，伏兔转筋，髀前肿，㿉疝，腹筋急，引缺盆及颊，卒口僻，急者目不合，热则筋纵，目不开，颊筋有寒，则急引颊移口。有热则筋纵缓不收故僻，治之以马膏，

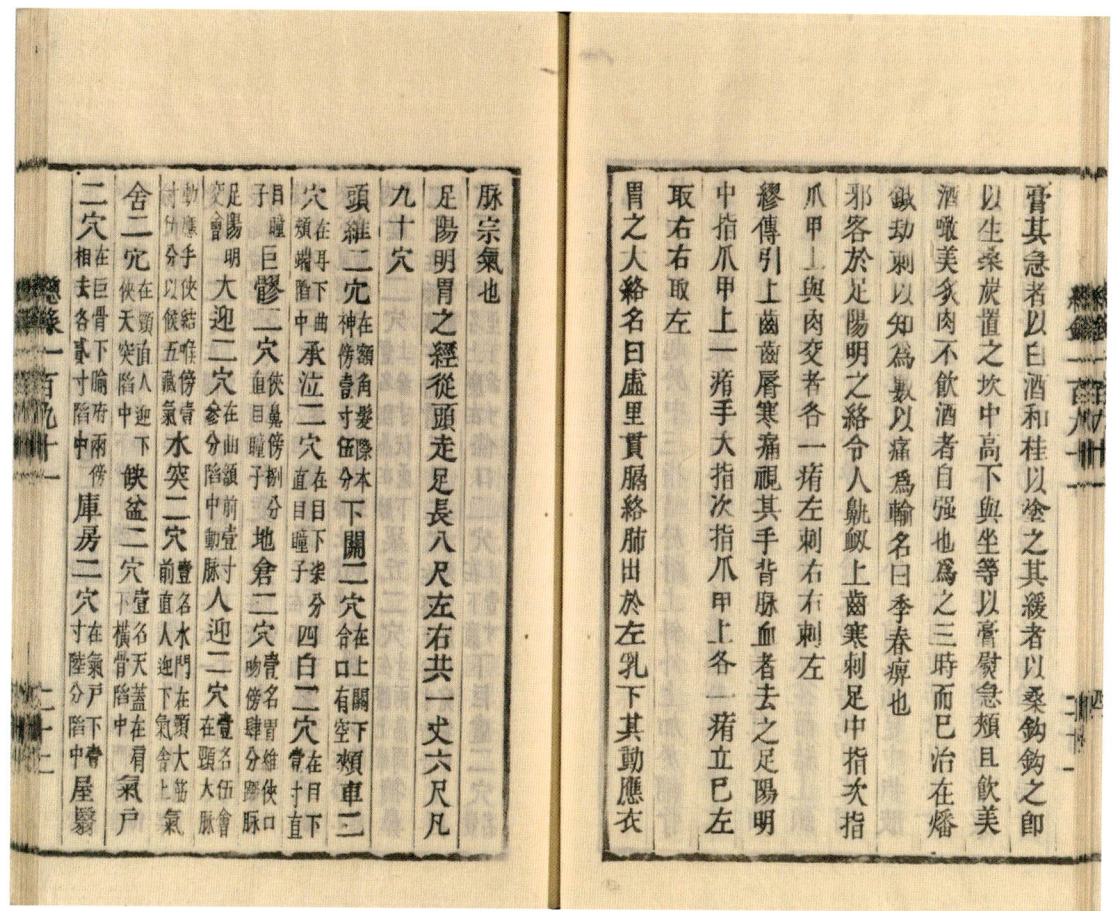

膏其急者，以白酒和桂，以涂之其缓者，以桑钩钩之，即以生桑炭置之坎中，高下与坐等，以膏熨急颊，且饮美酒，啖美炙肉，不饮酒者，自强也，为之三时而已。治在燔针劫刺，以知为数，以痛为输，名曰季春痹也。

邪客于足阳明之络，令人鼽衄上齿寒，刺足中指次指爪甲上与肉交者各一痏，左刺右，右刺左。

缪传引上齿，齿唇寒痛，视其手背脉血者去之，足阳明中指爪甲上一痏，手大指次指爪甲上各一痏，立已，左取右，右取左。

胃之大络，名曰虚里，贯膈络肺，出于左乳下，其动应衣，脉宗气也。

足阳明胃之经，从头走足，长八尺，左右共一丈六尺，凡九十穴。

头维二穴在额角发际本神旁一寸五分　下关二穴在上关下，合口有空　颊车二穴在耳下曲颊端陷中　承泣二穴在目下七分，直目瞳子　四白二穴在目下一寸，直目瞳子　巨髎二穴挟鼻旁八分，直目瞳子　地仓二穴一名胃维，挟口吻旁四分，蹻脉、足阳明交会　大迎二穴在曲颔前一寸三分陷中动脉　人迎二穴一名伍会，在颈大脉动应手挟结喉旁一寸五分，以候五脏气　水突二穴一名水门，在颈大筋前直人迎下气舍上　气舍二穴在颈直人迎下挟天突陷中　缺盆二穴一名天盖。在肩下横骨陷中　气户二穴在巨骨下腧府两旁，相去各二寸陷中　库房二穴在气户下一寸六分陷中　屋翳

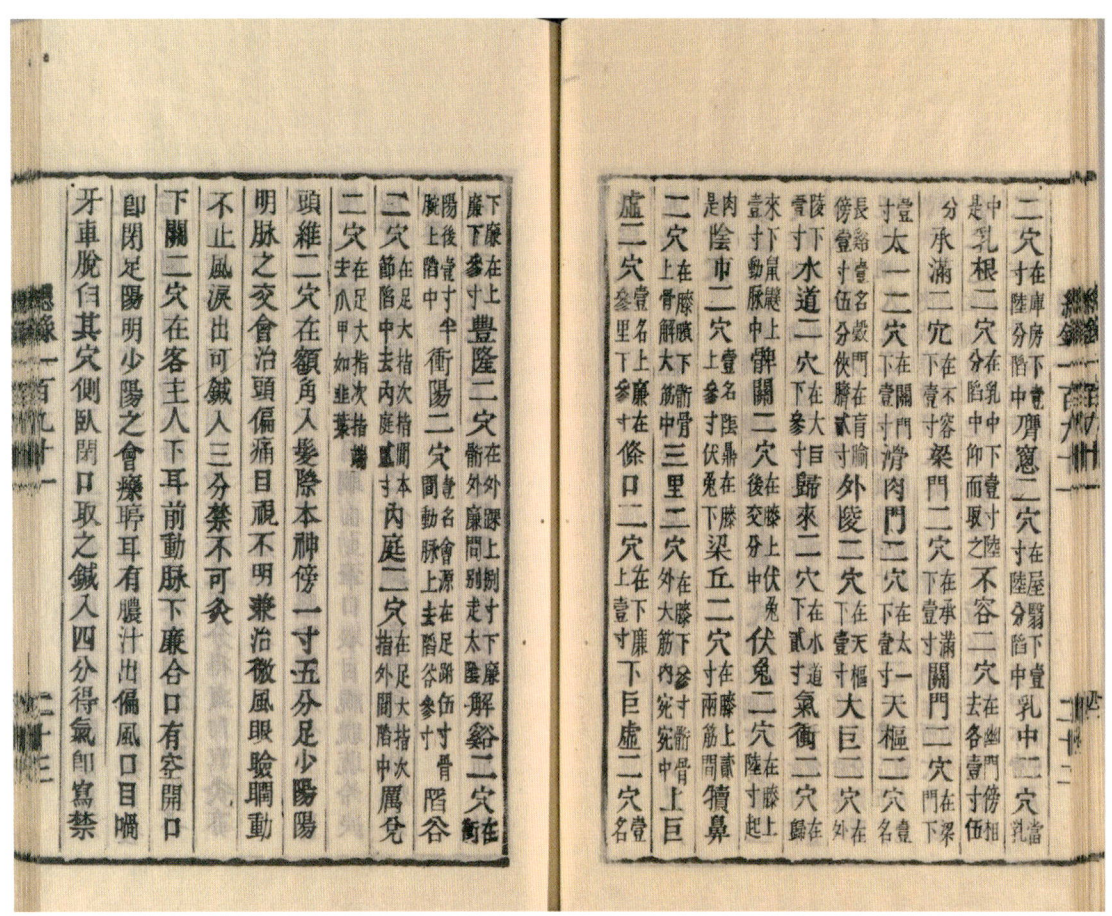

二穴在库房下一寸六分陷中　膺窗二穴在屋翳下一寸六分陷中　乳中二穴当乳中是　乳根二穴在乳中下一寸六分陷中，仰而取之　不容二穴在幽门旁相去各一寸五分　承满二穴在不容下一寸　梁门二穴在承满下一寸　关门二穴在梁门下一寸　太一二穴在关门下一寸　滑肉门二穴在太一下一寸　天枢二穴一名长溪，一名谷门。在肓腧旁一寸五分，挟脐二寸　外陵二穴在天枢下一寸　大巨二穴在外陵下一寸　水道二穴在大巨下三寸　归来二穴在水道下二寸　气冲二穴在归来下，鼠鼷上一寸动脉中　髀关二穴在膝上伏兔后交分中　伏兔二穴在膝上六寸起肉是　阴市二穴一名阴鼎。在膝上三寸伏兔下　梁丘二穴在膝上二寸两筋间　犊鼻二穴在膝膑下胻骨上骨解大筋中　三里二穴在膝下三寸胻骨外大筋内宛宛中　上巨虚二穴一名上廉。在三里下三寸　条口二穴在下廉上一寸　下巨虚二穴一名下廉。在上廉下三寸　丰隆二穴在外踝上八寸下廉，胻外廉间别走太阴　解溪二穴在冲阳后一寸半腕上陷中　冲阳二穴一名会源。在足跗五寸骨间动脉上，去陷谷三寸　陷谷二穴在足大指次指间本节陷中，去内庭二寸　内庭二穴在足大指次指外间陷中　厉兑二穴在足大指次指端，去爪甲如韭叶

　　头维二穴，在额角入发际本神旁一寸五分，足少阳阳明脉之交会。治头偏痛，目视不明，兼治微风，眼睑睏动不止，风泪出。可针入三分，禁不可灸。

　　下关二穴，在客主人下耳前动脉下廉，合口有空，开口即闭，足阳明少阳之会。疗聤耳有脓汁出，偏风口目㖞，牙车脱臼，其穴侧卧闭口取之，针入四分，得气即泻，禁

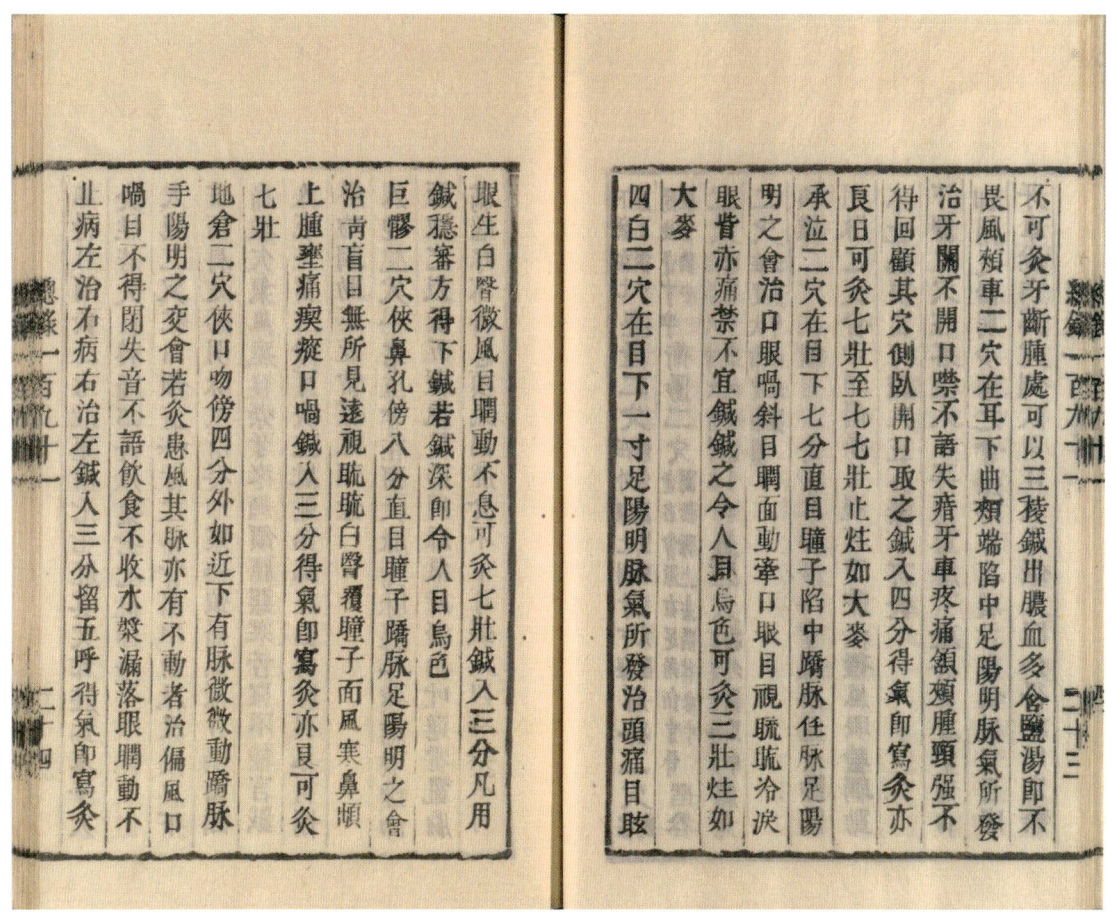

不可灸，牙龈肿处，可以三棱针出脓血，多含盐汤，即不畏风。

颊车二穴，在耳下曲颊端陷中，足阳明脉气所发。治牙关不开，口噤不语失瘖，牙车疼痛，颔颊肿，颈强不得回顾。其穴侧卧开口取之，针入四分，得气即泻。灸亦良，日可灸七壮至七七壮止，炷如大麦。

承泣二穴，在目下七分，直目瞳子陷中，蹻脉任脉足阳明之会。治口眼㖞斜，目瞤面动牵口眼，目视䀮䀮，冷泪眼眦赤痛。禁不宜针，针之令人目乌色。可灸三壮，炷如大麦。

四白二穴，在目下一寸，足阳明脉气所发。治头痛目眩，眼生白翳，微风目瞤动不息。可灸七壮，针入三分。凡用针稳审方得下针，若针深即令人目乌色。

巨髎二穴，挟鼻孔旁八分，直目瞳子，蹻脉足阳明之会。治青盲目无所见，远视䀮䀮，白翳复瞳子，面风寒鼻，颔上肿壅痛，瘈疭口㖞。针入三分，得气即泻。灸亦良，可灸七壮。

地仓二穴，挟口吻旁四分外如近下，有脉微微动，蹻脉手阳明之交会。若灸患风，其脉亦有不动者。治偏风口㖞，目不得闭，失音不语，饮食不收，水浆漏落，眼瞤动不止。病左治右，病右治左。针入三分，留五呼，得气即泻，灸

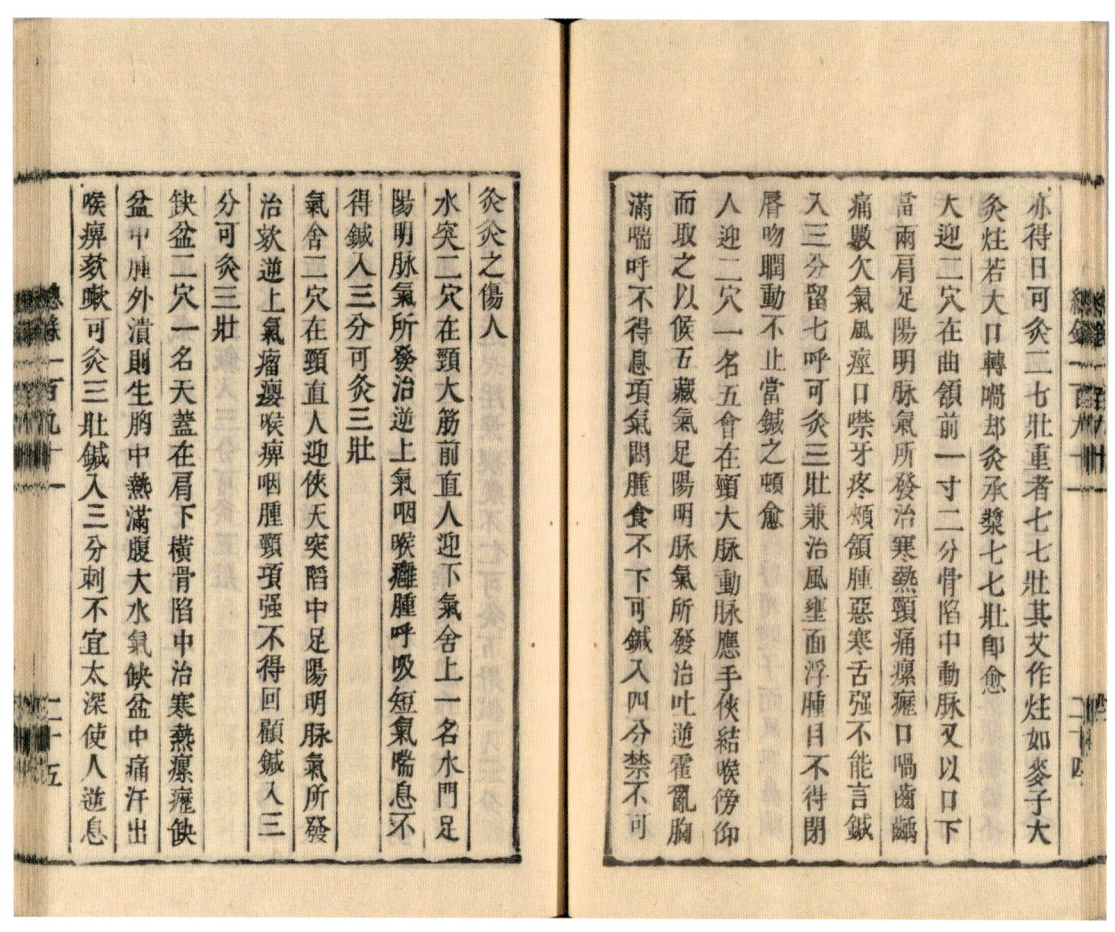

亦得，日可灸二七壮，重者七七壮。其艾作炷，如麦子大。灸炷若大，口转㖞，却灸承浆七七壮即愈。

大迎二穴，在曲颔前一寸二分骨陷中动脉，又以口下当两肩，足阳明脉气所发。治寒热颈痛瘰疬，口㖞，齿龋痛，数欠气，风痓口噤，牙疼颊颔肿，恶寒，舌强不能言。针入三分，留七呼，可灸三壮，兼治风壅面浮肿，目不得闭，唇吻𥆧动不止，当针之顿愈。

人迎二穴，一名五会，在颈大脉动脉应手挟结喉旁，仰而取之，以候五脏气，足阳明脉气所发。治吐逆霍乱，胸满喘呼不得息，项气闷肿，食不下。可针入四分，禁不可灸，灸之伤人。

水突二穴，在颈大筋前，直人迎下气舍上，一名水门，足阳明脉气所发。治逆上气，咽喉痛肿，呼吸短气，喘息不得。针入三分，可灸三壮。

气舍二穴，在颈直人迎挟天突陷中，足阳明脉气所发。治咳逆上气，瘤瘿喉痹咽肿，颈项强不得回顾。针入三分，可灸三壮。

缺盆二穴，一名天盖，在肩下横骨陷中。治寒热瘰疬，缺盆中肿，外溃则生，胸中热满，腹大水气，缺盆中痛，汗出喉痹咳嗽。可灸三壮，针入三分，刺不宜太深，使人逆息

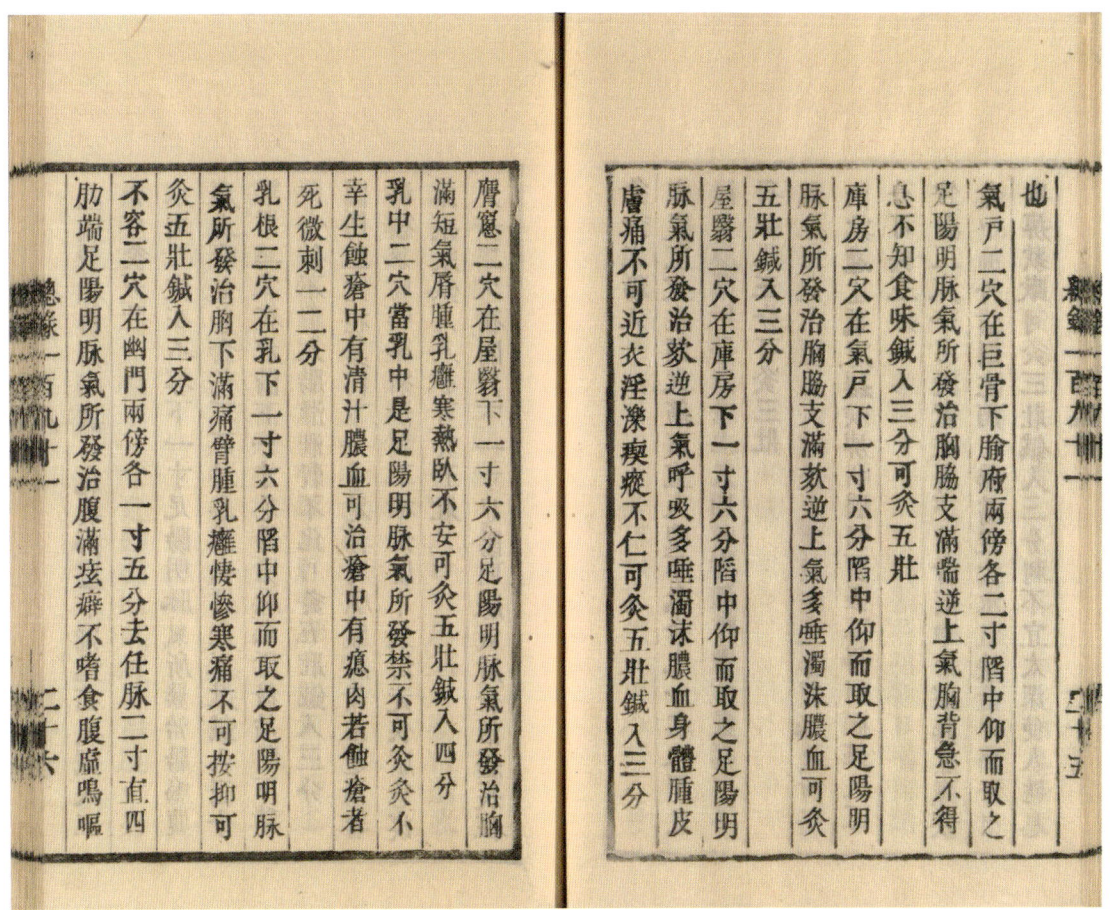

也。

气户二穴,在巨骨下腧府两旁各二寸陷中,仰而取之,足阳明脉气所发。治胸胁支满,喘逆上气,胸背急不得息,不知食味。针入三分,可灸五壮。

库房二穴,在气户下一寸六分陷中,仰而取之,足阳明脉气所发。治胸胁支满,咳逆上气,多唾浊沫脓血。可灸五壮,针入三分。

屋翳二穴,在库房下一寸六分陷中,仰而取之,足阳明脉气所发。治咳逆上气呼吸,多唾浊沫脓血,身体肿,皮肤痛不可近衣,淫泺瘛疭不仁。可灸五壮,针入三分。

膺窗二穴,在屋翳下一寸六分,足阳明脉气所发。治胸满短气,唇肿乳痈,寒热卧不安。可灸五壮,针入四分。

乳中二穴,当乳中是,足阳明脉气所发。禁不可灸,灸不幸生蚀疮,中有清汁脓血可治,疮中有息肉,若蚀疮者死,微刺一二分。

乳根二穴,在乳下一寸六分陷中,仰而取之,足阳明脉气所发。治胸下满痛,臂肿乳痈,凄惨寒痛,不可按抑。可灸五壮,针入三分。

不容二穴,在幽门两旁各一寸五分,去任脉二寸,直四肋端,足阳明脉气所发。治腹满痃癖不嗜食,腹虚鸣呕

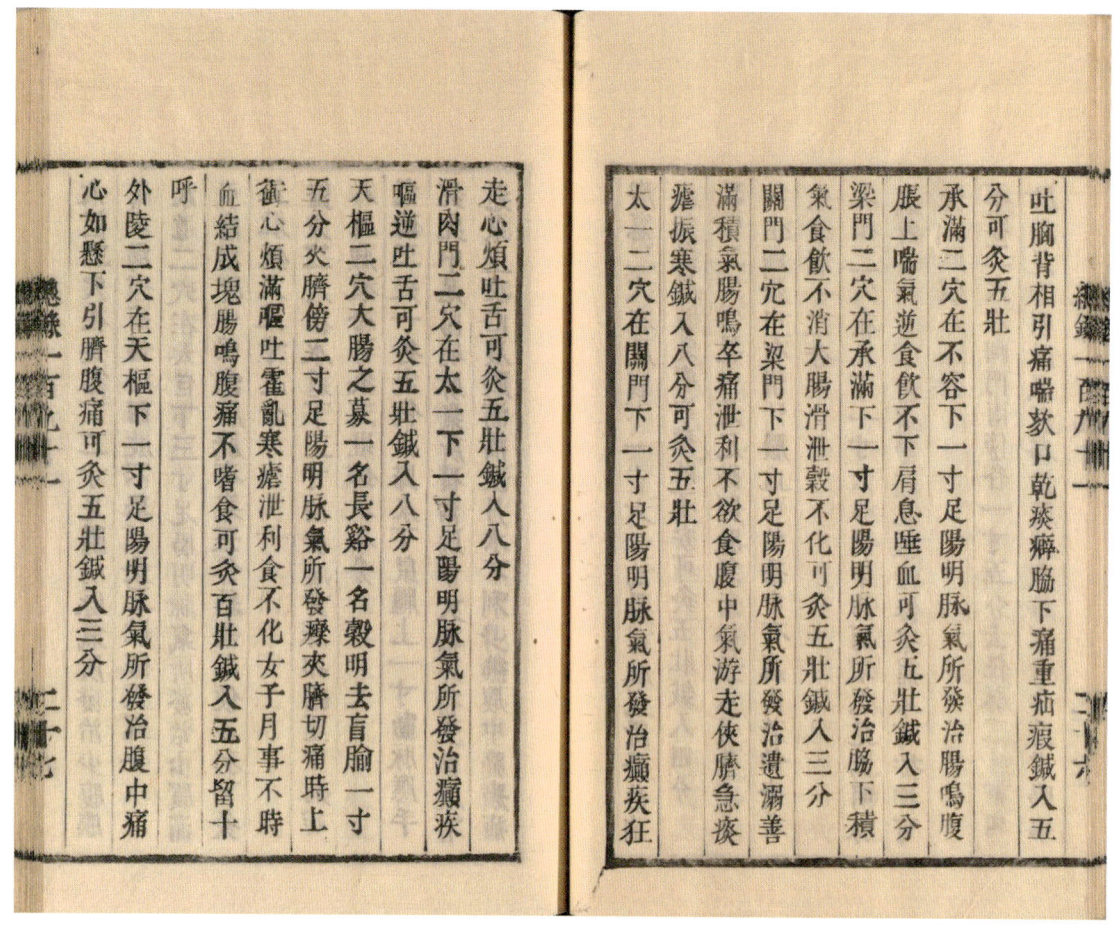

吐，胸背相引痛，喘咳口干，痰癖，胁下痛重，疝瘕。针入五分，可灸五壮。

承满二穴，在不容下一寸，足阳明脉气所发。治肠鸣腹胀，上喘气逆，食饮不下，肩息唾血。可灸五壮，针入三分。

梁门二穴，在承满下一寸，足阳明脉气所发。治胁下积气，食饮不消，大肠滑泄，谷不化。可灸五壮，针入三分。

关门二穴，在梁门下一寸，足阳明脉气所发。治遗溺善满，积气肠鸣，卒痛泄利不欲食，腹中气游走挟脐急，痰疟振寒。针入八分，可灸五壮。

太一二穴，在关门下一寸，足阳明脉气所发。治癫疾狂走，心烦吐舌。可灸五壮，针入八分。

滑肉门二穴，在太一下一寸，足阳明脉气所发。治癫疾，呕逆吐舌。可灸五壮，针入八分。

天枢二穴，大肠之募，一名长溪，一名谷明，去肓俞一寸五分，夹脐旁二寸，足阳明脉气所发。疗夹脐切痛，时上冲心，烦满呕吐，霍乱寒疟，泄利食不化；女子月事不时，血结成块，肠鸣腹痛不嗜食。可灸百壮，针入五分，留十呼。

外陵二穴，在天枢下一寸，足阳明脉气所发。治腹中痛，心如悬，下引脐腹痛。可灸五壮，针入三分。

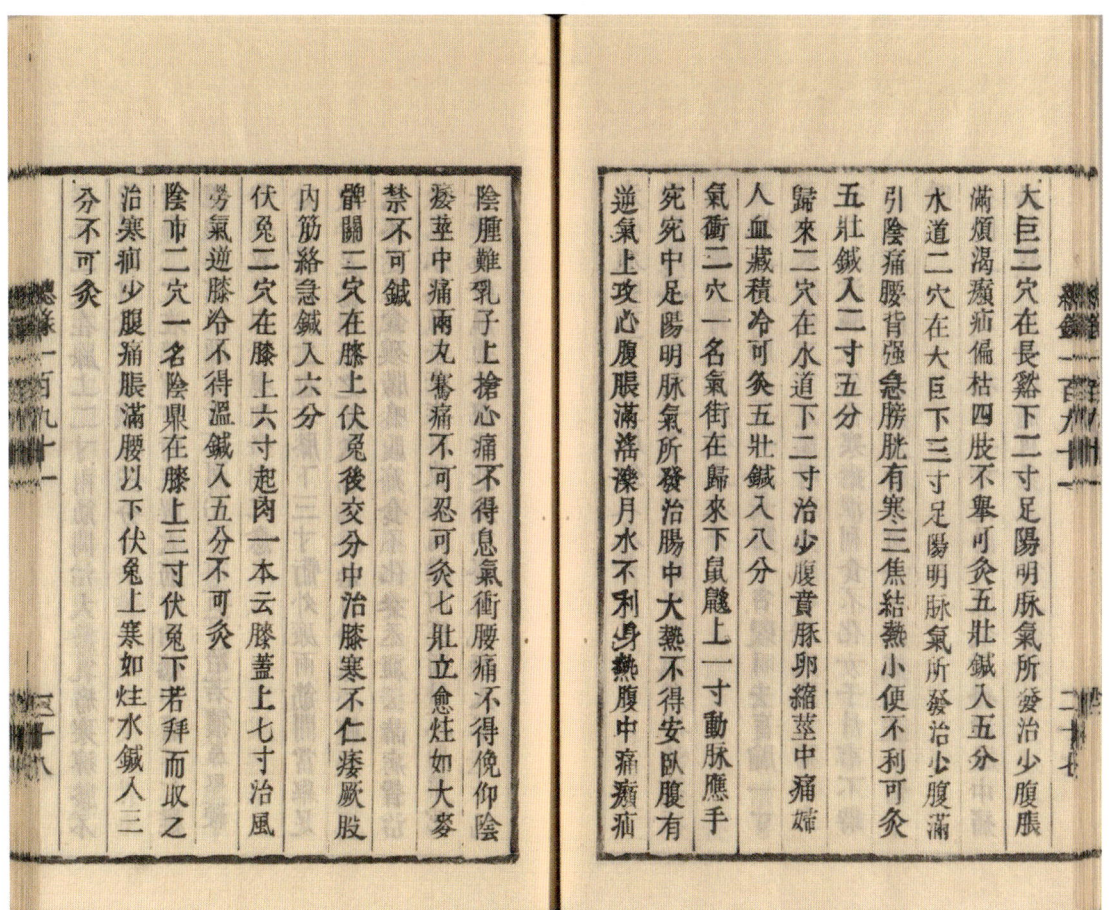

  大巨二穴，在长溪下二寸，足阳明脉气所发。治少腹胀满烦渴，癫疝偏枯，四肢不举，可灸五壮，针入五分。

  水道二穴，在大巨下三寸，足阳明脉气所发。治少腹满引阴痛，腰背强急，膀胱有寒，三焦结热，小便不利，可灸五壮，针入二寸五分。

  归来二穴，在水道下二寸，治少腹贲豚，卵缩茎中痛，妇人血脏积冷，可灸五壮，针入八分。

  气冲二穴，一名气街，在归来下鼠髎上一寸，动脉应手宛宛中，足阳明脉气所发。治肠中大热，不得安卧，腹有逆气上攻心，腹胀满，淫泺，月水不利，身热腹中痛，癫疝，阴肿，难乳，子上抢心，痛不得息，气冲腰痛，不得俯仰，阴痿，茎中痛，两丸骞痛不可忍。可灸七壮，立愈。炷如大麦。禁不可针。

  髀关二穴，在膝上伏兔后交分中。治膝寒不仁痿厥，股内筋络急。针入六分。

  伏兔二穴，在膝上六寸起肉，一本云膝盖上七寸。治风劳气逆，膝冷不得温。针入五分，不可灸。

  阴市二穴，一名阴鼎，在膝上三寸，伏兔下，若拜而取之。治寒疝少腹痛胀满，腰以下、伏兔上寒如冷[1]水。针入三分，不可灸。

①冷：原作"炷"，据《针灸资生经》卷三引《铜人》改。

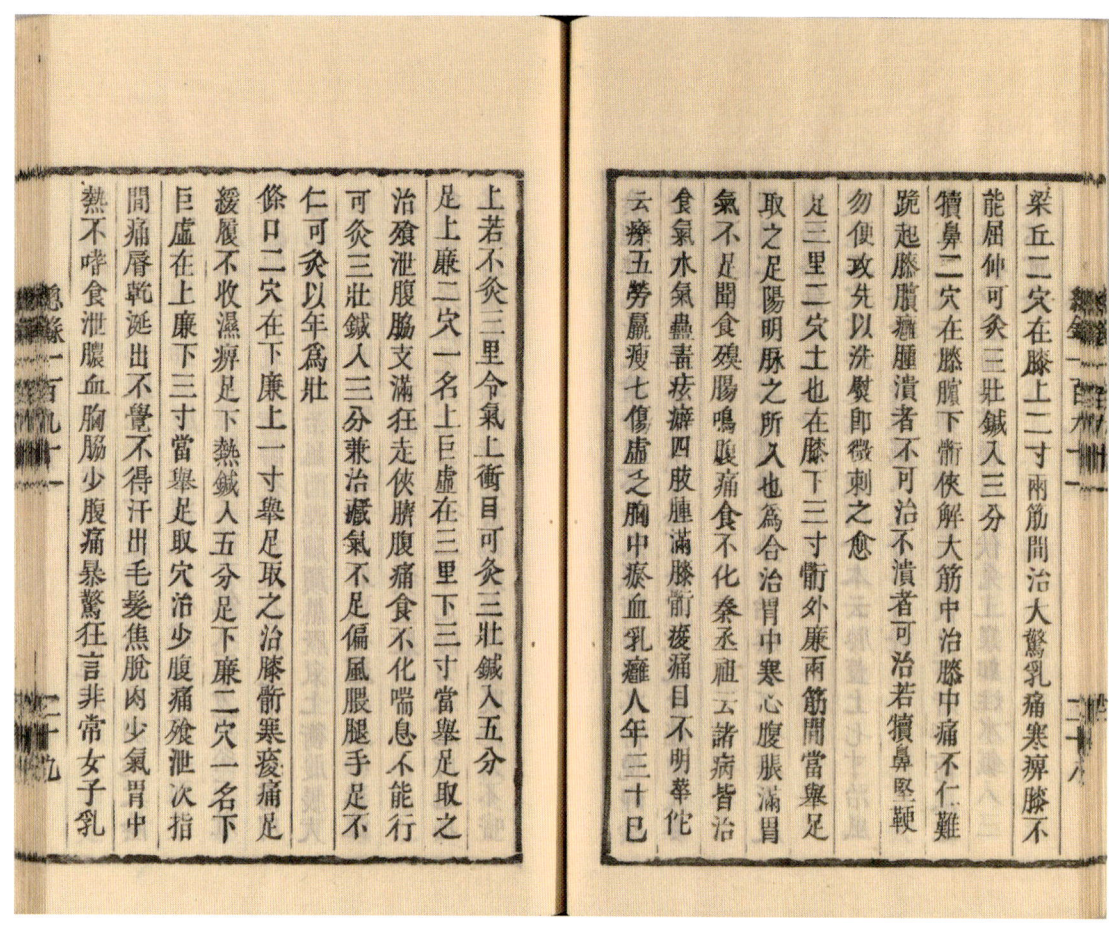

梁丘二穴，在膝上二寸两筋间。治大惊，乳痛，寒痹，膝不能屈伸。可灸三壮，针入三分。

犊鼻二穴，在膝膑下胻挟解大筋中。治膝中痛不仁，难跪起，膝膑痛肿，溃者不可治，不溃者可治。若犊鼻坚硬勿便攻，先以洗熨，即微刺之愈。

足三里二穴，土也，在膝下三寸，胻外廉两筋间，当举足取之，足阴明脉之所入也，为合。治胃中寒，心腹胀满，胃气不足，闻食臭，肠鸣腹痛，食不化。秦丞祖云，诸病皆治，食气水气，虫毒痃癖，四肢肿满，膝胻酸痛，目不明。华陀云：疗五劳羸瘦，七伤虚乏，胸中瘀血，乳痈，人年三十已上。若不灸三里，令气上冲目。可灸三壮，针入五分。

足上廉二穴，一名上巨虚，在三里下三寸，当举足取之。治飧泄腹胁支满，狂走，挟脐腹痛，食不化，喘息不能行。可灸三壮，针入三分。兼治脏气不足，偏风腜腿，手足不仁，可灸以年为壮。

条口二穴，在下廉上一寸，举足取之。治膝胻寒酸痛，足缓履不收，湿痹足下热。针入五分。

足下廉二穴，一名下巨虚，在上廉下三寸，当举足取穴。治少腹痛飧泄，次指间痛，唇干涎出不觉，不得汗出，毛发焦，脱肉少气，胃中热不嗜食，泄脓血，胸胁少腹痛，暴惊狂言非常，女子乳

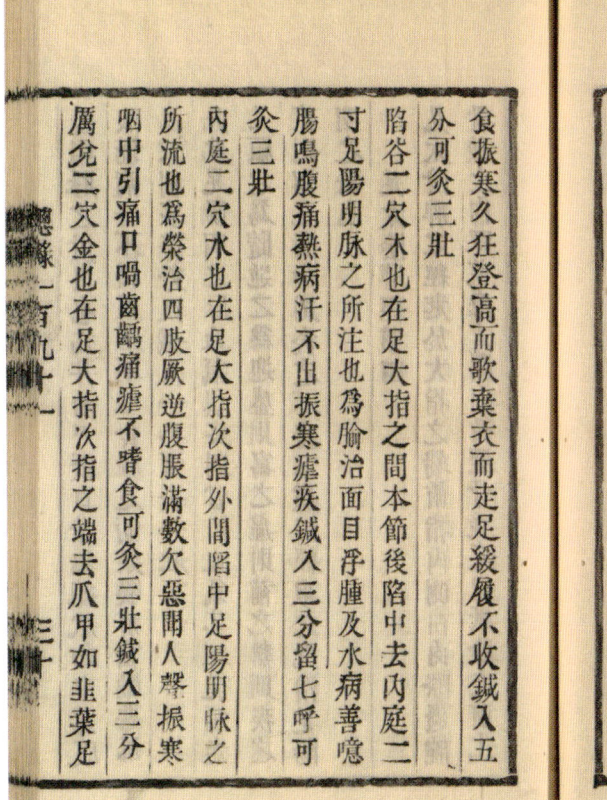

痛、喉痹，䯒肿，足跗不收。针入八分，可灸三壮。

丰隆二穴，在外踝上八寸，下廉䯒外廉陷中，别走太阴。治厥逆胸痛如刺，腹中切痛，大小便难涩，厥头痛，面浮肿，风逆四肢肿身湿，喉痹不能言。针入三分，可灸三壮。

解溪二穴，火也，在冲阳后一寸五分，腕上陷中，足阳明脉之所行也，为经。治风面浮肿颜黑，厥气上冲，腹胀大便下重，瘈惊，膝股䯒肿，转筋，目眩头痛，癫疾，烦心悲泣，霍乱，头风面目赤。针入五分，可灸三壮。

冲阳二穴，在足跗上，去陷谷三寸，足阳明脉之所过也，为原。治偏风口眼㖞，跗肿，齿龋痛，发寒热，腹坚大不嗜食，振寒，久狂登高而歌，弃衣而走，足缓履不收，针入五分，可灸三壮。

陷谷二穴，木也，在足大指之间，本节后陷中，去内庭二寸，足阳明脉之所注也，为腧。治面目浮肿，及水病善噫，肠鸣腹痛，热病汗不出，振寒，疟疾。针入三分，留七呼，可灸三壮。

内庭二穴，水也，在足大指次指外间陷中，足阳明脉之所流也，为荥。治四肢厥逆，腹胀满数欠，恶闻人声，振寒咽中引痛，口㖞齿龋痛，疟不嗜食。可灸三壮，针入三分。

厉兑二穴，金也，在足大指次指之端，去爪甲如韭叶，足

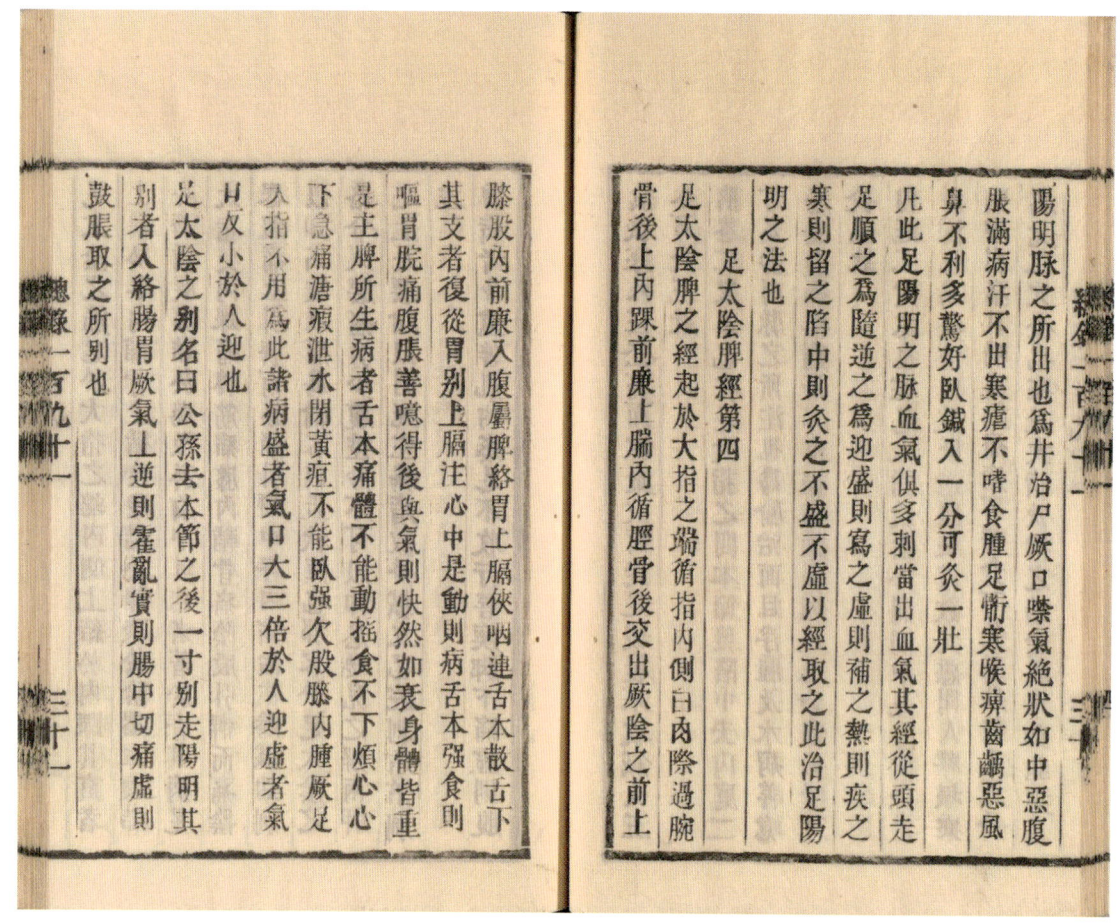

阳明脉之所出也，为井。治尸厥口噤气绝，状如中恶，腹胀满，病汗不出，寒疟不嗜食肿，足胻寒，喉痹齿龋，恶风鼻不利，多惊好卧，针入一分，可灸一壮。

凡此足阳明之脉，血气俱多，刺当出血气，其经从头走足，顺之为随，逆之为迎，盛则泻之，虚则补之，热则疾之，寒则留之，陷中则灸之，不盛不虚，以经取之，此治足阳明之法也。

足太阴脾经第四

足太阴脾之经，起于大指之端，循指内侧白肉际，过腕骨后，上内踝前廉，上腨内，循胫骨后，交出厥阴之前，上膝股内前廉，入腹属脾络胃。上膈挟咽，连舌本，散舌下。其支者，复从胃别上膈注心中。是动，则病舌本强，食则呕，胃脘痛腹胀，善噫，得后与气则快然如衰，身体皆重，是主脾所生病者。舌本痛，体不能动摇，食不下，烦心，心下急痛，溏瘕泄，水闭，黄疸不能卧，强欠股膝内肿厥，足大指不用。为此诸病，盛者气口大三倍于人迎，虚者气口反小于人迎也。

足太阴之别，名曰公孙，去本节之后一寸，别走阳明，其别者，入络肠胃，厥气上逆则霍乱，实则肠中切痛，虚则鼓胀，取之所别也。

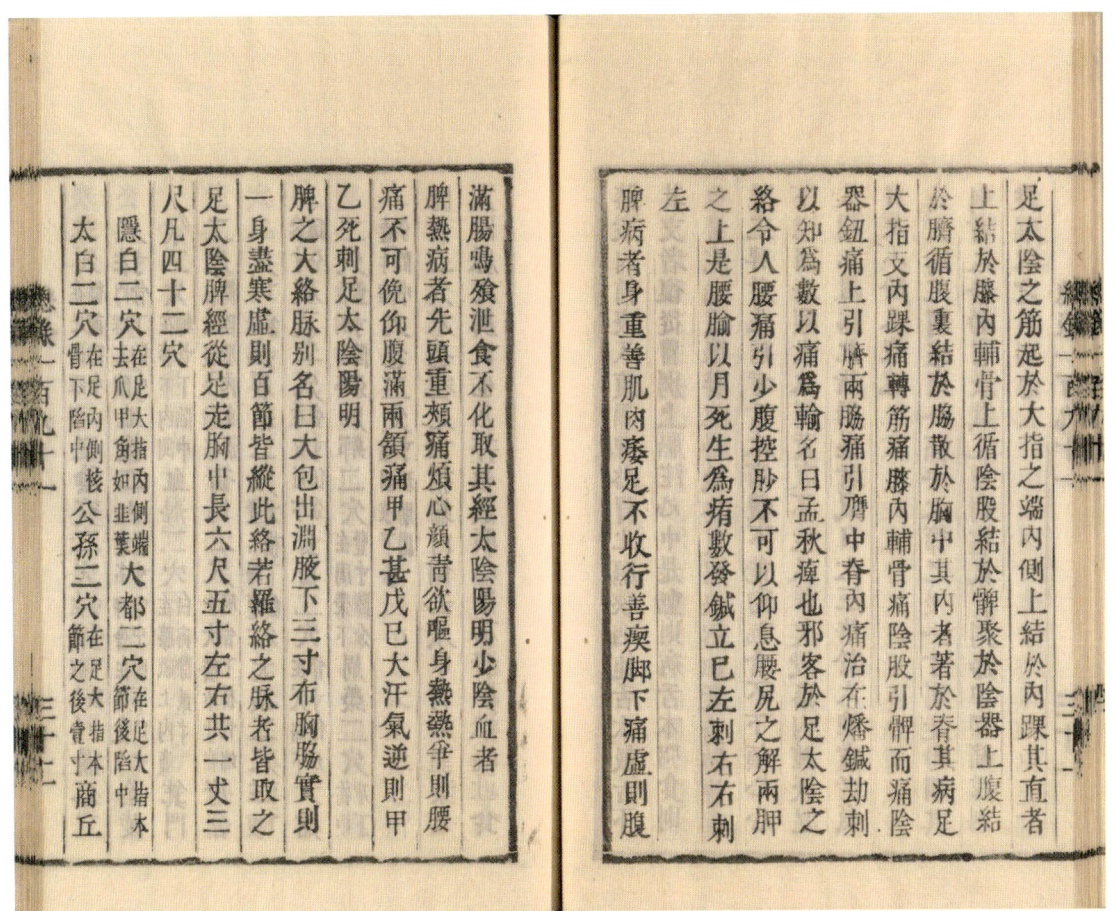

足太阴之筋，起于大指之端内侧，上结于内踝，其直者上结于膝内辅骨，上循阴股，结于髀，聚于阴器，上腹结于脐，循腹里，结于胁，散于胸中，其内者着于脊。其病足大指支内踝痛，转筋痛，膝内辅骨痛，阴股引髀而痛，阴器钮痛，上引脐两胁痛，引膺中脊内痛。治在燔针劫刺，以知为数，以痛为输，名曰孟秋痹也。

邪客于足太阴之络，令人腰痛，引少腹控䏚，不可以仰息，腰尻之解两胛之上是腰腧，以月死生为痏数，发针立已，左刺右，右刺左。

脾病者，身重善肌肉痿，足不收行，善瘈，脚下痛，虚则腹满肠鸣，飧泄食不化，取其经，太阴阳明少阴血者。

脾热病者，先头重颊痛，烦心颜青，欲呕身热，热争则腰痛，不可俯仰，腹满两颔痛，甲乙甚，戊己大汗，气逆则甲乙死，刺足太阴阳明。

脾之大络脉，别名曰大包，出渊腋下三寸，布胸胁。实则一身尽寒，虚则百节皆纵，此络若罗络之脉者皆取之。

足太阴脾经，从足走胸中，长六尺五寸，左右共一丈三尺，凡四十二穴。

隐白二穴 在足大指内侧端，去爪甲角如韭叶　大都二穴 在足大指本节后陷中　太白二穴 在足内侧核骨下陷中　公孙二穴 在足大指本节之后一寸　商丘

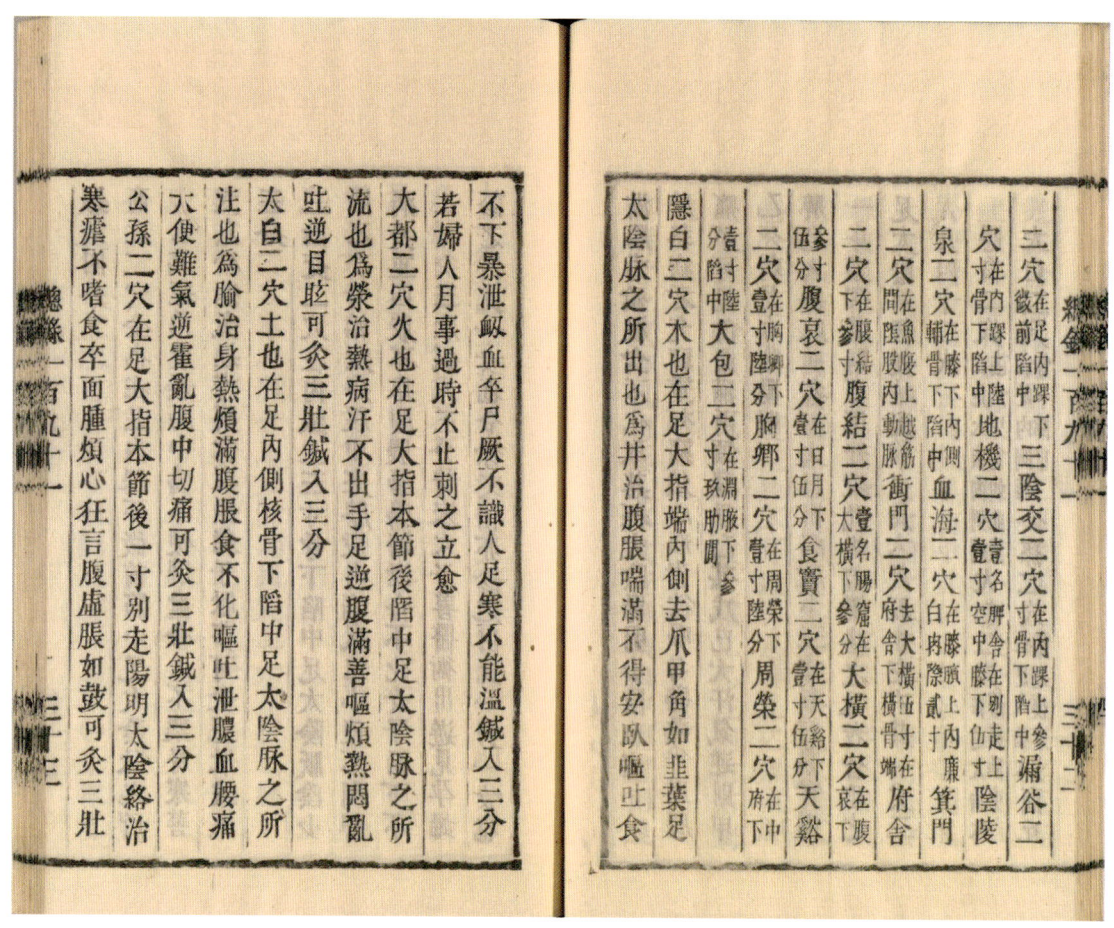

二穴在足内踝下微前陷中　三阴交二穴在内踝上三寸骨下陷中　漏谷二穴在内踝上六寸骨下陷中　地机二穴一名脾舍，在别走上一寸空中，膝下五寸　阴陵泉二穴在膝下内侧辅骨下陷中　血海二穴在膝膑上内廉，白肉际二寸　箕门二穴在鱼腹上越筋间阴股内动脉　冲门二穴去大横五寸，在府舍下横骨端　府舍二穴在腹结下三寸　腹结二穴一名肠窟，在大横下三分　大横二穴在腹哀下三寸五分　腹哀二穴在日月下一寸五分　食窦二穴在天溪下一寸五分　天溪二穴在胸乡下一寸六分　胸乡二穴在周荣下一寸六分　周荣二穴在中府下一寸六分陷中　大包二穴在渊腋下三寸九肋间

　　隐白二穴，木也，在足大指端内侧，去爪甲角如韭叶，足太阴脉之所出也，为井。治腹胀喘满，不得安卧，呕吐食不下，暴泄衄血，卒尸厥不识人，足寒不能温。针入三分。若妇人月事过时不止，刺之立愈。

　　大都二穴，火也，在足大指本节后陷中，足太阴脉之所流也，为荥。治热病汗不出，手足逆，腹满善呕，烦热闷乱，吐逆目眩。可灸三壮，针入三分。

　　太白二穴，土也，在足内侧核骨下陷中，足太阴脉之所注也，为腧。治身热烦满，腹胀食不化，呕吐泄脓血，腰痛，大便难，气逆，霍乱，腹中切痛。可灸三壮，针入三分。

　　公孙二穴，在足大指本节后一寸，别走阳明太阴络。治寒疟不嗜食，卒面肿，烦心狂言，腹虚胀如鼓。可灸三壮，

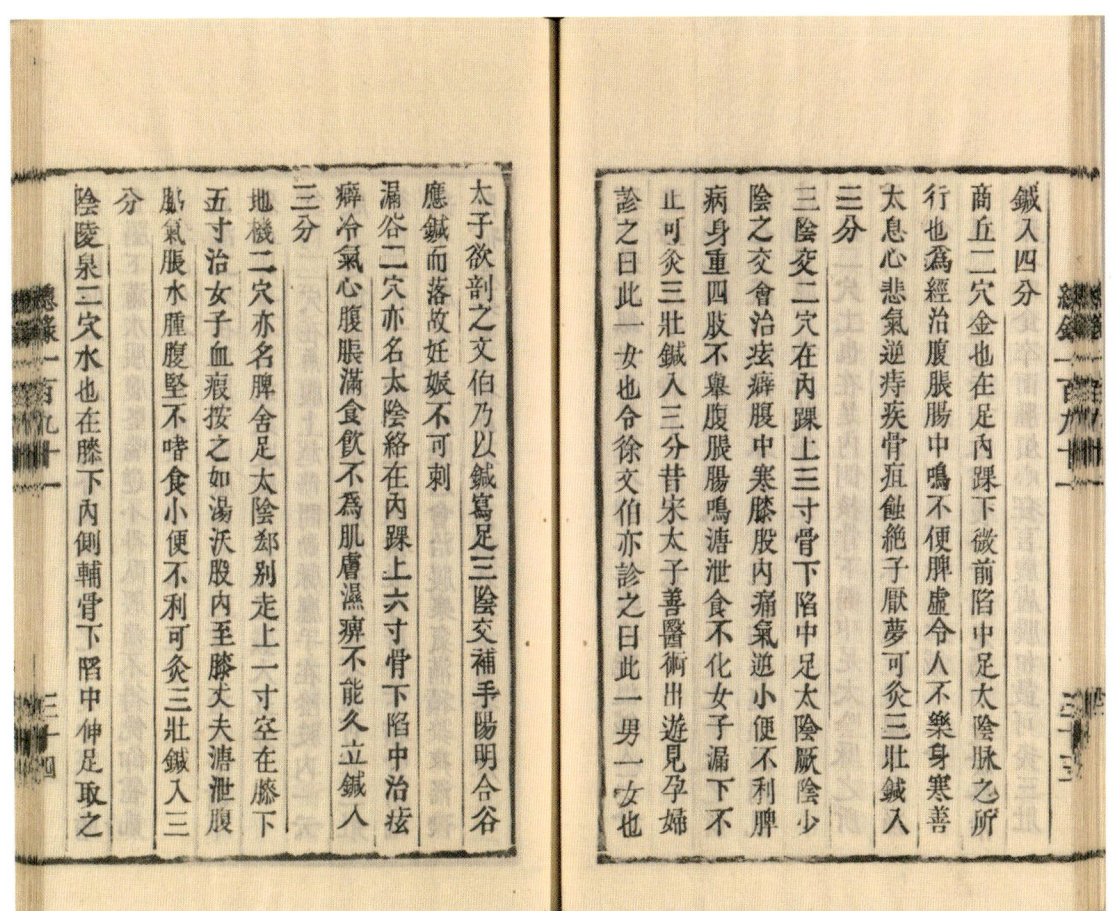

针入四分。

商丘二穴，金也，在足内踝下微前陷中，足太阴脉之所行也，为经。治腹胀，肠中鸣，不便，脾虚，令人不乐，身寒，善太息，心悲气逆，痔疾，骨疽蚀，绝子，厌梦。可灸三壮，针入三分。

三阴交二穴，在内踝上三寸骨下陷中，足太阴厥阴少阴之交会。治疲癖腹中寒，膝股内痛，气逆，小便不利，脾病身重，四肢不举，腹胀肠鸣，溏泄食不化；女子漏下不止。可灸三壮，针入三分。昔宋太子善医术，出游见孕妇，诊之曰：此一女也。令徐文伯亦诊之，曰：此一男一女也。太子欲剖之，文伯乃以针泻足三阴交，补手阳明合谷，应针而落。故妊娠不可刺。

漏谷二穴，亦名太阴络，在内踝上六寸骨下陷中。治痃癖冷气，心腹胀满，食饮不为肌肤，湿痹不能久立。针入三分。

地机二穴，亦名脾舍，足太阴郄，别走上一寸空，在膝下五寸。治女子血瘕，按之如汤沃股内至膝；丈夫溏泄腹胁气胀，水肿腹坚，不嗜食，小便不利。可灸三壮，针入三分。

阴陵泉二穴，水也，在膝下内侧辅骨下陷中，伸足取之，

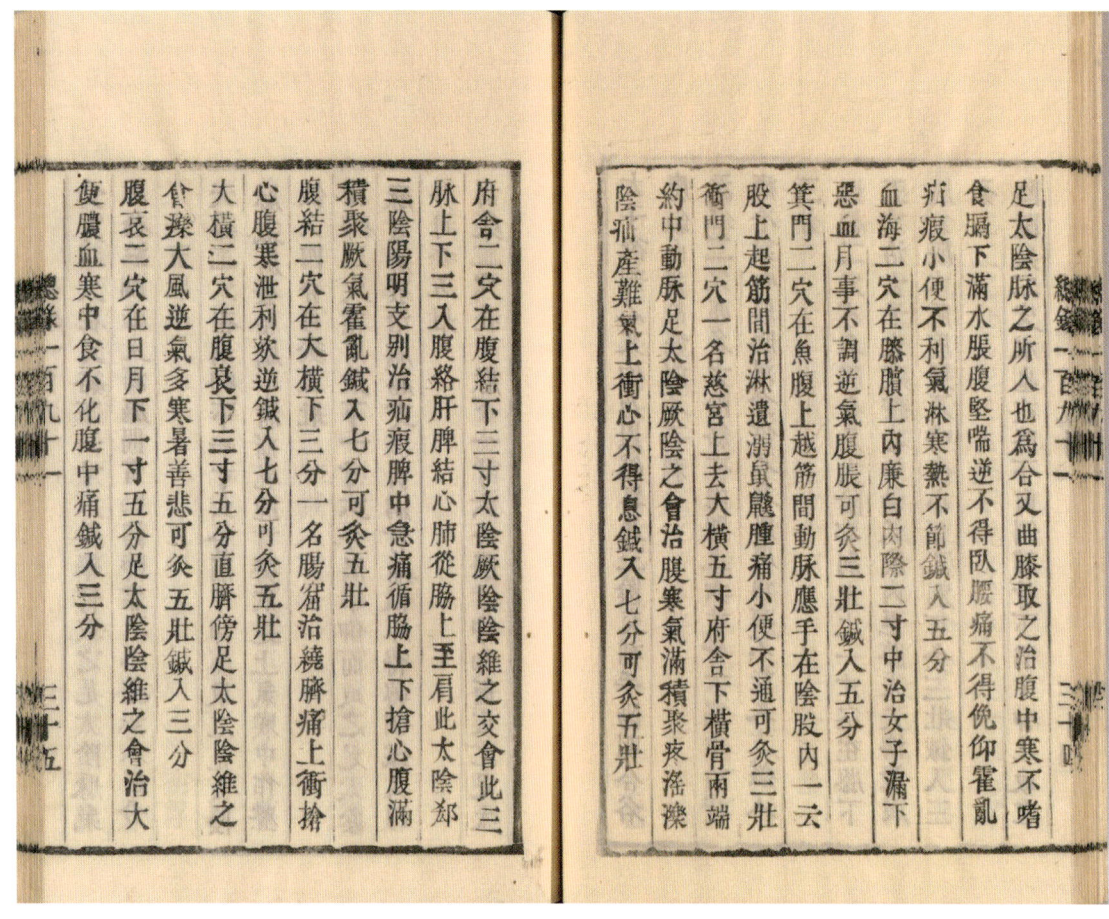

足太阴脉之所入也，为合。又，曲膝取之。治腹中寒，不嗜食，膈下满，水胀腹坚，喘逆不得卧，腰痛不得俯仰，霍乱疝瘕，小便不利气淋，寒热不节。针入五分。

血海二穴，在膝膑上内廉白肉际二寸中。治女子漏下恶血，月事不调，逆气腹胀。可灸三壮，针入五分。

箕门二穴，在鱼腹上越筋间，动脉应手，在阴股内。一云：在股上起筋间。治淋遗溺，鼠鼷肿痛，小便不通。可灸三壮。

冲门二穴，一名慈宫，上去大横五寸，府舍下横骨两端约中动脉，足太阴厥阴之会。治腹寒气满积聚疼，淫泺阴疝产难，气上冲心不得息。针入七分，可灸五壮。

府舍二穴，在腹结下三寸，太阴、厥阴、阴维之交会。此三脉上下三入腹，络肝脾，结心肺，从胁上至肩。此太阴郄，三阴阳明支别。治疝瘕，脾中急痛，循胁上下抢心，腹满积聚，厥气霍乱。针入七分，可灸五壮。

腹结二穴，在大横下三分，一名肠窟。治绕脐痛，上冲抢心，腹寒泄利咳逆。针入七分，可灸五壮。

大横二穴，在腹哀下三寸五分直脐旁，足太阴阴维之会。疗大风逆气，多寒暑，善悲。可灸五壮，针入三分。

腹哀二穴，在日月下一寸五分，足太阴阴维之会。治大便脓血，寒中食不化，腹中痛，针入三分。

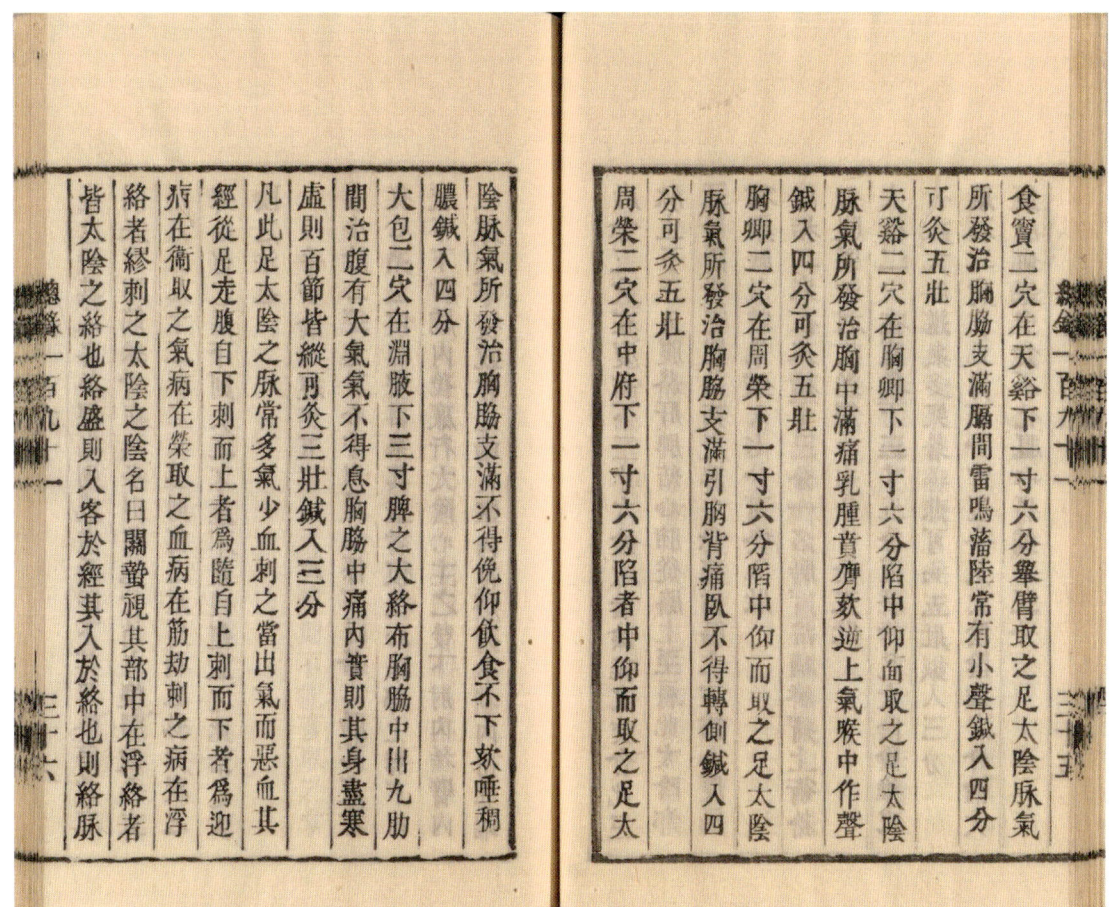

食窦二穴，在天溪下一寸六分，举臂取之，足太阴脉气所发。治胸胁支满，膈间雷鸣，澹陆常有小声。针入四分，可灸五壮。

天溪二穴，在胸乡下一寸六分陷中，仰而①取之。足太阴脉气所发。治胸中满痛，乳肿贲膺，咳逆上气，喉中作声。针入四分，可灸五壮。

胸乡二穴，在周荣下一寸六分陷中，仰而取之。足太阴脉气所发。治胸胁支满，引胸背痛，卧不得转侧。针入四分，可灸五壮。

周荣二穴，在中府下一寸六分陷者中。仰而取之。足太阴脉气所发。治胸胁支满，不得俯仰，饮食不下，咳唾稠脓。针入四分。

大包二穴，在渊腋下三寸，脾之大络，布胸胁中，出九肋间。治腹有大气，气不得息，胸胁中痛，内实则其身尽寒，虚则百节皆纵。可灸三壮，针入三分。

凡此足太阴之脉，常多气少血，刺之当出气而恶血。其经从足走腹，自下刺而上者为随，自上刺而下者为迎。病在卫，取之气；病在荣，取之血。病在筋，劫刺之；病在浮络者，缪刺之。太阴之阴，名曰关蛰。视其部，中在浮络者，皆太阴之络也。络盛则入客于经。其入于络也，则络脉

---

①而：原作"面"，据《针灸资生经》卷一改。

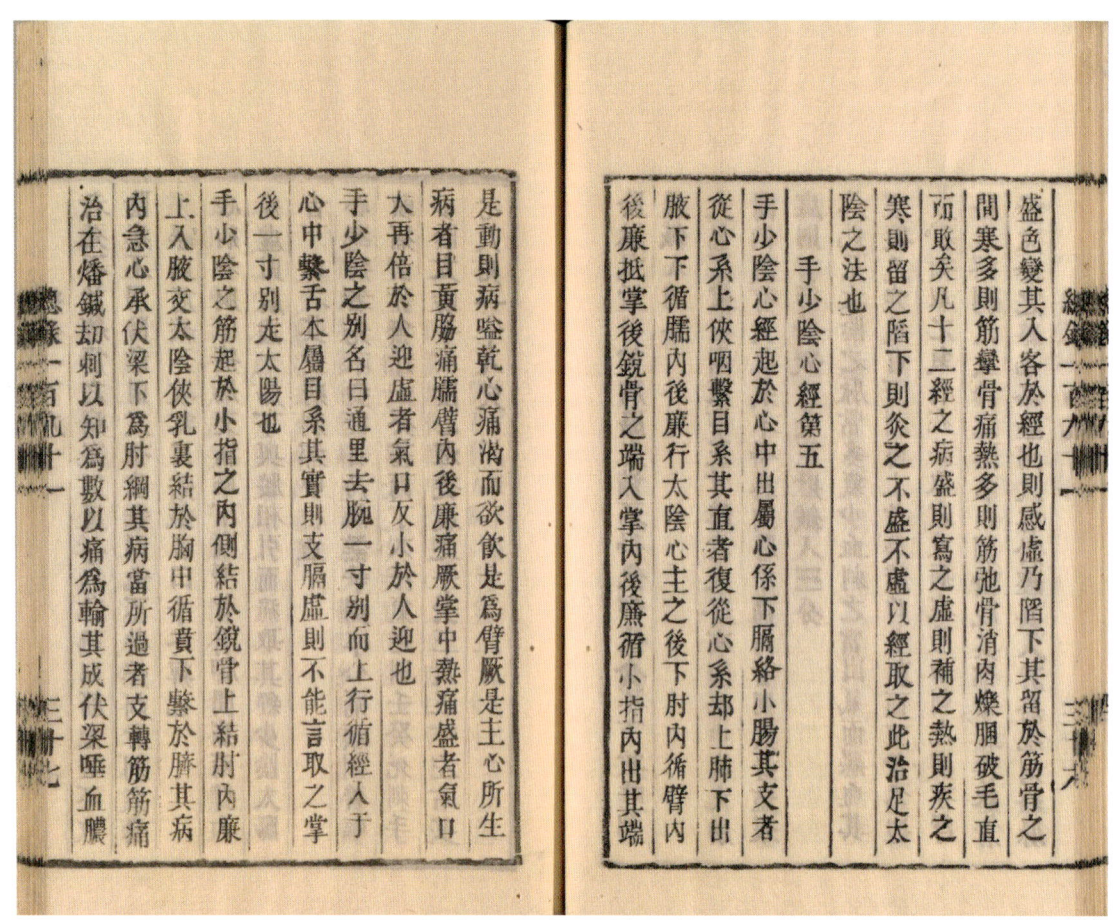

盛色变；其入客于经也，则感虚乃陷下；其留于筋骨之间，寒多则筋挛骨痛。热多则筋弛骨消，肉烁䐃破，毛直而败矣。凡十二经之病，盛则泻之，虚则补之，热则疾之，寒则留之，陷下则灸之，不盛不虚，以经取之。此治足太阴之法也。

手少阴心经第五

手少阴心经起于心中，出属心系，下膈，络小肠。其支者，从心系上挟咽，系目系。其直者，复从心系却上肺，下出腋下，下循臑内后廉，行太阴心主之后，下肘内，循臂内后廉，抵掌后锐骨之端，入掌内后廉，循小指内出其端。是动则病，嗌干心痛，渴而欲饮，是为臂厥。是主心所生病者，目黄胁痛，臑臂内后廉痛，厥，掌中热痛。盛者气口大再倍于人迎，虚者气口反小于人迎也。

手少阴之别，名曰通里，去腕一寸，别而上行，循经入于心中，系舌本，属目系。其实则支膈，虚则不能言，取之掌后一寸，别走太阳也。

手少阴之筋，起于小指之内侧，结于锐骨，上结肘内廉，上入腋，交太阴，挟乳里，结于胸中，循贲下系于脐。其病内急，心承伏梁，下为肘纲。其病当所过者支转筋，筋痛。治在燔针劫刺，以知为数，以痛为输。其成伏梁，唾血脓

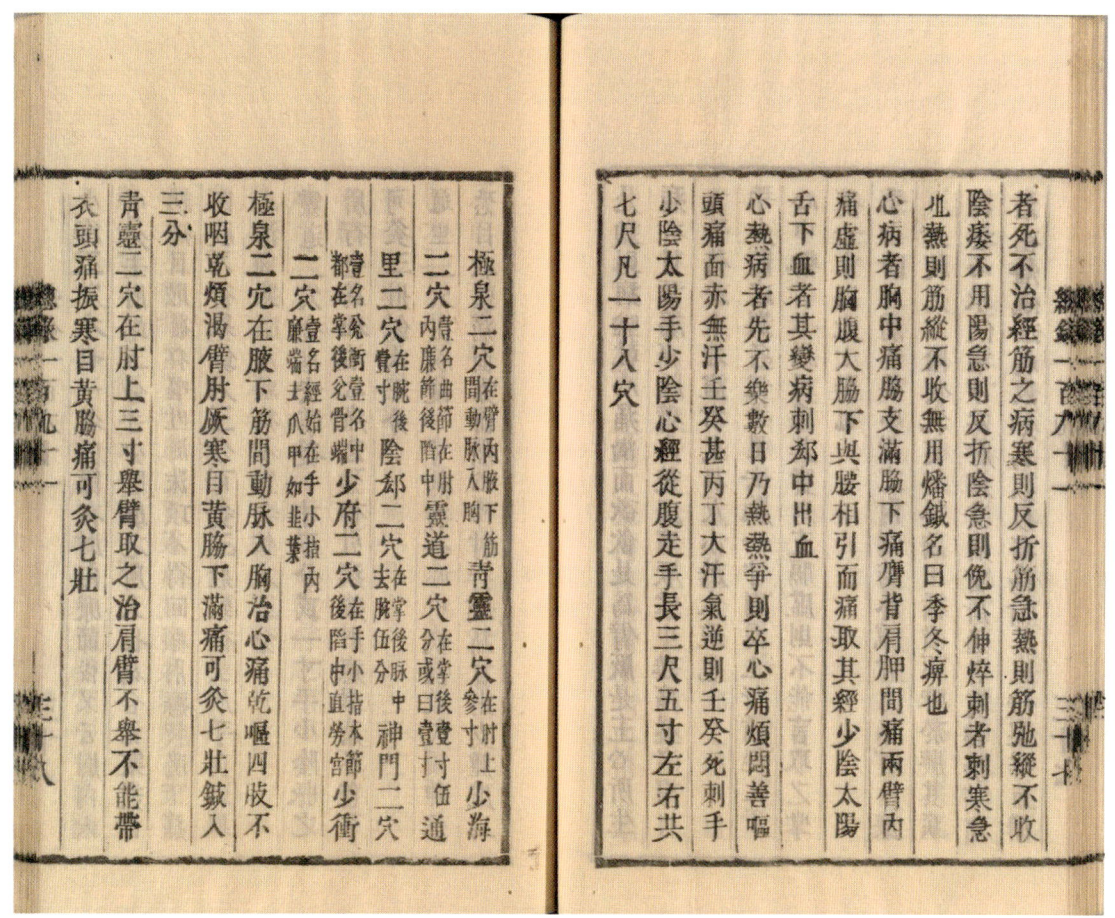

者，死不治。经筋之病，寒则反折筋急，热则筋弛纵不收，阴痿不用，阳急则反折，阴急则俯不伸。焠刺者，刺寒急也；热则筋纵不收，无用燔针，名曰季冬痹也。

心病者，胸中痛，胁支满，胁下痛，膺背肩胛间痛，两臂内痛，虚则胸腹大，胁下与腰相引而痛，取其经少阴、太阳。舌下血者，其变病，刺郄中出血。心热病者，先不乐，数日乃热。热争则卒心痛，烦闷善呕，头痛面赤无汗，壬癸甚，丙丁大汗，气逆则壬癸死。刺手少阴太阳。

手少阴心经，从腹走手，长三尺五寸，左右共七尺，凡一十八穴。

极泉二穴在臂内腋下筋间动脉入胸　青灵二穴在肘上三寸　少海二穴一名曲节，在肘内廉节后陷中　灵道二穴在掌后一寸五分。或曰一寸　通里二穴在腕后一寸　阴郄二穴在掌后脉中去腕五分　神门二穴一名兑冲，一名中都，在掌后兑骨端　少府二穴在手小指本节后陷中，直劳宫　少冲二穴一名经始，在手小指内廉端，去爪甲如韭叶

极泉二穴，在腋下筋间动脉入胸。治心痛干呕，四肢不收，咽干烦渴，臂肘厥寒，目黄胁下满痛。可灸七壮，针入三分。

青灵二穴，在肘上二寸，举臂取之。治肩臂不举，不能带衣，头痛振寒，目黄胁痛。可灸七壮。

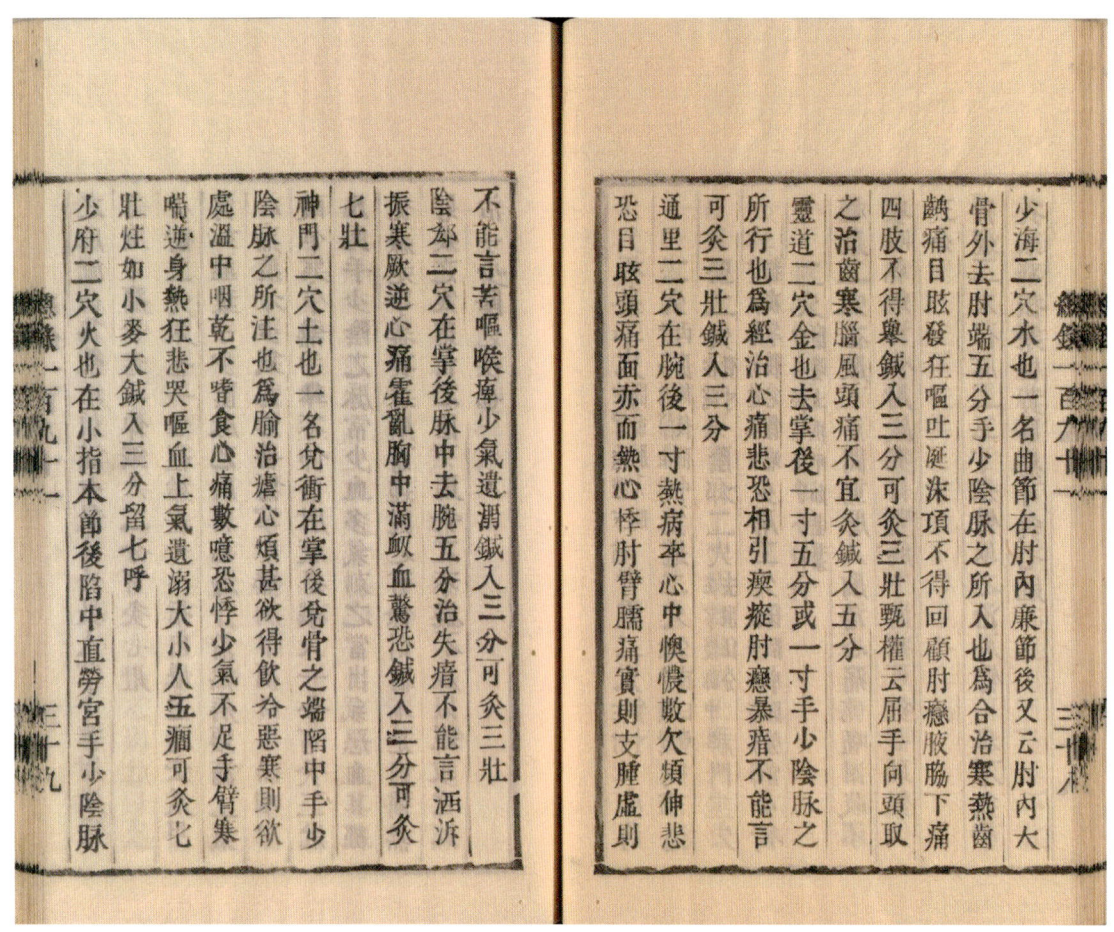

少海二穴，水也，一名曲节，在肘内廉节后。又云：肘内大骨外，去肘端五分。手少阴脉之所入也，为合。治寒热齿龋痛，目眩发狂，呕吐涎沫，项不得回顾，肘挛，腋胁下痛，四肢不得举。针入三分，可灸三壮。甄权云：屈手向头取之，治齿寒脑风头痛。不宜灸，针入五分。

灵道二穴，金也，去掌后一寸五分或一寸，手少阴脉之所行也，为经。治心痛悲恐，相引瘛疭，肘挛，暴瘖不能言。可灸三壮，针入三分。

通里二穴，在腕后一寸。热病卒心中懊憹，数欠频伸，悲恐目眩头痛，面赤而热，心悸肘臂臑痛，实则支肿，虚则不能言，苦呕喉痹，少气遗溺。针入三分，可灸三壮。

阴郄二穴，在掌后脉中，去腕五分。治失瘖不能言，洒淅振寒，厥逆心痛，霍乱胸中满，衄血惊恐。针入三分，可灸七壮。

神门二穴，土也，一名兑冲，在掌后兑骨之端陷中，手少阴脉之所注也，为腧。治疟，心烦，甚欲得饮冷，恶寒则欲处温中，咽干，不嗜食，心痛，数噫恐悸，少气不足，手臂寒喘逆，身热狂悲哭，呕血上气遗溺，大小人五痫。可灸七壮，炷如小麦大；针入三分，留七呼。

少府二穴，火也，在小指本节后陷中，直劳宫，手少阴脉

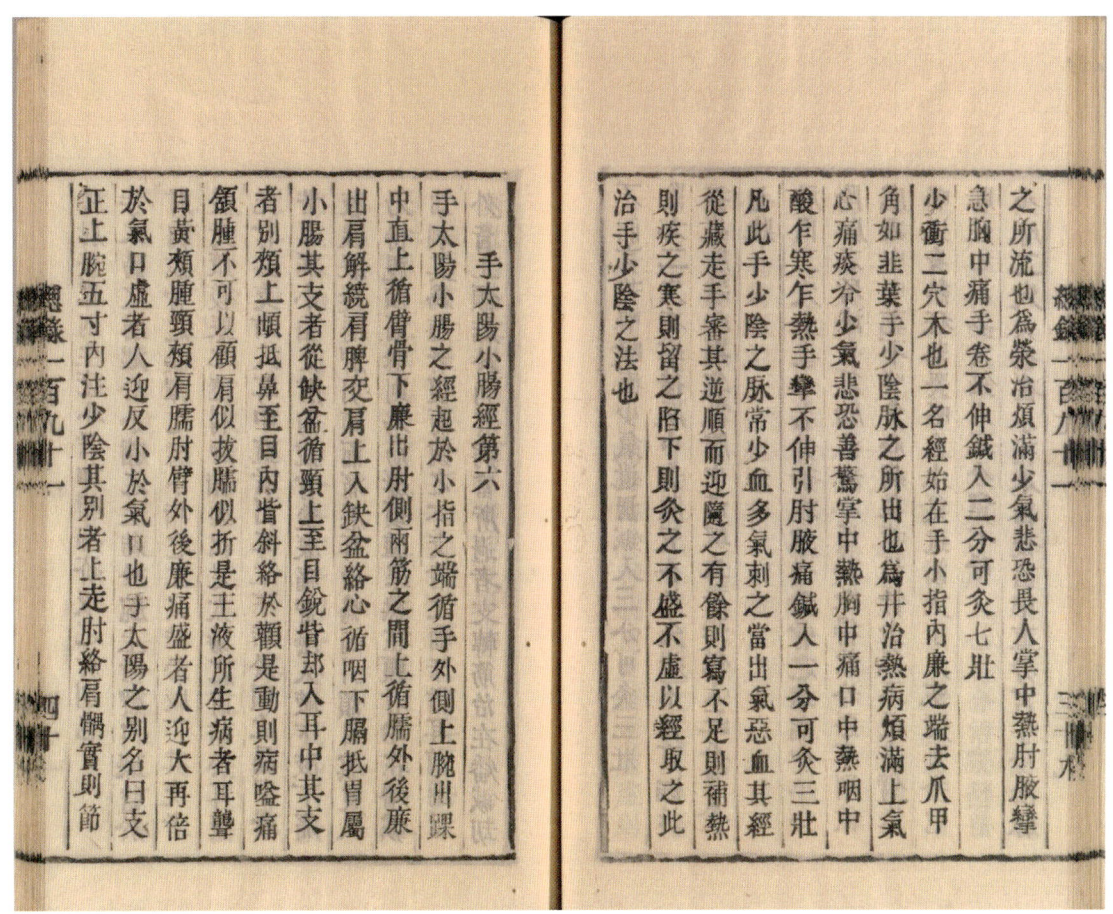

之所流也，为荥。治烦满少气，悲恐畏人，掌中热，肘腋挛急，胸中痛，手卷不伸。针入二分，可灸七壮。

少冲二穴，木也，一名经始，在手小指内廉之端，去爪甲角如韭叶，手少阴脉之所出也，为井。治热病烦满，上气心痛，痰冷少气，悲恐善惊，掌中热，胸中痛，口中热，咽中酸，乍寒乍热，手挛不伸，引肘腋痛。针入一分，可灸三壮。

凡此手少阴之脉，常少血多气，刺之当出气恶血。其经从脏走手，审其逆顺而迎随之，有余则泻，不足则补，热则疾之，寒则留之，陷下则灸之，不盛不虚，以经取之。此治手少阴之法也。

手太阳小肠经第六

手太阳小肠之经，起于小指之端，循手外侧，上腕出踝中，直上循臂骨下廉，出肘侧两筋之间，上循臑外后廉，出肩解，绕肩胛，交肩上，入缺盆，络心，循咽下膈抵胃，属小肠。其支者，从缺盆循颈上，至目锐眦，却入耳中。其支者，别颊上䪼抵鼻，至目内眦，斜络于颧。是动，则病嗌痛颔肿，不可以顾，肩似拔，臑似折，是主液；所生病者，耳聋目黄颊肿，颈颊肩臑肘臂外后廉痛。盛者人迎大再倍于气口，虚者人迎反小于气口也。

手太阳之别，名曰支正，上腕五寸，内注少阴，其别者上走肘络肩髃，实则节

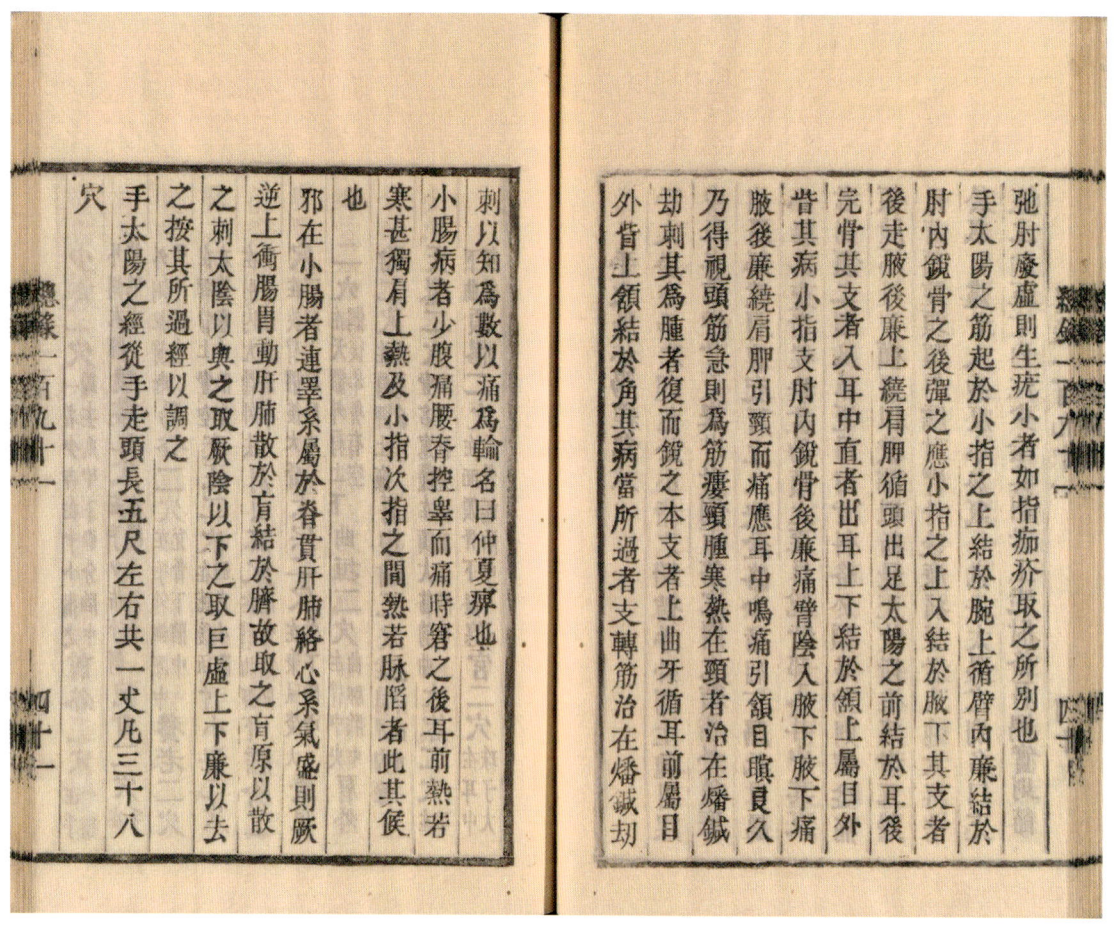

弛肘废，虚则生疣，小者如指痂疥，取之所别也。

手太阳之筋，起于小指之上，结于腕，上循臂内廉，结于肘内锐骨之后，弹之应小指之上，入结于腋下。其支者，后走腋后廉，上绕肩胛，循颈出足太阳之前，结于耳后完骨。其支者，入耳中，直者，出耳上，下结于颔，上属目外眦。其病小指支肘内锐骨后廉痛，臂阴，入腋下，腋下痛，腋后廉，绕肩胛引颈而痛，应耳中鸣痛引颔，目瞑良久乃得视，头筋急则为筋瘘颈肿。寒热在颈者，治在燔针劫刺；其为肿者，复而锐之。本支者，上曲牙，循耳前，属目外眦，上颔，结于角。其病当所过者支转筋，治在燔针劫刺，以知为数，以痛为输，名曰仲夏痹也。

小肠病者，少腹痛，腰脊控睾而痛，时窘之后，耳前热，若寒甚，独肩上热，及小指次指之间热，若脉陷者，此其候也。

邪在小肠者，连睾系，属于脊，贯肝肺，络心系。气盛则厥逆，上冲肠胃，动肝肺，散于肓，结于脐，故取之肓原以散之，刺太阴以与之，取厥阴以下之，取巨虚上下廉以去之，按其所过经以调之。

手太阳之经，从手走头，长五尺，左右共一丈，凡三十八穴。

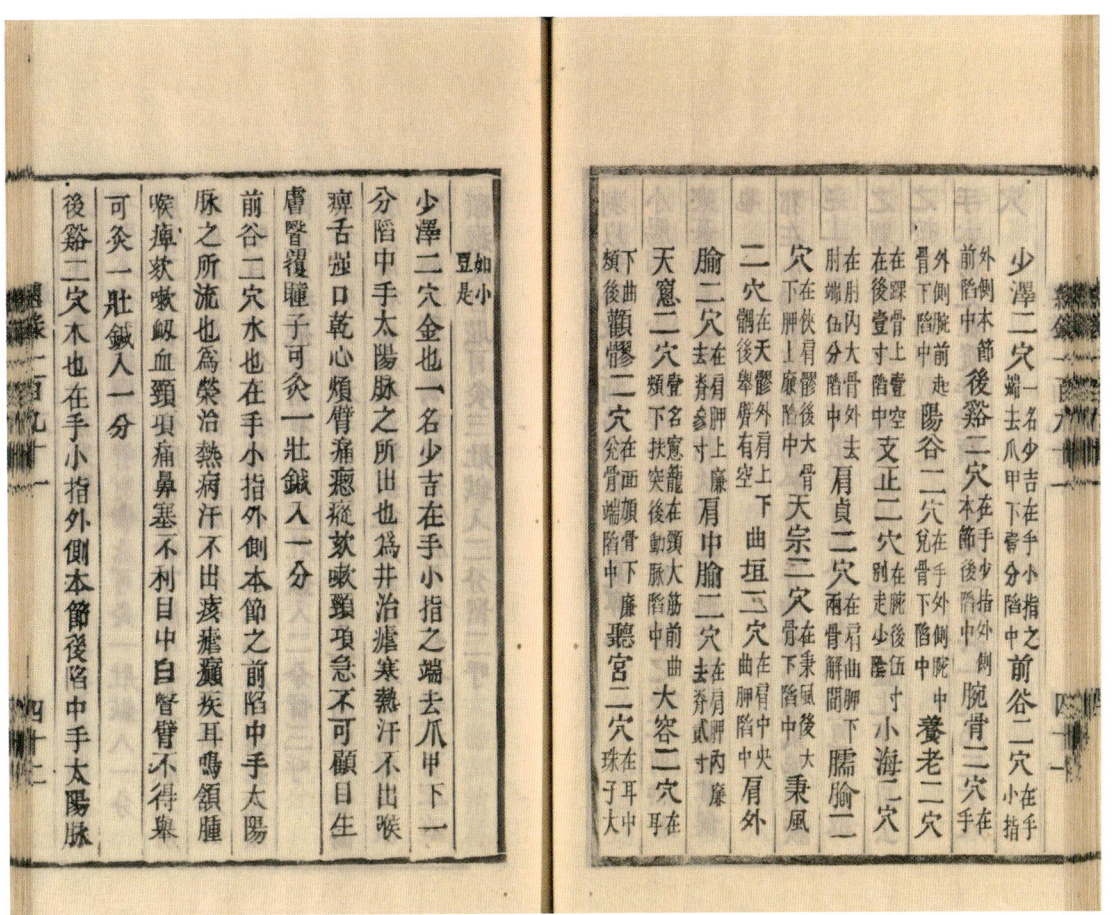

少泽二穴一名少吉。在手小指之端去爪甲下一分陷中　前谷二穴在手小指外侧本节前陷中　后溪二穴在手少指外侧本节后陷中　腕骨二穴在手外侧腕前起骨下陷中　阳谷二穴在手外侧腕中兑骨下陷中　养老二穴在踝骨上一空在后一寸陷中　支正二穴在腕后五寸。别走少阴　小海二穴在肘内大骨外去肘端五分陷中　肩贞二穴在肩曲胛下两骨解间　臑腧二穴在挟肩髎后大骨下胛上廉陷中　天宗二穴在秉风后大骨下陷中　秉风二穴在天髎外肩上下髃后，举臂有空　曲垣二穴在肩中央曲胛陷中　肩外腧二穴在肩胛上廉去脊三寸　肩中腧二穴在肩胛内廉去脊二寸　天窗二穴一名窗笼。在颈大筋前曲颊下扶突后动脉陷中　大容二穴在耳下曲颊后　颧髎二穴在面颊骨下廉兑骨端陷中　听宫二穴在耳中珠子大如小豆是

少泽二穴，金也，一名少吉，在手小指之端，去爪甲下一分陷中，手太阳脉之所出也，为井。治疟寒热汗不出，喉痹舌强，口干心烦，臂痛瘰疬，咳嗽，颈项急不可顾，目生肤翳覆瞳子。可灸一壮，针入一分。

前谷二穴，水也，在手小指外侧本节之前陷中，手太阳脉之所流也，为荥。治热病汗不出，疾疟，癫疾，耳鸣，颔肿喉痹，咳嗽衄血，颈项痛，鼻塞不利，目中白翳，臂不得举。可灸一壮，针入一分。

后溪二穴，木也，在手小指外侧本节后陷中，手太阳脉

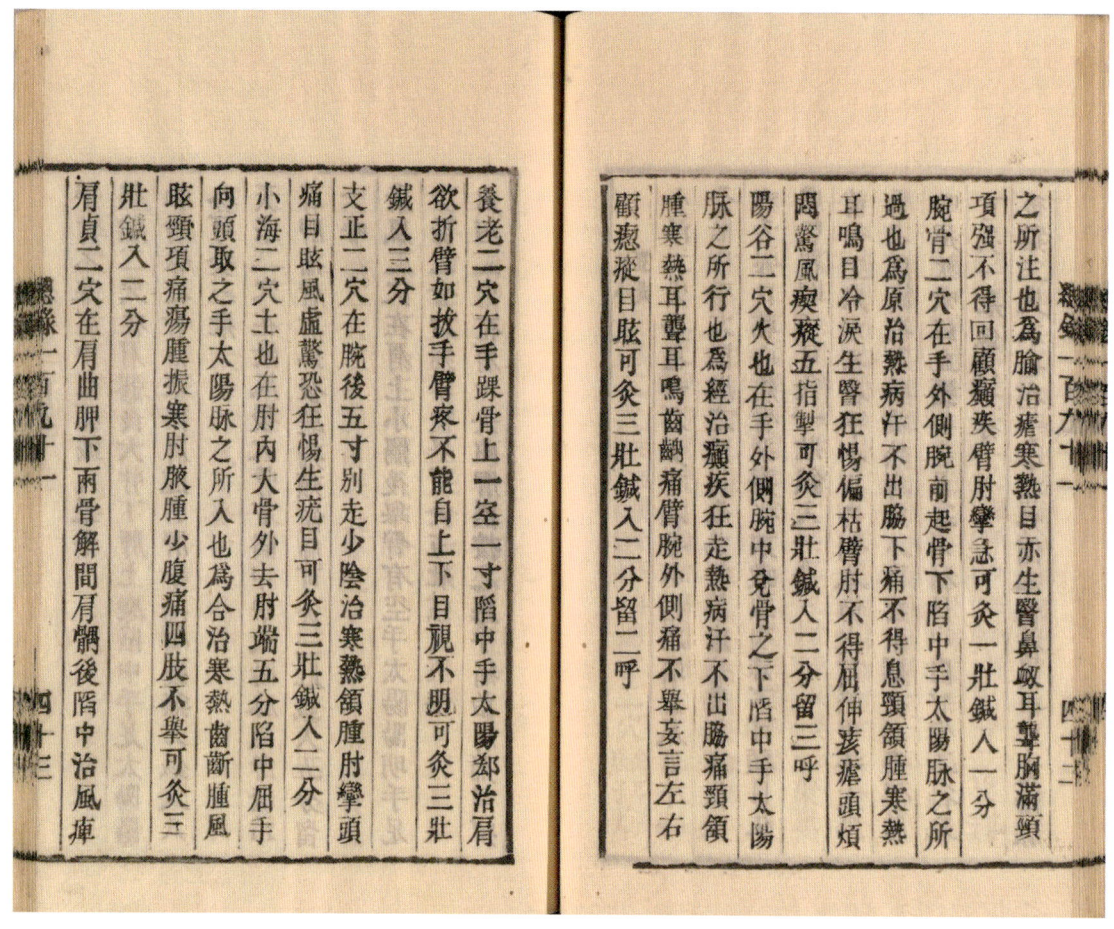

之所注也，为腧。治疟寒热，目赤生翳，鼻衄耳聋，胸满颈项强，不得回顾，癫疾臂肘挛急。可灸一壮，针入一分。

腕骨二穴，在手外侧腕前起骨下陷中，手太阳脉之所过也，为原。治热病汗不出，胁下痛，不得息，颈颔肿，寒热耳鸣，目冷泪生翳，狂惕偏枯，臂肘不得屈伸，痎疟，头烦闷，惊风瘛疭，五指掣。可灸三壮，针入二分，留三呼。

阳谷二穴，火也，在手外侧腕中兑骨之下陷中，手太阳脉之所行也，为经。治癫疾狂走，热病汗不出，胁痛颈颔肿，寒热，耳聋耳鸣，齿龋痛，臂腕外侧痛不举，妄言，左右顾，瘛疭目眩。可灸三壮，针入二分，留二呼。

养老二穴，在手踝骨上一空，一寸陷中，手太阳郄。治肩欲折，臂如拔，手臂疼不能自上下，目视不明。可灸三壮，针入三分。

支正二穴，在腕后五寸，别走少阴。治寒热颔肿肘挛，头痛目眩，风虚惊恐，狂惕生疣目。可灸三壮，针入二分。

小海二穴，土也，在肘内大骨外，去肘端五分陷中，屈手向头取之，手太阳脉之所入也，为合。治寒热齿龈肿，风眩颈项痛，疡肿振寒，肘腋肿，少腹痛，四肢不举。可灸三壮，针入二分。

肩贞二穴，在肩曲胛下两骨解间，肩髃后陷中。治风痹，

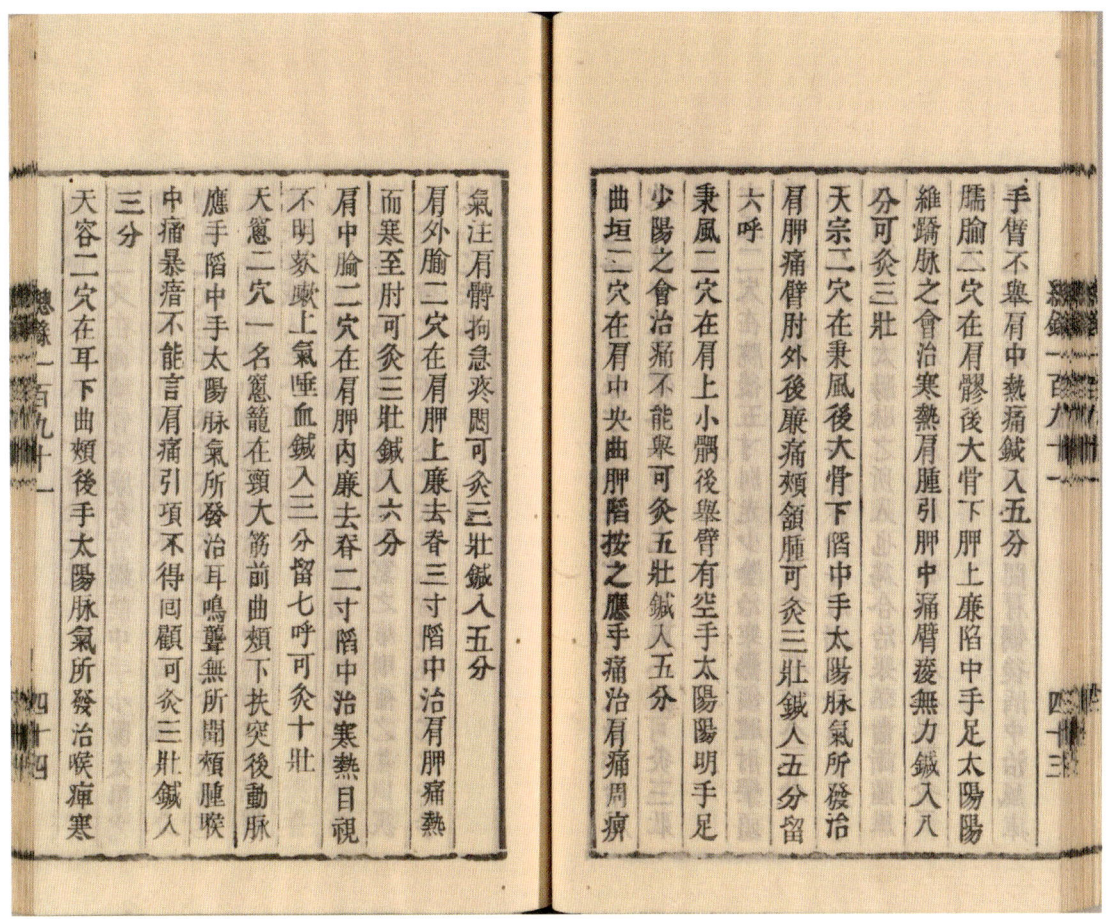

手臂不举，肩中热痛。针入五分。

臑腧二穴，在肩髎后大骨下胛上廉陷中，手足太阳阳维跷脉之会。治寒热肩肿，引胛中痛，臂酸无力。针入八分，可灸三壮。

天宗二穴，在秉风后大骨下陷中，手太阳脉气所发。治肩胛痛，臂肘外后廉痛，颊颔肿。可灸三壮，针入五分，留六呼。

秉风二穴，在肩上小髃后，举臂有空，手太阳阳明手足少阳之会。治痛不能举。可灸五壮，针入五分。

曲垣二穴，在肩中央曲胛陷，按之应手痛。治肩痛周痹气注，肩髀拘急疼闷。可灸三壮，针入五分。

肩外腧二穴，在肩胛上廉，去脊三寸陷中。治肩胛痛，热而寒至肘。可灸三壮，针入六分。

肩中腧二穴，在肩胛内廉，去脊二寸陷中。治寒热目视不明，咳嗽上气唾血。针入三分，留七呼，可灸十壮。

天窗二穴，一名窗笼，在颈大筋前，曲颊下扶突后动脉应手陷中，手太阳脉气所发。治耳鸣聋无所闻，颊肿喉中痛，暴瘖不能言，肩痛引项，不得回顾。可灸三壮，针入三分。

天容二穴，在耳下曲颊后，手太阳脉气所发。治喉痹寒

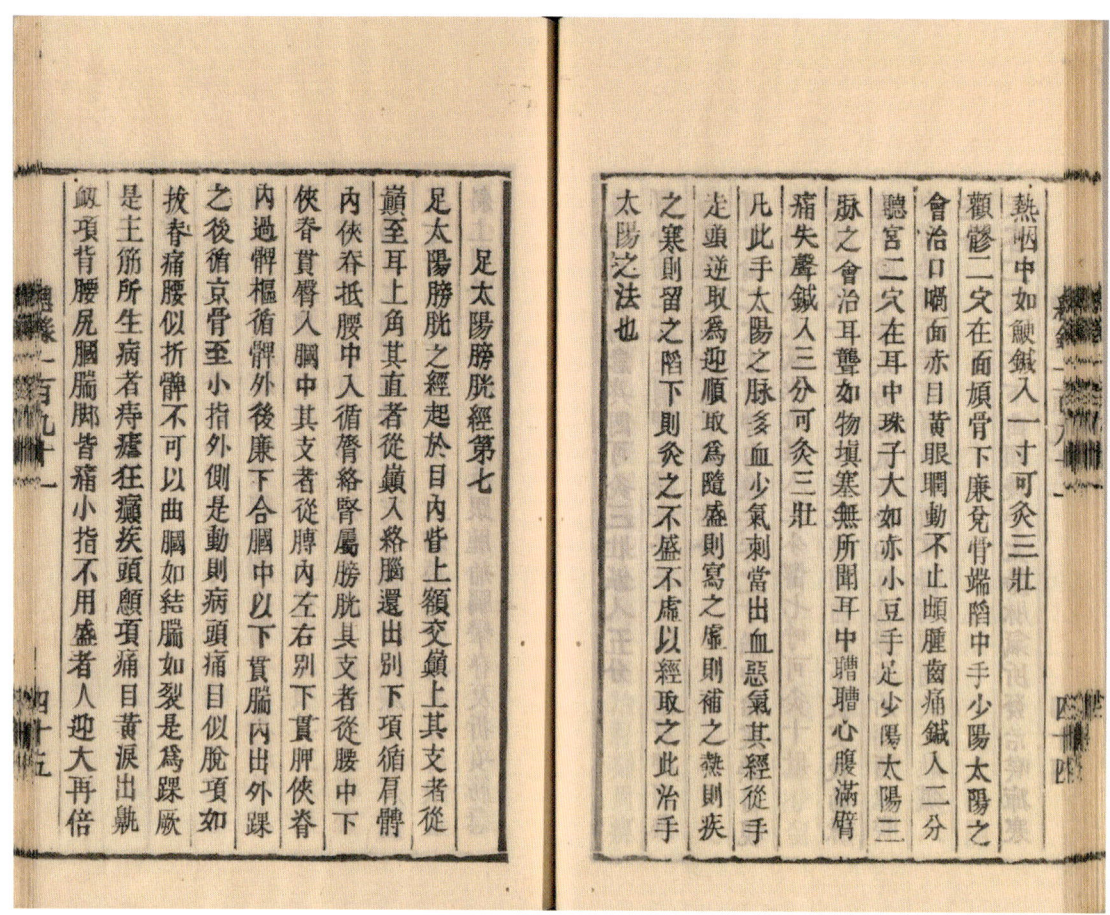

热,咽中如鲠。针入一寸,可灸三壮。

颧髎二穴,在面颊骨下廉兑骨端陷中,手少阳太阳之会。治口㖞,面赤目黄,眼睑动不止,颔肿齿痛。针入二分。

听宫二穴,在耳中珠子大如赤小豆,手足少阳太阳三脉之会。治耳聋,如物填塞无所闻,耳中嘈嘈,心腹满,臂痛失声。针入三分,可灸三壮。

凡此手太阳之脉,多血少气,刺当出血恶气。其经从手走头,逆取为迎,顺取为随,盛则泻之,虚则补之,热则疾之,寒则留之,陷下则灸之,不盛不虚,以经取之。此治手太阳之法也。

足太阳膀胱经第七

足太阳膀胱之经,起于目内眦,上额交巅上。其支者,从巅至耳上角。其直者,从巅入络脑,还出别下项,循肩髆内挟脊抵腰中,入循膂,络肾属膀胱。其支者,从腰中下挟脊,贯臀入腘中。其支者,从髆内左右别下贯胛,挟脊内,过髀枢,循髀外后廉下合腘中,以下贯踹内,出外踝之后,循京骨至小指外侧。是动,则病头痛,目似脱,项如拔,脊痛腰似折,髀不可以曲,腘如结,踹如裂,是为踝厥。是主筋所生病者,痔、疟、狂、癫疾,头囟项痛,目黄泪出,鼽衄,项背腰尻腘踹脚皆痛,小指不用。盛者人迎大再倍

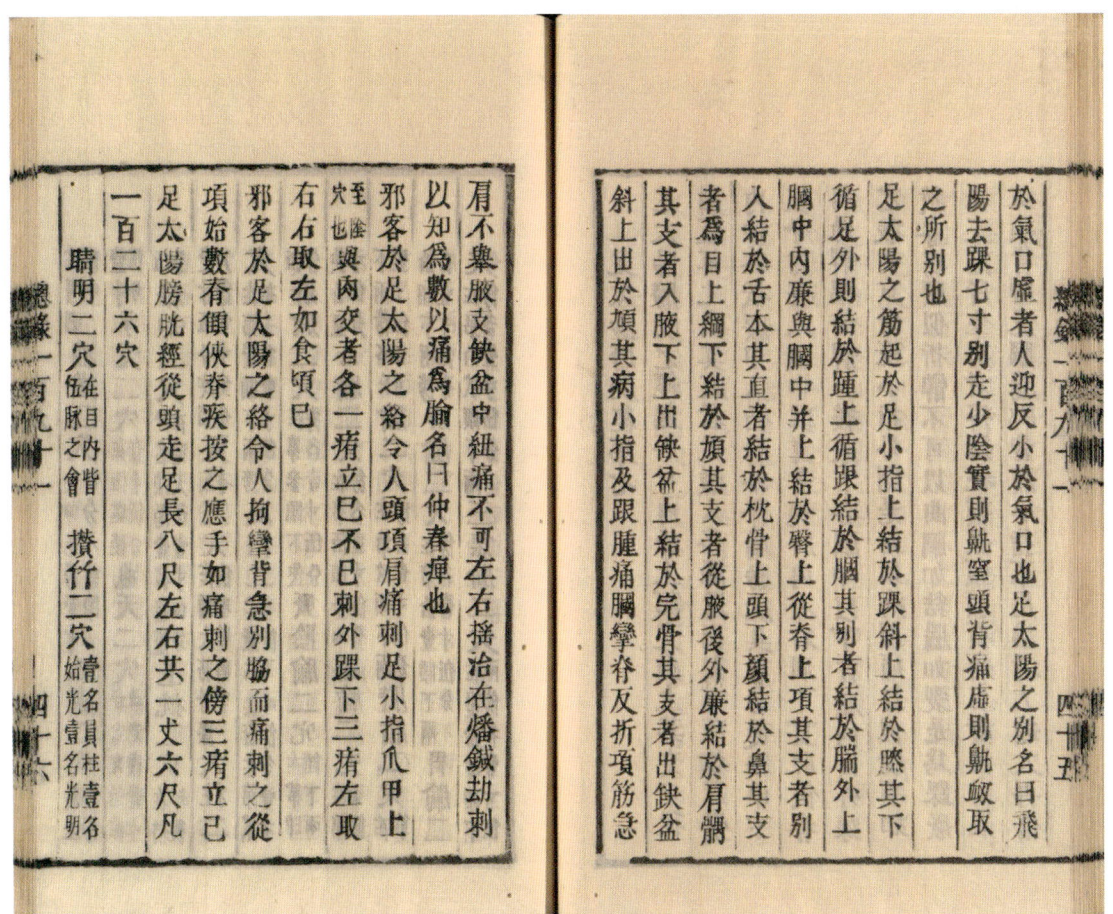

于气口,虚者人迎反小于气口也。

足太阳之别,名曰飞阳,去踝七寸,别走少阴。实则鼽窒,头背痛;虚则鼽衄。取之所别也。

足太阳之筋,起于足小指,上结于踝,斜上结于膝。其下循足外侧,结于踵,上循跟结于腘,其别者结于踹外,上腘中内廉,与腘中并上结于臀上,从脊上项。其支者,别入结于舌本。其直者,结于枕骨,上头下颜,结于鼻。其支者,为目上纲,下结于頄。其支者,从腋后外廉结于肩髃。其支者,入腋下,上出缺盆,上结于完骨。其支者,出缺盆,斜上出于頄。其病,小指及跟肿痛,腘挛脊反折,项筋急,肩不举,腋支缺盆中钮痛,不可左右摇。治在燔针劫刺,以知为数,以痛为腧,名曰仲春痹也。

邪客于足太阳之络,令人头项肩痛,刺足小指爪甲上至阴穴也,与肉交者各一痏,立已。不已,刺外踝下三痏,左取右,右取左,如食顷已。

邪客于足太阳之络,令人拘挛背急,别胁而痛,刺之从项始数脊椎侠脊,疾按之应手如痛,刺之旁三痏,立已。

足太阳膀胱经从头走足,长八尺,左右共一丈六尺,凡一百二十六穴。

睛明二穴在目内眦。五脉之会　攒竹二穴一名员柱,一名始光,一名光明

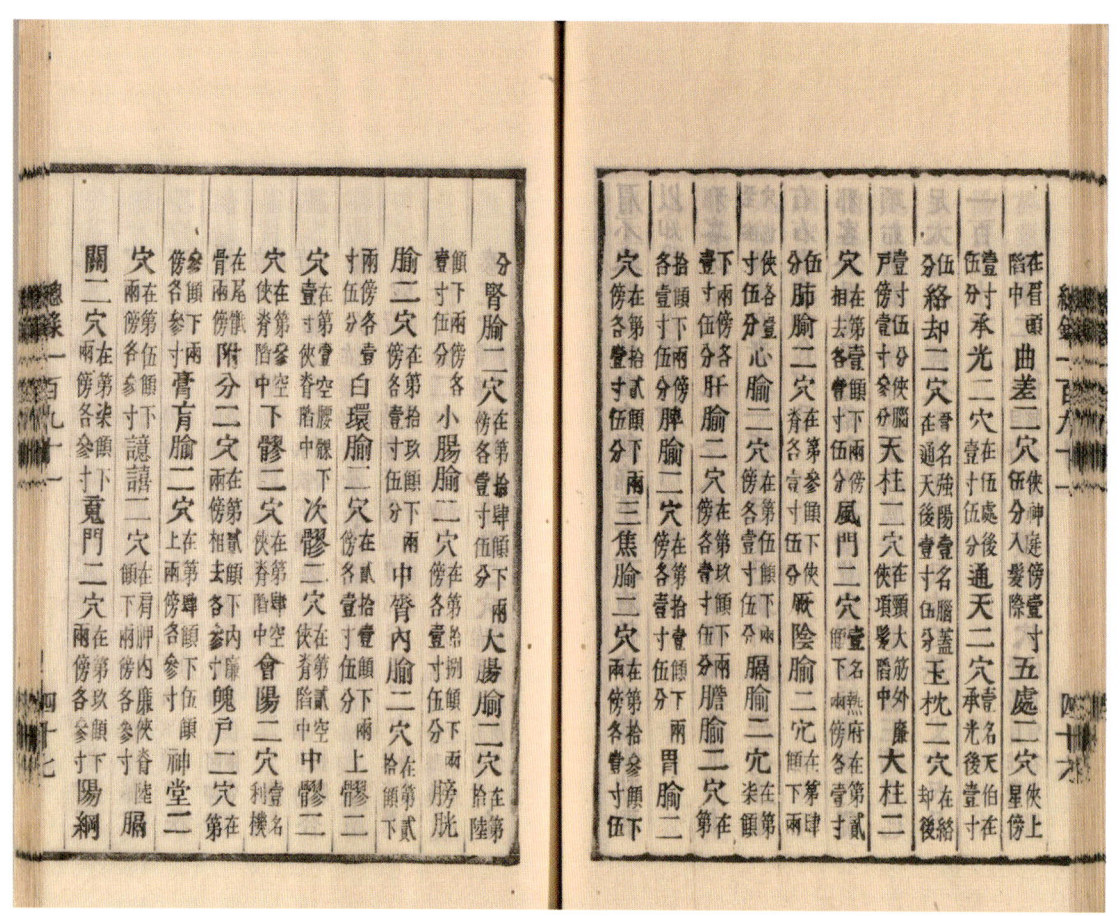

在眉头陷中　曲差二穴挟神庭旁一寸五分入发际　五处二穴挟上星旁一寸五分　承光二穴在五处后一寸五分　通天二穴一名天伯。在承光后一寸五分　络却二穴一名强阳，一名脑盖。在通天后一寸五分　玉枕二穴在络却后一寸五分，挟脑户旁一寸三分　天柱二穴在颈大筋外廉挟项发陷中　大柱二穴在第一椎下两旁，相去各一寸五分　风门二穴一名热府。在第二椎下两旁各一寸五分　肺腧二穴在第三椎下挟脊各一寸五分　厥阴腧二穴在第四椎下两旁各一寸五分　心腧二穴在第五椎下两旁各一寸五分　膈腧二穴在第七椎下两旁各一寸五分　肝腧二穴在第九椎下两旁各一寸五分　胆腧二穴在第十椎下两旁各一寸五分　脾腧二穴在第十一椎下两旁各一寸五分　胃腧二穴在第十二椎下两旁各一寸五分　三焦腧二穴在第十三椎下两旁各一寸五分　肾腧二穴在第十四椎下两旁各一寸五分　大肠腧二穴在第十六椎下两旁各一寸五分　小肠腧二穴在第十八椎下两旁各一寸五分　膀胱腧二穴在第十九椎下两旁各一寸五分　中膂内腧二穴在第二十椎下两旁各一寸五分　白环腧二穴在二十一椎下两旁各一寸五分　上髎二穴在第一空腰髁下一寸挟脊陷中　次髎二穴在第二空挟脊陷中　中髎二穴在第三空挟脊陷中　下髎二穴在第四空挟脊陷中　会阳二穴一名利机，在尾骶骨两旁　附分二穴在第二椎下内廉两旁相去各三寸　魄户二穴在第三椎下两旁各三寸　膏肓腧二穴在第四椎下五椎上两旁各三寸　神堂二穴在第五椎下两旁各三寸　譩譆二穴在肩髆内廉挟脊六椎下两旁各三寸　膈关二穴在第七椎下两旁各三寸　魂门二穴在第九椎下两旁各三寸　阳纲

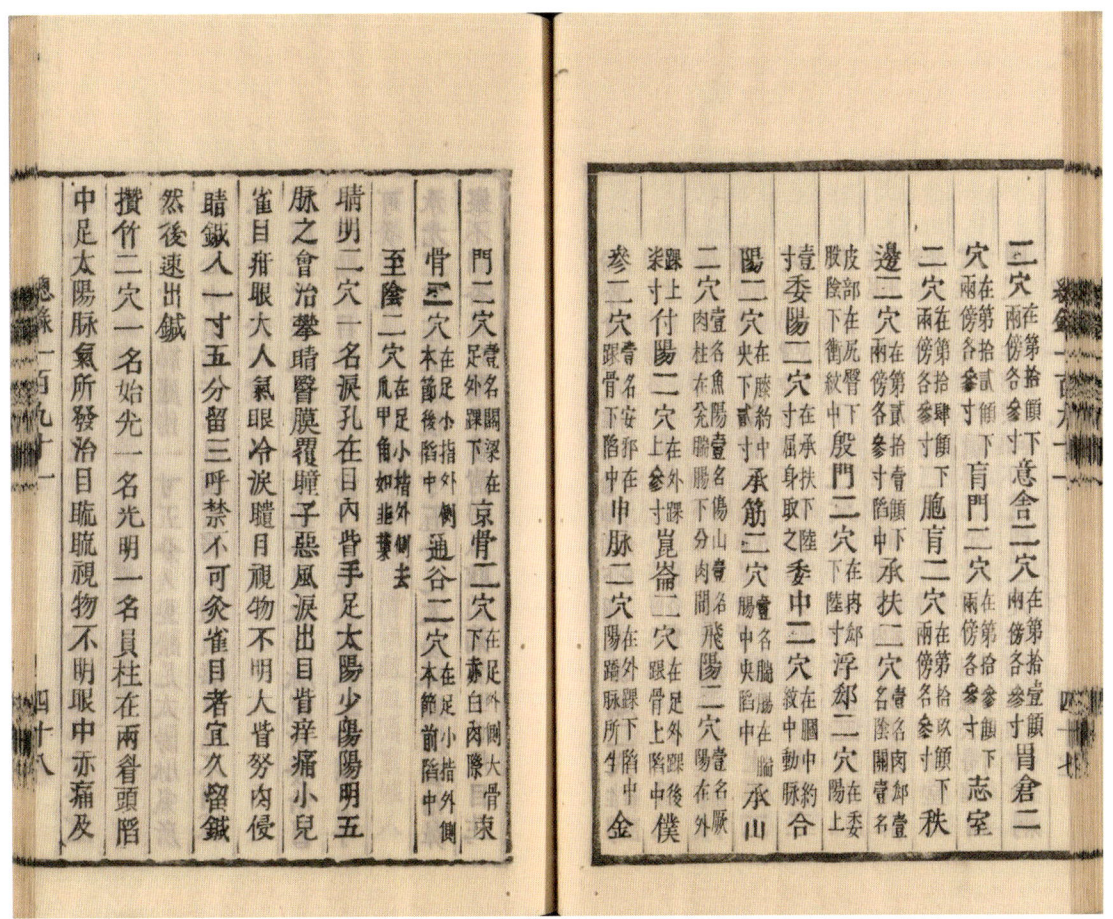

二穴在第十椎下两旁各三寸　意舍二穴在第十一椎两旁各三寸　胃仓二穴在第十二椎下两旁各三寸　肓门二穴在第十三椎下两旁各三寸　志室二穴在第十四椎下两旁各三寸　胞肓二穴在第十九椎下两旁各三寸　秩边二穴在第二十一椎下两旁各三寸陷中　承扶二穴一名肉郄，一名阴关，一名皮部，在尻臀下股阴下冲①纹中　殷门二穴在肉郄下六寸　浮郄二穴在委阳上一寸　委阳二穴在承扶下六寸屈身取之　委中二穴在腘中约纹中动脉　合阳二穴在膝约中央下二寸　承筋二穴一名腨肠。在腨肠中央陷中　承山二穴一名鱼腹②，一名伤山，一名肉柱。在兑腨肠下分肉间　飞阳二穴一名厥阳。在外踝上七寸　付阳二穴在外踝上三寸　昆仑二穴在足外踝后跟骨上陷中　仆参二穴一名安邪。在跟骨下陷中　申脉二穴在外踝下陷中，阳跷脉所生　金门二穴一名关梁。在足外踝下　京骨二穴在足外侧大骨下赤白肉际　束骨二穴在足小指外侧本节后陷中　通谷二穴在足小指外侧本节前陷中　至阴二穴在足小指外侧去爪甲角如韭叶

　　睛明二穴，一名泪孔，在目内眦，手足太阳少阳阳明五脉之会。治攀睛翳膜覆瞳子，恶风泪出，目眦痒痛，小儿雀目疳眼，大人气眼冷泪，䏶目视物不明，大眦努肉侵睛。针入一寸五分，留三呼，禁不可灸。雀目者宜久留针，然后速出针。

　　攒竹二穴，一名始光，一名光明，一名员柱。在两眉头陷中，足太阳脉气所发。治目眬眬，视物不明，眼中赤痛，及

---

①冲：《针灸甲乙经》医统本卷三作"肿"，《外台秘要》卷三十九、《千金要方》卷二十九、《医心方》卷二无此字，当是。

②腹：原作"阳"，据《针灸资生经》卷一改。

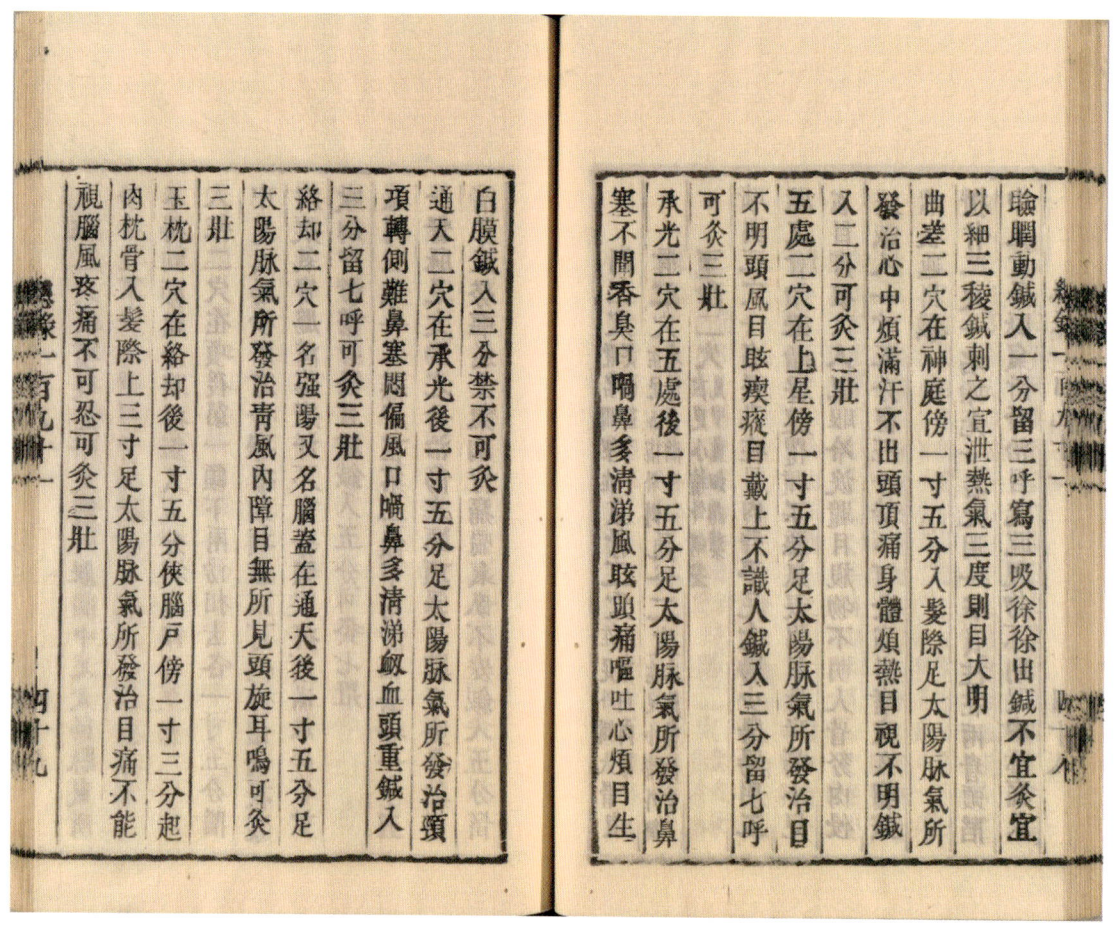

睑瞤动。针入一分,留三呼,泻三吸,徐徐出针,不宜灸,宜以细三棱针刺之,宣泄热气,三度则目大明。

曲差二穴,在神庭旁一寸五分入发际,足太阳脉气所发。治心中烦满,汗不出,头顶痛,身体烦热,目视不明。针入二分,可灸三壮。

五处二穴,在上星旁一寸五分,足太阳脉气所发。治目不明,头风目眩,瘈疭,目戴上不识人。针入三分,留七呼,可灸三壮。

承光二穴,在五处后一寸五分,足太阳脉气所发。治鼻塞不闻香臭,口㖞,鼻多清涕,风眩头痛,呕吐心烦,目生白膜。针入三分,禁不可灸。

通天二穴,在承光后一寸五分,足太阳脉气所发。治颈项转侧难,鼻塞闷,偏风口㖞,鼻多清涕,衄血头重。针入三分,留七呼,可灸三壮。

络却二穴,一名强阳,又名脑盖。在通天后一寸五分,足太阳脉气所发。治青风内障,目无所见,头旋耳鸣。可灸三壮。

玉枕二穴,在络却后一寸五分,挟脑户旁一寸三分,起肉枕骨入发际上三寸,足太阳脉气所发。治目痛不能视,脑风疼痛不可忍。可灸三壮。

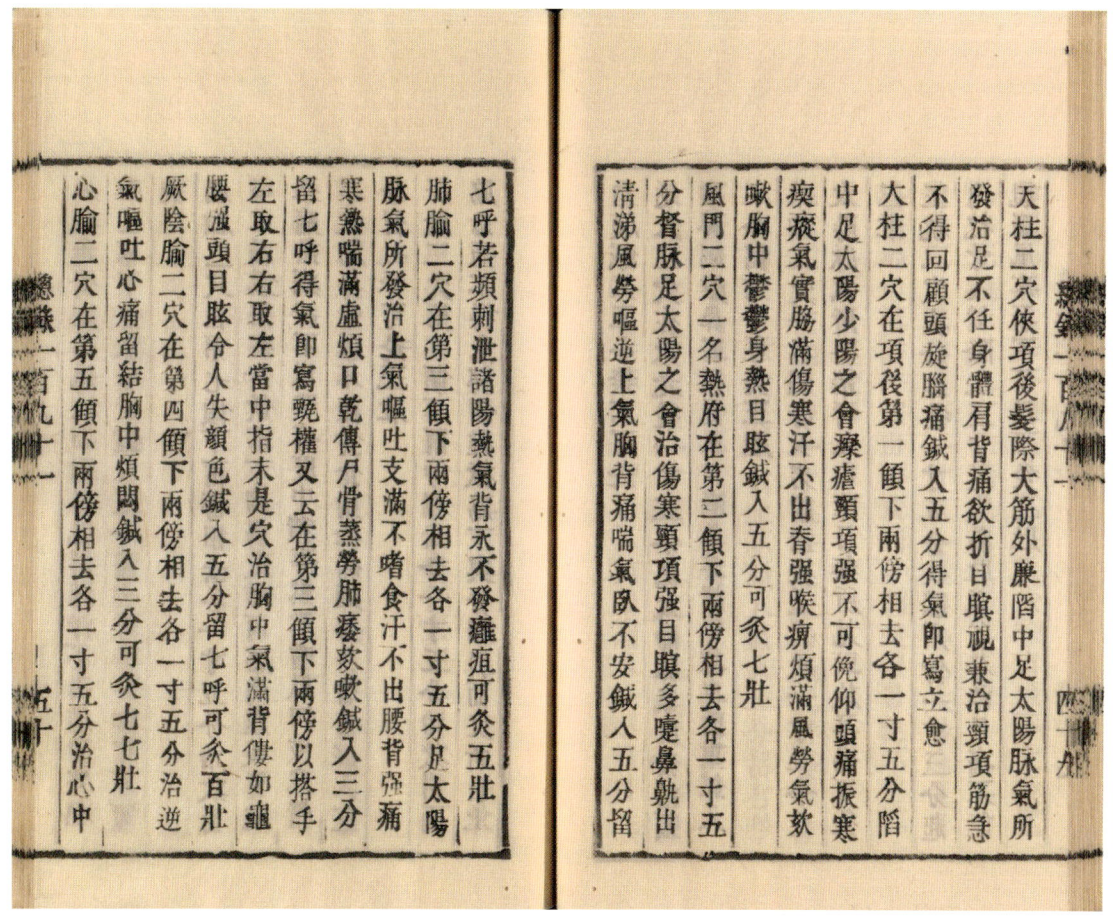

天柱二穴，挟项后发际大筋外廉陷中，足太阳脉气所发。治足不任身体，肩背痛欲折，目瞑视，兼治颈项筋急，不得回顾，头旋脑痛。针入五分，得气即泻，立愈。

大柱二穴，在项后第一椎下，两旁相去各一寸五分陷中，足太阳少阳之会。疗疟，颈项强不可俯仰，头痛振寒，瘛疭，气实胁满，伤寒汗不出，脊强喉痹，烦满风劳气咳嗽，胸中郁郁，身热目眩。针入五分，可灸七壮。

风门二穴，一名热府。在第二椎下，两旁相去各一寸五分，督脉足太阳之会。治伤寒颈项强，目瞑多嚏，鼻衄出清涕，风劳呕逆上气，胸背痛，喘气卧不安。针入五分，留七呼。若频刺，泄诸阳热气，背永不发痈疽，可灸五壮。

肺腧二穴，在第三椎下，两旁相去各一寸五分，足太阳脉气所发。治上气呕吐，支满不嗜食，汗不出，腰背强痛，寒热喘满，虚烦口干，传尸骨蒸劳，肺痿咳嗽。针入三分，留七呼，得气即泻。甄权又云：在第三椎下两旁，以搭手左取右，右取左，当中指末是穴，治胸中气满，背偻如龟，腰强头目眩，令人失颜色。针入五分，留七呼，可灸百壮。

厥阴腧二穴，在第四椎下，两旁相去各一寸五分。治逆气呕吐，心痛留结，胸中烦闷。针入三分，可灸七七壮。

心腧二穴，在第五椎下，两旁相去各一寸五分。治心中

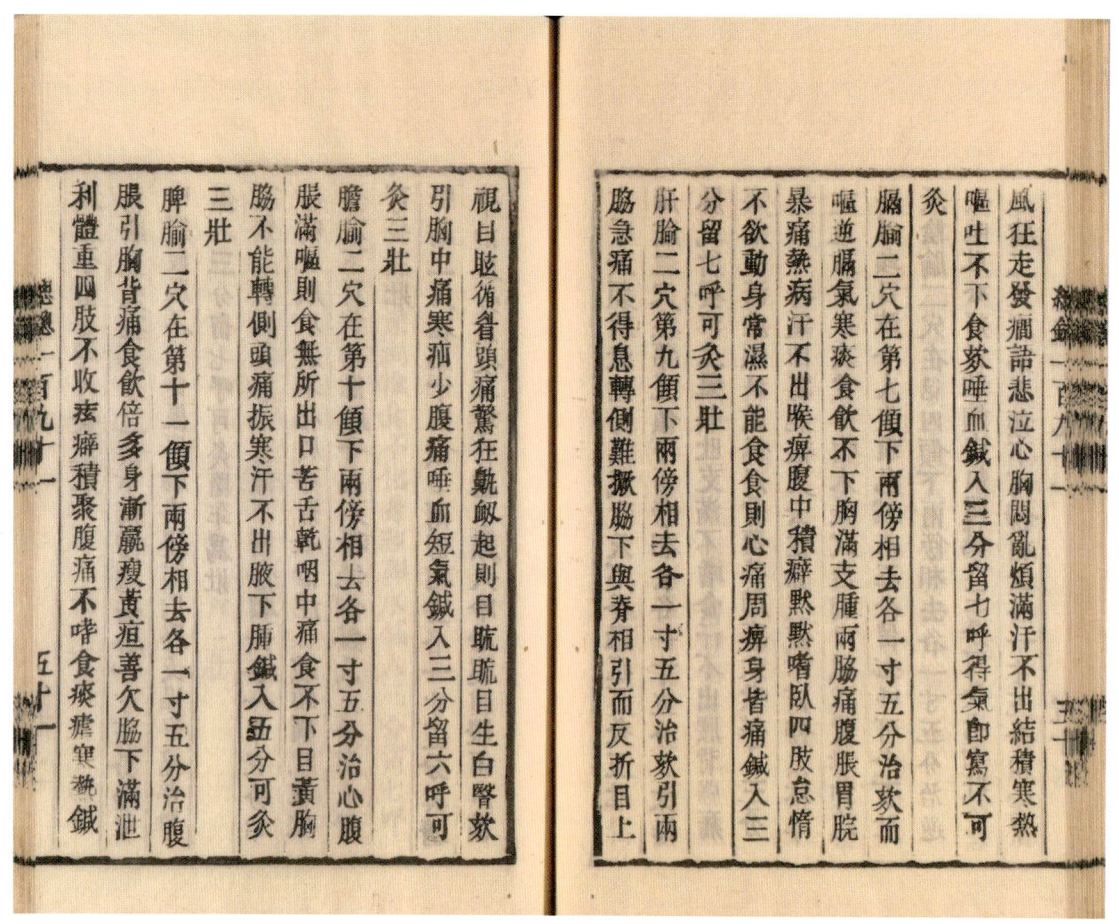

风，狂走发痫，语悲泣，心胸闷乱烦满汗不出，结积寒热，呕吐不下食，咳唾血。针入三分，留七呼，得气即泻，不可灸。

膈腧二穴，第七椎下，两旁相去各一寸五分。治咳而呕逆，膈气寒痰，食饮不下，胸满支肿，两胁痛，腹胀，胃脘暴痛，热病汗不出，喉痹，腹中积癖，默默嗜卧，四肢怠惰不欲动，身常湿不能食，食则心痛，周痹身皆痛。针入三分，留七呼，可灸三壮。

肝腧二穴，在第九椎下，两旁相去各一寸五分。治咳引两胁急痛，不得息，转侧难，撅胁下与脊相引，而反折目上视，目眩，循眉头痛，惊狂衄蚵，起则目䀮䀮，目生白翳，咳引胸中痛，寒疝少腹痛，唾血短气。针入三分，留六呼，可灸三壮。

胆腧二穴，在第十椎下，两旁相去各一寸五分。治心腹胀满，呕则食无所出，口苦舌干，咽中痛，食不下，目黄，胸胁不能转侧，头痛振寒汗不出，腋下肿。针入五分，可灸三壮。

脾腧二穴，在第十一椎下，两旁相去各一寸五分。治腹胀引胸背痛，食饮倍多，身渐羸瘦，黄疸善欠胁下满，泄利体重，四肢不收，痎癖积聚，腹痛不嗜食，痰疟寒热。针

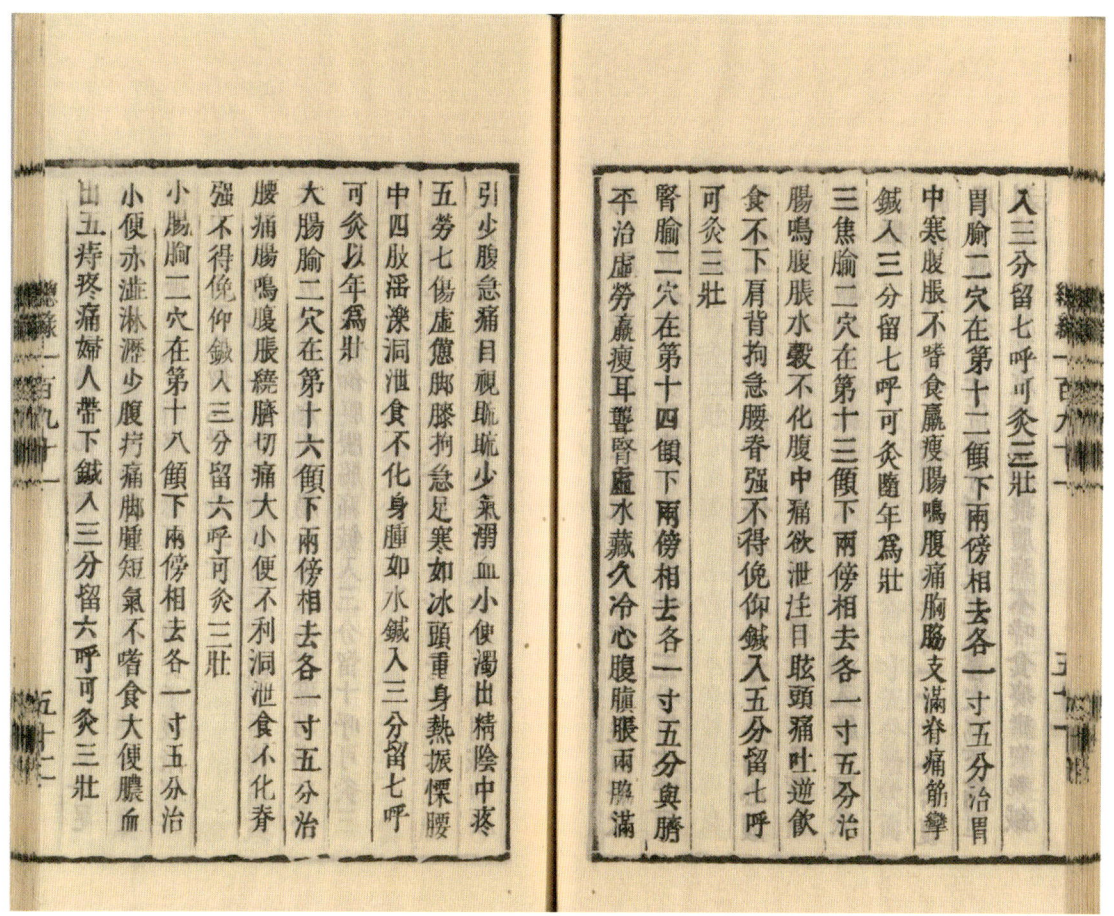

入三分，留七呼，可灸三壮。

胃腧二穴，在第十二椎下，两旁相去各一寸五分。治胃中寒腹胀，不嗜食羸瘦，肠鸣腹痛，胸胁支满，脊痛筋挛。针入三分，留七呼；可灸，随年为壮。

三焦腧二穴，在第十三椎下，两旁相去各一寸五分。治肠鸣腹胀，水谷不化，腹中痛欲泄注，目眩头痛，吐逆饮食不下，肩背拘急，腰脊强不得俯仰。针入五分，留七呼，可灸三壮。

肾腧二穴，在第十四椎下，两旁相去各一寸五分。与脐平。治虚劳羸瘦，耳聋肾虚，水脏久冷，心腹䐜胀，两胁满引少腹急痛，目视𥉊𥉊，少气溺血，小便浊出精，阴中疼，五劳七伤虚惫，脚膝拘急，足寒如冰，头重身热振栗，腰中四肢淫泺，洞泄食不化，身肿如水。针入三分，留七呼；可灸，以年为壮。

大肠腧二穴，在第十六椎下，两旁相去各一寸五分。治腰痛肠鸣腹胀，绕脐切痛，大小便不利，洞泄食不化，脊强不得俯仰。针入三分，留六呼，可灸三壮。

小肠腧二穴，在第十八椎下，两旁相去各一寸五分。治小便赤涩淋沥，少腹疠痛，脚肿短气不嗜食，大便脓血出，五痔疼痛，妇人带下。针入三分，留六呼，可灸三壮。

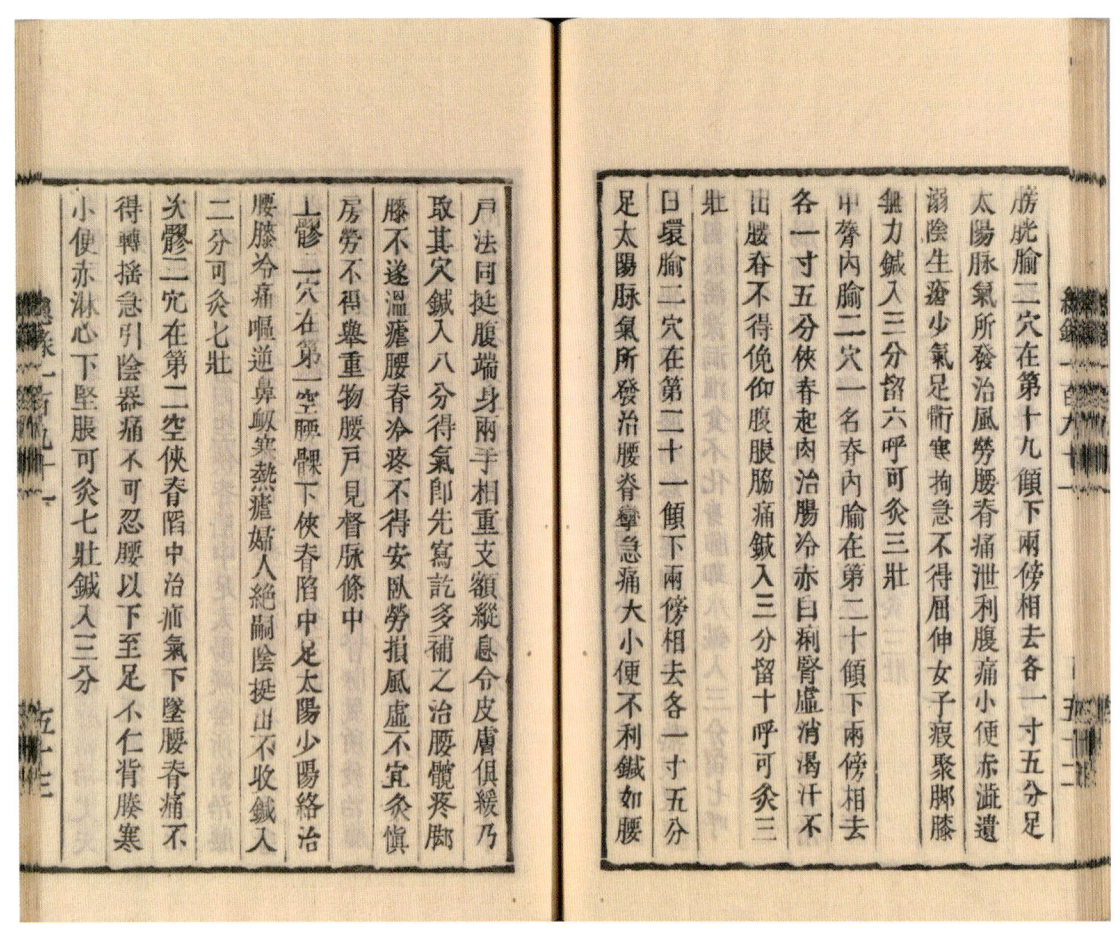

膀胱腧二穴,在第十九椎下,两旁相去各一寸五分,足太阳脉气所发。治风劳腰脊痛,泄利腹痛,小便赤涩遗溺,阴生疮,少气足胻寒,拘急不得屈伸,女子瘕聚,脚膝无力。针入三分,留六呼,可灸三壮。

中膂内腧二穴,一名脊内腧。在第二十椎下,两旁相去各一寸五分,挟脊起肉。治肠冷赤白痢,肾虚消渴,汗不出,腰脊不得俯仰,腹胀胁痛。针入三分,留十呼,可灸三壮。

白环腧二穴,在第二十一椎下,两旁相去各一寸五分,足太阳脉气所发。治腰脊挛急痛,大小便不利,针如腰户法同。挺腹端身,两手相重支额,纵息令皮肤俱缓,乃取其穴。针入八分,得气即先泻,讫,多补之。治腰髋疼,脚膝不遂,温疟,腰脊冷疼,不得安卧。劳损风虚。不宜灸,慎房劳,不得举重物。腰户见督脉条中。

上髎二穴,在第一空腰髁下,挟脊陷中,足太阳少阳络。治腰膝冷痛,呕逆鼻衄,寒热疟,妇人绝嗣,阴挺出不收。针入二分,可灸七壮。

次髎二穴,在第二空挟脊陷中。治疝气下坠,腰脊痛不得转摇,急引阴器痛不可忍,腰以下至足不仁,背膝寒,小便赤淋,心下坚胀。可灸七壮,针入三分。

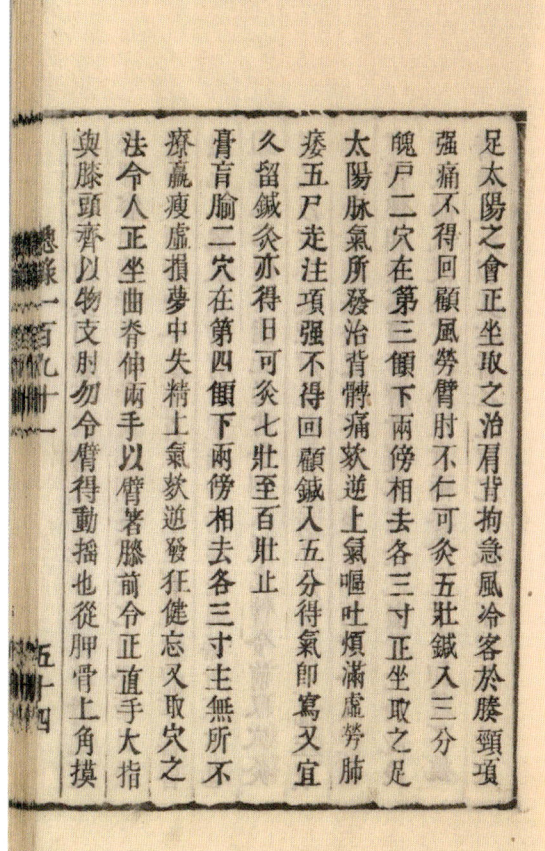

中髎二穴，在第三空挟脊陷中，厥阴少阳所结。治丈夫五劳七伤六极，腰痛大便难，腹胀下利，小便淋涩，飧泄，妇人绝子带下，月事不调。针入二分，留十呼，可灸三壮。

下髎二穴，在第四空挟脊陷中，足太阳厥阴所结。治腰痛不得转侧，女子下苍汁不禁，寒湿内伤，痛引少腹急疼，大便下血。针入二分，留十呼，可灸三壮。

会阳二穴，一名利机，在阴尾骨两旁，督脉气所发。治腹中冷气，泄利不止，久痔，阳气虚乏，阴汗湿。针入八分，可灸五壮。

附分二穴，在第二椎下，附项内廉，两旁相去各三寸，手足太阳之会。正坐取之。治肩背拘急，风冷客于腠，颈项强痛，不得回顾，风劳，臂肘不仁。可灸五壮，针入三分。

魄户二穴，在第三椎下，两旁相去各三寸，正坐取之，足太阳脉气所发。治背膊痛，咳逆上气，呕吐烦满，虚劳肺痿，五尸走注，项强不得回顾。针入五分，得气即泻。又宜久留针，灸亦得，日可灸七壮，至百壮止。

膏肓腧二穴，在第四椎下，两旁相去各三寸。主无所不疗，羸瘦虚损，梦中失精，上气咳逆，发狂健忘。又，取穴之法，令人正坐曲脊，伸两手，以臂着膝前令正直，手大指与膝头齐，以物支肘，勿令臂得动摇也，从胛骨上角，摸

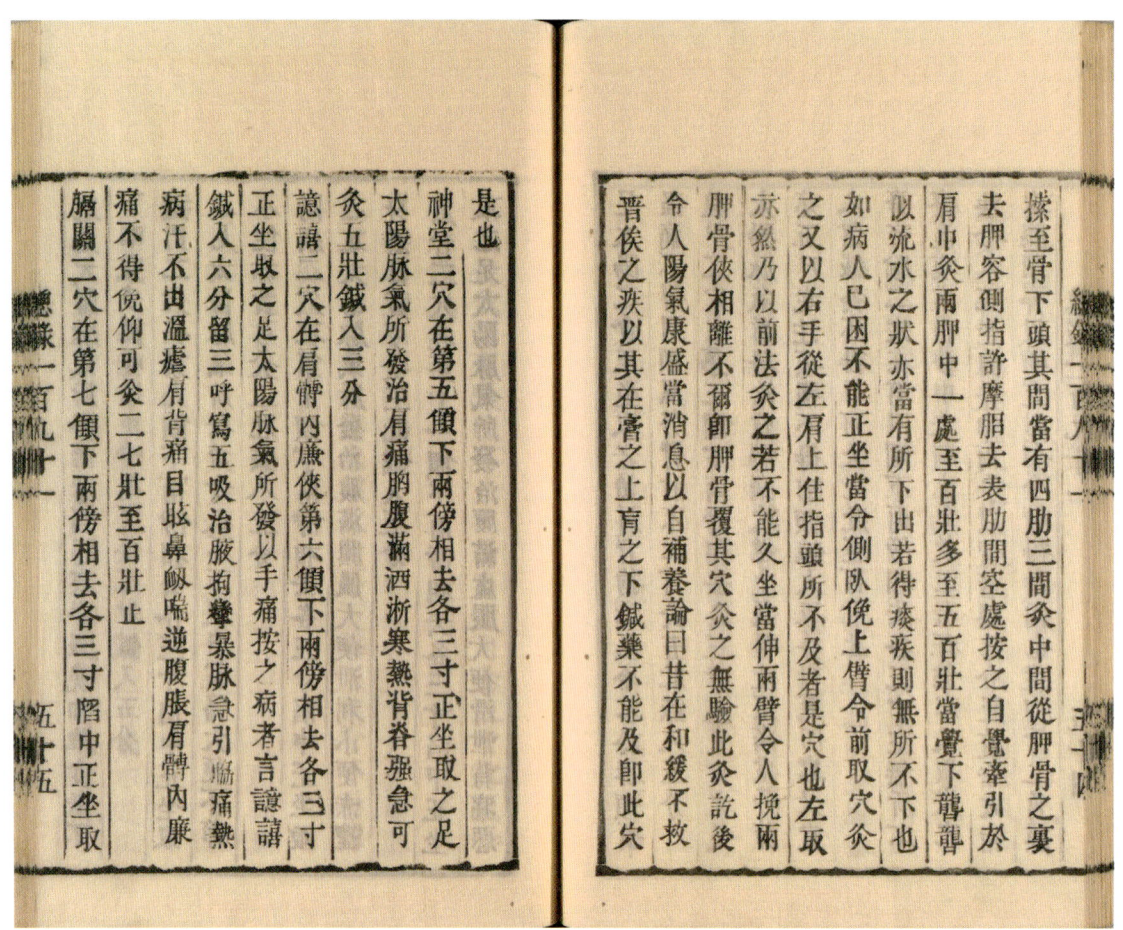

索至骨下头，其间当有四肋三间，灸中间。从胛骨之里，去胛容侧指许，摩膂，去表肋间空处，按之自觉牵引于肩中，灸两胛中一处，至百壮，多至五百壮。当觉下咙咙似流水之状，亦当有所下出，若得痰疾，则无所不下也。如病人已困，不能正坐，当令侧卧，俯上臂令前，取穴灸之。又，以右手从左肩上住，指头所不及者，是穴也，左取亦然。乃以前法灸之。若不能久坐，当伸两臂，令人挽两胛骨挟相离，不尔，即胛骨覆其穴，灸之无验。此灸讫后，令人阳气康盛，当消息以自补养。论曰：昔在和缓，不救晋侯之疾。以其在膏之上、肓之下，针药不能及，即此穴是也。

神堂二穴，在第五椎下，两旁相去各三寸，正坐取之，足太阳脉气所发。治肩痛胸腹满，洒淅寒热，背脊强急。可灸五壮，针入三分。

譩譆二穴，在肩髆内廉挟第六椎下，两旁相去各三寸，正坐取之，足太阳脉气所发。以手痛按之，病者言譩譆。针入六分，留三呼，泻五吸，治腋拘挛暴脉急引胁痛，热病汗不出，温疟肩背痛，目眩鼻衄，喘逆腹胀，肩髆内廉痛不得俯仰。可灸二七壮，至百壮止。

膈关二穴，在第七椎下，两旁相去各三寸陷中，正坐取

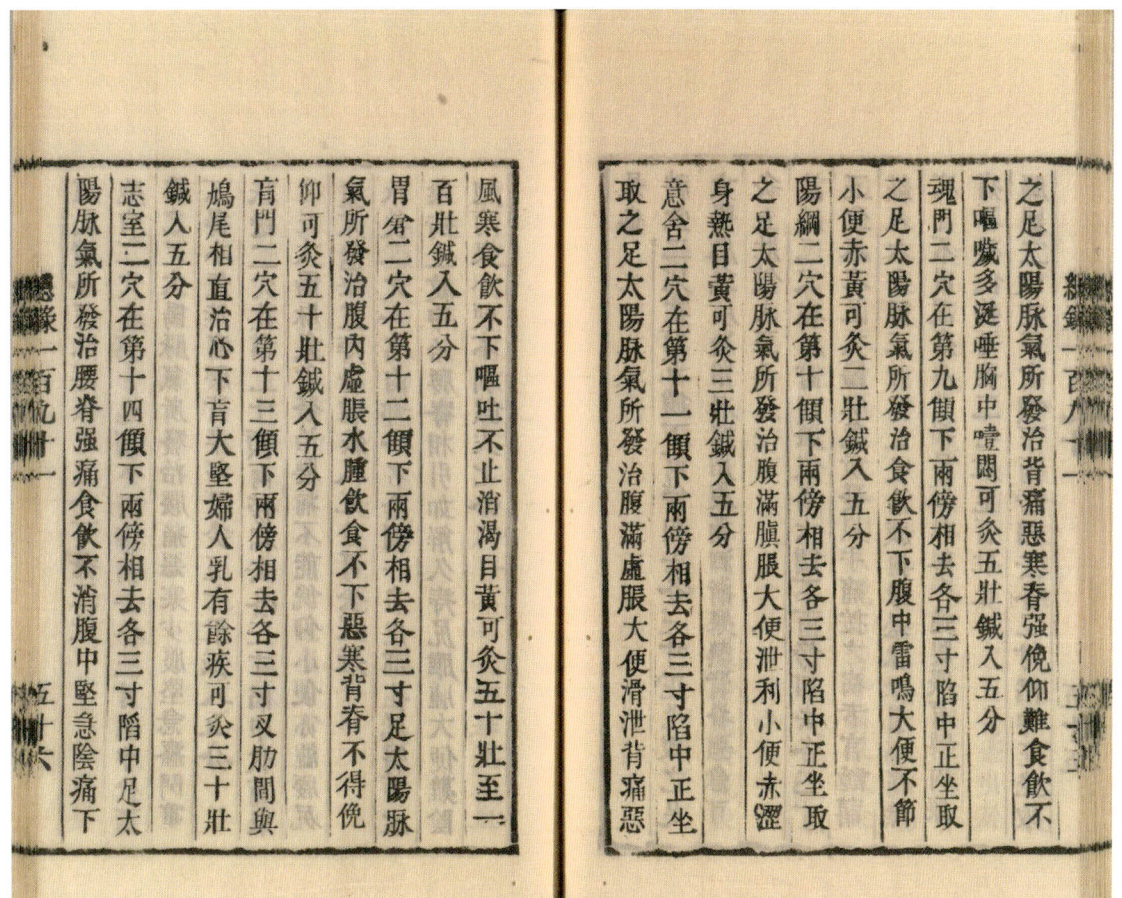

之,足太阳脉气所发。治背痛恶寒,脊强俯仰难,食饮不下,呕哕多涎唾,胸中噎闷。可灸五壮,针入五分。

魂门二穴,在第九椎下,两旁相去各三寸陷中,正坐取之,足太阳脉气所发。治食饮不下,腹中雷鸣,大便不节,小便赤黄。可灸二壮,针入五分。

阳纲二穴,在第十椎下,两旁相去各三寸陷中,正坐取之,足太阳脉气所发。治腹满膜胀,大便泄利,小便赤涩,身热目黄。可灸三壮,针入五分。

意舍二穴,在第十一椎下,两旁相去各三寸陷中,正坐取之,足太阳脉气所发。治腹满虚胀,大便滑泄,背痛恶风寒,食饮不下,呕吐不止,消渴目黄。可灸五十壮,至一百壮,针入五分。

胃仓二穴,在第十二椎下,两旁相去各三寸,足太阳脉气所发。治腹内虚胀水肿,饮食不下,恶寒,背脊不得俯仰。可灸五十壮,针入五分。

肓门二穴,在第十三椎下,两旁相去各三寸叉肋间,与鸠尾相直。治心下肓大坚,妇人乳有余疾。可灸三十壮,针入五分。

志室二穴,在第十四椎下,两旁相去各三寸陷中,足太阳脉气所发。治腰脊强痛,食饮不消,腹中坚急,阴痛下

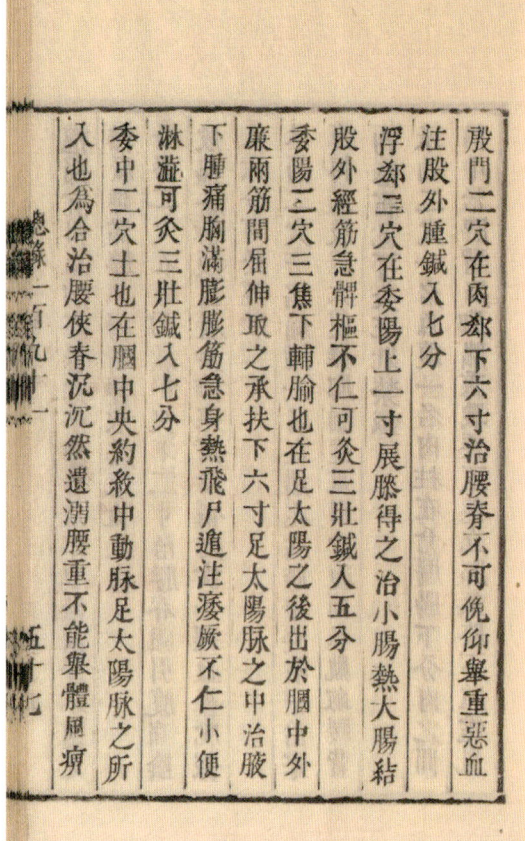

肿失精，小便淋沥，针入五分，可灸三壮。

胞肓二穴，在第十九椎下，两旁相去各三寸陷中，伏而取之，足太阳脉气所发。治腰痛恶寒，少腹坚急，癃闭重，不得小便涩痛，腰背卒痛，可灸五七壮，针入五分。

秩边二穴，在第二十椎下，两旁相去各三寸陷中，伏而取之，足太阳脉气所发。治腰痛不能俯仰，小便赤①涩，腰尻重不能举，五痔发肿。针入五分，可灸三壮。

承扶二穴，一名肉郄，一名阴关，一名皮部，在尻臀下股阴冲上纹中。治腰脊相引如解，久痔尻臞肿，大便难，阴胞有寒，小便不利。针入七分。

殷门二穴，在肉郄下六寸。治腰脊不可俯仰，举重恶血注股外肿。针入七分。

浮郄二穴，在委阳上一寸，展膝得之。治小肠热，大肠结，股外经筋急，髀枢不仁。可灸三壮，针入五分。

委阳二穴，三焦下辅腧也，在足太阳之后，出于腘中外廉两筋间，屈伸取之；承扶下六寸，足太阳脉之中。治腋下肿痛，胸满膨膨，筋急身热，飞尸遁注，痿厥不仁，小便淋涩。可灸三壮，针入七分。

委中二穴，土也，在腘中央约纹中动脉，足太阳脉之所入也，为合。治腰挟脊沉沉然，遗溺，腰重不能举体，风痹

①赤：原作"亦"，形误，据《针灸资生经》卷五改。

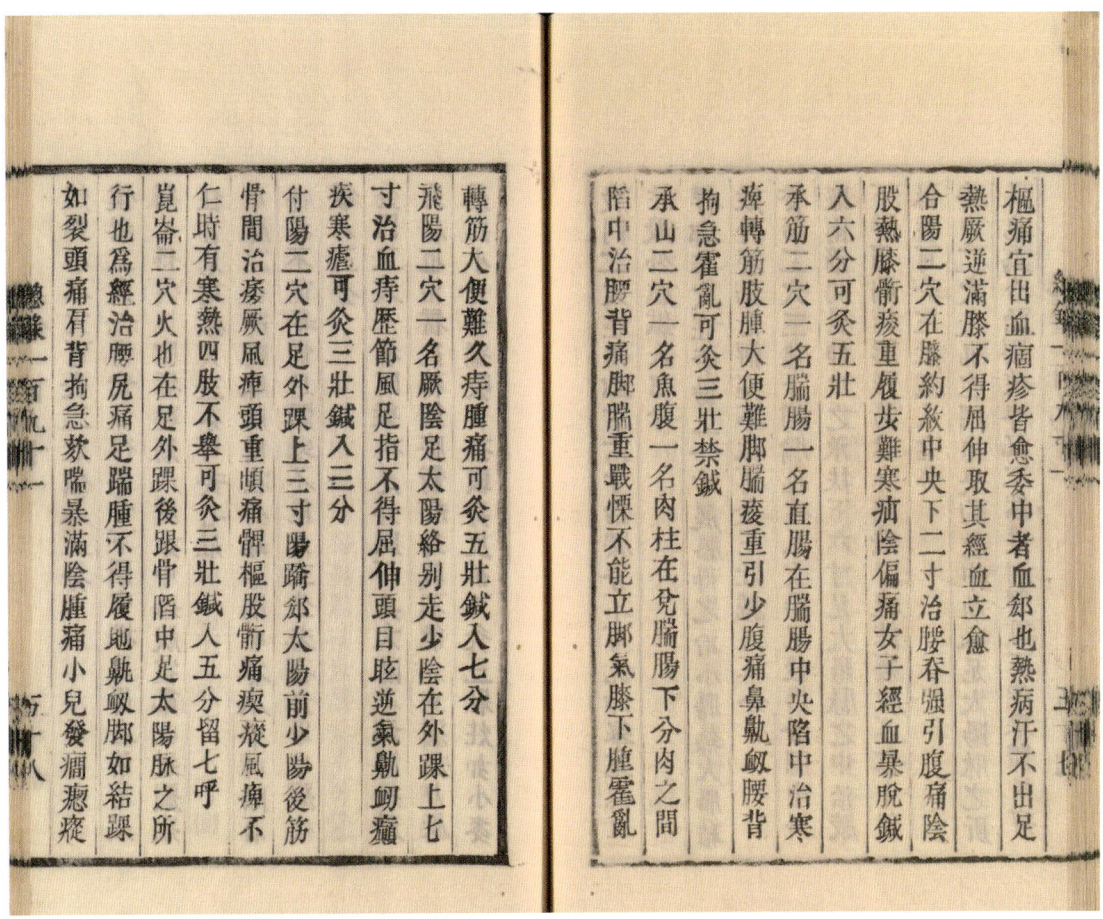

枢痛，宜出血痼疹皆愈。委中者，血郄也，热病汗不出，足热厥逆满，膝不得屈伸，取其经血立愈。

合阳二穴，在膝约纹中央下二寸。治腰脊强引腹痛，阴股热，膝骱酸重，履步难，寒疝，阴偏痛，女子经血暴脱。针入六分，可灸五壮。

承筋二穴，一名腨肠，一名直肠。在腨肠中央陷中。治寒痹转筋，肢肿，大便难，脚腨酸重，引少腹痛，鼻衄衊，腰背拘急，霍乱。可灸三壮，禁针。

承山二穴，一名鱼腹，一名肉柱。在兑腨肠下分肉之间陷中。治腰背痛，脚腨重，战栗不能立，脚气膝下肿，霍乱转筋，大便难，久痔肿痛。可灸五壮，针入七分。

飞阳二穴，一名厥阴。足太阳络别走少阴，在外踝上七寸。治血痔，历节风，足指不得屈伸，头目眩，逆气鼽衄，癫疾寒疟。可灸三壮，针入三分。

付阳二穴，在足外踝上三寸，阳跷郄，太阳前少阳后筋骨间。治痿厥风痹，头重颊痛，髀枢股骱痛，瘈疭，风痹不仁，时有寒热，四肢不举。可灸三壮，针入五分，留七呼。

昆仑二穴，火也，在足外踝后跟骨陷中，足太阳脉之所行也，为经。治腰尻痛，足端肿不得履地，鼽衄，脚如结，踝如裂，头痛肩背拘急，咳喘暴满，阴肿痛，小儿发痫瘈疭。

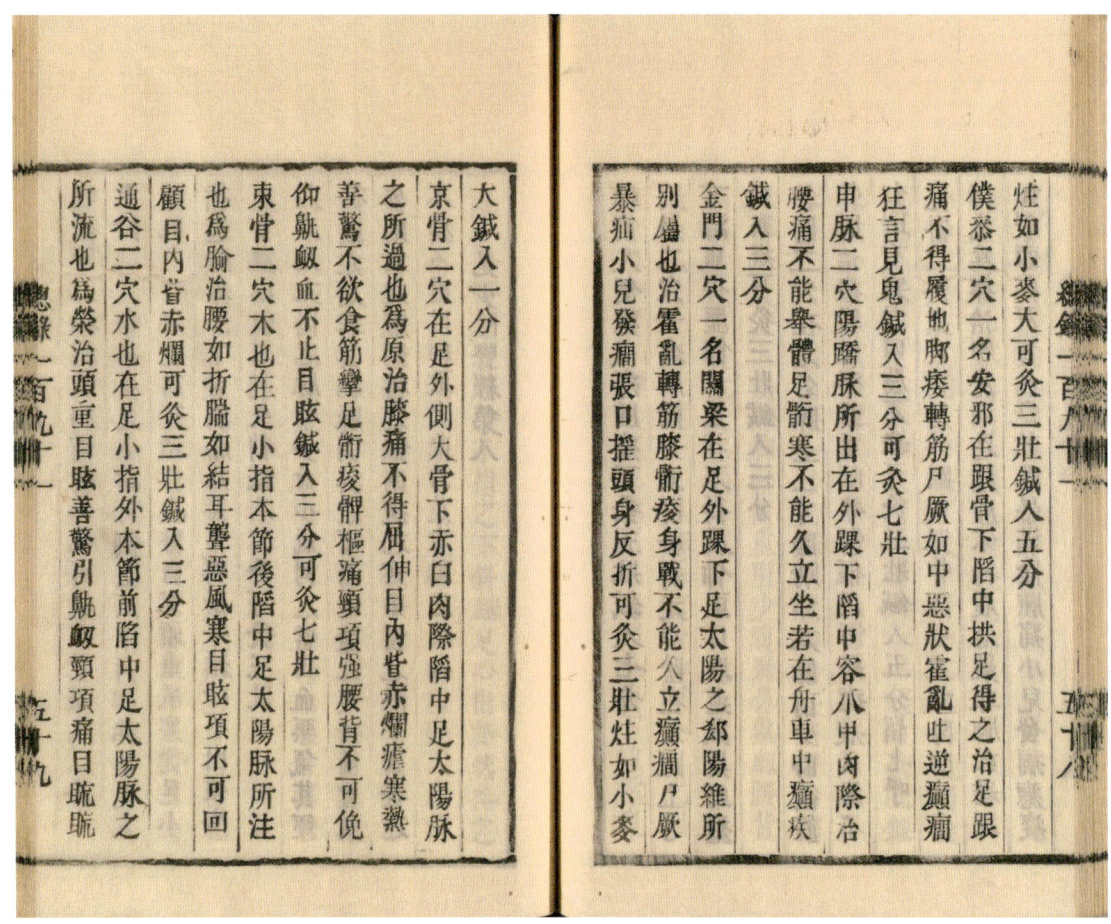

炷如小麦大，可灸三壮，针入五分。

仆参二穴，一名安邪。在跟骨下陷中，拱足得之。治足跟痛不得履地，脚痿转筋，尸厥如中恶状，霍乱吐逆，癫痫，狂言见鬼。针入三分，可灸七壮。

申脉二穴，阳跷脉所出，在外踝下陷中，容爪甲肉际。治腰痛，不能举体，足胻寒，不能久立，坐若在舟车中，癫疾。针入三分。

金门二穴，一名关梁。在足外踝下，足太阳之郄，阳维所别属也。治霍乱转筋，膝胻酸，身战不能久立，癫痫，尸厥，暴疝，小儿发痫，张口摇头，身反折。可灸三壮，炷如小麦大，针入一分。

京骨二穴，在足外侧大骨下，赤白肉际陷中，足太阳脉之所过也，为原。治膝痛不得屈伸，目内眦赤烂，疟寒热，善惊不欲食，筋挛，足胻酸，髀枢痛，颈项强，腰背不可俯仰，鼽衄血不止，目眩。针入三分，可灸七壮。

束骨二穴，木也，在足小指本节后陷中，足太阳脉所注也，为腧。治腰如折，□如结，耳聋恶风寒，目眩，项不可回顾，目内眦赤烂。可灸三壮，针入三分。

通谷二穴，水也，在足小指外本节前陷中，足太阳脉之所流也，为荥。治头重目眩，善惊，引鼽衄，颈项痛，目眈眈，

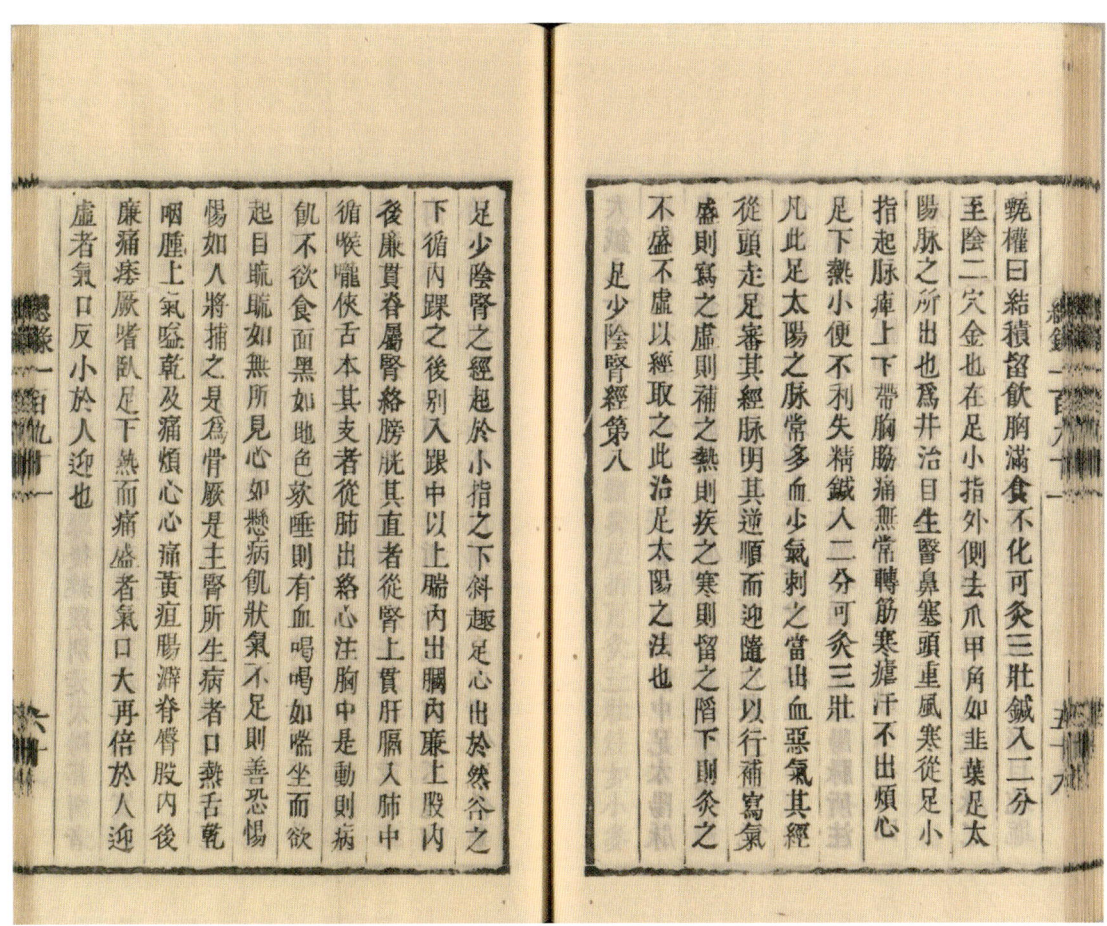

甄权曰：结积留饮，胸满食不化，可灸三壮，针入二分。

至阴二穴，金也，在足小指外侧，去爪甲角如韭叶，足太阳脉之所出也，为井。治目生翳，鼻塞头重，风寒从足小指起，脉痹，上下带胸胁痛无常，转筋，寒疟汗不出，烦心，足下热，小便不利，失精。针入二分，可灸三壮。

凡此足太阳之脉，常多血少气，刺之当出血恶气。其经从头走足，审其经脉，明其逆顺，而迎随之，以行补泻，气盛则泻之，虚则补之，热则疾之，寒则留之，陷下则灸之，不盛不虚，以经取之。此治足太阳之法也。

足少阴肾经第八

足少阳肾之经，起于小指之下，斜趣足心，出于然谷之下，循内踝之后，别入跟中，以上腨内，出腘内廉，上股内后廉，贯脊属肾，络膀胱。其直者，从肾上贯肝膈，入肺中，循喉咙，挟舌本。其支者，从肺出，络心注胸中。是动，则病饥不欲食，面黑如地色，咳唾则有血，喝喝如喘，坐而欲起，目䀮䀮如无所见，心如悬，病饥状，气不足则善恐，惕惕如人将捕之，是为骨厥。是主肾所生病者，口热舌干，咽肿上气，嗌干及痛，烦心心痛，黄疸肠澼，脊臀股内后廉痛，痿厥嗜卧，足下热而痛。盛者气口大再倍于人迎，虚者气口反小于人迎也。

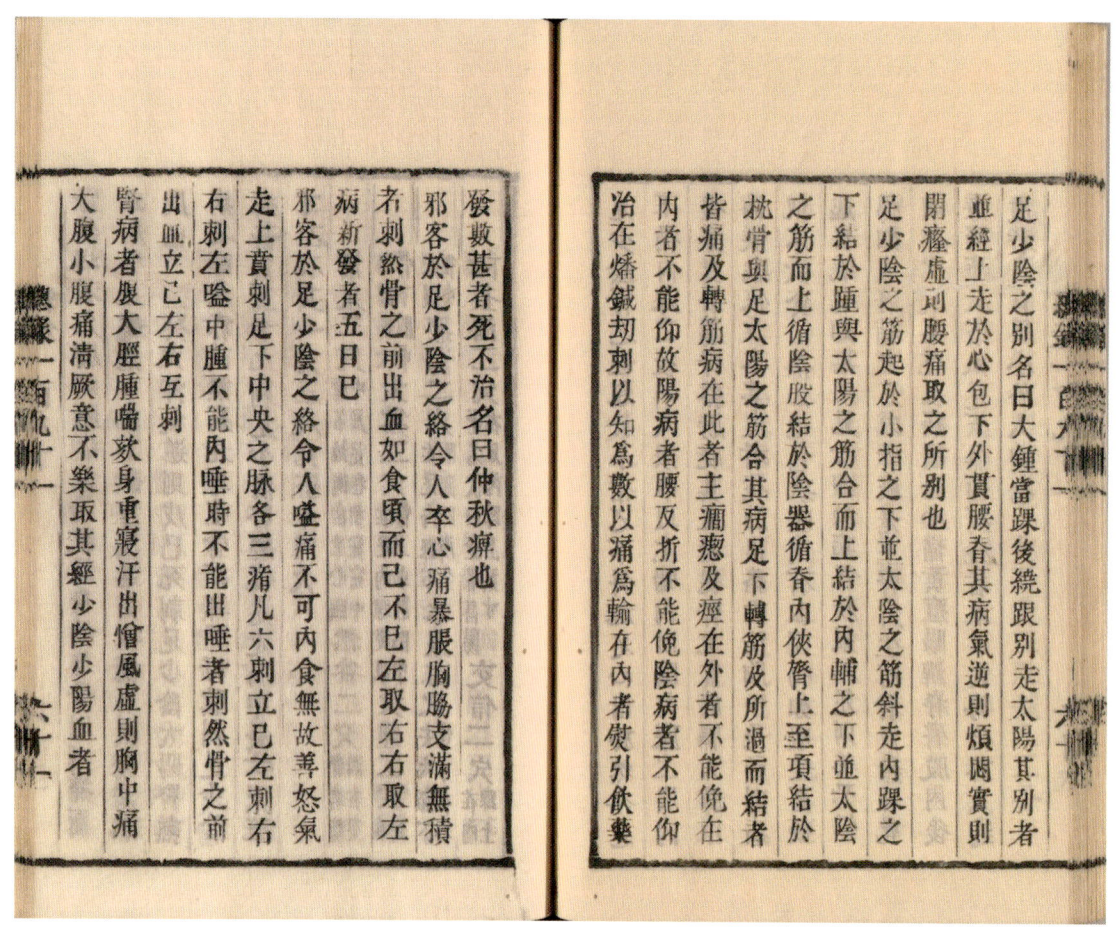

足少阴之别，名曰大钟，当踝后绕跟，别走太阳。其别者并经上走于心包下，外贯腰脊。其病气逆则烦闷，实则闭癃，虚则腰痛。取之所别也。

足少阴之筋，起于小指之下，并太阴之筋，斜走内踝之下，结于踵，与太阳之筋合而上结于内辅之下，并太阴之筋而上，循阴股，结于阴器，循脊内，挟膂，上至项，结于枕骨，与足太阳之筋合。其病足下转筋，及所过而结者，皆痛及转筋。病在此者，主痫瘛及痉，在外者不能俯，在内者不能仰。故阳病者，腰反折不能俯；阴病者，不能仰。治在燔针劫刺，以知为数，以痛为输。在内者熨引饮药，发数甚者死不治，名曰仲秋痹也。

邪客于足少阴之络，令人卒心痛暴胀，胸胁支满。无积者，刺然骨之前出血，如食顷而已。不已，左取右，右取左，病新发者，五日已。

邪客于足少阴之络，令人嗌痛不可纳食，无故善怒，气走上贲，刺足下中央之脉各三痏，凡六刺，立已。左刺右，右刺左。嗌中肿不能纳，唾时不能出唾者，刺然骨之前，出血立已，左右互刺。

肾病者，腹大胫肿，喘咳身重，寝汗出憎风，虚则胸中痛，大腹小腹痛，清厥，意不乐，取其经，少阴少阳血者。

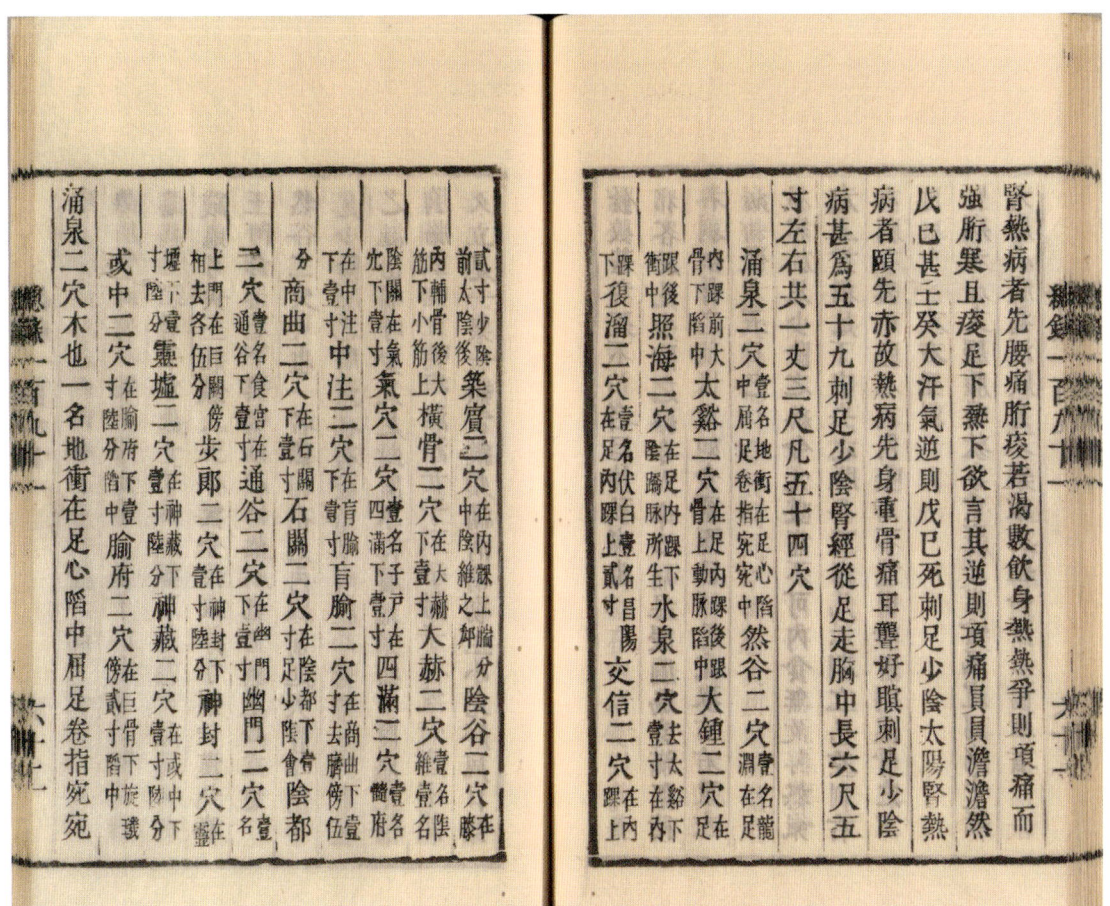

肾热病者，先腰痛胻酸，苦渴数饮，身热，热争则项痛而强，胻寒且酸，足下热，不[①]欲言，其逆则项痛员员澹澹然，戊己甚，壬癸大汗，气逆则戊己死，刺足少阴太阳，肾热病者，颐先赤，故热病先身重骨痛耳聋好瞑，刺足少阴，病甚为五十九刺。

足少阴肾经，从足走胸中，长六尺五寸，左右共一丈三尺，凡五十四穴。

涌泉二穴一名地冲，在足心陷中，屈足卷指宛宛中　然谷二穴一名龙渊，在足内踝前大骨下陷中　太溪二穴在足内踝后跟骨上动脉陷中　大钟二穴在足跟后冲中　照海二穴在足内踝下阴蹻脉所生　水泉二穴去太溪下一寸在内踝下　复溜二穴一名伏白，一名昌阳，在足内踝上二寸　交信二穴在内踝上二寸少阴前太阴后　筑宾二穴在内踝上腨分中阴维之郄　阴谷二穴在膝内辅骨后大筋下小筋上　横骨二穴在大赫下一寸　大赫二穴一名阴维，一名阴关，在气穴下一寸　气穴二穴一名子户，在四满下一寸　四满二穴一名髓府，在中注下一寸　中注二穴在肓腧下一寸　肓腧二穴在商曲下一寸，去脐旁五分　商曲二穴在石关下一寸　石关二穴在阴都下一寸足少阴会　阴都二穴一名食宫，在通谷下一寸　通谷二穴在幽门下一寸　幽门二穴一名上门，在巨阙旁相去各五分　步郎二穴在神封下一寸六分　神封二穴在灵墟下一寸六分　灵墟二穴在神藏下一寸六分　神藏二穴在彧中下一寸六分　彧中二穴在腧府下一寸六分陷中　腧府二穴在巨骨下璇玑旁二寸陷中

涌泉二穴，木也，一名地冲。在足心陷中，屈足卷指宛宛

---

① 不：原作"下"，形误，据《素问·刺热篇》改。

中，足少阴脉之所出也，为井。治腰疼痛，大便难，心中结热，风疹风痫，心痛不嗜食。妇人无子，咳嗽，身热喉痹，胸胁满目眩；男子如蛊，女子如妊娠，五指端尽痛，足不得践地。可灸三壮，针入五分，无令出血。淳于意云：汉北齐王阿母患足下热，喘满，谓曰：热厥也，当刺足心，立愈。

然谷二穴，火也，一名龙渊。在足内踝前起大骨下陷中，足少阴脉之所流也，为荥。治咽内肿，心恐惧如人将捕之，涎出，喘呼少气，足跗肿不得履地，寒疝，少腹胀，上抢胸胁，咳唾血，喉痹淋沥，女子不孕，男子精溢，骱酸不能久立，足一寒一热，舌纵，烦满消渴，初生小儿脐风口噤，痿厥洞泄。可灸三壮，针入三分，不宜见血。

太溪二穴，土也，在内踝后跟骨上，动脉陷中，足少阴脉之所注也，为腧。治久疟咳逆，心痛如锥刺，手足寒至节，喘息者死，呕吐，口中如胶，善噫寒疝，热病汗不出，默默嗜卧，溺黄，消瘅，大便难，咽肿唾血，若痃癖，寒热咳嗽，不嗜食，腹胁痛，瘦瘠手足厥冷。可灸三壮，针入三分。

大钟二穴，在足跟后冲中，别走太阳，足少阴络。治实则小便淋闭洒洒，腰脊强痛，大便秘涩，嗜卧，口中热，虚则呕逆多寒，欲闭户而处，少气不足，胸张喘息舌干，咽中食噎不得下，善惊恐不乐，喉中鸣，咳唾血。可灸三壮，针入

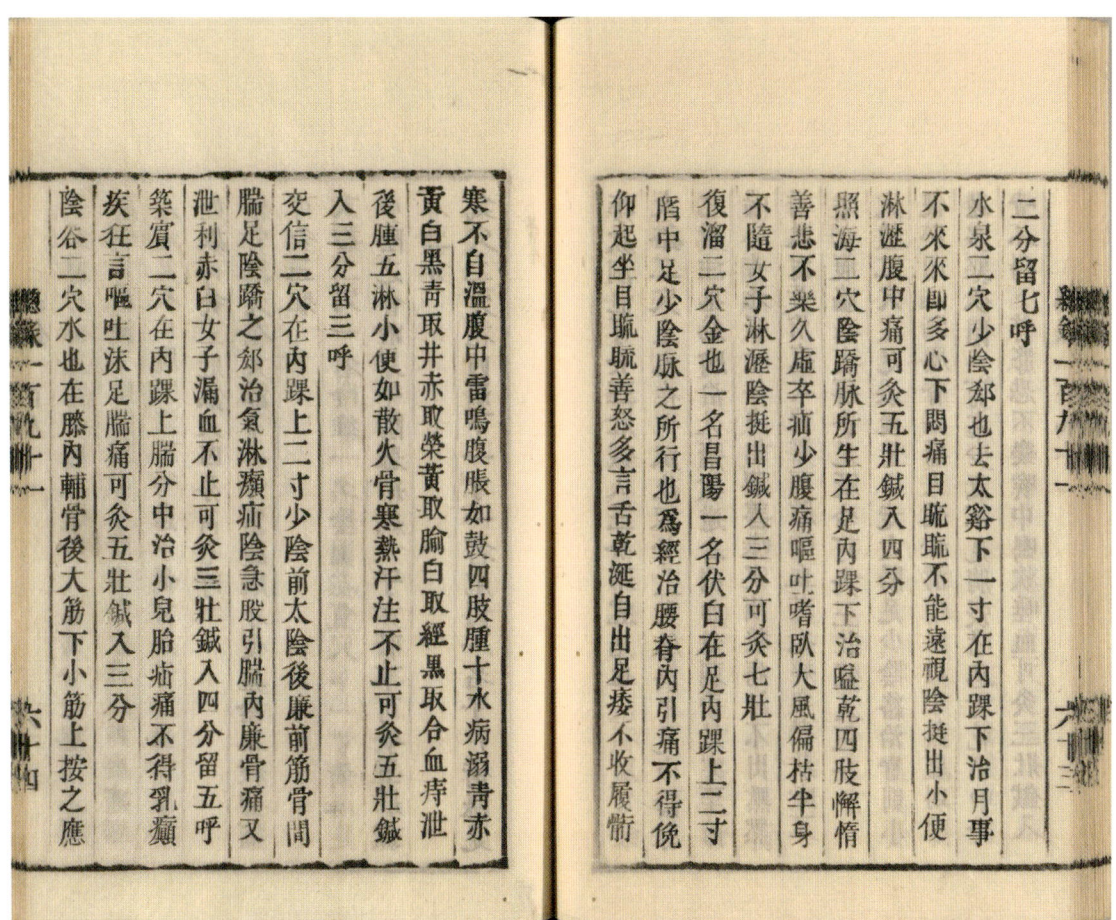

二分，留七呼。

水泉二穴，少阴郄也，去太溪下一寸，在内踝下。治月事不来，来即多，心下闷痛，目䀮䀮不能远视，阴挺出，小便淋沥，腹中痛。可灸五壮，针入四分。

照海二穴，阴跷脉所生，在足内踝下。治嗌干，四肢懈惰，善悲不乐，久虚，卒疝，少腹痛，呕吐嗜卧，大风偏枯，半身不遂，女子淋沥，阴挺出。针入三分，可灸七壮。

复溜二穴，金也，一名昌阳，一名伏白。在足内踝上二寸陷中，足少阴脉之所行也，为经。治腰脊内引痛，不得俯仰起坐，目䀮䀮，善怒多言，舌干，涎自出，足痿不收履，骭寒不自温，腹中雷鸣，腹胀如鼓，四肢肿，十水病，溺青赤黄白黑，青取井，赤取荥，黄取腧，白取经，黑取合，血痔泄后肿，五淋小便如散火，骨寒热，汗注不止。可灸五壮，针入三分，留三呼。

交信二穴，在内踝上二寸，少阴前太阴后廉前筋骨间，腨足阴跷之郄。治气淋㿗疝，阴急股引腨内廉骨痛，又泄利赤白，女子漏血不止。可灸三壮，针入四分，留五呼。

筑宾二穴，在内踝上腨分中。治小儿胎疝痛不得乳，癫疾狂言呕吐沫，足腨痛。可灸五壮，针入三分。

阴谷二穴，水也，在膝内辅骨后大筋下小筋上，按之应

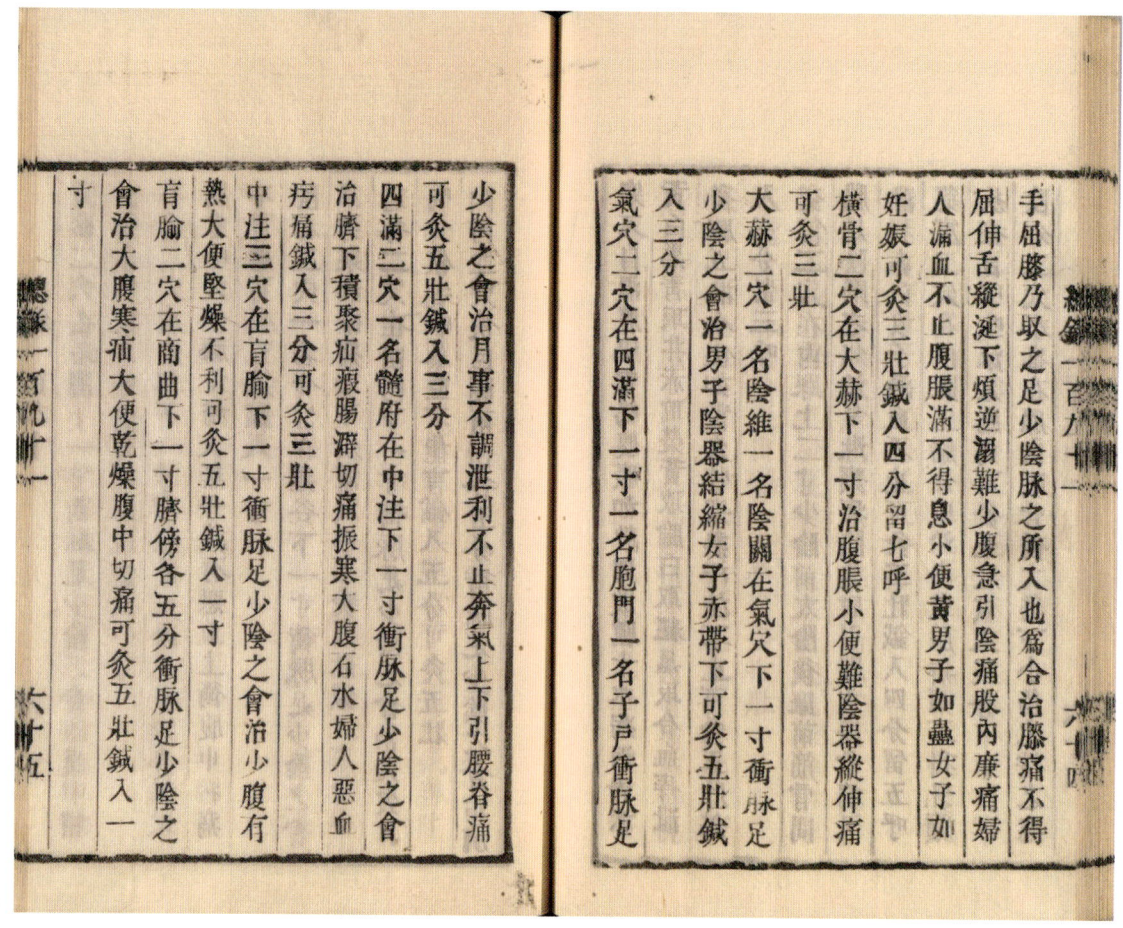

手,屈膝乃取之,足少阴脉之所入也,为合。治膝痛不得屈伸,舌纵涎下,烦逆溺难,少腹急引阴痛,股内廉痛,妇人漏血不止,腹胀满不得息,小便黄,男子如蛊,女子如妊娠。可灸三壮,针入四分,留七呼。

横骨二穴,在大赫下一寸。治腹胀,小便难,阴器纵伸痛。可灸三壮。

大赫二穴,一名阴维,一名阴关。在气穴下一寸,冲脉足少阴之会。治男子阴器结缩,女子赤带下。可灸五壮,针入三分。

气穴二穴,在四满下一寸,一名胞门,一名子户。冲脉足少阴之会。治月事不调,泄利不止,奔气上下,引腰脊痛。可灸五壮,针入三分。

四满二穴,一名髓府。在中注下一寸,冲脉足少阴之会。治脐下积聚疝瘕,肠澼切痛,振寒,大腹石水,妇人恶血疠痛。针入三分,可灸三壮。

中注二穴,在肓俞下一寸,冲脉足少阴之会。治少腹有热,大便坚燥不利。可灸五壮,针入一寸。

肓俞二穴,在商曲下一寸,脐旁各五分,冲脉足少阴之会。治大腹寒疝,大便干燥,腹中切痛。可灸五壮,针入一寸。

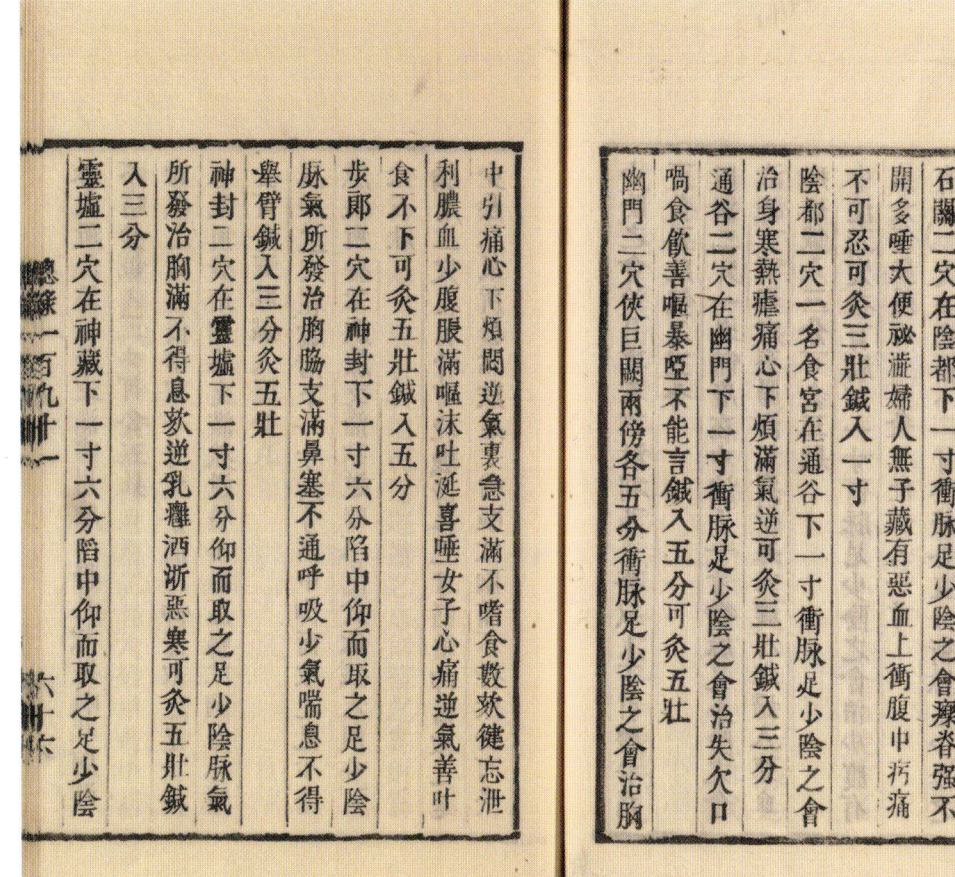

商曲二穴，在石关下一寸，冲脉足少阴之会。治腹中积聚，肠中切痛不嗜食。可灸五壮，针入一寸。

石关二穴，在阴都下一寸，冲脉足少阴之会。疗脊强不开，多唾，大便秘涩，妇人无子，脏有恶血，上冲腹中，疠痛不可忍。可灸三壮，针入一寸。

阴都二穴，一名食宫。在通谷下一寸，冲脉足少阴之会。治身寒热疟痛，心下烦满气逆。可灸三壮，针入三分。

通谷二穴，在幽门下一寸，冲脉足少阴之会。治失欠口呙，食饮善呕，暴哑不能言。针入五分，可灸五壮。

幽门二穴，挟巨阙两旁各五分，冲脉足少阴之会。治胸中引痛，心下烦闷，逆气里急，支满不嗜食，数咳健忘，泄利脓血，少腹胀满，呕沫吐涎喜唾，女子心痛逆气，善吐食不下。可灸五壮，针入五分。

步郎二穴，在神封下一寸六分陷中，仰而取之，足少阴脉气所发。治胸胁支满，鼻塞不通，呼吸少气，喘息不得举臂。针入三分，灸五壮。

神封二穴，在灵墟下一寸六分，仰而取之，足少阴脉气所发。治胸满不得息，咳逆，乳痛，洒淅恶寒。可灸五壮，针入三分。

灵墟二穴，在神藏下一寸六分陷中，仰而取之，足少阴

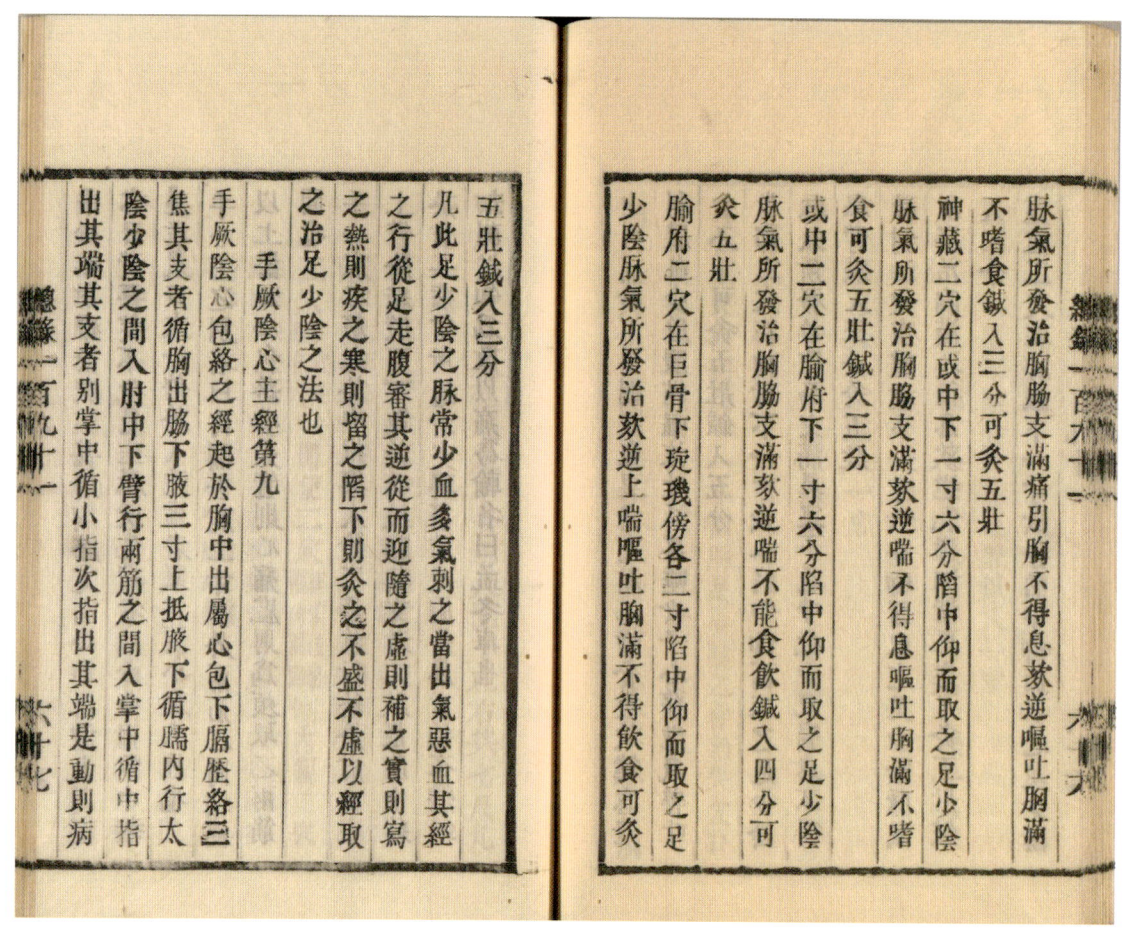

脉气所发。治胸胁支满，痛引胸不得息，咳逆呕吐，胸满不嗜食。针入三分，可灸五壮。

神藏二穴，在彧中下一寸六分陷中，仰而取之，足少阴脉气所发。治胸胁支满，咳逆喘不得息，呕吐胸满不嗜食。可灸五壮，针入三分。

彧中二穴，在腧府下一寸六分陷中，仰而取之，足少阴脉气所发。治胸胁支满，咳逆喘不能食饮。针入四分，可灸五壮。

腧府二穴，在巨骨下璇玑旁各二寸陷中，仰而取之，足少阴脉气所发。治咳逆上喘，呕吐胸满不得饮食。可灸五壮，针入三分。

凡此足少阴之脉，常少血多气，刺之当出气恶血。其经之行，从足走腹，审其逆从而迎随之，虚则补之，实则泻之，热则疾之，寒则留之，陷下则灸之，不盛不虚，以经取之。治足少阴之法也。

手厥阴心主经第九

手厥阴心包络之经，起于胸中，出属心包，下膈，历络三焦。其支者，循胸出胁，下腋三寸，上抵腋下，循臑内，行太阴少阴之间，入肘中，下臂行两筋之间，入掌中，循中指，出其端。其支者，别掌中，循小指次指，出其端，是动则病

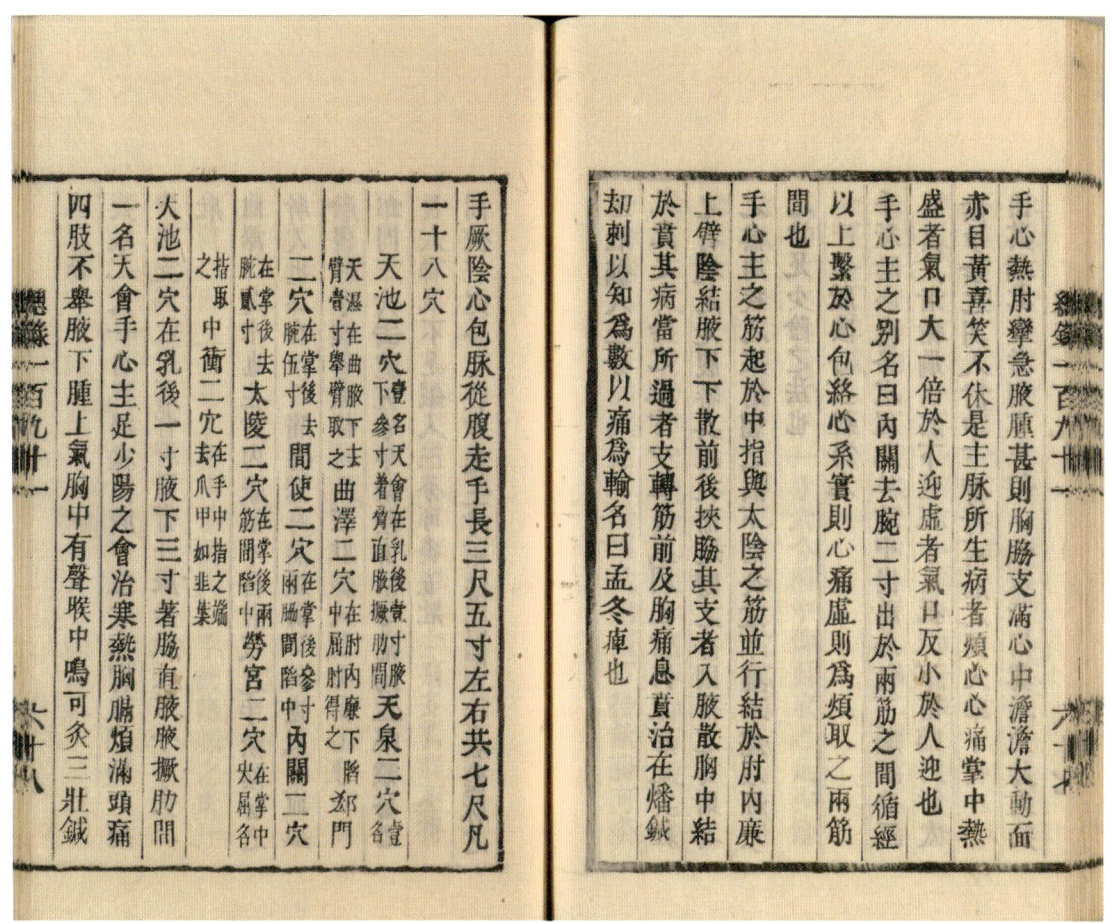

手心热，肘挛急，腋肿，甚则胸胁支满，心中澹澹大动，面赤目黄，喜笑不休。是主脉所生病者，烦心心痛，掌中热。盛者气口大一倍于人迎，虚者气口反小于人迎也。

手心主之别，名曰内关，去腕二寸，出于两筋之间，循经以上，系于心包络。心系实则心痛，虚则为烦。取之两筋间也。

手心主之筋，起于中指，与太阴之筋并行，结于肘内廉，上臂阴，结腋下，下散前后挟胁。其支者，入腋，散胸中，结于贲。其病当所过者支转筋，前及胸痛息贲。治在燔针劫刺，以知为数，以痛为输，名曰孟冬痹也。

手厥阴心包脉，从腹走手，长三尺五寸，左右共七尺，凡一十八穴。

天池二穴一名天会。在乳后一寸腋下三寸，着胁直腋撅肋间　天泉二穴一名天湿。在曲腋下去臂一寸，举臂取之　曲泽二穴在肘内廉下陷中，屈肘得之　郄门二穴在掌后去腕五寸　间使二穴在掌后三寸两筋①间陷中　内关二穴在掌后去腕二寸　大陵二穴在掌后两筋间陷中　劳宫二穴在掌中央，屈无名指取之　中冲二穴在手中指之端，去爪甲如韭叶

天池二穴，在乳后一寸腋下三寸，着胁直腋撅肋间，一名天会。于心主足少阳之会。治寒热胸膈烦满头痛，四肢不举，腋下肿，上气，胸中有声喉中鸣。可灸三壮，针

---

① 筋：原作"胁"，据《素问·气穴论》改。

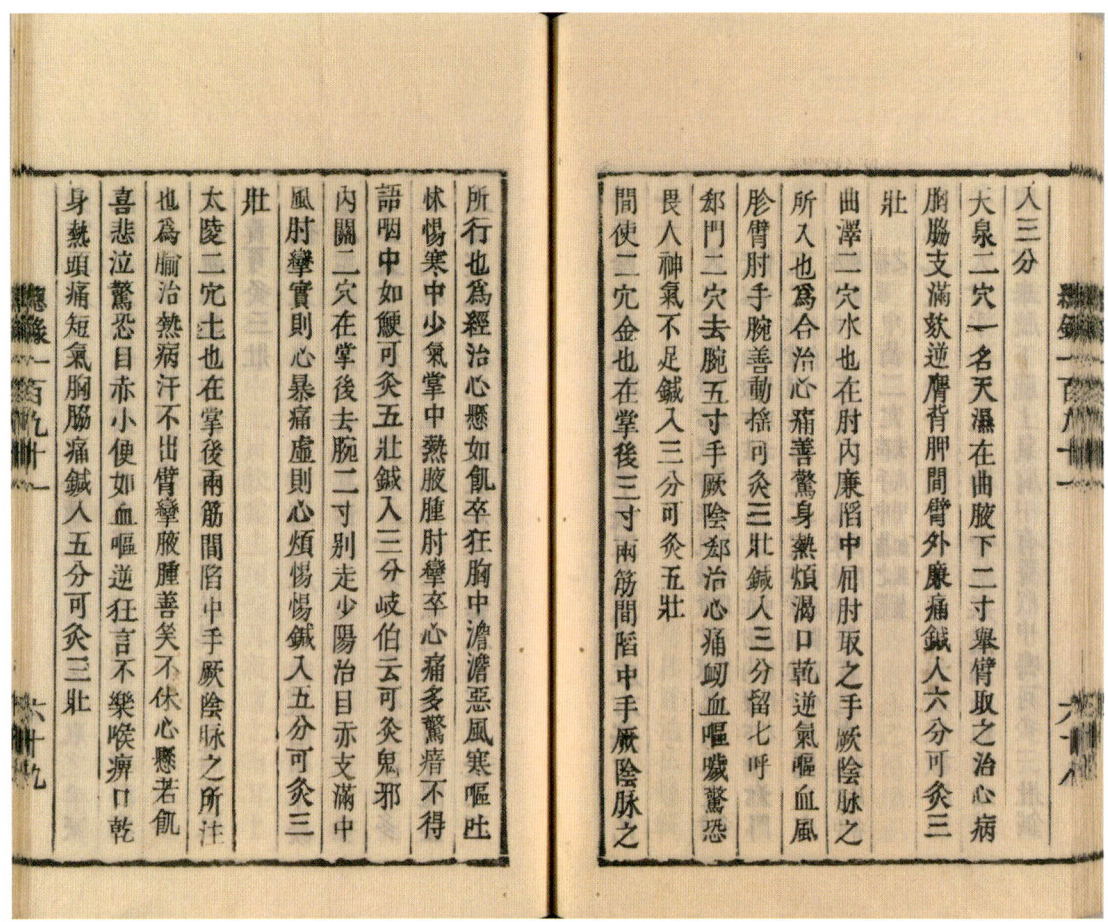

入三分。

天泉二穴，一名天湿。在曲腋下二寸，举臂取之。治心病，胸胁支满，咳逆，膺背胛间臂外廉痛。针入六分，可灸三壮。

曲泽二穴，水也，在肘内廉陷中，屈肘取之，手厥阴脉之所入也，为合。治心痛善惊，身热烦渴口干，逆气呕血，风疹，臂肘手腕善动摇。可灸三壮，针入三分。留七呼。

郄门二穴，去腕五寸，手厥阴郄。治心痛衄血呕哕，惊恐畏人，神气不足。针入三分，可灸五壮。

间使二穴，金也，在掌后三寸两筋间陷中，手厥阴脉之所行也，为经。治心悬如饥，卒狂，胸中澹澹，恶风寒呕吐，怵惕，寒中少气，掌中热，腋肿肘挛，卒心痛多惊，瘖不得语，咽中如鲠。可灸五壮，针入三分。岐伯云：可灸鬼邪。

内关二穴，在掌后去腕二寸，别走少阳。治目赤支满，中风肘挛，实则心暴痛，虚则心烦惕惕。针入五分，可灸三壮。

大陵二穴，土也，在掌后两筋间陷中，手厥阴脉之所注也，为腧。治热病汗不出，臂挛腋肿，善笑不休，心悬若饥，喜悲泣惊恐，目赤，小便如血，呕逆，狂言不乐，喉痹口干，身热头痛，短气胸胁痛。针入五分，可灸三壮。

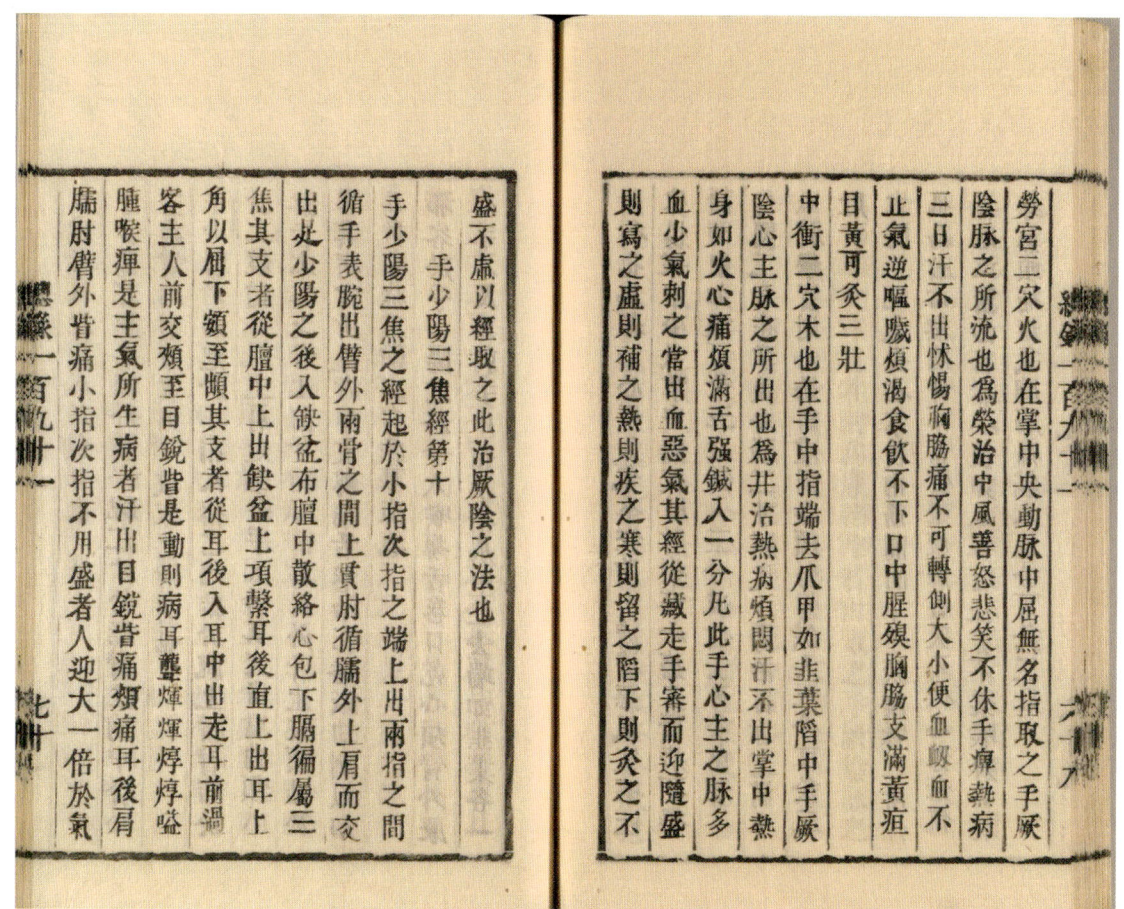

劳宫二穴,火也,在掌中央动脉中,屈无名指取之,手厥阴脉之所流也,为荥。治中风善怒,悲笑不休,手痹,热病三日汗不出,怵惕,胸胁痛不可转侧,大小便血,衄血不止,气逆呕哕烦渴,食饮不下,口中腥臭,胸胁支满,黄疸目黄。可灸三壮。

中冲二穴,木也,在手中指端,去爪甲如韭叶陷中,手厥阴心主脉之所出也,为井。治热病烦闷汗不出,掌中热,身如火,心痛烦满舌强。针入一分。

凡此手心主之脉,多血少气,刺之当出血恶气。其经从脏走手,审而迎随,盛则泻之,虚则补之,热则疾之,寒则留之,陷下则灸之,不盛不虚,以经取之。此治厥阴之法也。

手少阳三焦经第十

手少阳三焦之经,起于小指次指之端,上出两指之间,循手表腕,出臂外两骨之间,上贯肘,循臑外,上肩而交出足少阳之后,入缺盆,布膻中,散络心包,下膈,遍属三焦。其支者,从膻中上出缺盆,上项,系耳后,直上出耳上角,以屈下颊至䪼。其支者,从耳后入耳中,出走耳前,过客主人前交颊,至目锐眦。是动,则病耳聋,浑浑焞焞,嗌肿喉痹,是主气所生病者。汗出目锐眦痛,颊痛耳后肩臑肘臂外皆痛,小指次指不用。盛者人迎大一倍于气

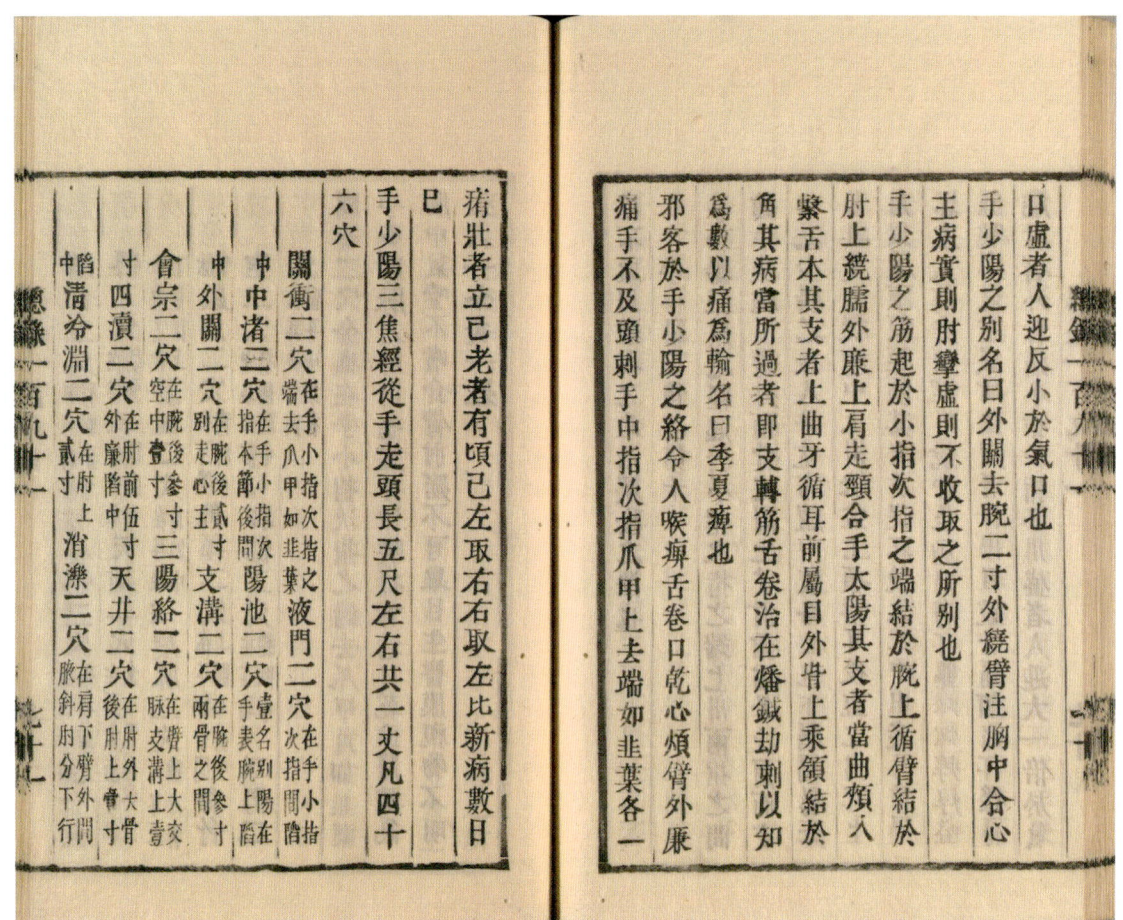

口，虚者人迎反小于气口也。

手少阳之别，名曰外关，去腕二寸，外绕臂注胸中，合心主。病实则肘挛，虚则不收，取之所别也。

手少阳之筋，起于小指次指之端，结于腕，上循臂，结于肘，上绕臑外廉，上肩，走颈，合手太阳。其支者，当曲颊入系舌本。其支者，上曲牙，循耳前，属目外眦，上乘颔，结于角。其病当所过者，即支转筋舌卷，治在燔针劫刺，以知为数，以痛为输，名曰季夏痹也。

邪客于手少阳之络，令人喉痹舌卷，口干心烦，臂外廉痛，手不及头，刺手中指次指爪甲上，去端如韭叶各一痏，壮者立已，老者有顷已，左取右，右取左，比新病数日已。

手少阳三焦经，从手走头，长五尺，左右共一丈，凡四十六穴。

关冲二穴在手小指次指之端，去爪甲如韭叶　液门二穴在手小指次指间陷中　中渚二穴在手小指次指本节后间　阳池二穴一名别阳。在手表腕上陷中　外关二穴在腕后二寸，别走心主　支沟二穴在腕后三寸两骨之间　会宗二穴在腕后三寸空中一寸　三阳络二穴在臂上大交脉支沟上一寸　四渎二穴在肘前五寸外廉陷中　天井二穴在肘外大骨后肘上一寸陷中　清冷渊二穴在肘上二寸　消泺二穴在肩下臂外间腋斜肘分下行

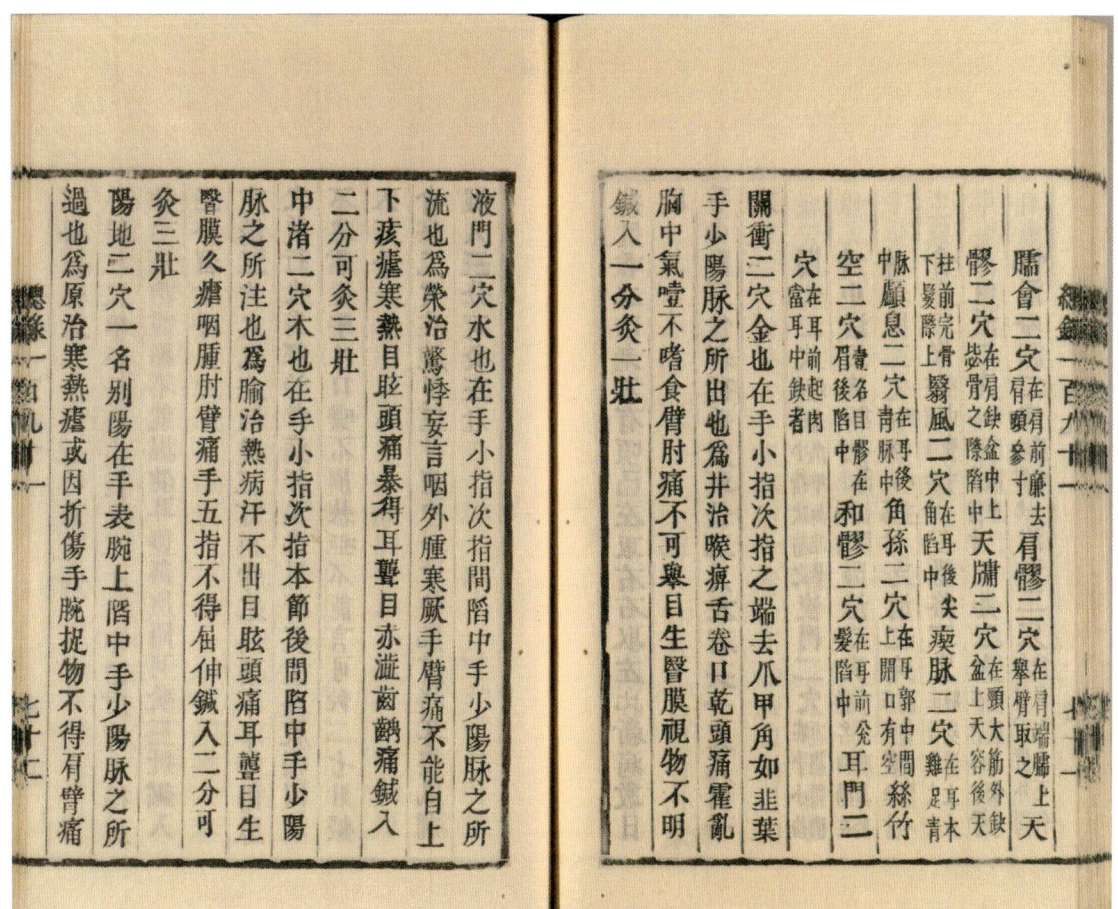

臑会二穴在肩前廉，去肩头三寸　肩髎二穴在肩端臑上，举臂取之　天髎二穴在肩缺盆中，上毖骨之际陷中　天牖二穴在颈大筋外，缺盆上，天容后，天柱前，完骨下，发际上　翳风二穴在耳后尖角陷中　瘛脉二穴在耳本鸡足青脉中　颅息二穴在耳后青脉中　角孙二穴在耳郭中间上开口有空　丝竹空二穴一名目髎。在眉后陷中　和髎二穴在耳前兑发陷中　耳门二穴在耳前起肉当耳中缺者

关冲二穴，金也，在手小指次指之端，去爪甲角如韭叶，手少阳脉之所出也，为井。治喉痹舌卷口干，头痛霍乱，胸中气噎不嗜食，臂肘痛不可举，目生翳膜，视物不明。针入一分，灸一壮。

液门二穴，水也，在手小指次指间陷中，手少阳脉之所流也，为荥。治惊悸妄言，咽外肿，寒厥于臂痛，不能自上下，痎疟寒热，目眩头痛，暴得耳聋，目赤涩，齿龋痛。针入二分，可灸三壮。

中渚二穴，木也，在手小指次指本节后间陷中，手少阳脉之所注也，为腧。治热病汗不出，目眩头痛耳聋，目生翳膜，久疟咽肿，肘臂痛，手五指不得屈伸。针入二分，可灸三壮。

阳池[①]二穴，一名别阳。在手表腕上陷中，手少阳脉之所过也，为原。治寒热疟，或因折伤手腕，捉物不得，肩臂痛

---

①池：原作"地"，据《素问·气穴论》改。

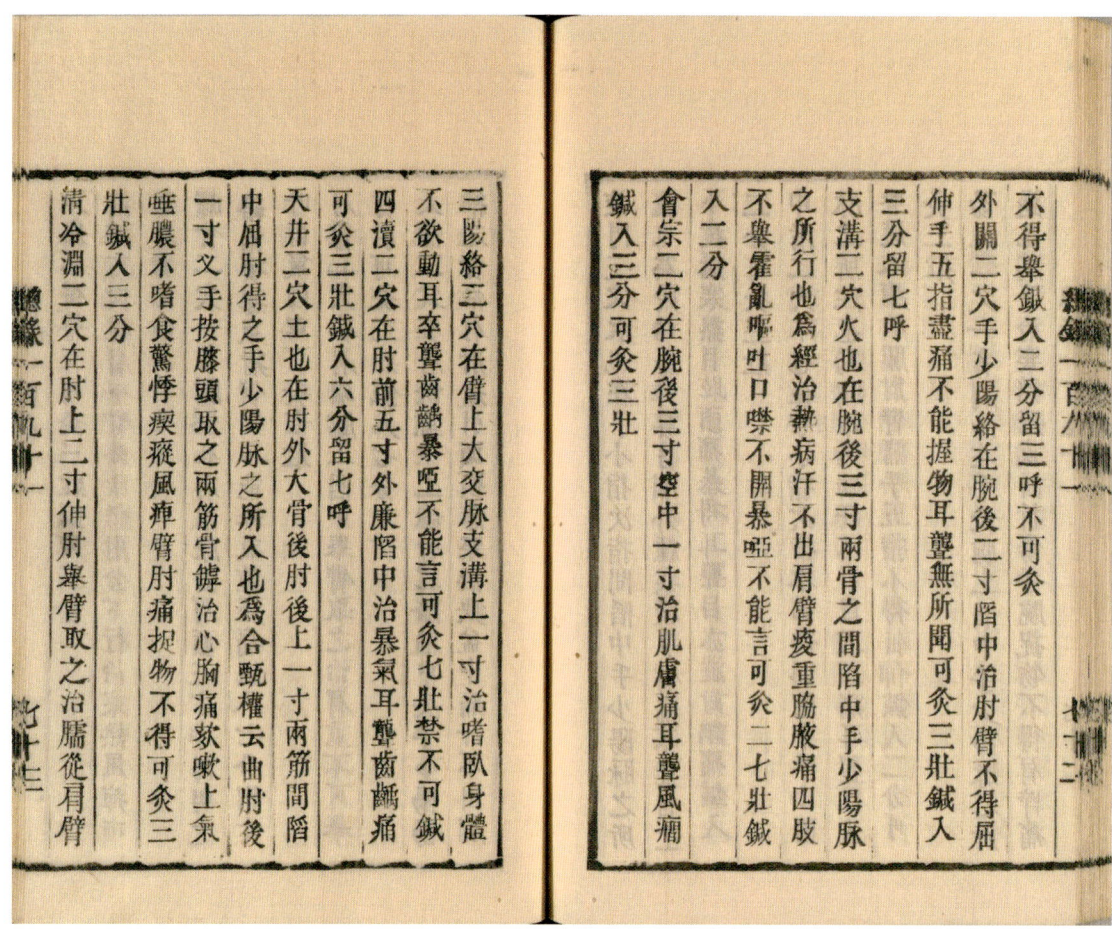

不得举。针入二分，留三呼，不可灸。

外关二穴，手少阳络，在腕后二寸陷中。治肘臂不得屈伸，手五指尽痛，不能握物，耳聋无所闻。可灸三壮，针入三分，留七呼。

支沟二穴，火也，在腕后三寸两骨之间陷中，手少阳脉之所行也，为经。治热病汗不出，肩臂酸重，胁腋痛四肢不举，霍乱呕吐，口噤不开，暴哑不能言。可灸二七壮，针入二分。

会宗二穴，在腕后三寸空中一寸。治肌肤痛，耳聋风痫。针入三分，可灸三壮。

三阳络二穴，在臂上大交脉支沟上一寸。治嗜卧身体不欲动，耳卒聋齿龋，暴哑不能言。可灸七壮，禁不可针。

四渎二穴，在肘前五寸外廉陷中。治暴气耳聋，齿龋痛。可灸三壮，针入六分。留七呼。

天井二穴，土也，在肘外大骨后，肘后上一寸两筋间陷中，屈肘得之，手少阳脉之所入也，为合。甄权云：曲肘后一寸，叉手按膝头取之，两筋骨罅。治心胸痛，咳嗽上气，唾脓不嗜食，惊悸瘛疭，风痹臂肘痛，捉物不得。可灸三壮，针入三分。

清冷渊二穴，在肘上二寸，伸肘举臂取之。治臑从肩臂

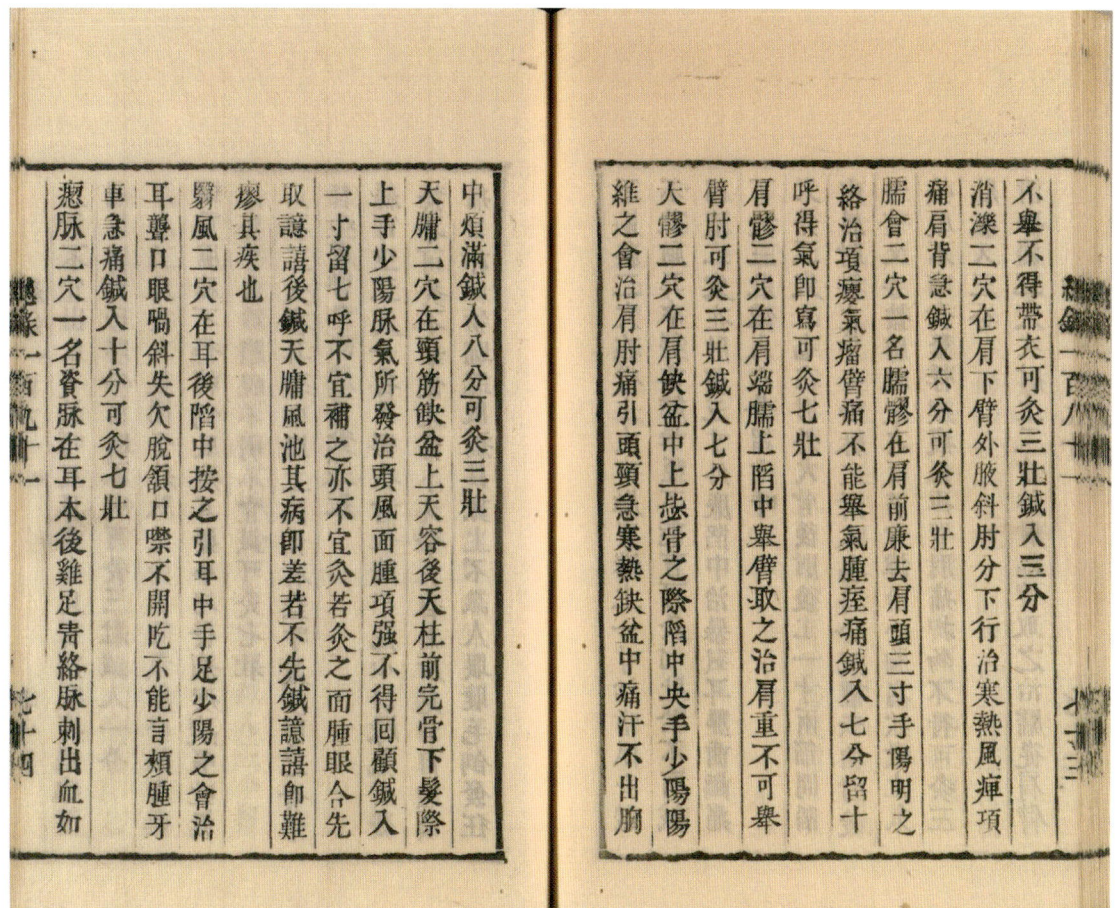

不举,不得带衣。可灸三壮,针入三分。

消泺二穴,在肩下臂外,腋斜肘分下行。治寒热风痹,项痛肩背急。针入六分,可灸三壮。

臑会二穴,一名臑髎。在肩前廉去肩头三寸,手阳明之络。治项瘿气瘤,臂痛不能举,气肿痉痛。针入七分,留十呼,得气即泻,可灸七壮。

肩髎二穴,在肩端臑上陷中,举臂取之。治肩重不可举臂肘。可灸三壮,针入七分。

天髎二穴,在肩缺盆中,上毖骨之际陷中央,手少阳阳维之会。治肩肘痛引头颈急,寒热,缺盆中痛,汗不出,胸中烦满。针入八分,可灸三壮。

天牖二穴,在颈筋缺盆上,天容后天柱前完骨下发际上,手少阳脉气所发。治头风面肿,项强不得回顾。针入一寸,留七呼。不宜补之,亦不宜灸,若灸之,面肿眼合。先取譩譆,后针天牖、风池,其病即瘥。若不先针譩譆,即难瘳其疾也。

翳风二穴,在耳后陷中,按之引耳中,手足少阳之会。治耳聋,口眼㖞斜,失欠脱颔,口噤不开,吃不能言,颊肿,牙车急痛。针入十分,可灸七壮。

瘛脉二穴,一名资脉。在耳本后鸡足青络脉,刺出血如豆汁，不宜出血多。治头风耳鸣，小儿惊痫瘛疭，呕吐泄痢无时，惊恐，眵𥉆目睛不明。可灸三壮，针入一分。

颅息二穴，在耳后间青络脉，足少阳脉气所发。治身热头重，胁痛不得转侧，风痉耳聋，小儿发痫瘛疭，呕吐涎沫，惊恐失精，瞻视不明。不宜针，可灸七壮。

角孙二穴，在耳郭中间上开口有空，手足少阳之会。治目生肤翳，齿龈肿。可灸三壮。

丝竹空二穴，一名目髎。在眉后陷中，足少阳脉气所发，禁不可灸，不幸使人目小，久令人目无所见。治目眩头痛，目赤视物䀮䀮，风痫，目戴上，不识人，眼睫毛倒，发狂吐涎沫，发即无时。针入三分，留三呼。宜泻不宜补。

和髎二穴，在耳前兑发下横动脉，手少阳脉气所发。治牙车引急头重痛，耳中嘈嘈，颔颊肿。针入七分，可灸三壮。

耳门二穴，在耳前起肉当耳缺者。治耳有脓汁出，生疮，聤耳𦙄耳，耳鸣如蝉声，重听无所闻，齿龋。针入三分，留三呼，可灸三壮。

凡此手少阳之脉，少血多气，刺当出气恶血。其经从手走头，顺之为随，逆之为迎，盛则泻之，虚补之，热则疾之，寒则留之，陷下则灸之，不盛不虚，以经取之。此治手少

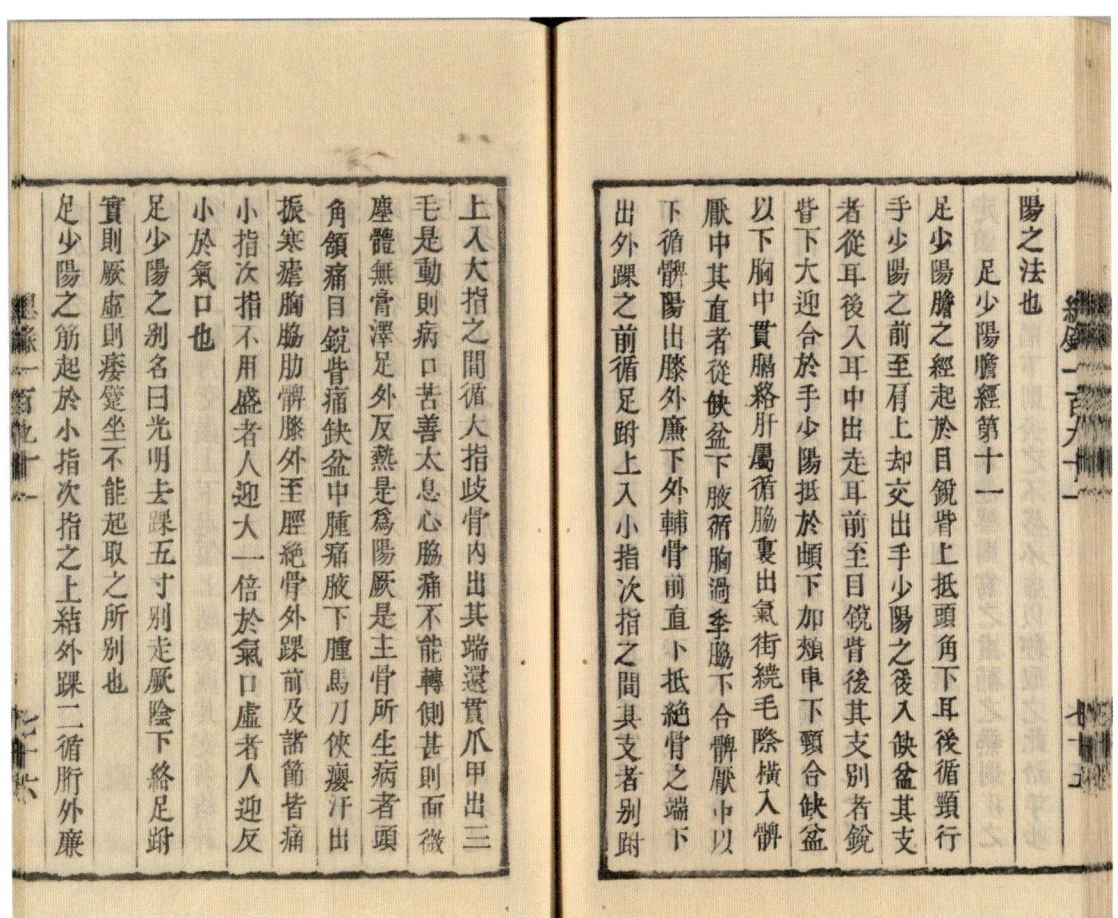

阳之法也。

足少阳胆经第十一

足少阳胆之经，起于目锐眦，上抵头角，下耳后，循颈，行手少阳之前至肩上，却交出手少阳之后，入缺盆。其支者，从耳后入耳中，出走耳前，至目锐眦后。其支别者，锐眦下大迎，合于手少阳，抵于颔下，加颊车下颈，合缺盆，以下胸中，贯膈络肝属胆，循胁里出气街，绕毛际，横入髀厌中。其直者，从缺盆下腋循胸，过季胁下，合髀厌中，以下循髀阳，出膝外廉下外辅骨前，直下抵绝骨之端，下出外踝之前，循足跗上，入小指次指之间。其支者，别跗上入大指之间，循大指歧骨内，出其端，还贯爪甲，出三毛。是动，则病口苦，善太息，心胁痛不能转侧，甚则面微尘，体无膏泽，足外反热，是为阳厥。是主骨所生病者，头角颔痛，目锐眦痛，缺盆中肿痛，腋下肿，马刀挟瘿，汗出振寒，疟，胸胁肋髀膝外至胫，绝骨外踝前，及诸节皆痛，小指次指不用。盛者人迎大一倍于气口，虚者人迎反小于气口也。

足少阳之别，名曰光明，去踝五寸，别走厥阴，下络足跗。实则厥，虚则痿躄，坐不能起，取之所别也。

足少阳之筋，起于小指次指之上，结外踝，上①循胻外廉，

①上：原作"二"，据《针灸甲乙经》卷二第六改。

结于膝外廉。其支者,别起于外辅骨,上走髀,前者结伏兔之上,后者结于尻。其直者,上肋,乘季胁,上走腋前廉,挟于膺乳,结于缺盆,直者上出腋,贯缺盆,出太阳之前,循耳后,上额角,交巅上,下走颔,上结于鼽。其支者,结于目外眦为外维。其病小指、次指支转筋,引膝外转筋,膝不可屈伸,腘筋急,前引髀,后引尻,上即肋季胁痛,上引缺盆膺乳颈维筋急,从左之右,右目不开,上过右角,并蹻脉而行,左络于右,故伤右角,右足不用,命曰维筋相交。治在燔针劫刺,以知为数,以痛为输,名曰孟春痹。

邪客于足少阳之络,令人胁痛不得息,咳而汗出,刺足小指、次指爪甲与肉交者各一痏,不得息立已,汗出立止,咳者温衣饮食,一日已。在左刺右,右刺左,病立已。不已,复刺如法。邪客于足少阳之络,令人留于枢中痛髀不可举,刺枢中以毫针,寒则久留针,以月死生为数,立已。

热痛先胸胁病,手足躁,刺足少阳,补足太阴,病甚者为五十九刺。热病先眩冒而热,胸胁满,刺足少阴少阳。

足少阳胆脉,从头走足,长八尺,左右共一丈六尺,凡八十六穴。

瞳子髎二穴在目外眦五分　听会二穴在耳前陷中,开口有空　客主

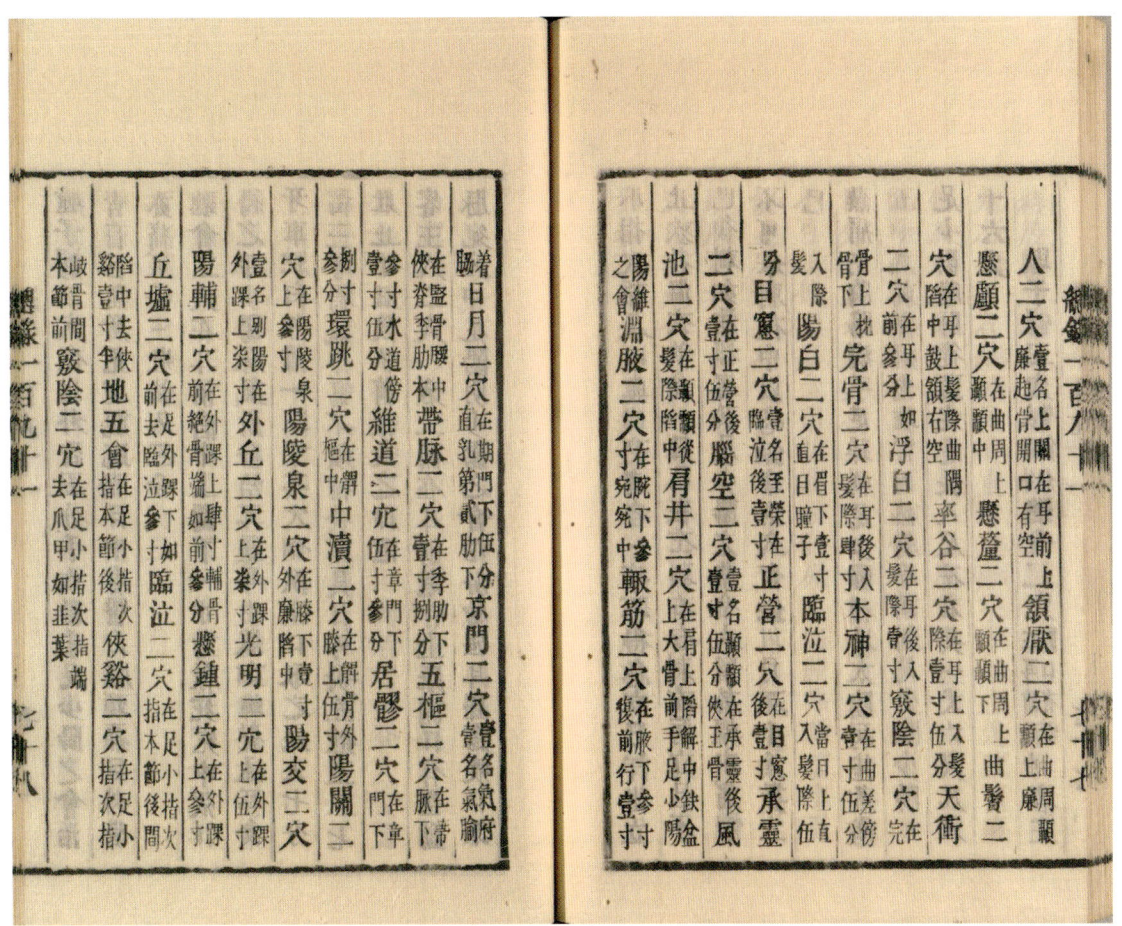

人二穴一名上关。在耳前上廉起骨，开口有空　颔厌二穴在曲周颞颥上廉　悬颅二穴在曲周上颞颥中　悬厘二穴在曲周上颞颥下　曲鬓二穴在耳上发际曲隅陷中，鼓颔有空　率谷二穴在耳上入发际一寸五分　天冲二穴在耳上如前三分　浮白二穴在耳后入发际一寸　窍阴二穴在完骨上枕骨下　完骨二穴在耳后入发际四寸　本神二穴在曲差旁一寸五分，入发际　阳白二穴在眉上一寸，直目瞳子　临泣二穴当目上直入发际五分　目窗二穴一名至荣。在临泣后一寸　正营二穴在目窗后一寸　承灵二穴在正营后一寸五分　脑空二穴一名颞颥。在承灵后一寸五分，挟玉枕①骨　风池二穴在颞颥后发际陷中　肩井二穴在肩上陷解中缺盆上大骨前。于足少阳阳维之会　渊腋二穴在腋下三寸宛宛中　辄筋二穴在腋下三寸复前行一寸着胁　日月二穴在期门下五分直乳第二肋下　京门二穴一名气府，一名气腧。在监骨腰中挟脊季肋本　带脉一穴在季肋下一寸八分　五枢二穴在带脉下三寸水道旁一寸五分　维道二穴在章门下五寸三分　居髎二穴在章门下八寸三分　环跳二穴在髀枢中　中渎二穴在髀骨外膝上五寸　阳关二穴在阳陵泉上三寸　阳陵泉二穴在膝下一寸外廉陷中　阳交二穴一名别阳。在外踝上七寸　外丘二穴在外踝上七寸　光明二穴在外踝上五寸　阳辅二穴在外踝上四寸辅骨前绝骨端，如前三分　悬钟二穴在外踝上三寸　丘墟二穴在足外踝下，如前去临泣三寸　临泣二穴在足小指次指本节后间陷中，去侠溪一寸半　地五会在足小指次指本节后　侠溪二穴在足小指次指岐骨间本节前　窍阴二穴在足小指次指端，去爪甲如韭叶

① 枕：原无，据《针灸甲乙经》卷三第四补。《素问·气府论》注云："侠枕骨、后枕骨"，可证。

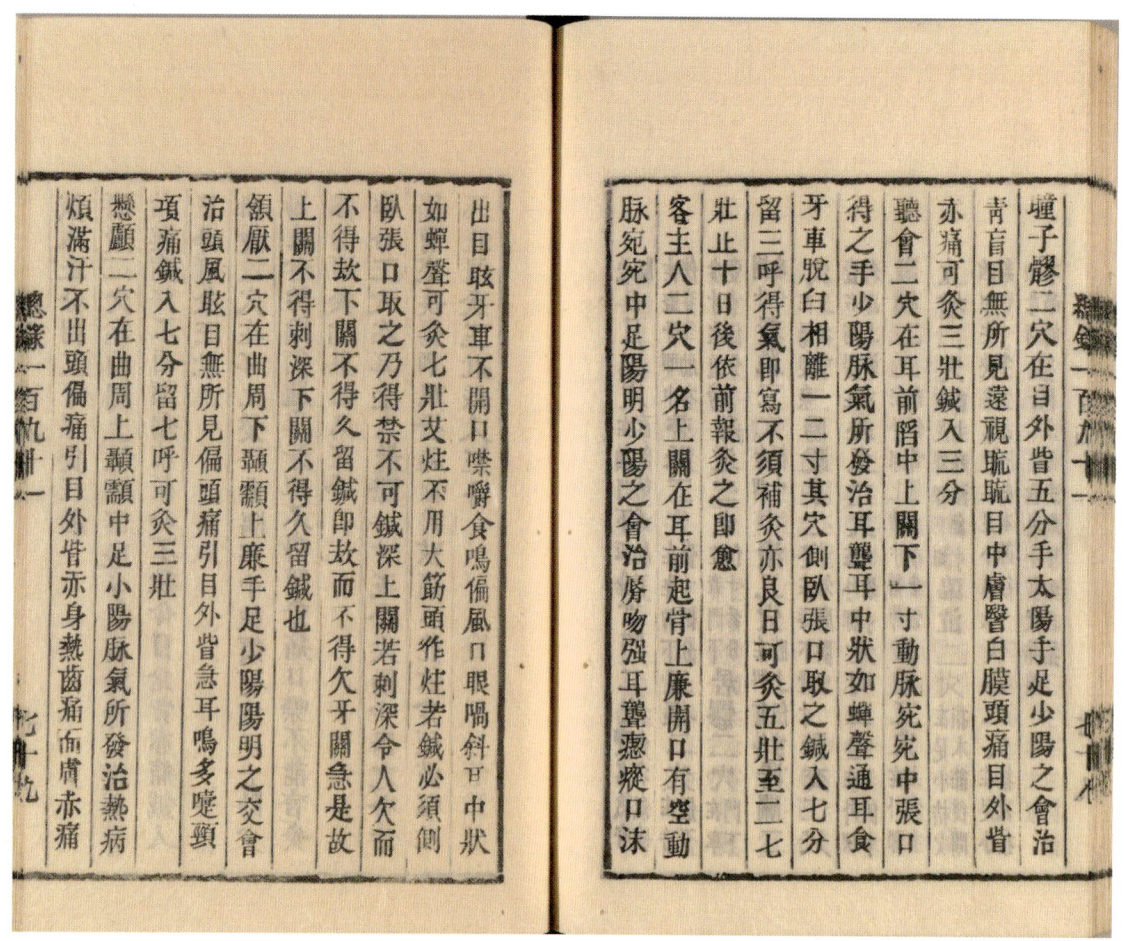

瞳子髎二穴，在目外眦五分，手太阳手足少阳之会。治青盲目无所见，远视䀮䀮，目中肤翳白膜，头痛，目外眦赤痛。可灸三壮，针入三分。

听会二穴，在耳前陷中，上关下一寸动脉宛宛中，张口得之，手少阳脉气所发。治耳聋，耳中状如蝉声，通耳，牙车急，疼痛不得嚼①食，牙车脱臼，相离一二寸，其穴侧卧张口取之。针入七分，留三呼，得气即泻，不须补。灸亦良，日可灸五壮至二七壮止。十日后依前报灸之，即愈。

客主人二穴，一名上关，在耳前起骨上廉，开口有空，动脉宛宛中，足阳明少阳之会。治唇吻强，耳聋，瘛疭，口沫出，目眩，牙车不开，口噤嚼食鸣，偏风口眼㖞斜，耳中状如蝉声。可灸七壮，艾炷不用大，筯头作炷。若针，必须侧卧，张口取之乃得。禁不可针深，上关若刺深，令人欠而不得㰦；下关不得久留针，即㰦而不得欠，牙关急。是故上关不得刺深，下关不得久留针也。

颔厌二穴，在曲周下颞颥上廉，手足少阳阳明之交会。治头风眩，目无所见，偏头痛，引目外眦急，耳鸣多嚔，颈项痛。针入七分，留七呼，可灸三壮。

悬颅二穴，在曲周上颞颥中，足少阳脉气所发。治热病烦满，汗不出，头偏痛，引目外眦赤，身热齿痛，面肤赤痛，

---

①牙车急，疼痛不得嚼：此八字原脱，据《太平圣惠方》卷九十九引《甄权针经》补。

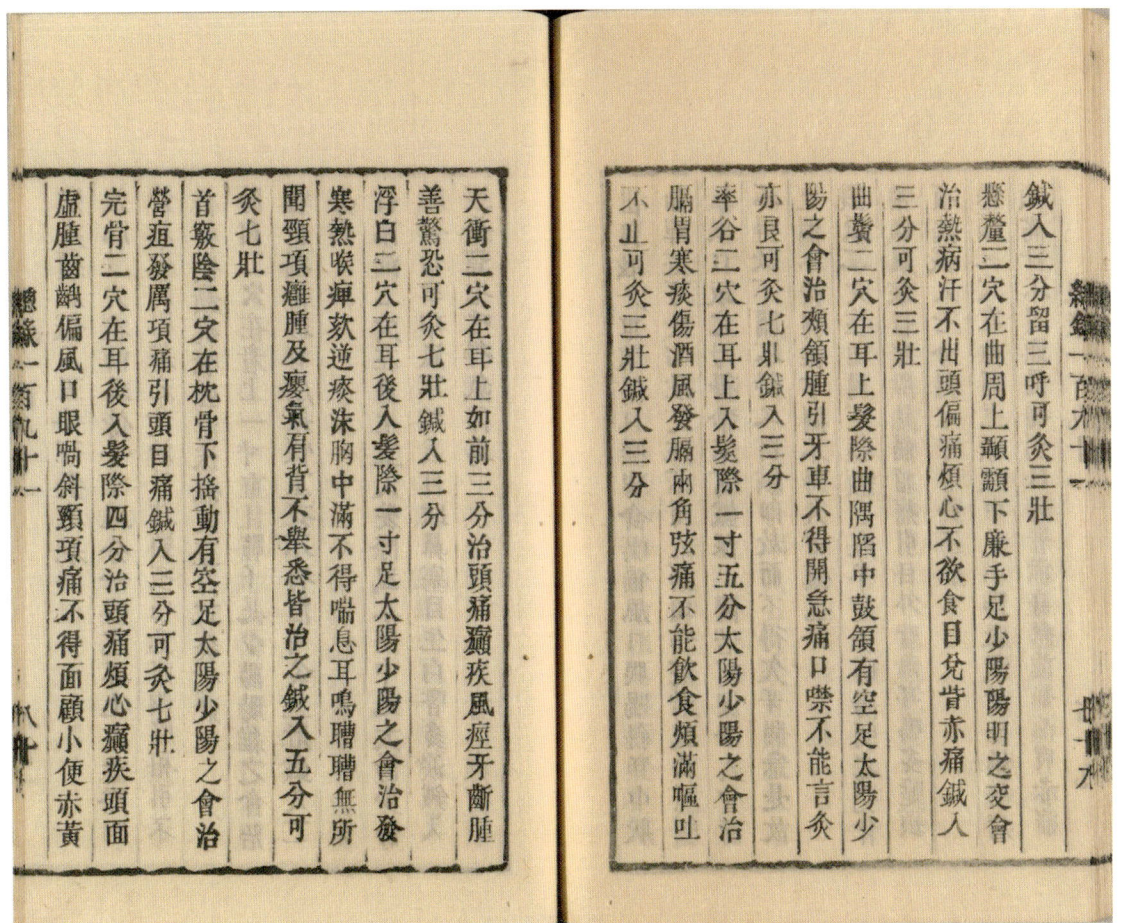

针入三分，留三呼，可灸三壮。

悬厘二穴，在曲周上颞颥下廉，手足少阳阳明之交会。治热病汗不出，头偏痛，烦心不欲食，目锐眦赤痛。针入三分，可灸三壮。

曲鬓二穴，在耳上发际曲隅陷中，鼓颔有空，足太阳少阳之会。治颊颔肿，引牙车不得开，急痛，口噤不能言，灸亦良。可灸七壮，针入三分。

率谷二穴，在耳上入发际一寸五分，足太阳少阳之会。治膈胃寒痰，伤酒风发，膈两角弦痛，不能饮食，烦满呕吐不止。可灸三壮，针入三分。

天冲二穴，在耳上如前三分。治头痛，癫疾风痉，牙龈肿，善惊恐。可灸七壮，针入三分。

浮白二穴，在耳后入发际一寸，足太阳少阳之会。治发寒热，喉痹，咳逆痰沫，胸中满不得喘息，耳鸣嘈嘈无所闻，颈项痛肿，及瘿气肩背不举，悉皆治之。针入五分，可灸七壮。

首窍阴二穴，在枕骨下摇动有空，足太阳少阳之会。治营疽发厉，项痛引头目痛。针入三分，可灸七壮。

完骨二穴，在耳后入发际四分。治头痛烦心，癫疾头面虚肿，齿龋，偏风口眼㖞斜，颈项痛不得回顾，小便赤黄，

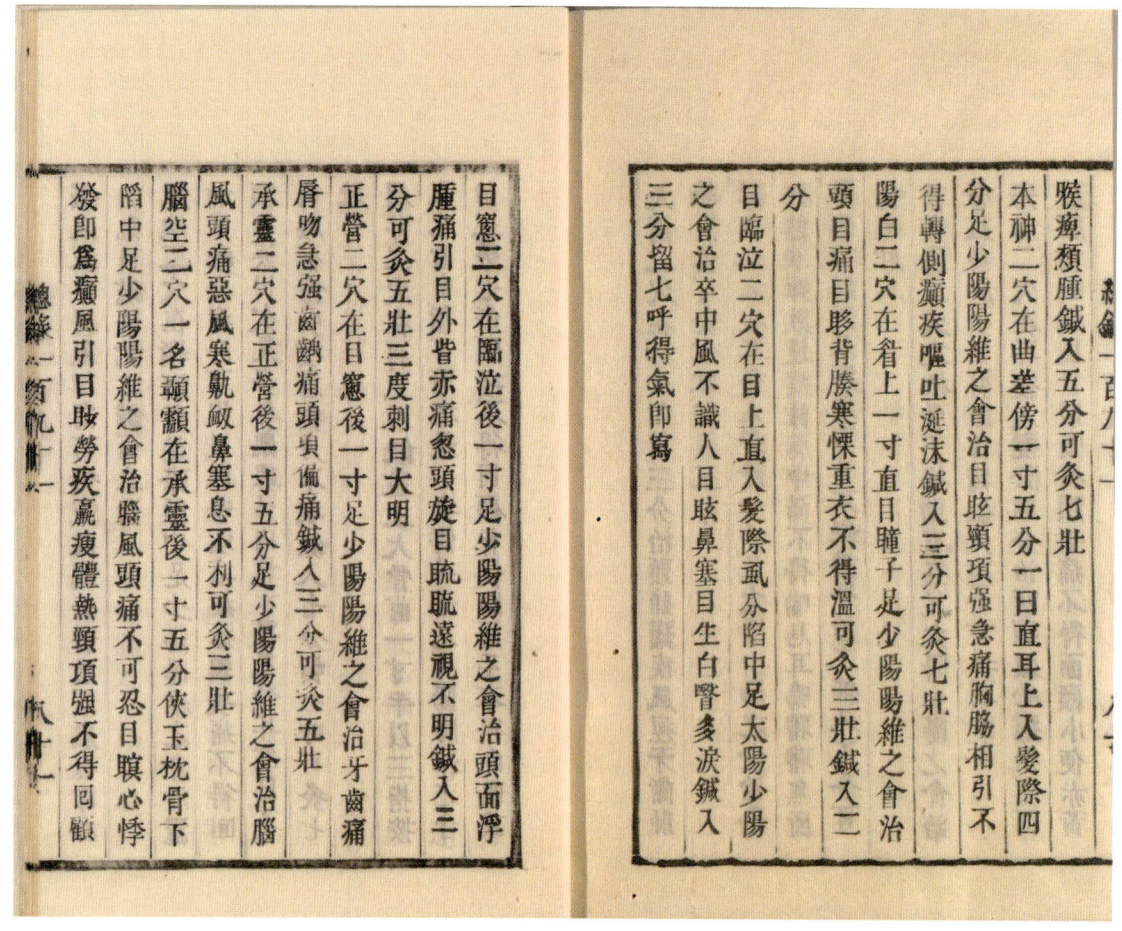

喉痹颊肿。针入五分，可灸七壮。

本神二穴，在曲差旁一寸五分，一曰直耳上，入发际四分，足少阳阳维之会。治目眩，颈项强急痛，胸胁相引，不得转侧，癫疾呕吐涎沫。针入三分，可灸七壮。

阳白二穴，在眉上一寸，直目瞳子，足少阳阳维之会。治头目痛目眵，背膝寒栗，重衣不得温。可灸三壮，针入二分。

目临泣二穴，在目上直入发际分陷中，足太阳少阳之会。治卒中风不识人，目眩鼻塞，目生白翳，多泪。针入三分，留七呼，得气即泻。

目窗二穴，在临泣后一寸，足少阳阳维之会。治头面浮肿，痛引目外眦赤痛，忽头旋，目瞒瞒，远视不明。针入三分，可灸五壮。三度刺，目大明。

正营二穴，在目窗后一寸，足少阳阳维之会。治牙齿痛，唇吻急强，齿龋痛，头项偏痛。针入三分，可灸五壮。

承灵二穴，在正营后一寸五分，足少阳阳维之会。治脑风头痛，恶风寒，鼽衄鼻塞，息不利。可灸三壮。

脑空二穴，一名颞颥。在承灵后一寸五分，挟玉枕骨下陷中，足少阳阳维之会。治脑风头痛不可忍，目瞑心悸，发即为癫风，引目眇，劳疾羸瘦，体热，颈项强，不得回顾。

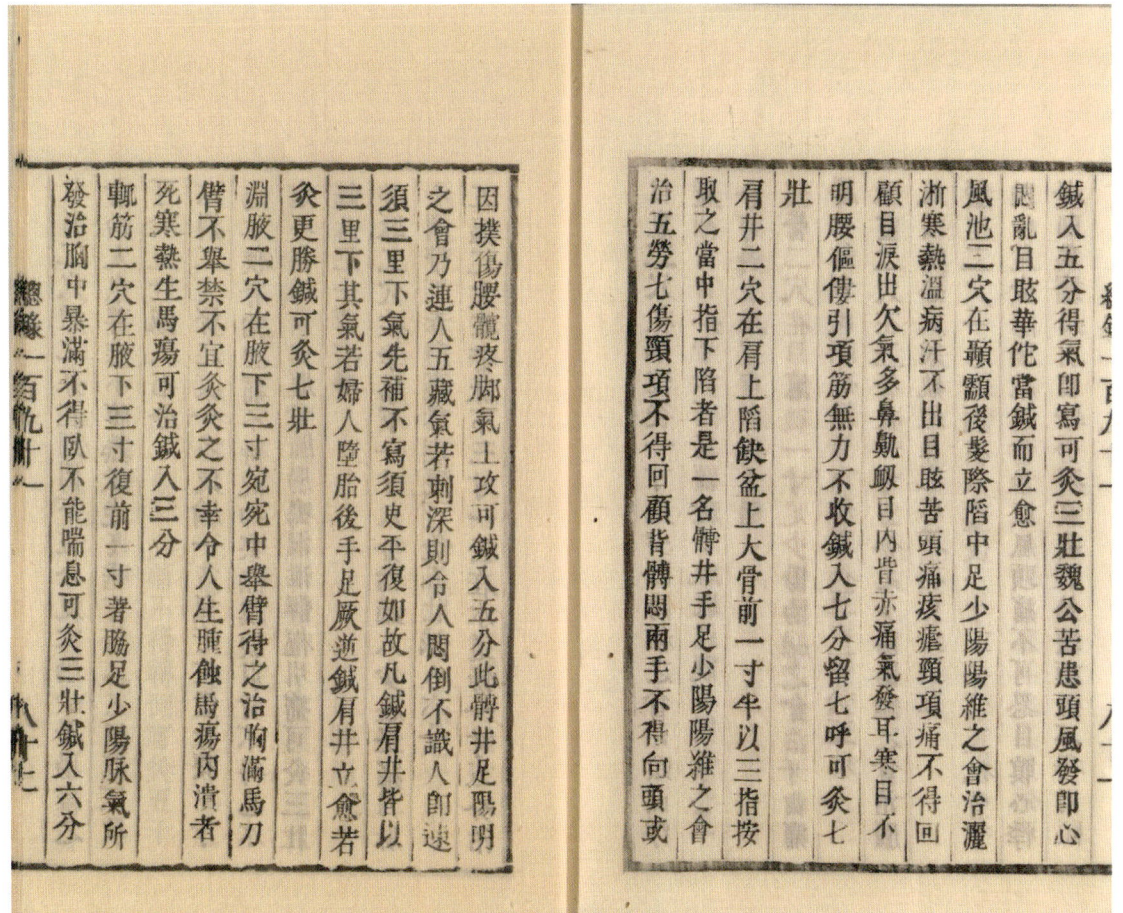

针入五分，得气即泻，可灸三壮。魏公苦患头风，发即心闷乱，目眩，华佗当针而立愈。

风池二穴，在颞颥后发际陷中，足少阳阳维之会。治洒淅寒热，温病汗不出，目眩，苦头痛，痎疟，颈项痛不得回顾，目泪出，欠气多，鼻衄，目内眦赤痛，气发耳寒，目不明，腰伛偻引项筋，无力不收。针入七分，留七呼，可灸七壮。

肩井二穴，在肩上陷解中，缺盆上大骨前一寸半，以三指按取之，当中指下陷者是。一名髆井。手足少阳阳维之会。治五劳七伤，颈项不得回顾，背髆闷，两手不得向头，或因扑伤腰髋疼，脚气上攻。可针入五分。此髆井足阳明之会，乃连人五脏气。若刺深则令人闷倒不识人，即速须三里下气，先补不泻，须臾平复如故。凡针肩井，皆以三里下其气。若妇人堕胎后手足厥逆，针肩井立愈。若灸更胜针，可灸七壮。

渊腋二穴，在腋下三寸宛宛中，举臂得之。治胸满马刀，臂不举。禁不宜灸，灸之不幸，令人生肿蚀马疡，内溃者死，寒热生马疡可治。针入三分。

辄筋二穴，在腋下三寸复前一寸，着胁，足少阳脉气所发。治胸中暴满，不得卧，不能喘息。可灸三壮，针入六分。

日月二穴，胆之募，在期门下五分，足太阴少阳阳维之会。治太息善悲，小腹热，欲走，多唾，言语不正，四肢不收。可灸五壮，针入七分。

京门二穴，肾之募，一名气腧，一名气府。在监骨腰中季胁本，挟脊。治腰痛不得俯仰，寒热膜胀，引背不得息，水道不利，溺黄，少腹急肿，肠鸣洞泄，髀枢引痛。可灸三壮，针入三分，留七呼。

带脉二穴，在季胁下一寸八分。治妇人少腹坚痛，月脉不调，带下赤白，里急瘛疭。可灸五壮，针入六分。

五枢二穴，在带脉下三寸，一云在水道旁一寸五分。治男子寒疝，阴卵上入小腹痛。针入一寸，可灸五壮。

维道二穴，在章门下五寸三分，足少阳带脉之会。治呕逆不止，三焦不调，水肿，不嗜食。针入八分，可灸三壮。

居髎二穴，在章门下八寸三分，监骨上陷中，阳跷足少阳之会。治腰引少腹痛，肩引胸臂挛急，手臂举不至肩。灸三壮，针入八分。

环跳二穴，在髀枢中，侧卧，伸下足、屈上足取之。治冷风湿痹，风疹，偏风，半身不遂，腰胯痛，不得转侧。可灸五十壮，针入一寸，留十呼。

中渎二穴，在髀骨外膝上五寸，分肉间陷中，足少阳络。

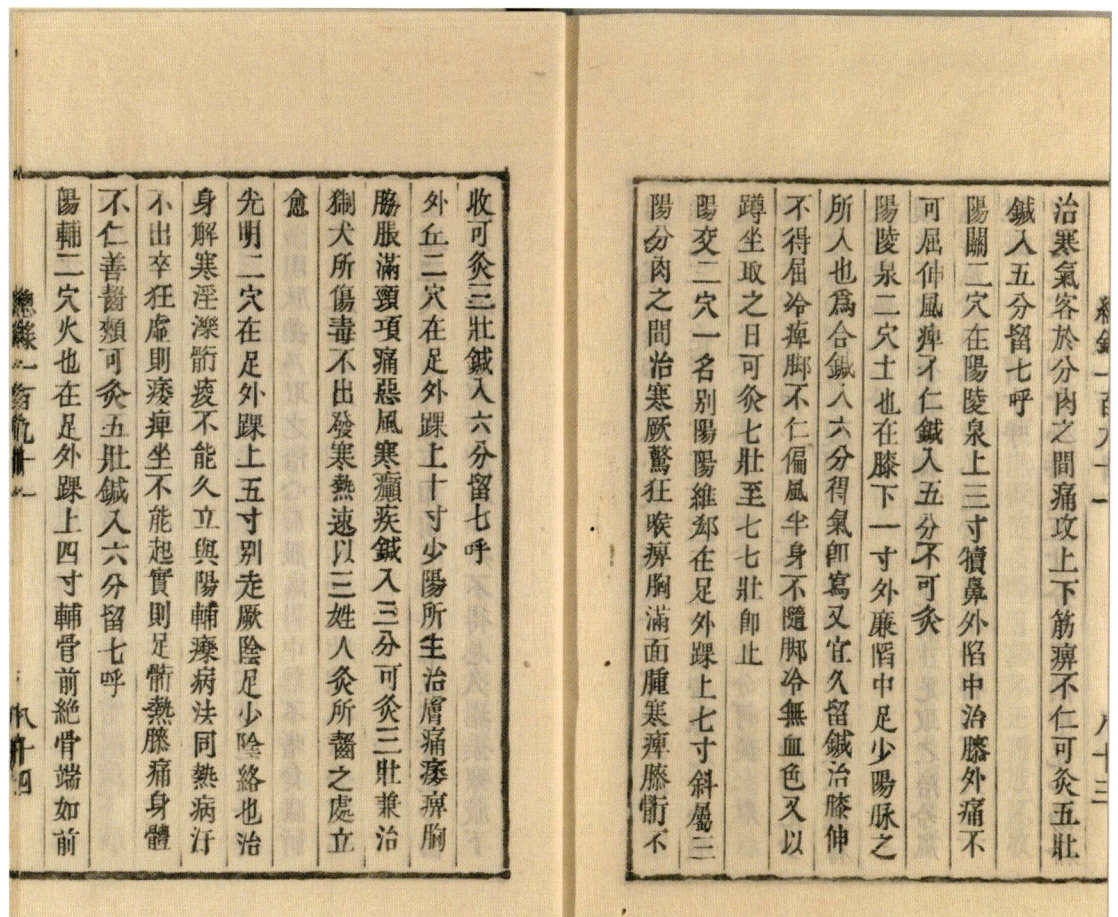

治寒气客于分肉之间，痛攻上下，筋痹不仁。可灸五壮，针入五分，留七呼。

阳关二穴，在阳陵泉上三寸，犊鼻外陷中。治膝外痛不可屈伸，风痹不仁。针入五分，不可灸。

阳陵泉二穴，土也，在膝下一寸，外廉陷中，足少阳脉之所入也，为合。针入六分，得气即泻。又宜久，留针，治膝伸不得屈，冷痹脚不仁，偏风，半身不遂，脚冷无血色。又以蹲坐取之，日可灸七壮，至七七壮即止。

阳交二穴，一名别阳。阳维郄，在足外踝上七寸斜，属三阳分肉之间。治寒厥惊狂，喉痹，胸满面肿，寒痹，膝骱不收。可灸三壮，针入六分，留七呼。

外丘二穴，在足外踝上十寸，少阳所生。治肤痛痿痹，胸胁胀满，颈项痛，恶风寒，癫疾。针入三分，可灸三壮。兼治猘犬所伤，毒不出，发寒热，速以三姓人灸所啮之处，立愈。

光明二穴，在足外踝上五寸，别走厥阴，足少阴络也。治身解寒，淫泺骱酸，不能久立，与阳辅疗病法同。热病汗不出，卒狂，虚则痿痹，坐不能起，实则足骱热，膝痛，身体不仁，善啮颊。可灸五壮，针入六分，留七呼。

阳辅二穴，火也，在足外踝上四寸，辅骨前、绝骨端，如前三分，去丘墟七寸，足少阳脉之所行也，为经。治腰溶溶如坐水中，膝下肤肿，筋挛，诸节尽痛，痛无常处，腋下肿瘘，马刀喉痹，膝胻酸，风痹不仁。可灸三壮，针入五分，留七呼。

悬钟二穴，在足外踝上三寸动脉中，足三阳之大络，按之阳明脉绝乃取之。治心腹胀满，胃中热不嗜食，膝胻痛，筋挛足不收履，坐不能起。可灸五壮，针入六分，留七呼。

丘墟二穴，在足外踝下如前陷中，去临泣三寸，足少阳脉之所过也，为原。治胸胁满痛不得息，久疟振寒，腋下肿，痿厥，坐不能起，髀枢中痛，目生翳膜，腿胻酸，转筋，卒疝，少腹坚，寒热颈肿。可灸三壮，针入五分，留七呼。

足临泣二穴，木也，在足小指次指本节后间陷中，去侠溪一寸五分，足少阳脉之所注也，为腧。治胸中满，缺盆中及腋下肿，马刀疡瘘，善啮颊，天牖中肿，淫泺胻酸，目眩，枕骨合颅痛，洒淅振寒，妇人月事不利，季胁支满，乳痈心痛，周痹痛无常处，厥逆气喘不能行，痎疟日发。可灸三壮，针入二分。

地五会二穴，在足小指次指本节后陷中，去侠溪一寸。治内伤唾血，足外皮肤不泽，乳肿。针入二分，不可灸，灸

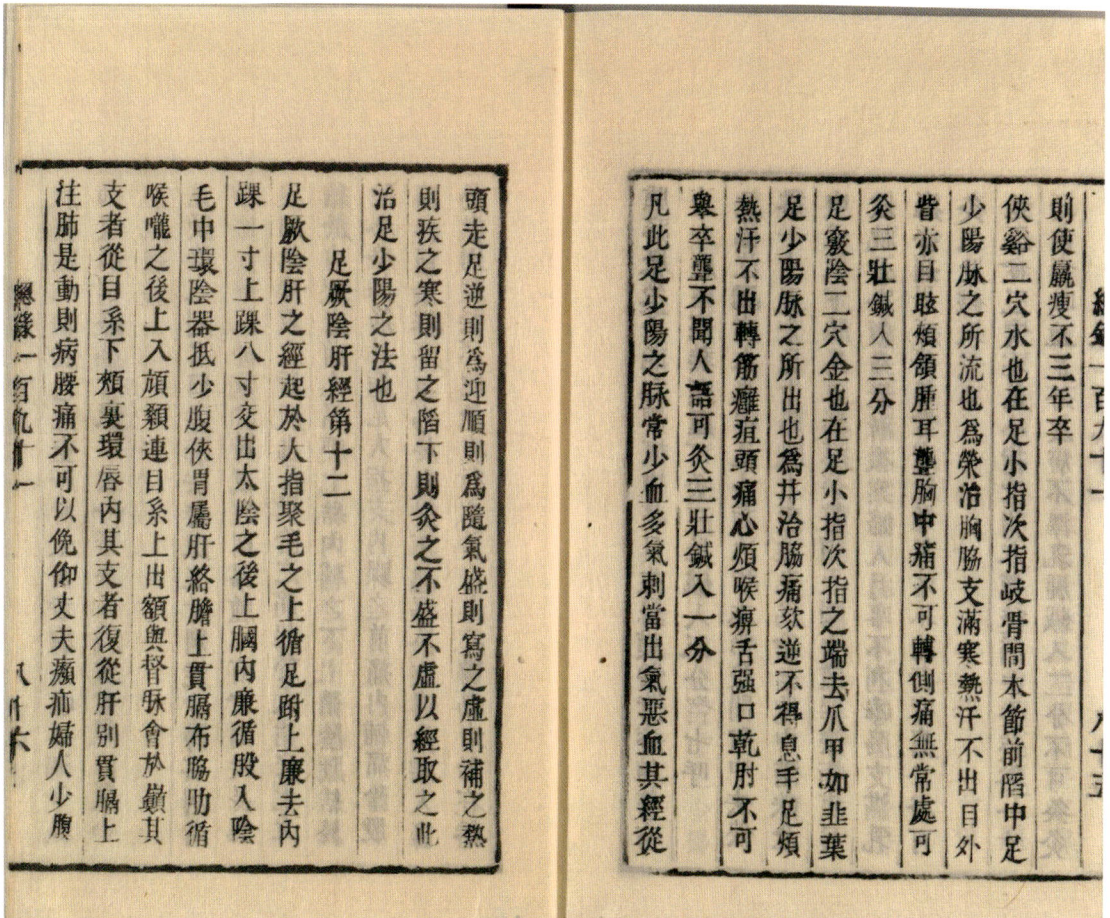

则使羸瘦，不三年卒。

侠溪二穴，水也，在足小指次指岐骨间，本节前陷中，足少阳脉之所流也，为荥。治胸胁支满，寒热汗不出，目外眦赤，目眩，颊颔肿耳聋，胸中痛不可转侧，痛无常处。可灸三壮，针入三分。

足窍阴二穴，金也，在足小指次指之端，去爪甲如韭叶，足少阳脉之所出也，为井。治胁痛咳逆不得息，手足烦热，汗不出，转筋，痈疽，头痛心烦，喉痹，舌强口干，肘不可举，卒聋不闻人语。可灸三壮，针入一分。

凡此足少阳之脉，常少血多气，刺当出气恶血。其经从头走足，逆则为迎，顺则为随，气盛则泻之，虚则补之，热则疾之，寒则留之，陷下则灸之，不盛不虚，以经取之。此治足少阳之法也。

足厥阴肝经第十二

足厥阴肝之经，起于大指聚毛之上，循足跗上廉，去内踝一寸，上踝八寸，交出太阴之后，上腘内廉，循股入阴毛中，环阴器，抵少腹，挟胃属肝络胆，上贯膈，布胁肋，循喉咙之后，上入颃颡，连目系上出额，与督脉会于巅。其支者，从目系下颊里，环唇内。其支者，复从肝别贯膈，上注肺。是动，则病腰痛不可以俯仰，丈夫㿗疝，妇人少腹肿，甚嗌干，面脱色。是主肝所生病者，胸满呕逆洞泄，狐疝，遗溺闭癃，盛者气口大一倍于人迎，虚者气口反小于人迎也。

足厥阴之别，名曰蠡沟，去内踝五寸，别走少阳。其别者，循胫上睾，结于茎，其病气逆，则睾肿卒疝，实则挺长热，虚则暴痒，取之所别也。

足厥阴之筋，起于大指之上，上结于内踝之前，上循胫，上结内辅之下，上循阴股，结于阴器，络诸筋。其病足大指支内踝之前痛，内辅痛，阴股痛，转筋，阴器不用，伤于内则不起，伤于寒则阴缩入，伤于热则纵挺不收，治在行水清之①，其病转筋者，治在燔针劫刺，以知为数，以痛为腧，名曰季秋痹也。

邪客足厥阴之络，令人暴疝卒痛，刺足大指爪甲上与肉交者各一痏，男子立已，女子有顷已，左取右，右取左。肝病者，两胁下痛引少腹，令人善怒，虚则目䀮䀮无所见，耳无所闻，善恐如人将捕之，取其经，厥阴与少阳。气逆则头痛耳聋不聪颊肿，取血者。

肝热病者，小便先黄，腹痛多卧身热，热争则狂言及惊，胁满痛，手足躁，不得安卧，庚辛甚，甲乙大汗，气逆则庚辛死，刺足厥阴。

足厥阴肝经，从足走胸中，长六尺五寸，左右共一丈三

---

① 清之：清，原作"渍"，形误，据《针灸甲乙经》卷二第六改。之，《针灸甲乙经》作"阴器"，《针灸素难要旨》卷三作"阴气"。

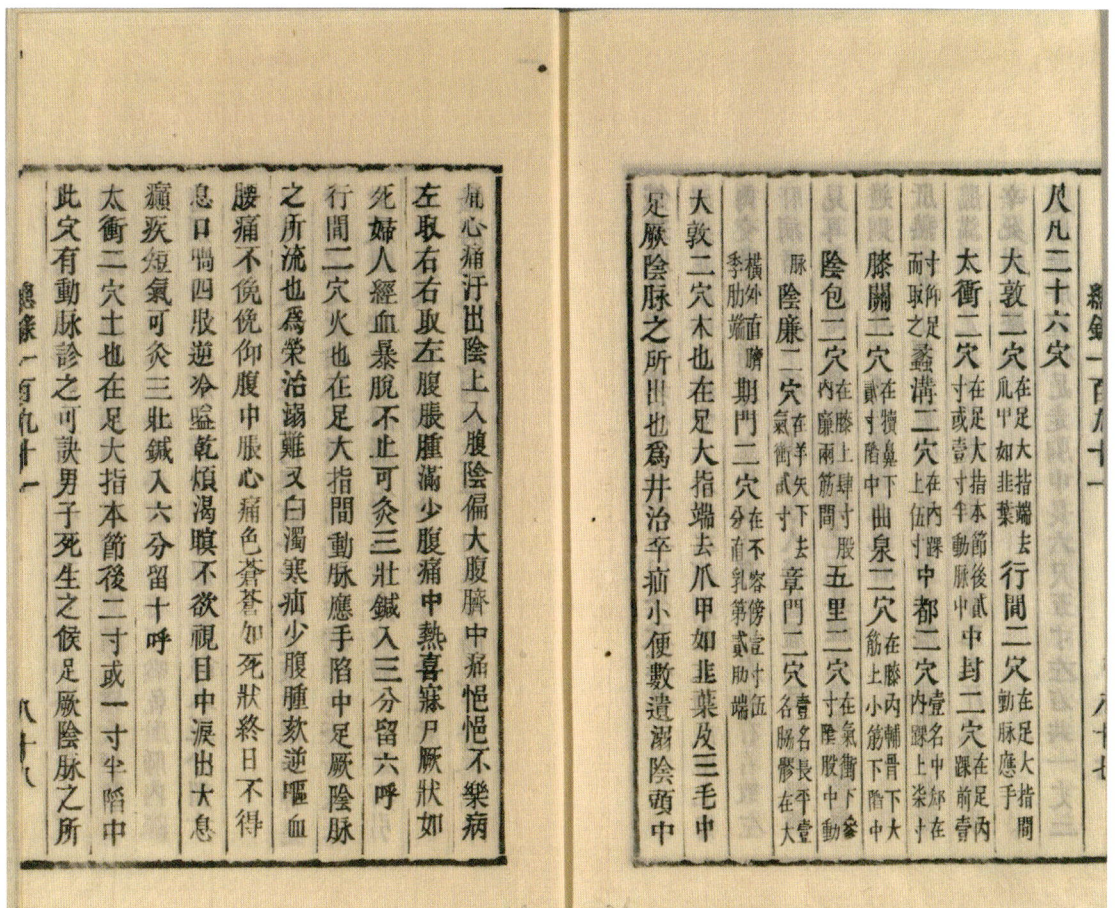

尺，凡二十六穴。

大敦二穴在足大指端，去爪甲如韭叶　行间二穴在足大指间，动脉应手　太冲二穴在足大指本节后二寸或一寸半动脉中　中封二穴在足内踝前一寸，仰足而取之　蠡沟二穴在内踝上五寸　中都二穴一名中郄。在内踝上七寸　膝关二穴在犊鼻下二寸陷中　曲泉二穴在膝内辅骨下大筋上小筋下陷中　阴包二穴在膝上四寸股内廉两筋间　五里二穴在气冲下三寸阴股中动脉　阴廉二穴在羊矢下，去气冲二寸　章门二穴一名长平，一名胁髎。在大横外直脐季肋端　期门二穴在不容旁一寸五分，直乳第二肋端

大敦二穴，木也，在足大指端，去爪甲如韭叶，及三毛中，足厥阴脉之所出也，为井。治卒疝，小便数遗溺，阴头中痛，心痛汗出，阴上入腹，阴偏大，腹脐中痛，悒悒不乐，病左取右，右取左。腹胀肿满，少腹痛，中热喜寐，尸厥状如死，妇人经血暴脱不止。可灸三壮，针入三分，留六呼。

行间二穴，火也，在足大指间动脉应手陷中，足厥阴脉之所流也，为荥。治溺难，又白浊，寒疝，少腹肿，咳逆呕血，腰痛不能俯仰，腹中胀，心痛，色苍苍如死状，终日不得息，口喝，四肢逆冷，嗌干烦渴，瞑不欲视，目中泪出太息，癫疾短气。可灸三壮，针入六分，留十呼。

太冲二穴，土也，在足大指本节后二寸或一寸半陷中。此穴有动脉，诊之可诀男子死生之候。足厥阴脉之所

注也，为腧。治腰引少腹痛，小便不利状如淋，癞疝少腹肿，溏泄遗溺，阴痛，面目苍色，胸胁支满，足寒，大便难，呕血，女子漏血不止，小儿卒疝，呕逆发寒嗌干，胕肿，内踝前痛，淫泺胻酸，腋下肿，马刀疡瘘唇肿。针入三分，留十呼，可灸三壮。

中封二穴，金也，在足内踝前一寸，仰足取之陷中，伸足乃得之，足厥阴脉之所行也，为经。治疹疟，色苍苍，振寒，少腹肿，食快快，绕脐痛，足逆冷，不嗜食，身体不仁，寒疝引腰中痛，或身微热。针入四分，留七呼，可灸三壮。

蠡沟二穴，在足内踝上五寸，别走少阳，足厥阴络。治卒疝，少腹肿，时少腹暴痛，小便不利，如癃闭，数噫恐悸，少气不足，腹中痛，悒悒不乐，咽中闷，如有息肉状，背拘急，不可俯仰。针入二分，留三呼，可灸三壮。

中都二穴，一名中郄。在内踝上七寸胻骨中，与少阴相直。治肠澼，癞疝，少腹痛，妇人经血暴脱，因产恶露不绝。针入三分，可灸五壮。

膝关二穴，在犊鼻下二寸陷中。治风痹，膝内痛引膑，不可屈伸，喉咽中痛。针入四分，可灸五壮。

曲泉二穴，水也，在膝内辅骨下，大筋上、小筋下陷中，屈膝取之，足厥阴脉之所入也，为合。治女子血瘕，按之如汤沃股内，少腹肿，阴挺出，丈夫㿉疝，阴股痛，小便难，腹胁支满，癃闭，少气泄利，四肢不举，实即身热目眩痛，汗不出，目䀮䀮，膝痛筋挛不可屈伸，发狂，衄血喘呼，少腹痛引喉咽。针入六分，灸三壮。又云：正膝屈内外两筋间宛宛中，又在膝曲横纹头。治风劳失精，身体极痛，泄水下利脓血，阴肿骱痛。可灸三壮，针入六分，留十呼。

阴包二穴，在膝上四寸，股内廉两筋间，足厥阴别走。治腰尻引少腹痛，遗溺不禁。针入六分，可灸三壮。

足五里二穴，在气冲下三寸，阴股中动脉。治肠中满，热闭不得溺。可灸五壮，针入六分。

阴廉二穴，在羊矢下，去气冲二寸动脉中。治妇人绝产，若未经生产者。可灸三壮，即有子，针入八分，留七呼。

章门二穴，脾之募，一名长平，一名胁髎。在大横外，直脐季肋端，侧卧，屈上足、伸下足，举臂取之，足厥阴少阳之会。治肠鸣盈盈然，食不化，胁痛不得卧，烦热口干，不嗜食，胸胁支满，喘息心痛，腰痛不得转侧，伤饱，身黄羸瘦，贲豚，腹肿脊强，四肢懈惰，善恐少气，厥逆，肩臂不举。可灸百壮，针入六分。

期门二穴，肝之募，在不容旁一寸五分，直两乳第二肋端，足太阴厥阴阴维之会。治胸中烦热，贲豚上下，目青

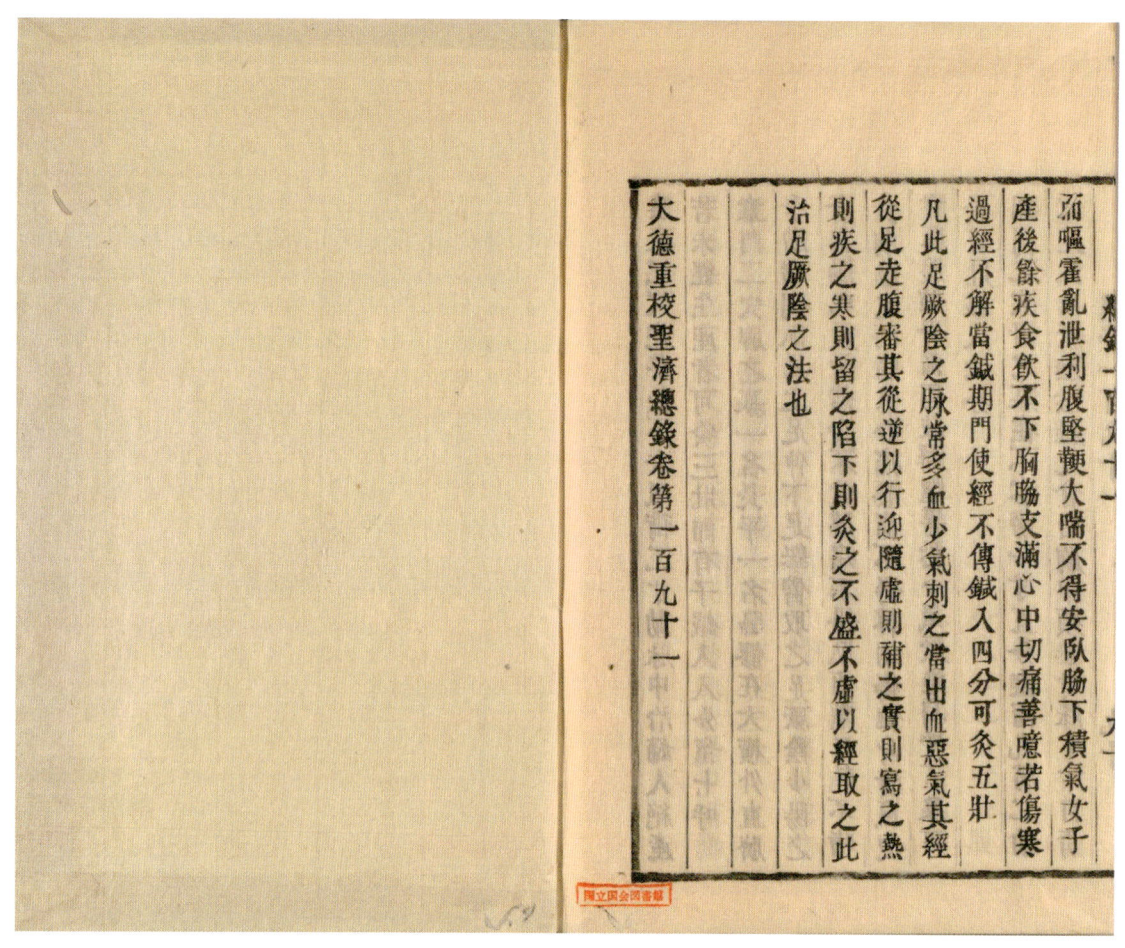

而呕，霍乱泄利，腹坚硬，大喘不得安卧，胁下积气，女子产后余疾，食饮不下，胸胁支满，心中切痛，善噫，若伤寒过经不解，当针期门，使经不传。针入四分，可灸五壮。

凡此足厥阴之脉，常多血少气，刺之当出血恶气。其经从足走腹，审其从逆，以行迎随，虚则补之，实则泻之，热则疾之，寒则留之，陷下则灸之，不盛不虚，以经取之。此治足厥阴之法也。

大德重校《圣济总录》卷第一百九十一

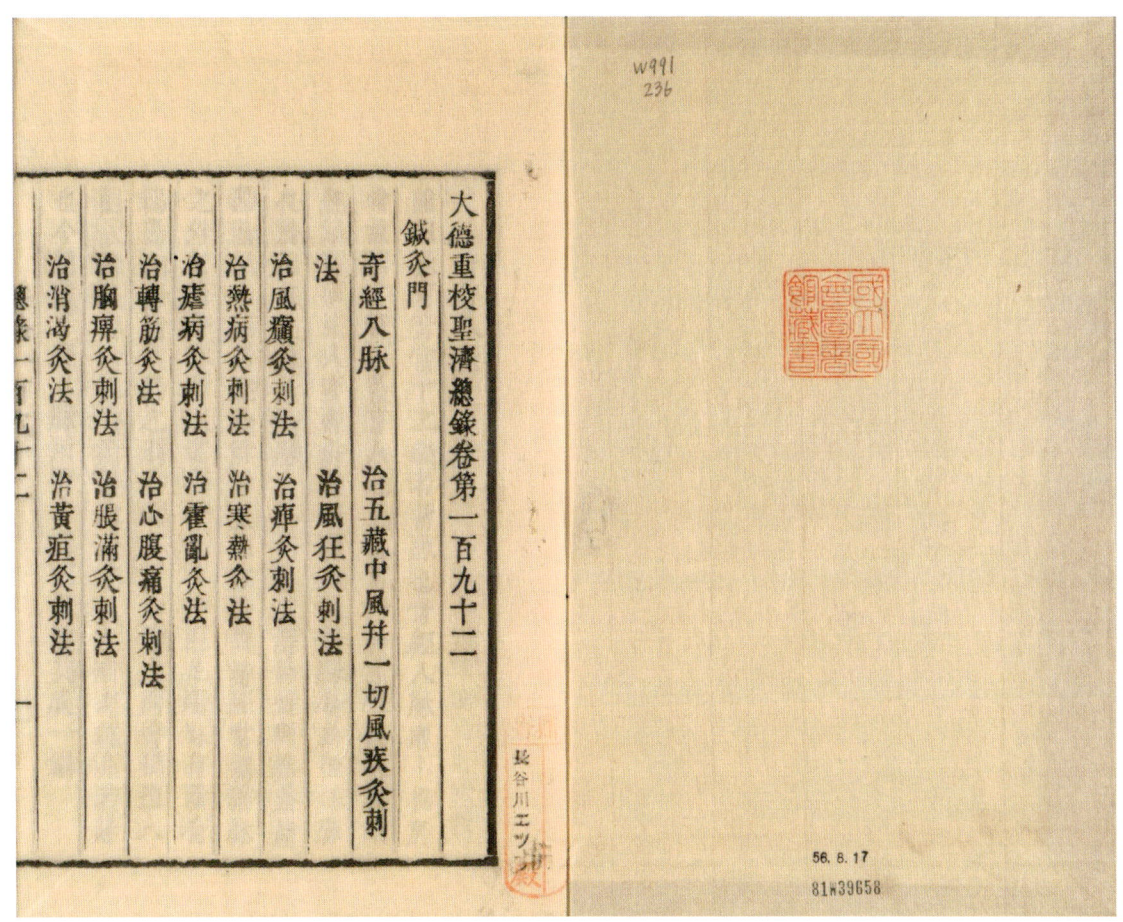

大德重校《圣济总录》卷第一百九十二　针灸门

奇经八脉
治五脏中风并一切风疾灸刺法
治风狂灸刺法
治风癫灸刺法
治痹灸刺法
治热病灸刺法
治寒热灸法
治疟病灸刺法
治霍乱灸法
治转筋灸法
治心腹痛灸刺法
治胸痹灸刺法
治胀满灸刺法
治消渴灸法
治黄疸灸刺法

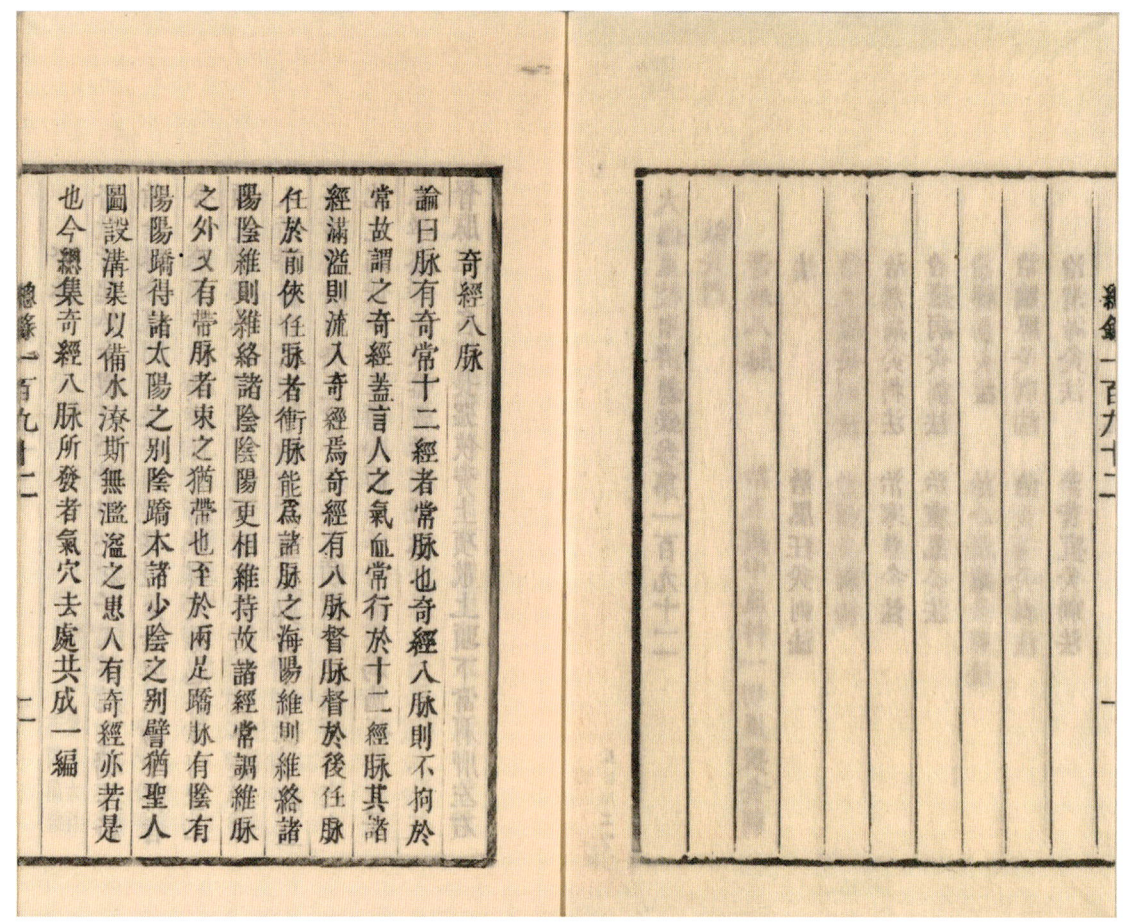

奇经八脉

论曰：脉有奇常，十二经者，常脉也；奇经八脉，则不拘于常，故谓之奇经。盖言人之气血，常行于十二经脉，其诸经满溢，则流入奇经焉。奇经有八脉，督脉督于后，任脉任于前，挟任脉者冲脉，能为诸脉之海；阳维则维络诸阳，阴维则维络诸阴，阴阳更相维持，故诸经常调；维脉之外，又有带脉者，束之犹带也；至于两足跷脉，有阴有阳，阳跷得诸太阳之别，阴跷本诸少阴之别。譬犹圣人图设沟渠，以备水潦，斯无滥溢之患，人有奇经，亦若是也。今总集奇经八脉所发者气穴去处，共成一编。

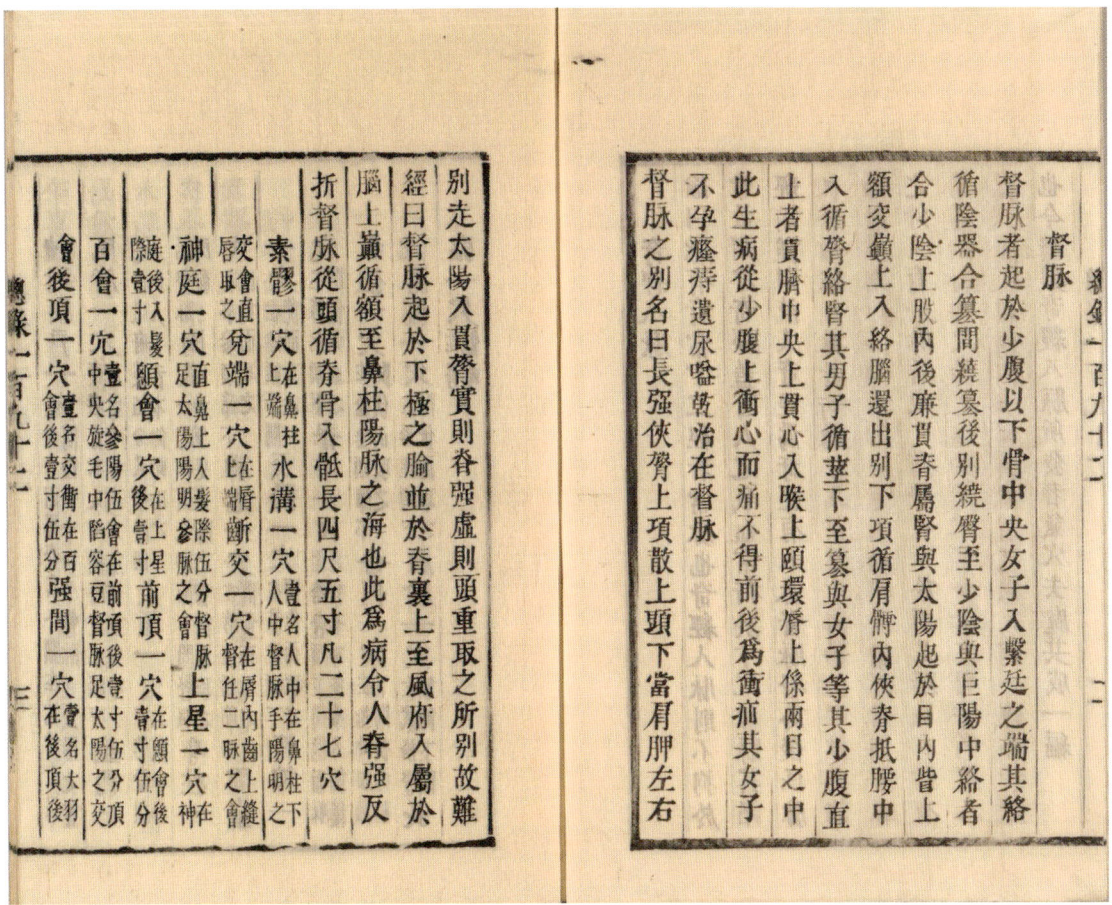

督脉

督脉者，起于少腹以下骨中央，女子入系廷之端，其络循阴器，合篡间，绕篡后，别绕臀，至少阴，与巨阳中络者合，少阴上股内后廉，贯脊属肾，与太阳起于目内眦，上额交巅，上入络脑，还出别下项，循肩髆内，挟脊抵腰中，入循膂络肾。其男子循茎下至篡，与女子等，其少腹直上者，贯脐中央，上贯心入喉，上颐环唇，上系两目之中。此生病从少腹上冲心而痛，不得前后，为冲疝，其女子不孕，癃痔，遗尿，嗌干，治在督脉。

督脉之别，名曰长强，挟膂上项，散上头，下当肩胛，左右别走太阳，入贯膂，实则脊强，虚则头重，取之所别，故《难经》曰：督脉起于下极之腧，并于脊里，上至风府，入属于脑，上巅循额，至鼻柱，阳脉之海也。此为病，令人脊强反折。

督脉从头循脊骨入骶，长四尺五寸，凡二十七穴。

素髎一穴在鼻柱上端　水沟一穴一名人中。在鼻柱下。人中，督脉、手阳明之交会。直唇取之　兑端一穴在唇上端　龈交一穴在唇内齿上缝。督、任二脉之会　神庭一穴直鼻上入发际五分。督脉、足太阳阳明三脉之会　上星一穴在神庭后，入发际一寸　囟会一穴在上星后一寸　前顶一穴在囟会后一寸五分　百会一穴一名三阳五会。在前顶后一寸五分，顶中央旋毛中陷容豆。督脉、足太阳之交会　后顶一穴一名交冲。在百会后一寸五分　强间一穴一名大羽。在后顶后

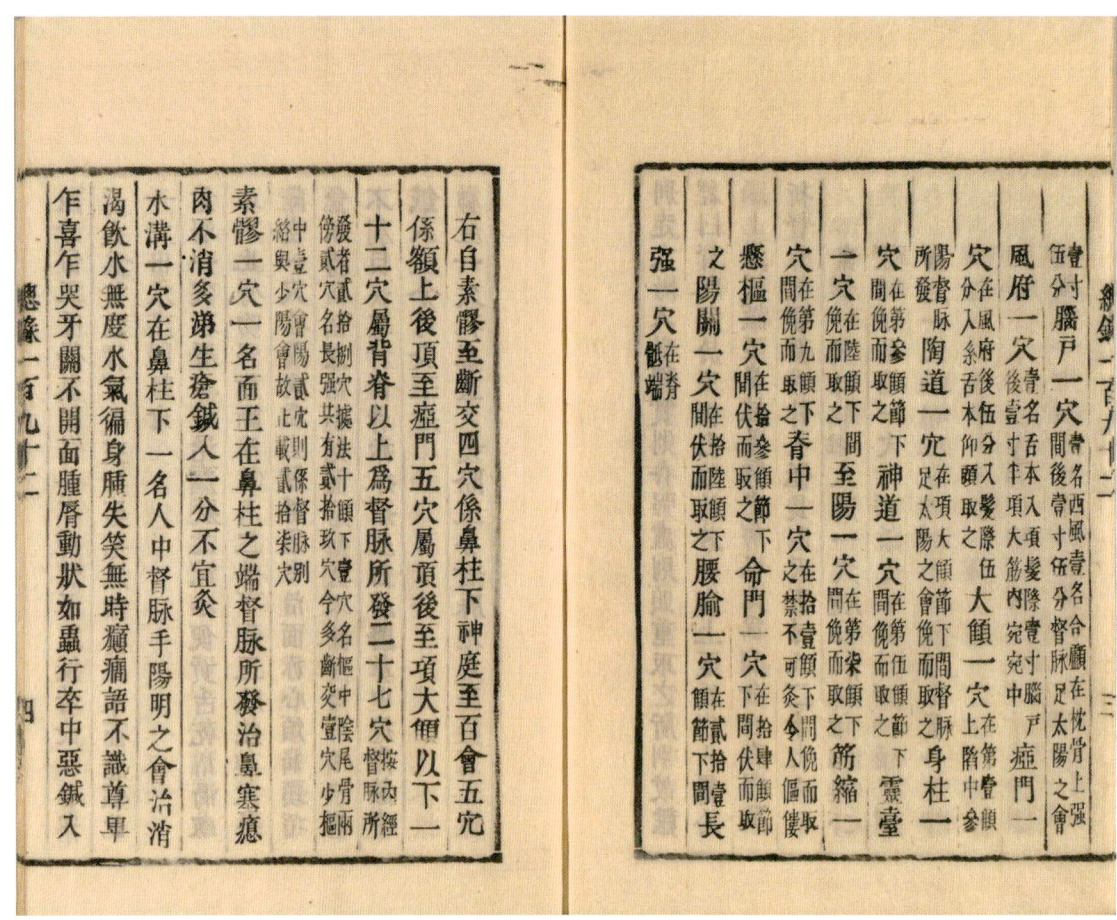

一寸五分　脑户一穴一名西风，一名合颅。在枕骨上强间后一寸五分，督脉足太阳之会　风府一穴一名舌本。入项发际一寸脑户后一寸半项大筋内宛宛中　哑门一穴在风府后五分入发际五分，入系舌本，仰头取之　大椎一穴在第一椎上陷中，三阳、督脉所发　陶道一穴在项大椎节下间督脉，足太阳之会，俯而取之　身柱一穴在第三椎节下间，俯而取之　神道一穴在第五椎节下间，俯而取之　灵台一穴在六椎下间，俯而之　至阳一穴在第七椎下间，俯而取之　筋缩一穴在第九椎下间，俯而取之　脊中一穴在第十一椎下间，俯而取之。禁不可灸，令人伛偻　悬枢一穴在第十三椎节下间，伏而取之　命门一穴在十四椎节下间，伏而取之　阳关一穴在第十六椎下间，伏而取之　腰腧一穴在第二十一椎节下间　长强一穴在脊骶端

右自素髎至龈交四穴，系鼻柱下，神庭至百会五穴，系额上，后顶至哑门五穴，属顶后至项，大椎以下一十二穴，属背脊。以上为督脉所发二十七穴。按《内经》督脉所发者，二十八穴，据法十椎下一穴名枢中，阴尾骨两旁二穴，名长强，共有二十九穴，今多龈交一穴，少枢中一穴，会阳二穴，则系督脉别络，与少阳会，故只载二十七穴。

素髎一穴，一名面王。在鼻柱之端，督脉所发。治鼻塞息肉不消，多涕生疮。针入一分，不宜灸。

水沟一穴，在鼻柱下，一名人中。督脉、手阳明之会。治消渴饮水无度，水气遍身肿，失笑无时，癫痫，语不识尊卑，乍喜乍哭，牙关不开，面肿唇动，状如虫行，卒中恶。针入

四分，留五呼，得气即泻。灸亦得，然不及针。若灸，可小雀粪大为艾炷，日可灸三壮至七壮，即罢。风水面肿，针此一穴，出水尽，即顿愈。

兑端一穴，在唇上端。治癫疾吐沫，小便黄，舌干消渴，衄血不止，唇吻强，齿龈痛。针入二分，可灸三壮，炷如大麦。

龈交一穴，在唇内齿上龈缝筋中。治面赤心烦痛，颈项急，不得回顾，兼治小儿面疮癣久不除，点烙亦佳；鼻塞不利，目泪眵汁，内眦赤痒痛，生白肤翳，鼻中息肉蚀疮。针入三分，可灸三壮。

神庭一穴，在鼻直入发际五分，督脉足太阳阳明三脉之会。治癫疾风痫，戴目上视不识人，头风目眩，鼻出清涕不止，目泪出，惊悸不得安寝。可灸二七壮，至七七壮止。岐伯曰：凡欲疗风，勿令灸多，缘风性轻，多即伤，惟宜灸一壮至三七粒止。禁不可针，针即发狂。

上星一穴，在鼻直上入发际一寸陷中，督脉气所发。治头风面虚肿，鼻塞不闻香臭，目眩，痰疟，振寒，热病汗不出，目睛痛，不能远视，以细三棱针刺之，即宣泄诸阳热气，无令上冲头目。可灸七壮，不宜多灸。若频灸，即拔气上，令人目不明。

囟会一穴，在上星后一寸陷中，可容豆，督脉气所发。治目眩面肿，鼻塞不闻香臭，惊痫，戴目上视，不识人。可灸二七壮，至七七壮。初灸即不痛，病去即痛，痛即罢灸。若是鼻塞，灸至四日渐退，七日顿愈。针入二分，留三呼，得气即泻。头风，生白屑，多睡，针之弥佳，针讫以末盐、生麻油相和，揩发根下，头风即永除。若八岁以下，即不得针，盖缘囟门未合，刺之不幸令人夭。

前顶一穴，在囟会后一寸五分，骨陷中，督脉所发。疗头风目眩，面赤肿，小儿惊痫、风痫、瘛疭，发即无时，鼻多清涕，项肿痛。针入一分，可灸三壮，至七七壮即止。

百会一穴，一名三阳五会。在前顶后一寸五分，顶中央旋毛中，可容豆，督脉、足太阳交会于巅上。治小儿脱肛久不瘥，风痫中风，角弓反张，或多哭，言语不择，发即无时，盛即吐沫，心烦，惊悸健忘，瘛疭，耳鸣耳聋，鼻塞不闻香臭。针入二分，得气即泻。可灸七壮，至七七壮即止。唐秦鸣鹤刺微出血，头痛立愈。凡灸头项，不过七七壮，缘头顶皮肤浅薄，灸不宜多。

后顶一穴，一名交冲。在百会后一寸五分，枕骨上，督脉气所发。治目眣眣，颈项恶风寒，目眩，头偏痛。可灸五壮，针入二分。

强间一穴，一名大羽。在后顶后一寸五分，督脉气所发。

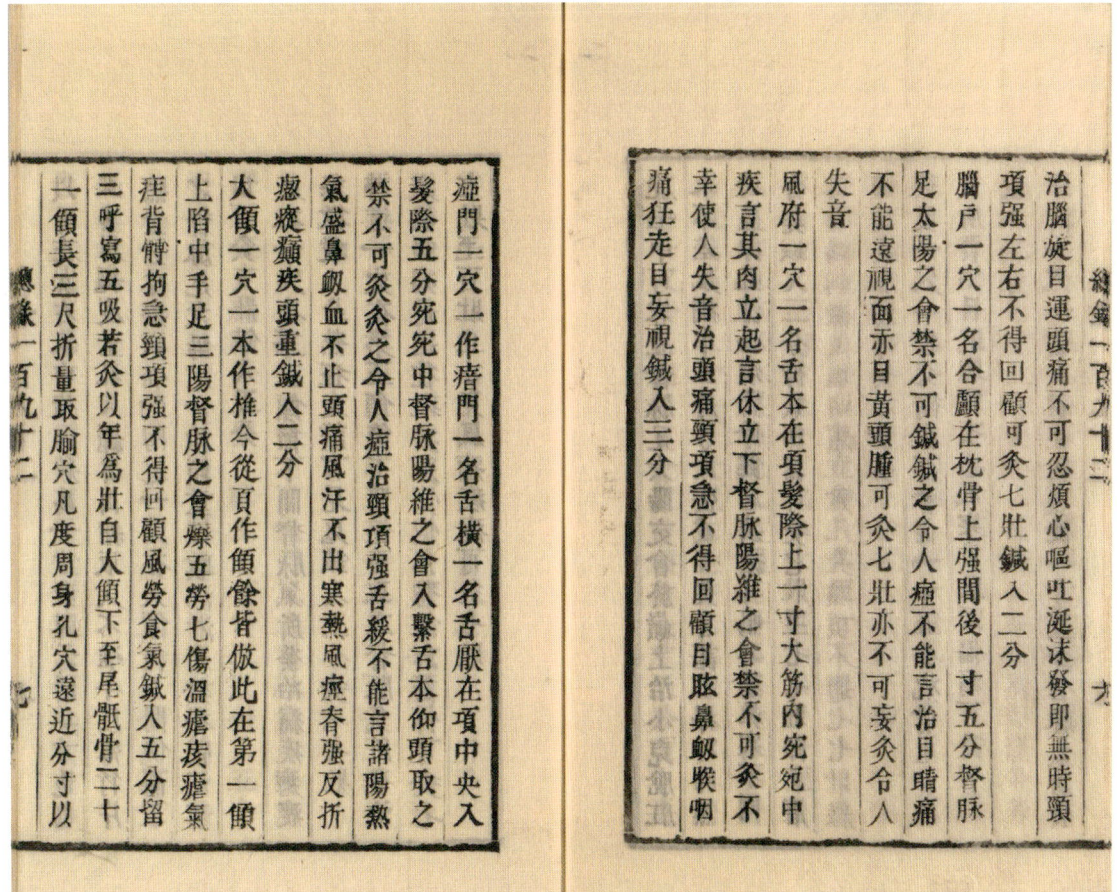

治脑旋目晕，头痛不可忍，烦心呕吐涎沫，发即无时，颈项强，左右不得回顾。可灸七壮，针入二分。

脑户一穴，一名合颅。在枕骨上，强间后一寸五分，督脉足太阳之会。禁不可针，针之令人哑，不能言。治目睛痛，不能远视，面赤目黄头肿。可灸七壮，亦不可妄灸，令人失音。

风府一穴，一名舌本。在项发际上一寸，大筋内宛宛中，疾言，其肉立起，言休立下。督脉、阳维之会。禁不可灸，不幸使人失音。治头痛颈项急不得回顾，目眩鼻衄，喉咽痛，狂走，目妄视。针入三分。

哑门一穴，一作瘖门，一名舌横，一名舌厌。在项中央，入发际五分宛宛中，督脉阳维之会。入系舌本，仰头取之，禁不可灸，灸之令人哑。治颈项强，舌缓不能言，诸阳热气盛，鼻衄血不止，头痛风汗不出，寒热风痓，脊强反折，瘈疭、癫疾，头重。针入二分。

大顀①一穴，一本作椎，今从页作顀，余皆仿此。在第一椎上陷中，手足三阳督脉之会。疗五劳七伤，温疟痎疟，气疰，背髆拘急，颈项强，不得回顾，风劳食气。针入五分，留三呼，泻五吸。若灸以年为壮。自大椎下至尾骶骨二十一椎，长三尺，折量取腧穴，凡度周身孔穴远近分寸，

---

① 顀："椎"之异体字，下文自注"一本作椎"，且原书均以"顀"为"椎"。今依异体字校注规范，以下仍律齐为规范简体字"椎"。

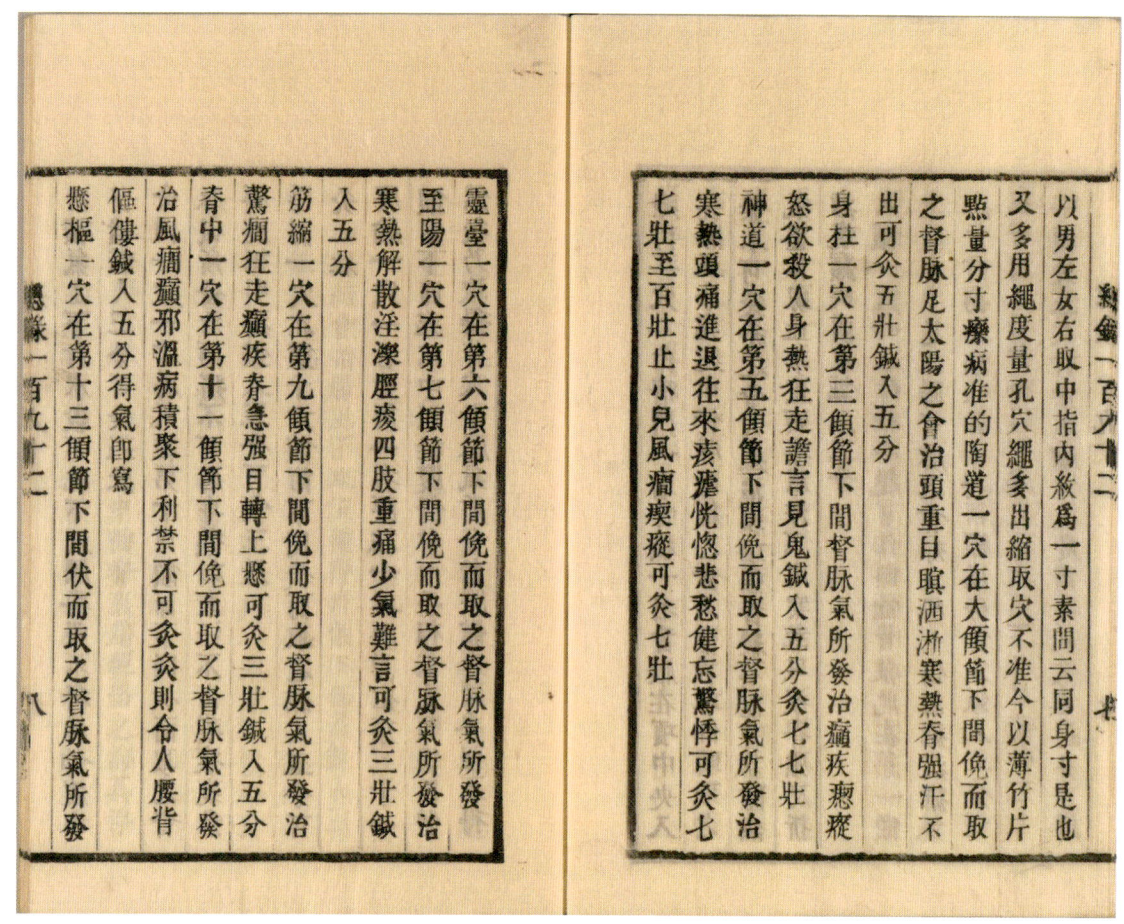

以男左女右，取中指内纹为一寸，《素问》云同身寸是也。又多用绳度量孔穴，绳多出缩，取穴不准，今以薄竹片，点量分寸，疗病准的。

陶道一穴，在大椎节下间，俯而取之，督脉足太阳之会。治头重目瞑，洒淅寒热，脊强汗不出。可灸五壮，针入五分。

身柱一穴，在第三椎节下间，督脉气所发。治癫疾瘈疭，怒欲杀人，身热狂走，谵言见鬼。针入五分，灸七七壮。

神道一穴，在第五椎节下间，俯而取之，督脉气所发。治寒热头痛，进退往来，痎疟，恍惚悲愁，健忘，惊悸。可灸七七壮至百壮。止小儿风痫瘈疭，可灸七壮。

灵台一穴，在第六椎节下间，俯而取之，督脉气所发。

至阳一穴，在第七椎节下间，俯而取之，督脉气所发。治寒热解散，淫泺胫酸，四肢重痛，少气难言。可灸三壮，针入五分。

筋缩一穴，在第九椎节下间，俯而取之，督脉气所发。治惊痫，狂走癫疾，脊急强，目转上悬。可灸三壮，针入五分。

脊中一穴，在第十一椎节下间，俯而取之，督脉气所发。治风痫癫邪，温病，积聚下利。禁不可灸，灸则令人腰背伛偻。针入五分，得气即泻。

悬枢一穴，在第十三椎节下间，伏而取之，督脉气所发，治积气上下行，水谷不化下利，腰脊强不得屈伸，腹中留积。针入三分，可灸三壮。

命门一穴，一名属累，在第十四椎节下间，伏而取之，督脉气所发。治头痛不可忍，身热如火，汗不出，瘿疟里急，腰腹相引痛。针入五分，可灸三壮。

阳关一穴，在第十六椎节下间，伏而取之。针入五分，可灸三壮。

腰腧一穴，一名背解，一名腰柱，一名腰户。在第二十一椎节下间宛宛中，以挺腹舒身，两手相重支额，纵四体，然后乃取得其穴，督脉气所发。治腰髋疼，腰脊强，不得回转，温疟痎疟。针入八分，留三呼，泻五吸，可灸七壮，至七七壮。《甲乙经》云：针入二寸，留七呼，可灸七七壮。

长强一穴，一名气之阴郄。督脉络别，在脊骶端，足少阴少阳所结会。治肠风下血，五种痔，痔蚀下部䘌。针入三分，抽针以大痛为度，其穴伏地取之乃得。灸亦得，然不及针，日灸三十壮，至二百壮止。此痔根本是冷，慎冷食、房劳。《甲乙经》云：针入二寸，留七呼。

任脉

任脉者，与冲脉皆起于胞中，循脊里，为经络之海。其浮而外者，循腹上行，会于咽喉，别而络唇口，血气盛则肌肉热，血独盛则渗灌皮肤，生毫毛。妇人有余于气，不足于血，以其月事数下，任冲并伤故也。任冲之交脉，不营其口唇，故髭须不生。是以任脉为病，男子内结七疝，女子带下瘕聚。故《内经》曰：任脉起于中极之下，以上毛际，循腹里，上关元，至喉咽，上颐循面入目。

凡此任脉之行，从胞中上注目，长四尺五寸，总二十四穴。按《内经》任脉所发者二十八穴，经阙一穴，实有二十七穴，内踝交一穴，属督脉，承泣二穴，属足阴明跷脉，故载二十四穴，自会阴至脐中，为少腹之分，共八穴。

会阴一穴在大便前、小便后，名屏翳。两阴间是　曲骨一穴一名回骨。在横骨之上阴毛际中动脉应手。任脉足厥阴之会　中极一穴在脐下四寸。一名气原，一名玉泉。足三阴之会　关元一穴在脐下三寸。小肠募。谓下纪也。三阴、任脉之会　石门一穴在脐下二寸，一名丹田。三焦募也。女子禁灸　气海一穴一名脖胦，一名下肓。在脐下一寸五分　阴交一穴在脐下一寸　神阙一穴在脐中，禁不可针，若刺，使人脐中恶汁出

右少腹须以身寸度之，若膀胱广者少腹长，膀胱狭者少腹短，但自脐中至横骨，有五寸，以意度之。

自脐上至鸠尾，为腹中之分，共七穴。

水分一穴在下脘下一寸，即脐上一寸　下脘一穴亦名幽门。在建里下一寸。足太阴、任脉之会　建里一穴在中脘下一寸　中脘一穴在脐上四寸，胃募。三阳、任脉之会，谓上纪也　上脘一穴在巨阙下一寸五分，去蔽骨三寸。任脉、手太阳、足阳

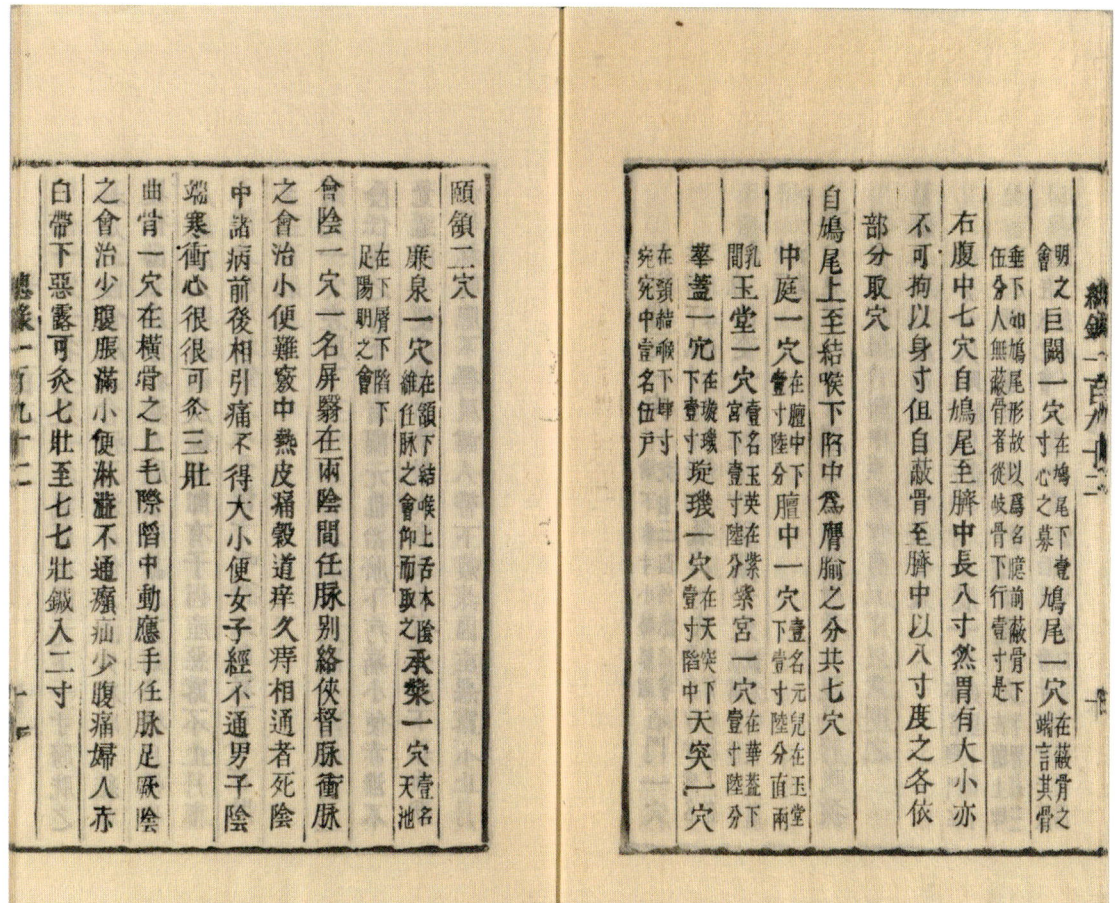

明之会　巨阙一穴在鸠尾下一寸。心之募　鸠尾一穴在蔽骨之端，言其骨垂下如鸠尾形，故以为名，臆前蔽骨下五分，人无蔽骨者，从岐骨下行一寸是

右腹中七穴，自鸠尾至脐中，长八寸，然胃有大小，亦不可拘以身寸，但自蔽骨至脐中，以八寸度之，各依部分取穴。

自鸠尾上至结喉下陷中，为膺腧之分，共七穴。

中庭一穴在膻中下一寸六分　膻中一穴一名元儿，在玉堂下一寸六分直两乳间　玉堂一穴一名玉英，在紫宫下一寸六分　紫宫一穴在华盖下一寸六分　华盖一穴在璇玑下一寸　璇玑一穴在天突下一寸陷中　天突一穴在颈结喉下四寸宛宛中。一名伍户[1]

颐颔二穴

廉泉一穴在颔下结喉上舌本下，阴维、任脉之会。仰而取之　承浆一穴一名天池。在下唇下陷下。足阳明之会

会阴一穴，一名屏翳。在两阴间，任脉别络，挟督脉冲脉之会。治小便难，窍中热，皮痛，谷道痒，久痔相通者死，阴中诸病，前后相引痛，不得大小便，女子经不通，男子阴端寒，冲心很很。可灸三壮。

曲骨一穴，在横骨之上，毛际陷中，动应手，任脉足厥阴之会。治少腹胀满，小便淋涩不通，癞疝少腹痛，妇人赤白带下恶露。可灸七壮至七七壮，针入二寸。

---

[1] 伍户：《针灸甲乙经》卷三第十四作"玉户"，《黄帝虾蟆经》《外台秘要》卷三十九、《医心方》卷二均作"五户"。

中极一穴，一名玉泉，一名气原。在关元下一寸，膀胱之募，足三阴任脉之会。治五淋，小便赤涩，失精，脐下结如覆杯，阳气虚惫，疝瘕水肿，贲豚抢心，甚则不得息，恍惚尸厥。妇人断绪，四度针，针即有子。因产恶露不止，月事不调，血结成块。针入八分，留十呼，得气即泻，可灸百壮，至三百壮止。

关元一穴，在脐下三寸，小肠之募，足太阴、少阴、厥阴三阴、任脉之会，下纪者，关元也。治脐下疙痛，小便赤涩，不觉遗沥，小便处痛，状如散火，溺血，暴疝痛，脐下结血，状如覆杯，转胞不得尿，妇人带下瘕聚，因产恶露不止，月脉断绝，下经冷。针入八分，留三呼，泻五吸。灸亦良，可灸百壮，至三百壮止。

石门一穴，一名利机，一名精露。在脐下二寸，三焦之募，任脉气所发。治腹胀坚硬，水肿支满，妇人因产恶露不止，遂结成块，经血暴脱，灸亦良，可灸二七壮，至一百壮止。妇人不可针，针之终身绝子。

气海一穴，一名脖胦，一名下肓。在脐下一寸五分，任脉气所发。治脐下冷气上冲，心下气结成块，状如覆杯，小便赤涩，妇人月事不调，带下经血暴脱，因产恶露不止，绕脐疙痛。针入八分，得气即泻，泻后宜补之，可灸百壮，

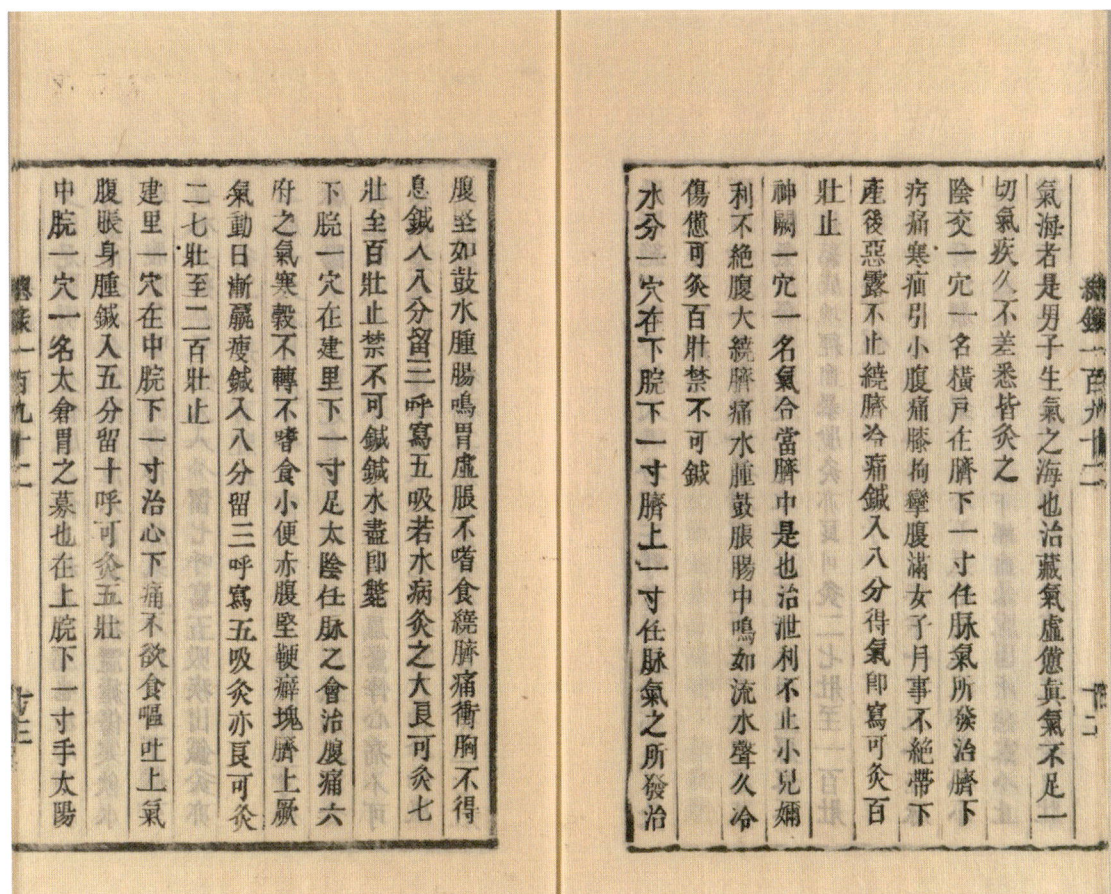

气海者是男子生气之海也。也治脏气虚惫，真气不足，一切气疾久不瘥，悉皆灸之。

阴交一穴，一名横户。在脐下一寸，任脉气所发。治脐下疗痛，寒疝引小腹痛，膝拘挛，腹满，女子月事不绝，带下，产后恶露不止，绕脐冷痛。针入八分，得气即泻，可灸百壮止。

神阙一穴，一名气合。当脐中是也。治泄利不止，小儿奶利不绝，腹大，绕脐痛，水肿鼓胀，肠中鸣，如流水声，久冷伤惫。可灸百壮，禁不可针。

水分一穴，在下脘下一寸，脐上一寸，任脉气之所发。治腹坚如鼓，水肿肠鸣，胃虚胀，不嗜食，绕脐痛，冲胸不得息。针入八分，留三呼，泻五吸。若水病，灸之大良，可灸七壮至百壮止，禁不可针，针水尽即毙。

下脘一穴，在建里下一寸，足太阴任脉之会。治腹痛，六腑之气寒，谷不转，不嗜食，小便赤，腹坚硬，癖块，脐上厥气动，日渐羸瘦。针入八分，留三呼，泻五吸。灸亦良，可灸二七壮至二百壮止。

建里一穴，在中脘下一寸。治心下痛，不欲食，呕吐上气，腹胀身肿。针入五分，留十呼，可灸五壮。

中脘一穴，一名太仓。胃之募也，在上脘下一寸，手太阳、少阳、足阳明所生，任脉之会，上纪者，中脘也。治心下胀满，伤饱食不化，霍乱，出泄不自知，心痛温疟，伤寒饮水过多，腹胀气喘，因读书得贲豚气上攻，伏梁心下，状如覆杯，寒癖结气。针入八分，留七呼，泻五吸，疾出针。灸亦良，可灸二七壮至百壮止。

上脘一穴，在巨阙下一寸，当一寸五分，去蔽骨三寸，任脉、足阳明、手太阳之会。治心中热烦，贲豚气胀不能食，霍乱吐利，身热汗不出，三虫多涎，心风惊悸，心痛不可忍，伏梁气状如覆杯。针入八分，先补后泻之，神验。如风痫热病，宜先泻后补，其疾立愈。灸亦良，日可灸二七壮至一百壮，未愈更倍之。

巨阙一穴，心之募也，在鸠尾下一寸，人有鸠尾短者，少饶分寸。任脉气所发。治心中烦满，热病胸中痰饮，腹胀暴痛，恍惚不知人，息贲时唾血，蛔虫心痛，蛊毒霍乱，发狂不识人，惊悸少气。针入六分，留七呼，得气即泻。灸亦良，可灸七壮至七七壮止。

鸠尾一穴，一名尾翳，一名䫏骬，在臆前蔽骨下五分，治心风惊痫，发癫，不喜闻人语，心痛腹胀①，胸中满，咳逆数噫喘息，喉痹咽壅，水浆不下。不可灸，灸即令人心力不足，此穴大难针，不然取气多，不幸令人夭。针入三分，留三

①心痛腹胀：原作"心腹腹"，据《太平圣惠方》卷九十九引《甄权针经》改。

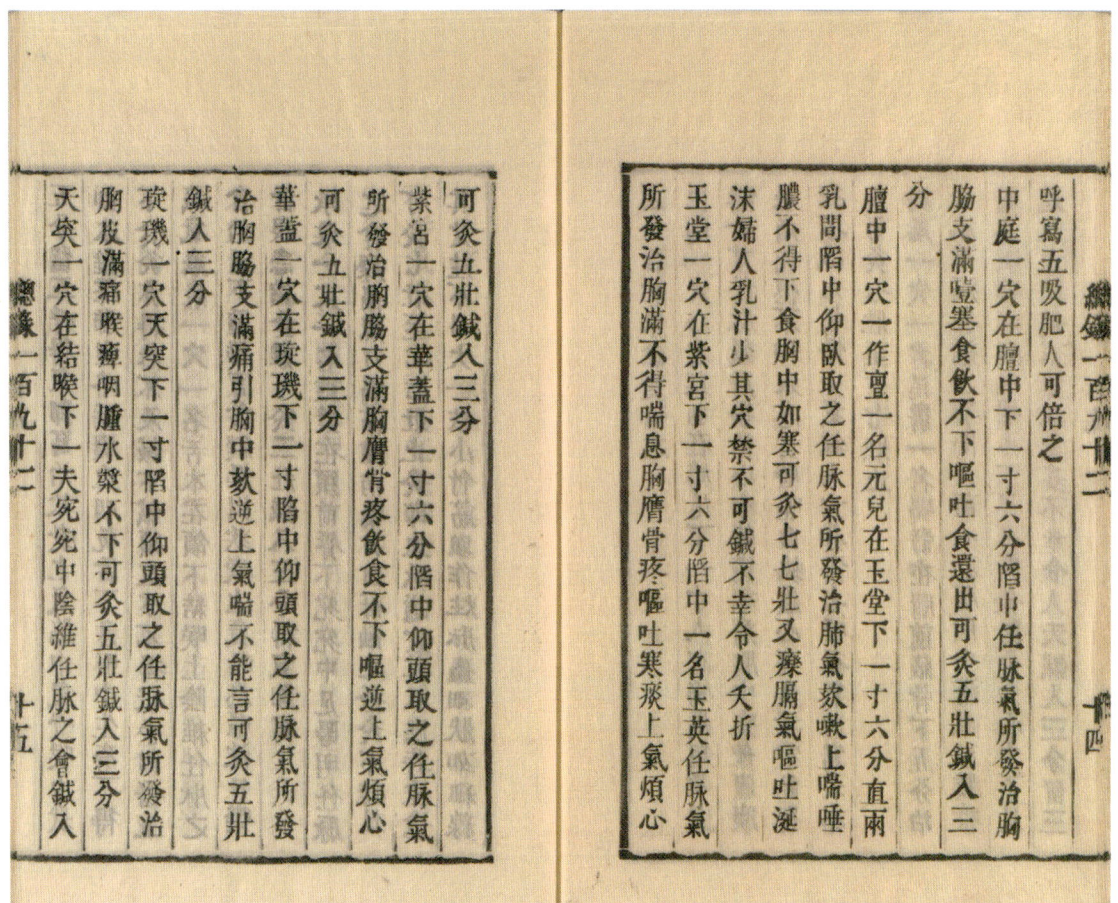

呼，泻五吸，肥人可倍之。

中庭一穴，在膻中下一寸六分陷中，任脉气所发。治胸胁支满，噎塞食饮不下，呕吐食还出。可灸五壮，针入三分。

膻中一穴，一作亶，一名元儿。在玉堂下一寸六分，直两乳间陷中仰卧取之，任脉气所发。治肺气咳嗽上喘唾脓，不得下食，胸中如塞。可灸七七壮。又疗膈气，呕吐涎沫，妇人乳汁少。其穴禁不可针，不幸令人夭折。

玉堂一穴，在紫宫下一寸六分陷中，一名玉英。任脉气所发。治胸满不得喘息，胸膺骨疼，呕吐，寒痰，上气烦心。可灸五壮，针入三分。

紫宫一穴，在华盖下一寸八分陷中，仰头取之，任脉气所发。治胸胁支满，胸膺骨疼，饮食不下，呕逆上气，烦心。可灸五壮，针入三分。

华盖一穴，在璇玑下一寸陷中，仰头取之，任脉气所发。治胸胁支满，痛引胸中，咳逆上气，喘不能言。可灸五壮，针入三分。

璇玑一穴，在天突下一寸陷中，仰头取之，任脉气所发。治胸皮满痛，喉痹咽肿，水浆不下。可灸五壮，针入三分。

天突一穴，在结喉下一寸宛宛中，阴维、任脉之会。针入

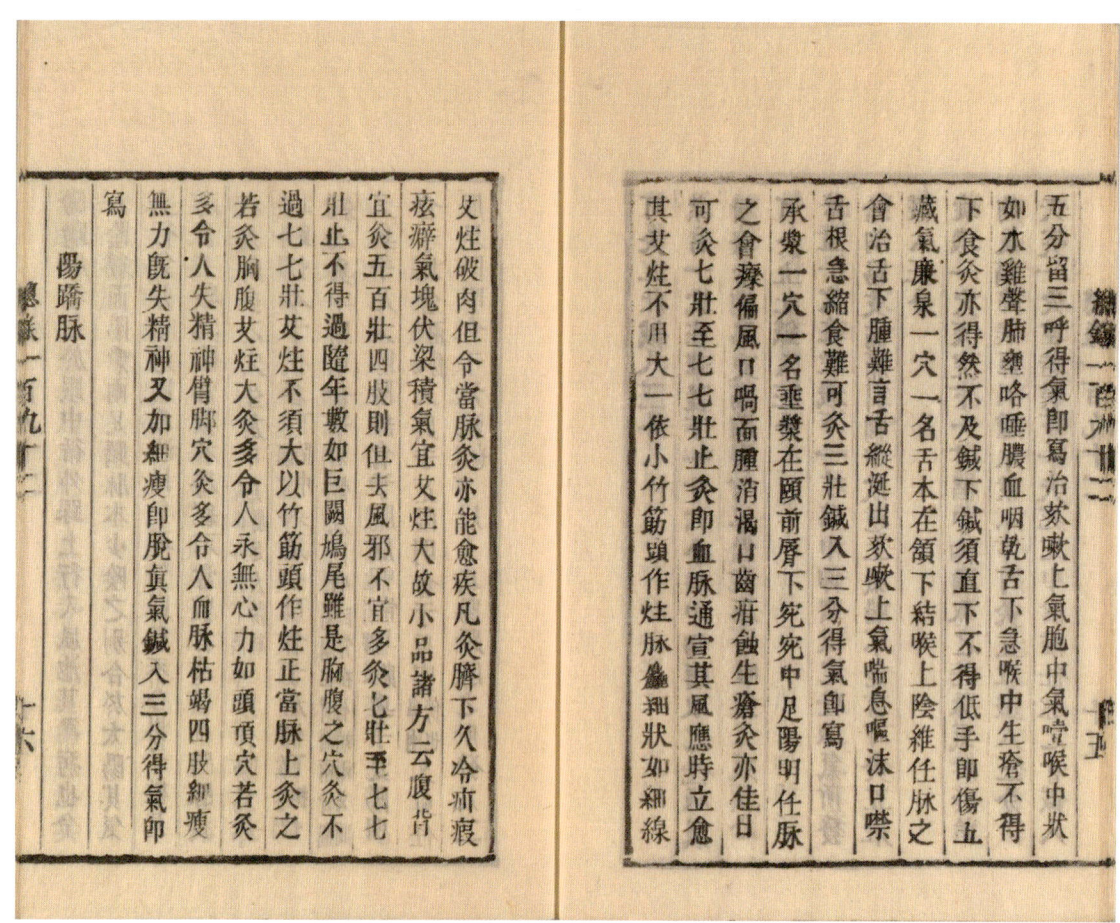

五分，留三呼，得气即泻。治咳嗽上气，胞中气噎，喉中状如水鸡声，肺壅咯唾脓血，咽干，舌下急，喉中生疮，不得下食，灸亦得，然不及针。下针须直下，不得低手，即伤五脏气。

廉泉一穴，一名舌本。在颔下结喉上，阴维、任脉之会。治舌下肿难言，舌纵涎出，咳嗽上气，喘息呕沫，口噤，舌根急缩，食难。可灸三壮，针入三分，得气即泻。

承浆一穴，一名垂浆。在颐前唇下宛宛中，足阳明任脉之会。疗偏风口㖞，面肿消渴，口齿疳蚀生疮，灸亦佳，日可灸七壮至七七壮止。灸即血脉通宣，其风应时立愈。其艾炷不用大，一依小竹箸头作炷，脉粗细状如细线，艾炷破肉，但令当脉灸，亦能愈疾。凡灸脐下久冷，疝瘕痃癖气块，伏梁积气，宜艾炷大，故《小品诸方》云：腹背宜灸五百壮。四肢则但去风邪，不宜多灸，七壮至七七壮止，不得过，随年数。如巨阙、鸠尾，虽是胸腹之穴，灸不过七七壮，艾炷不须大，以竹箸头作炷，正当脉上灸之。若灸胸腹，艾炷大灸多，令人永无心力。如头顶穴若灸多，令人失精神。臂脚穴灸多，令人血脉枯竭，四肢细瘦无力，既失精神，又加细瘦，即脱真气。针入三分，得气即泻。

阳跷脉

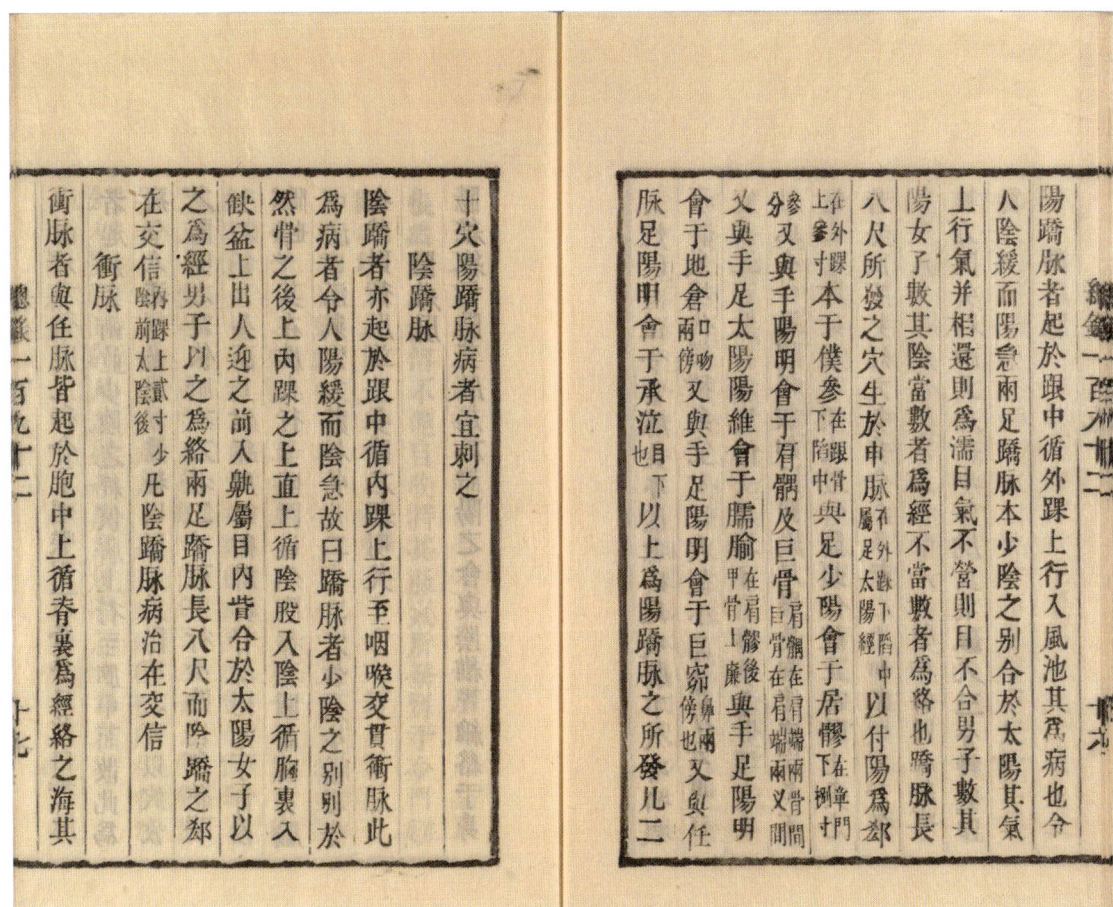

阳跷脉者，起于跟中，循外踝，上行入风池。其为病也，令人阴缓而阳急。两足跷脉，本少阴之别，合于太阳，其气上行，气并相还，则为濡目，气不营则目不合。男子数其阳，女子数其阴，当数者为经，不当数者为络也。跷脉长八尺，所发之穴，生于申脉在外踝下陷中，属足太阳经，以付阳为郄在外踝上三寸，本于仆参在跟骨下陷中，与足少阳会于居髎在章门下八寸三分，又与手阳明会于肩髃及巨骨肩髃在肩端两骨间，巨骨在肩端两叉间，又与手足太阳、阳维会于臑腧在肩髎后甲骨上廉，与手足阳明会于地仓口吻两旁，又与手足阳明会于巨髎鼻两旁也，又与任脉足阳明会于承泣目下也。以上为阳跷脉之所发，凡二十穴。阳跷脉病者，宜刺之。

阴跷脉

阴跷者，亦起于跟中，循内踝上行至咽喉，交贯冲脉。此为病者，令人阳缓而阴急。故曰跷脉者，少阴之别，别于然骨之后，上内踝之上，直上循阴股入阴，上循胸里，入缺盆，上出人迎之前，入鼽，属目内眦，合于太阳。女子以之为经，男子以之为络。两足跷脉长八尺，而阴跷之郄在交信内踝上二寸，少阴前、太阴后。凡阴跷脉病，治在交信。

冲脉

冲脉者与任脉，皆起于胞中，上循脊里，为经络之海。其浮而外者，循腹上行，会于咽喉，别而络唇口。故曰冲脉者，起于气冲，并少阴之经，挟脐上行，至胸中而散。此为病，令人逆气里急，在《难经》则曰并足阳明之经。以穴考之，阳明之经，挟脐左右各二寸而上行少阴之经，挟脐左右各五分而上，《针经》所载冲脉与督脉同起于会阴二阴之间也，其在腹也，行乎幽门、通谷、阴都、石关、商曲、肓腧、中注、四满、气穴、大赫、横骨，凡二十二穴，皆足少阴之分也，然则冲脉并足少阴之经明矣。

阳维脉

阳维维于阳，其脉起于诸阳之会，与阴维皆维络于身，溢蓄不能环流溉灌诸经者也。若不能相维，故为病则怅然失志，溶溶不能自收持。其脉气所发，别于金门在足外踝下太阳之郄，以阳交为郄在外踝上七寸，与手足太阳及蹻脉会于臑腧挟肩髎后胛上廉陷中，与手足少阳会于天髎在缺盆中上毖骨际，又会于肩井肩上岐骨端，其在头也，与足少阳会于阳白在眉上一寸，直瞳子，上于本神及临泣临泣当直上入发际五分，本神在曲差旁一寸五分，上至正营目窗后一寸，循于脑空在正营后四寸五分，下至风池在颞颥后发际陷中，其与督脉会，则在风府及痖门风府在脑户后一寸五分项后宛宛中，痖门在风府后五分入发际五分，凡此阳维脉气所发，二十四穴也。

阴维脉

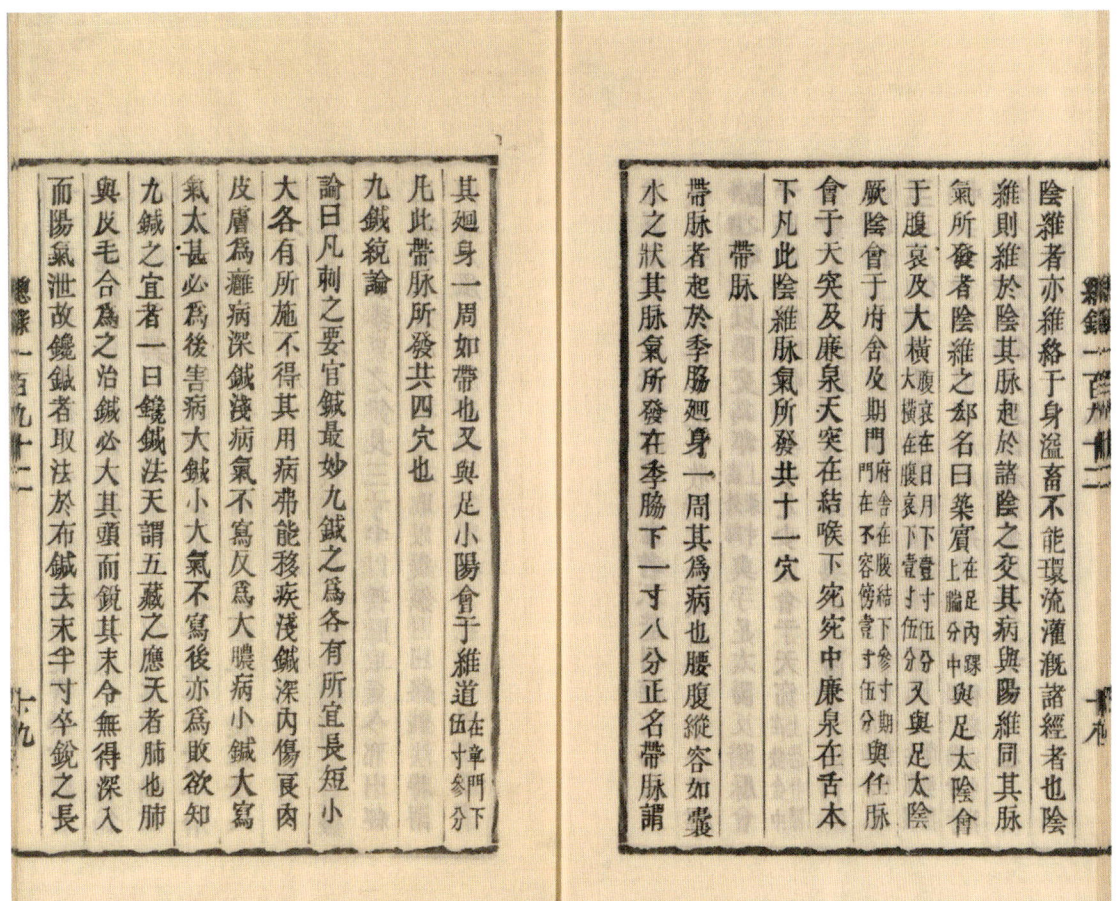

阴维者，亦维络于身，溢蓄不能环流灌溉诸经者也。阴维则维于阴，其脉起于诸阴之交，其病与阳维同。其脉气所发者，阴维之郄，名曰筑宾在足内踝上腨分中，与足太阴会于腹哀及大横腹哀在日月下一寸五分，大横在腹哀下一寸五分，又与足太阴厥阴会于府舍及期门府舍在腹结下三寸，期门在不容旁一寸五分，与任脉会于天突及廉泉，天突在结喉下宛宛中，廉泉在舌本下。凡此阴维脉气所发，共十一穴。

带脉

带脉者，起于季胁，回身一周其为病也，腰腹纵容，如囊水之状，其脉气所发，在季胁下一寸八分，正名带脉，谓其回身一周如带也，又与足少阳会于维道在章门下五寸三分，凡此带脉所发，共四穴也。

九针统论

论曰：凡刺之要，官针最妙。九针之为，各有所宜，长短小大，各有所施。不得其用，病弗能移。疾浅针深，内伤良肉，皮肤为痛；病深针浅，病气不泻，反为大脓。病小针大，泻气太甚，必为后害；病大针小，人气不泻，后小为败。欲知九针之宜者，一曰镵针，法天，谓五脏之应天者肺也，肺与皮毛合，为之治针，必大其头而锐其末，令无得深入而阳气泄，故镵针者，取法于布针，去末半寸卒锐之，长一寸六分，以治热在头身也。经曰：病在皮肤无常处者，取以镵针。二曰员针，法地，谓人之所以应土者肉也。为之治针，必筒其身而员其末，令无得伤肉，伤则气竭。故员针者，取法于絮针，筒其身而卵其锋，长一寸六分，治肉分间气。经曰：病在分肉间，取以员针。三曰鍉针，法人，谓人之所以生成者血脉也。为之治针，必大其身而员其末，令可以接脉，勿陷以致其气，令邪气独出。故鍉针者，取法于黍粟之锐，长三寸半，以接脉取气，令邪出。经曰：病在脉气小，当补之者，取以鍉针。四曰锋针，法时，谓四时八风之客于经络中，为痼疾者也。为之治针，必筒其身而锋其末，令可以泻热出血发痼。故锋针者，取法于絮针，筒身锋末，长一寸六分，治痈热出血。经曰：病在经络为痼痹者，取以锋针。五曰铍针，法音，谓冬夏之分，分于子午，阴与阳别，寒与热争，两气相合为痈脓者也。为之治针，必令其末如剑锋，可以取大脓。故铍针者，取法于剑锋，广二寸半，长四寸，治大脓两热争者。经曰：病有大脓者，取以铍针。六曰员利针。法律，谓调阴阳四时而合十二经脉，虚邪客于经脉而为暴痹者也。故员利针者，取法于氂，微大其末，反小其身，令可深内，长一寸六分，以取痈暴痹。经曰：病痹气暴发者，取以员利针，七曰毫针，法星，谓人之七窍，邪客于经，而为痛痹，舍于经络者也。为之治针，令尖如蚊虻喙，静以徐往，微以久留，正气因之，真邪俱往，出针而养。故毫针者，取法于毫毛，长一寸六分，治寒热痛痹在经络。经曰：病痹气痛而不去者，取以毫针。八曰长针，法风，谓人之股肱八节也。八正之虚风伤人，内舍于骨解腰脊节腠理之间，而为深痹者。故长针者，取法于綦针，长七寸，以取深邪远痹。经曰：病在中者，取以长针。九曰大针，法野，谓人之节解皮肤间淫邪流溢于身，如风水之状，而溜不能过机关大节者。为之治针，令尖如挺，其锋微员，以取大气之不能过于关节者。故大针者，取法于锋针。其锋微员，长四寸，以取大气不出关节者。经曰：病为水肿不能过关节者，取以大针。诸病在五脏固居者，取以锋针，泻于井荥分输，取以四时，此九针之数也。

刺节统论

论曰：刺有九变十二节。九变者：一曰输刺，谓刺诸经荥输脏腧也。二曰远道刺，谓病在上取之下，刺府腧也。三曰经刺，谓刺大经之结络经分也。四曰络刺，谓刺小络之血脉也。五曰分刺，谓刺分肉之间也。六曰大泻刺，谓刺大脓以铍针也。七曰毛刺，谓刺浮痹皮肤也。八曰巨刺，谓左取右右取左也。九曰淬刺，谓燔针取痹也。十二节者：一曰偶刺，以手直心若背，直痛所，一刺前，一刺后，以治心痹，刺此者旁针之也。二曰报刺，刺痛无常处也，上下行者，直内，无拔针，以左手随病所按之，乃出针复刺之也。三曰恢刺，直刺傍之举之，前后恢筋急，以治筋痹。四曰齐刺，直入一，傍入二，以治寒气小深者，或曰三刺，治痹气小深者也。五曰扬刺，正内一，傍内四而浮之，以治寒气之博大者也。六曰直针刺，别皮乃刺之，以治寒气之浅者也。七曰输刺，直入直出，稀发针而深之，以治气盛而热者也。八曰短刺，以刺骨痹，稍摇而浅之，致针骨所，以上下摩骨也。九曰浮刺，傍入而浮之，以治肌急而寒者也。十曰阴刺，左右卒刺之，以治寒厥，取足踝后少阴也。十一曰傍针刺，直刺傍刺各一，以治留痹久居者也。十二曰赞刺，直入直出，数发针而浅之出血，是谓治痈肿也。脉所居深不见者，刺之微内针，而久留之，以致其空之脉气；脉浅者勿刺，按绝其脉乃刺之，无令精气出，独出其邪气尔。所谓三刺，则谷气出者，先浅刺绝皮，以出阳邪，再刺则阴邪出者，少益深之绝皮，至肌肉，未入分肉间，已入分肉间，则谷气出。故刺法曰：始刺浅之，以逐邪气而来血气；复刺深之，以致阴气之邪；最后刺极深之，以下谷气也。三刺之外，又有五刺之法，以应五脏。一曰半刺，浅内而疾发针，令针伤多如拔毛状，以取皮气，此肺之应也。二曰豹纹刺，左右前后针之，中脉为故，以取经络之血，此心之应也。三曰关刺，直刺左右尽筋上，以取筋痹，慎无出血，此肝之应也，或曰渊刺，一曰岂刺。四曰合谷刺，左右鸡足，针于分肉之间，以取肌①痹，此脾之应也。五曰输刺，直入直出，深内之至骨，以取骨痹，此肾之应也。既别刺法，当顺四时，春夏秋冬，各有所刺。春气在经脉，宜取络脉分肉，所谓春刺散俞，及与分理血出而止是也。夏气在孙络，宜取盛经分腠，所谓夏刺络俞，见血而止是也。秋气在皮肤，宜取经俞，所谓秋刺皮肤，循理神变而止是也。冬气在骨髓，宜取井荥，所谓冬刺俞窍于分理是也。至于长夏气在肌肉，刺亦有分，是乃浅深之分也。又有春刺井，夏刺荥，长夏刺腧，秋刺经，冬刺合者，是亦四时之分在穴腧也。阴井木，阳井金，播五行于四时，以此为宜。苟非其部分而刺之，皆病之招也。审此数者，然后用刺，庶乎适当，无或失矣。

灸刺统论

论曰：《内经》谓形乐志苦，病生于血脉，其治宜灸刺，特用针灸之大略。然九针本从南方来，灸焫本从北方来，谓

①肌：原作"饥"，形误，据《针灸甲乙经》卷五第二改。

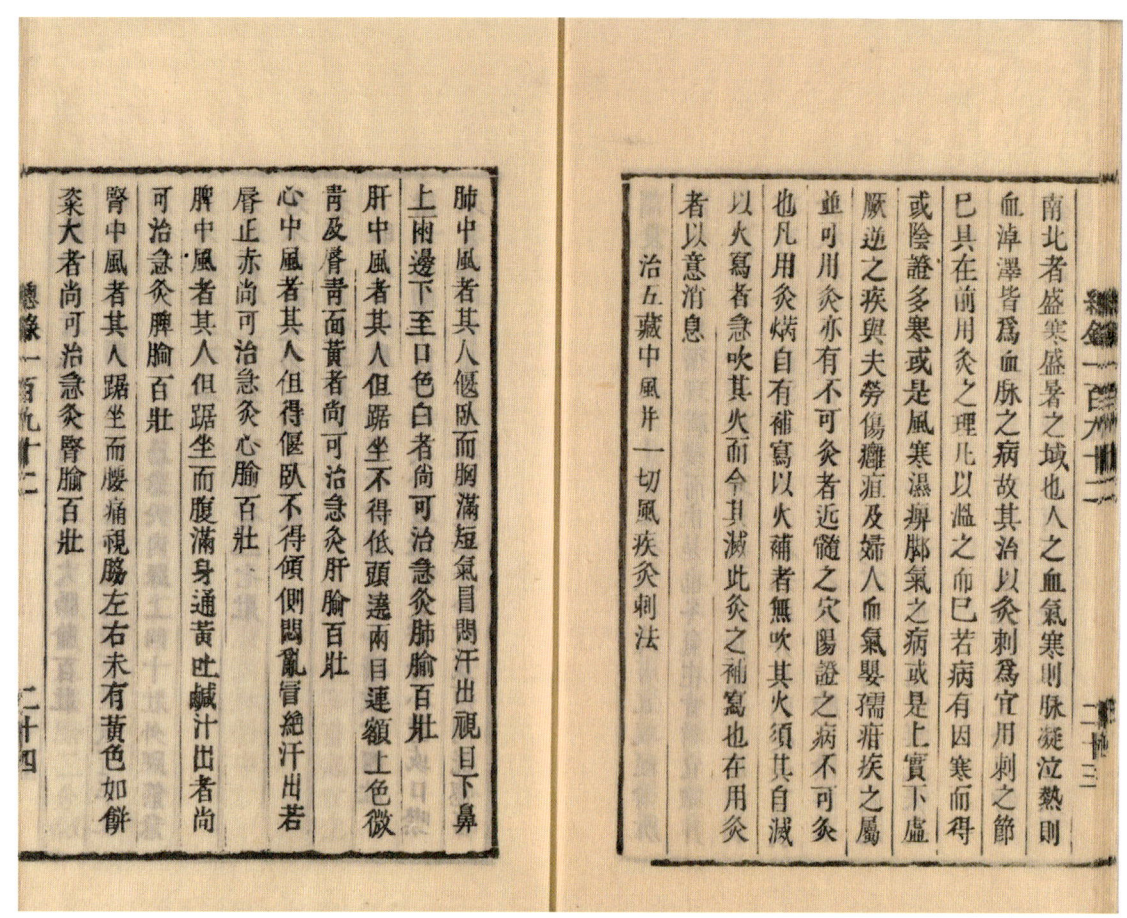

南北者，盛寒盛暑之域也，人之血气寒则脉凝泣，热则血淖泽，皆为血脉之病。故其治以灸刺为宜。用刺之节，已具在前，用灸之理，凡以温之而已，若病有因寒而得，或阴证多寒，或是风寒湿痹脚气之病，或是上实下虚厥逆之疾，与夫劳伤痈疽，及妇人血气，婴孺疳疾之属，并可用灸。亦有不可灸者，近髓之穴，阳证之病，不可灸也。凡用灸焫，自有补泻：以火补者，无吹其火，须其自灭；以火泻者，急吹其火，而令其灭。此灸之补泻也。在用灸者，以意消息。

治五脏中风并一切风疾灸刺法

肺中风者，其人偃卧而胸满短气，冒闷汗出，视目下鼻上两边，下至口，色白者，尚可治，急灸肺腧百壮。

肝中风者，其人但踞坐不得低头，绕两目连额上，色微青，及唇青面黄者，尚可治，急灸肝腧百壮。

心中风者，其人但得偃卧，不得倾侧，闷乱冒绝汗出，若唇正赤，尚可治，急灸心腧百壮。

脾中风者，其人但踞坐而腹满，身通黄，吐咸汁出者，尚可治，急灸脾腧百壮。

肾中风者，其人踞坐而腰痛，视胁左右，未有黄色如饼粢大者，尚可治，急灸肾腧百壮。

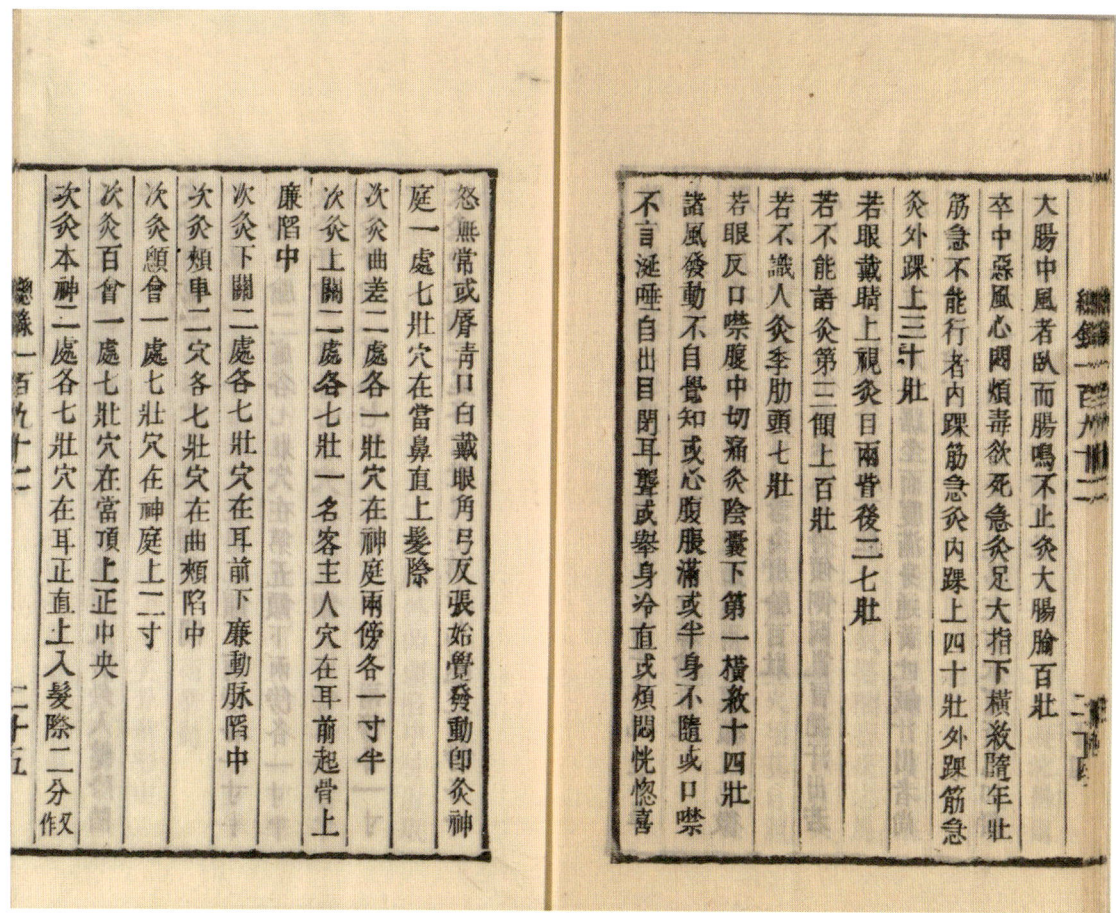

大肠中风者，卧而肠鸣不止，灸大肠腧百壮。

卒中恶风，心闷烦毒欲死，急灸足大指下横纹，随年壮。

筋急不能行者，内踝筋急，灸内踝上四十壮；外踝筋急，灸外踝上三十壮。

若眼戴睛上视，灸目两眦后二七壮。若不能语，灸第三椎上百壮。

若不识人，灸季肋头七壮。

若眼反口噤，腹中切痛，灸阴囊下第一横纹十四壮。

诸风发动，不自觉知，或心腹胀满，或半身不遂，或口噤不言，涎唾自出，目闭耳聋，或举身冷直，或烦闷恍惚，喜怒无常，或唇青口白，戴眼角弓反张，始觉发动，即灸神庭一处七壮，穴在当鼻直上发际。

次灸曲差二处，各一壮，穴在神庭两旁，各一寸半。

次灸上关二处，各七壮，一名客主人，穴在耳前起骨上廉陷中。

次灸下关二处，各七壮，穴在耳前下廉动脉陷中。

次灸颊车二穴，各七壮，穴在曲颊陷中。

次灸囟会一处七壮，穴在神庭上二寸。

次灸百会一处七壮，穴在当顶上正中央。

次灸本神二处，各七壮，穴在耳正直上入发际二分又作

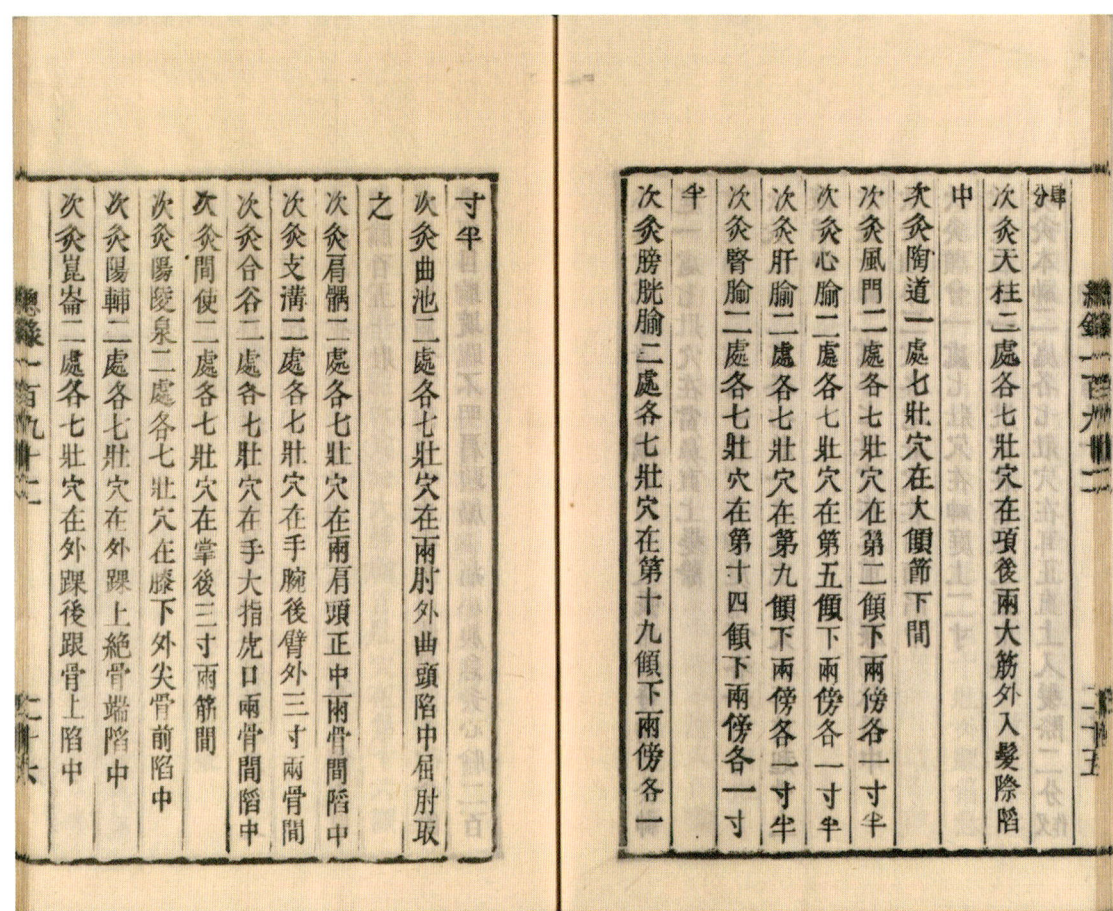

四分。

次灸天柱二处，各七壮，穴在项后两大筋外，入发际陷中。

次灸陶道一处七壮，穴在大椎节下间。

次灸风门二处，各七壮，穴在第二椎下两旁各一寸半。

次灸心腧二处，各七壮，穴在第五椎下两旁各一寸半。

次灸肝腧二处，各七壮，穴在第九椎下两旁各一寸半。

次灸肾腧二处，各七壮，穴在第十四椎下两旁各一寸半。

次灸膀胱腧二处，各七壮，穴在第十九椎下两旁各一寸半。

次灸曲池二处，各七壮，穴在两肘外曲头陷中，屈肘取之。

次灸肩髃二处，各七壮，穴在两肩头正中，两骨间陷中。

次灸支沟二处，各七壮，穴在手腕后，臂外三寸两骨间。

次灸合谷二处，各七壮，穴在手大指虎口两骨间陷中。

次灸间使二处，各七壮，穴在掌后三寸两筋间。

次灸阳陵泉二处，各七壮，穴在膝下外尖骨前陷中。

次灸阳辅二处，各七壮，穴在外踝上绝骨端陷中。

次灸昆仑二处，各七壮，穴在外踝后跟骨上陷中。

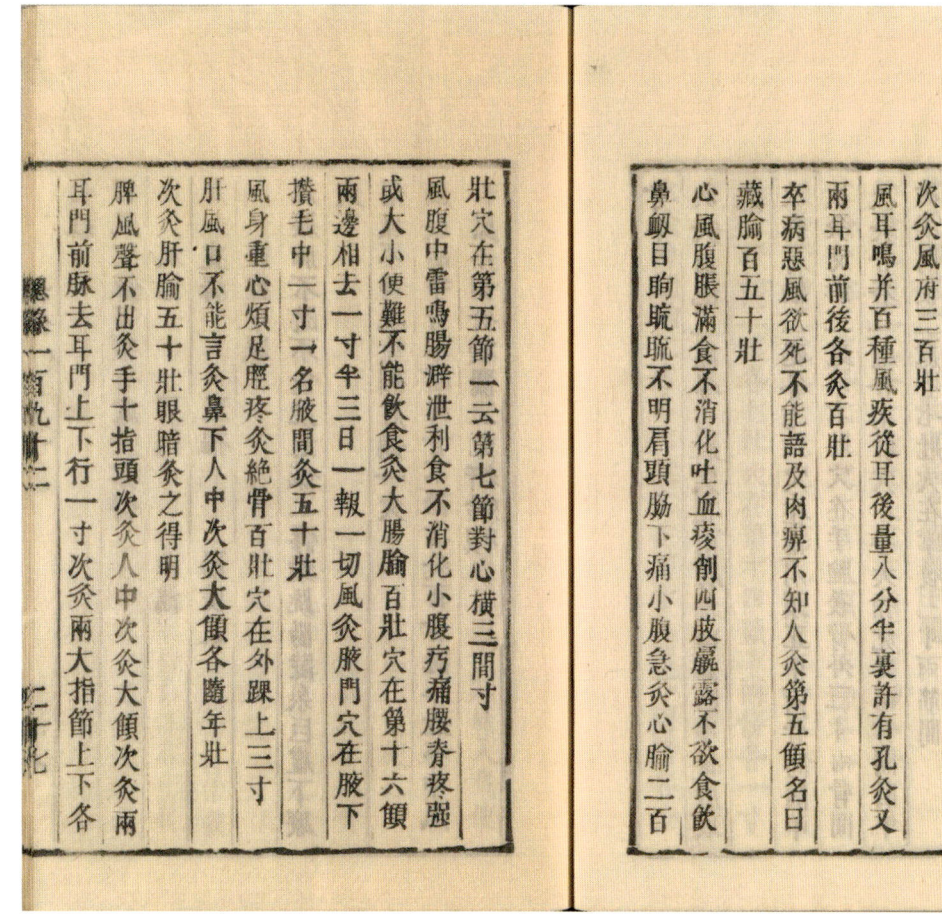

次灸上星二百壮。

次灸前顶二百四十壮。

次灸脑户三百壮。

次灸风府三百壮。

风耳鸣，并百种风疾，从耳后量八分半里许有孔，灸。又两耳门前后，各灸百壮。

卒病恶风，欲死不能语，及肉痹不知人，灸第五椎，名曰脏腧，百五十壮。

心风腹胀满，食不消化，吐血酸削，四肢羸露，不欲食饮，鼻衄，目眃眃不明。肩头胁下痛，小腹急，灸心腧二百壮，穴在第五节，一云第七节，对心横三寸间。

风腹中雷鸣，肠澼泄利，食不消化，小腹疞痛，腰脊疼强，或大小便难，不能饮食，灸大肠腧百壮，穴在第十六椎，两边相去一寸半，三日一报。一切风，灸腋门，穴在腋下攒毛中一寸，一名腋间，灸五十壮。

风身重心烦，足胫疼，灸绝骨百壮，穴在外踝上三寸。

肝风口不能言，灸鼻下人中，次灸大椎，各随年壮。

次灸肝腧五十壮，眼暗，灸之得明。

脾风声不出，灸手十指头，次灸人中，次灸大椎，次灸两耳门前脉，去耳门上下行一寸，次灸两大指节上下，各

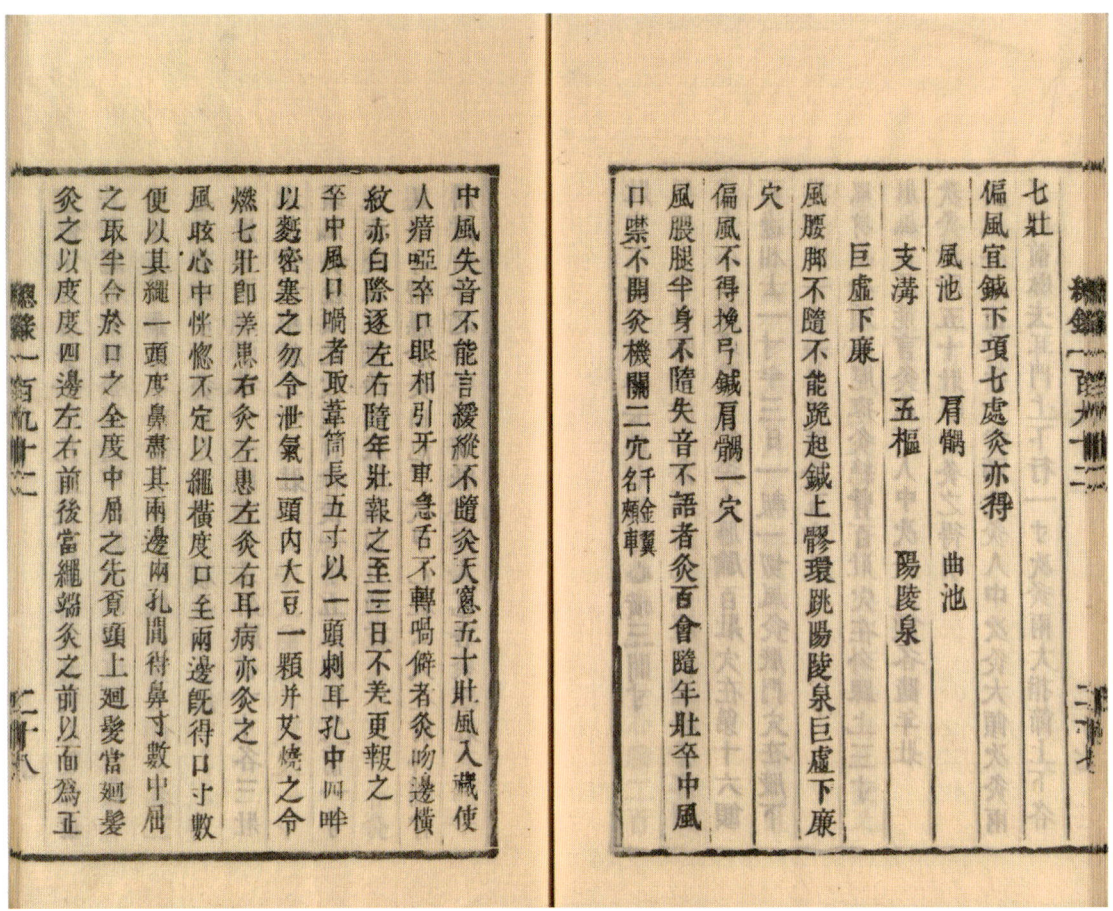

七壮。

偏风宜针下项七处，灸亦得。

风池　肩髃　曲池　支沟　五枢　阳陵泉　巨虚下廉

风腰脚不遂，不能跪起，针上髎、环跳、阳陵泉、巨虚下廉穴。

偏风不得挽弓，针肩髃一穴。

风腲腿，半身不遂，失音不语者，灸百会，随年壮，卒中风，口噤不开，灸机关二穴《千金翼》名颊车。

中风失音不能言，缓纵不遂，灸天窗五十壮，风入脏，使人瘖哑，卒口眼相引，牙车急，舌不转喝僻者，灸吻边横纹赤白际，逐左右，随年壮报之。至三日不瘥，更报之。

卒中风口喝者，取苇筒长五寸，以一头刺耳孔中，四畔以面密塞之，勿令泄气，一头纳大豆一颗，并艾烧之令燃，七壮即瘥。患右灸左，患左灸右。耳病亦灸之。

风眩心中恍惚不定，以绳横度口至两边，既得口寸数，便以其绳一头度鼻，尽其两边两孔间，得鼻寸数，中屈之，取半合于口之全度，中屈之，先觅头上回发，当回发灸之，以度度四边左右前后，当绳端灸之，前以面为正，

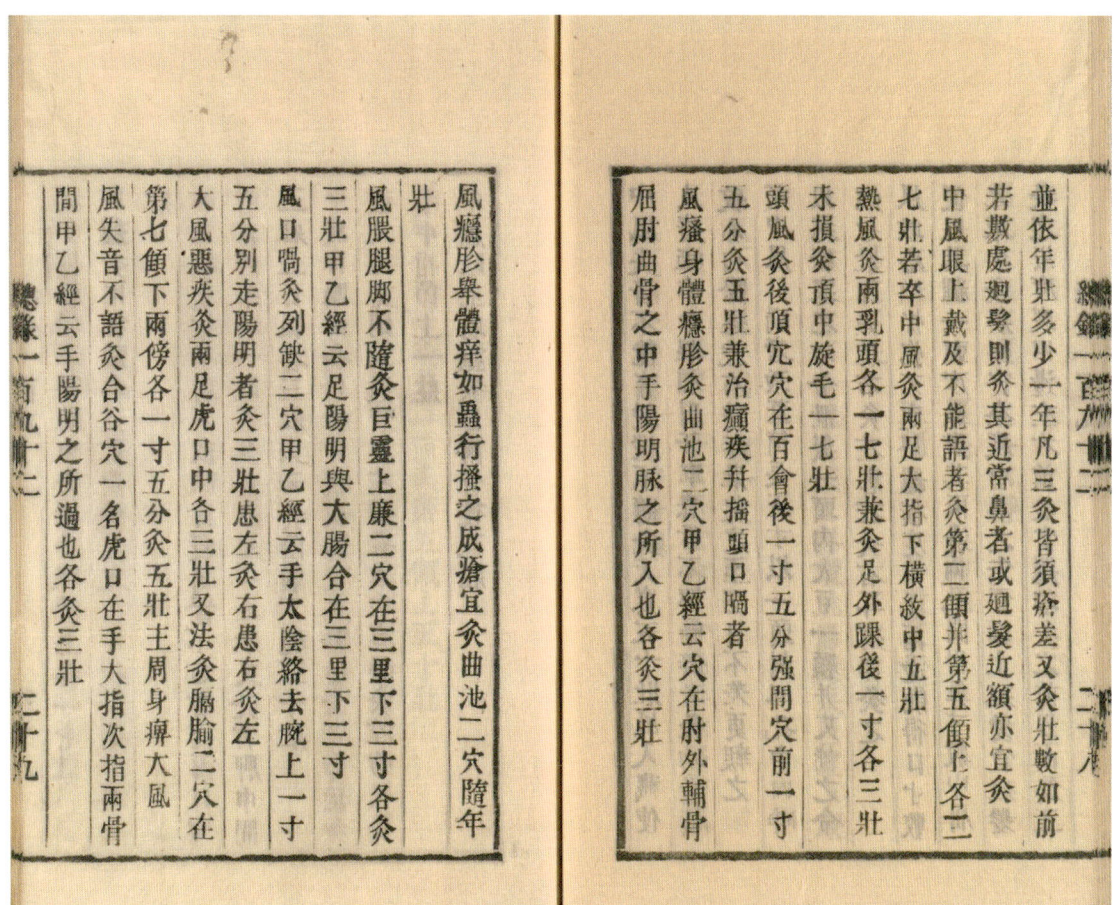

并依年壮多少，一年凡三灸，皆须疮瘥，又灸壮数如前。若数处回发，则灸其近当鼻者，或回发近额，亦宜灸。

中风眼上戴，及不能语者，灸第二椎并第五椎上，各二七壮。若卒中风，灸两足大指下横纹中五壮。

热风灸两乳头，各一七壮，兼灸足外踝后一寸，各三壮，未损灸顶中旋毛，一七壮。

头风灸后顶穴，穴在百会后一寸五分，强间穴前一寸五分，灸五壮。兼治癫疾，并摇头口㖞者。

风瘙身体瘾疹，灸曲池二穴，《甲乙经》云：穴在肘外辅骨，屈肘曲骨之中，手阳明脉之所入也。各灸三壮。风瘾疹，举体痒如虫行，搔之成疮，宜灸曲池二穴，随年壮。

风腲腿脚不遂，灸巨灵上廉。二穴在三里下三寸，各灸三壮。《甲乙经》云：足阳明与大肠合在三里下三寸。

风口㖞，灸列缺二穴。《甲乙经》云：手太阴络，去腕上一寸五分，别走阳明者。灸三壮，患左灸右，患右灸左。

大风恶疾，灸两足虎口中，各三壮。又法，灸膈腧二穴，在第七椎下两旁，各一寸五分，灸五壮，主周身瘅大风。

风失音不语，灸合谷穴，一名虎口，在手大指次指两骨间。《甲乙经》云：手阳明之所过也。各灸三壮。

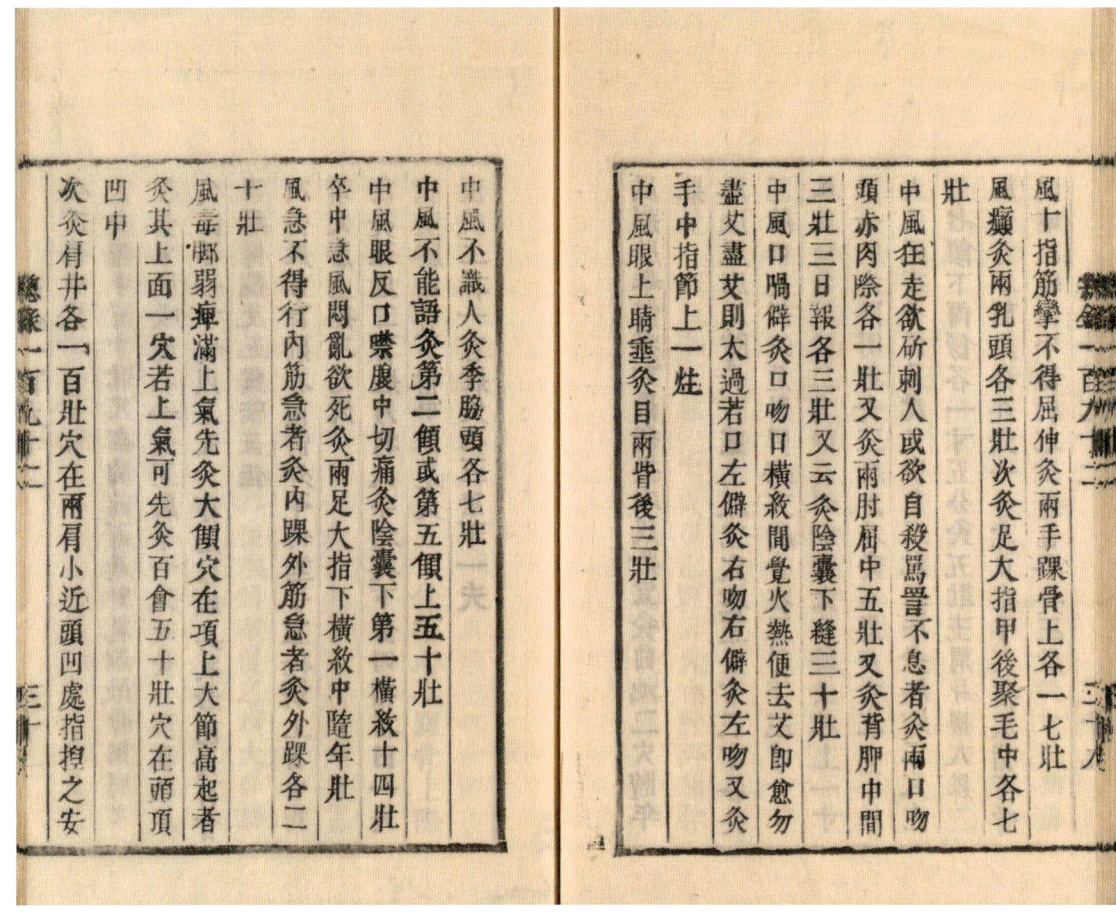

风十指筋挛，不得屈伸，灸两手踝骨上，各一七壮。

风癫，灸两乳头，各三壮。次灸足大指甲后聚毛中，各七壮。

中风狂走，欲斫刺人，或欲自杀，骂詈不息者，灸两口吻头赤肉际，各一壮。又灸两肘屈中五壮，又灸背胛中间三壮。三日报，各三壮。又云：灸阴囊下缝，三十壮。

中风口㖞僻，灸口吻口横纹间。觉火热，便去艾即愈，勿尽艾，尽艾则太过。若口左僻，灸右吻，右僻灸左吻。又灸手中指节上一炷。

中风眼上睛垂，灸目两眦后，三壮。

中风不识人，灸季胁头，各七壮。

中风不能语，灸第二椎或第五椎上五十壮。

中风眼反口噤，腹中切痛，灸阴囊下第一横纹，十四壮。

卒中急风，闷乱欲死，灸两足大指下横纹中，随年壮。

风急不得行，内筋急者，灸内踝，外筋急者，灸外踝，各二十壮。

风毒脚弱，痹满上气，先灸大椎，穴在项上大节高起者，灸其上面一穴。若上气，可先灸百会五十壮，穴在头顶凹中。

次灸肩井，各一百壮，穴在两肩小近头凹处，指捏之安，

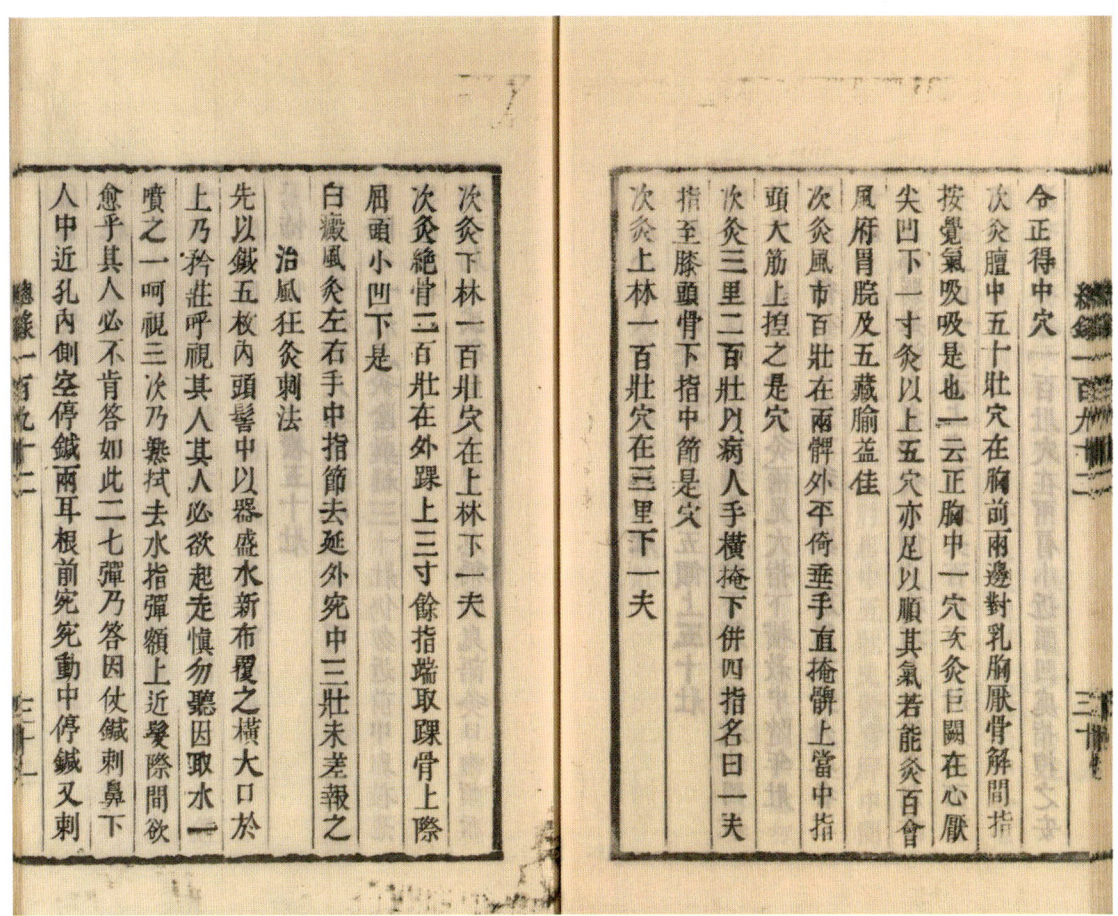

令正得中穴。

次灸膻中五十壮，穴在胸前两边，对乳胸厌骨解间，指按觉气吸吸是也。一云正胸中一穴，次灸巨阙，在心厌尖凹下一寸。灸以上五穴，亦足以顺其气，若能灸百会、风府、胃脘，及五脏腧，益佳。

次灸风市百壮，在两髀外，平倚垂手，直掩髀上，当中指头大筋上，捏之是穴。

次灸三里二百壮。以病人手横掩，下并四指，名曰一夫，指至膝头骨，下指中节是穴。

次灸上林一百壮。穴在三里下一夫。

次灸下林一百壮，穴在上林下一夫。

次灸绝骨二百壮，在外踝上三寸余，指端取踝骨上际，屈头小凹下是。

白癜风，灸左右手中指节，去延外宛中，三壮。未瘥报之。

治风狂灸刺法

先以针五枚纳头髻中，以器盛水，新布覆之，横大口于上，乃矜庄呼视其人，其人必欲起走，慎勿听。因取水一喷之，一呵视，三次乃热，拭去水，指弹额上近发际，问欲愈乎？其人必不肯答，如此二七弹乃答，因仗针刺鼻下人中近孔内侧空，停针，两耳根前宛宛动中，停针，又刺

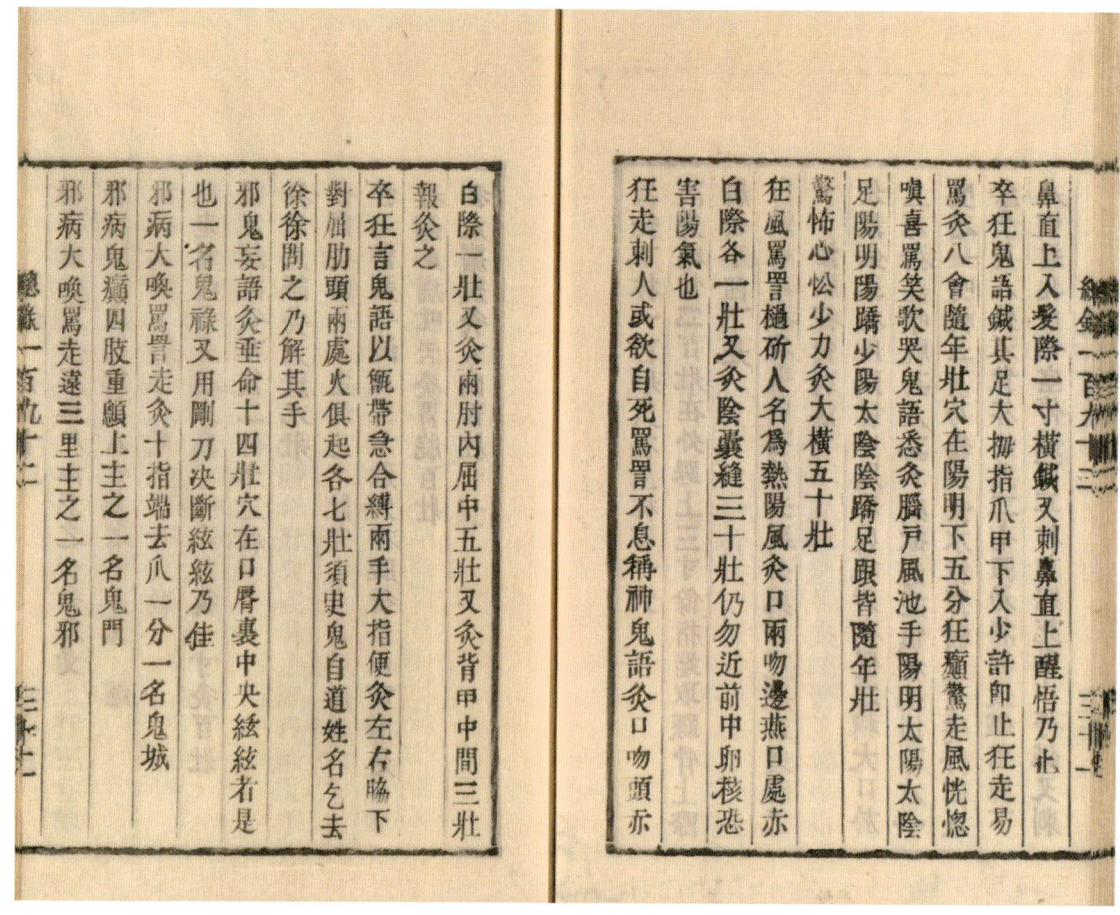

鼻直上入发际一寸，横针。又刺鼻直上，醒悟乃止。

卒狂鬼语，针其足大拇指爪甲下，入少许即止。狂走易骂，灸八会，随年壮。穴在阳明下五分。狂癫惊走，风恍惚嗔喜，骂笑歌哭，鬼语，悉灸脑户、风池，手阳明、太阳、太阴、足阳明、阳跷、少阳、太阴、阴跷、足跟，皆随年壮。

惊怖心忪少力，灸大横五十壮。狂风骂詈樋斫人，名为热阳风，灸口两吻边燕口处赤白际，各一壮。又灸阴囊缝三十壮，仍勿近前中卵核，恐害阳气也。

狂走刺人，或欲自死，骂詈不息，称神鬼语，灸口吻头赤白际一壮；又灸两肘内屈中五壮，又灸背甲中间三壮，报灸之。

卒狂言鬼语，以甑带急合缚两手大指，便灸左右胁下对屈肋头两处，火俱起，各七壮，须臾鬼自道姓名乞去。徐徐问之，乃解其手。

邪鬼妄语，灸垂命十四壮，穴在口唇里，中央弦弦者是也，一名鬼禄。又用刚刀，决断弦弦乃佳。

邪病大唤骂詈走，灸十指端，去爪一分，一名鬼城。

邪病鬼癫，四肢重，囟上主之，一名鬼门。

邪病大唤骂走远，三里主之，一名鬼邪。

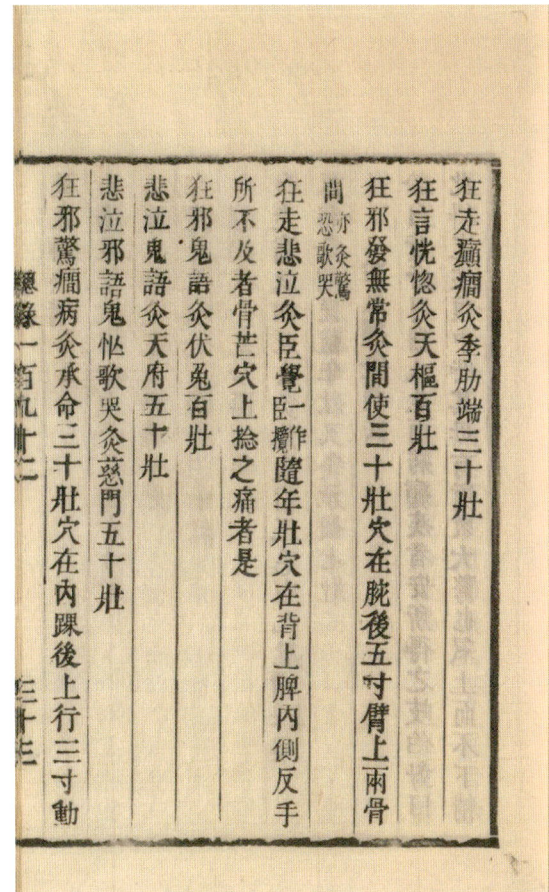

邪病四肢重痛诸候，尺泽主之，一名鬼受。

邪病语不止，及诸候，人中主之，一名鬼厅。

狂痫不识人，癫病眩乱，灸百会九壮。

狂走掣疭，灸玉枕上三寸。一法顶后一寸，灸百壮。

狂走癫疾，灸顶后二寸，十二壮。狂邪鬼语，灸天窗九壮。

狂痫哭泣，灸手逆注三十壮。穴在左右手腕后六寸。

狂走惊痫，灸河口五十壮，穴在腕后陷中动脉是。

狂癫风痫吐舌，灸胃脘百壮。狂走癫疾，灸大幽百壮。

狂走癫痫，灸季肋端三十壮。狂言恍惚，灸天枢百壮。

狂邪发无常，灸间使三十壮，穴在腕后五寸，臂上两骨间亦灸惊恐歌哭。

狂走悲泣，灸臣觉一作臣揽。随年壮，穴在背上胛①内侧，反手所不及者，骨芒穴上捻之痛者是。

狂邪鬼语，灸伏兔百壮。悲泣鬼语，灸天府五十壮。

悲泣邪语，鬼忙歌哭，灸慈门五十壮。狂邪惊痫病，灸承命三十壮，穴在内踝后上行三寸动

① 胛：原作"脾"，据《千金要方》卷十四改。

脉上亦灸惊狂走。

狂癫风惊，厥逆心烦，灸巨阳五十壮。

狂癫鬼语，灸足太阳四十壮。狂走惊恍惚，灸足阳明三十壮。

狂癫痫疾，灸足少阳，随年壮。

狂走癫厥如死人，灸足大指三毛中九壮。《翼》云：灸大敦。

风邪，灸间使，随年壮。又灸承浆七壮。

治风癫灸刺法

论曰：黄帝问曰：人生而病癫疾者，安所得之？岐伯对曰：此得之在腹中时，其母有所数大惊也，气上而不下，精气并居，故令子发为癫疾。病在诸阳脉，且寒且热，诸分且寒且热，名曰狂。刺之虚脉，视分尽热，病已止，病癫初发，岁一发，不治月一发，不治四五日一发，名曰癫疾。刺诸分，其脉尤寒者，以针补之，病已止，癫疾始生，先不乐，头重，直视，举目赤，甚作极，已而烦心，候之于颜，取手太阳、阳明、太阴。血变而已，癫疾始发而反强，因而脊痛，候之足太阳、阳明、太阴、手太阳。血变而已，癫疾始作，而引口啼呼《甲乙》作喘悸者，候之手阳明、太阳，右强者攻其左，左强者攻其右。血变而止，治癫疾者，常与之居，察其所当取之处。病至，视之有过者即泻之，置其血于瓠壶之中，

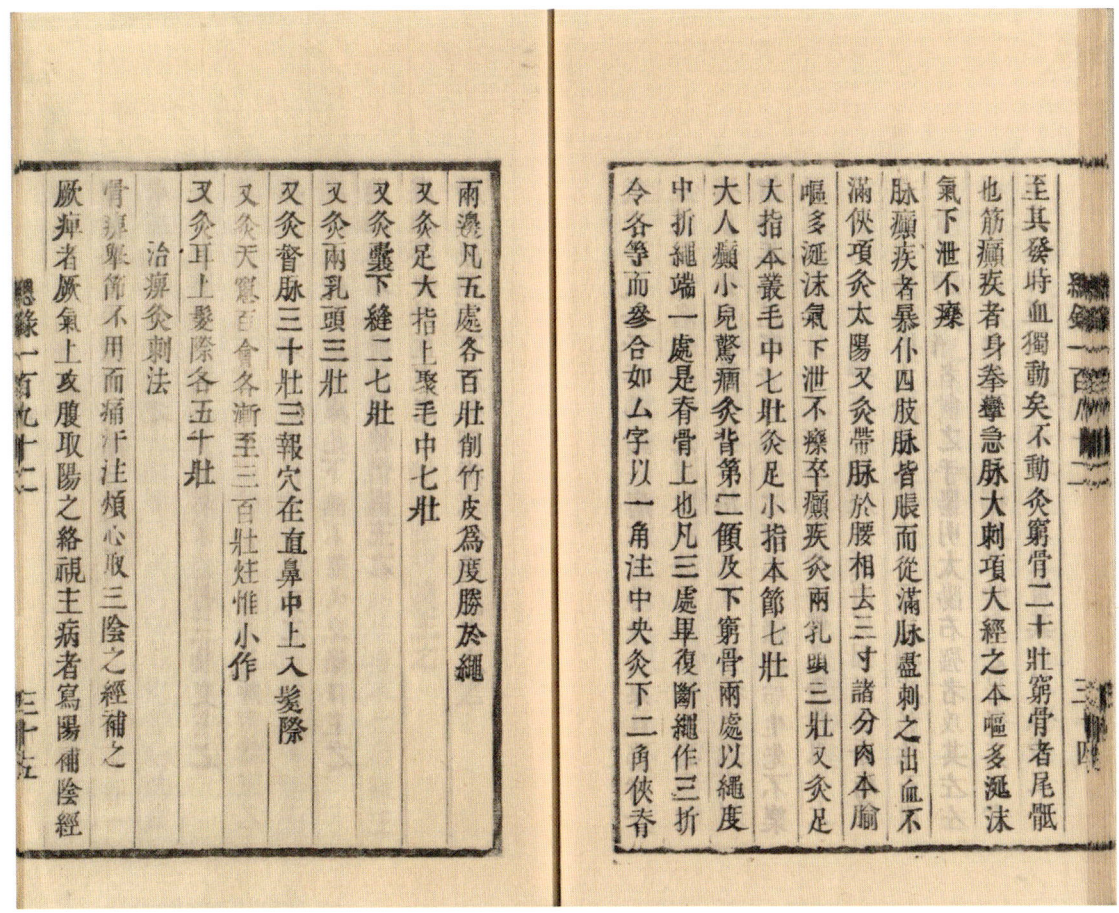

至其发时，血独动矣。不动，灸穷骨二十壮，穷骨者，尾骶也。筋癫疾者，身拳挛急，脉大，刺项大经之本。呕多涎沫，气下泄，不疗。

脉癫疾者，暴仆，四肢脉皆胀而纵，满脉，尽刺之出血；不满，挟项灸太阳，又灸带脉于腰，相去三寸。诸分肉本腧，呕多涎沫，气下泄，不疗。卒癫疾，灸两乳头三壮；又灸足大指本丛毛中七壮，灸足小指本节七壮。

大人癫，小儿惊痫，灸背第二椎，及下穷骨两处。以绳度中折绳端一处，是脊骨上也，凡三处毕，复断绳，作三折令各等，而参合如"厶"字，以一角注中央，灸下二角挟脊两边，凡五处，各百壮。削竹皮为度，胜于绳。

又灸足大指上聚毛中七壮。

又灸囊下缝二七壮。又灸两乳头三壮。

又灸督脉三十壮，三报，穴在直鼻中上入发际。

又灸天窗、百会，各渐至三百壮，炷惟小作。又灸耳上发际，各五十壮。

治痹灸刺法

骨痹举节不用而痛，汗注烦心，取三阴之经补之。

厥痹者，厥气上攻腹，取阳之络，视主病者，泻阳补阴经

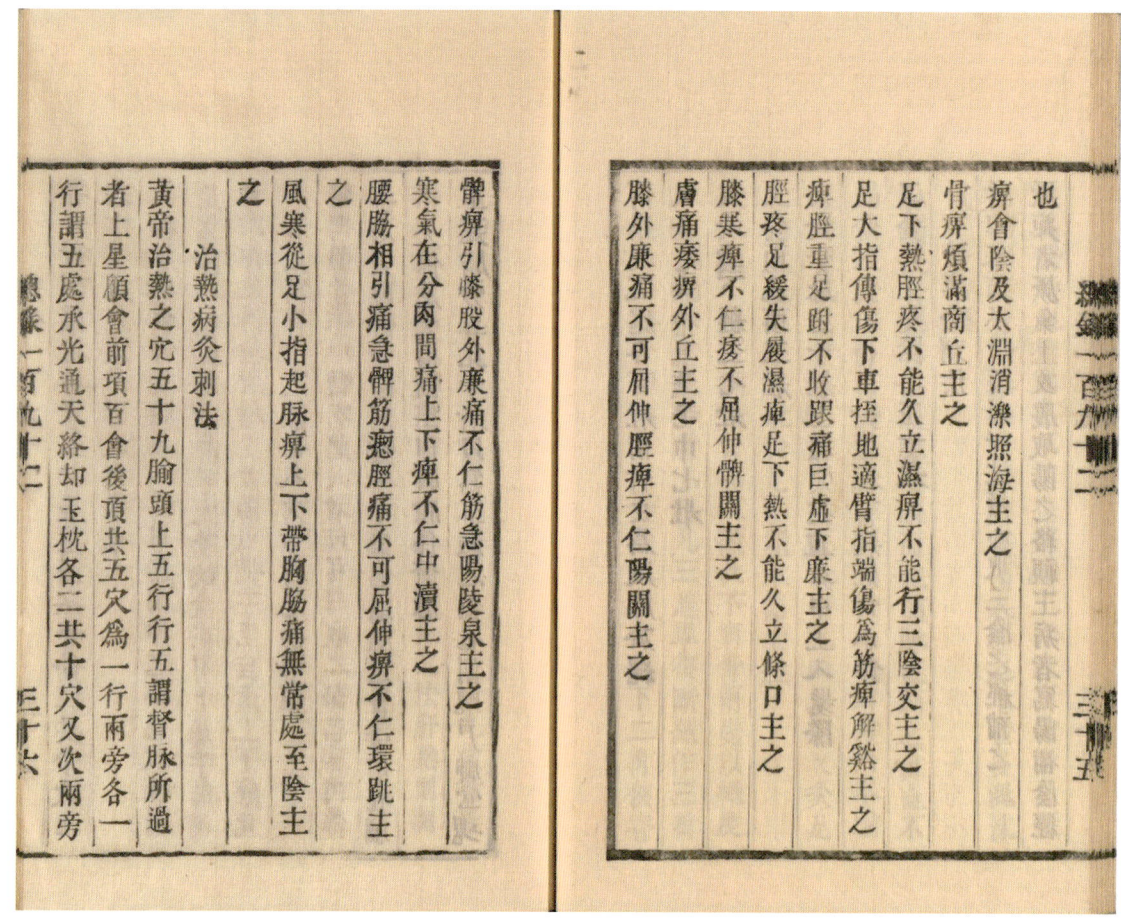

也。

痹，会阴及太渊消泺照海主之。骨痹烦满，商丘主之。

足下热，胫疼不能久立，湿痹不能行，三阴交主之。

足大指搏[1]伤，下车挃地，适臂指端伤为筋痹，解溪主之。

痹胫重，足跗不收，跟痛，巨虚下廉主之。胫疼足缓失履，湿痹足下热，不能久立，条口主之。膝寒痹不仁，痿不屈伸，髀关主之。肤痛痿痹，外丘主之。

膝外廉痛，不可屈伸，胫痹不仁，阳关主之。

髀痹引膝股外廉痛，不仁筋急，阳陵泉主之。

寒气在分肉间痛，上下痹不仁，中渎主之。

腰胁相引痛急，髀筋瘈，胫痛不可屈伸，痹不仁，环跳主之。

风寒从足小指起，脉痹上下，带胸胁痛无常处，至阴主之。

治热病灸刺法

黄帝治热之穴，五十九腧，头上五行，行五，谓督脉所过者。上星、囟会、前顶、百会、后顶，共五穴为一行；两旁各一行，谓五处、承光、通天、络却、玉枕各二，共十穴；又次两旁

①搏：原作"传"，形误，据《针灸甲乙经》医统本卷十第一下、《外台秘要》卷三十九改。

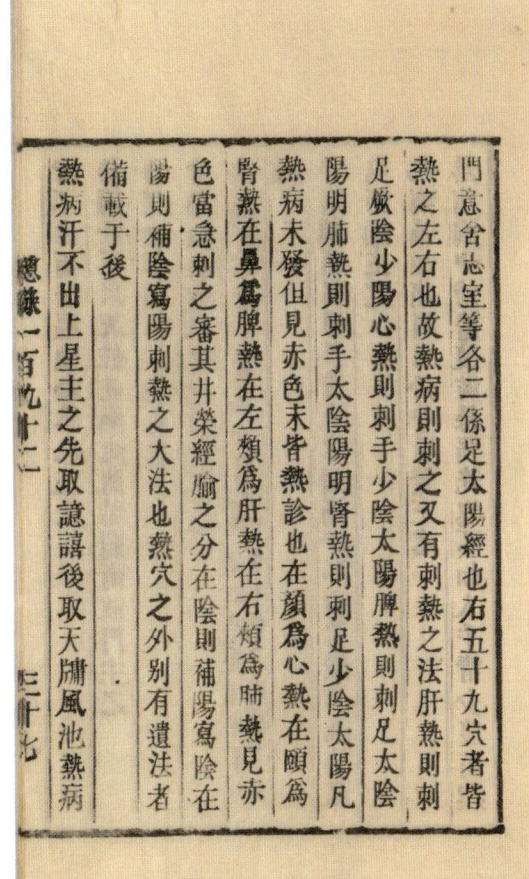

各一行，谓临泣、目窗、正营、承灵、脑空等各二，共十穴，凡二十五穴，以越诸阳之热逆也。

大柱、膺腧、缺盆、背腧，此八者以泻胸中之热也。大柱，属足太阳；膺腧，即中府，属手太阴；缺盆，在肩上，属手阳明；背腧，即风门、热府，属足太阳；气街、三里、巨虚上下廉，此八者，以泻胃中之热也，八穴并属足阳明经。

云门、髃骨、委中、髓空，此八者，以泻四肢之热也。云门系手足太阳，髃骨即肩髃，系手阳明蹻脉之会，委中在腘中央，系足太阳，髓空即腰腧，系督脉。

五脏腧旁五，此十者，以泻五脏之热也，谓魄户、神堂、魂门、意舍、志室等各二，系足太阳经也。右五十九穴者，皆热之左右也，故热病则刺之。又有刺热之法：肝热则刺足厥阴少阳，心热则刺手少阴太阳，脾热则刺足太阴阳明，肺热则刺手人阴阳明，肾热则刺足少阴太阳。凡热病未发，但见赤色来①，皆热诊也，在颜为心热，在颐为肾热，在鼻为脾热，在左颊为肝热，在右颊为肺热。见赤色当急刺之，审其井荥经腧之分，在阴则补阳泻阴，在阳则补阴泻阳，刺热之大法也。热穴之外，别有遗法者，备载于后。

热病汗不出，上星主之，先取譩譆，后取天牖、风池。热病

① 来：原作"末"，形误，据《普济方》卷四〇九改。

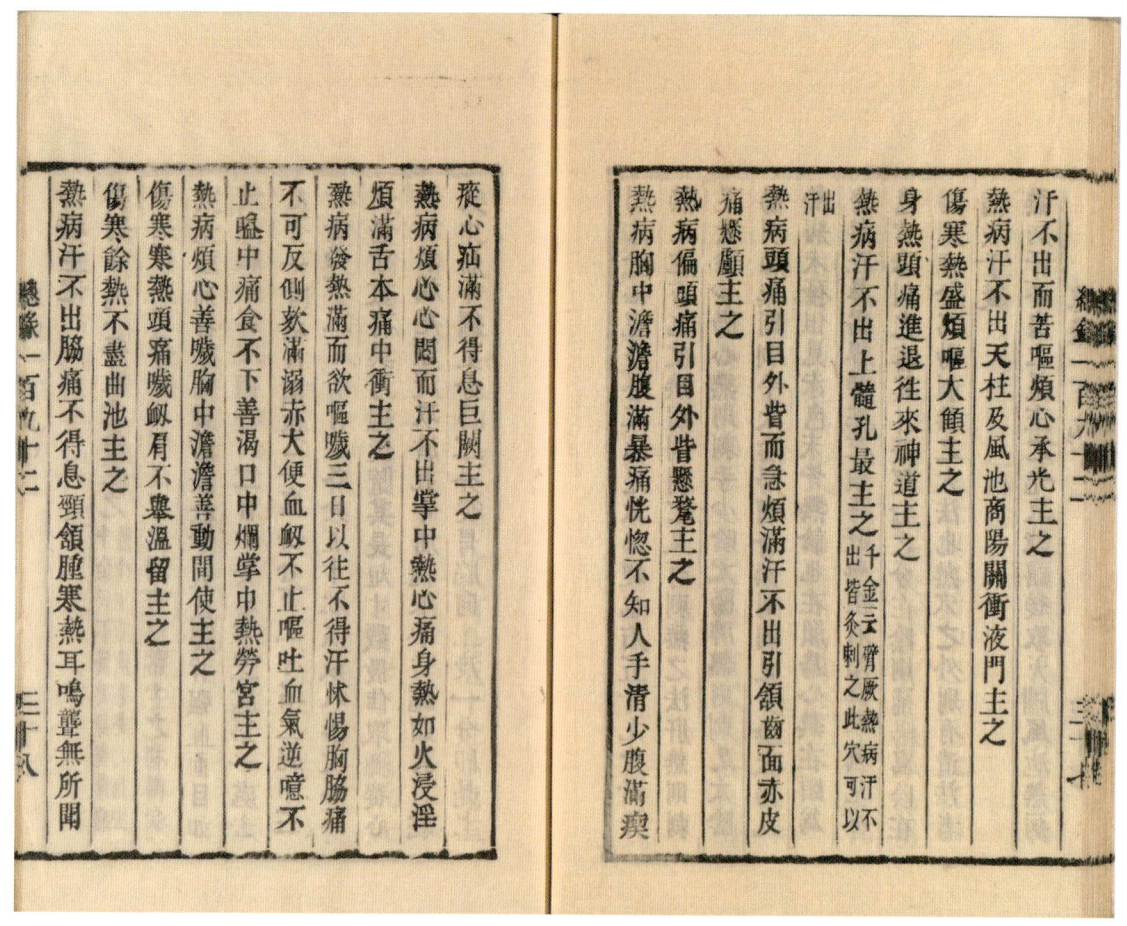

汗不出，而苦呕烦心，承光主之。

热病汗不出，天柱及风池、商阳、关冲、液门主之。

伤寒热盛烦呕，大椎主之。身热头痛，进退往来，神道主之。

热病汗不出，上髎、孔最主之。《千金》云：臂厥热病汗不出，皆灸刺之。此穴可以出汗。

热病头痛，引目外眦而急，烦满汗不出，引颔齿面赤皮痛，悬颅主之。

热病偏头痛，引目外眦，悬厘主之。

热病胸中澹澹，腹满暴痛，恍惚不知人，手清少腹满，瘛疭，心疝，满不得息，巨阙主之。

热病烦心，心闷而汗不出，掌中热，心痛，身热如火浸淫，烦满舌本痛，中冲主之。

热病发热，满而欲呕哕，三日以往不得汗，怵惕，胸胁痛，不可反侧，咳满溺赤，大便血，衄不止，呕吐，血气逆，噫不止，嗌中痛，食不下，善渴，口中烂，掌中热，劳宫主之。

热病烦心，善哕，胸中澹澹善动，间使主之。

伤寒寒热头痛，哕衄，肩不举，温留主之。

伤寒余热不尽，曲池主之。

热病汗不出，胁痛不得息，颈颔肿，寒热耳鸣，聋无所闻，

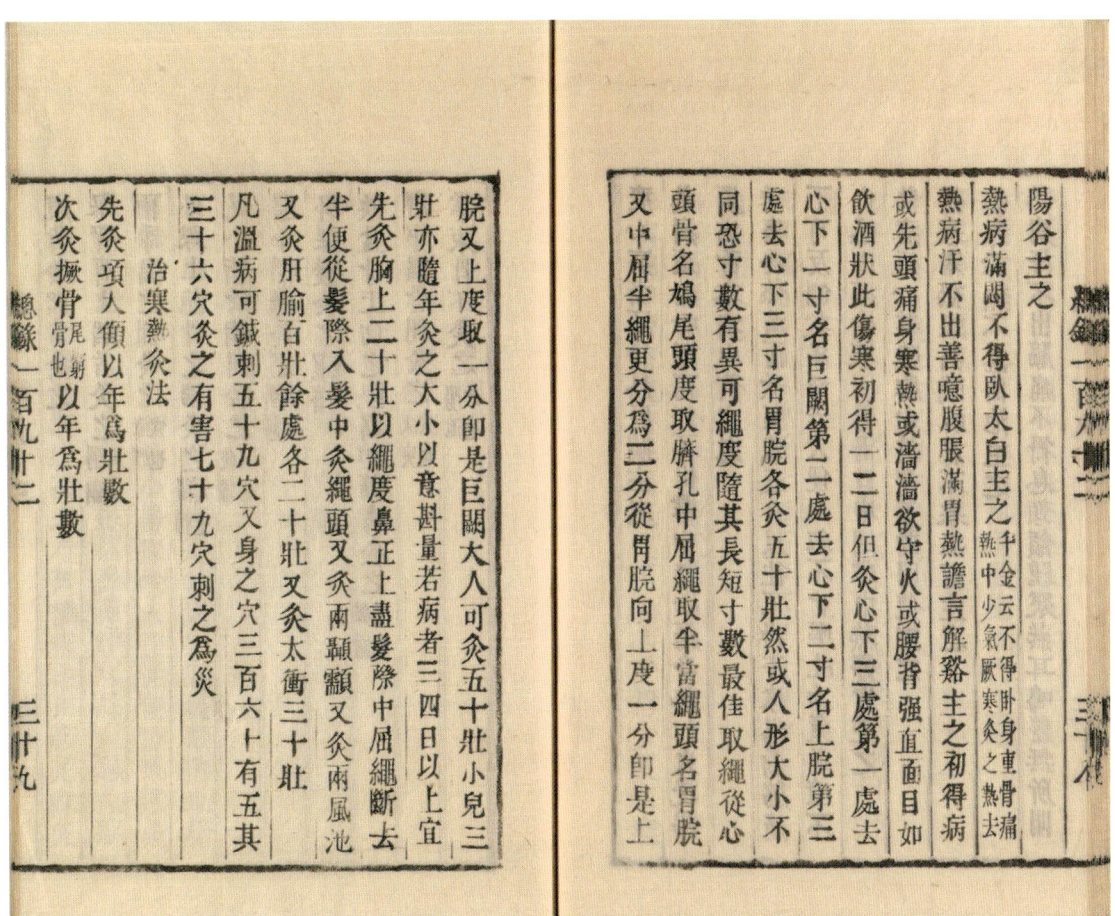

阳谷主之。

热病满闷不得卧，太白主之。《千金》云：不得卧，身重骨痛，热中少气，厥寒，灸之热去。

热病汗不出，善噫腹胀满，胃热谵言，解溪主之。初得病，或先头痛，身寒热，或涩涩欲守火，或腰背强直，面目如饮酒状，此伤寒初得一二日，但灸心下三处。第一处，去心下一寸，名巨阙；第二处，去心下二寸，名上脘；第三处，去心下三寸，名胃脘。各灸五十壮。然或人形大小不同，恐寸数有异，可绳度，随其长短寸数最佳。取绳从心头骨名鸠尾头，度取脐孔中，屈绳取半，当绳头名胃脘；又中屈半，绳更分为二分，从胃脘向上度一分，即是上脘；又上度取一分，即是巨阙。大人可灸五十壮，小儿三壮。亦随年灸之。大小以意斟量。若病者三四日以上，宜先灸胸上二十壮，以绳度鼻正上尽发际，中屈绳断去半，便从发际入发中，灸绳头。又灸两颞颥，又灸两风池，又灸肝腧百壮，余处各二十壮；又灸太冲三十壮。

凡温病可针刺五十九穴。又身之穴三百六十有五，其三十六穴，灸之有害；七十九穴，刺之为灾。

治寒热灸法

先灸项大椎，以年为壮数。次灸撅骨尾穷骨也，以年为壮数。

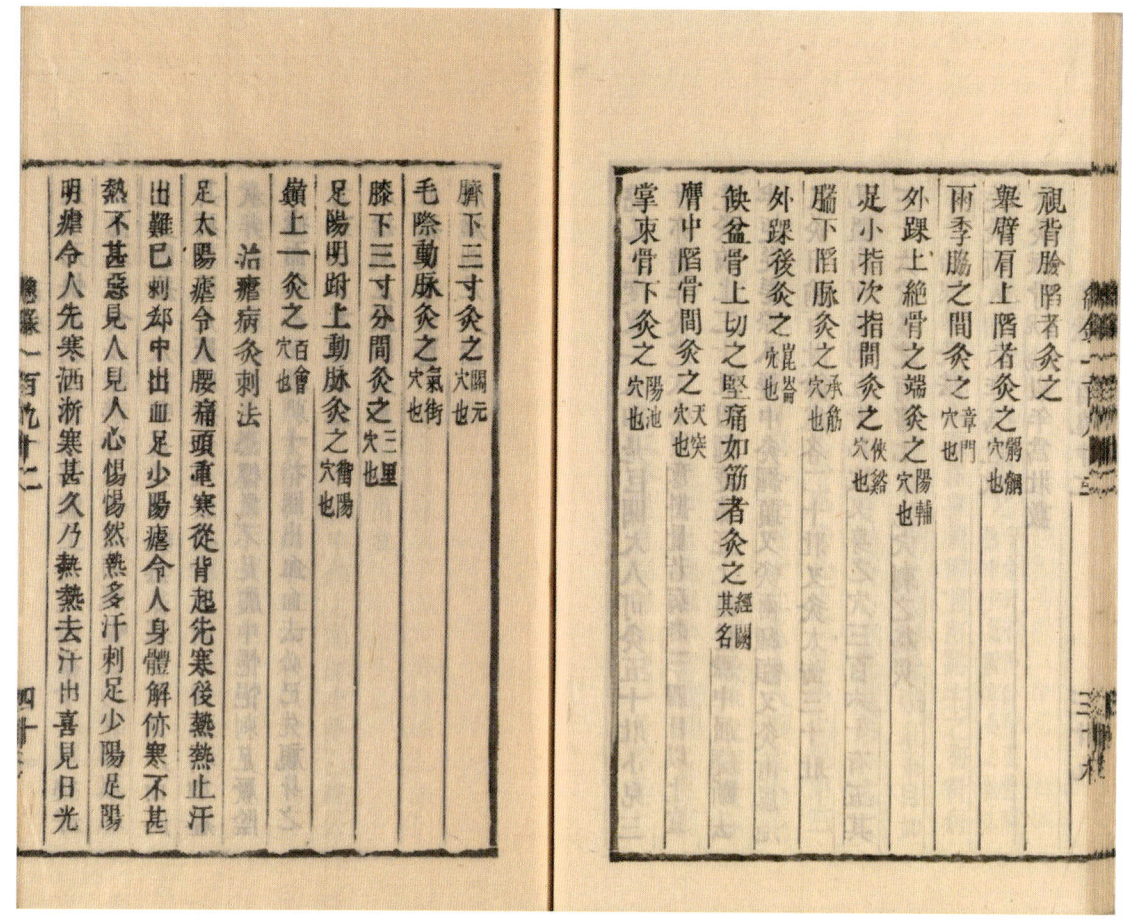

视背脸陷者，灸之。

举臂肩上陷者，灸之。髃骼穴也。

两季胁之间，灸之。章门穴也。

外踝上绝骨之端，灸之。阳辅穴也。

足小指次指间，灸之。侠溪穴也。

腨下陷脉，灸之。承筋穴也。

外踝后，灸之。昆仑穴也。

缺盆骨上，切之坚痛如筋者，灸之。经阙其名。

膺中陷骨间，灸之。天突穴也。掌束骨下，灸之。阳池穴也。

脐下三寸，灸之。关元穴也。毛际动脉，灸之。气街穴也。

膝下三寸分间，灸之。三里穴也。足阳明跗上动脉，灸之。冲阳穴也。

巅上一灸之。百会穴也。

治疟病灸刺法

足太阳疟，令人腰痛头重，寒从背起，先寒后热，热止汗出，难已，刺郄中出血。足少阳疟，令人身体解㑊，寒不甚，热不甚，恶见人，见人心惕惕然，热多汗，刺足少阳；足阳明疟，令人先寒，洒淅寒甚，久乃热，热去汗出，喜见日光

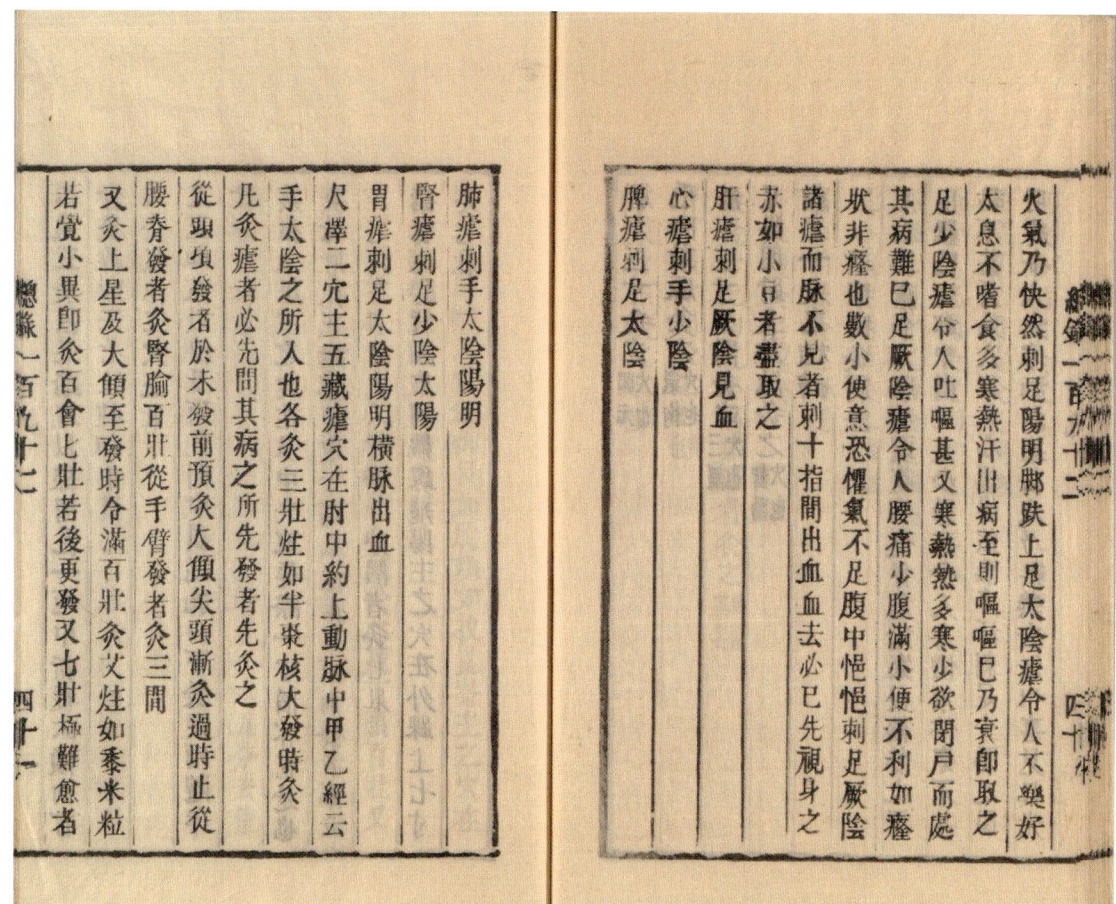

火气,乃快然,刺足阳明脚跌上。足太阴疟,令人不乐,好太息,不嗜食,多寒热,汗出病至则呕,呕已乃衰,即取之。足少阴疟,令人吐呕甚;又寒热,热多寒少,欲闭户而处,其病难已。足厥阴疟,令人腰痛,少腹满,小便不利,如癃状,非癃也,数小便,意恐惧,气不足,腹中悒悒,刺足厥阴。诸疟而脉不见者,刺十指间出血,血去必已。先视身之赤如小豆者,尽取之。

肝疟刺足厥阴见血。

心疟刺手少阴。脾疟刺足太阴。

肺疟刺手太阴、阳明。

肾疟刺足少阴、太阳。

胃疟刺足太阴、阳明横脉出血。

尺泽二穴,主五脏疟,穴在肘中约上动脉中。《甲乙经》云:手太阴之所入也。各灸三壮,炷如半枣核大,发时灸。

凡灸疟者,必先问其病之所先发者,先灸之。

从头项发者,于未发前,预灸大椎尖头,渐灸,过时止。从腰脊发者,灸肾腧百壮,从手臂发者,灸三间。

又灸上星,及大椎,至发时令满百壮,灸艾炷如黍米粒。若觉小异,即灸百会七壮,若后更发,又七壮,极难愈者,不过三灸。以足踏地，以线围足一匝，中折，从大椎向百会，灸线头三七壮，炷如小豆。

又灸风池二穴三壮。

又正仰卧，以线量两乳间，中屈，从乳向下灸度头，随年壮，男左女右。

痎疟，上星主之，穴在鼻中央直发际一寸陷容豆是也，灸七壮，先取譩譆，后取天牖、风池。疟日西而发者，临泣主之，穴在目眦上入发际五分陷者，灸七壮。

疟实，则腰背痛，虚则鼽衄，飞阳主之，穴在外踝上七寸，灸七壮。

疟多汗，腰痛不能俯仰，目如脱，项如拔，昆仑主之，穴在另外踝后跟骨上陷中，灸三壮。

又大开口，度上下唇，以绳度心头，灸此度下头百壮，又灸脊中央五十壮，过发时，灸二十壮。

治霍乱灸法

上脘一穴，主霍乱。《甲乙经》曰：在巨阙下一寸五分，去蔽骨下三寸，任脉、足阳明、手太阳之会。灸五壮，炷如半枣核大。

霍乱，先心痛，及先吐者，灸巨阙七壮，穴在心下一寸。不效，更灸如前数。

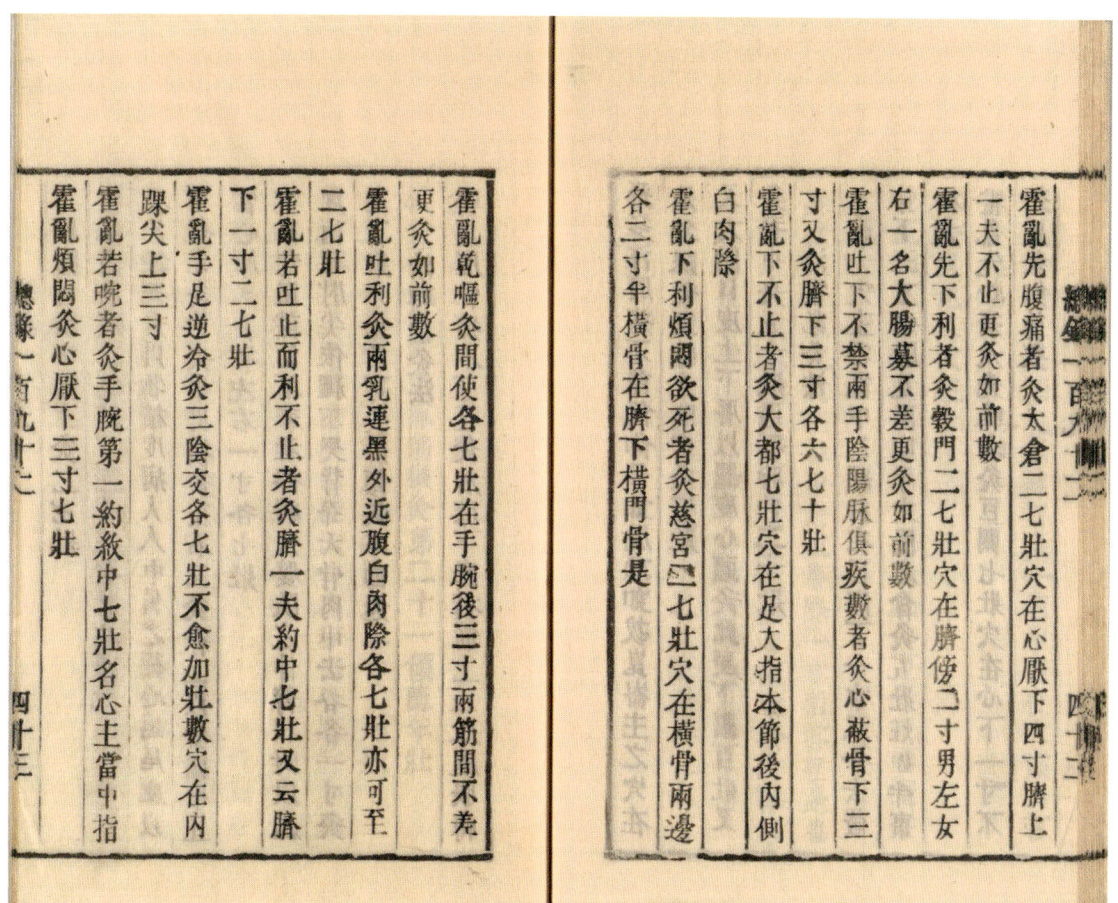

霍乱先腹痛者，灸太仓二七壮，穴在心厌下四寸，脐上一夫。不止，更灸如前数。

霍乱先下利者，灸谷门二七壮，穴在脐旁二寸，男左女右，一名大肠募。不瘥，更灸如前数。

霍乱吐下不禁，两手阴阳脉俱疾数者，灸心蔽骨下三寸，又灸脐下三寸，各六七十壮。

霍乱下不止者，灸大都七壮，穴在足大指本节后内侧白肉际。

霍乱下利，烦闷欲死者，灸慈宫二七壮，穴在横骨两边各二寸半，横胃在脐下横门骨是。

霍乱干呕，灸间使各七壮，在手腕后三寸两筋间。不瘥，更灸如前数。

霍乱吐利，灸两乳连黑外近腹白肉际，各七壮，亦可至二七壮。

霍乱若吐止而利不止者，灸脐一夫约中，七壮。又云脐下一寸，二七壮。

霍乱手足逆冷，灸三阴交各七壮。不愈加壮数。穴在内踝尖上三寸。

霍乱若哕者，灸手腕第一约纹中，七壮，名心主，当中指。

霍乱烦闷，灸心厌下三寸，七壮。

又以盐纳脐中，盐上灸二七壮。

霍乱绕脐痛急，灸脐下三寸，三七壮，名关元。

霍乱欲死者，以物横度病人人中，屈之，从心鸠尾度以下灸，先灸中央毕，更横灸左右，又灸脊上，以物围令正当心厌，又夹脊左右一寸，各七壮。

霍乱危困，诸治不瘥者，捧病人腹卧之，伸臂相对，以绳度两头肘尖，依绳下夹背脊大骨肉中，去脊各一寸，灸之百壮。未愈者，可灸肘椎，灸毕即起。

治转筋灸法

转筋，胫骨痛不可忍，灸屈膝下廉横筋上，三壮。腹胀转筋，灸脐上一寸，二七壮。

腰背不便，转筋急痹筋挛，灸第二十一椎，随年壮。

转筋十指筋挛急，不得屈伸，灸脚外踝骨上，七壮。

仆参二穴，主转筋急。《甲乙经》云：一名安耶。在跟骨下陷者中，拱足得之，太阳、阳跷脉所发，各灸七壮，炷如半枣核大。

转筋在两臂及胸中者，灸手掌白肉际，七壮。又灸膻中、中府、巨阙、胃脘、尺泽。

走哺转筋，灸踵踝白肉际，各三七壮。又灸小腹下横骨中央，随年壮。

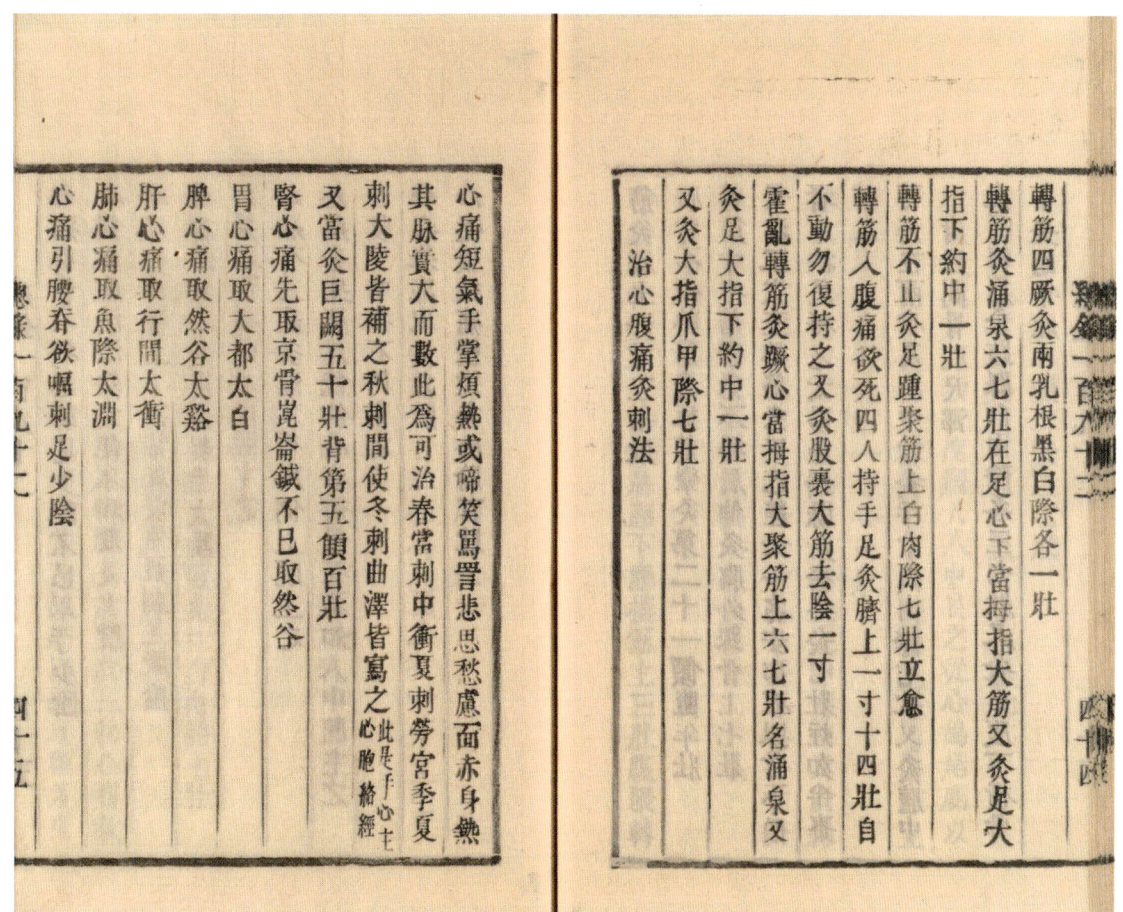

转筋四厥，灸两乳根黑白际，各一壮。

转筋，灸涌泉六七壮，在足心下当拇指大筋。又灸足大指下约中，一壮。

转筋不止，灸足踵聚筋上白肉际，七壮立愈。

转筋入腹，痛欲死，四人持手足，灸脐上一寸，十四壮，自不动，勿复持之。又灸股里大筋，去阴一寸。

霍乱转筋，灸蹶心，当拇指大聚筋上，六七壮，名涌泉。又灸足大指下约中一壮。又灸大指爪甲际，七壮。

治心腹痛灸刺法

心痛短气，手掌烦热，或啼笑骂詈，悲思愁虑，面赤身热，其脉实大而数，此为可治。春当刺中冲，夏刺劳宫，季夏刺大陵，皆补之；秋刺间使，冬刺曲泽，皆泻之。此是手心主心胞络经。

又当灸巨阙，五十壮，背第五椎，百壮。

肾心痛，先取京骨、昆仑，针不已，取然谷。

胃心痛，取大都、太白。脾心痛，取然谷、太溪。肝心痛，取行间、太冲。肺心痛，取鱼际、太渊。

心痛引腰脊，欲呕，刺足少阴。

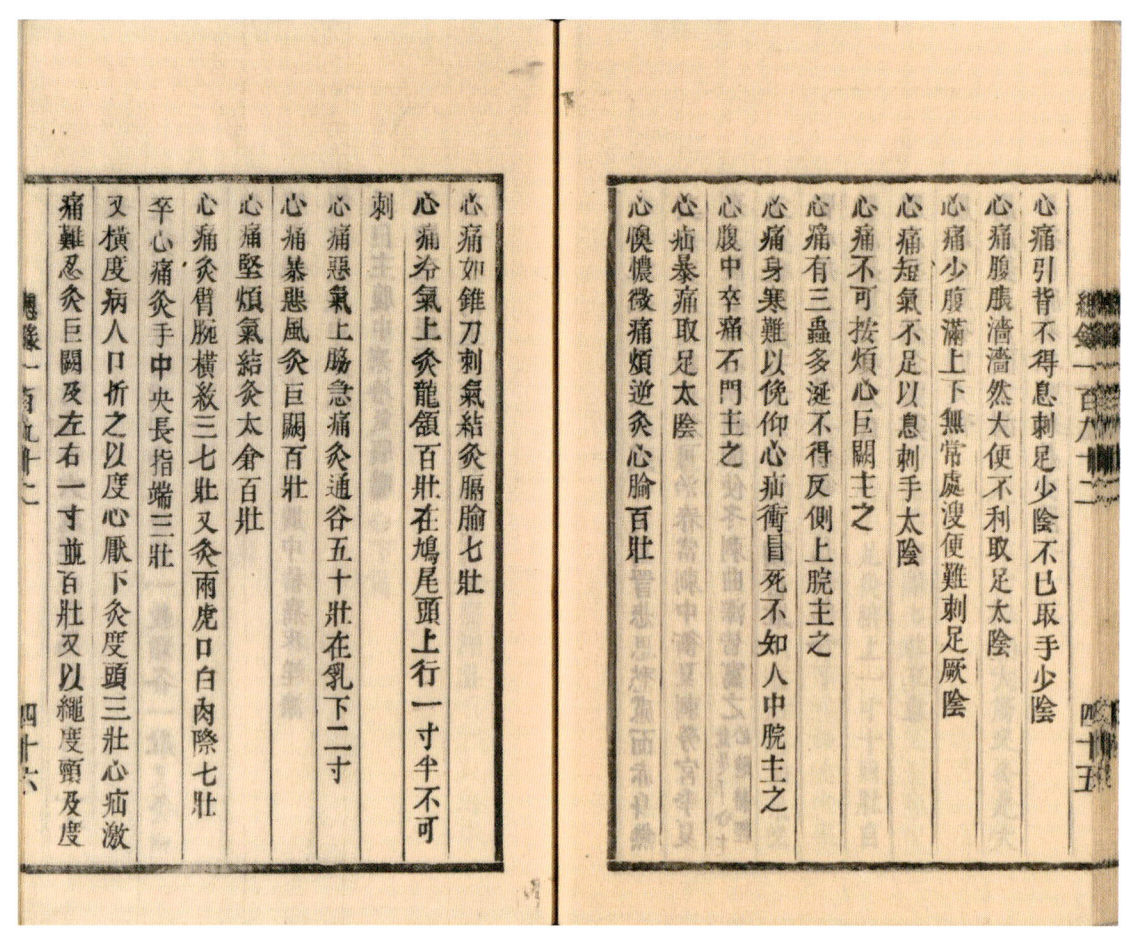

心痛引背不得息，刺足少阴。不已，取手少阴。

心痛腹胀，涩涩然，大便不利，取足太阴。

心痛少腹满，上下无常处，溲便难，刺足厥阴。

心痛，短气不足以息，刺手太阴。心痛不可按，烦心，巨阙主之。

心痛有三虫，多涎，不得反侧，上脘主之。

心痛身寒，难以俯仰，心疝冲冒，死不知人，中脘主之。

心腹中卒痛，石门主之。心疝暴痛，取足太阴。

心懊恼，微痛，烦逆，灸心腧百壮。

心痛如锥刀刺，气结，灸膈腧七壮。

心痛冷气上，灸龙颔百壮，在鸠尾头上行一寸半，不可刺。

心痛恶气上，胁急痛，灸通谷五十壮，在乳下二寸。

心痛暴恶风，灸巨阙百壮。

心痛坚烦气结，灸太仓百壮。

心痛，灸臂腕横纹，三七壮。又灸两虎口白肉际，七壮。

卒心痛，灸手中央长指端，三壮。又横度病人口折之，以度心厌下，灸度头三壮。心疝激痛难忍，灸巨阙及左右一寸，并百壮。又以绳度颈及度

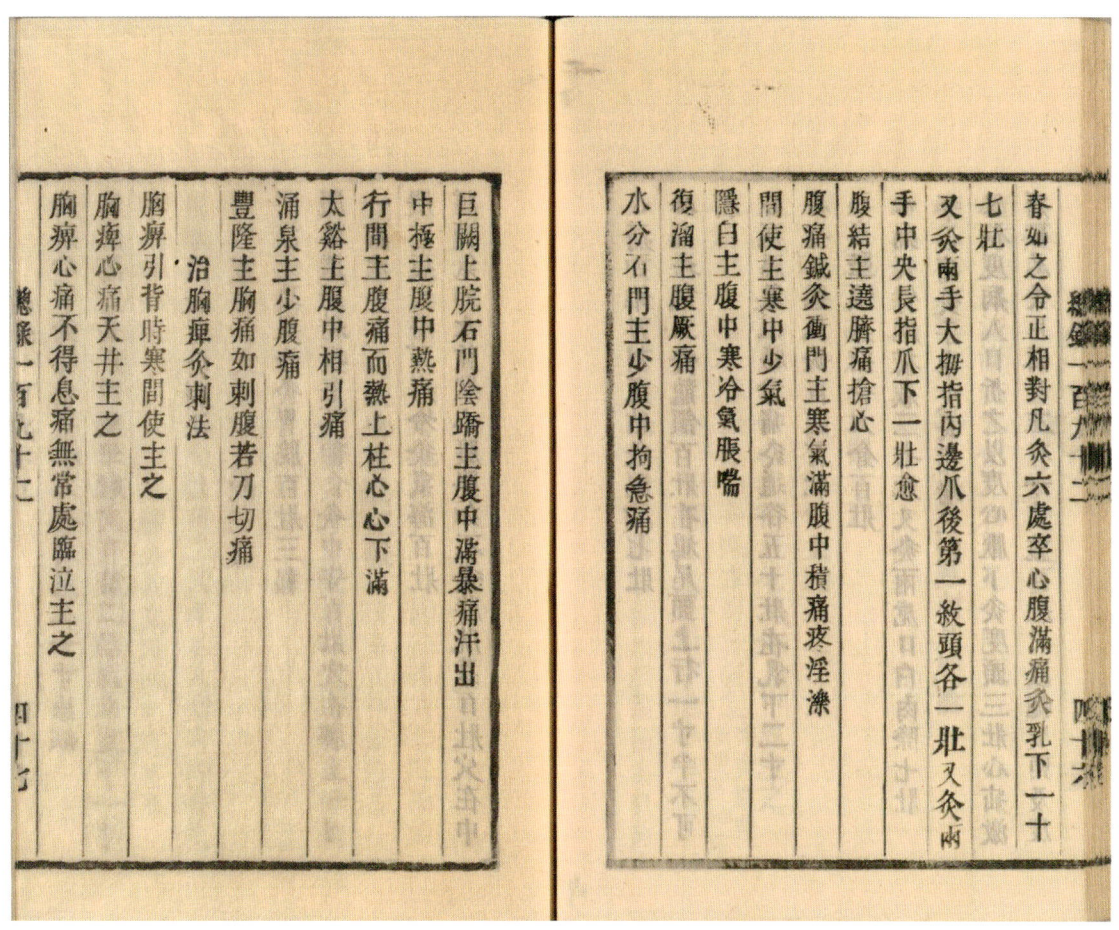

脊如之，令正相对，凡灸六处。卒心腹满痛，灸乳下一十七壮。又灸两手大拇指内边，爪后第一纹头，各一壮。又灸两手中央长指爪下一壮，愈。

腹结，主绕脐痛抢心。

腹痛，针灸冲门，主寒气满腹中，积痛疼，淫泺。

间使，主寒中少气。隐白，主腹中寒冷气，胀喘。

复溜，主腹厥痛。水分，石门，主少腹中拘急痛。

巨阙、上脘、石门、阴跷，主腹中满，暴痛汗出。

中极，主腹中热痛。行间，主腹痛而热上拄心，心下满。

太溪，主腹中相引痛。涌泉，主少腹痛。

丰隆，主胸痛如刺，腹若刀切痛。

治胸痹灸刺法

胸痹引背时寒，间使主之。

胸痹心痛，天井主之。

胸痹心痛不得息，痛无常处，临泣主之。

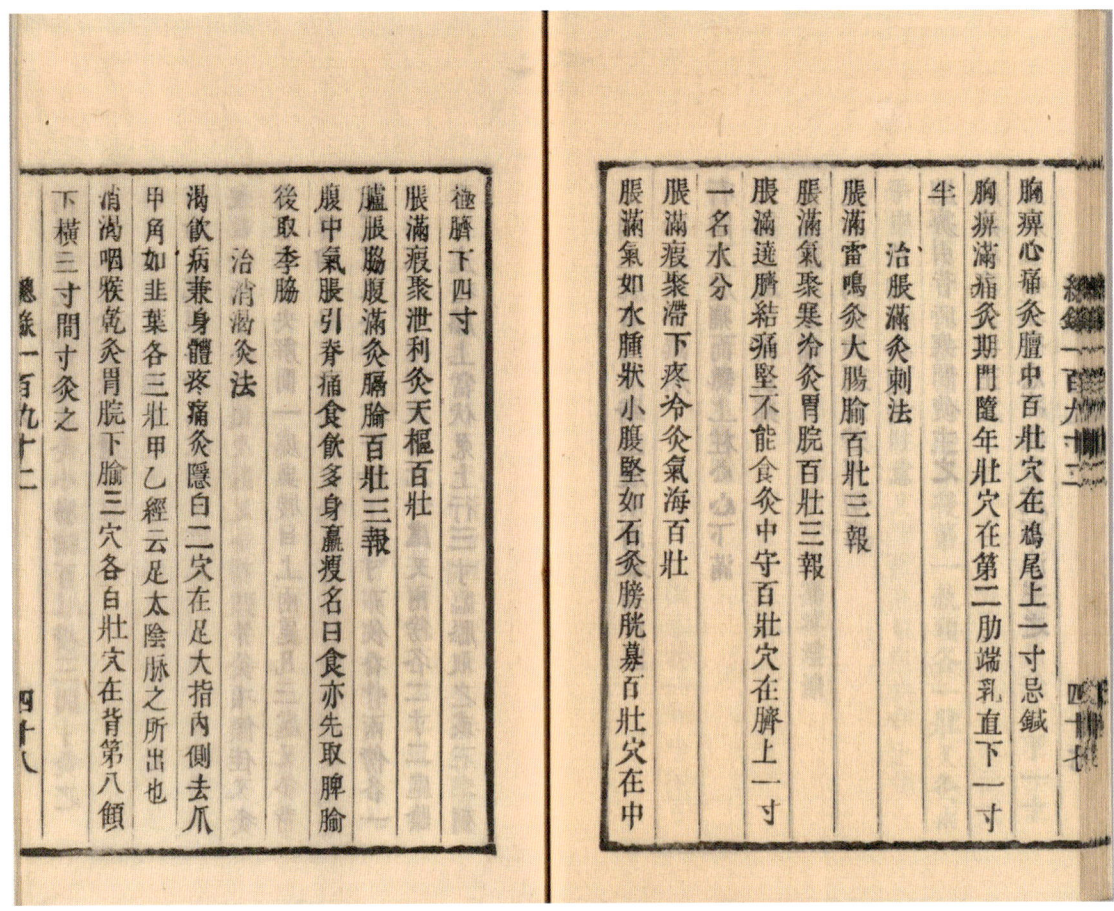

胸痹心痛，灸膻中百壮，穴在鸠尾上一寸，忌针。

胸痹满痛，灸期门，随年壮，穴在第二肋端，乳直下一寸半。

治胀满灸刺法

胀满雷鸣，灸大肠腧百壮，三报。

胀满气聚寒冷，灸胃脘百壮，三报。

胀满绕脐结痛坚，不能食，灸中守百壮，穴在脐上一寸，一名水分。

胀满瘕聚，滞下疼冷，灸气海百壮。

胀满气如水肿状，小腹坚如石，灸膀胱募百壮，穴在中极脐下四寸。

腹满瘕聚泄利，灸天枢百壮。

胪胀胁腹满，灸膈腧百壮，三报。

腹中气胀引脊痛，食饮多，身羸瘦，名曰食亦。先取脾腧，后取季胁。

治消渴灸法

渴饮病，兼身体疼痛，灸隐白二穴，在足大指内侧，去爪甲角如韭叶，各三壮。《甲乙经》云：足太阴脉之所出也。

消渴咽喉干，灸胃脘下腧三穴，各百壮，穴在背第八椎下，横三寸间寸灸之。

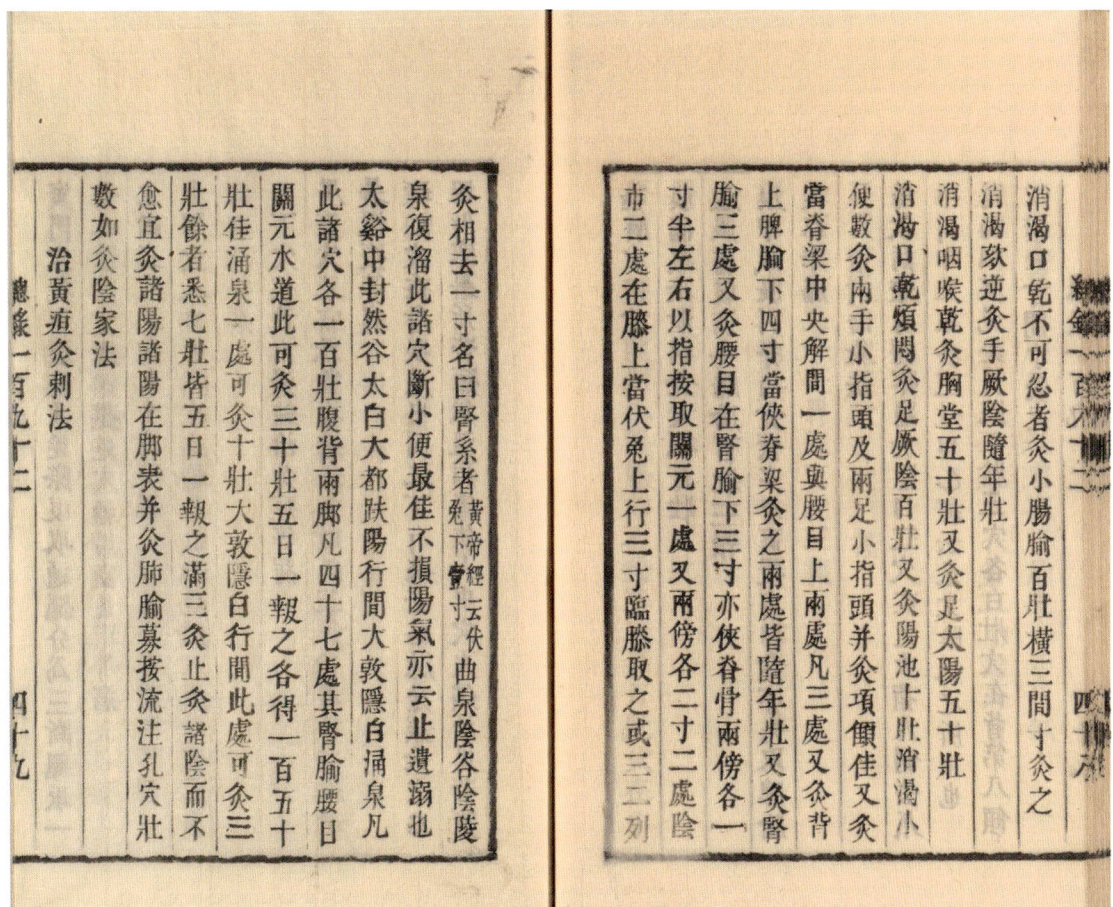

消渴口干不可忍者，灸小肠腧百壮，横三间寸灸之。

消渴咳逆，灸手厥阴，随年壮。

消渴咽喉干，灸胸堂五十壮，又灸足太阳五十壮。

消渴口干烦闷，灸足厥阴百壮，又灸阳池十壮。消渴小便数，灸两手小指头，及两足小指头，并灸项椎佳。又灸当脊梁中央解间一处，与腰目上两处，凡三处。又灸背上脾腧下四寸，当挟脊梁灸之。两处皆随年壮。又灸肾腧三处，又灸腰目在肾腧下三寸，亦挟脊骨两旁，各一寸半左右。以指按取关元一处，又两旁各二寸二处，阴市二处，在膝上当伏兔上行三寸，临膝取之，或三二列灸，相去一寸，名曰肾系者。《黄帝经》云：伏兔下一寸。曲泉、阴谷、阴陵泉、复溜，此诸穴断小便最佳，不损阳气。亦云止遗溺也。太溪、中封、然谷、太白、大都、跗阳、行间、大敦、隐白、涌泉，凡此诸穴，各一百壮。腹背两脚，凡四十七处。其肾腧、腰目、关元、水道，此可灸三十壮，五日一报之，各得一百五十壮佳。涌泉一处，可灸十壮；大敦、隐白、行间，此处可灸三壮。余者悉七壮，皆五日一报之。满三灸止，灸诸阴而不愈，宜灸诸阳。诸阳在脚表，并灸肺腧募，按流注孔穴，壮数如灸阴家法。

治黄疸灸刺法

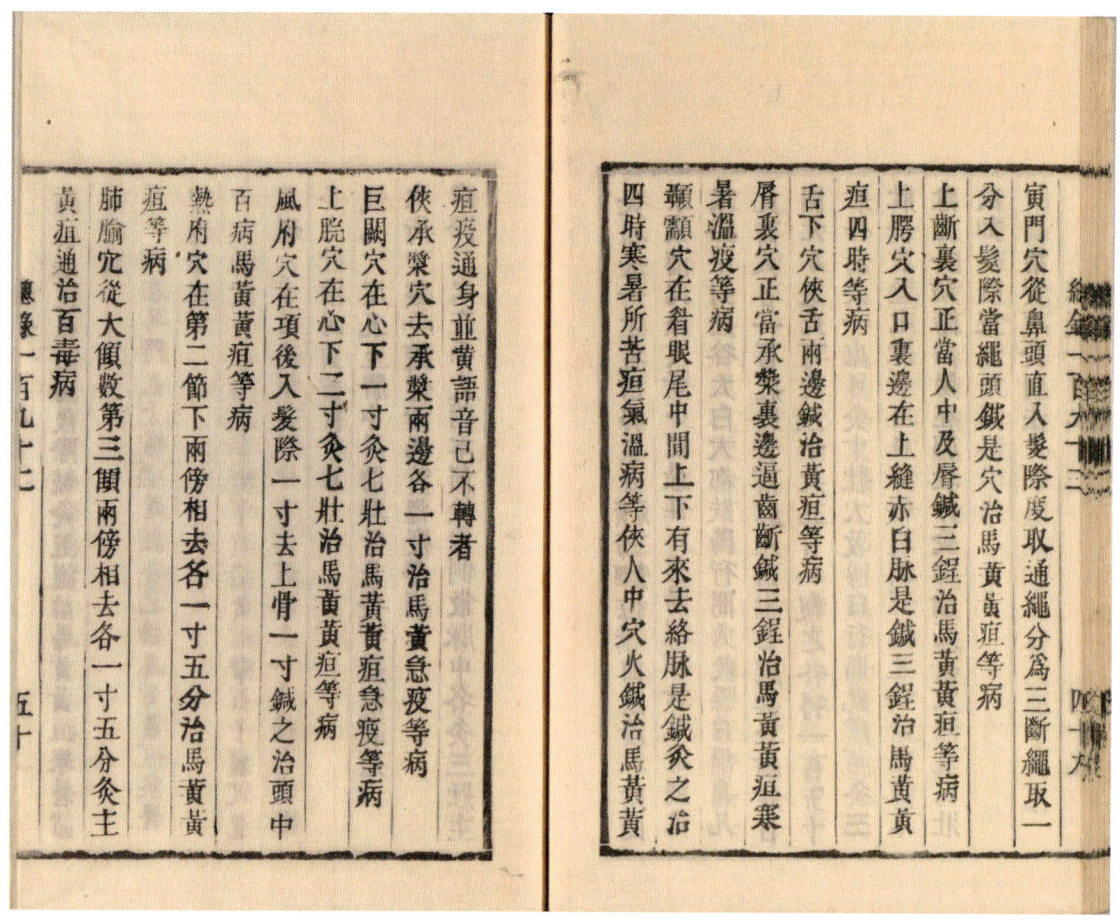

寅门穴，从鼻头直入发际度取，通绳分为三断，绳取一分入发际，当绳头针是穴。治马黄、黄疸等病。

上龈里穴，正当人中及唇。针三鋥。治马黄、黄疸等病。

上腭穴，入口里边，在上缝赤白脉是。针三鋥。治马黄、黄疸、四时等病。

舌下穴，挟舌两边针。治黄疸等病。

唇里穴，正当承浆里边，逼齿龈。针三鋥。治马黄、黄疸、寒暑温疫等病。

颞颥穴，在眉眼尾中间，上下有来去络脉是。针灸之，治四时寒暑所苦，疸气、温病等。

挟人中穴，火针，治马黄、黄疸疫，通身并黄，语音已不转者。

挟承浆穴，去承浆两边各一寸，治马黄、急疫等病。

巨阙穴，在心下一寸。灸七壮，治马黄、黄疸、急疫等病。

上脘穴，在心下二寸。灸七壮，治马黄、黄疸等病。

风府穴，在项后入发际一寸，去上骨一寸。针之，治头中百病，马黄、黄疸等病。

热府穴，在第二节下，两旁相去各一寸五分。治马黄、黄疸等病。

肺腧穴，从大椎数第三椎，两旁相去各一寸五分。灸，主黄疸，通治百毒病。

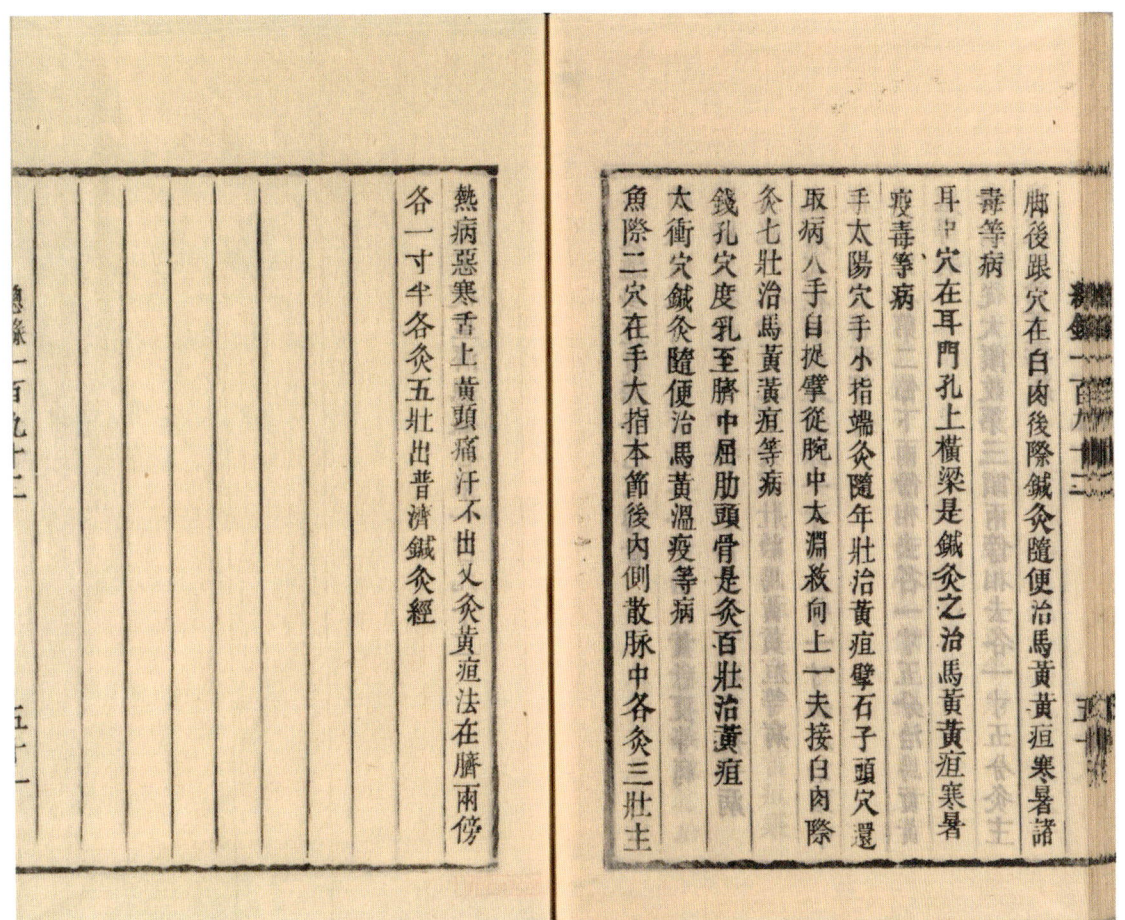

脚后跟穴，在白肉后际，针灸随便。治马黄、黄疸、寒暑诸毒等病。

耳中穴，在耳门孔上横梁是。针灸之，治马黄、黄疸、寒暑疫毒等病。

手太阳穴，手小指端。灸随年壮，治黄疸。擘石子头穴，还取病人手自捉擘，从腕中太渊纹，向上一夫，接白肉际，灸七壮，治马黄、黄疸等病。

钱孔穴，度乳至脐中，屈肋头骨是。灸百壮，治黄疸。

太冲穴，针灸随便。治马黄、温疫等病。

鱼际二穴，在手大指本节后内侧，散脉中。各灸三壮，主热病恶寒，舌上黄，头痛汗不出。又灸黄疸法，在脐两旁各一寸半，各灸五壮。出《普济针灸经》。

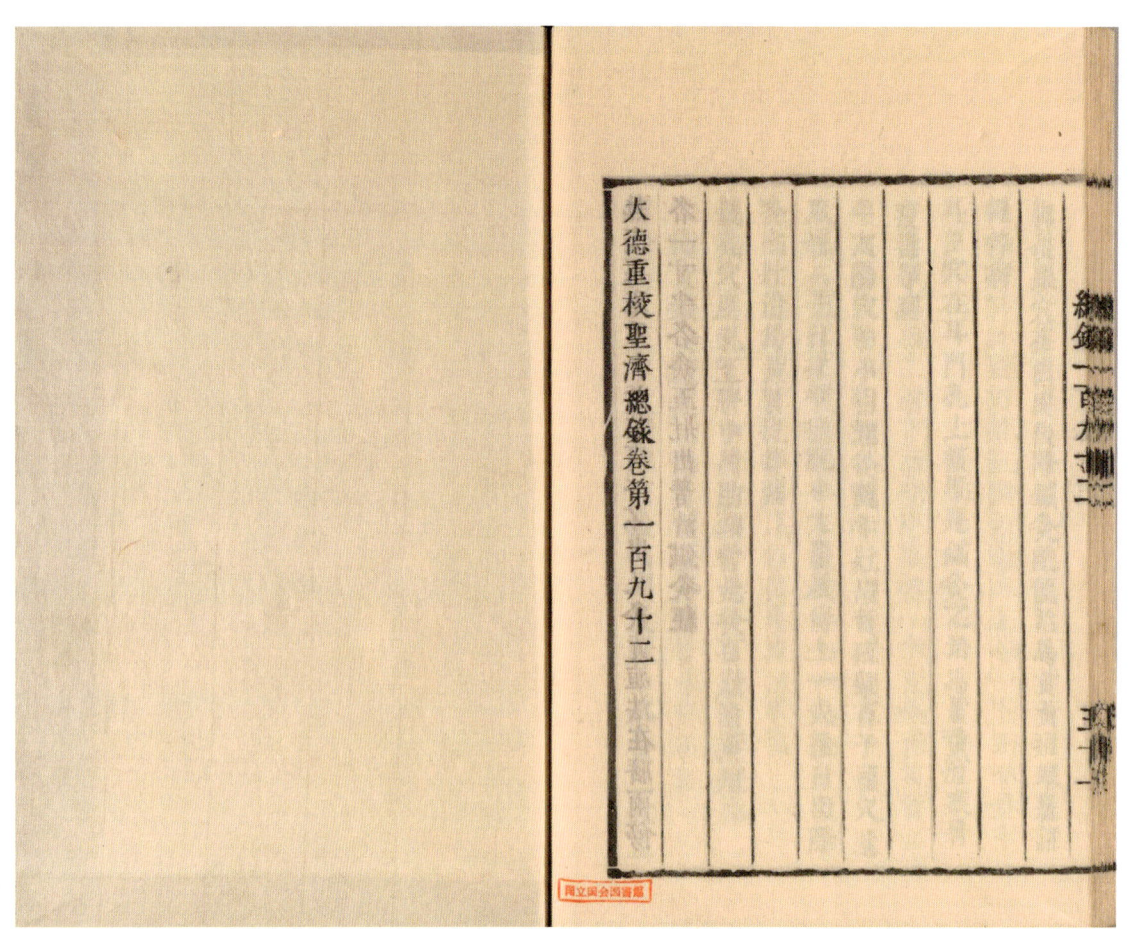

大德重校《圣济总录》卷第一百九十二

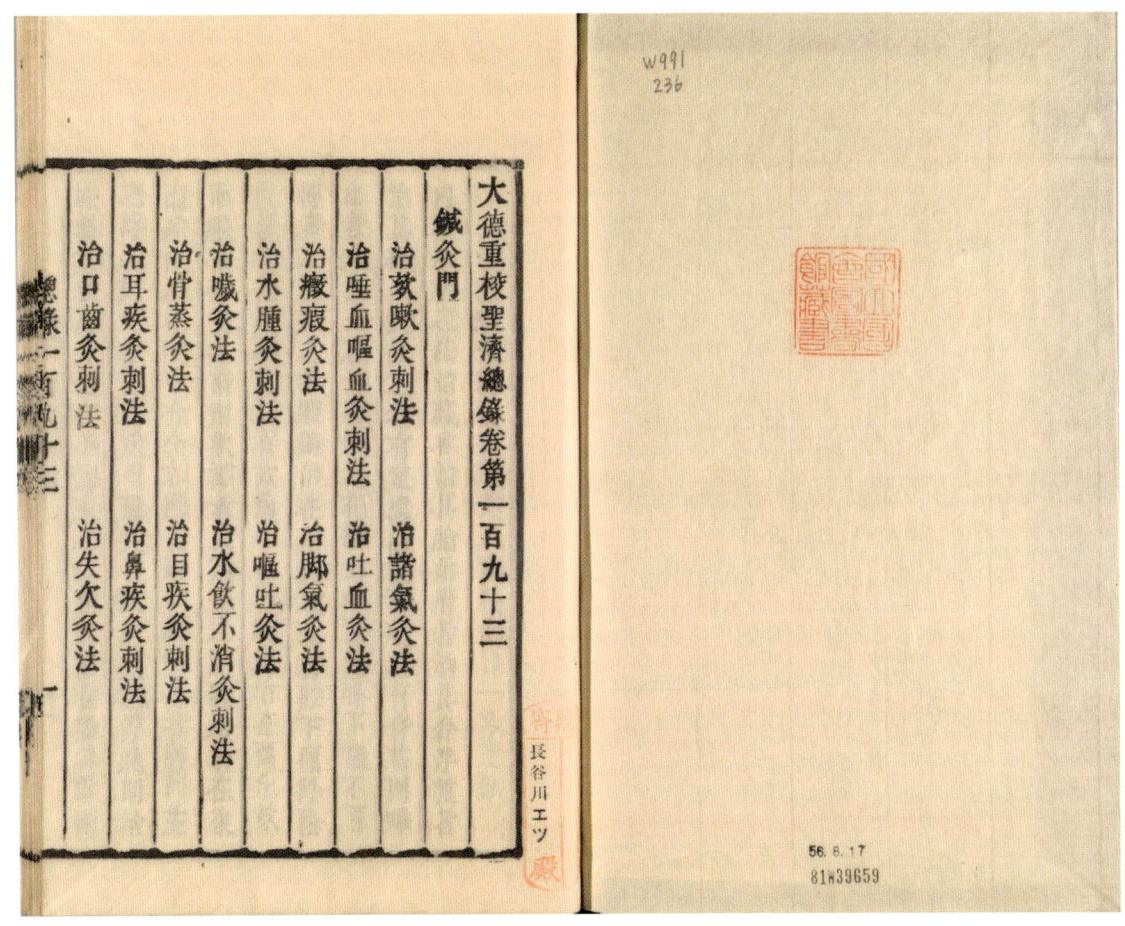

大德重校《圣济总录》卷第一百九十三　针灸门

治咳嗽灸刺法

治诸气灸法

治唾血呕血灸刺法

治吐血灸法

治癥瘕灸法

治脚气灸法

治水肿灸刺法

治呕吐灸法

治哕灸法

治水饮不消灸刺法

治骨蒸灸法

治目疾灸刺法

治耳疾灸刺法

治鼻疾灸刺法

治口齿灸刺法

治失欠灸法

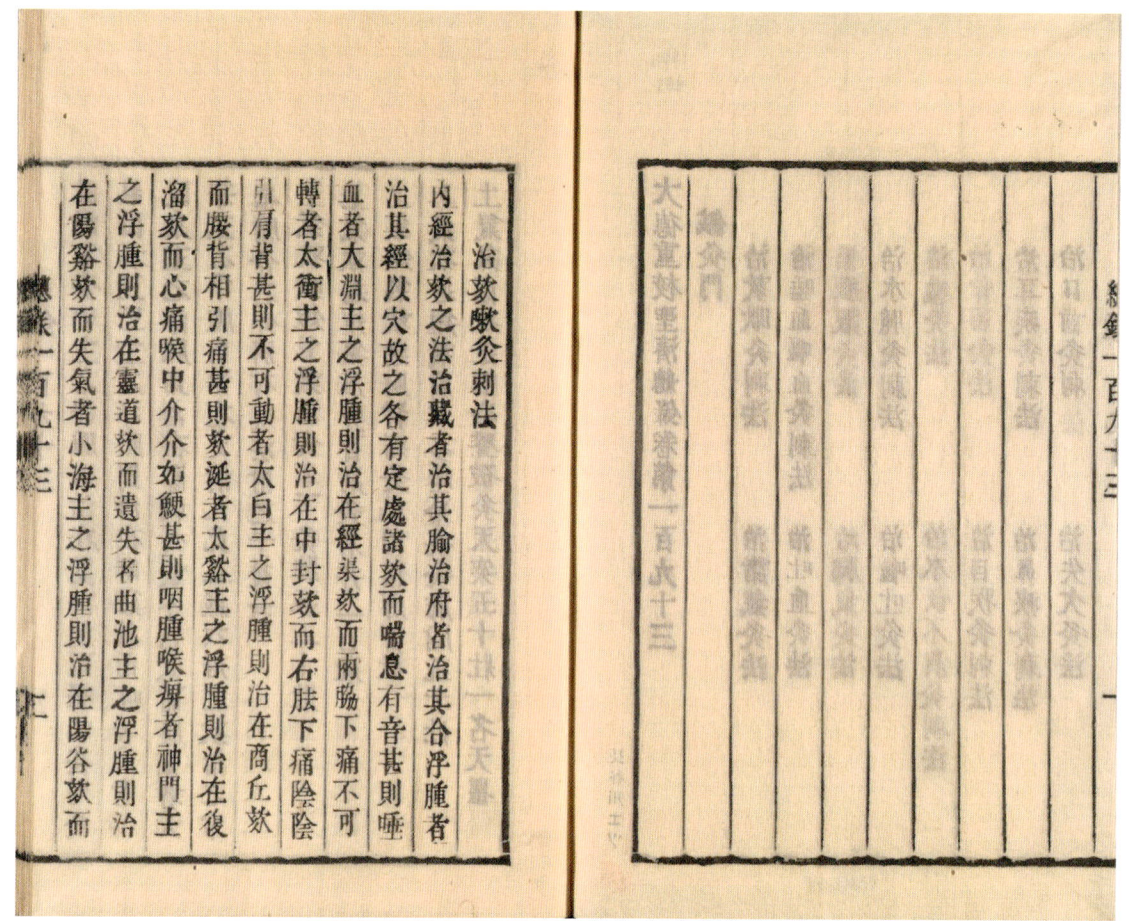

治咳嗽灸刺法

　　《内经》治咳之法：治脏者治其腧，治腑者治其合，浮肿者治其经。以穴故之，各有定处。诸咳而喘息有音，甚则唾血者，太渊主之；浮肿，则治在经渠。咳而两胁下痛不可转者，太冲主之；浮肿，则治在中封。咳而右胠下痛，阴阴引肩背，甚则不可动者，太白主之；浮肿，则治在商丘。咳而腰背相引痛，甚则咳涎者，太溪主之；浮肿，则治在复溜。咳而心痛，喉中介介如鲠，甚则咽肿喉痹者，神门主之；浮肿，则治在灵道。咳而遗失者，曲池主之；浮肿，则治在阳溪。咳而失气者，小海主之；浮肿，则治在阳谷。咳而

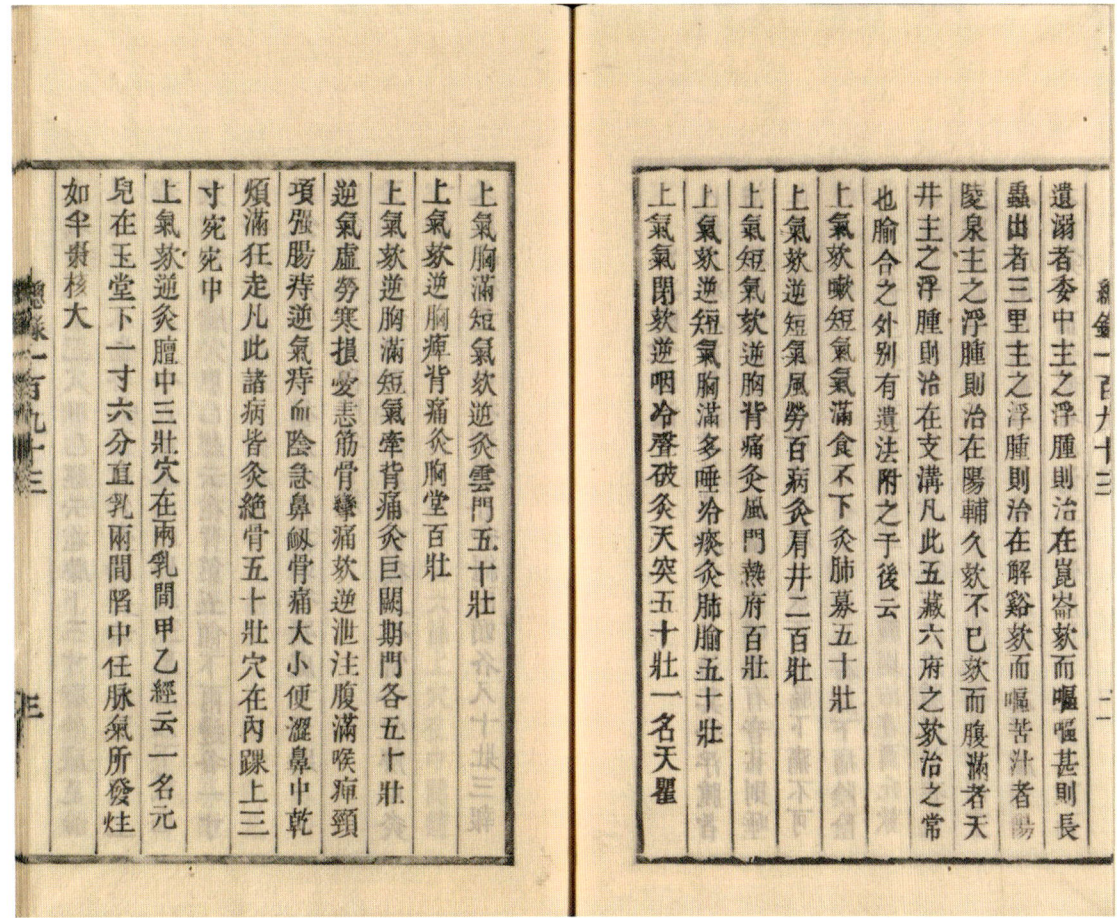

遗溺者，委中主之；浮肿，则治在昆仑。咳而呕，呕甚则长虫出者，三里主之；浮肿，则治在解溪。咳而呕苦汁者，阳陵泉主之；浮肿，则治在阳辅。久咳不已，咳而腹满者，天井主之；浮肿，则治在支沟。凡此五脏六腑之咳，治之常也，腧合之外别，别有遗法，附之于后云。

上气咳嗽短气，气满食不下，灸肺募五十壮。

上气咳逆短气，风劳百病，灸肩井二百壮。

上气短气咳逆，胸背痛，灸风门热府百壮。

上气咳逆短气，胸满多唾冷痰，灸肺腧五十壮。

上气气闭咳逆，咽冷声破，灸天突五十壮，一名天瞿。

上气胸满，短气咳逆，灸云门五十壮。

上气咳逆，胸痹背痛，灸胸堂百壮。

上气咳逆，胸满短气牵背痛，灸巨阙、期门各五十壮。

逆气虚劳寒损，忧恚，筋骨挛痛，咳逆泄注，腹满喉痹，颈项强，肠痔逆气，痔血阴急，鼻衄骨痛，大小便涩，鼻中干，烦满狂走，凡此诸病，皆灸绝骨五十壮，穴在内踝上三寸宛宛中。

上气咳逆，灸膻中三壮，穴在两乳间。《甲乙经》云：一名元儿。在玉堂下一寸六分，直乳两间陷中，任脉气所发。炷如半枣核大。

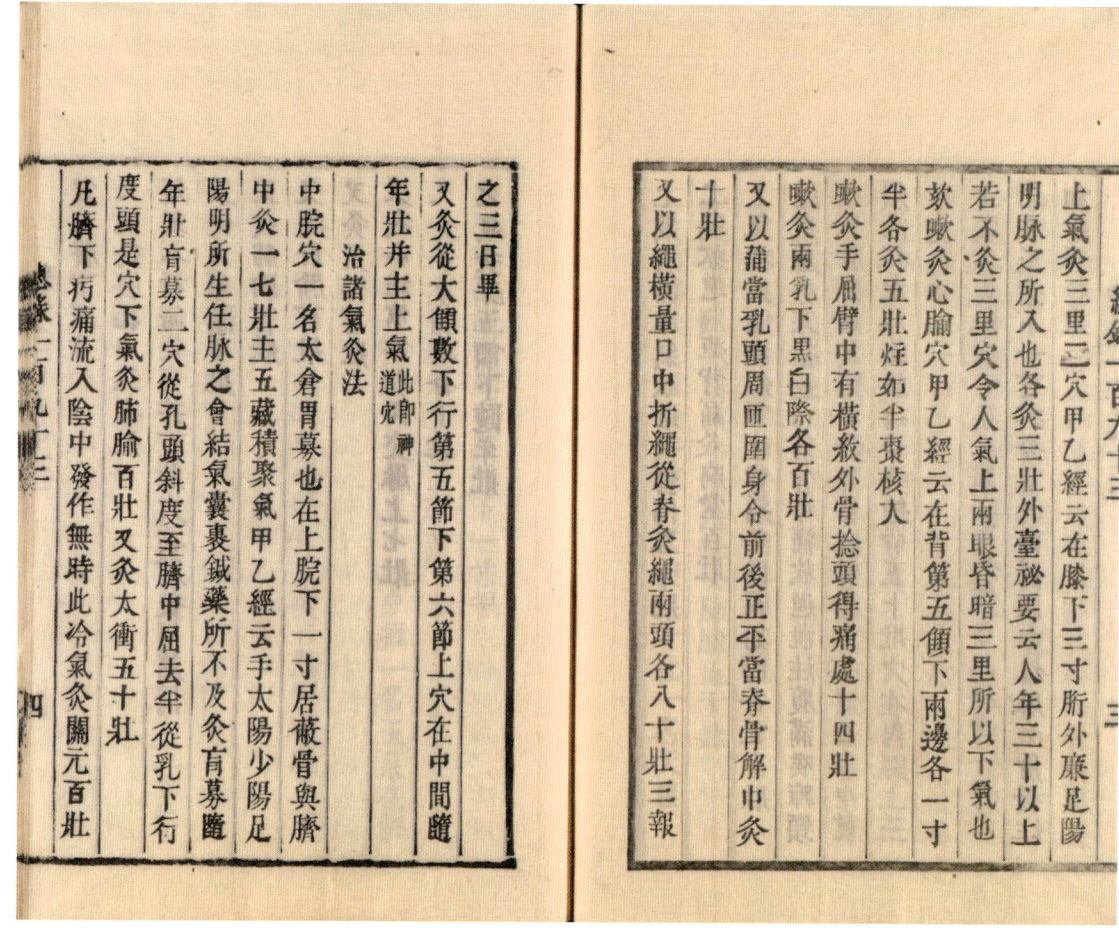

上气，灸三里二穴。《甲乙经》云：在膝下三寸，胻外廉，足阳明脉之所入也。各灸三壮。《外台秘要》云：人年三十以上，若不灸三里穴，令人气上，两眼昏暗，三里所以下气也。

咳嗽，灸心腧穴。《甲乙经》云：在背第五椎下，两边各一寸半。各灸五壮，炷如半枣核大。

嗽，灸手屈臂，中有横纹，外骨捻头得痛处，十四壮。

嗽，灸两乳下黑白际，各百壮。又以薄当乳头，周匝围身，令前后正平，当脊骨解中，灸十壮。又以绳横量口中折绳，从脊灸绳两头，各八十壮，三报之，三日毕。

又灸从大椎数，下行第五节下，第六节上，穴在中间，随年壮，并主上气。此即神道穴。

治诸气灸法

中脘穴，一名太仓，胃募也。在上脘下一寸，居蔽骨与脐中。灸一七壮。主五脏积聚气。《甲乙经》云：手太阳少阳足阳明所生，任脉之会，结气囊里，针药所不及，灸肓募，随年壮。肓募二穴，从乳①头斜度至脐，中屈去半，从乳下行，度头是穴。下气，灸肺腧百壮，又灸太冲五十壮。

凡脐下疗痛，流入阴中，发作无时，此冷气，灸关元百壮，

①乳：原作"孔"，形误，据《千金翼方》卷二十七第七改。

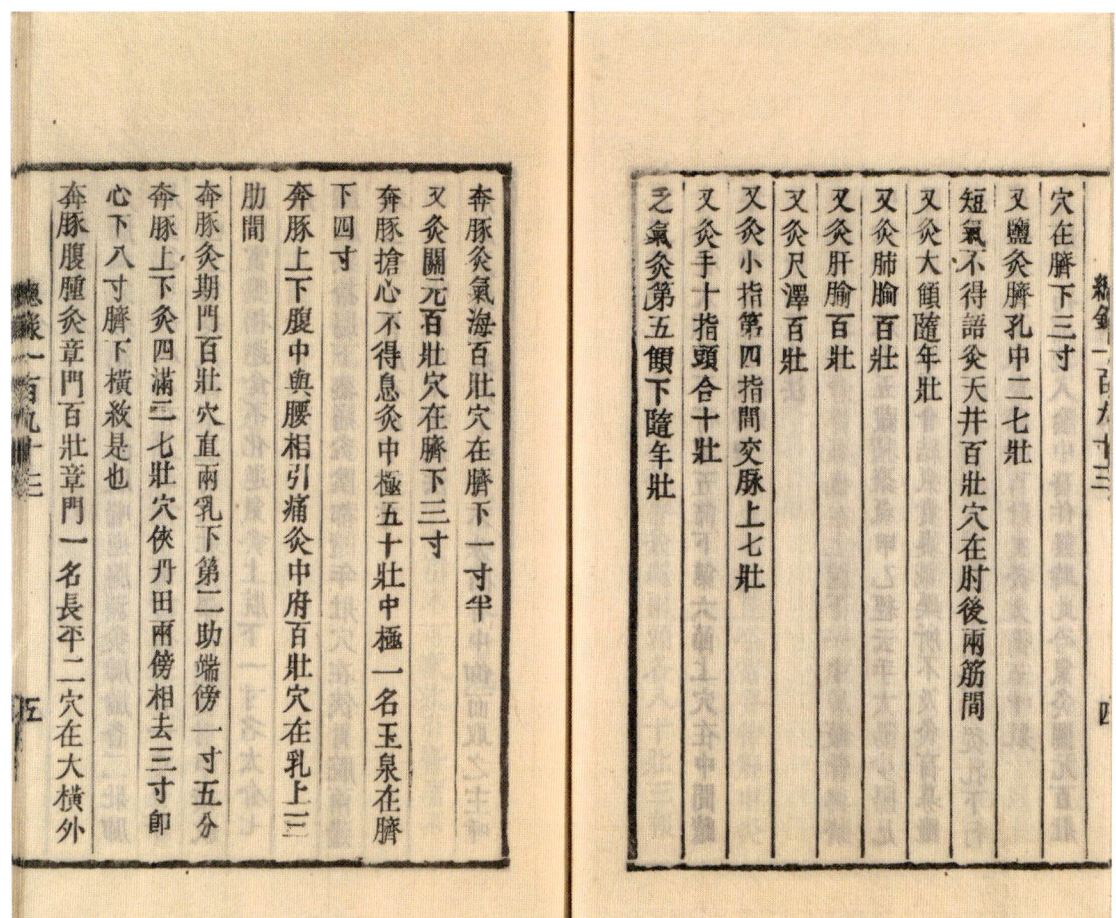

穴在脐下三寸。又盐灸脐孔中，二七壮。

短气不得语，灸天井百壮，穴在肘后两筋间。

又灸大椎，随年壮。

又灸肺腧百壮。

又灸肝腧百壮。

又灸尺泽百壮。

又灸小指第四指间交脉上，七壮。

又灸手十指头，合十壮。

乏气，灸第五椎下，随年壮。

奔豚，灸气海百壮，穴在脐下一寸半。

又灸关元百壮，穴在脐下三寸。

奔豚抢心不得息，灸中极五十壮。中极，一名玉泉，在脐下四寸。

奔豚上下，腹中与腰相引痛，灸中府百壮。穴在乳上三肋间。

奔豚，灸期门百壮。穴直两乳下第二肋端，旁一寸五分。

奔豚上下，灸四满二七壮。穴挟丹田，两旁相去三寸，即心下八寸，脐下横纹是也。

奔豚腹肿，灸章门百壮。章门，一名长平，二穴在大横外，直脐季肋端。

凡肺风气痿绝，四肢满胀，喘逆胸满，灸肺腧各二壮。肺腧对乳，引绳度之，在第三椎下，两旁相去各一寸五分。

呕吐上气，灸尺泽不三则七壮。尺泽，在腕后肘中横纹。

腹中雷鸣相逐，食不化逆气，灸上脘下一寸，名太仓，七壮。

肺胀气抢胁下热痛，灸阴都，随年壮。穴在挟胃脘两边相去一寸，胃脘在心下三寸。

治唾血呕血灸刺法

肝库房穴，在气户下一寸六分陷者中，仰而取之。主唾血。《甲乙经》云：足阳明脉气所发。灸一七壮。

呕血肩胁痛，口干心痛，与背相引，不可咳，咳引肾痛，不容主之。

唾血振寒嗌干，太渊主之。呕血，大陵及郄门主之。呕血上气，神门主之。

心膈下呕血，上脘主之。

曲泽穴，在肘内廉下陷者中，屈肘得之。各灸七壮。主呕血，兼心痛血出。《甲乙经》云：手心主脉之所入也。

内伤，唾血不足，外无膏泽，刺地五会。

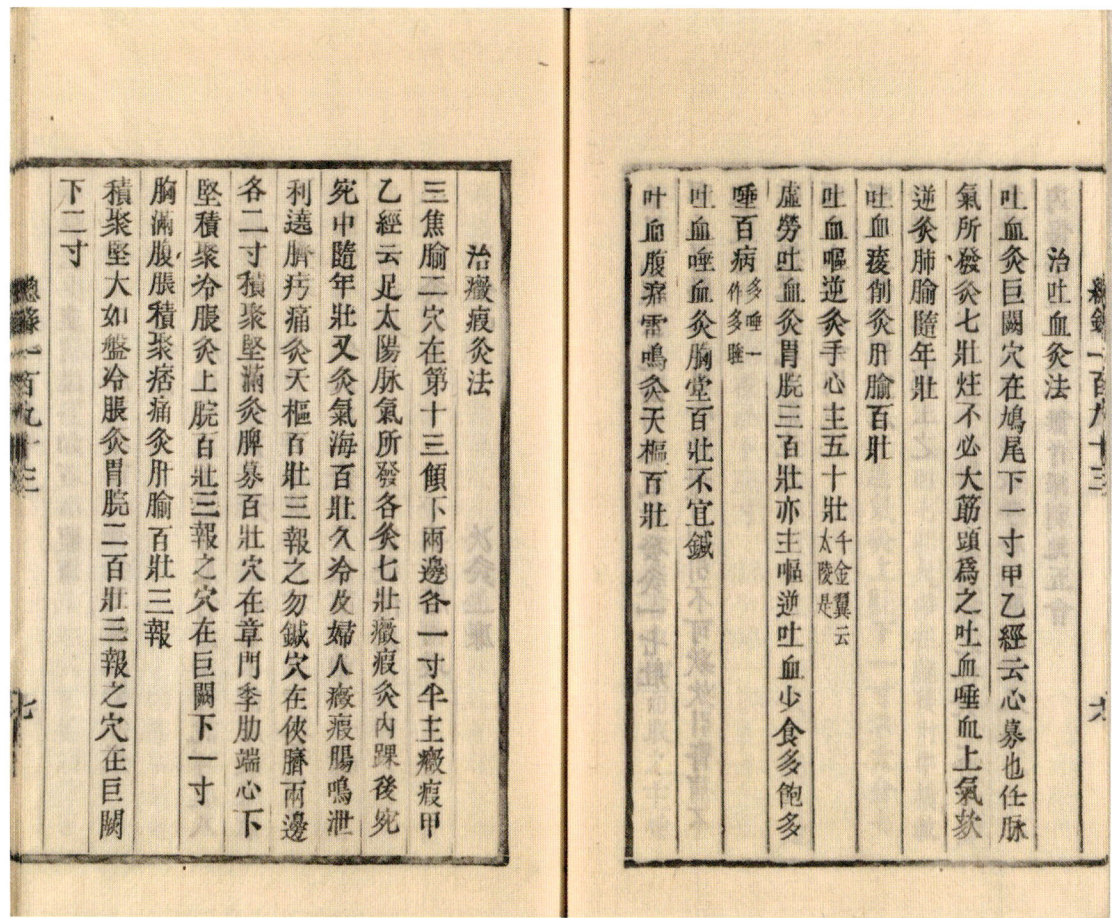

治吐血灸法

吐血，灸巨阙。穴在鸠尾下一寸。《甲乙经》云：心募也。任脉气所发，灸七壮，炷不必大，箸头为之。吐血唾血，上气咳逆，灸肺腧，随年壮。

吐血，酸削，灸肝腧百壮。

吐血呕逆，灸手心主五十壮。《千金翼》云：大陵是。

虚劳吐血，灸胃脘三百壮，亦主呕逆吐血，少食多饱，多唾百病。多唾，一作多睡。

吐血唾血，灸胸堂百壮，不宜针。吐血，腹痛雷鸣，灸天枢百壮。

治癥瘕灸法

三焦腧二穴，在第十三椎下，两边各一寸半。主癥瘕。《甲乙经》云：足太阳脉气所发。各灸七壮。

癥瘕，灸内踝后宛宛中，随年壮。又灸气海百壮。久冷及妇人癥瘕，肠鸣泄利，绕脐疗痛，灸天枢百壮，三报之，勿针。穴在挟脐两边各二寸。积聚坚满，灸脾募百壮。穴在章门季肋端。心下坚，积聚冷胀，灸上脘百壮，三报之。穴在巨阙下一寸。

胸满腹胀，积聚痞痛，灸肝腧百壮，三报。

积聚坚大如盘，冷胀，灸胃脘二百壮，三报之，穴在巨阙下二寸。

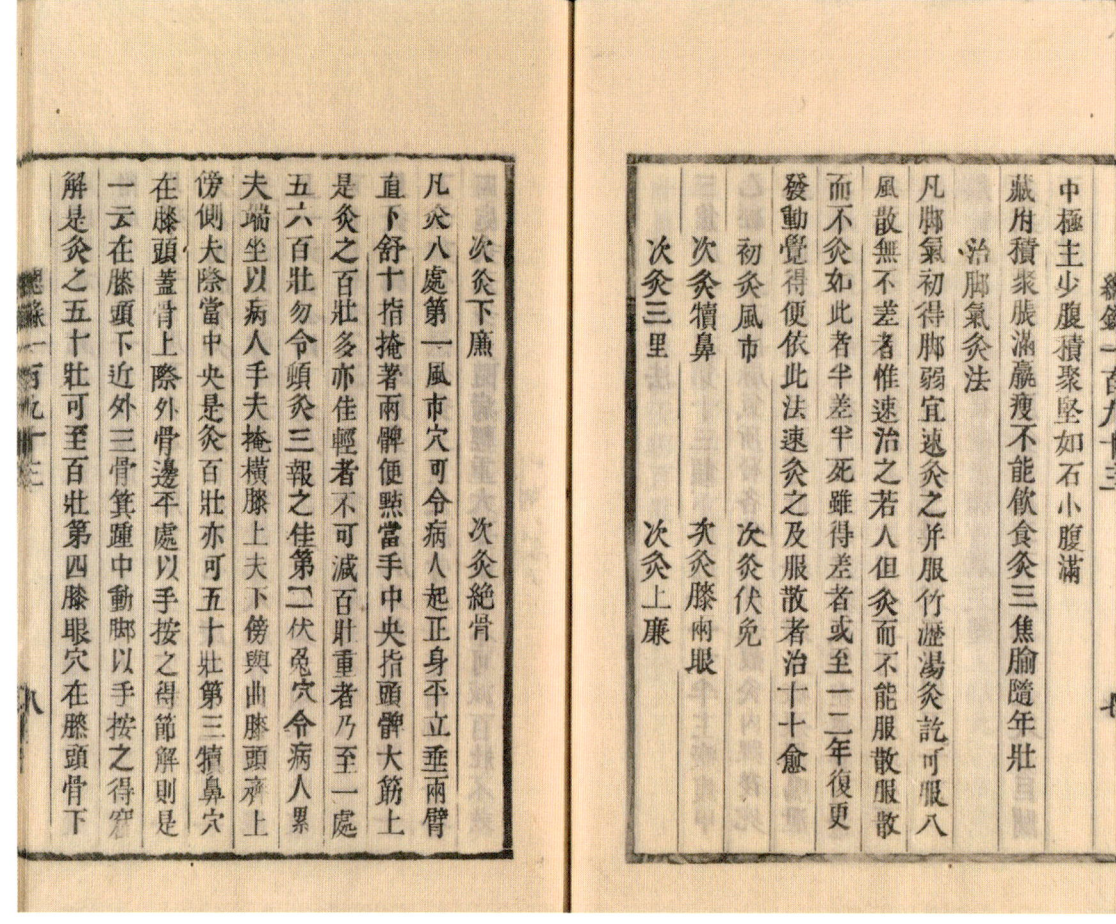

中极主少腹积聚坚如石，小腹满。

脏腑积聚胀满，羸瘦不能饮食，灸三焦腧，随年壮。

治脚气灸法

凡脚气初得脚弱，宜速灸之，并服竹沥汤。灸讫，可服八风散，无不瘥者，惟速治之。若人但灸而不能服散，服散而不灸，如此者半瘥半死。虽得瘥者，或至一二年，复更发动。觉得便依此法，速灸之及服散者，治十十愈。

  初灸风市 次灸伏兔

  次灸犊鼻 次灸膝两眼

  次灸三里 次灸上廉

  次灸下廉 次灸绝骨

凡灸八处，第一风市穴，可令病人起，正身平立，垂两臂直下，舒十指，掩着两髀，便点当手中央指头，髀大筋上是。灸之百壮，多亦佳，轻者不可减百壮，重者乃至一处五六百壮，勿令顿灸，三报之，佳。第二伏兔穴，令病人累夫端坐，以病人手夫，掩横膝上，夫下旁与曲膝头齐，上旁侧夫际，当中央是。灸百壮，亦可五十壮。第三犊鼻穴，在膝头盖骨上际外骨边平处，以手按之，得节解则是；一云：在膝头下近外三骨箕踵中，动脚以手按之，得窟解是。灸之五十壮，可至百壮。第四膝眼穴，在膝头骨下两旁陷者宛宛中是。第五三里穴，在膝头骨节下一夫，附胫骨外是；一云：在膝头骨节下三寸。人长短大小，当以病人手夫度取。灸之百壮。第六上廉穴，在三里下一夫，亦附胫骨外是。灸之百壮。第七下廉穴，在上廉下一夫；一云：附胫骨外是。灸之百壮。第八绝骨穴，在脚外踝上一夫，亦云四寸是。凡此诸穴，灸不必一顿灸尽壮数，可日日报灸之，三日之中，灸令尽壮数为佳。凡病一脚，则灸一脚；病两脚，则灸两脚。凡脚弱病，皆多两脚。又一方云：如觉脚恶，便灸三里及绝骨各一处；两脚恶者，合四处灸之。多少随病轻重，大要虽轻不可减百壮。不瘥，速以次灸之，多多益佳。一说灸绝骨最要。人有患此脚弱，不即治，及入腹，腹大上气，于是乃须大法灸，随诸腧及诸脘关节腹背，尽灸之，并服八风散，往往得瘥。觉病入腹，若病人不堪痛，不能尽作大灸，但灸胸心腹诸穴，及两脚诸穴，亦有得好瘥者。凡量一夫之法，覆手并舒四指，对度四指上中节上，横过为一夫。夫有两种，有三指为一夫者。此脚弱灸，以四指为一夫也。亦依支法存旧法，梁丘、犊鼻、三里、上廉、下廉、解溪、太冲、阳陵泉、绝骨、昆仑、阴陵泉、三阴交、足太阴复溜、然谷、涌泉、承山、束骨等，凡一十八穴。旧法多灸百会、风府，五脏六腑腧募，顷来灸者，悉觉引气向上，所以不取其法。气不上者可用之，其要病已成，恐不救者，悉须灸之。其足十指去指奇一分，两足凡八穴，曹氏名曰八冲，极下气有效。其足十指端，名曰气端，日灸三壮，并大神要。其八冲可日灸七壮，气下即止；凡灸八冲，艾炷须小作之。

治水肿灸刺法

黄帝治水之腧五十七处，尻上五行行五，谓肾腧五十七穴，积阴之所聚也，水所从出入也。尻上五行行五者，此肾腧，故水病下为胕肿大腹，上为喘呼，不得卧者，标本俱病，故肺为喘呼，肾为水肿。肺为逆不得卧，分为相输俱受者，水气之所留也。伏兔上各二行行五者，此肾之街也，三阴之所交结于脚也；踝上各一行行六者，此肾脉之下行也，名曰太冲。凡五十七穴者，背脏之阴络，水之所客也。

身胀逆息不得卧，风汗身肿，喘息多唾，天府主之。

四肢肿，身湿，丰隆主之。

风逆，四肢肿，复溜主之。

身肿皮痛，不可近衣，屋翳主之。

水肿胪胀，食饮不下，恶寒，胃仓主之。

水肿肠鸣，胃虚胀，不嗜食，绕脐痛，冲胸不得息者，水分

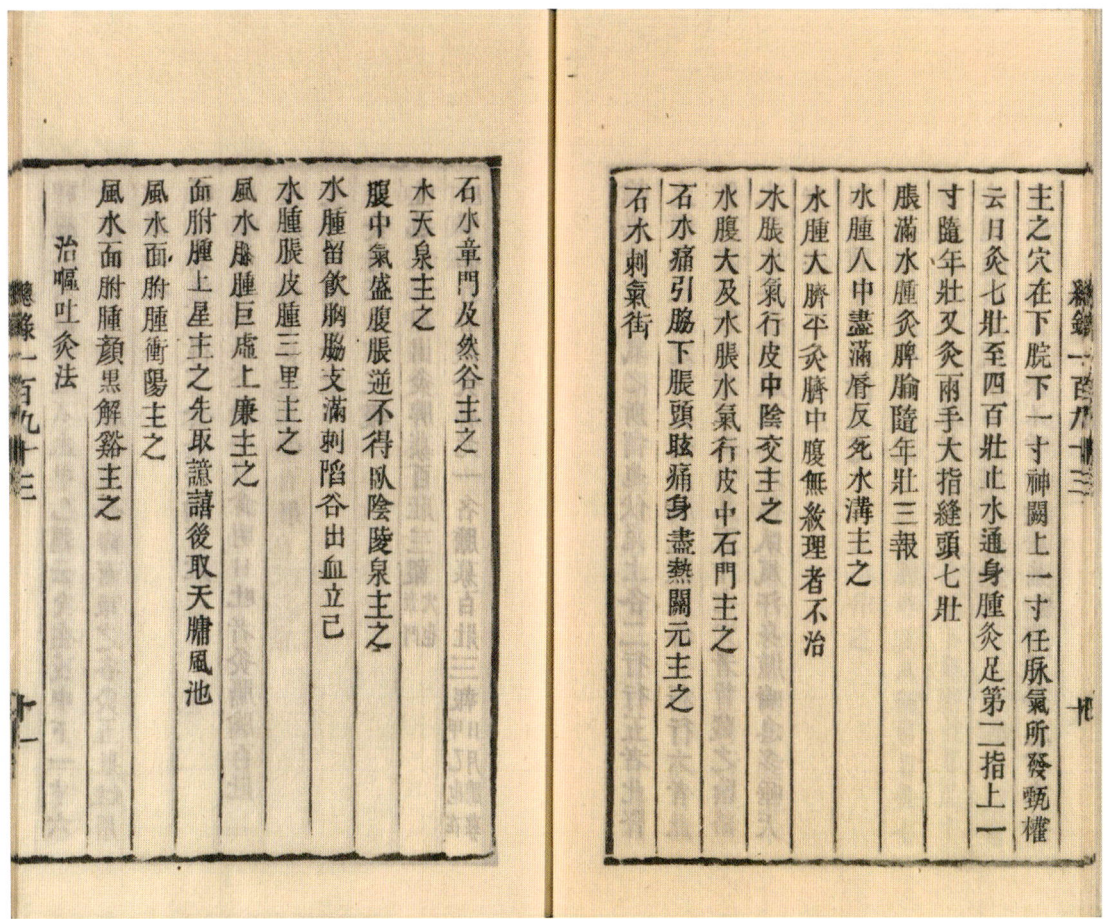

主之，穴在下脘下一寸，神阙上一寸，任脉气所发。甄权云：日灸七壮，至四百壮止。水通身肿，灸足第二指上一寸，随年壮。又灸两手大指缝头七壮。

胀满水肿，灸脾腧，随年壮，三报。

水肿，人中尽满，唇反，死，水沟主之。

水肿，大脐平，灸脐中，腹无纹理者，不治。

水胀，水气行皮中，阴交主之。

水腹大，及水胀，水气行皮中，石门主之。

石水痛引胁下胀，头眩痛，身尽热，关元主之。石水刺气街。

石水，章门及然谷主之。水，大泉主之。

腹中气盛，腹胀逆不得卧，阴陵泉主之。

水肿留饮，胸胁支满，刺陷谷出血，立已。

水肿胀，皮肿，三里主之。风水膝肿，巨虚上廉主之。

面胕肿，上星主之。先取譩譆，后取天牖风池。

风水面胕肿，冲阳主之。风水面胕肿，颜黑，解溪主之。

治呕吐灸法

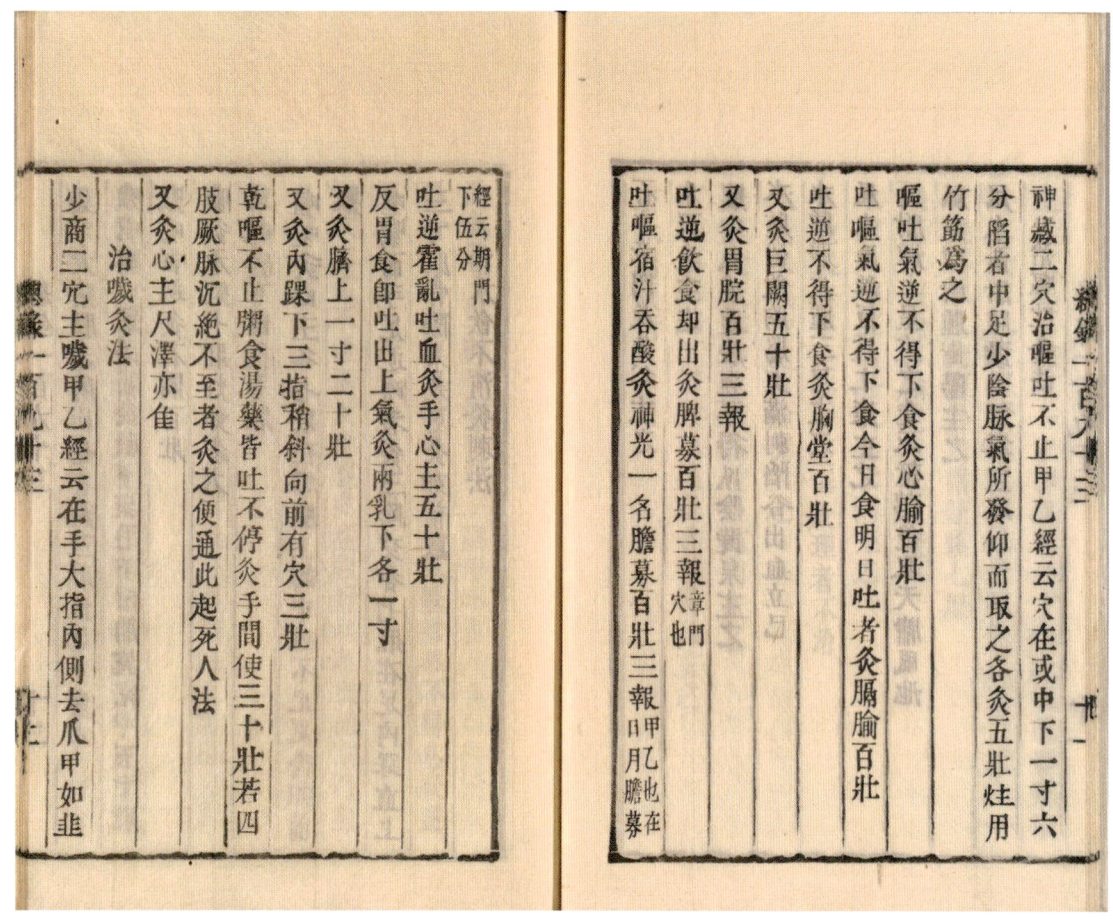

神藏二穴，治呕吐不止，《甲乙经》云：穴在或中下一寸六分陷者中，足少阴脉气所发，仰而取之，各灸五壮，炷用竹箸为之。

呕吐气逆不得下食，灸心腧百壮。

吐呕气逆不得下食，今日食，明日吐者，灸膈腧百壮。

吐逆不得下食，灸胸堂百壮。又灸巨阙五十壮。又灸胃脘百壮，三报。

吐逆饮食却出，灸脾募百壮，三报。章门穴也。

吐呕宿汁吞酸，灸神光，一名胆募，百壮，三报。《甲乙》也在日月胆募。经云：期门下五分。

吐逆霍乱吐血，灸手心主五十壮。

反胃食即吐出，上气，灸两乳下各一寸。又灸脐上一寸，二十壮。

又灸内踝下，三指稍斜向前有穴，三壮。

干呕不止，粥食汤药，皆吐不停，灸手间使三十壮。若四肢厥，脉沉绝不至者，灸之便通。此起死人法。又灸心主尺泽，亦佳。

治哕灸法

少商二穴，主哕。《甲乙经》云：在手大指内侧，去爪甲如韭

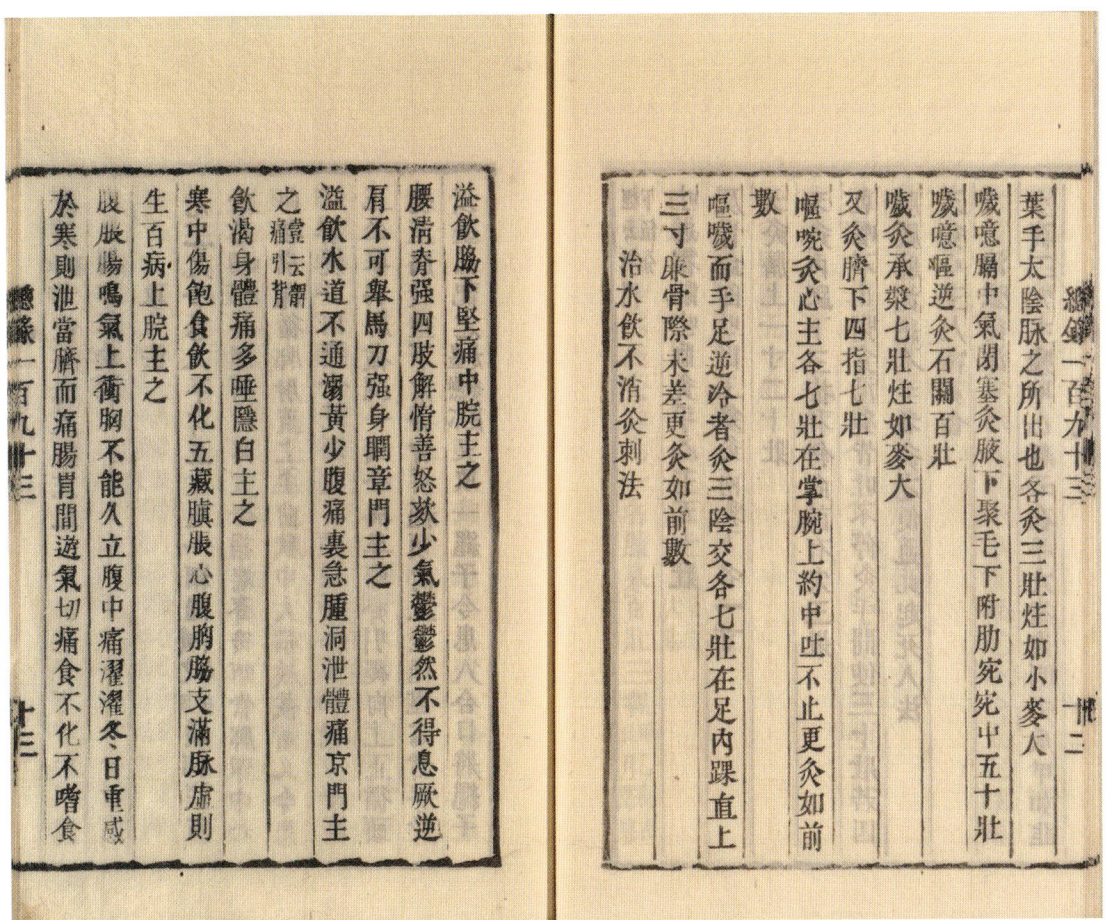

叶，手太阴脉之所出也。各灸三壮，炷如小麦大。

哕噫，膈中气闭塞，灸腋下聚毛下附肋宛宛中，五十壮。

哕噫呕逆，灸石关百壮。

哕，灸承浆七壮，炷如麦大。又灸脐下四指，七壮。

呕哕，灸心主各七壮，在掌腕上约中。吐不止，更灸如前数。

呕哕而手足逆冷者，灸三阴交各七壮，在足内踝直上三寸廉骨际。未瘥，更灸如前数。

治水饮不消灸刺法

溢饮胁下坚痛，中脘主之。

腰清脊强，四肢懈惰，善怒，咳少气，郁郁然不得息，厥逆，肩不可举，马刀，强身䏌，章门主之。

溢饮水道不通，溺黄，少腹痛，里急，肿洞泄体痛，京门主之。一云髀痛引背。

饮渴，身体痛，多唾，隐白主之。

寒中伤饱，食饮不化，五脏䐜胀，心腹胸胁支满，脉虚则生百病，上脘主之。

腹胀肠鸣，气上冲胸，不能久立，腹中痛濯濯，冬日重感于寒则泄，当脐而痛，肠胃间游气切痛，食不化，不嗜食，

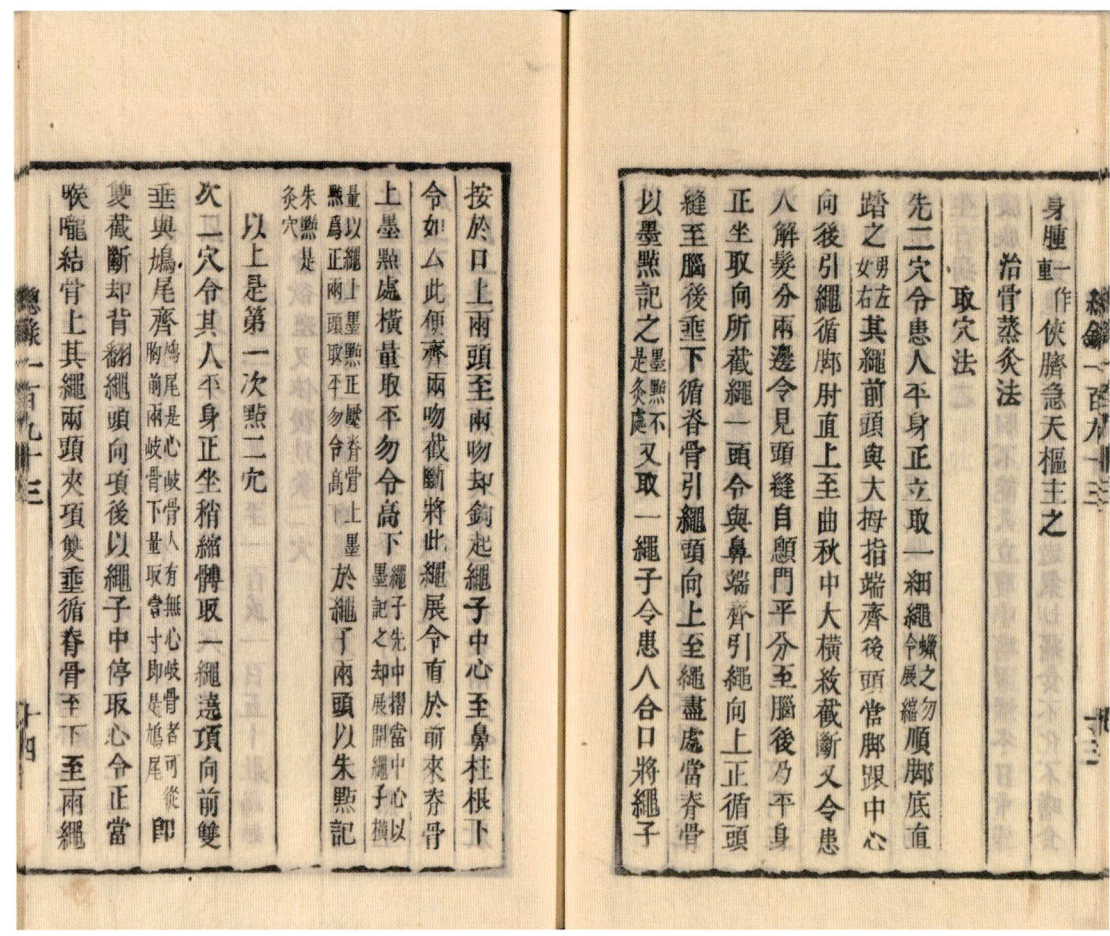

身肿一作重，挟脐急，天枢主之。

治骨蒸灸法

取穴法

先二穴，令患人平身正立，取一细绳蜡之，勿令展缩，顺脚底直踏之男左女右。其绳前头与大拇指端齐，后头当脚跟中心，向后引绳，循脚肘直上至曲秋中，大横纹截断。又令患人解发，分两边，令见头缝，自囟门平分，至脑后，乃平身正坐，取向所截绳，一头令与鼻端齐，引绳向上，正循头缝，至脑后垂下，循脊骨，引绳头向上，至绳尽处，当脊骨，以墨点记之墨点不是灸处。又取一绳子，令患人合口，将绳子按于口上，两头至两吻，却钩起绳子中心，至鼻柱根下，令如"厶"，此便齐，两吻截断，将此绳展令直，于前来脊骨上墨点处，横量取平，勿令高下。绳子先中折，当中心以墨记之，却展开绳子横量，以绳上墨点正压脊骨上墨点为正，两头取平勿令高下，于绳子两头，以朱点记朱点是灸穴。

以上是第一次点二穴。

次二穴，令其人平身正坐，稍缩髈。取一绳绕项，向前双垂，与鸠尾齐鸠尾是心岐骨，人有无心岐骨者，可从胸前两岐骨下量取一寸，即是鸠尾。即双截断，却背翻绳头，向项后，以绳子中停取心，令正当喉咙结骨上，其绳两头夹项双垂，循脊骨至下，至两绳

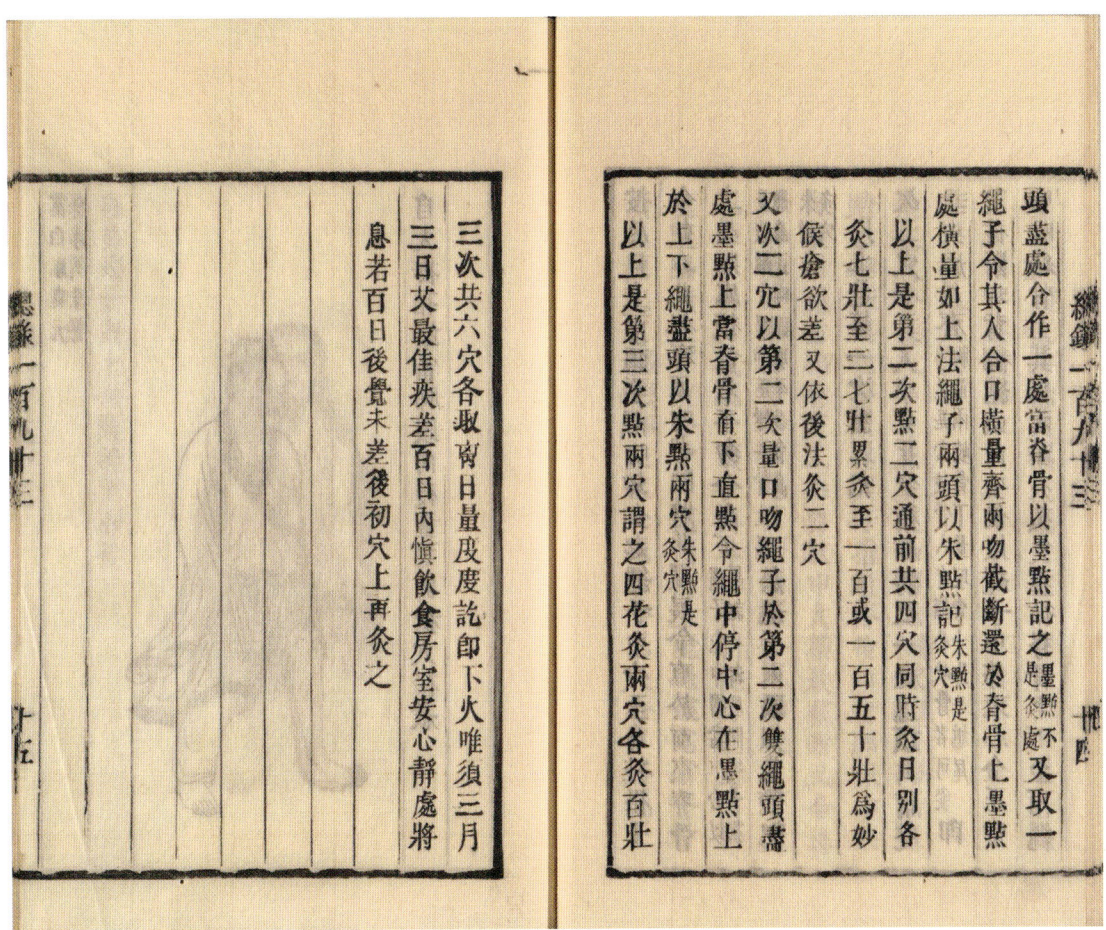

头尽处，合作一处。当脊骨，以墨点记之墨点不是灸处。又取一绳子。令其人合口，横量齐两吻截断，还于脊骨上墨点处，横量如上法，绳子两头，以朱点记朱点是灸穴。

以上是第二次点二穴，通前共四穴，同时灸，日别各灸七壮，至二七壮，累灸至一百，或一百五十壮为妙，候疮欲瘥，又依后法灸二穴。

又次二穴，以第二次量口吻绳子，于第二次双绳头尽处墨点上，当脊骨直下直点，令绳中停中心在墨点上，于上下绳尽头，以朱点两穴朱点是灸穴。

以上是第三次点两穴，谓之四花灸。两穴各灸百壮，三次共六穴，各取离日量度，度讫即下火，唯须三月三日艾最佳。疾瘥百日内，慎饮食房室，安心静处将息。若百日后觉未瘥，后初穴上再灸之。

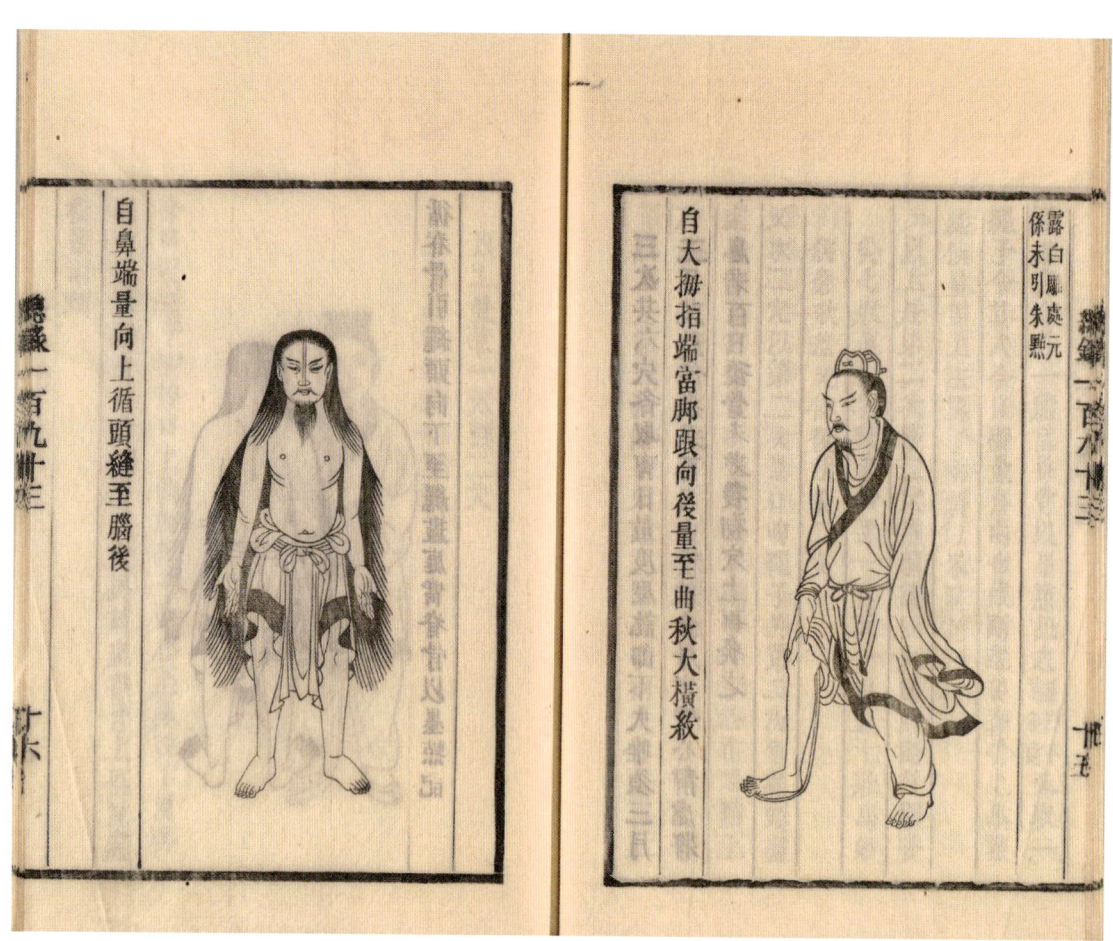

露白雕处元系未引朱点

取穴图（图见上）

自大拇指端当脚跟向后量至曲秋大横纹。

取穴图（图见上）

自鼻端量向上循头缝至脑后。

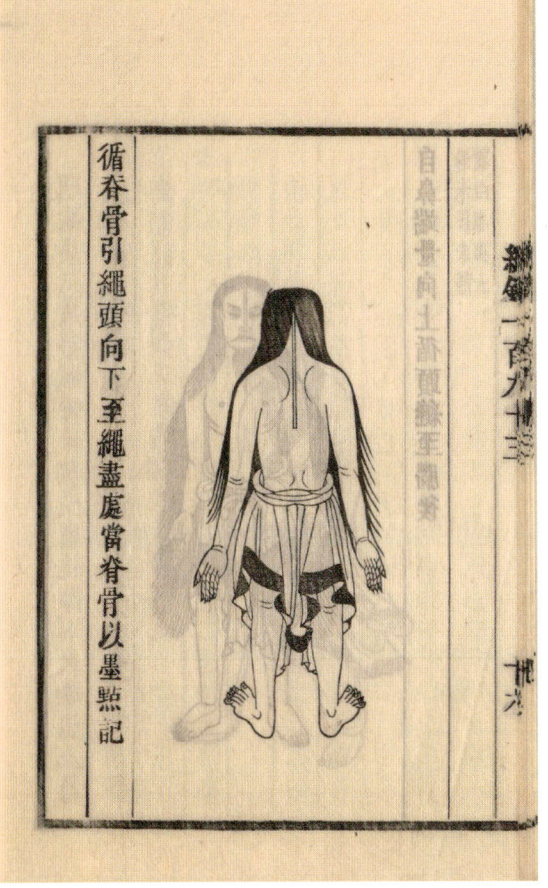
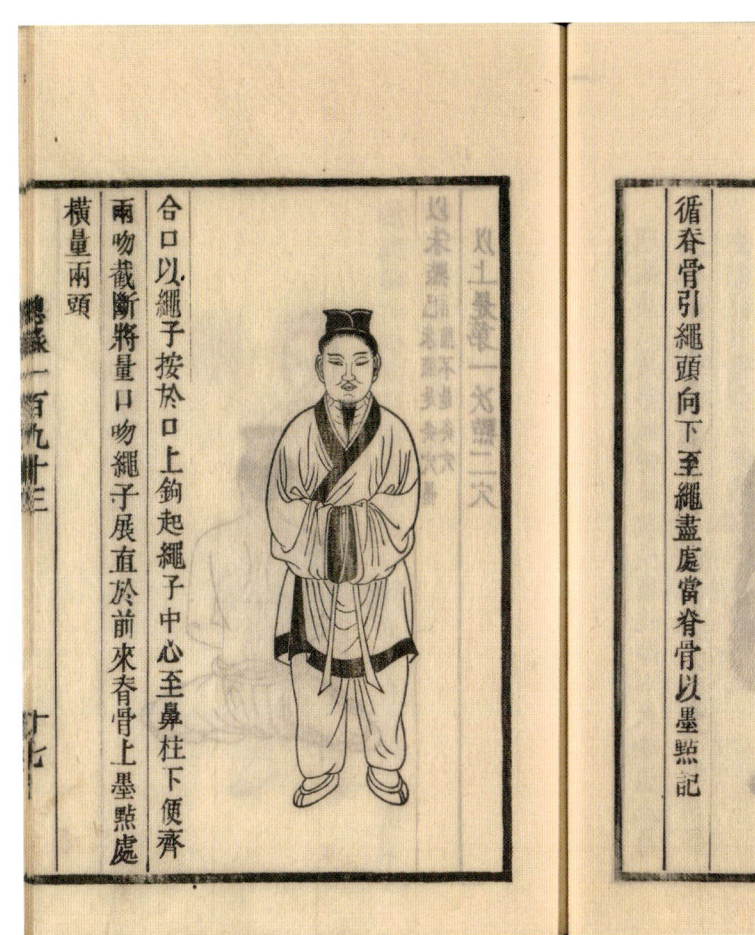

取穴图（图见上）

循脊骨引绳头向下，至绳尽处，当脊骨，以墨点记。

取穴图（图见上）

合口，以绳子按于口上，钩起绳子中心至鼻柱下，便齐两吻截断，将量口吻绳子展直于前来脊骨上墨点处，横量两头。

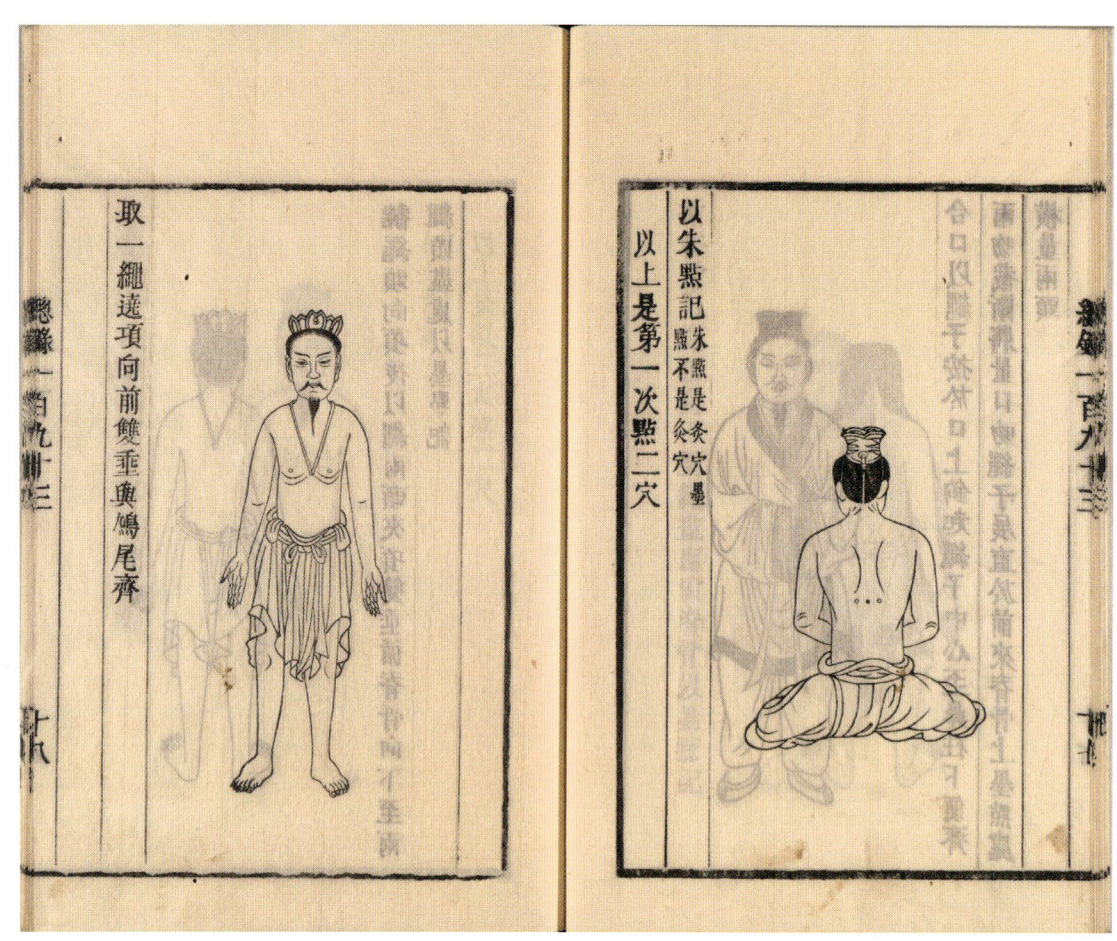

取穴图（图见上）

以朱点记朱点是灸穴,墨点不是灸穴。

以上是第一次点二穴。

取穴图（图见上）

取一绳绕项向前,双垂,与鸠尾齐。

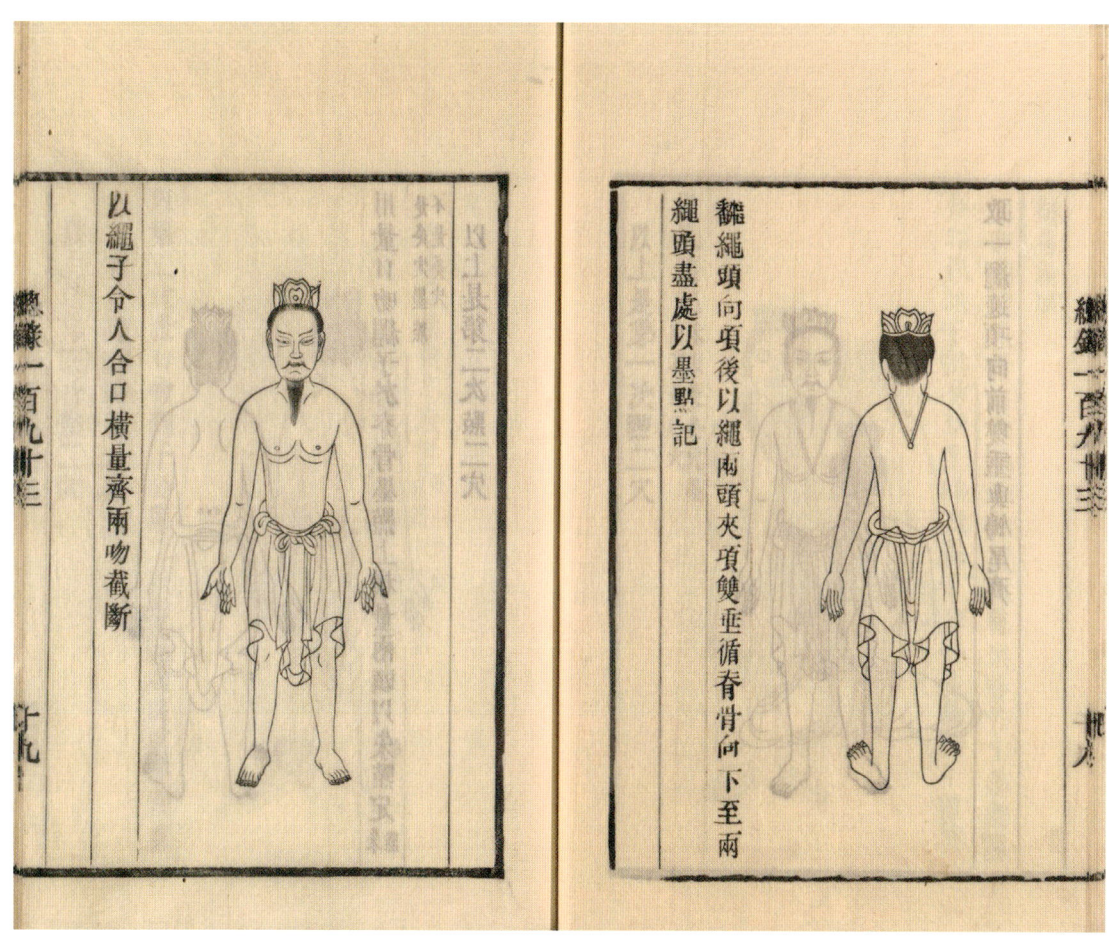

取穴图（图见上）

翻绳头向项后，以绳两头夹项双垂，循脊骨向下至两绳头尽处，以墨点记。

取穴图（图见上）

以绳子令人合口横量，齐两吻截断。

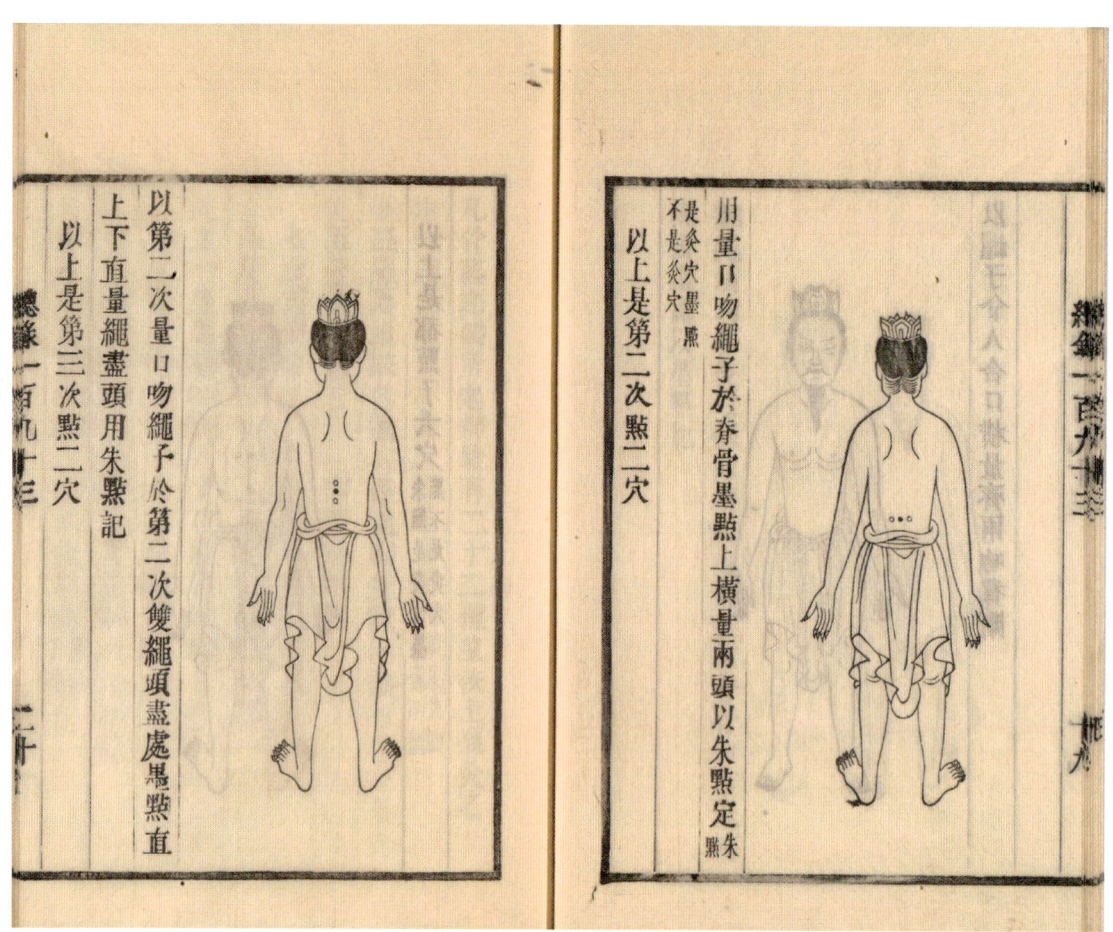

取穴图（图见上）

用量口吻绳子于脊骨墨点上横量,两头以朱点定朱点是灸穴,墨点不是灸穴。

以上是第二次点二穴。

取穴图（图见上）

以第二次量口吻绳子于第二次双绳头尽处墨点,直上下直量,绳尽头用朱点记。

以上是第三次点二穴。

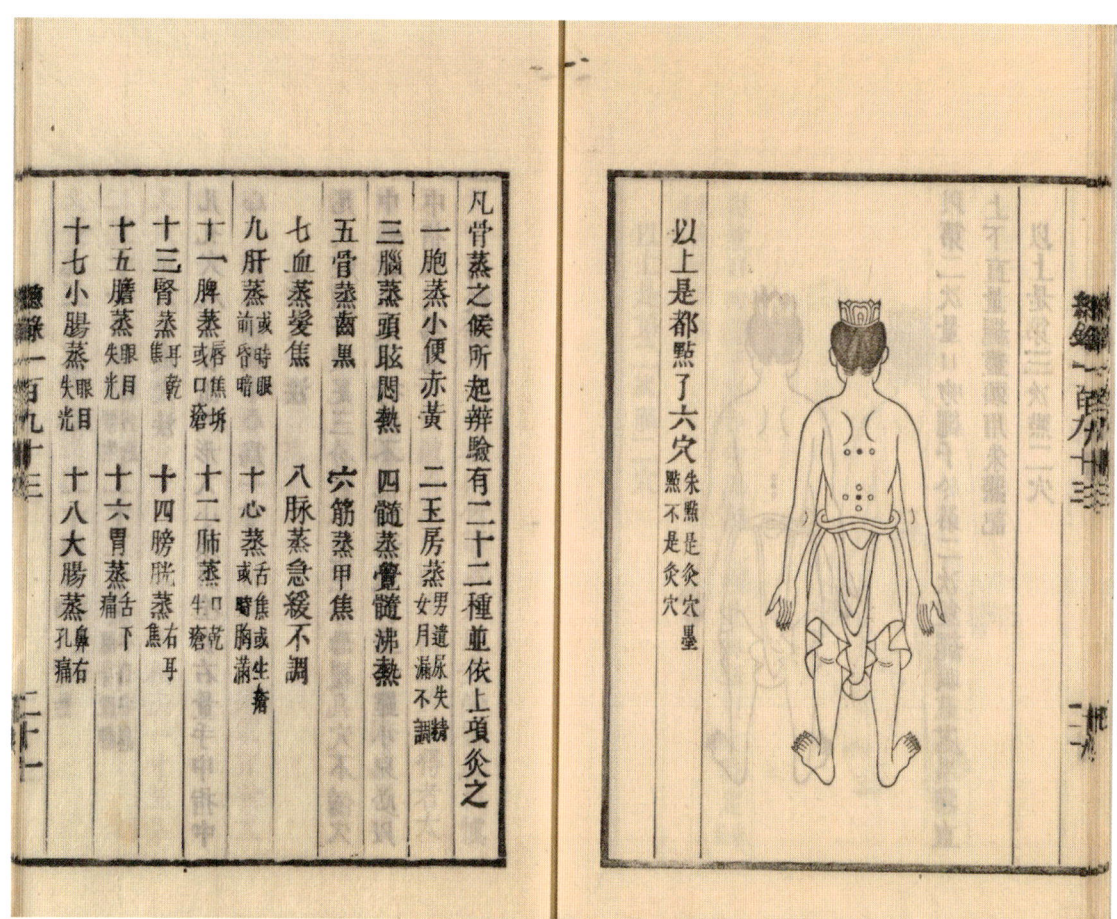

取穴图（图见上）

以上是都点了六穴朱点是灸穴，墨点不是灸穴。

凡骨蒸之候所起，辨验有二十二种，并依上项灸之。

一胞蒸，小便赤黄。　　　二玉房蒸。男遗尿失精，女月漏不调。

三脑蒸，头眩闷热。　　　四髓蒸，觉髓沸热。

五骨蒸，齿黑。　　　　　六筋蒸，甲焦。

七血蒸，发焦。　　　　　八脉蒸，急缓不调。

九肝蒸或时眼前昏暗。　　十心蒸舌焦，或生疮，或时胸满。

十一脾蒸唇焦坼或口疮。　十二肺蒸口干生疮。

十三肾蒸耳干焦。　　　　十四膀胱蒸右耳焦。

十五胆蒸眼目失光。　　　十六胃蒸舌下痛。

十七小肠蒸眼目失光。　　十八大肠蒸鼻右孔痛。

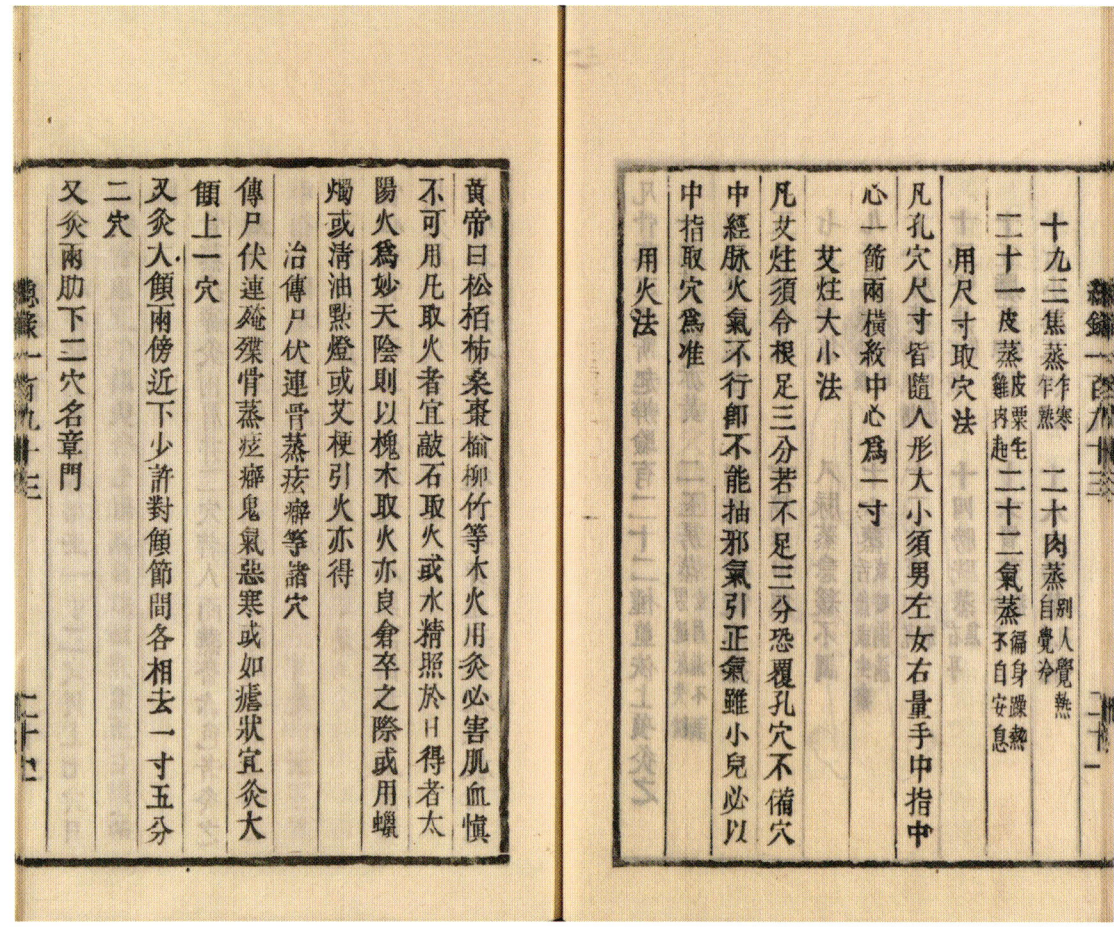

十九三焦蒸乍寒乍热。　二十肉蒸别人觉热，自觉冷。

二十一皮蒸皮粟生鸡肉起。　二十二气蒸遍身躁热，不自安息。

用尺寸取穴法

凡孔穴尺寸，皆随人形大小，须男左女右，量手中指中心一节，两横纹中心，为一寸。

艾炷大小法

凡艾炷须令根足三分，若不足三分，恐复孔穴不备，穴中经脉火气不行，即不能抽邪气，引正气，虽小儿必以中指取穴为准。

用火法

黄帝曰：松、柏、柿、桑、枣、榆、柳、竹等木火，用灸必害肌血，慎不可用。凡取火者，宜敲石取火，或水精照于日得者，太阳火为妙。天阴则以槐木取火亦良，仓卒之际，或用蜡烛，或清油点灯，或艾梗引火亦得。

治传尸伏连骨蒸痃癖等诸穴

传尸伏连淹殗骨蒸痃癖鬼气，恶寒或如疟状，宜灸大椎上一穴。

又灸大椎两旁近下少许，对椎节间，各相去一寸五分，二穴。

又灸两肋下二穴，名章门，

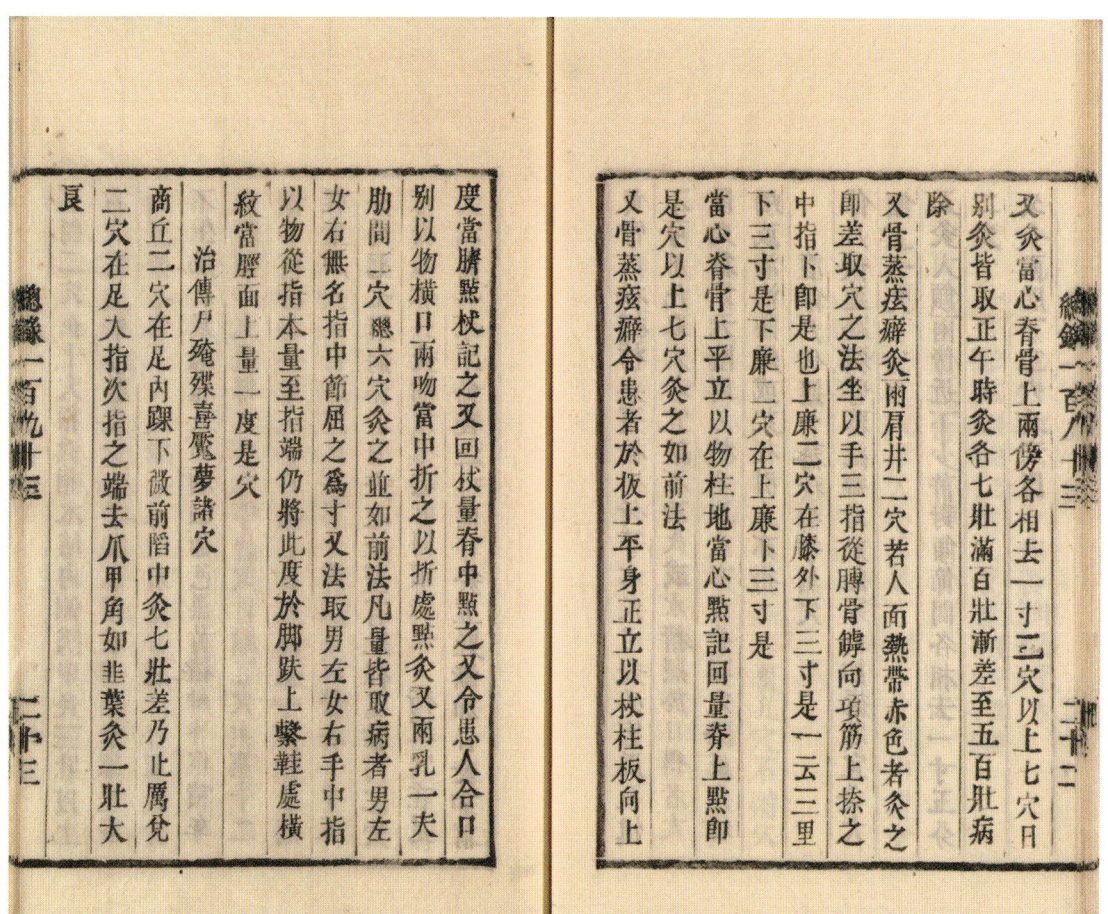

又灸当心脊骨上，两旁各相去一寸，二穴。以上七穴，日别灸，皆取正午时，灸各七壮，满百壮渐瘥，至五百壮病除。

又骨蒸痃癖，灸两肩井二穴。若人面热带赤色者，灸之即瘥。取穴之法，坐以手三指从髆骨鏮，向项筋上捺之中指下，即是也。上廉二穴，在膝外下三寸是。一云：三里下三寸是。下廉二穴，在上廉下三寸是。

当心脊骨上，平立以物柱地，当心点记，回量脊上，点即是穴。以上七穴，灸之如前法。

又骨蒸痃癖，令患者于板上，平身正立，以杖柱板向上度，当脐点杖记之。又回杖量脊中点之。又令患人合口，别以物横口两吻，当中折之，以折处点灸。又两乳一夫肋间，二穴，总六穴，灸之并如前法。凡量皆取病者男左女右无名指中节，屈之为寸。又法，取男左女右手中指，以物从指本，量至指端，仍将此度于脚跌上系鞋处横纹，当胫面上量一度，是穴。

治传尸殗殜喜魇梦诸穴

商丘二穴，在足内踝下微前陷中，灸七壮，瘥乃止。

厉兑二穴，在足大指次指之端，去爪甲角如韭叶，灸一壮，大良。

二间二穴，在手大指次指本节内侧陷中，灸三壮。以上六穴，商丘疗多卧，厉兑疗嗜卧急惰，章门疗贲豚气胀。治五劳七伤，及山岚瘴疟，背膊烦重，心痛，注忤气羸，食不生肌肤，寒热邪气，头项强，面色黑黄，精神昏倦，积年淋沥，积癖，鬼气传尸骨蒸等诸穴，胃腧二穴，在第十二椎下，两旁各一寸五分，日灸七壮止，或至一百壮，量病轻重加灸。又肾腧二穴，在第十四椎下，两旁各一寸五分，灸七七壮，病深者日灸七壮，至百壮佳。又章门二穴，可灸七壮，日灸渐至七七壮，同前法。又太冲二穴，在足大指间一寸，本节后二寸陷中，灸五壮，渐加，日灸如前法。凡膏肓二穴，令病人坐，曲背伸两臂，着膝令直，手大指与膝齐，以物楮肘，勿令臂动，从膊骨上角摩捺，至膊骨下头，其间当有四肋三间，灸中间，依转膊骨之里，去膊骨容侧指许，摩膂肉之表肋间灸处捺之，自觉牵引胸肩，中灸两膊骨肉，各一处五百壮，多至千壮，气下如水，若无停痰宿水，必有所下也。此灸法无所不治，若病因即令侧卧，挽臂令前取穴，或正坐伸臂，令人挽之，使两臂骨相远，不尔膊骨复穴。即难取也。其穴近五椎，相望求之。又肝腧二穴，在第六椎下，两旁各一寸五分，日灸七壮，病深者至百壮，佳。又神堂穴，在第五椎下，两旁

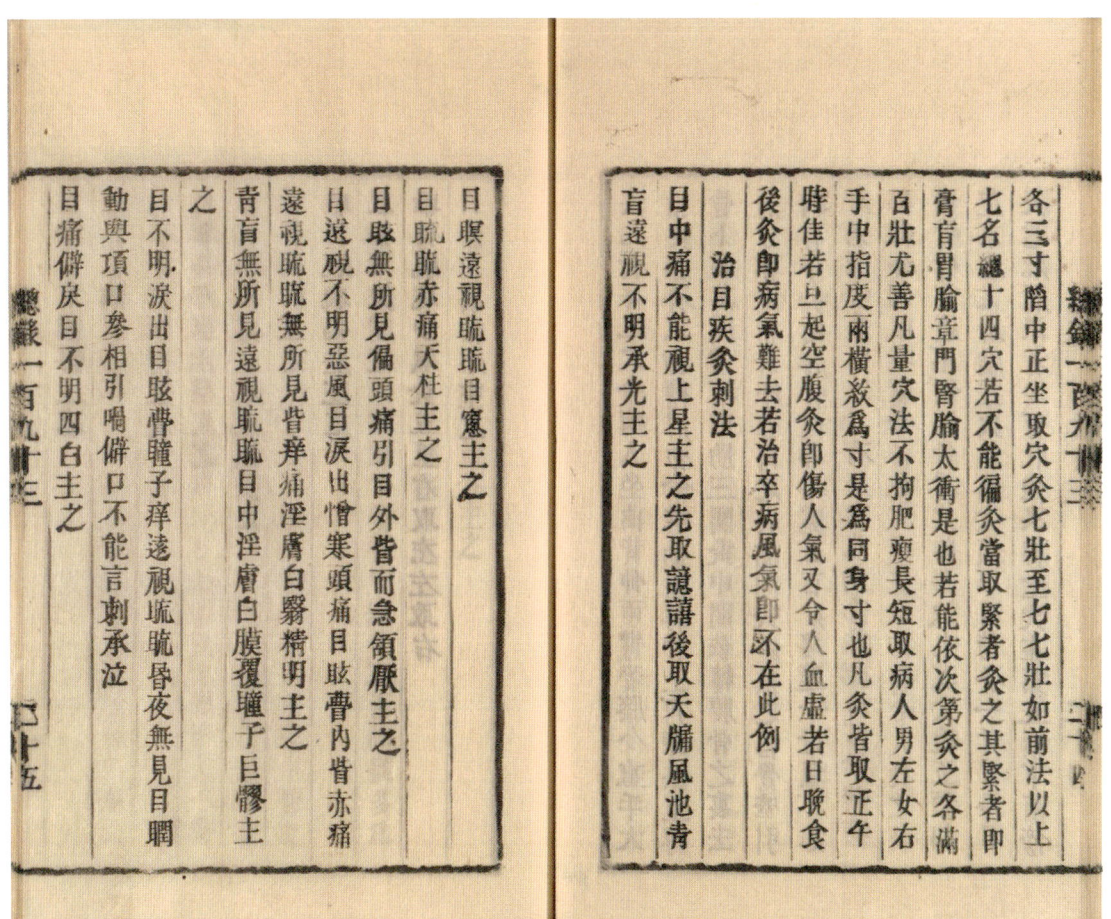

各三寸陷中，正坐取穴，灸七壮，至七七壮如前法。以上七名，总十四穴，若不能遍灸，当取紧者灸之。其紧者，即膏肓、胃腧、章门、肾腧、太冲是也。若能依次第灸之，各满百壮，尤善。凡量穴法，不拘肥瘦长短，取病人男左女右手中指，度两横纹为寸，是为同身寸也。凡灸，皆取正午时佳，若旦起空腹灸，即伤人气，又令人血虚；若日晚食后灸，即病气难去。若治卒病风气，即不在此例。

治目疾灸刺法

目中痛，不能视，上星主之。先取譩譆，后取天牖、风池。青盲远视不明，承光主之。

目瞑，远视䀮䀮，目窗主之。

目䀮䀮赤痛，天柱主之。

目眩无所见，偏头痛，引目外眦而急，颔厌主之。

目远视不明，恶风目泪出，憎寒头痛，目眩瞢，内眦赤痛，远视䀮䀮，无所见，眦痒痛，淫肤白翳，精明主之。

青盲无所见，远视䀮䀮，目中淫肤白膜覆瞳子，巨髎主之。

目不明泪出，目眩瞢，瞳子痒，远视䀮䀮，昏夜无见，目眴动与项口参相引，㖞僻口不能言，刺承泣。

目痛僻戾，目不明，四白主之。

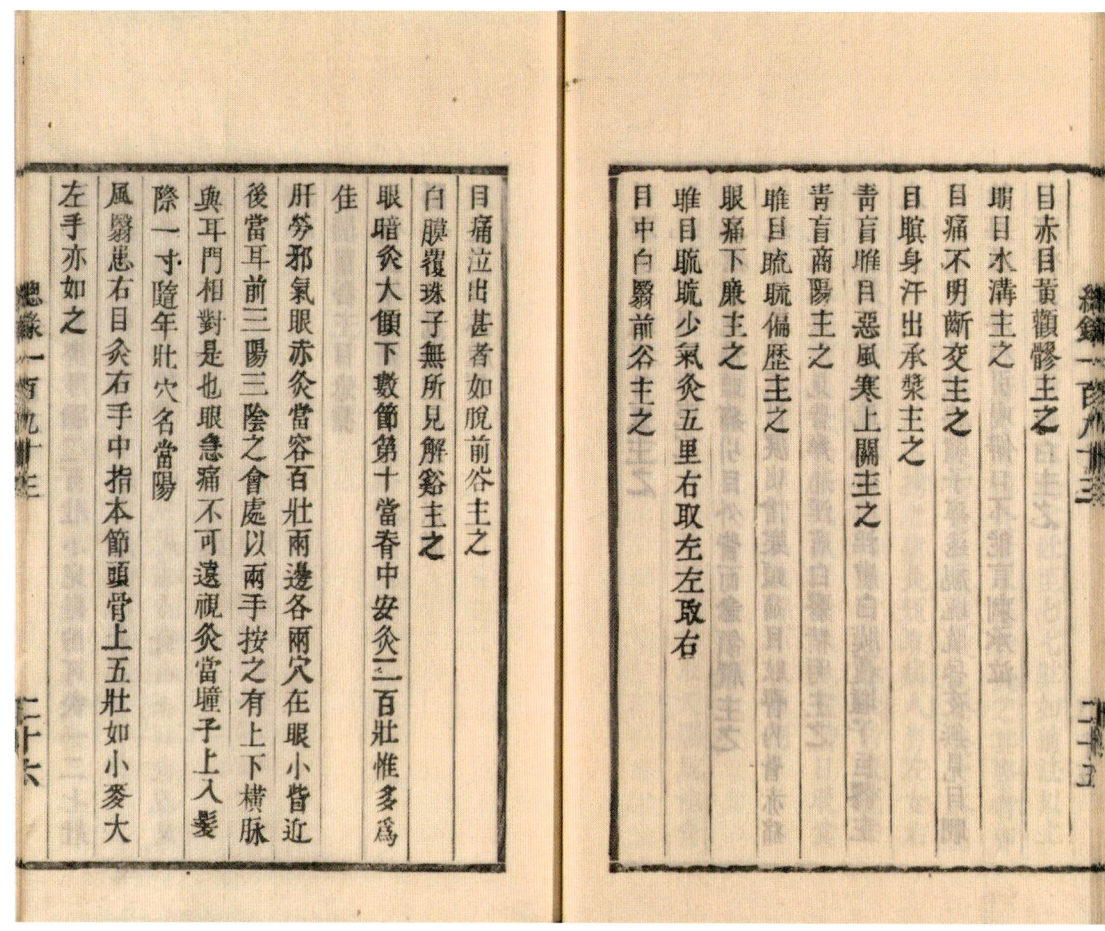

目赤目黄，颧髎主之。

瞑目，水沟主之。

目痛不明，龈交主之。

目瞑身汗出，承浆主之。

青盲䁾目，恶风寒，上关主之。

青盲，商阳主之。

䁾目䀮䀮，偏历主之。

眼痛，下廉主之。

䁾目䀮䀮少气，灸五里，右取左，左取右。

目中白翳，前谷主之。目痛泣出，甚者如脱，前谷主之。

白膜覆珠子，无所见，解溪主之。

眼暗，灸大椎下，数节第十，当脊中，安灸二百壮，惟多为佳。

肝劳邪气眼赤，灸当容百壮。两边各两穴，在眼小眦近后，当耳前，三阳三阴之会处，以两手按之，有上下横脉，与耳门相对是也。眼急痛，不可远视，灸当瞳子上入发际一寸，随年壮，穴名当阳。

风翳患右目，灸右手中指本节头骨上，五壮，如小麦大，左手亦如之。

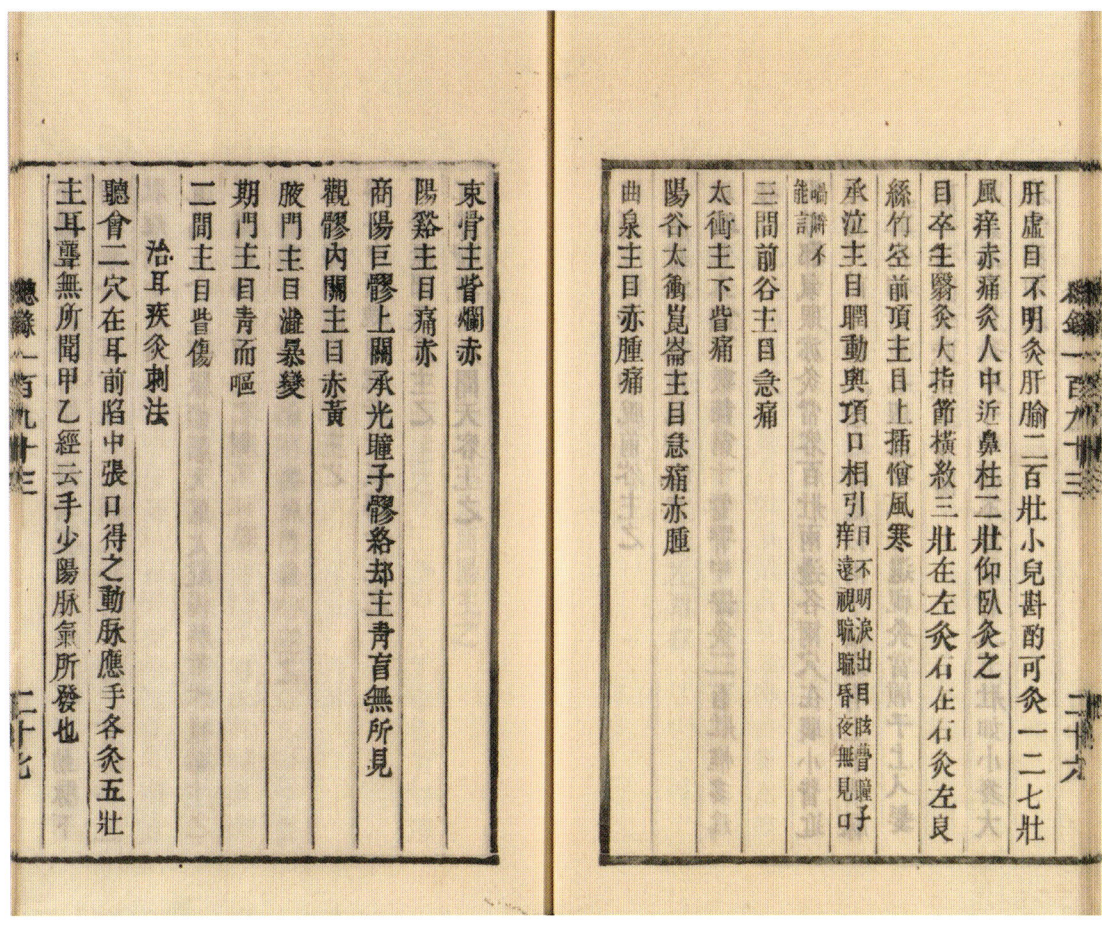

肝虚目不明，灸肝腧二百壮，小儿斟酌，可灸一二七壮。

风痒赤痛，灸人中近鼻柱，二壮，仰卧灸之。

目卒生翳，灸大指节横纹，三壮。在左灸右，在右灸左，良。

丝竹空前顶，主目上插，憎风寒。

承泣，主目瞤动，与项口相引。目不明，泪出，目眩瞢，瞳子痒，远视眪眪，昏夜无见，口㖞僻不能言。

三间、前谷，主目急痛。太冲，主下眦痛。

阳谷、太冲、昆仑，主目急痛赤肿。

曲泉，主目赤肿痛。

束骨，主眦烂赤。阳溪，主目痛赤。

商阳、巨髎、上关、承光、瞳子髎、络却，主青盲无所见。

颧髎、内关，主目赤黄。腋门，主目涩暴变。

期门，主目青而呕。二间，主目眦伤。

治耳疾灸刺法

听会二穴，在耳前陷中，张口得之，动脉应手，各灸五壮，主耳聋无所闻。《甲乙经》云：手少阳脉气所发也。

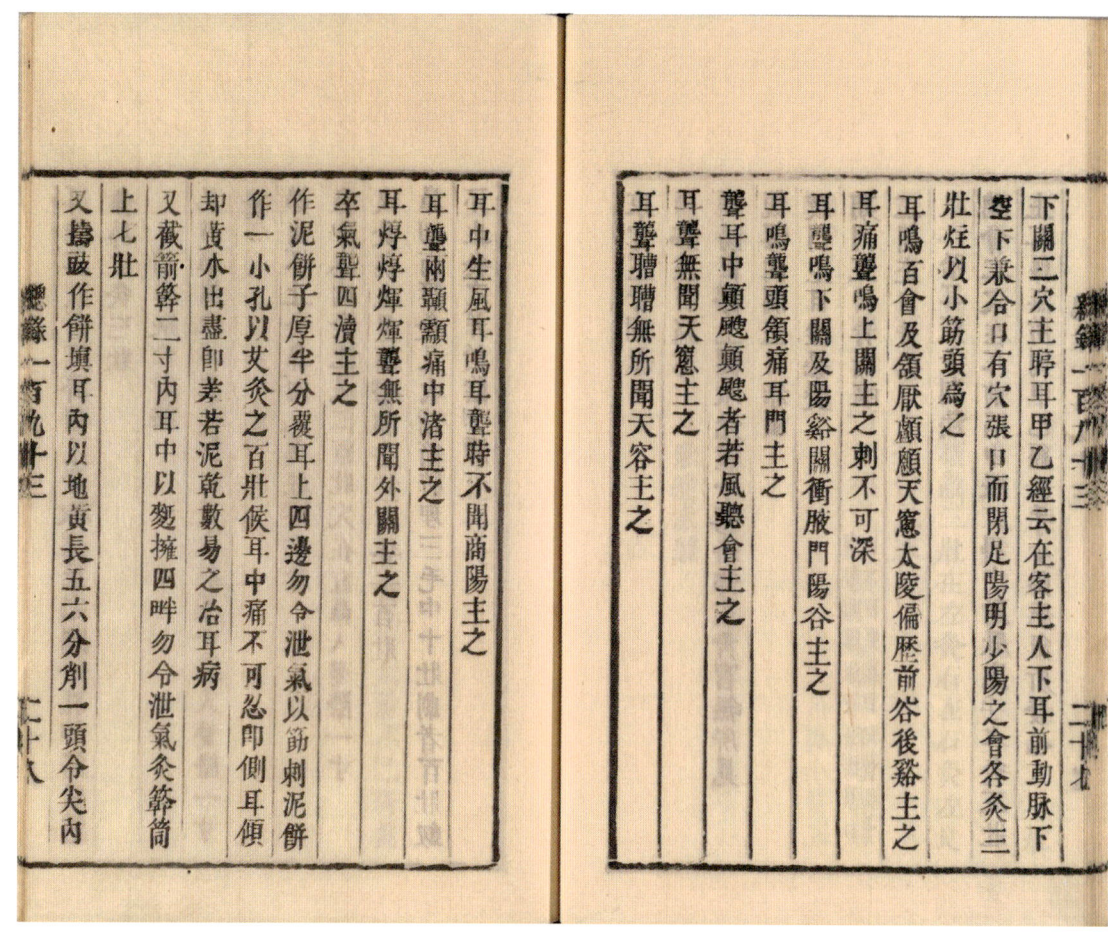

下关二穴，主聤耳。《甲乙经》云：在客主人下，耳前动脉下空下廉，合口有穴，张口而闭，足阳明少阳之会。各灸三壮，炷以小筯头为之。

耳鸣，百会及颔厌、颅囟、天窗、大陵、偏历、前谷、后溪主之。

耳痛聋鸣，上关主之。刺不可深。

耳聋鸣，下关及阳溪、关冲、腋门、阳谷主之。

耳鸣聋，头颔痛，耳门主之。

聋耳中颠飕颠飕者若风，听会主之。

耳聋无闻，天窗主之。耳聋聤聤无所闻，天容主之。

耳中生风，耳鸣耳聋时不闻，商阳主之。

耳聋，两颞颥痛，中渚主之。

耳淳淳辉辉，聋无所闻，外关主之。

卒气聋，四渎主之。

作泥饼子，厚半分，覆耳上四边，勿令泄气，以筯刺泥饼，作一小孔，以艾灸之百壮，候耳中痛不可忍，即侧耳倾却黄水，出尽即瘥。若泥干，数易之。治耳病。

又截箭笴二寸，纳耳中，以面拥四畔，勿令泄气，灸笴筒上七壮。又捣豉作饼，填耳内，以地黄长五六分，削一头令尖，纳

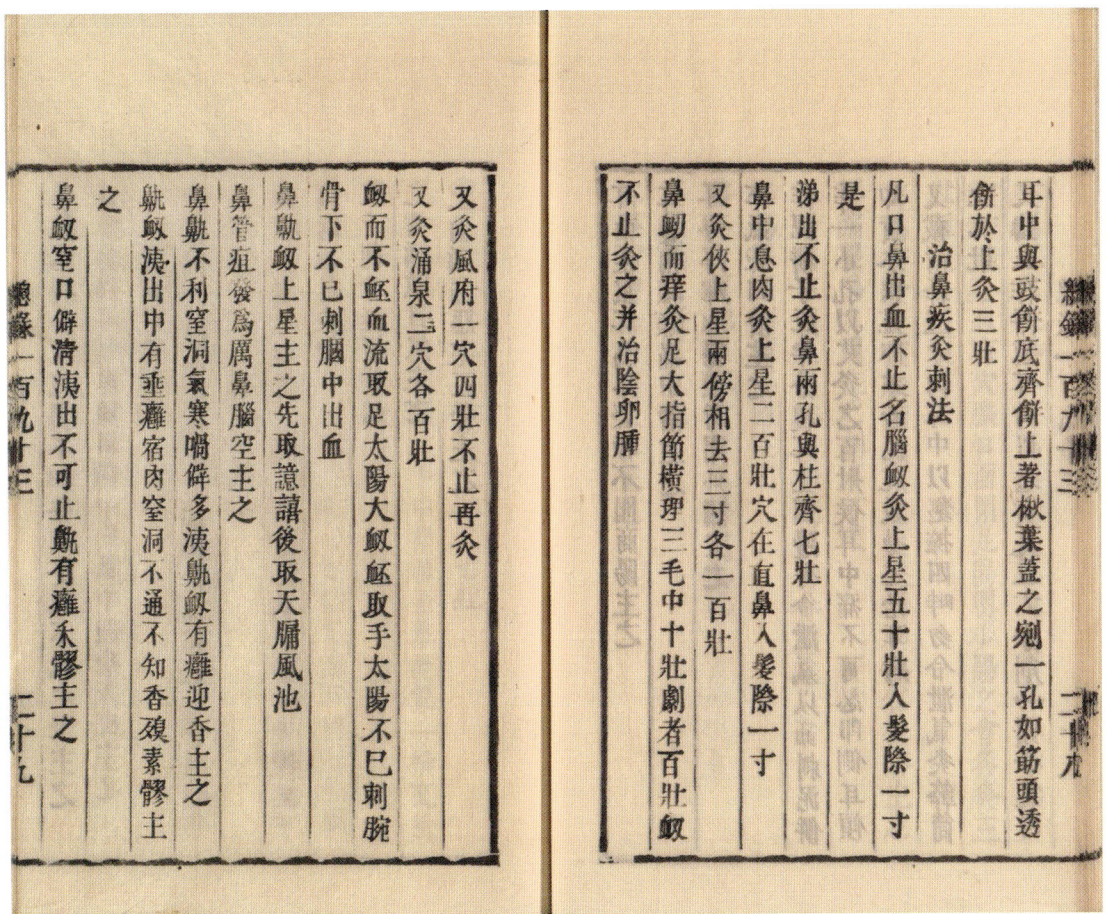

耳中，与豉饼底齐，饼上着楸叶盖之，剜一孔如箸头，透饼于上，灸三壮。

治鼻疾灸刺法

凡口鼻出血不止，名脑衄，灸上星五十壮，入发际一寸是。

涕出不止，灸鼻两孔与柱齐，七壮。

鼻中息肉，灸上星二百壮，穴在直鼻入发际一寸。

又灸挟上星两旁相去三寸，各一百壮。

鼻衄而痒，灸足大指节横理三毛中，十壮，剧者百壮。衄不止灸之，并治阴卵肿。

又灸风府一穴四壮，不止再灸。又灸涌泉二穴，各百壮。

衄而不衃血流，取足太阳；大衄衃，取手太阳。不已，刺腕骨下；不已，刺膈中出血。

鼻鼽衄，上星主之。先取譩譆，后取大杼、风池。

鼻管疽发为厉鼻，脑空主之。

鼻鼽不利，窒洞气塞①，喎僻多洟，鼽衄有痈，迎香主之。

鼽衄洟出，中有垂痈宿肉，窒洞不通，不知香臭，素髎主之。

鼻衄窒口僻，清洟出不可止，鼽有痈，禾髎主之。

---

① 塞：原作"寒"，形误，据《针灸甲乙经》卷十二第七改。

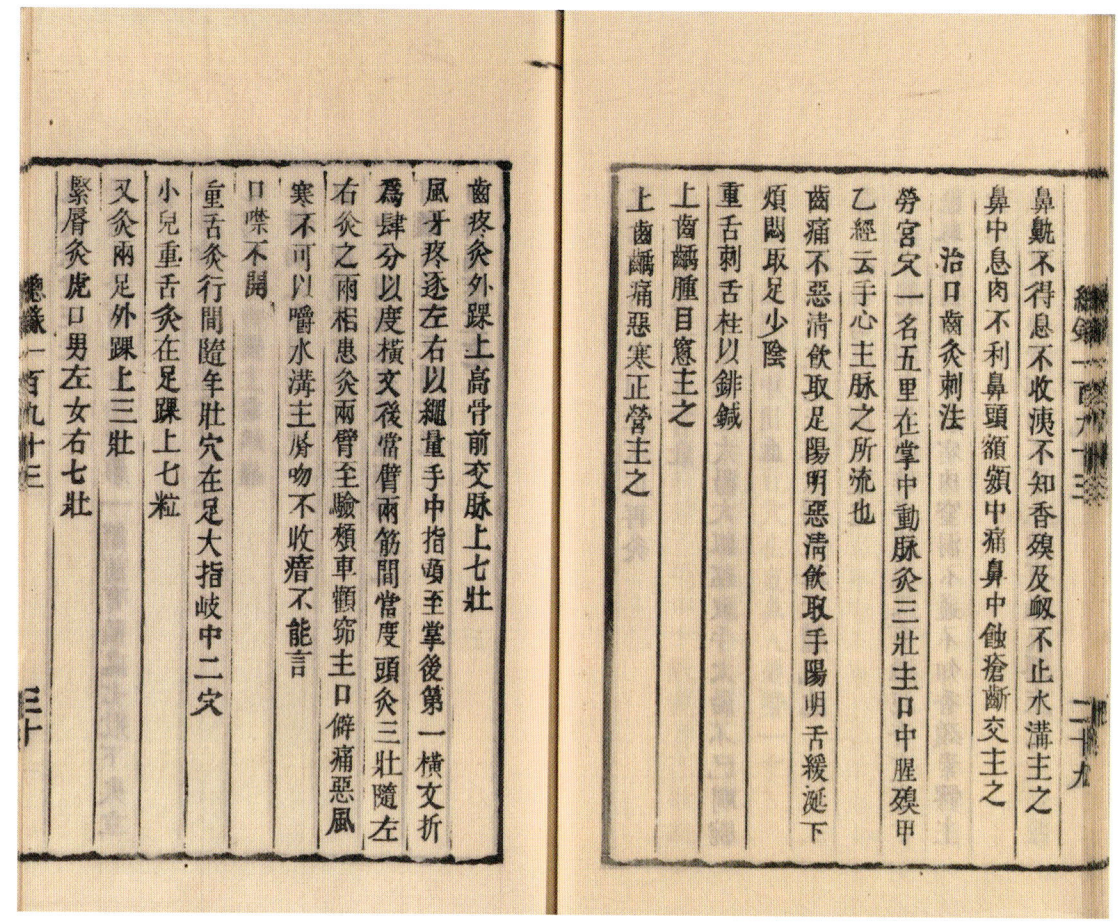

鼻鼽不得息，不收涕，不知香臭，及衄不止，水沟主之。

鼻中息肉不利，鼻头额颔中痛，鼻中蚀疮，龂交主之。

治口齿灸刺法

劳宫穴，一名五里，在掌中动脉，灸三壮，主口中腥臭。《甲乙经》云：手心主脉之所流也。

齿痛，不恶清饮，取足阳明；恶清饮，取手阳明。舌缓涎下，烦闷，取足少阴。

重舌，刺舌柱以铍针。上齿龋肿，目窗主之。

上齿龋痛，恶寒，正营主之。齿疼，灸外踝上高骨前，交脉上，七壮。

风牙疼逐左右，以绳量手中指头，至掌后第一横纹，折为四分，以度横纹后当臂两筋间，当度头，灸三壮，随左右灸之。两相患，灸两臂至验。颊车、颧髎，主口僻痛，恶风寒不可以嚼。水沟，主唇吻不收，瘖不能言，口噤不开。

重舌，灸行间，随年壮。穴在足大指岐中二穴。

小儿重舌，灸在足踝上七粒。

又灸两足外踝上，三壮。

紧唇，灸虎口，男左女右，七壮。

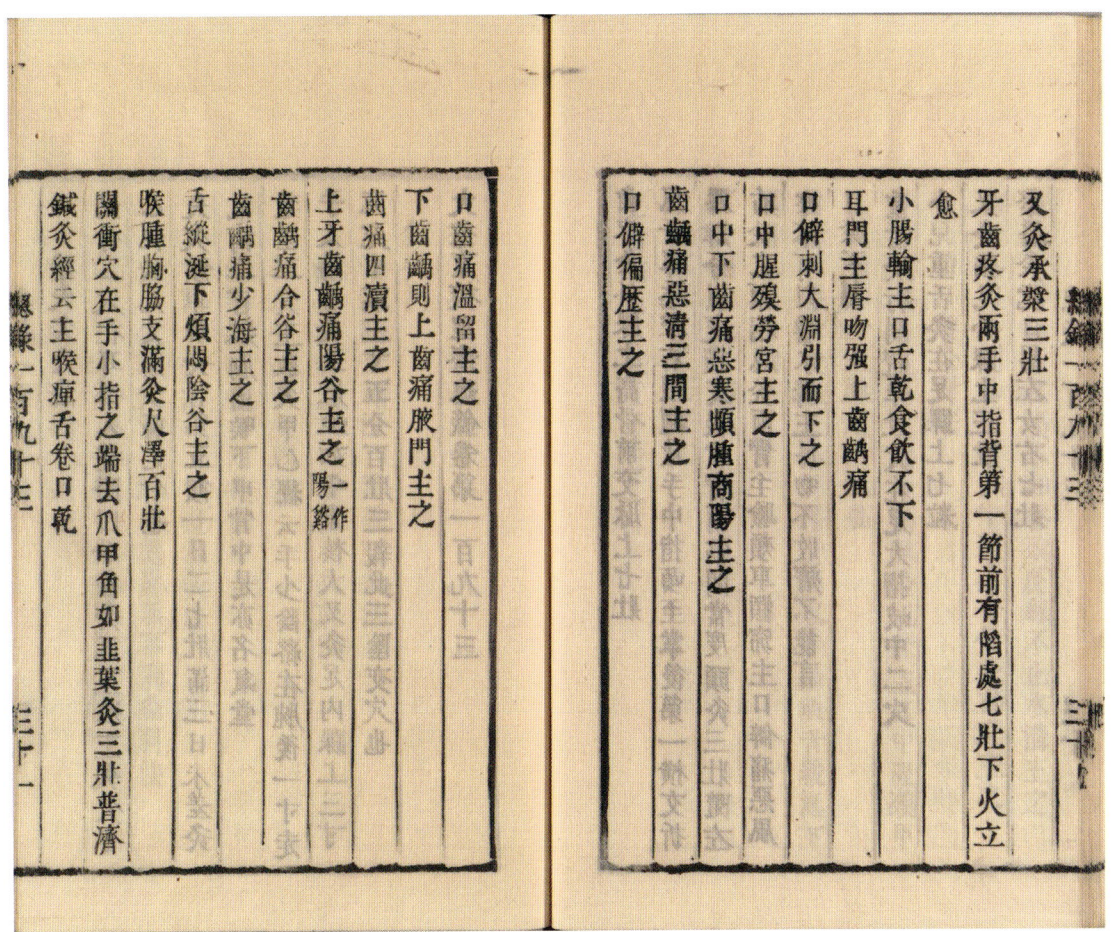

又灸承浆三壮。

牙齿疼，灸两手中指背第一节前有陷处，七壮，下火立愈。

小肠腧，主口舌干，食饮不下。

耳门，主唇吻强，上齿龋痛。

口僻，刺太渊引而下之。口中腥臭，劳宫主之。

口中下齿痛，恶寒颔肿，商阳主之。

齿龋痛恶清，三间主之。

口僻，偏历主之。口齿痛，温溜主之。

下齿龋，则上齿痛，腋门主之。

齿痛，四渎主之。上牙齿龋痛，阳谷主之一作阳溪。

齿龋痛，合谷主之。

齿龋痛，少海主之。

舌纵涎下烦闷，阴谷主之。

喉肿，胸胁支满，灸尺泽百壮。

关冲穴，在手小指之端，去爪甲角如韭叶，灸三壮，《普济针灸经》云：主喉痹舌卷口干。

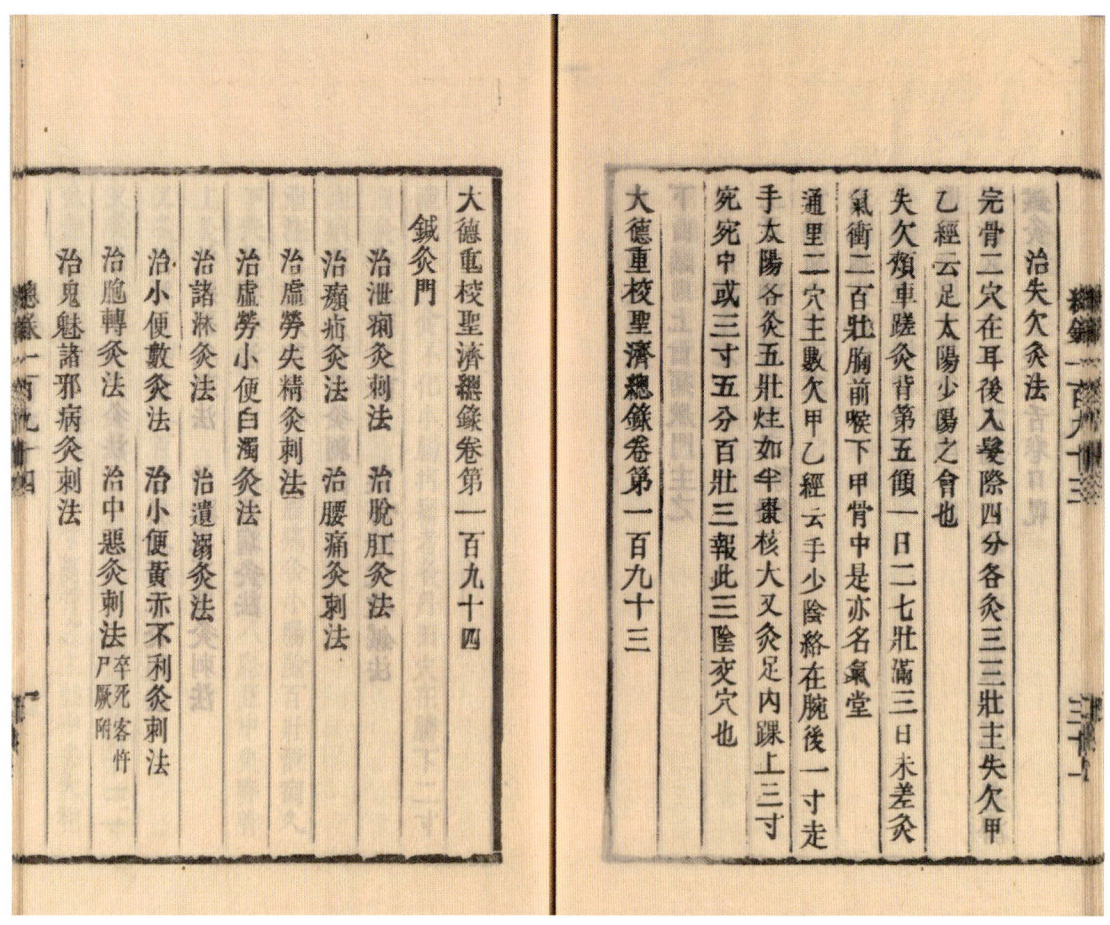

治失欠灸法

完骨二穴,在耳后入发际四分,各灸三三壮。主失欠。《甲乙经》云:足太阳少阳之会也。

失欠、颊车蹉,灸背第五椎,一日二七壮,满三日,未瘥,灸气冲二百壮,胸前喉下甲骨中是,亦名气堂。

通里二穴,主数欠,《甲乙经》云:手少阴络在腕后一寸,走手太阳,各灸五壮,炷如半枣核大,又灸足内踝上三寸宛宛中,或三寸五分,百壮三报,此三阴交穴也。

大德重校《圣济总录》卷第一百九十三

大德重校《圣济总录》卷第一百九十四　针灸门

治泄痢灸刺法　　　　　　治遗溺灸法
治脱肛灸法　　　　　　　治小便数灸法
治癞疝灸法　　　　　　　治小便黄赤不利灸刺法
治腰痛灸刺法　　　　　　治胞转灸法
治虚劳失精灸刺法　　　　治中恶灸刺法 卒死、客忤、尸厥附
治虚劳小便白浊灸法　　　治鬼魅诸邪病灸刺法
治诸淋灸法

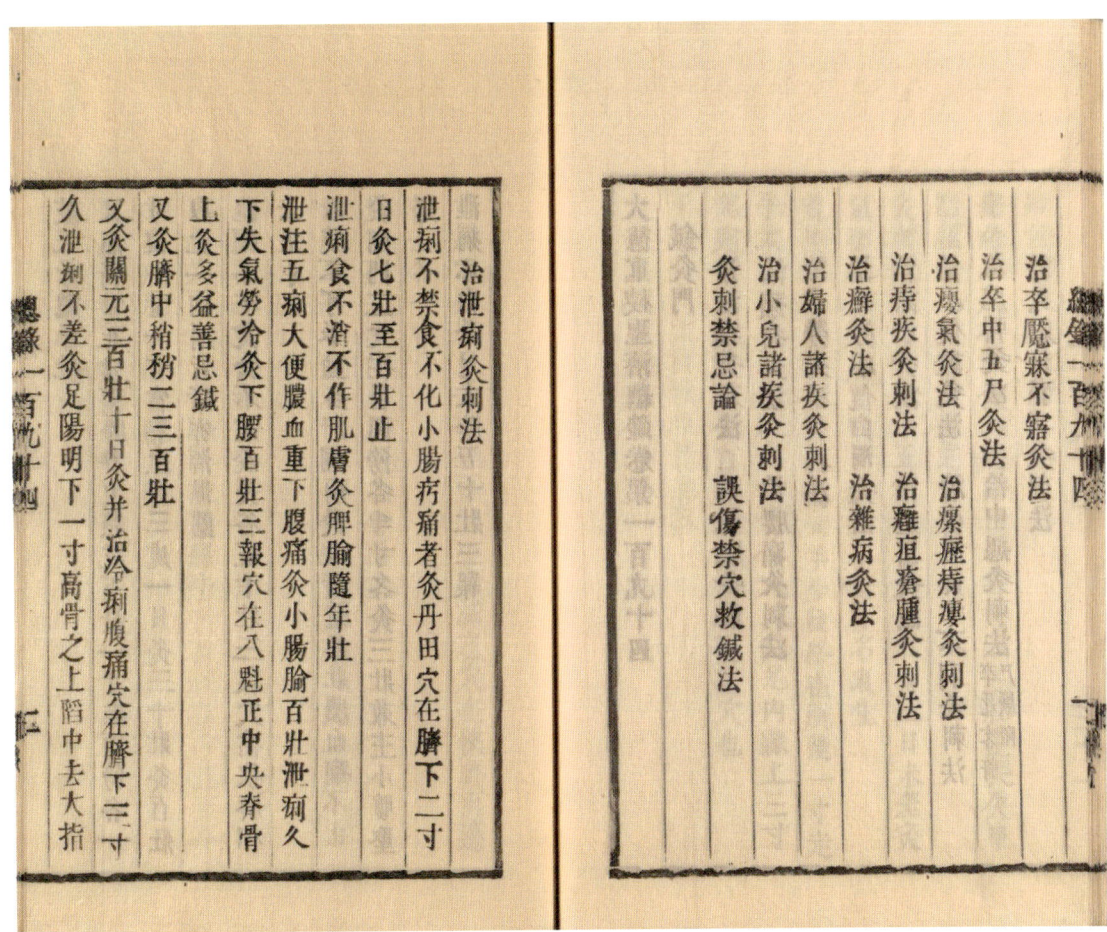

治卒魇寐不寤灸法

治卒中五尸灸法

治瘿气灸法

治瘰疬痔瘘灸刺法

治痔疾灸刺法

治痈疽疮肿灸刺法

治癣灸法

治杂病灸法

治妇人诸疾灸刺法

治小儿诸疾灸刺法

灸刺禁忌论

误伤禁穴救针法

治泄痢灸刺法

泄痢不禁，食不化，小腹疗痛者，灸丹田。穴在脐下二寸，日灸七壮，至百壮止。

泄痢食不消，不作肌肤，灸脾腧，随年壮。

泄注五痢，大便脓血重下腹痛，灸小肠腧百壮。泄痢久下失气劳冷，灸下腰百壮，三报，穴在八魁正中央脊骨上。灸多益善，忌针。

又灸脐中，稍稍二三百壮。

又灸关元三百壮，十日灸，并治冷痢腹痛。穴在脐下三寸。

久泄痢不瘥，灸足阳明下一寸高骨之上陷中，去大指

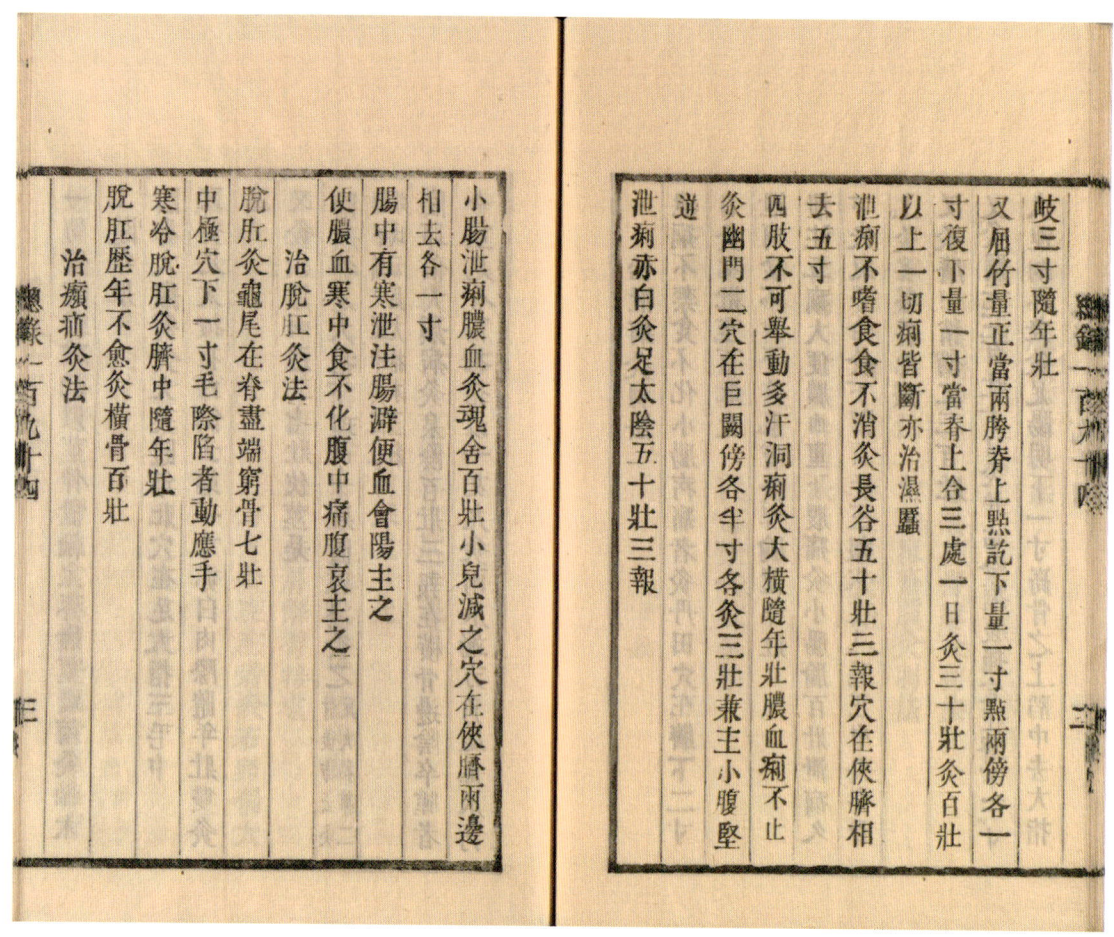

岐三寸，随年壮。

又屈竹量，正当两胯脊上，点讫，下量一寸，点两旁各一寸，复下量一寸，当脊上，合三处，一日灸三十壮，灸百壮以上，一切痢皆断，亦治湿䘌。

泄痢不嗜食，食不消，灸长谷五十壮，三报，穴在挟脐相去五寸。

四肢不可举动，多汗洞痢，灸大横，随年壮。脓血痢不止，灸幽门。二穴在巨关旁各半寸。各灸三壮，兼主小腹坚逆。

泄痢赤白，灸足太阴五十壮，三报。

小肠泄痢脓血，灸魂舍百壮，小儿减之，穴在挟脐两边，相去各一寸。

肠中有寒，泄注肠澼便血，会阳主之。

便脓血，寒中食不化，腹中痛，腹哀主之。

治脱肛灸法

脱肛，灸龟尾在脊尽端穷骨，七壮。中极穴下一寸毛际陷者，动应手。

寒冷脱肛，灸脐中，随年壮。

脱肛历年不愈，灸横骨百壮。

治癞疝灸法

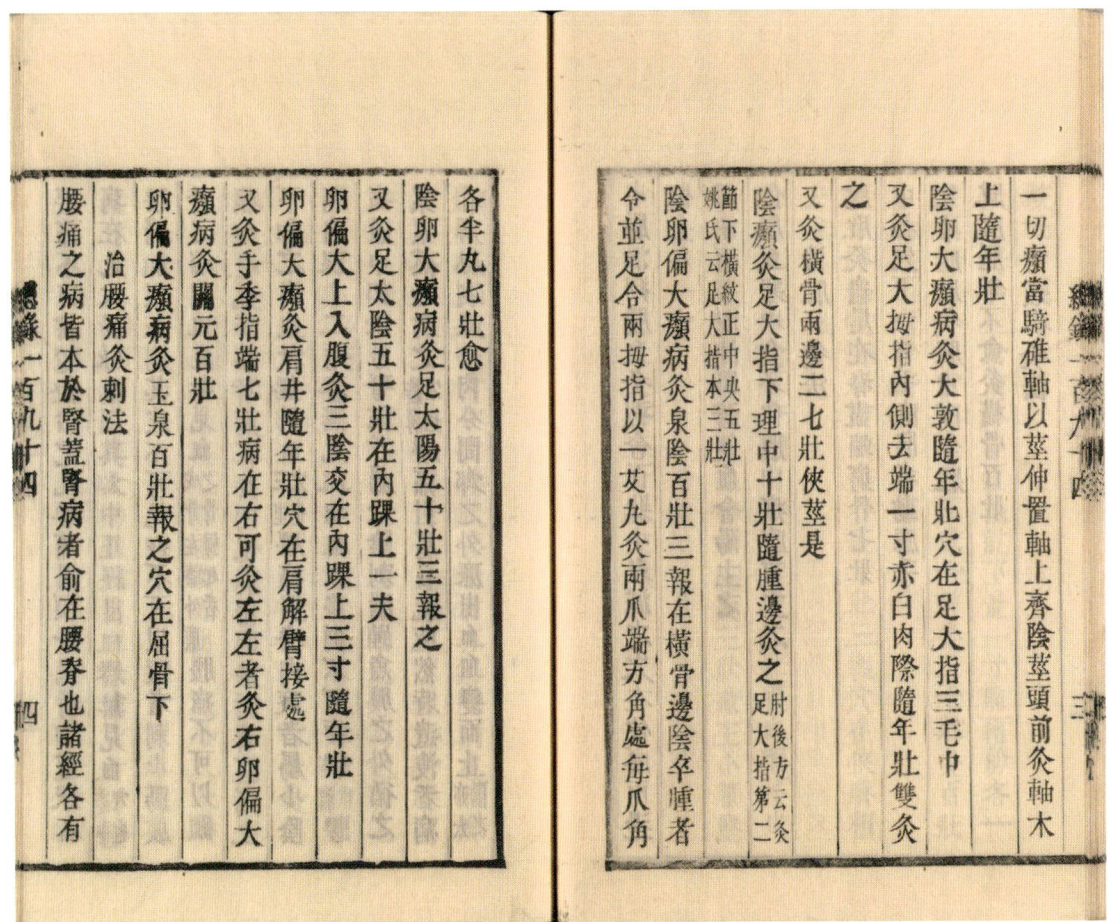

一切癞，当骑碓轴，以茎伸置轴上，齐阴茎头前，灸轴木上，随年壮。

阴卵大癞病，灸大敦，随年壮。穴在足大指三毛中。又灸足大拇指内侧，去端一寸，赤白肉际，随年壮，双灸之。又灸横骨两边，二七壮，挟茎是。

阴癞，灸足大指下理中，十壮，随肿边灸之。《肘后方》云：灸足大指第二节下横纹正中央五壮。姚氏云：足大指本三壮。

阴卵偏大癞病，灸泉阴百壮，三报，在横骨边。阴卒肿者，令并足合两拇指，以一艾丸，灸两爪端方角处，每爪角各半丸，七壮愈。

阴卵大癞病，灸足太阳五十壮，三报之。

又灸足太阴五十壮，在内踝上一夫。

卵偏大，上入腹，灸三阴交，在内踝上三寸，随年壮。

卵偏大癞，灸肩井，随年壮，穴在肩解臂接处。

又灸手季指端，七壮，病在右，可灸左，左者灸右，卵偏大癞病，灸关元百壮。

卵偏大癞病，灸玉泉百壮，报之，穴在屈骨下。

治腰痛灸刺法

腰痛之病，皆本于肾，盖肾病者，俞在腰脊也，诸经各有腰痛不同，当随证治之。

凡腰痛引项脊尻背如重状者，病在足太阳脉也，刺其郄中正经出血，春无见血。委中穴也。腰痛加以针刺其皮，不可俯仰，不可以顾者，刺少阳成骨之端出血，夏无见血。成骨在膝外廉之骨独起者。腰痛不可以顾，顾如有见，善悲者，病在阳明也，刺阳明于䯒前三痏，上下和之出血，秋无见血。三里穴也。腰痛引脊内廉者，属少阴，刺内踝上二痏，春无见血，出血太多，则不可复。复溜穴也。腰痛，腰中如张弓弩弦者，属厥阴，刺腨踵鱼腹之外，循之累累然，乃刺之。蠡沟穴也。

腰痛引肩，目䀮䀮然，时遗溲者，病在解脉，刺膝筋肉分间，郄之外廉，出血，血变而止。亦太阳之郄也。腰痛如引带，常如折腰状，善恐者，亦解脉病也，刺郄中结络如黍粟，刺之血射以黑，见赤血而止。委中穴也。腰痛如以小锤居其中，怫然肿者，病在同阴之脉，刺绝骨之端，为三痏。阳辅穴也。

腰痛痛上怫然肿者，属阳维之脉，刺腨下，去地一尺所。承山穴也。腰痛不可以俯仰，仰则恐仆，得之举重伤腰衡络，绝血归之，刺郄阳筋之间，上郄数寸冲居，为二痏。委阳穴也。腰痛痛上漯漯然汗出，汗干令人欲饮，饮已欲走者，属会阴之脉，刺跷上郄下五寸横居，视其盛者出血。承筋穴也。腰痛，痛上怫怫然，甚则悲以恐者，病属飞阳之脉也，刺内踝上五寸，少阴之前，与阴维之会。复溜

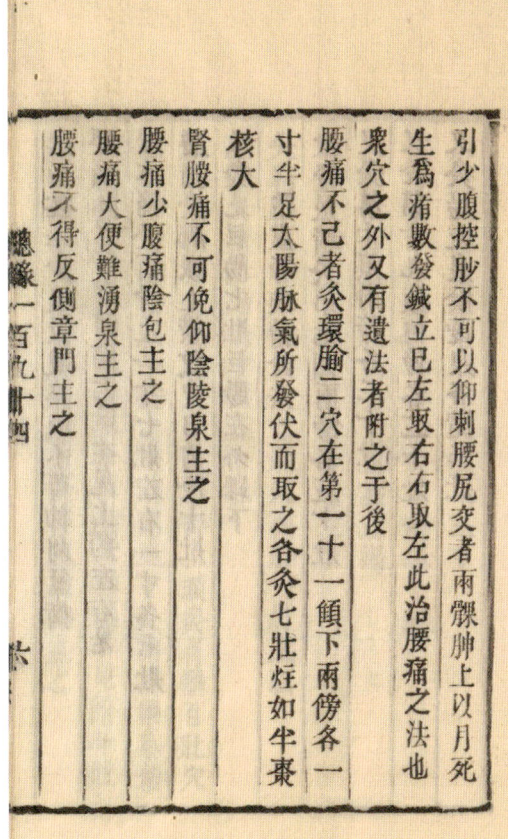

及筑宾穴。腰痛，痛引膺，目䀮䀮然，甚者反折，舌不能言者，病在昌阳之脉，刺内踝上大筋前，太阴后，上踝二寸所。交信穴也。腰痛而热，热甚生烦，腰下如有横木居其中，甚则遗溲者，病在散脉，刺膝前骨肉分间，络外廉束脉，为三痏。地机穴也。腰痛不可以咳，咳则筋缩急者，病在肉里之脉，刺太阳外少阳绝骨之后，为二痏。分肉穴也。

腰痛挟脊而痛至头几几然，目䀮䀮欲僵仆，刺郄中出血，腰痛上寒，刺足太阳、阳明；上热，刺足厥阴；中热而喘，刺足少阴，刺郄中出血；腰痛上寒不可顾，刺足阳明；大便难，刺足少阴；少腹满，刺足厥阴；如折不可以俯，仰不可举，刺足太阳；痛引少腹控䏚，不可以仰，刺腰尻交者，两髁肿上，以月死生为痏数，发针立已，左取右，右取左。此治腰痛之法也。众穴之外，又有遗法者，附之于后。

腰痛不已者，灸环腧，二穴在第十一椎下，两旁各一寸半，足太阳脉气所发，伏而取之。各灸七壮，炷如半枣核大。

肾腰痛，不可俯仰，阴陵泉主之。

腰痛，少腹痛，阴包主之。

腰痛大便难，涌泉主之。

腰痛不得反侧，章门主之。

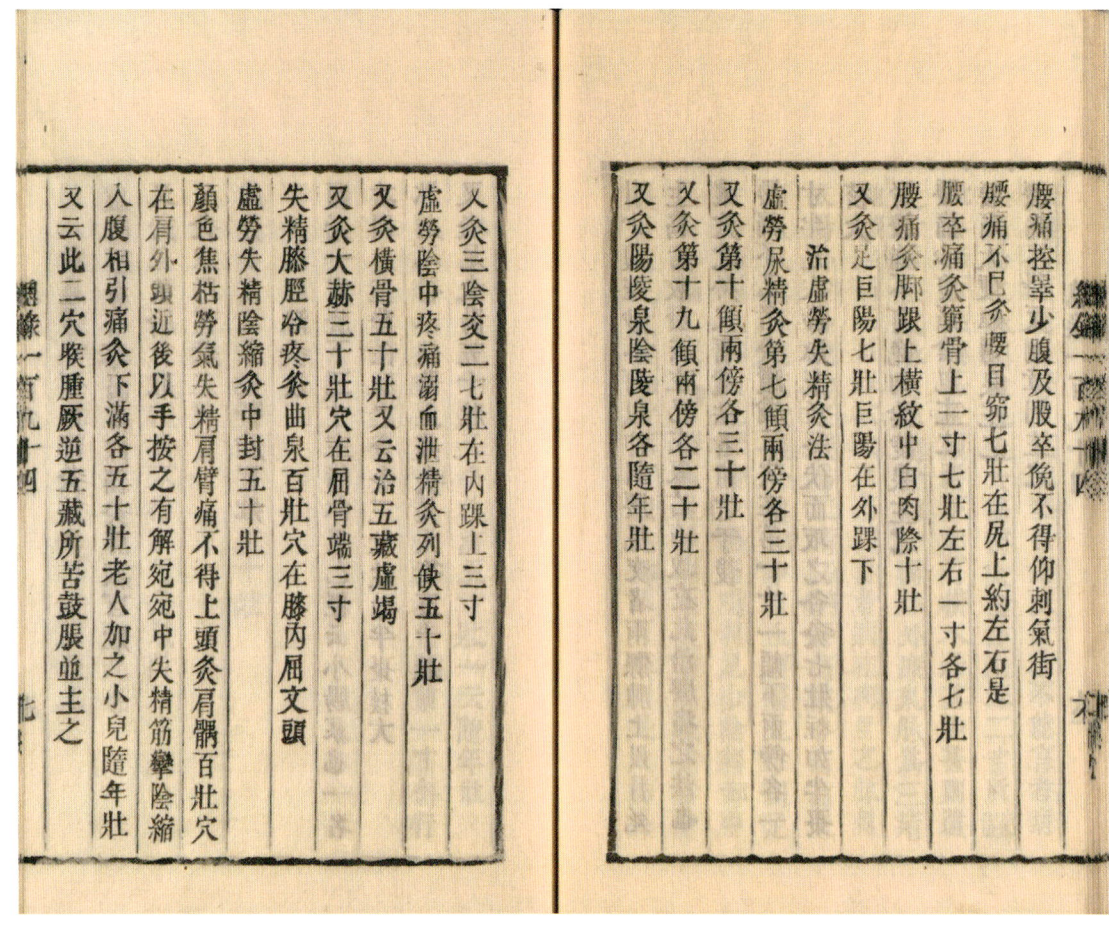

腰痛控睾少腹及股，卒俯不得仰，刺气街。

腰痛不已，灸腰目窌七壮，在尻上约，左右是。

腰卒痛，灸穷骨上一寸，七壮；左右一寸，各七壮。

腰痛，灸脚跟上横纹中白肉际，十壮。又灸足巨阳七壮，巨阳在外踝下。

治虚劳失精灸法

虚劳尿精，灸第七椎两旁，各三十壮。又灸第十椎两旁，各三十壮。

又灸第十九椎两旁，各二十壮。又灸阳陵泉、阴陵泉，各随年壮。

又灸三阴交，二七壮，在内踝上三寸。

虚劳阴中疼痛，溺血泄精，灸列缺五十壮。

又灸横骨五十壮。又云：治五脏虚竭。

又灸大赫三十壮，穴在屈骨端三寸。

失精膝胫冷疼，灸曲泉百壮，穴在膝内屈纹头。

虚劳失精阴缩，灸中封五十壮。

颜色焦枯，劳气失精，肩臂痛不得上头，灸肩髃百壮，穴在肩外头近后，以手按之，有解宛宛中；失精筋挛，阴缩入腹，相引痛，灸下满各五十壮，老人加之，小儿随年壮。又云：此二穴喉肿厥逆，五脏所苦，鼓胀，并主之。

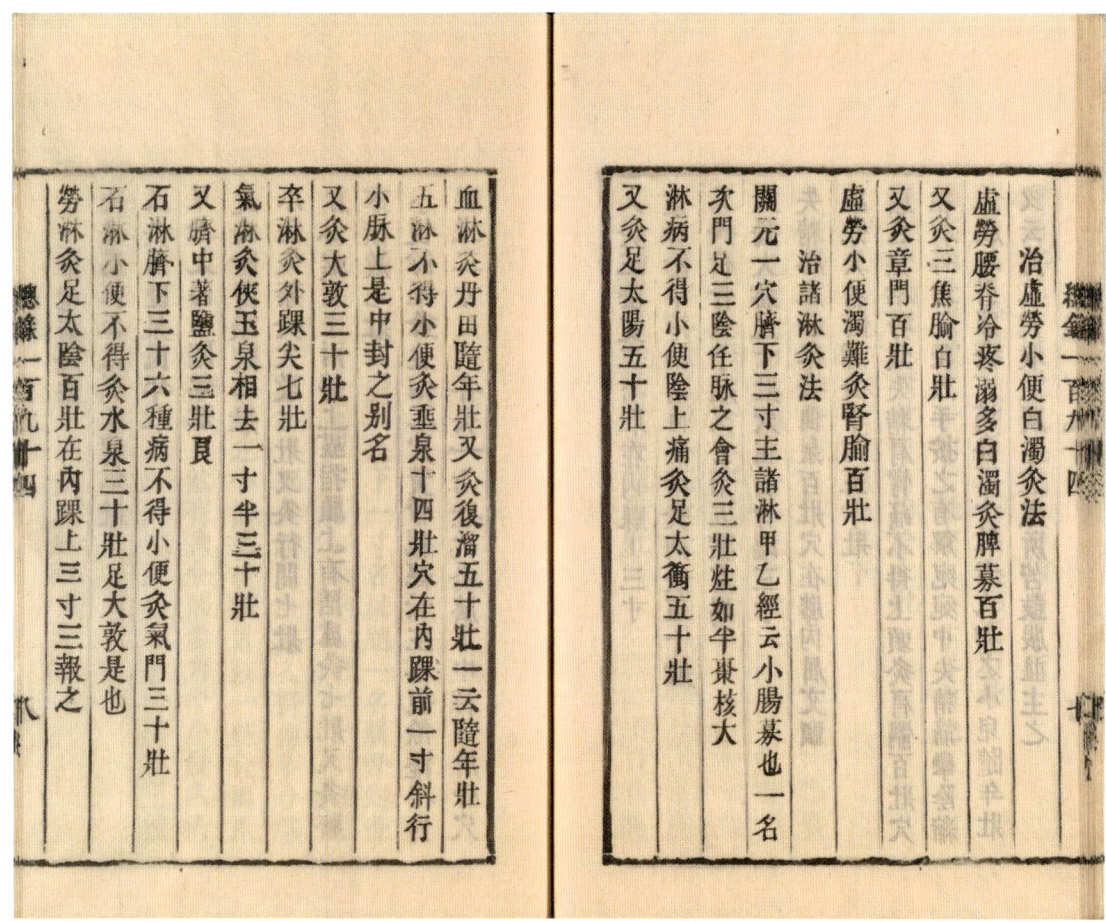

治虚劳小便白浊灸法

虚劳腰脊冷疼，溺多白浊，灸脾募百壮。又灸三焦腧百壮。又灸章门百壮。

虚劳小便浊难，灸肾腧百壮。

治诸淋灸法

关元一穴，脐下三寸，主诸淋。《甲乙经》云：小肠募也，一名次门，足三阴任脉之会，灸三壮，炷如半枣核大。

淋病不得小便，阴上痛，灸足太冲五十壮。又灸足太阳五十壮。

血淋，灸丹田，随年壮。又灸复溜五十壮。一云随年壮。

五淋不得小便，灸垂泉十四壮，穴在内踝前一寸，斜行小脉上是，中封之别名。

又灸大敦三十壮。

卒淋，灸外踝尖，七壮。

气淋，灸挟玉泉相去一寸半，三十壮。又脐中着盐，灸三壮，良。

石淋，脐下三十六种病，不得小便，灸气门三十壮。

石淋，小便不得，灸水泉三十壮，足大敦是也。

劳淋，灸足太阴百壮，在内踝上三寸，三报之。

治遗溺灸法

灸遗道，挟玉泉五寸，随年壮。又灸阳陵泉，随年壮。

又灸足阳明，随年壮。

又灸阴陵泉，随年壮。

小便失禁，灸大敦七壮。又灸行间七壮。

尿床，垂两手两髀上，尽指头上有陷处，灸七壮。又灸脐下横纹，七壮。

小便余沥，灸复溜二穴。《黄帝针经》云：主小便余沥。在内踝上二寸是穴。各灸一七壮，次灸脐下中极下屈骨穴，七壮。

治小便数灸法

腹中满，小便数，灸玉泉下一寸，名尿胞，一名屈骨端。灸二七壮，小儿以意减之。

小便数而少且难，用力辄失精者，令其人舒两手合掌，并两大指令齐，急逼之，令两爪甲相近，以一炷灸两爪甲本肉际，肉际方后自然有角，令炷当角中，小侵入爪上。此两指共用一炷也。亦灸脚大指，与手同法。各三炷而已。经三日，又灸之。

治小便赤黄不利灸刺法 白浊附

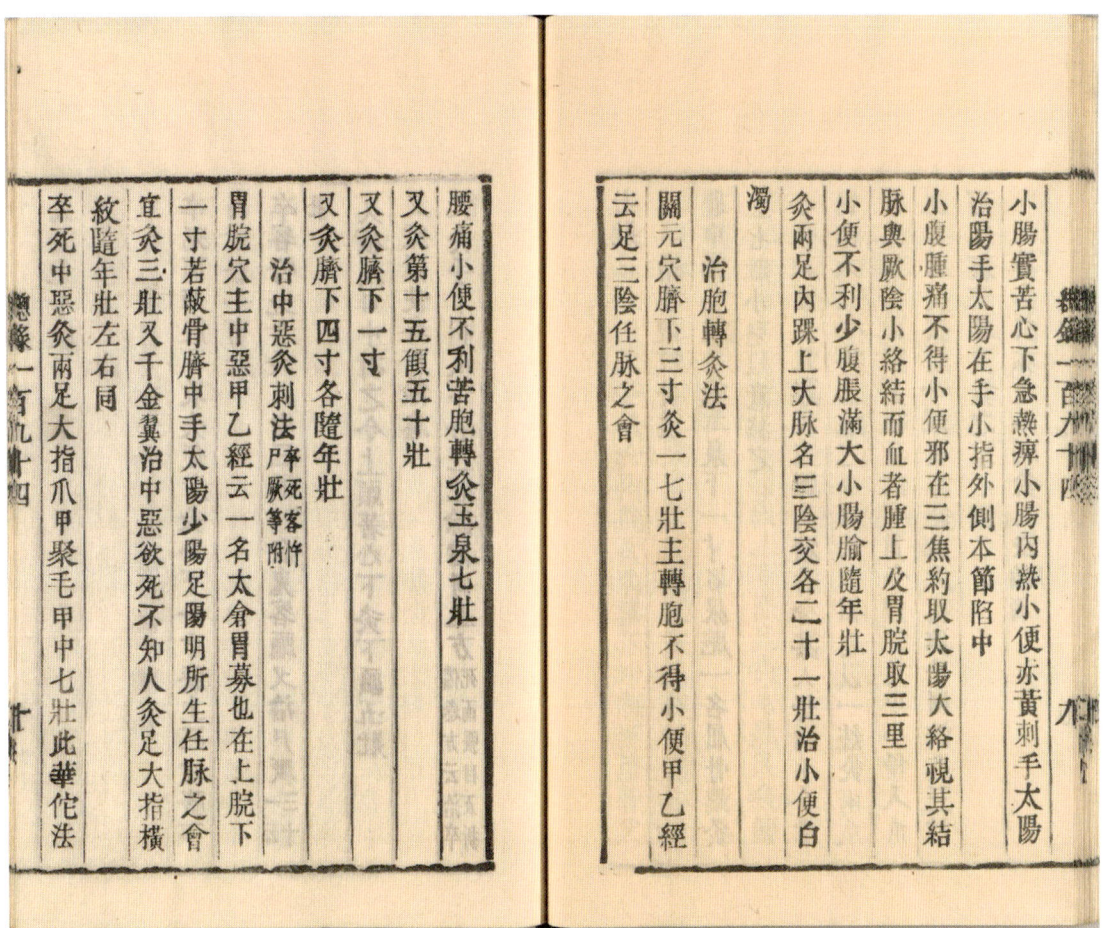

小肠实，苦心下急热痹，小肠内热，小便赤黄，刺手太阳，治阳，手太阳在手小指外侧本节陷中。

小腹肿痛，不得小便，邪在三焦约，取太阳大络，视其结脉，与厥阴小络，结而血者肿上，及胃脘取三里。小便不利，少腹胀满，大小肠腧，随年壮。

灸两足内踝上大脉，名三阴交，各二十一壮，治小便白浊。

治胞转灸法

关元穴，脐下三寸，灸一七壮，主转胞不得小便。《甲乙经》云：足三阴任脉之会。

腰痛小便不利，苦胞转，灸玉泉七壮。又灸第十五椎五十壮。又灸脐下一寸。又灸脐下四寸，各随年壮。

治中恶灸刺法 卒死、客忤、尸厥等附

胃脘穴，主中恶。《甲乙经》云：一名太仓，胃募也，在上脘下一寸，若蔽骨脐中①，手太阳少阳足阳明所生，任脉之会。宜灸三壮。又，《千金翼》治中恶欲死，不知人，灸足大指横纹，随年壮，左右同。

卒死中恶，灸两足大指爪甲聚毛甲中，七壮。此华佗法，

---

① 若蔽骨脐中：本书卷一九三作"居心蔽骨与脐中"，《针灸甲乙经》卷三第十九作"居心蔽骨与脐之中"，义长。

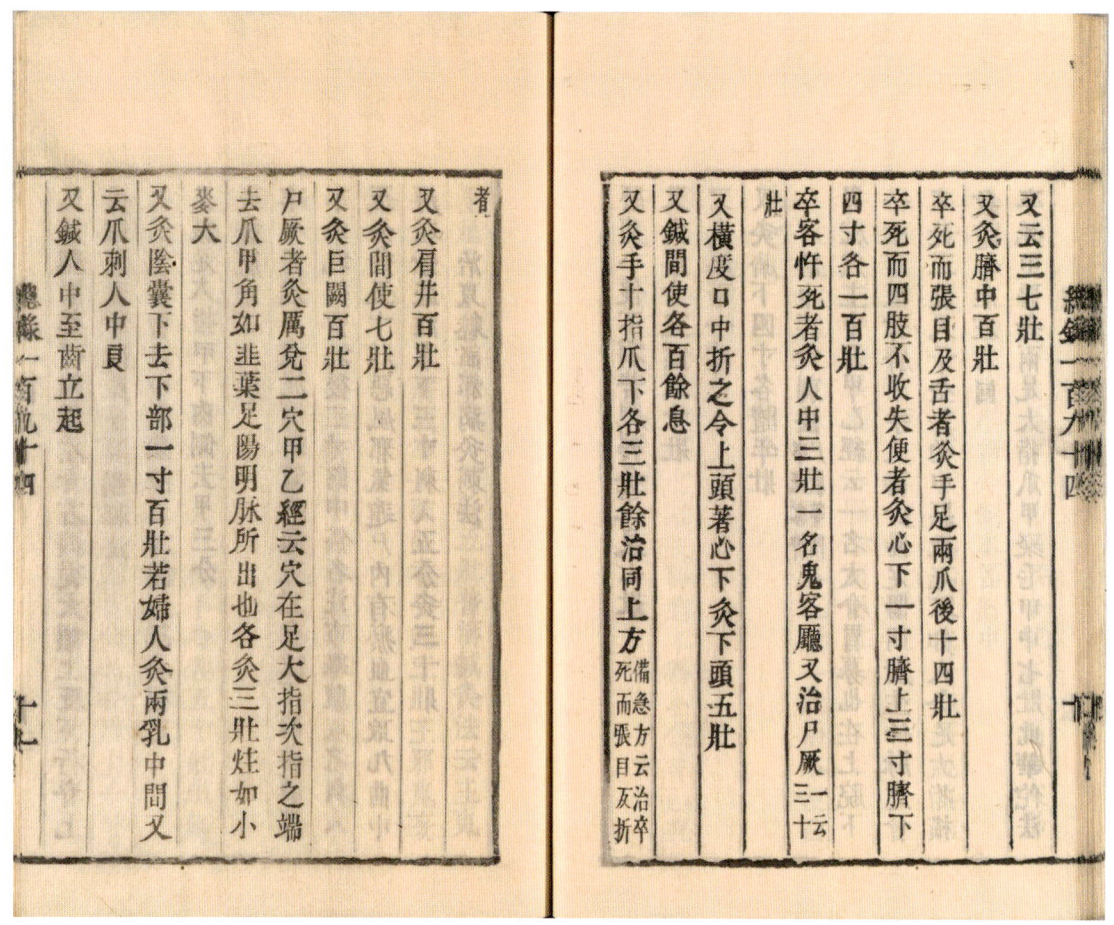

又云：三七壮。

又灸脐中百壮。

卒死而张目及舌者，灸手足两爪后，十四壮。

卒死而四肢不收，失便者，灸心下一寸，脐上三寸，脐下四寸，各一百壮。

卒客忤死者，灸人中三壮，一名鬼客厅。又治尸厥。一云三十壮。

又横度口中折之，令上头着心下，灸下头五壮。

又针间使各百余息。

又灸手十指爪下，各三壮，余治同上方。《备急方》云：治卒死而张目反折者。

又灸肩井百壮。

又灸间使七壮。

又灸巨阙百壮。

尸厥者，灸厉兑二穴。《甲乙经》云：穴在足大指、次指之端，去爪甲角如韭叶，足阳明脉所出也。各灸三壮，炷如小麦大。

又灸阴囊下，去下部一寸，百壮。若妇人灸两乳中间。又云：爪刺人中，良。

又针人中至齿，立起。

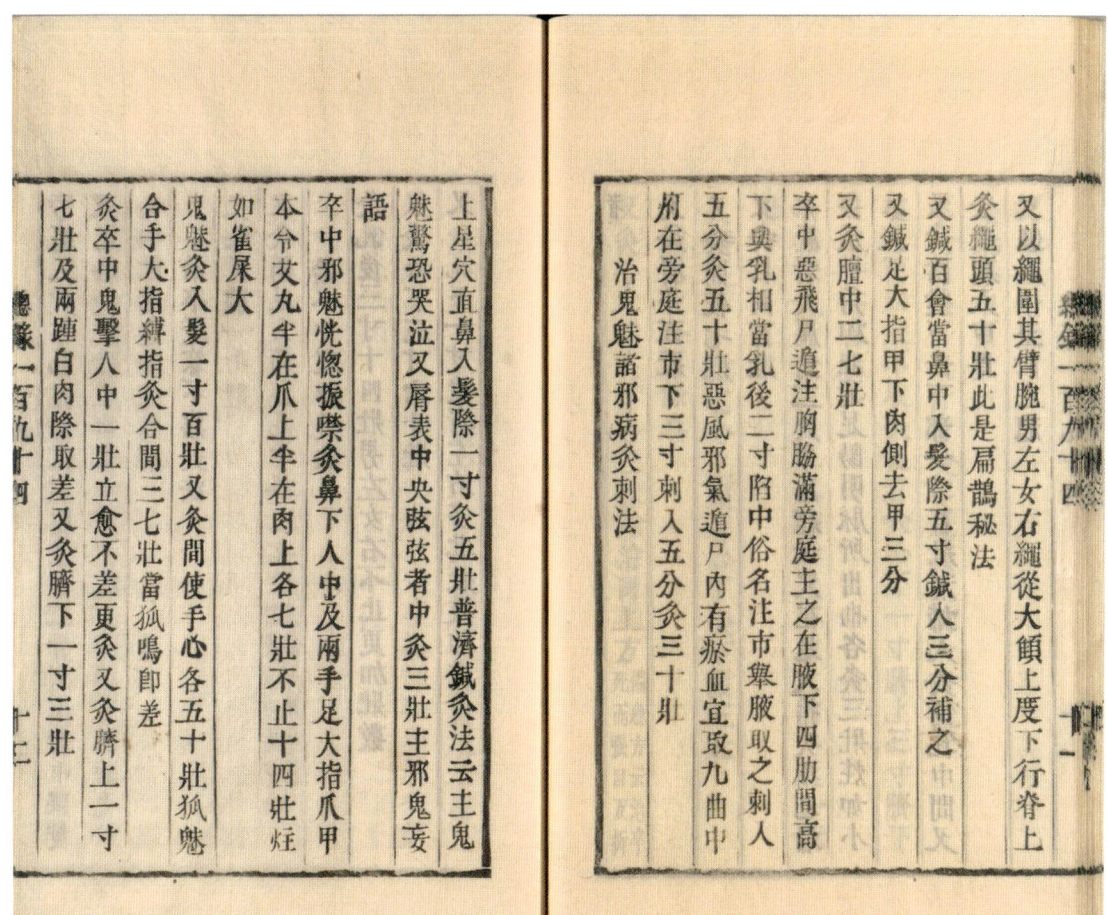

又以绳围其臂腕，男左女右，绳从大椎上度，下行脊上，灸绳头五十壮。此是扁鹊秘法。

又针百会，当鼻中入发际五寸，针入三分补之。

又针足大指甲下肉侧，去甲三分。又灸膻中，二七壮。

卒中恶、飞尸、遁注，胸胁满，旁庭主之，在腋下四肋间，高下与乳相当，乳后二寸陷中，俗名注市，举腋取之。刺入五分，灸五十壮。恶风邪气遁尸，内有瘀血，宜取九曲中府，在旁庭、注市下三寸。刺入五分，灸三十壮。

治鬼魅诸邪病灸刺法

上星穴，直鼻入发际一寸，灸五壮。《普济针灸法》云：主鬼魅，惊恐哭泣。又唇表中央弦弦者中，灸三壮，主邪鬼妄语。

卒中邪魅，恍惚振噤，灸鼻下人中，及两手足大指爪甲本，令艾丸半在爪上，半在肉上，各七壮；不止，十四壮。炷如雀屎大。

鬼魅，灸入发一寸，百壮。又灸间使、手心各五十壮。狐魅，合手大指，缚指，灸合间三七壮，当狐鸣即瘥。

灸卒中鬼击，人中一壮，立愈。不瘥更灸。又灸脐上一寸，七壮，及两踵白肉际，取瘥。又灸脐下一寸，三壮。

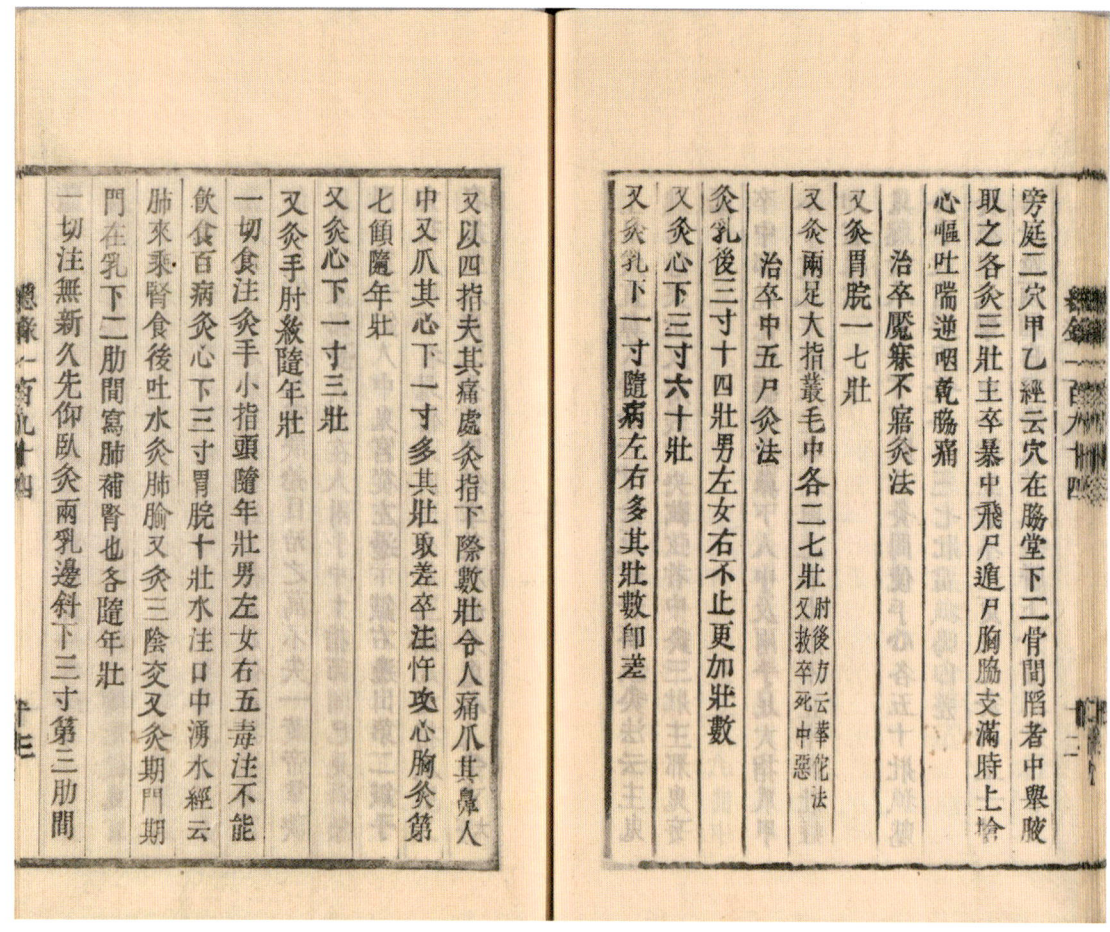

旁庭二穴，《甲乙经》云：穴在胁堂下二骨间陷者中，举腋取之。各灸三壮，主卒暴中，飞尸遁尸，胸胁支满，时上抢心，呕吐喘逆，咽干胁痛。

治卒魇寐不寤灸法

又灸胃脘一七壮。又灸两足大指丛毛中，各二七壮。《肘后方》云：华佗法。又救卒死中恶。

治卒中五尸灸法

灸乳后三寸，十四壮，男左女右。不止，更加壮数。又，灸心下三寸，六十壮。

又，灸乳下一寸，随病左右，多其壮数，即瘥。

又，以四指夫其痛处，灸指下际，数壮，令人痛，爪其鼻人中；又爪其心下一寸，多其壮，取瘥。卒注忤攻心胸，灸第七椎，随年壮。

又灸心下一寸三壮。

又灸手肘纹，随年壮。

一切食注，灸手小指头，随年壮，男左女右。五毒注，不能饮食，百病，灸心下三寸胃脘十壮。水注，口中涌水，经云肺来乘肾，食后吐水，灸肺腧。又灸三阴交。又灸期门，期门在乳下二肋间，泻肺补肾也。各随年壮。

一切注无新久，先仰卧，灸两乳边斜下三寸，第三肋间，随年壮，可至三百壮。又治诸气，神良。一名注市。

扁鹊曰：百邪所病者，针有十三穴。凡针之体，先从鬼宫起，次针鬼信，便至鬼垒，又至鬼心，未必须并针，止五六穴，即可知矣。若是邪蛊之精，便自言说，审得其实，不必尽穴，求去与之。男从左起针，女从右起针。若数处不言，便遍穴针，仍须依掌诀捻目治之，万不失一。《黄帝掌诀》，别是术家秘要，其目在人两手中十指节间，已见符禁门中。

第一针，人中鬼宫，从左边下针，右边出；第二针，手大指爪甲下，名鬼信，入肉三分；第三针，足大指爪甲下，名鬼垒，入肉二分；第四针，掌后横纹，名鬼心，入半寸，即太渊穴也；第五针，外踝下白肉际，足太阳，名鬼路，火针七锃，锃三下，即肿脉穴也；第六针，大椎上入发际一寸，名鬼枕，火针七锃，锃三下；第七针，耳前发际宛宛中，耳垂下五分，名鬼床，火针七锃，锃三下；第八针，承浆，名鬼市，从左出右；第九针，手横纹上三寸两筋间，名鬼路，即劳宫穴也；第十针，直鼻上入发际一寸，名鬼堂，火针七锃，锃三下，即上星穴也；第十一针，阴下缝，灸三壮，女人即玉头，名鬼藏；第十二针，尺泽横纹外头，接白肉际，名鬼臣，火针七锃，锃三下，此即曲池；第十三针，舌头一寸，当舌中下缝，刺贯出舌上，名鬼封。仍以一板板横口吻，安针头，令舌不得动，

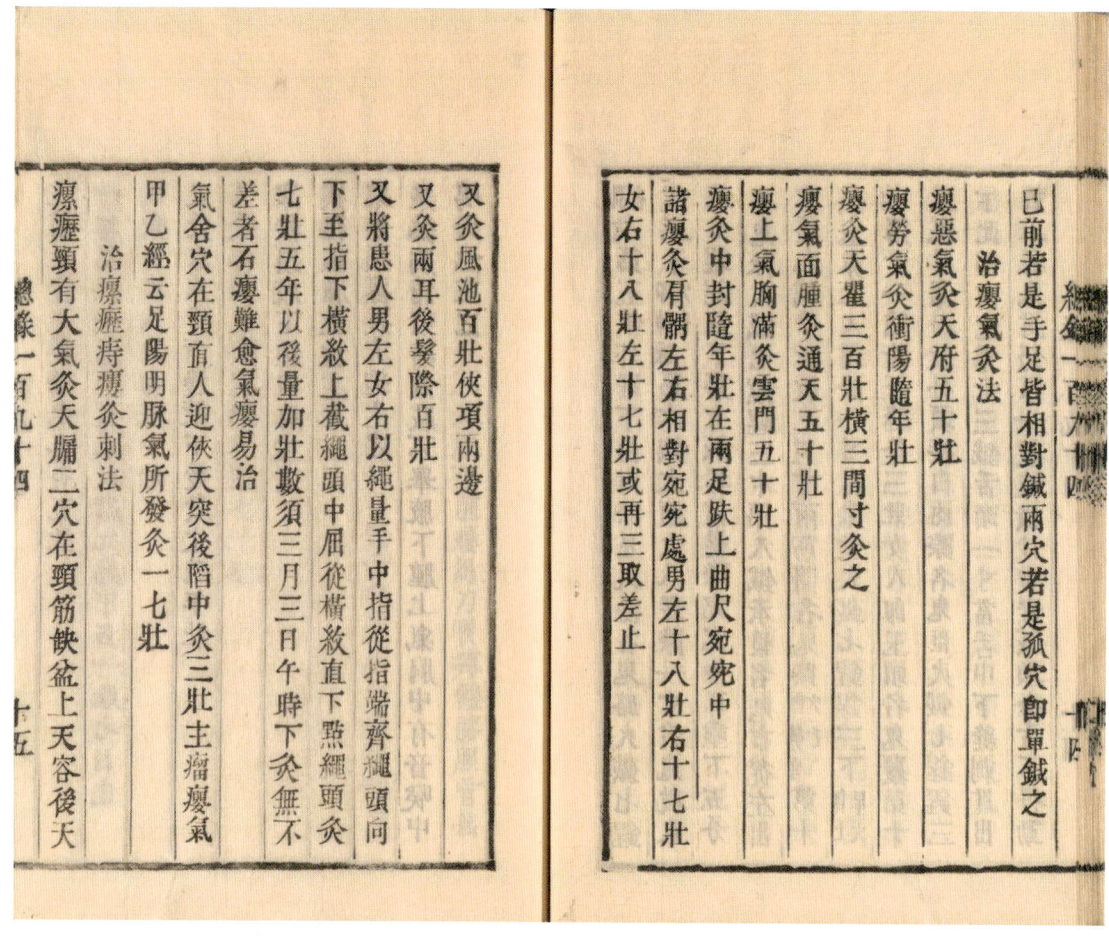

已前若是手足，皆相对针两穴，若是孤穴，即单针之。

治瘿气灸法

瘿恶气，灸天府五十壮。瘿劳气，灸冲阳，随年壮。

瘿，灸天瞿三百壮，横三间寸灸之。

瘿气面肿，灸通天五十壮。瘿上气胸满，灸云门五十壮。

瘿，灸中封，随年壮，在两足跌上，曲尺宛宛中。

诸瘿，灸肩髃左右相对宛宛处，男左十八壮，右十七壮；女右十八壮，左十七壮，或再三取瘥，止。又灸风池百壮。挟项两边，又灸两耳后发际，百壮。

又将患人男左女右，以绳量手中指，从指端齐，绳头向下至指下横纹上，截绳头，中屈，从横纹直下，点绳头，灸七壮。五年以后，量加壮数。须三月三日午时下灸，无不瘥者。石瘿难愈，气瘿易治。

气舍穴，在颈直人迎，挟天突后陷中，灸三壮，主瘤瘿气。《甲乙经》云：足阳明脉气所发，灸一七壮。

治瘰疬痔瘘灸刺法

瘰疬，颈有大气，灸天牖，二穴在颈筋缺盆上，天容后，天

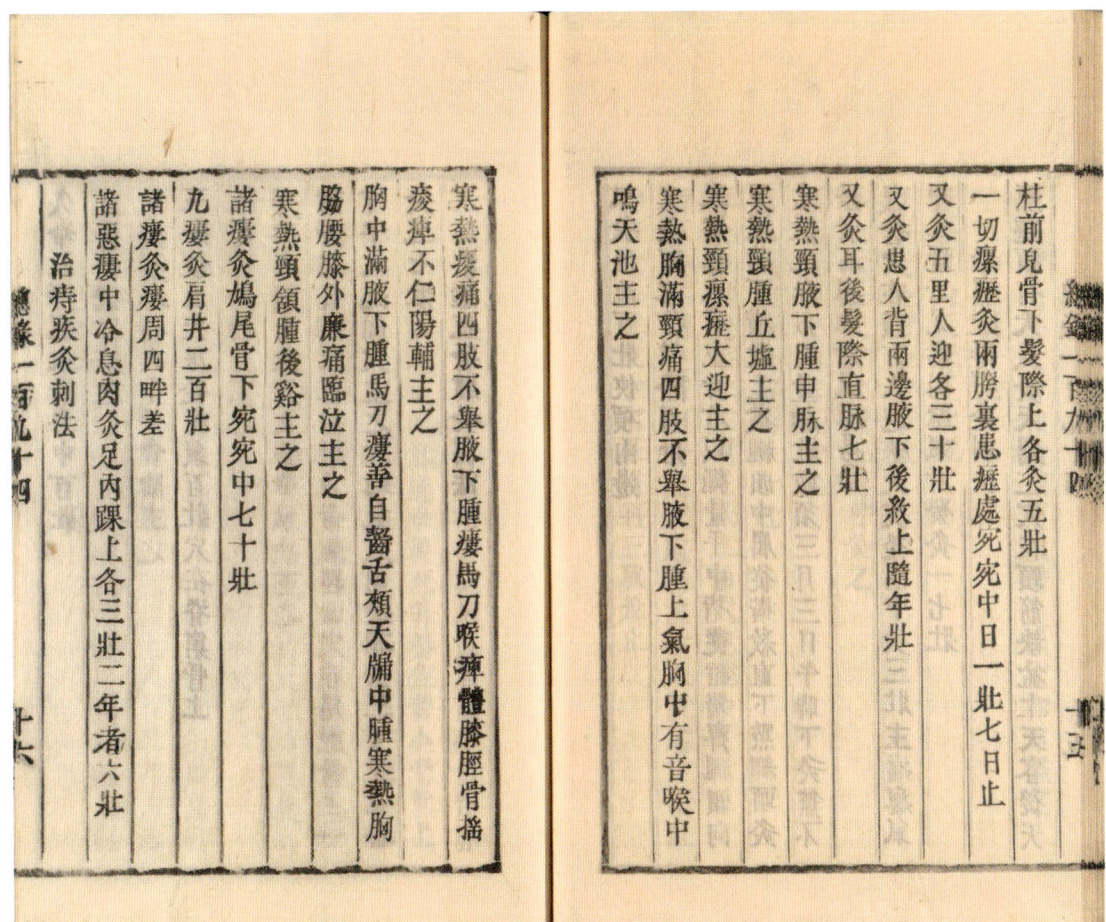

柱前，儿骨下，发际上。各灸五壮。

一切瘰疬，灸两胯里患疬处宛宛中。日一壮，七日止。

又灸五里、人迎，各三十壮。又灸患人背两边腋下后纹上，随年壮。

又灸耳后发际直脉，七壮。

寒热，颈腋下肿，申脉主之。

寒热颈肿，丘墟主之。

寒热颈瘰疬，大迎主之。

寒热胸满颈痛，四肢不举，腋下肿，上气胸中有音，喉中鸣，天池主之。

寒热酸痛，四肢不举，腋下肿，瘘马刀喉痹，体膝胫骨摇，酸痹不仁，阳辅主之。

胸中满，腋下肿，马刀瘘，善自啮舌颊，天牖中肿，寒热，胸胁腰膝外廉痛，临泣主之。

寒热颈颔肿，后溪主之。

诸瘘，灸鸠尾骨下宛宛中，七十壮。

九瘘，灸肩井二百壮。诸瘘，灸瘘周四畔，瘥。

诸恶瘘中冷息肉，灸足内踝上，各三壮，二年者六壮。

治痔疾灸刺法

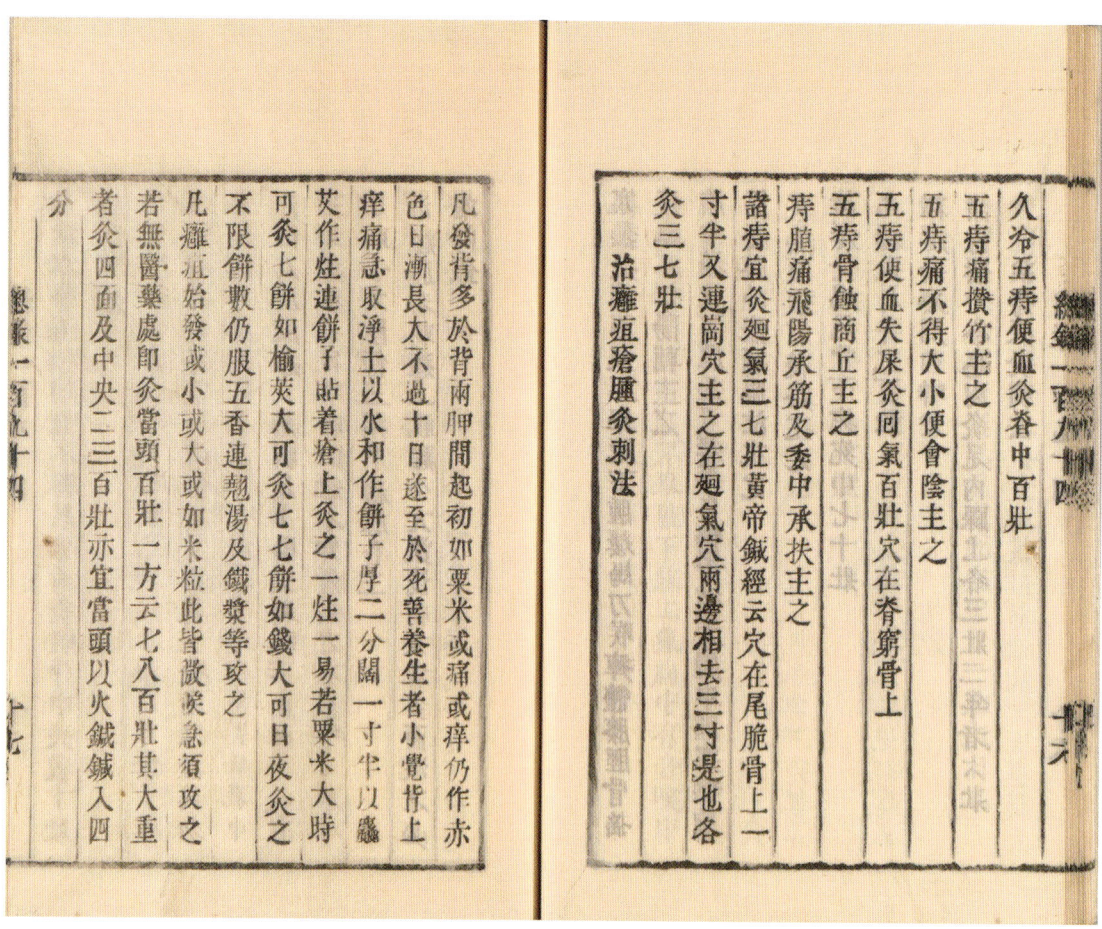

久冷五痔便血，灸脊中百壮。

五痔，痛，攒竹主之。五痔，痛，不得大小便，会阴主之。

五痔，便血失屎，灸回气百壮，穴在脊穷骨上。

五痔骨蚀，商丘主之。痔，腨痛，飞阳、承筋及委中、承扶主之。

诸痔，宜灸回气三七壮。《黄帝针经》云：穴在尾脆骨上一寸半。又，连岗穴主之，在回气穴两边相去三寸是也。各灸三七壮。

治痈疽疮肿灸刺法

凡发背，多于背两胛间起，初如粟米，或痛或痒，仍作赤色，日渐长大，不过十日，遂至于死。善养生者，小觉背上痒痛，急取净土，以水和作饼子，厚二分，阔一寸半，以粗艾作炷，连饼子，贴着疮上灸之。一炷一易。若粟米大时，可灸七饼；如榆荚大，可灸七七饼；如钱大，可日夜灸之，不限饼数。仍服五香连翘汤，及铁浆等攻之。

凡痈疽始发，或小或大，或如米粒，此皆微候，急须攻之。若无医药处，即灸当头百壮。一方云七八百壮。其大重者，灸四面，及中央，二三百壮，亦宜当头，以火针针入四分。

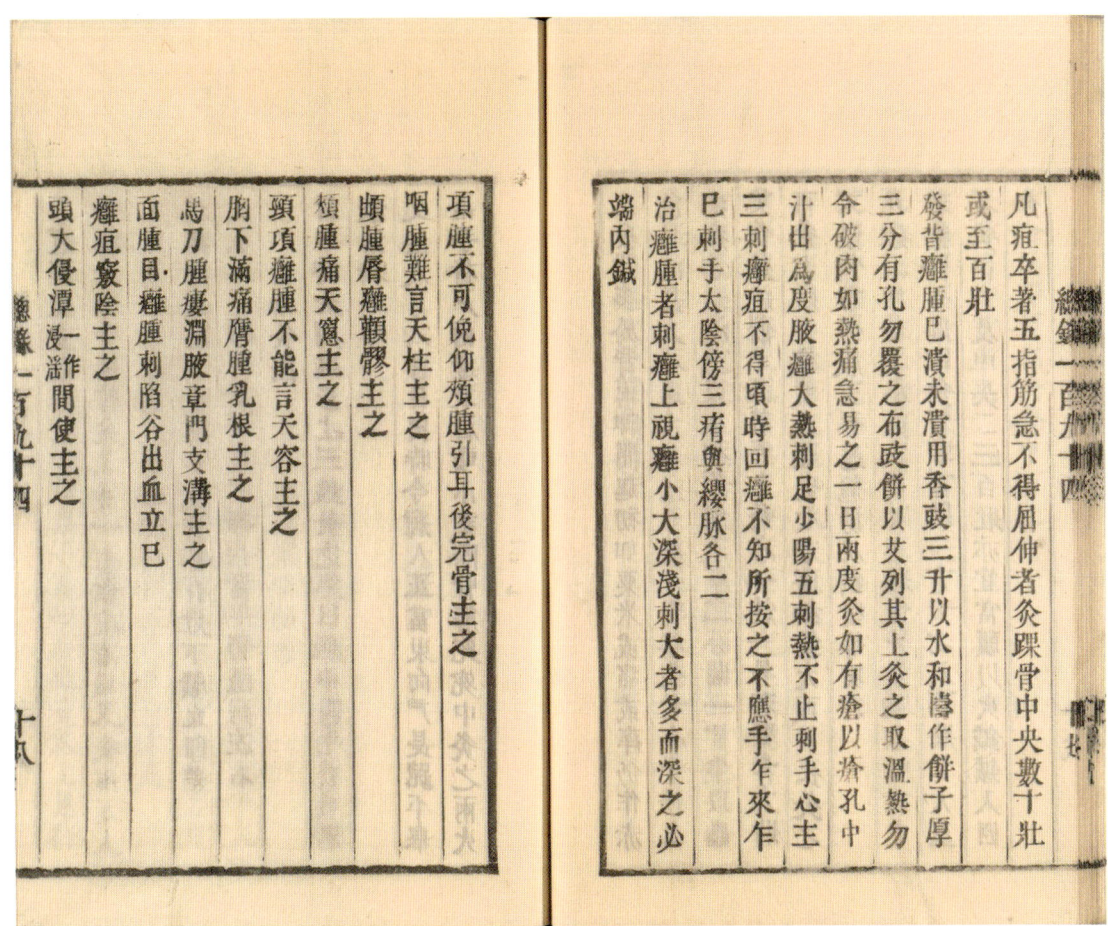

凡疽卒着，五指筋急，不得屈伸者，灸踝骨中央，数十壮，或至百壮。

发背痈肿，已溃未溃，用香豉三升，以水和捣作饼子，厚三分，有孔勿覆之，布豉饼，以艾列其上，灸之，取温热，勿令破肉。如热痛，急易之。一日两度灸。如有疮，以疮孔中汁出为度。

腋痛大热，刺足少阳五刺，热不止，刺手心主三刺，痈疽不得顷时回。

痛不知所，按之不应手，乍来乍已，刺手太阴旁三痏，与缨脉各二。

治痈肿者，刺痈上，视痈小大深浅，刺大者多而深之，必端纳针。

项肿不可俯仰，颊肿引耳后，完骨主之。

咽肿难言，天柱主之。

颔肿唇痈，颧髎主之。

颊肿痛，天窗主之。

颈项痛肿，不能言，天容主之。

胸下满痛，膺肿，乳根主之。

马刀肿瘘，渊腋、章门、支沟主之。

面肿目痛肿，刺陷谷出血，立已。

痈疽，窍阴主之。

头大侵潭一作浸淫，间使主之。

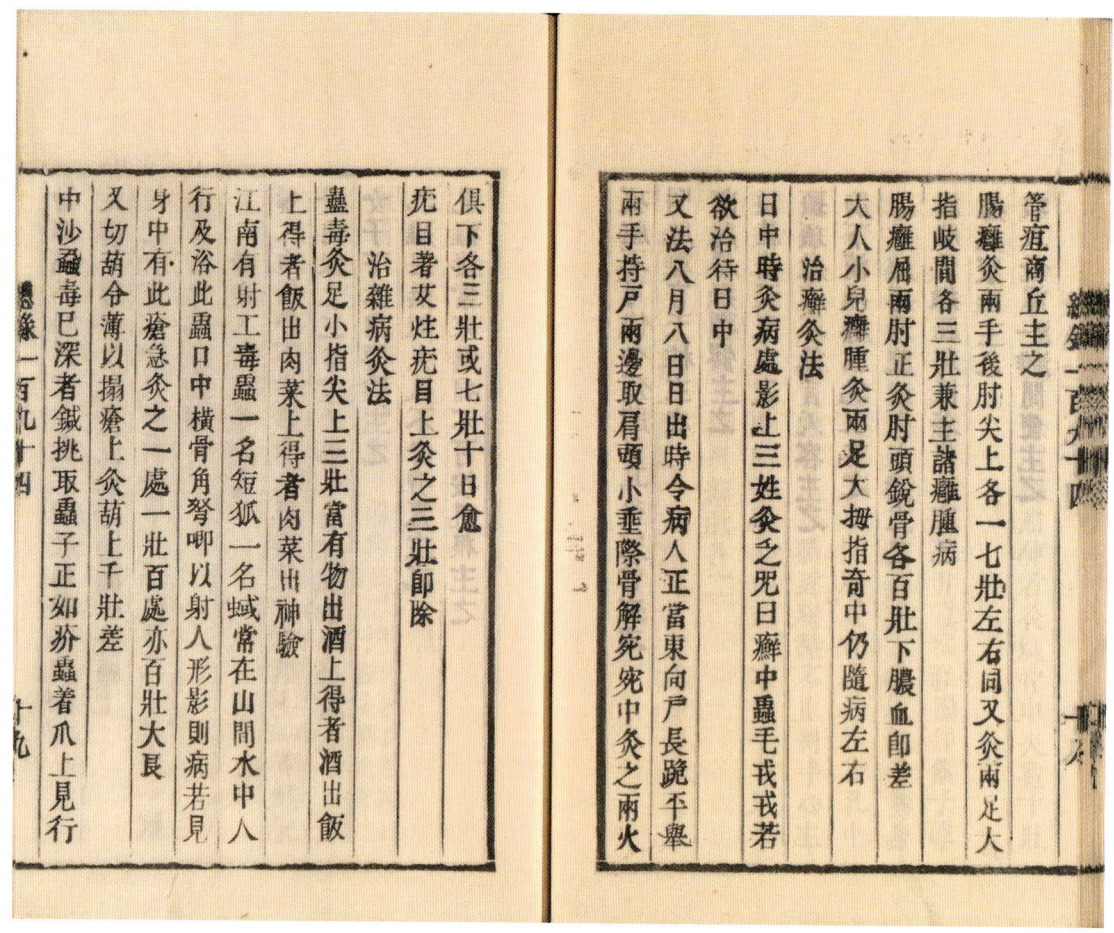

管疽，商丘主之。肠痈，灸两手后肘尖上，各一七壮，左右同。又灸两足大指岐间，各三壮。兼主诸痈肿病。肠痈，屈两肘正，灸肘头锐骨，各百壮。下脓血即瘥。

大人小儿痈肿，灸两足大拇指奇中，仍随病左右。

治癣灸法

日中时，灸病处影上三姓①灸之。咒曰：癣中虫，毛绒绒，若欲治，待日中。又法：八月八日，日出时，令病人正当东，向户长跪，平举两手持户两边，取肩头小垂际，骨解宛宛中灸之。两火俱下，各三壮，或七壮，十日愈。疣目，着艾炷疣目上，灸之，三壮即除。

治杂病灸法

蛊毒，灸足小指尖上，三壮，当有物出：酒上得者酒出，饭上得者饭出，肉菜上得者肉菜出，神验。

江南有射工毒虫，一名短狐，一名蜮，常在山间水中，人行及浴，此虫口中横骨角弩唧，以射人形影，则病。若见身中有此疮，急灸之，一处一壮，百处亦百壮，大良。又切葫令薄，以拓疮上，灸葫上千壮，瘥。

中沙虱毒已深者，针挑取虫子，正如疥虫，着爪上见行

---

① 三姓：又作"三性"，道家内丹名词。一般指元神、元气、元精，或木液、金精、意土。又：《针灸资生经》卷七作"三壮"。

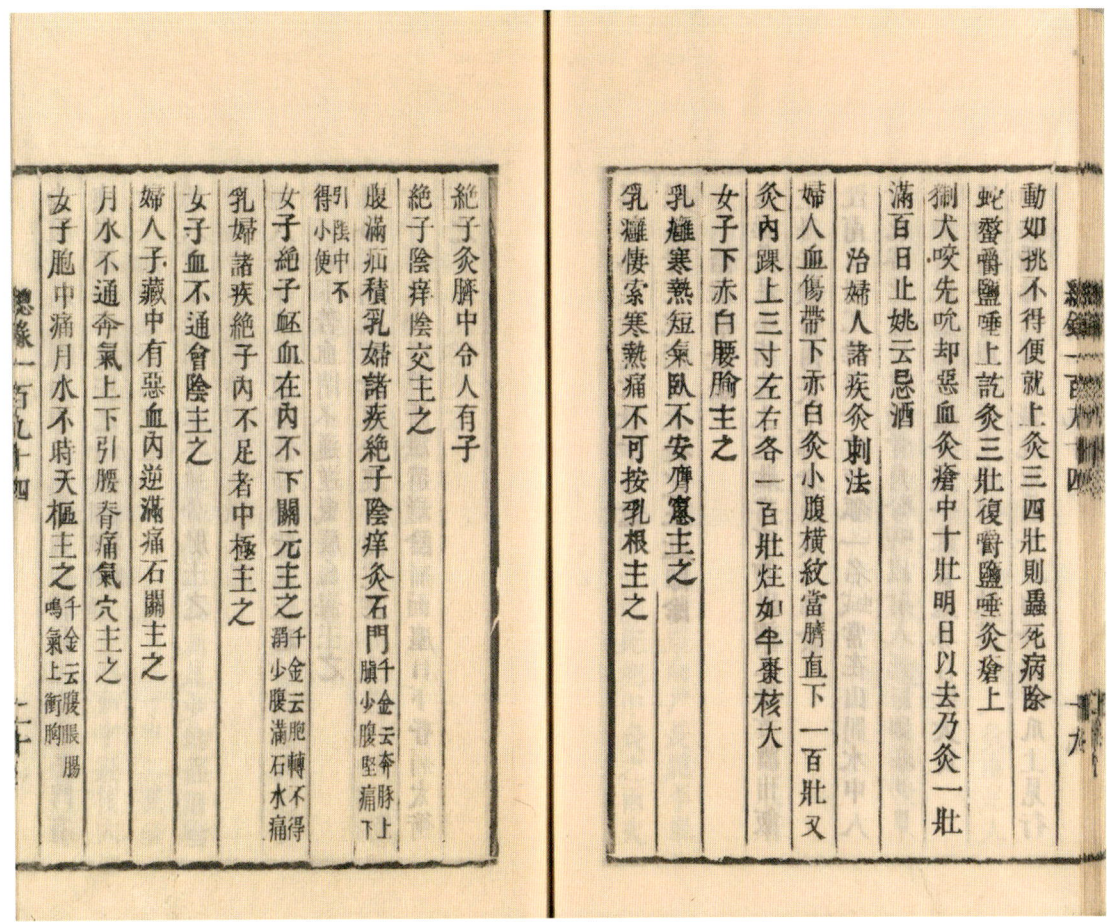

动，如挑不得，便就上灸三四壮，则虫死病除。

蛇螫，嚼盐唾上讫，灸三壮，复嚼盐，唾灸疮上。

猘犬咬，先吮却恶血，灸疮中十壮。明日以去，乃灸一壮，满百日止。姚云：忌酒。

治妇人诸疾灸刺法

妇人血伤，带下赤白，灸小腹横纹，当脐直下，一百壮。又灸内踝上三寸左右，各一百壮，炷如半枣核大。女子下赤白，腰腧主之。

乳痈，寒热短气，卧不安，膺窗主之。乳痈，凄索寒热，痛不可按，乳根主之。

绝子，灸脐中，令人有子。绝子，阴痒，阴交主之。

腹满，疝积，乳妇诸疾，绝子，阴痒，灸石门。《千金》云：奔豚上膜，少腹坚痛，下引阴中，不得小便。

女子绝子，衃血在内不下，关元主之。《千金》云：胞转不得溺，少腹满，石水痛。

乳妇诸疾，绝子，内不足者，中极主之。

女子血不通，会阴主之。

妇人子脏中有恶血，内逆满痛，石关主之。

月水不通，奔气上下，引腰脊痛，气穴主之。

女子胞中痛，月水不时，天枢主之。《千金》云：腹胀肠鸣，气上冲胸。

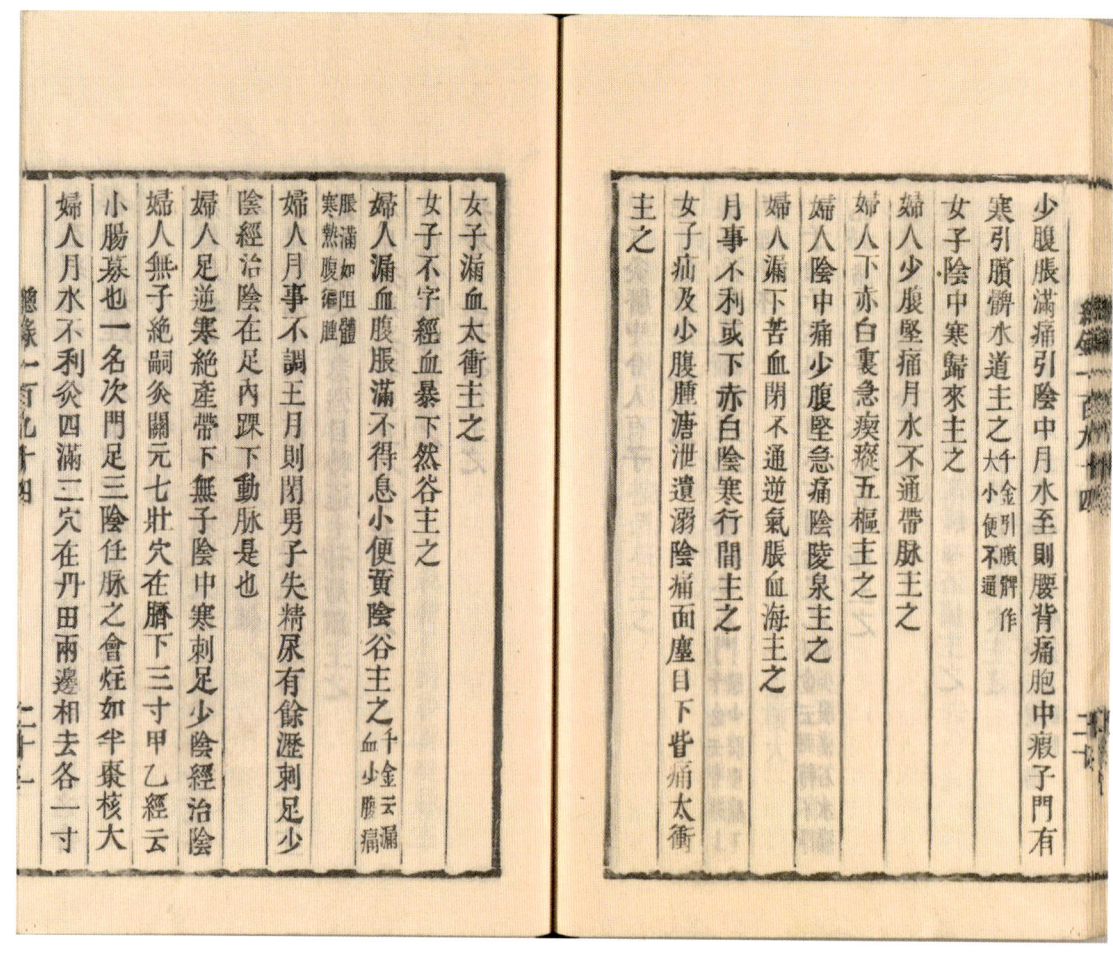

少腹胀满，痛引阴中，月水至则腰背痛，胞中瘕，子门有寒，引膑髀，水道主之。《千金》引膑髀作大小便不通。女子阴中寒，归来主之。

妇人少腹坚痛，月水不通，带脉主之。妇人下赤白，里急瘛疭，五枢主之。

妇人阴中痛，少腹坚急痛，阴陵泉主之。

妇人漏下，苦血闭不通，逆气胀，血海主之。

月事不利，或下赤白阴寒，行间主之。

女子疝，及少腹肿，溏泄遗溺，阴痛面尘，目下眦痛，太冲主之。

女子漏血，太冲主之。女子不字，经水暴下，然谷主之。

妇人漏血，腹胀满不得息，小便黄，阴谷主之。《千金》云：漏血，少腹痛，胀满如阻，体寒热，腹遍肿。

妇人月事不调，王月则闭，男子失精，尿有余沥，刺足少阴经，治阴，在足内踝下动脉是也。

妇人足逆寒，绝产带下，无子，阴中寒，刺足少阴经，治阴。

妇人无子绝嗣，灸关元七壮，穴在脐下三寸。《甲乙经》云：小肠募也，一名次门，足三阴任脉之会。炷如半枣核大。

妇人月水不利，灸四满，二穴在丹田两边相去各一寸，

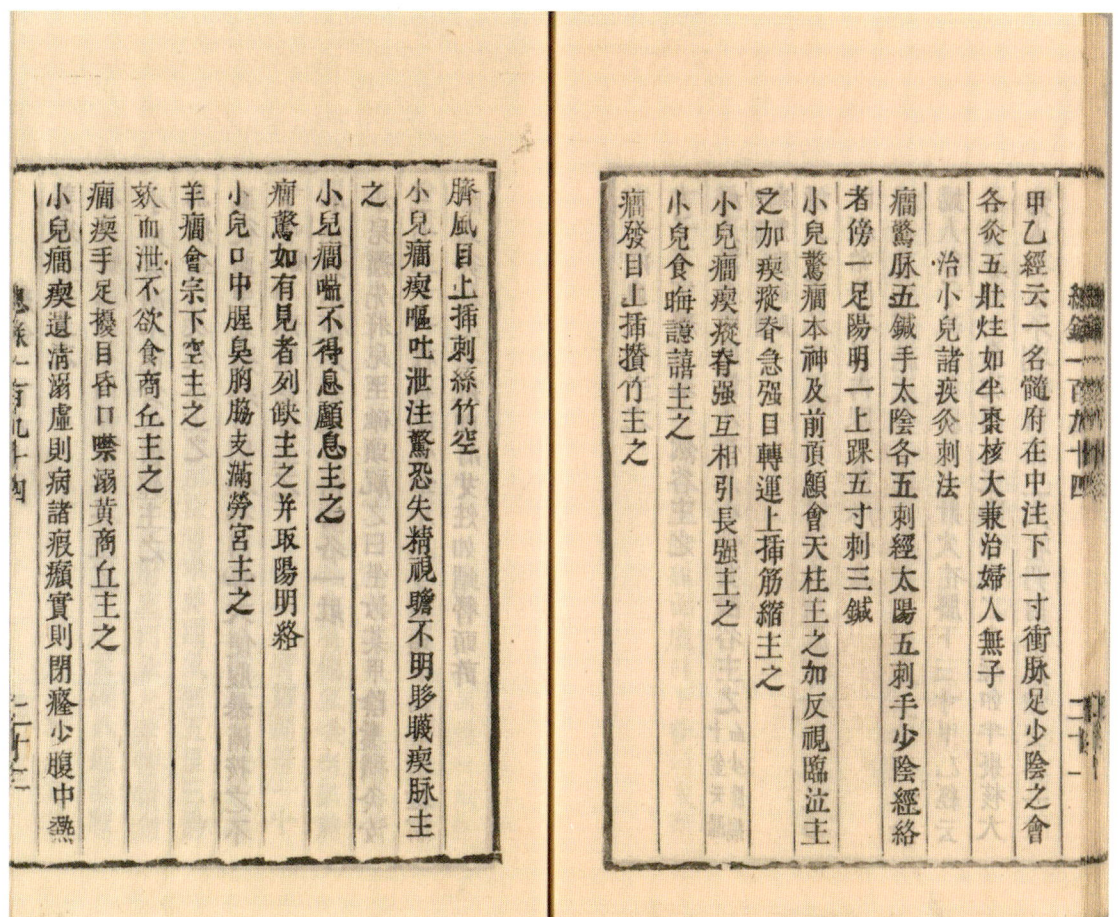

《甲乙经》云：一名髓府。在中注下一寸，冲脉足少阴之会。各灸五壮，炷如半枣核大。兼治妇人无子。

治小儿诸疾灸刺法

痫惊脉五针，手太阴各五刺，经太阳者五刺，手少阴经络者旁一，足阳明一，上踝五寸，刺三针。

小儿惊痫，本神及前顶、囟会、天柱主之；加反视，临泣主之；加瘈疭，脊急强，目转运上插，筋缩主之。

小儿痫，瘈疭脊强互相引，长强主之。小儿食晦，譩譆主之。

痫发，日上插，攒竹主之。

脐风目上插，刺丝竹空。

小儿痫瘈，呕吐泄注，惊恐失精，视瞻不明，眵䁾，瘈脉主之。

小儿痫，喘不得息，颅息主之。惊痫如有见者，列缺主之，并取阳明络。

小儿口中腥臭，胸胁支满，劳宫主之。

羊痫，会宗下空主之。咳而泄，不欲食，商丘主之。

痫瘈，手足扰，目昏口噤溺黄，商丘主之。

痫瘈，遗清溺，虚则病诸瘕癫，实则闭癃，少腹中热，

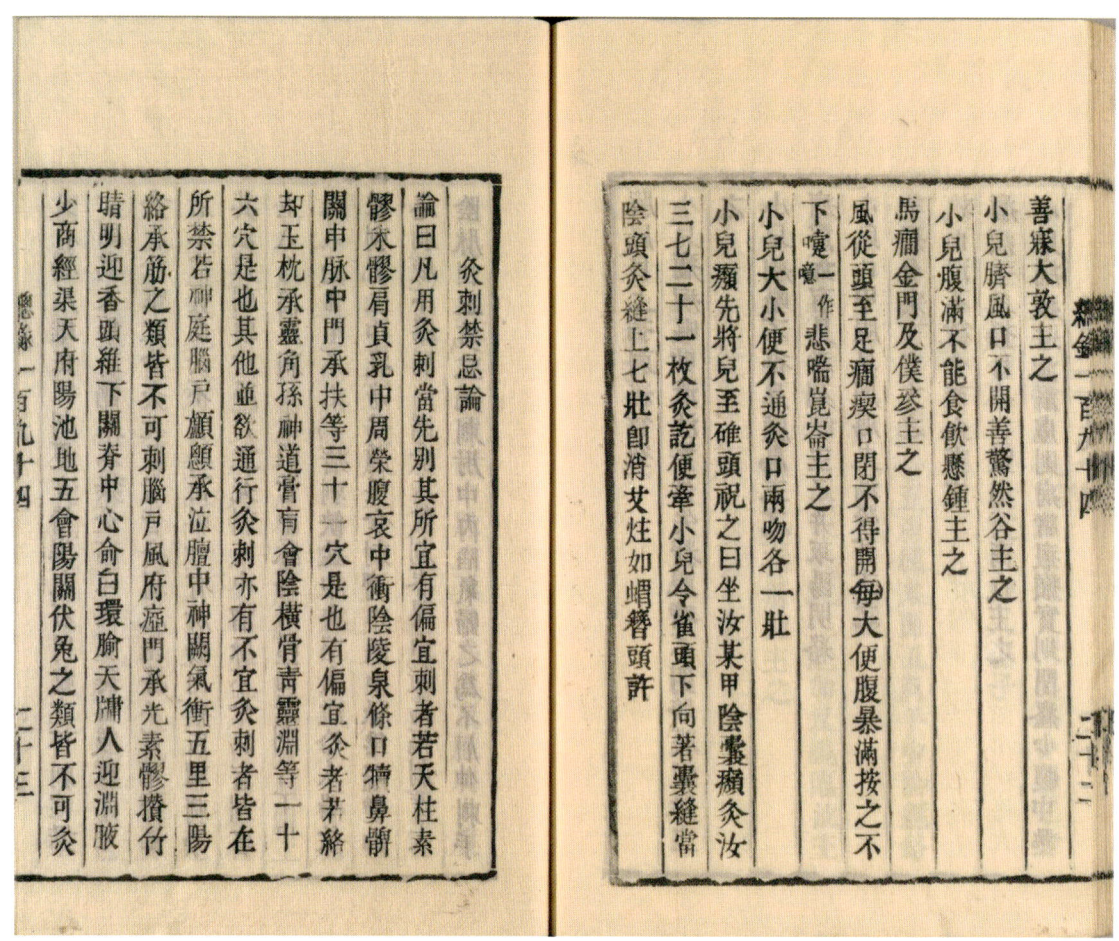

善瘈，大敦主之。

小儿脐风，口不开，善惊，然谷主之。

小儿腹满不能食饮，悬钟主之。

马痫，金门及仆参主之。

风从头至足，痫瘈，口闭不得开，每大便腹暴满，按之不下，嚏一作噫悲喘，昆仑主之。

小儿大小便不通，灸口两吻，各一壮。

小儿癞，先将儿至碓头，祝之曰：坐汝某甲，阴囊癞，灸汝三七二十一枚。灸讫，便牵小儿，令雀头下向着囊缝，当阴头灸缝上，七壮即消，艾炷如蝎簪头许。

灸刺禁忌论

论曰：凡用灸刺，当先别其所宜。有偏宜刺者，若天柱、素髎、禾髎、肩贞、乳中、周荣、腹哀、中冲、阴陵泉、条口、犊鼻、髀关、申脉、中门、承扶等三十一穴是也。有偏宜灸者，若络却、玉枕、承灵、角孙、神道、膏肓、会阴、横骨、青灵渊等一十六穴是也。其他并欲通行灸刺。亦有不宜灸刺者，皆在所禁，若神庭、脑户、颅囟、承泣、膻中、神阙、气冲、五里、三阳络、承筋之类，皆不可刺；脑户、风府、哑门、承光、素髎、攒竹、睛明、迎香、头维、下关、脊中、心俞、白环腧、天牖、人迎、渊腋、少商、经渠、天府、阳池、地五会、阳关、伏兔之类，皆不可灸。

又有鸠尾，虽在可刺，更宜精详之。石门虽在可刺，在妇女则为大禁。肩髃本不禁灸，亦不宜多灸。四肢虽亦可灸，在法唯宜少灸。此数者，皆灸刺之先务，不可不知也。若不当灸而灸，不当刺而刺，皆有所伤。《内经》所谓刺禁，其法曰：刺头中脑户，立死；刺面中溜脉，不幸为盲；刺客主人内陷，及刺目上陷骨中脉，为内漏而聋；刺舌下中脉太过，血出不止为瘖；刺缺盆中内陷气泄，令人喘咳逆；刺乳上，中乳房，为肿，根食；刺膺中陷，中脉，为喘逆仰息；刺腋下胁间内陷，令人咳；刺脊间中髓，为伛；刺臂太阴脉，出血多，立死；刺肘中内陷，气归之，为不屈伸；刺手鱼腹内陷，为肿；刺气街中脉，血不出，为肿鼠鼷；刺少腹中膀胱，溺出，令人少腹满；刺足少阴脉，重虚出血，为舌难以言；刺阴股中大脉，血出不止，死；刺阴股下三寸内陷，令人遗溺；刺膝髌出液，为跛；刺郄中大脉，令人仆，脱色；刺关节中液出，不得屈伸；刺腨肠内陷，为肿；刺跗上中大脉，血出不止，死；刺足下布络中脉，血不出，为肿；刺中五脏，皆死。又有大禁二十五者，即五里穴也，所谓迎之五里，中道而止是也。其次无刺大醉，令人气乱；无刺大怒，令人逆气。故曰大醉无刺，已刺无醉；大怒无刺，已刺无怒。以至大劳、新饱、大饥、大渴、大惊、大恐，皆在切禁。

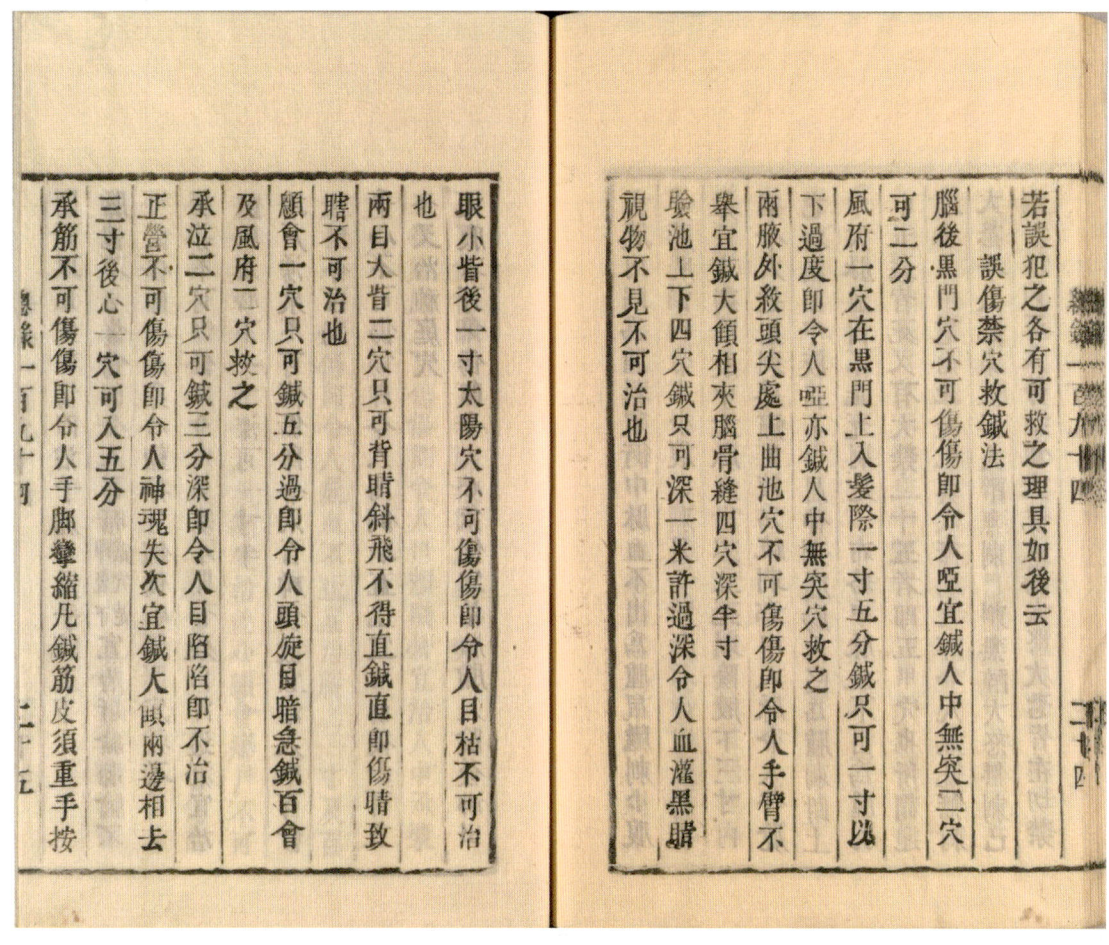

若误犯之，各有可救之理，具如后云。

误伤禁穴救针法

　　脑后瘖①门穴，不可伤，伤即令人哑。宜针人中、扶②突二穴，可二分。

　　风府一穴，在瘖门上入发际一寸五分，针只可一寸以下，过度即令人哑，亦针人中、扶突穴救之。

　　两腋外纹头尖处上曲池穴，不可伤，伤即令人手臂不举，宜针大椎相夹脑骨缝四穴，深半寸。

　　睑池上下四穴，针只可深一米许，过深令人血灌黑睛，视物不见，不可治也。

　　眼小眦后一寸，太阳穴，不可伤，伤即令人目枯，不可治也。

　　两目大眦二穴，只可背睛斜飞，不得直针，直即伤睛致瞎，不可治也。

　　囟会一穴，只可针五分，过即令人头旋目暗，急针百会及风府二穴救之。

　　承泣二穴，只可针三分，深即令人目陷，陷即不治。

　　正营不可伤，伤即令人神魂失次，宜针大椎两边相去三寸，后心一穴，可入五分。

　　承筋不可伤，伤即令人手脚挛缩，凡针筋皮，须重手按

---

① 瘖：原作"黑"，据本书上文穴名改。下同。
② 扶：原作"无"，据《普济方》卷四一一改。下同。

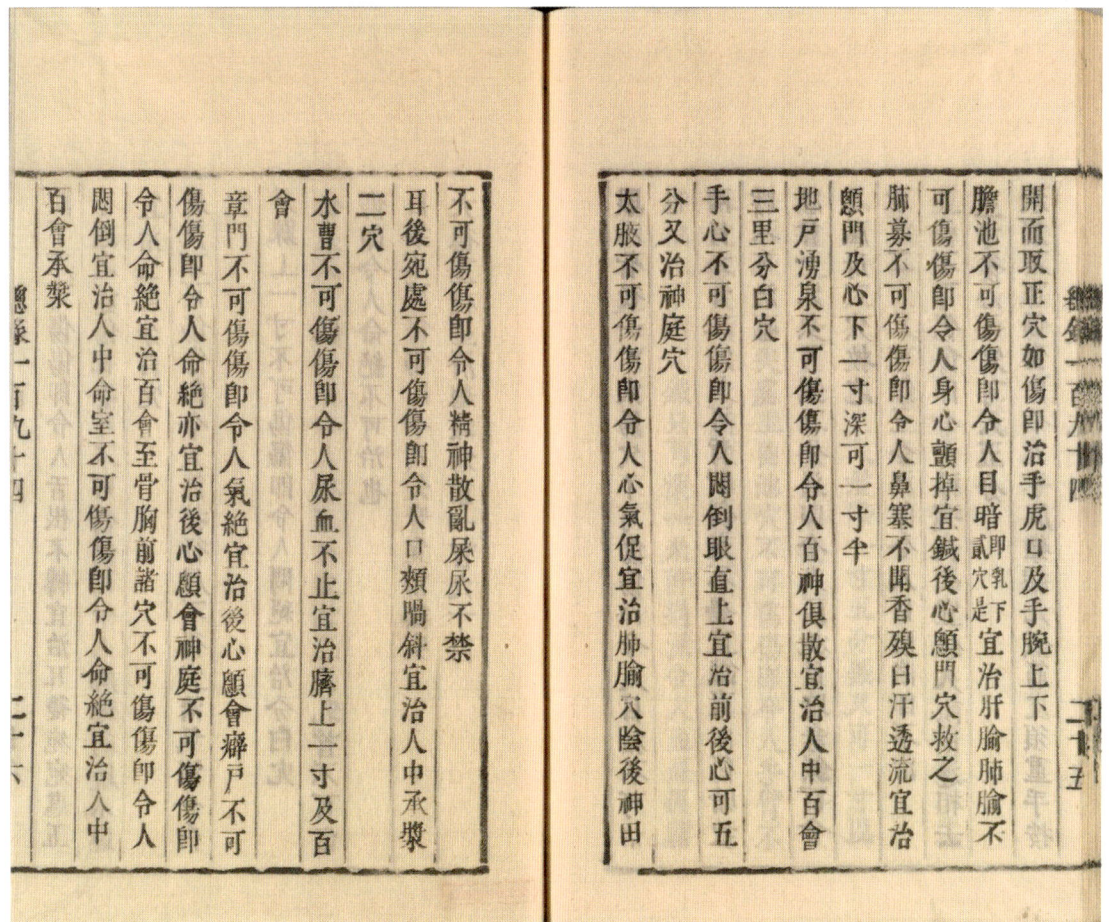

开而取正穴，如伤即治手虎口，及手腕上下。

胆池不可伤，伤即令人目暗，即乳下二穴是，宜治肝腧，肺腧不可伤，伤即令人身心颤掉，宜针后心囟门穴救之。

肺募不可伤，伤即令人鼻塞，不闻香臭，白汗透流，宜治囟门，及心下一寸，深可一寸半。

地户涌泉不可伤，伤即令人百神俱散，宜治人中、百会、三里、分白穴。

手心不可伤，伤即令人闷倒，眼直上，宜治前后心，可五分，又治神庭穴。

太腋不可伤，伤即令人心气促，宜治肺腧穴。阴后神田不可伤，伤即令人精神散乱，屎尿不禁。

耳后宛处不可伤，伤即令人口颊㖞斜，宜治人中承浆二穴。

水曹不可伤，伤即令人尿血不止，宜治脐上一寸，及百会。

章门不可伤，伤即令人气绝，宜治后心囟会。癖户不可伤，伤即令人命绝，亦宜治后心囟会。神庭不可伤，伤即令人命绝，宜治百会。至骨胸前诸穴，不可伤，伤即令人闷倒，宜治人中。命室不可伤，伤即令人命绝，宜治人中、百会、承浆。

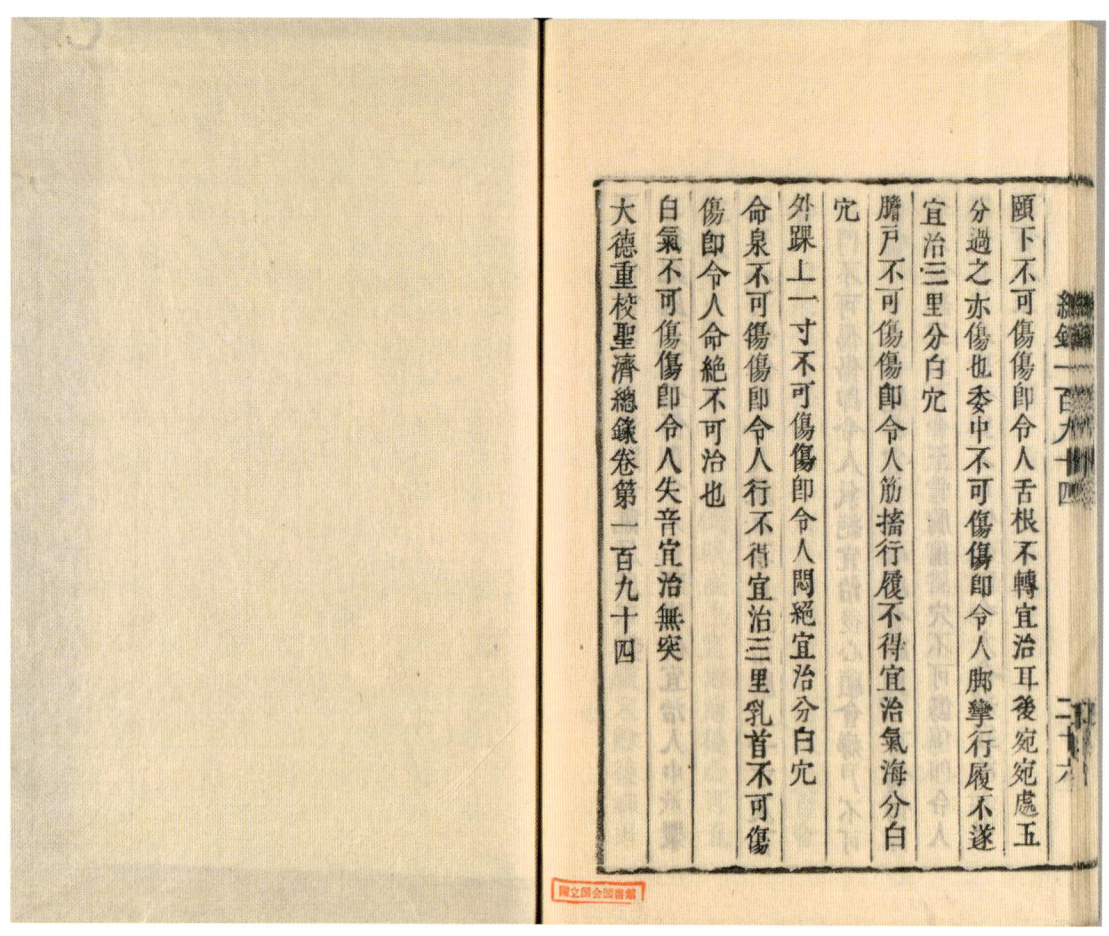

颐下不可伤，伤即令人舌根不转，宜治耳后宛宛处五分，过之亦伤也。委中不可伤，伤即令人脚挛，行履不遂，宜治三里、分白穴。

胆户不可伤，伤即令人筋搐，行履不得，宜治气海、分白穴。

外踝上一寸不可伤，伤即令人闷绝，宜治分白穴。

命泉不可伤，伤即令人行不得，宜治三里。

乳首不可伤，伤即令人命绝，不可治也。

白气不可伤，伤即令人失音，宜治无突。

大德重校《圣济总录》卷第一百九十四

针灸四书

元至大四年刻本

元·窦桂芳 辑
王旭东 陈杞然 校订

《针灸四书》，为四种针灸古籍合刊本，元·窦桂芳辑。各书简介如下：

《针经指南》，不分卷，元·窦杰（字汉卿）撰。书中多为作者创造性文献，成为历代流传习诵的针灸歌赋，如《针经标幽赋》《流注通玄指要赋》等；再如针灸直说、络说、交经辨、针灸杂忌等诸多论述，均为作者经验。

《黄帝明堂灸经》二卷，不著撰人。据宋代《太平圣惠方》已收载本书，故此书应早于宋太平兴国三年（978）。本书实为"明堂""灸经"学术分野中具有代表性的早期作品。书中首列定穴法、点灸、下火、用火法等灸法基础知识，次载正人形、背人形、侧人形及小儿明堂应验穴图45幅，并以图为题，详述循经取穴及其主治各症。全书文字简洁，内容丰富。

《灸膏肓腧穴法》，又名《新刊庄季裕编灸膏肓腧穴法》《膏肓灸法》，不分卷，宋·庄绰（字季裕）编纂，最早刊行于南宋建炎二年（1128）。作者考之经典与各家学说，对膏肓之穴进行详细论述，庄氏亲身测试，度量取穴尺寸，精准定位，引述《千金》《铜人灸经》之外，参以己见，列举膏肓穴之主治、部位及不同流派之取穴法，以及膏肓穴补养之法，故又为治疗痨病的灸法专著。附有多幅示范图，是后世研究膏肓穴的重要历史资料。

《子午流注针经》三卷，金·何若愚撰，阎明广注。内容有流注指微针赋、流注经络井荥说、平人气象论经隧周环图，以及井荥输经合部分图、五子元建时日歌、针经井荥歌诀及五行造化。全书有图28幅，是我国较早研究流注针法的重要著作。

书后附有《针灸杂说》，是合刊本辑者窦桂芳所编，内容为月内人神所在、每月血支、每月血忌等。

以上著作由窦桂芳合为一书，成为一套针灸小丛书，题名为《针灸四书》，元至大四年（1311）刊行后，受到广泛好评，各子书内容被多部针灸名著乃至综合性医书所收录，乃至合刊之丛书《针灸四书》反而少有流传，现国内仅存天一阁藏元刻残本。

上述四部针灸著作，除《针经指南》外，其余三部本丛书已经收录各自的单行本，综合性医书如《太平圣惠方》《圣济总录》《普济方》中也有这四部针灸著作中的内容。此次以天一阁藏元刻合刊本影印刊出，主要考虑该版本较为罕见，可供针灸学家校勘比对。由于该本残损较多，为保持完整性，校订者分别从《太平圣惠方》宋本、《普济方》四库本、《黄帝明堂灸经》明刊本等现存古籍中补配缺失内容。

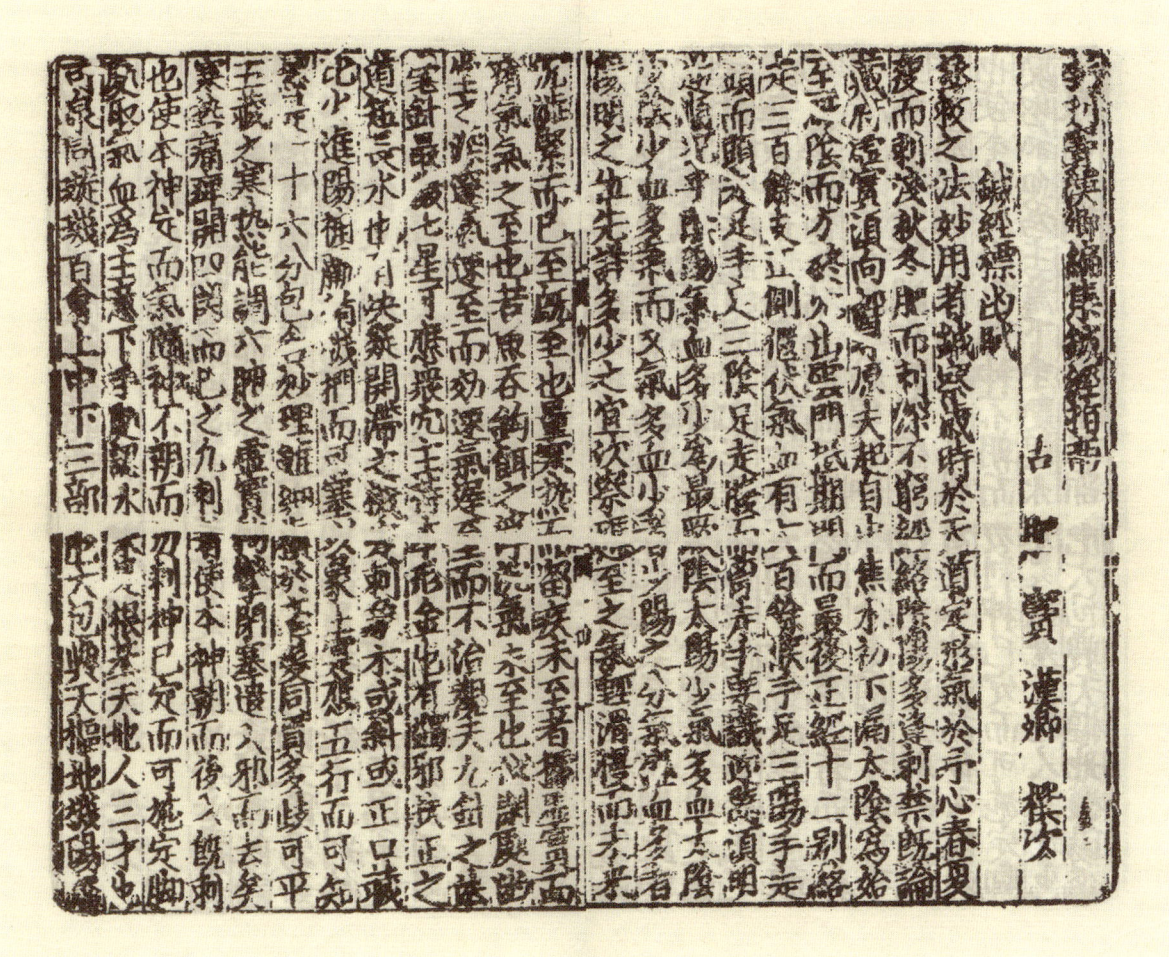

新刊窦汉卿编集针经指南

古肥 窦汉卿 撰次

针经标幽赋

拯救之法，妙用者针。察岁时于天道，定形气于予心。春夏瘦而刺浅，秋冬肥而刺深。不穷经络阴阳，多逢刺禁；既论脏腑虚实，须向经寻。原夫起自中焦，水初下漏，太阴为始，至厥阴而方终；穴出云门，抵期门而最后。正经十二，别络走三百余支；正侧偃伏，气血有六百余候。手足三阳，手走头而头走足；手足三阴，足走腹而胸走手。要知迎随，须明逆顺；况乎阴阳，气血多少为最。厥阴太阳，少气多血；太阴少阴，少血多气；而又气多血少者，少阳之分；气盛血多者，阳明之位。先详多少之宜，次察应至之气。轻滑慢而未来，沉涩紧而已至。既至也，量寒热而留疾；未至者，据虚实而痛气。气之至也，若鱼吞钩饵之浮沉；气未至也，似闭处幽堂之深邃。气速至而效速，气迟至而不治。观夫九针之法，毫针最微，七星可应，众穴主持。本形金也，有蠲邪扶正之道；短长水也，有决疑开滞之机。定刺象木，或斜或正；口藏比火，进阳补羸。循机扪而可塞以象土，实应五行而可知。然是一寸六分，包含妙理；虽细拟于毫发，同贯多歧。可平五脏之寒热，能调六腑之虚实。拘挛闭塞，遣八邪而去矣；寒热痛痹，开四关而已之。凡刺者，使本神朝而后入；既刺也，使本神定而气随。神不朝而勿刺，神已定而可施。定脚处，取气血为主意；下手处，认水木是根基。天地人三才也，涌泉同璇玑百会；上中下三部也，大包与天枢地机。阳跷阳维并督脉，主肩背腰腿在表之病；阴跷阴维任带冲，去心腹胁肋在里之疑。二陵二跷二交，似续而交五太；两间两商两井，相依而列两支。足见取穴之法，必有分寸；先审自意，以观肉分。或伸屈而得之，或平直而安定。在阳部筋骨之侧，陷下为真；在阴分郄腘之间，动脉相应。取五穴用一穴而必端；取三经使一经而可正。头部与肩部详分，督脉与任脉异定。明标与本，论刺深刺浅之经；住痛移疼，取相交相贯之径。岂不闻脏腑病，而求门海俞募之微；经络滞，而求原别交会之道。更穷四根三结，依标本而刺无不痊；但用八法五门，分主客而针无不效。八脉始终连八会，本是纪纲；十二经络十二原，是为枢要。一日刺六十六穴之法，方见幽微；一时取十二经之原，始知要妙。原夫补泻之法，非呼吸而在手指；速效之功，要交正而识本经。交经缪刺，左有病而右畔取；泻络远针，头有病而脚上针。巨刺与缪刺各异，微针与妙刺相通。观部分而知经络之虚实，视沉浮而辨脏腑之寒温。且夫先令针耀而虑针损；次藏口内而欲针温。目无外视，手如握虎；心无内慕，如待贵人。左手重而多按，欲令气散；右手轻而徐入，不痛之因。空心恐怯，直立侧而多晕；背目沉掐，坐卧平而没昏。推于十干十变，知孔穴之开合；论其五行五脏，察日时之旺衰。伏如横弩，应若发机。阴交阳别，而定血晕；阴跷阴维，而下胎衣。痹厥偏枯，迎随俾经络接续；漏崩带下，温补使气血依归。静以久留。停针候之。必准者，取照海治喉中之闭塞；端的处，用大钟治心内之呆痴。大抵疼痛实泻，痒麻虚补。体重

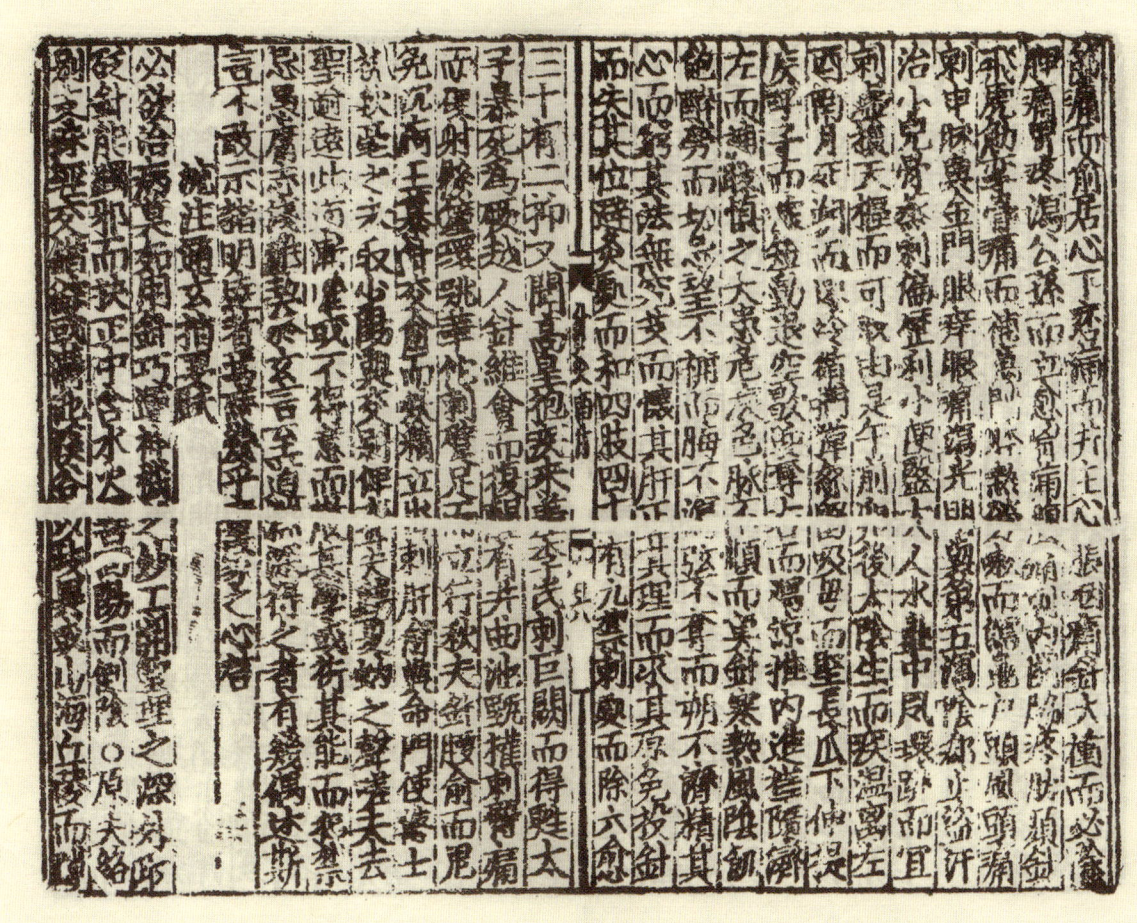

节痛而俞居，心下痞满而井主。心胀咽痛，针太冲而必除；脾痛胃疼，泻公孙而立愈。胸满腹痛刺内关，胁疼肋痛针飞虎。筋挛骨痛而补魂门；体热劳嗽而泻魄户。头风头痛，刺申脉与金门；眼痒眼痛，泻光明与地五。泻阴郄止盗汗，治小儿骨蒸；刺偏历利小便，医大人水蛊。中风环跳而宜刺，虚损天枢而可取。由是午前卯后，太阴生而疾温；离左酉南，月死朔而速冷。循扪弹怒，留吸母而坚长；爪下伸提，疾呼子而嘘短。动退空歇，迎夺右而泻凉；推内进搓，随济左而补暖。慎之：大患危疾，色脉不顺而莫针；寒热风阴，饥饱醉劳而切忌。望不补而晦不泻，弦不夺而朔不济。精其心而穷其法，无灸艾而坏其皮①；正其理而求其原，免投针而失其位。避灸处而加四肢，四十有九；禁刺处而除六俞②，二十③有二。抑又闻高皇抱疾未瘥，李氏刺巨阙而得苏；太子暴死为厥，越人针维会而复醒。肩井曲池，甄权刺臂痛而复射；悬钟环跳，华佗刺躄足而立行。秋夫针腰俞，而鬼免沉疴；王纂针交俞而妖精立出。刺肝俞与命门，使瞽士视秋毫之末；取少阳与交别，俾聋夫听夏蚋之声。嗟夫！去圣逾远，此道渐坠。或不得意而散其学，或恣其能而犯禁忌。愚庸志浅，难契于玄言；至道渊深，得之者有几？偶述斯言，不敢示诸明达者焉，庶几乎童蒙之心启。

流注通玄指要赋

必欲治病，莫如用针，巧运神机之妙，工开圣理之深。外取砭针，能蠲邪而扶正；中含水火，善回阳而倒阴。○原夫络别支殊，经交错综，或沟池溪谷以歧异，或山海丘陵而隙

---

① 无灸艾而坏其皮：原作"无究艾而怀其肝"，据《扁鹊神应针灸玉龙经》四库本、《针灸大成》卷二改。又，《类经附翼》卷四作"无灸艾而坏其中"，《徐氏针灸大全》卷二作"无灸艾而坏其身"。
② 六俞：原作"六愈"，据《扁鹊神应针灸玉龙经》改。
③ 二十：原作"三十"，据《针灸大成》卷二、《徐氏针灸大全》卷二、《类经附翼》卷四改。

共。斯流派以难揆，在条纲而有统。理繁而昧，纵补泻以何功；法捷而明，自①迎随而得用。○且如行步难移，太冲最奇。人中除脊膂之强痛，神门去心性之呆痴。风伤项急，始求于风府；头晕目眩，要觅于风池。耳闭须听会而治也，眼痛则合谷以推之。胸结身黄，取涌泉而即可；脑昏目赤，泻攒竹以偏宜。○但见苦两肘②之拘挛，仗曲池而平扫；四肢之懈惰，凭照海以消除③。牙齿痛吕细堪治，头项强承浆可保。太白宣导于气冲，阴陵开通于水道。腹痛而胀，夺内庭以休迟；筋转而疼，泻承山而在早。○大抵脚腕痛，昆仑解愈；股膝疼，阴市能医。痫发颠狂兮，凭后溪而疗理；疟生寒热兮，仗间使以扶持。期门罢胸满血膨而可已，劳宫退胃翻心痛以何疑。稽夫大敦去七疝之偏疼，王公谓此；三里却五劳之羸瘦，华佗言斯。○固知腕骨祛黄，然骨泻肾。行间治膝肿目疾，尺泽去肘疼筋紧。目昏不见，二间宜取；鼻窒无闻，迎香可引。肩井除两臂难任，丝竹④疗头疼不忍。咳嗽寒痰，列缺堪治；眵䁾冷泪，临泣尤准。髋⑤骨将腿痛以祛残，肾俞把腰疼而泻尽。以见越人治尸厥于维会，随手而苏；文伯泻死胎于阴交，应针而殒。○圣人于是察麻与痛，分实与虚，实则自外而入也，虚则自内而出欤。以故济母而裨其不足，夺子而平其有余。观二十七之经络，一一⑥明辨；据四百四之疾证，件件皆除。故得天柱都无，跻斯民于寿域；几微已判，彰往古之玄书。○抑又闻心胸病，求掌后之大陵；肩背患，责肘前之三里。冷痹肾余，取足阳明之土；连脐腹痛，泻足少阴之水。脊间心后者，针中渚而立痊；胁下肋边者，刺阳陵而即止。头项

① 自：原作"曰"，据《窦太师流注指要赋》（济生拔粹本）改。
② 肘：原作"肋"，据《窦太师流注指要赋》改。
③ 四肢之懈怠，凭照海以消除：此句原无，据体例及《针灸大成》卷二补。
④ 丝竹：原作"攒竹"，据《窦太师流注指要赋》改。
⑤ 髋：原作"腕"，据《窦太师流注指要赋》《针灸大成》卷二改。
⑥ 一一：原作"一以"，据《窦太师流注指要赋》《针灸大成》卷二改。

(此下底本缺页，所缺文字据《普济方》、日抄本《针经指南》辑录。下同。)

痛，拟后溪以安然；腰脚疼，在委中而已矣。夫用针之士，于此理苟能明焉，收祛邪之功而在乎捻指。

针经直说

手太阳小肠经：踝中腕骨是也　肩解背后缝是也

手阳明大肠经：上柱骨缺盆外横骨是也　頄颧外是也，颧谓项骨也

足厥阴肝经：足跗足面是也　胁腋下是也　腘屈心是也　巅头心是也

人迎气颡上两旁动脉是也　股大腿是也　督脉从人中入巅下项是也

足少阳胆经：颊车宁车巷两二穴是也　髀厌膝下腿上节处是也　辅骨膝外是也　绝骨外踝上是也　三毛大指上三毛是也　马刀挟瘿胳肘底疙瘩是也

足少阴肾经：腨内腿肚是也　痿厥节弱是也

手少阴心经：锐骨掌下节骨是也

手厥阴心包络经：心包包裹心之肉是也　大动心动是也

手太阴肺经：胃口贲门是也　腋下臑内臂节是也

足太阳膀胱经：膊肩后是也　膂脊内旁肉是也　髀枢髀骨节是也

足阳明胃之经：颐后下廉颐下周环是也　乳内廉乳内中间是也　贲响腹胀气上撞是也　上曰膺下曰胸，骭骨骱骨是也　身以前只是身前身后也，又曰面前皆后是也

手少阳三焦经：膻中胸乳之间是也

足太阴脾经：核骨孤拐骨是也　骱骨胫足骨是也　得后大便是也　与气下气是也

若拟得与下气注解为说文理，反害经意，不可宗则。王冰之解《素问》，后之明者，多有议论取舍，岂止此一云焉。

络说

络一十有五，有横络、有经络，一万八千。有孙络，不知其纪。

络穴说

络穴正在两经中间，假令立身叉手取之，大指次指端尽处，手腕后高骨缝间列缺是也。内为手太阴肺经，外为手阳明大肠经，列缺穴交两经之中。若刺络穴，表里皆活，他皆仿此。

络穴辨

流注六十六穴内，无此一十五络穴，一十二经，每经络各有一络穴，外有三络穴。阳跷络在足太阳经，阴跷络在足少阴经，脾之大络，在足太阴络，此一十五络穴之辨。

交经辨

足厥阴肝经上内踝八寸，交出足太阴脾经之后，足太阴脾经，却交出足厥阴肝经之前。

气血问答

予问：脉之理果是气耶，果是血耶？答曰：气血之波澜，身体之橐籥，此说特未契理。脉者陌也，魂魄之生，气血之府也，天地之祖，万物之宗，此说极有气味，吾常拟此。予问：经之理，果何

意耶？答曰：经者气血经历之路也，故曰经。予问：身寸之寸拟何寸为寸？答曰：以中指大指相屈如环，取内侧纹两角为寸，各随大小取之。问：手太阴经起自肺何耶？答曰：食入于胃，输精于脾，播气于肺，此之谓也。问曰：周身之穴各有两，如补泻时只刺病所？两穴俱刺耶？答曰：不然，随病左右而补泻之，左则左补泻，右则右补泻。问曰：何为络？答曰：横者为络，络穴一十有五。问：针经云，灸几壮，针讫而复灸何也？答曰：针则针，灸则灸，若针而弗灸，若灸而弗针。问曰：荣卫之理果何为耶？答曰：难经云，血为荣，气为卫，荣行脉中，卫行脉外。问：捻针之法有左有右，何谓之左？何谓之右？答曰：以大指次指相合，大指往上进，谓之左；大指往下退，谓之右，如内针时须索一左一右。

手足三阴三阳表里支干配合　系昼夜百刻十二时定体之图说

手太阴肺经配手阳明大肠经相为表里立手为上：

手太阴肺经，五穴为阴穴，大指内侧角起，少商、鱼际、太渊、经渠、尺泽。肺属金，在支为未，在干为辛。

手阳明大肠经，六穴为阳穴，从大指次指内仙角起，商阳、二间、三间、合谷、阳溪、曲池。大肠属金，在支为卯，在干为庚，此之谓阴阳表里支干配合也。

手厥阴心包络经配手少阳三焦经相为表里立手为中：

手厥阴心包络经，五穴为阴穴，从中指之端起，中冲、劳宫、大陵、间使、曲泽。心包属火为巳，在干为乙。

手少阳三焦经，六穴为阳穴，从小指之端，去爪甲角起，关冲、液门、中渚、阳池、支沟、天井。三焦属火，在支为寅，在干为甲，此之谓阴阳表里支干配合也。

手少阴心经配手太阳小肠经相为表里立手为下：

手少阴五穴为阴穴，从小指内侧角起，少冲、少府、神门、灵道、少海。心属火，在支为午，在干为丁。

手太阳小肠经，六穴为阳穴，从小指之端，去爪甲分起，少泽、前谷、后溪、腕骨、少海。小肠属火，在支为辰，在干为丙，此之谓阴阳表里支干配合也。

足厥阴肝经配足少阳经相为表里：

足厥阴肝经上内踝八寸，交出太阴之后，此所谓交经五穴为阴穴，从足大趾端起，大敦、行间、太冲、中封、曲泉。肝属木，在支为亥，在干为乙。

足少阳胆经，六穴为阳穴，从小趾次趾之端起，窍阴、侠溪、临泣、丘墟、阳辅、阳陵泉。胆属木，在支为申，在干为甲，此之谓阴阳表里支干配合也。

足太阴脾经配足阳明胃经相为表里：

足太阴脾经，却交入厥阴之前，五穴为阴穴，从大趾内侧端起，隐白、大都、太白、商丘、阴陵泉。脾属土，在支为丑，在干为己。

足阳明胃经，六穴为阳穴，从足大趾之端起，厉兑、内庭、陷谷、冲阳、解溪、三里。胃属土，在支为酉，在干为戊，此之谓阴阳表里支干相配合也。

足少阴肾经配足太阳膀胱经相为表里：

足少阴肾经，五穴为阴穴，从足心陷中起，涌泉、然谷、太溪、复溜、阴谷。肾属水，在支为子，在干为癸。足太阳膀胱经，六穴为阳穴，从小趾外侧起，至阴、通谷、束骨、京骨、昆仑、委中。膀胱属火，在支为戌，在干为壬，此之谓阴阳表里支干相配合也。

此手足三阴三阳，十二经、六十六穴，井荥俞经合，配金木水火土，经络流注，或交，或正，表里内外，支干配合，诸家针经图说，分析讲解，故从而述其大概。质之于先生而证之，力所不逮，理所未同，复被教诲指诀，仅得泮然冰解，沛然川决，胸臆有学问，幸不致相自矛盾。凡刺孔穴，各有所据经络，究所系疾证，日辰禁忌，虚实补泻，不可不察，深明经之分，孔穴所在，如此者，百无一殆。

手少阳三焦经，手厥阴心包络经直说：

手少阳三焦经，诸阳气之父，属腑。

手厥阴心包络经，诸阴血之母，属脏。

流注八穴序

交经八穴者，针道之要也。然不知孰氏之所述，但序云：乃少室隐者之所传也，近代往往用之弥验。予少时尝得其本于山人宋子华，以此术行于河淮间四十一年。起危笃患，随手应者，岂胜数哉！予嗜此术，亦何啻伯伦之嗜酒也，第恨斯学之初，心术未偿，手法未成，而兵火荐至，家藏图籍，与其的本悉亡之，今十五年矣，切求而莫之获。近日得之于铜台碑字王氏家，其本悉如旧家所藏，但一二字讹及味之，亦无所害矣。予复试此，此一一精捷，疾莫不瘳，苟诊视之，明俾上下合而攻之，如会王师，擒微奸，捕细盗，虽有不获者，寡矣。噫！神乎哉是术也，今得之，亦天之厚予于是也，多矣。然予之所嗜，非欲以借此而私己之为也，盖欲民生，举无痒痾疾痛，癯羸残瘵之苦而为之也。惟学者亦嗜是焉如是，非予所敢知也。

定八穴所在

公孙二穴，足太阴脾之经。在足大趾内侧本节后，一寸陷中。令病人坐蜷两足底，相对取之。合内关穴。

内关二穴，手厥阴心包之经，在手掌后二寸。令病人稳坐，抑手取之。独会。

临泣二穴，足少阳胆之经，在足小趾次趾本节后一寸陷中。一云：去侠溪一寸五分。令病人垂足取之。亦合于外关。

外关二穴，手少阳三焦经，在手腕后二寸，别起心主。令病人稳坐，覆手取之。独会。

后溪二穴，手太阳小肠之经，在手小指外侧本节后陷中。令病人稳坐，覆手取之。合申脉。

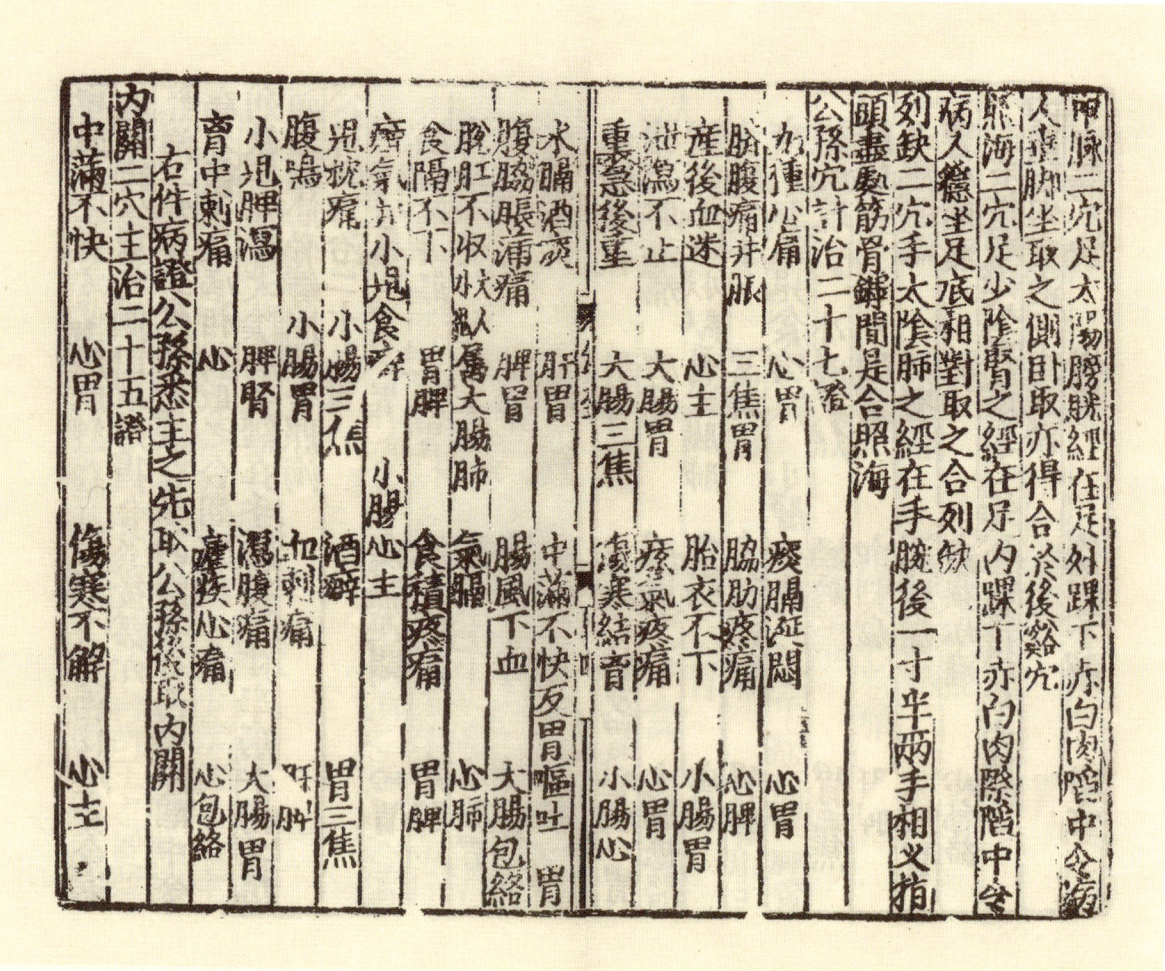

申脉二穴，足太阳膀胱经，在足外踝下赤白肉陷中。令病人垂脚坐取之，侧卧取亦得。合于后溪穴。

照海二穴，足少阴肾之经，在足内踝下赤白肉际陷中。令病人稳坐，足底相对取之。合列缺。

列缺二穴，手太阴肺之经，在手腕后一寸半。两手相叉指头尽处，筋骨罅间是。合照海。

公孙穴，计治二十七证：

九种心痛 心胃	痰膈涎闷 心胃	脐腹痛并胀 三焦胃	胁肋疼痛 心脾
产后血迷 心主	胎衣不下 小肠胃	泄泻不止 大肠胃	痃气疼痛 心胃
里急后重 大肠三焦	伤寒结胸 小肠心	水膈酒痰 肝胃	中满不快反胃呕吐 胃
腹胁胀满痛 脾胃	肠风下血 大肠包络	脱肛不收 大人小儿 属大肠肺	气膈 心肺
食隔不下 胃脾	食积疼痛 胃脾	癖气并小儿食癖	小肠心主
儿枕痛 小肠三焦	酒癖 胃三焦	腹鸣 小肠胃	血刺痛 肝脾
小儿脾泻 脾肾	泻腹痛 大肠胃	胸中刺痛 心	疟疾心痛 心包络

上件病证，公孙悉主之。先取公孙，后取内关。

内关二穴，主治二十五证：

中满不快 心胃　　　伤寒不解 心主

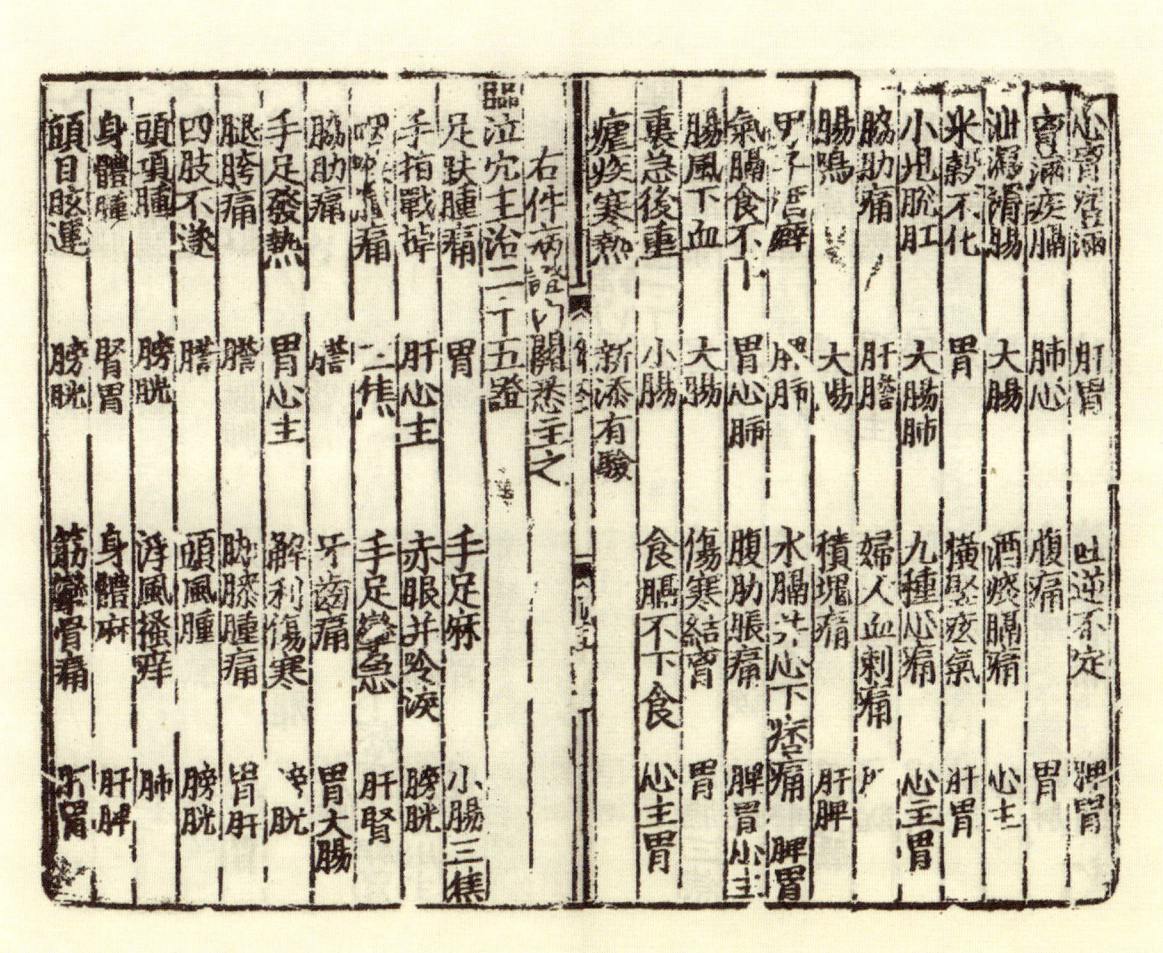

心胸痞满	肝胃	吐逆不定	脾胃	胸满痰膈	肺心	腹痛	胃
泄泻滑肠	大肠	酒痰膈痛	心主	米谷不化	胃	横竖痃气	肝胃
小儿脱肛	大肠肺	九种心痛	心主胃	胁肋痛	肝胆	妇人血刺痛	肝
肠鸣	大肠	积块痛	肝脾	男子酒癖	脾肺	水膈并心下痞痛	脾胃
气膈食不下	胃心肺	腹肋胀痛	脾胃心主	肠风下血	大肠	伤寒结胸	胃
里急后重	小肠	食膈不下食	心主胃	疟疾寒热	新添有验	胆[1]	

上件病证，内关悉主之。

临泣穴，主治二十五证：

足跗肿痛	胃	手足麻	小肠三焦	手指战掉	肝心主	赤眼并冷泪	膀胱
咽喉肿痛	三焦	手足挛急	肝肾	胁肋痛	胆	牙齿痛	胃大肠
手足发热	胃心主	解利伤寒	膀胱	腿胯痛	胆	脚膝肿痛	胃肝
四肢不遂	胆	头风肿	膀胱	头项肿	膀胱	浮风搔痒	肺
身体肿	肾胃	身体麻	肝脾	头目眩晕	膀胱	筋挛骨痛	肝胃

① 胆：原无，据《普济方》卷四一〇补。

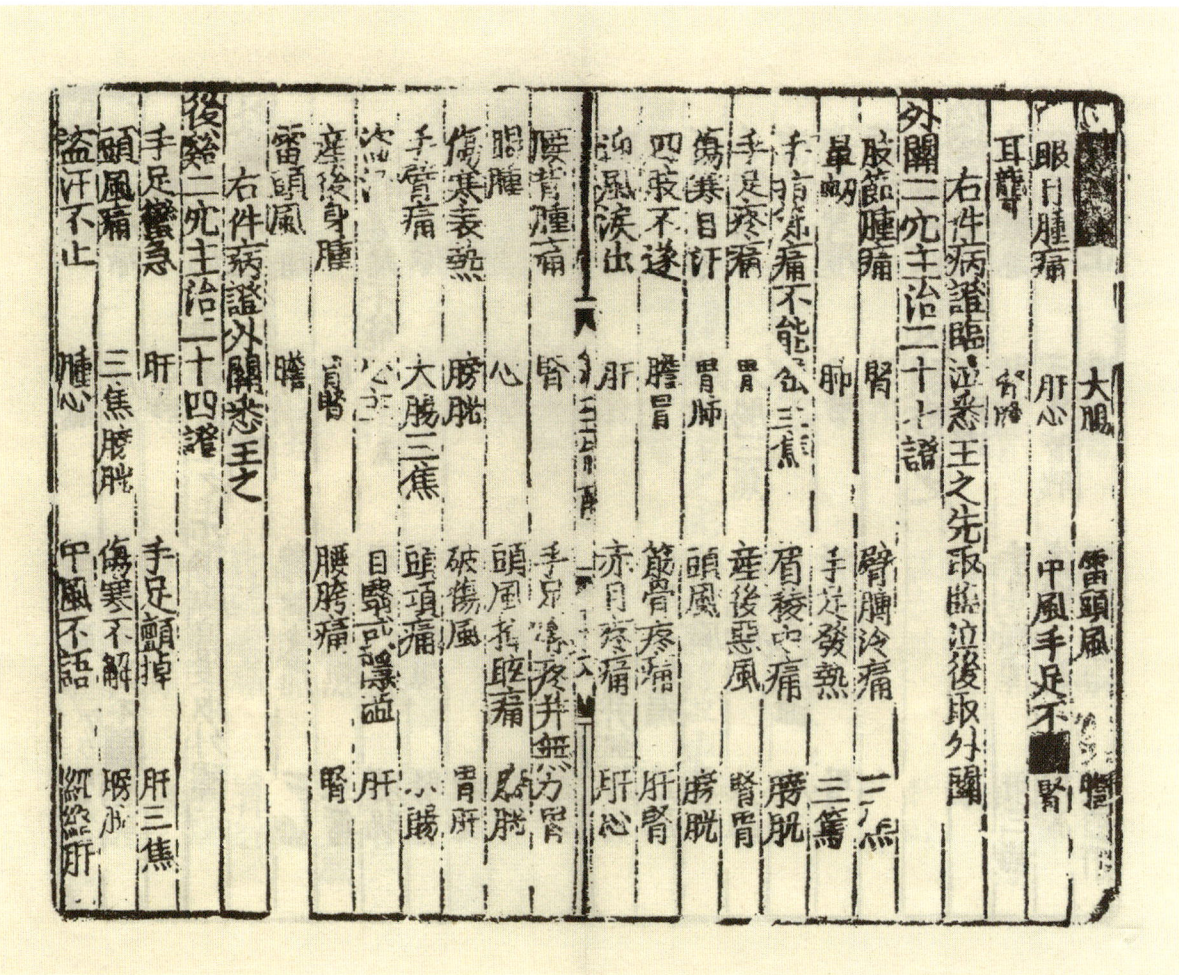

颊腮痛① 大肠　　雷头风　胆　　　　眼目肿痛　肝心　　　中风手足不举② 肾
耳聋　肾胆
上件病证，临泣悉主之。先取临泣，后取外关。
外关二穴，主治二十七证：
肢节肿痛　肾　　　臂膊冷痛　三焦　　鼻衄　肺　　　　手足发热　三焦
手指节痛不能屈　三焦　眉棱中痛　膀胱　手足疼痛　胃　　产后恶风　肾胃
伤寒自汗　胃肺　　头风　膀胱　　　四肢不遂　胆胃　　筋骨疼痛　肝肾
迎风泪出　肝　　　赤目疼痛　肝心　　腰背肿痛　肾　　　手足麻疼并无力　胃
眼肿　心　　　　　头风掉眩痛　膀胱　伤寒表热　膀胱　　破伤风　胃肝
手臂痛　大肠三焦　头项痛　小肠　　盗汗　心主　　　　目翳或隐涩　肝
产后身肿　胃肾　　腰胯痛　肾　　　雷头风　胆
上件病证，外关悉主之。
后溪二穴，主治二十四证：
手足挛急　肝　　　手足颤掉　肝三焦　头风痛　三焦膀胱　伤寒不解　膀胱
盗汗不止　肺心　　中风不语　包络肝

①颊腮痛：此三字底本版蚀，据《普济方》卷四一〇补。
②举：此字底本版蚀，据《普济方》卷四一〇补。

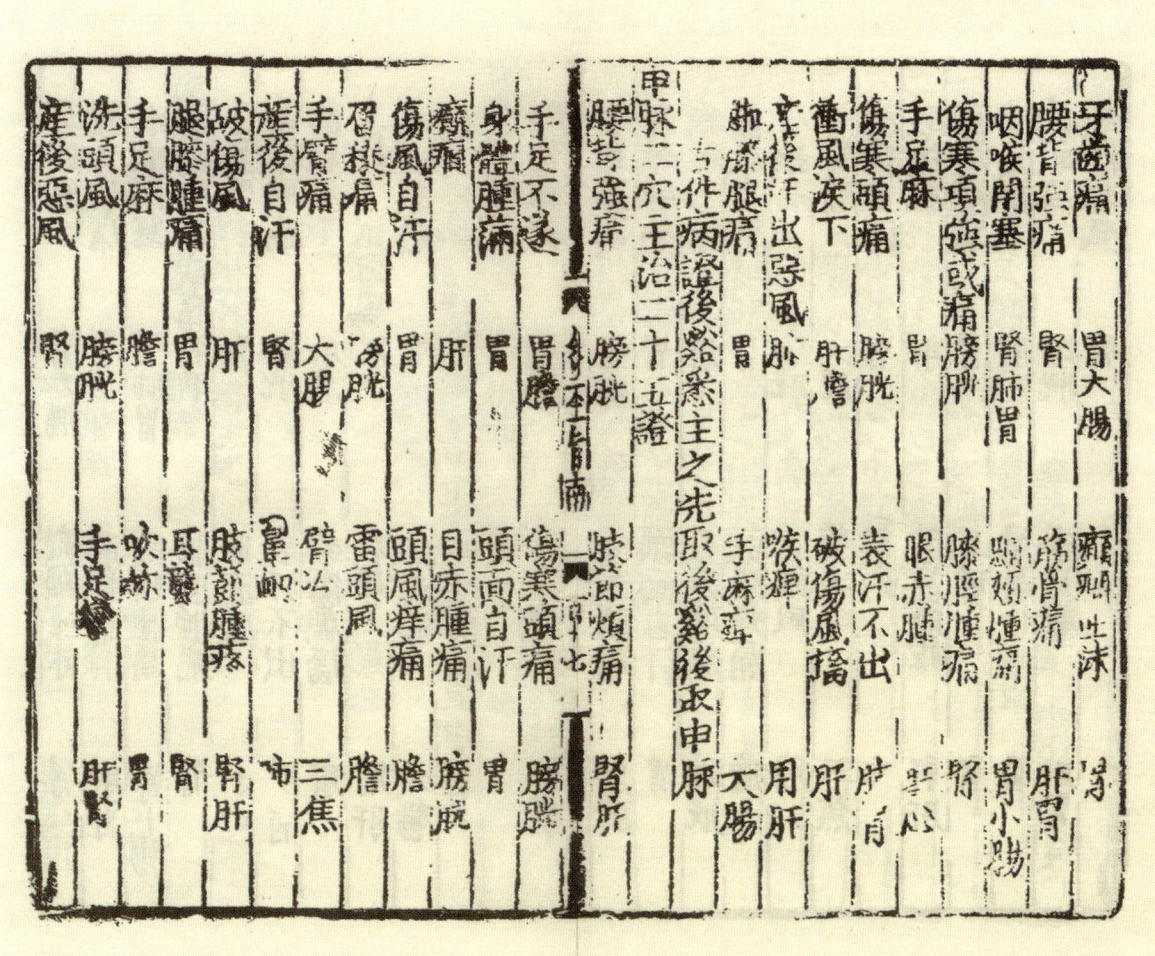

牙齿痛	胃大肠	癫痫吐沫	胃	腰背强痛	肾	筋骨痛	肝胃
咽喉闭塞	肾肺胃	腮颊肿痛	胃小肠	伤寒项强或痛	膀胱	膝胫肿痛	肾
手足麻	胃	眼赤肿	肝心	伤寒头痛	膀胱	表汗不出	肺胃
冲风泪下	肝胆	破伤风搐	肝	产后汗出恶风	肺	喉痹	肾肝
脚膝腿痛	胃	手麻痹	大肠				

上件病证，后溪悉主之。先取后溪，后取申脉。

申脉二穴，主治二十五证：

腰背强痛	膀胱	肢节烦痛	肾肝	手足不遂	胃胆	伤寒头痛	膀胱
身体肿满	胃	头面自汗	胃	癫痫	肝	目赤肿痛	膀胱
伤风自汗	胃	头风痒痛	胆	眉棱痛	膀胱	雷头风	胆
手臂痛	大肠	臂冷	三焦	产后自汗	肾	鼻衄	肺
破伤风	肝	肢节肿疼	肾肝	腿膝肿痛	胃	耳聋	肾
手足麻	胆	吹奶	胃	洗头风	膀胱	手足挛	肝肾
产后恶风	肾						

(此下底本缺页)

上件病证,申脉悉主之。先取申脉,后取后溪。

列缺穴,主治三十一证:

寒痛泄泻　脾	妇人血积或败血　肝
咽喉肿痛　胃	死胎不出及衣不下　肝
牙齿肿痛　胃大肠	小肠气撮痛　小肠
胁癖痛　肝肺	吐唾脓血　肺
咳嗽寒痰　肺	痃气　胃
食噎不下　胃	脐腹撮痛　脾
心腹痛　脾	肠鸣下痢　大肠
痔痒痛漏血　大肠	腹痛泻痢　脾
产后腰痛　肾肝	产后发狂　心
产后不语　心包络	米谷不化　脾肾
男子酒癖　胃肝	乳痈肿痛　胃
妇人血块　肝肾	温疟不瘥　胆
吐逆不止　脾胃	小便下血　小肠
小便不通　膀胱	大便闭塞　大肠
大便脓血　大肠	胸膈痛痞　心胃
诸积聚脓痰膈　心胃	

上件病证,列缺悉主之。先取列缺,后取照海。

照海二穴,主治二十九证:

喉咙闭塞　胃	小腹冷痛　肾肝
小便淋涩并不通　膀胱	妇人血晕　肺肾
膀胱气痛　膀胱	胎衣不下　肾
脐腹痛　脾	小腹胀满　小肠
肠癖下血　大肠	饮食不纳反胃吐食　胃
男子癖并酒积　肺肝	肠鸣下痢腹痛　大肠
中满不快　胃	食不化　胃
妇人血积　肾主心	儿枕痛　胃肝
难产　肾肝	泄泻　脾
呕吐　胃	酒疾　脾
痃气　胃	气块　脾肝肾
酒癖　胃肝	气膈　心主
大便不通　大肠	食劳黄　脾胃

肠风痒	大肠	癖痛	肝肺	足热厥	心主

上件病证，照海悉主之。先取照海，后取列缺。

上法先刺主证之穴，随病左右上下所在取之，仍循扪导引，按法祛除，如病未已，必求合穴，未已，则求之须要停针待气，使上下相接，快然失其所苦，而后出针。

真言补泻手法

补法

左手掐穴，右手置针于穴上，令病人咳嗽一声，针入透于腠理，令病人吹气一口，随吹针至分寸，待针头沉紧时，转针头以手循扪，觉气至，却回针头向下，觉针头沉紧，令病人吹气一口，随吸出针乃闭其穴（谓一手急撚孔是也）。虚羸气弱痒麻者补之。

泻法

左手掐穴，右手置针于穴上，令病人咳嗽一声，针入腠

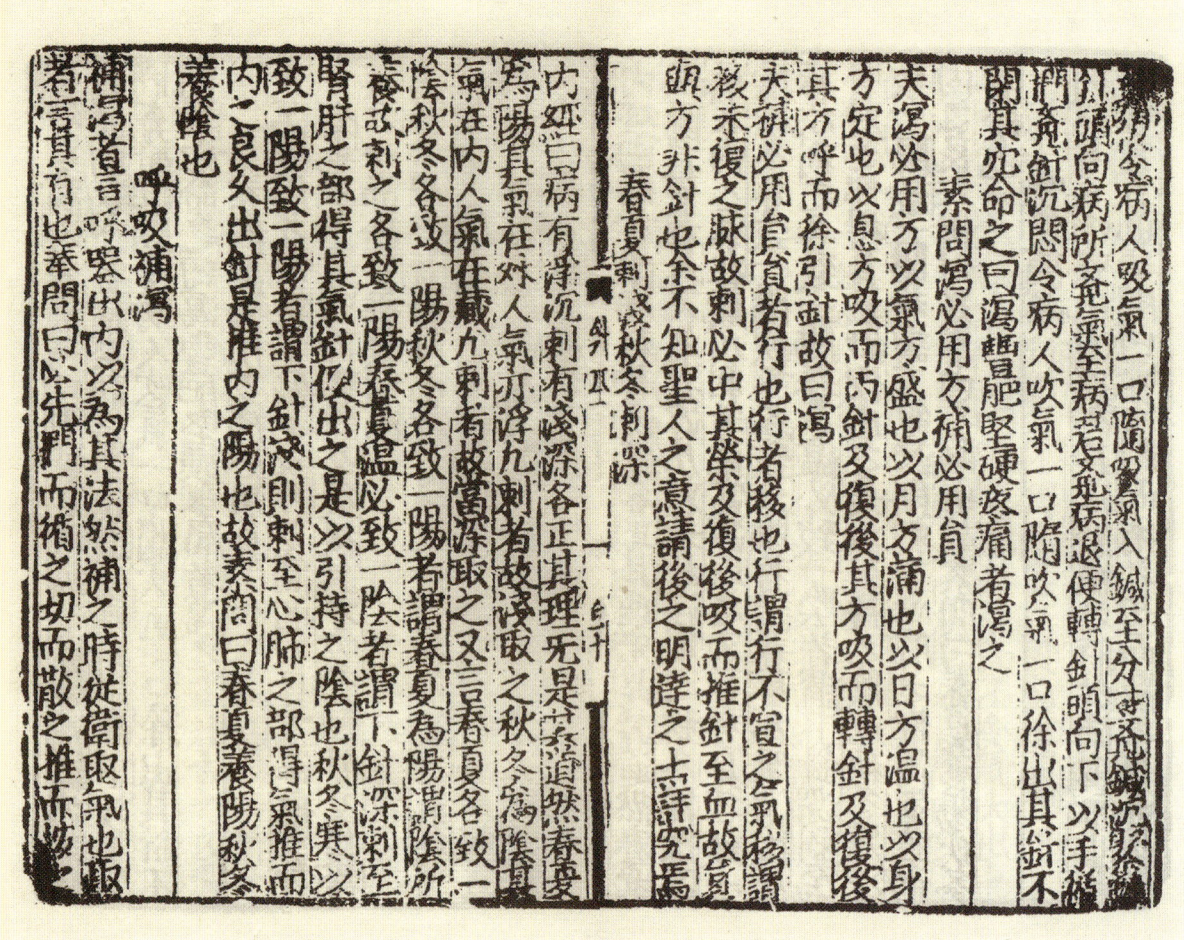

理，复令病人吸气一口，随吸气入针至分寸，觉针沉紧，转针头向病所，觉气至病；若觉病退，便转针头向下，以手循扪，觉针沉闷，令病人吹气一口，随吹气一口，徐出其针不闭其穴，命之曰泻。丰肥坚硬疼痛者泻之。

《素问》泻必用方补必用员

夫泻必用方，以气方盛也，以月方满也，以日方温也，以身方定也，以息方吸而内针。及复后其方吸而转针，及复后其方呼而徐引针，故曰泻。

夫补必用员，员者行也，行者移也。行谓行不宣之气，移谓移未复之脉。故刺必中其荣，及复后吸而推针至血，故员与方非针也。余不知圣人之意，请后之明达之士详究焉。

春夏刺浅秋冬刺深

《内经》曰：病有浮沉，刺有浅深，各正其理，无是其道。然春夏为阳，其气在外，人气亦浮，凡刺者，故浅取之。秋冬为阴，其气在内，人气在脏，凡刺者，故当深取之。又言：春夏各致一阴，秋冬各致一阳者，谓春夏为阳，谓阴所养，故刺之各致一阴；秋冬为阴，谓阳所养，故刺之各致一阳①。春夏温必致一阴者，谓下针深刺至肾肝之部，得其气针便出之，是以引持之阴也。秋冬寒必致一阳者，谓下针浅刺至心肺之部，得气推而内之良久出针，是推内之阳也。故《素问》曰：春夏养阳，秋冬养阴也。

呼吸补泻

补泻者，言呼吸出内以为其法。然补之时，从卫取气也。取者，言其有也。《素问》曰：必先扪而循之，切而散之，推而按之，

---

① 又言……故刺之各致一阳：此段文字原作"又言：春夏各致一阴，秋冬各致一阳。秋冬各致一阳者，谓春夏为阳，谓阴所养，故刺之各致一阴"，据《普济方》卷四一一改、补。

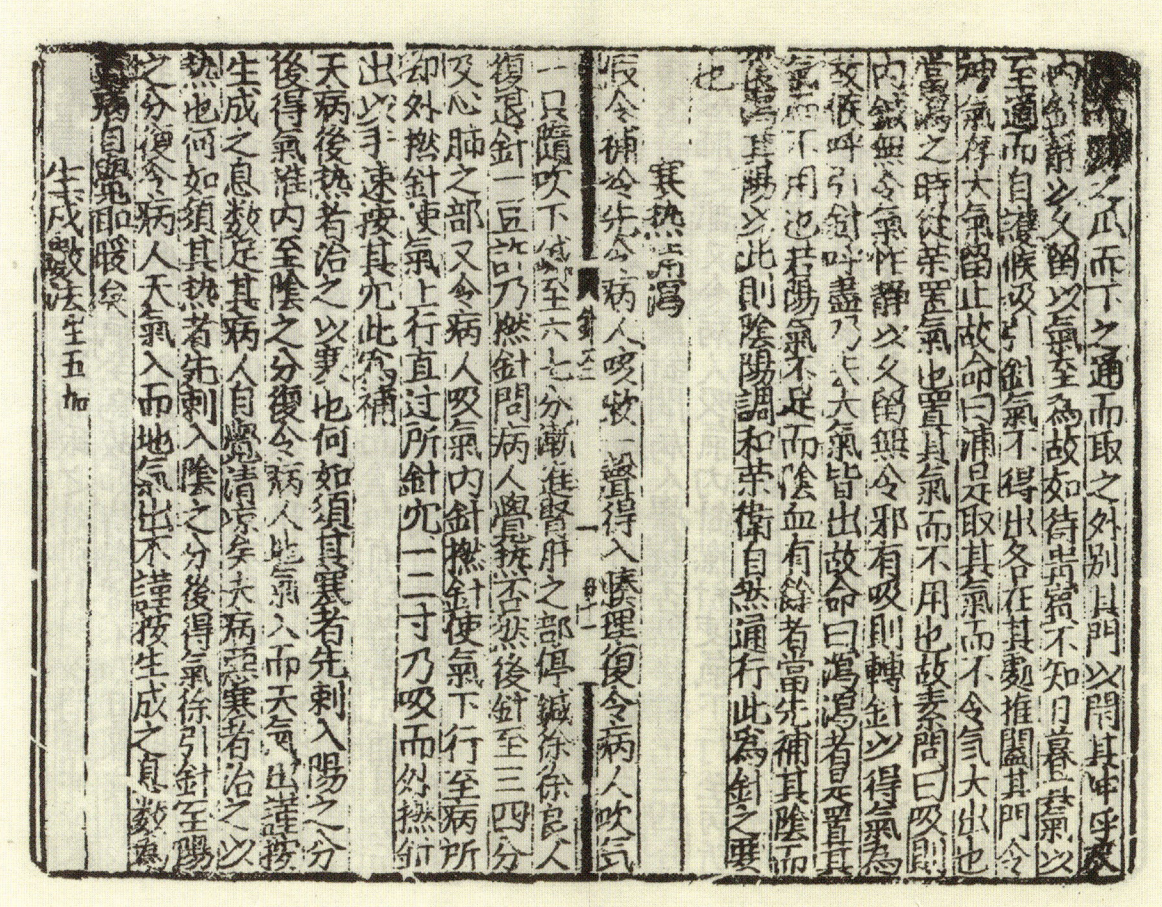

弹而弩之，爪而下之，通而取之。外别其门，以闭其神，呼尽内针，静以久留。以气至为故，如待贵宾，不知日暮，其气以至，适而自护。候吸引针，气不得出，各在其处，推阖其门，令神气存，大气留止，故命曰补，是取其气而不令气大出也。当泻之时，从荣置气也，置其气而不用也。故《素问》曰：吸则内针，无令气忤，静以久留，无令邪有。吸则转针，以得气为故，候呼引针，呼尽乃去，大气皆出，故命曰泻。泻者，是置其气而不用也。若阳气不足，而阴血有余者，当先补其阳，而后泻其阴；阴血不足而阳气有余者[1]，当先补其阴，而后泻其阳。以此则阴阳调和，荣卫自然通行，此为针之要也。

寒热补泻

假令补冷，先令病人咳嗽一声，得入腠理。复令病人吹气一口，随吹下针，至六七分，渐进肾肝之部，停针。徐徐良久复退针一豆许，乃捻针，问病人觉热否？然后针至三四分，及心肺之部，又令病人吸气内针，捻针，使气下行至病所。却外捻针，使气上行，直过所针穴一二寸，乃吸而外捻针出，以手速按其穴，此为补。

夫病后热者，治之以寒也何如？须其寒者，先刺入阳之分，后得气推内至阴之分。复令病人地气入而大气出，谨按生成之息数足，其病人自觉清凉矣。夫病恶寒者，治之以热也何如？须其热者，先刺入阴之分，后得气徐引针，至阳之分，复令病人天气入而地气出，亦[2]谨按生成之息数足[3]，其病人自觉知暖矣。

生成数法 生五加

---

[1] 当先补其阳，而后泻其阴；阴血不足而阳气有余者：此十九字原脱，据《普济方》卷四一一、《针灸素难要旨》卷一补。

[2] 亦：原作"木"，据《普济方》卷四一一、《针灸大成》卷三改。

[3] 足：原作"为"，据《普济方》卷四一一、《针灸大成》卷三改。

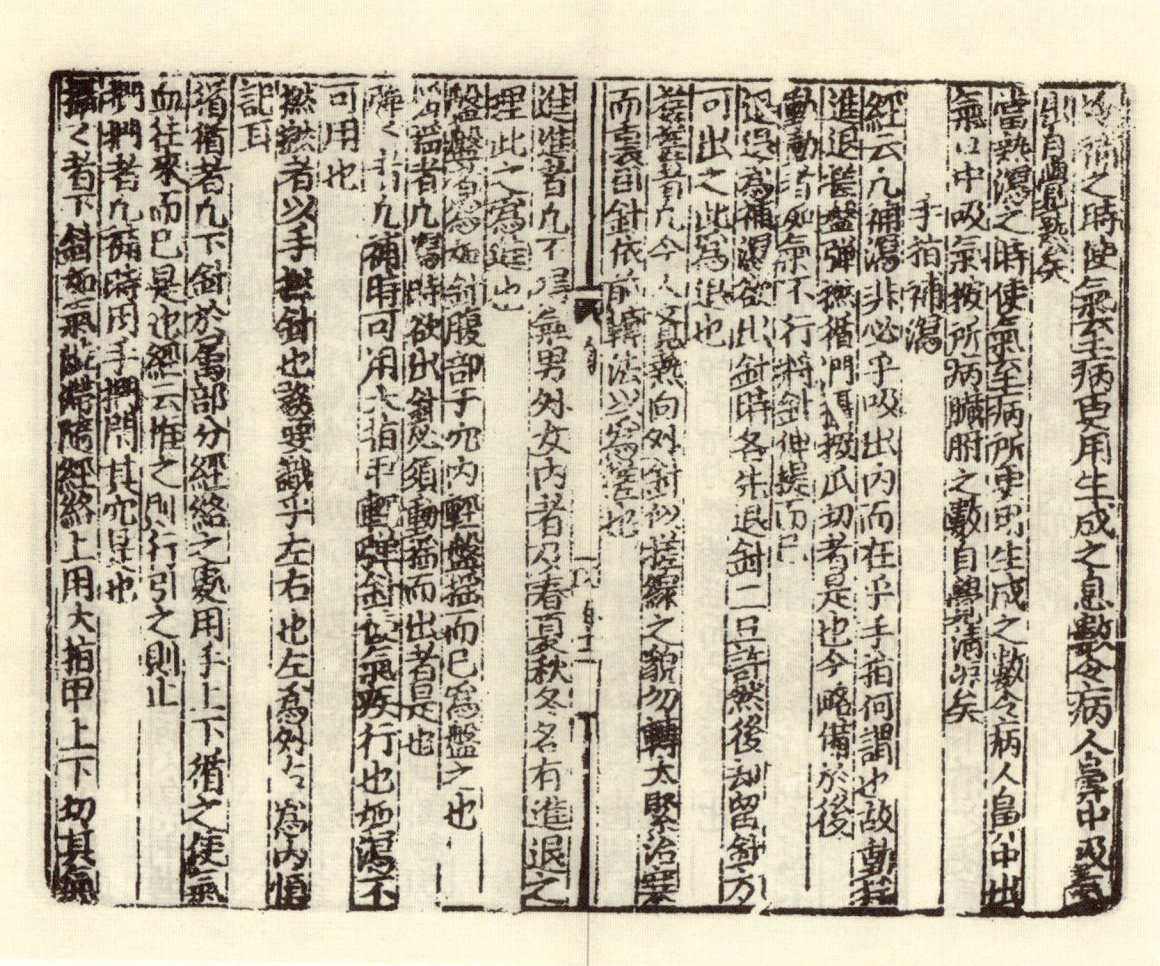

冷补之时，使气至病，更用生成之息数，令病人鼻中吸气出，自觉热矣。

当热泻之时，使气至病所，更用生成之数①，令病人鼻中出气，口中吸气，按所病脏腑之数，自觉清凉矣。

手指补泻

经云：凡补泻，非必呼吸出内，而在乎手指何谓也。故动、摇、进、退、搓、盘、弹、捻、循、扪、摄、按、爪、切者是也。今略备于后：

动：动者，如气不行，将针伸提而已。

退：退者，为补泻欲出针时，各先退针一豆许，然后却留针，方可出之，此为退也。

搓：搓者，凡令人觉热，向外针似搓线之貌，勿转太紧。治寒而里卧针，依前转法，以为搓也。

进：进者，凡不得气，男外女内者，及春夏秋冬各有进退之理，此之为进也。

盘：盘者，为如针腹部，于穴内轻盘摇而已，为盘之也。

摇：摇者，凡泻时，欲出针，必须动摇而出者是也。

弹：弹者，凡补时，可用大指甲轻弹针，使气疾行也。如泻，不可用也。

捻：捻者，以手捻针也。务要识乎左右也，左为外，右为内，慎记耳。

循：循者，凡下针于属部分经络之处，用手上下循之，使气血往来而已是也。经云：推之则行，引之则止。

扪：扪者，凡补时，用手扪闭其穴是也。

摄：摄者，下针如气涩滞，随经络上，用大指甲上下切其气

---

① 数：此上《针灸大成》卷三有"息"字。

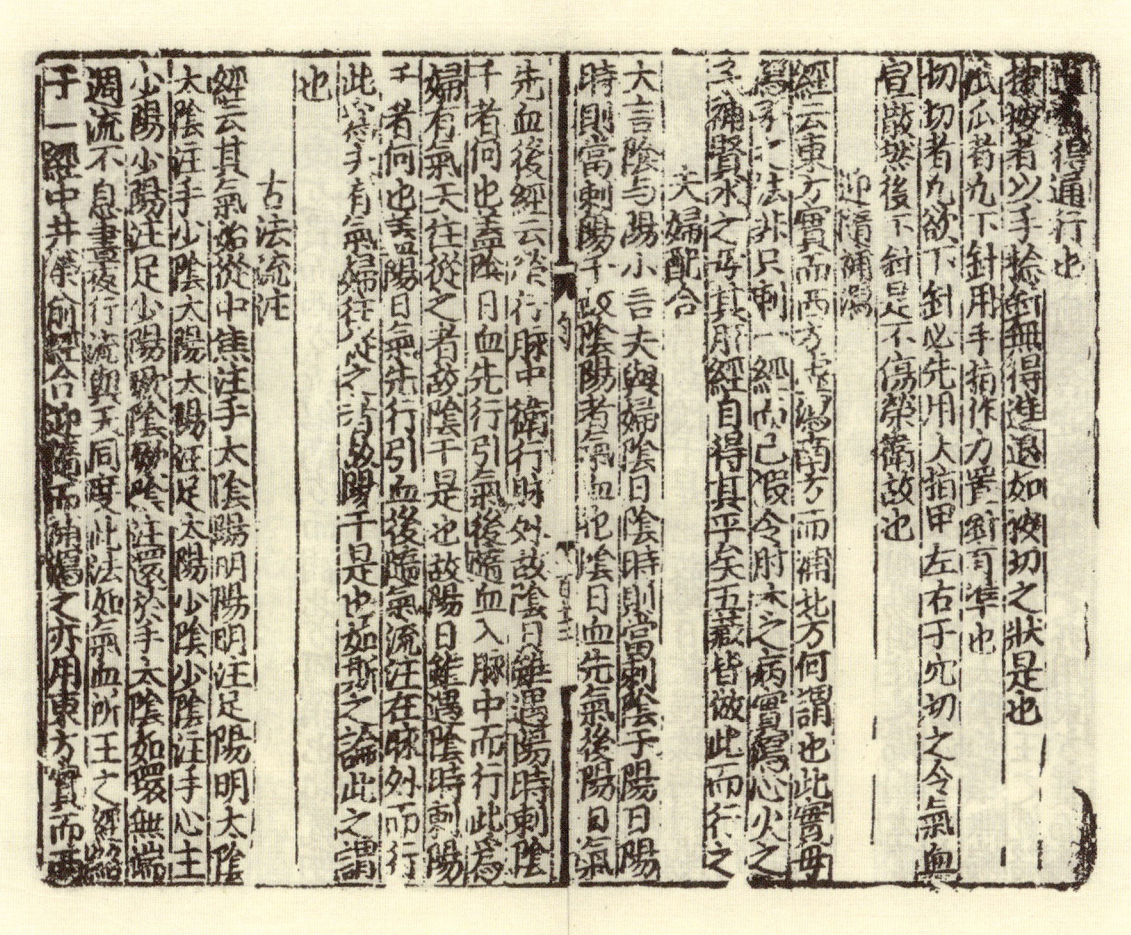

血，自得通行也。

按：按者，以手捻针无得进退，如按切之状是也。

爪：爪者，凡下针用手指作力置针，有准也。

切：切者，凡欲下针，必先用大指甲左右于穴切之，令气血宣散，然后下针，是不伤荣卫故也。

迎随补泻

经云：东方实而西方虚，泻南方而补北方，何谓也？此实母泻子之法，非只刺一经而已。假令肝木之病实，泻心火之子，补肾水之母，其肝经自得其平矣。五脏皆仿此而行之。

夫妇配合

大言阴与阳，小言夫与妇，阴日阴时则当刺阴干，阳日阳时则当刺阳干，故阴阳者气血也。阴日血先气后，阳日气先血后。经云：荣行脉中，卫行脉外。故阴日虽遇阳时，刺阴干者何也？盖阴日血先行引气，后随血入脉中而行，此为妇有气，夫往从之者，故阴干是也。故阳日虽遇阴时，刺阳干者何也？盖阳日气先行引血，后随气流注在脉外而行，此为夫有气，妇往从之者，故阳干是也，如斯之论，此之谓也。

古法流注

经云：其气始从中焦注手太阴阳明，阳明注足阳明太阴；太阴注手少阴太阳，太阳注足太阳少阴；少阴注手心主少阳，少阳注足少阳厥阴；厥阴注还于手太阴。如环无端，周流不息，昼夜行流，与天同度。此法如气血所王之经络，于一经中井荥俞经合，迎随而补泻之。亦用东方实而西方虚，泻南方而补北方是也。

杂忌法

杂忌法有数端。经云：恶于针石者，不可与言于至巧；气血羸劣者，不可刺；久病笃危者，不可刺；大寒大热、大风大雨、大饥大饱、大醉大劳，皆不可刺。然大寒无刺，令病人于无风暖室中，啜以粥食，饮以醴酪，令病人无畏寒气，候气血调匀，然后可刺。如此治之，无疾不愈。余皆仿此而行之。经云：无刺漉漉之汗，无刺浑浑之脉，无刺熇熇之热，此之谓也。

针灸避忌太一之图序

经曰：太一日游，以冬至之日，始居于叶蛰之宫。从其宫数所在，日徙一处，至九日复反于一。常如是无已，周而复始，此乃太一日游之法也。其旨甚明，别无所隐。奈行针之士，无有知者，纵有知者，秘而不传，致使圣人之法，罕行于世，良可叹也。仆虽非医流，平昔尝留心于医，言之闻之彻知其详。知而不述岂仁乎？辄以短见，遂将逐节太一所直之日，编次成图。其图如目，八节得主①之日，从其宫至所在之处，首一终九，日徙一宫，至九日复反于一，周而复始。如是次而行之。计每宫各得五日，九之则一节之日悉备。今一一条次，备细开具于逐宫之内，使观者临图，即见逐节太一所直之日在何宫内，乃知人之身体所忌之处，庶得行针之士，知而避之，俾人无忤犯太一之凶，此仆之本意也。仆诚非沽名者，以年齿衰朽，恐身殁之后，圣人之法湮没于世，故编此图，发明厥旨，命工镌石，传其不朽，贵得其造

① 如目，八节得主：《普济方》卷四一一作"始自八节，得宫"。

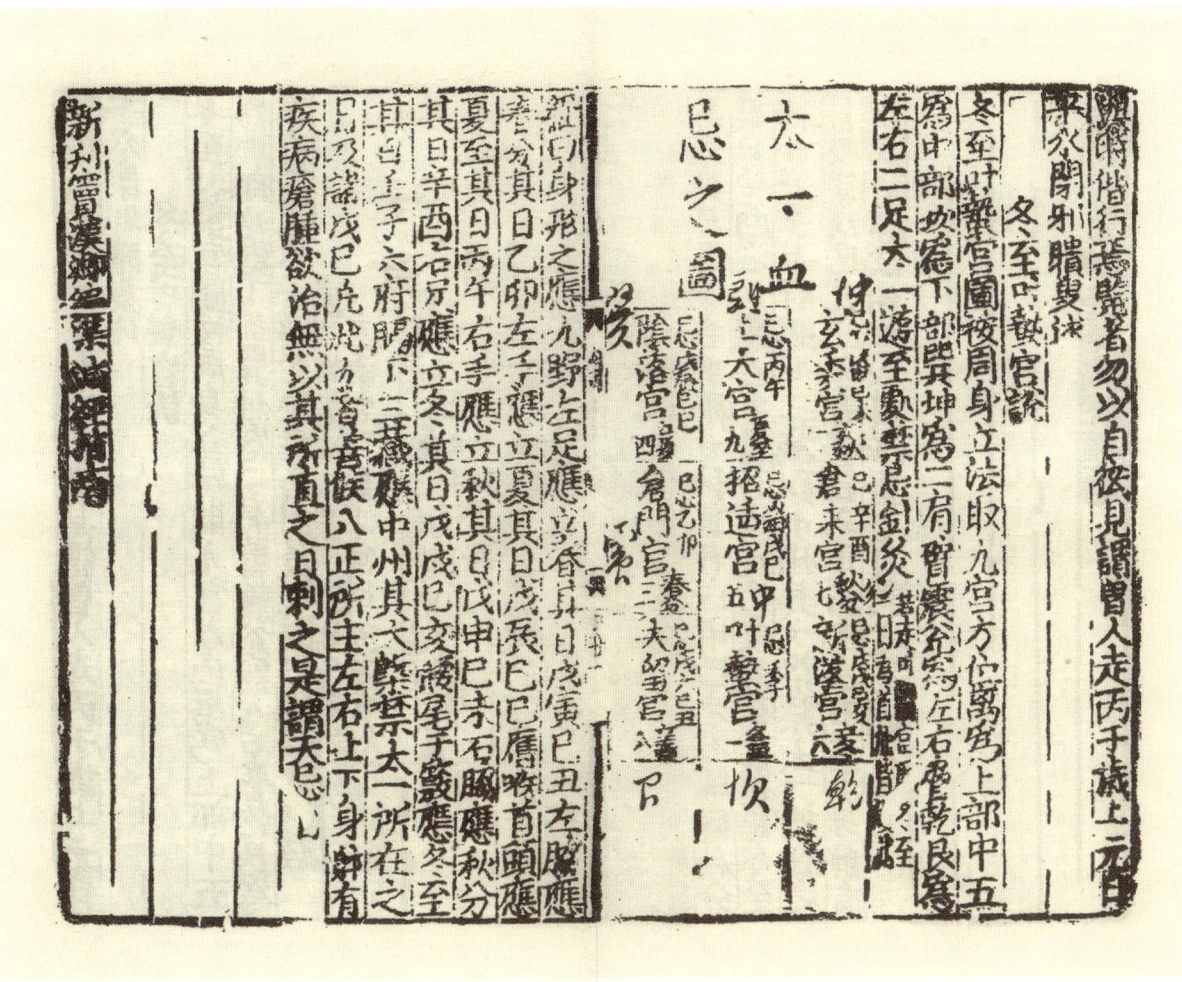

与时偕行焉,览者勿以自炫见谓。曾人走丙子岁上元日,平水闭邪瞎叟述。

冬至叶蛰宫说

冬至叶蛰宫图按周身立法,取九宫方位。离为上部,中州为中部,坎为下部,巽坤为二肩臂,震兑为左右胁,乾艮为左右二足。太一游至处,禁忌针灸。若起叶蛰宫,取冬至一日为首,他皆仿此。

太一血忌之图

经曰:身形之应九野,左足应立春,其日戊寅、己丑;左胁应春分,其日乙卯;左手应立夏,其日戊辰、己巳;喉首头应夏至,其日丙午;右手应立秋,其日戊申、己未;右胁应秋分,其日辛酉;右足应立冬,其日戊戌、己亥;腰尾尻窍应冬至,其日壬子;六腑膈下三藏应中州,其大概禁太一所在之日及诸戊巳。凡此九者,善候人正,所主左右上下,身体有疾病疮肿欲治,无以其所直之日刺之,是谓天忌日。

新刊窦汉卿编集针经指南

	坤	离	巽	
	忌戊申己未 玄委宫 立秋 (二)	忌丙午 上天宫 夏至 (九)	忌戊辰己巳 阴落宫 立夏 (四)	
兑	忌辛酉 仓果宫 秋分 (七)	忌乙酉戊巳 招遥宫 中州 (五)	忌乙卯 仓门宫 春分 (三)	震
	忌戊戌己亥 新落宫 立冬 (六)	忌壬子 叶蛰宫 冬至 (一)	忌戊寅己丑 天留宫 立春 (八)	
	乾	坎	艮	

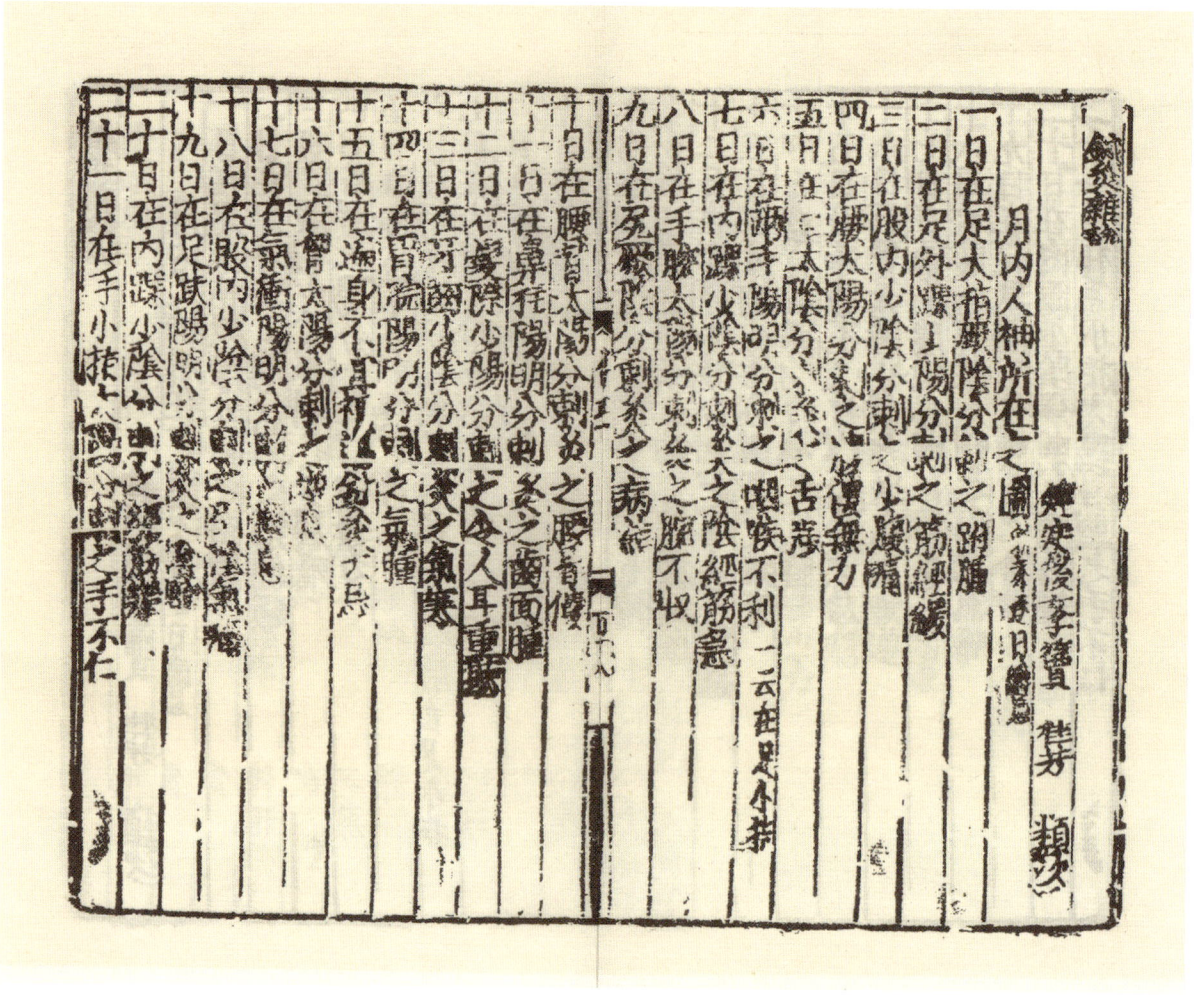

针灸杂说

建安后学　窦桂芳　类次

月内人袖所在之图新添逐日辰忌

一日在足大指厥阴分，刺之跗肿。　　二日在足外踝少阳分，刺之筋经缓。

三日在股内少阴分，刺之少腹痛。　　四日在腰太阳分，刺之腰偻无力。

五日在口太阴分，刺灸之舌强。　　六日在两手阳明分，刺之咽喉不利一云在足小指。

七日在内踝少阴分，刺灸之阴经筋急。　　八日在手腕太阳分，刺灸之腕不收。

九日在尻厥阴分，刺灸之病结。　　十日在腰背太阳分，刺灸之腰背偻。

十一日在鼻柱阳明分，刺灸之齿面肿。　　十二日在发际少阳分，刺之令人耳重听。

十三日在牙齿少阴分，刺灸之气寒。　　十四日在胃脘阳明分，刺之气肿。

十五日在遍身，不宜补泻，针灸大忌。　　十六日在胸太阳分，刺之逆息。

十七日在气冲阳明分，刺之难息。　　十八日在股内少阴分，刺之引阴气痛。

十九日在足跗阳明分，刺灸之发肿。　　二十日在内踝少阴分，刺之经筋挛。

二十一日在手小指太阳分，刺之手不仁。

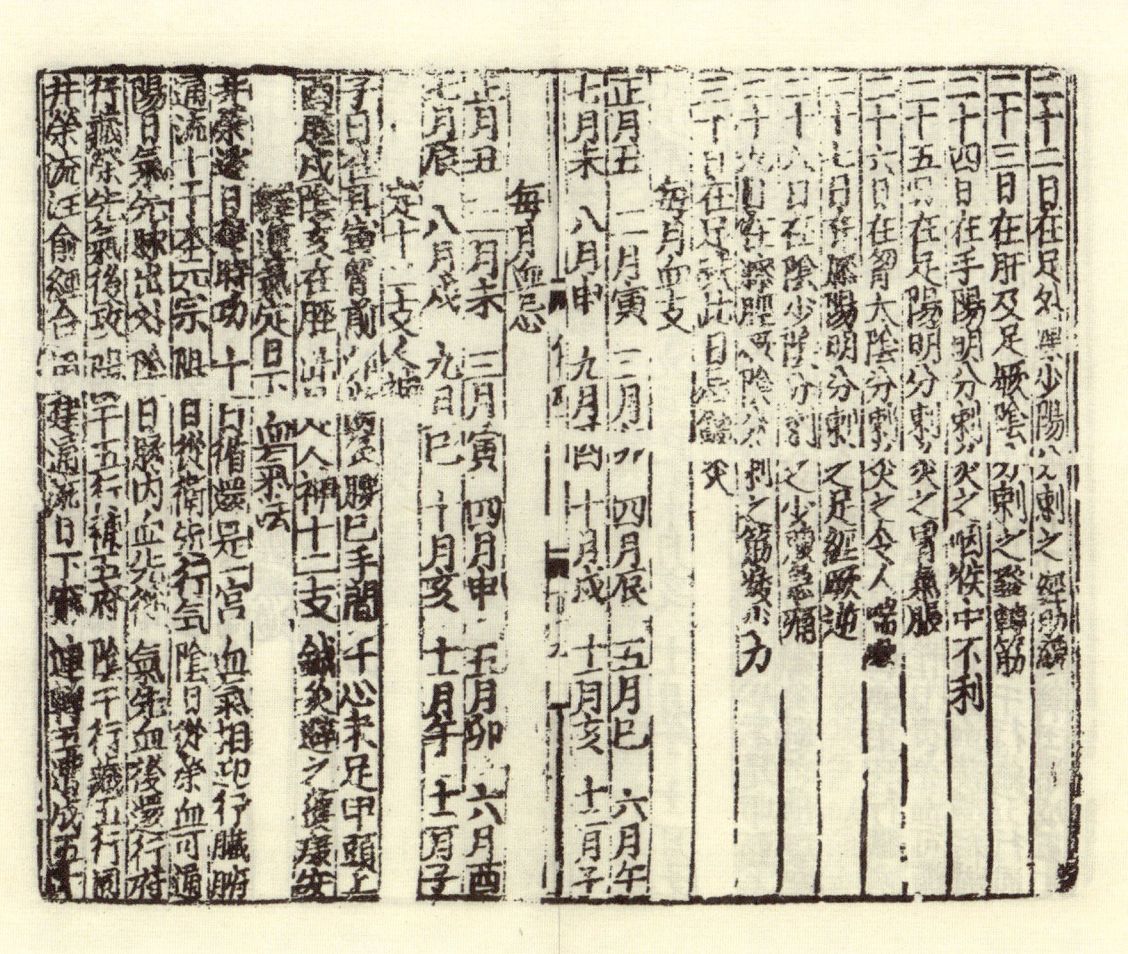

二十二日在足外踝少阳分，刺之经筋缓。　二十三日在肝及足厥阴分，刺之发转筋。
二十四日在手阳明分，刺灸之咽喉中不利。　二十五日在足阳明分，刺灸之胃气胀。
二十六日在胸太阴分，刺灸之令人喘嗽。　二十七日在膝阳明分，刺之足经厥逆。
二十八日在阴少阴分，刺之少腹急痛。　二十九日在膝胫厥阴分，刺之筋痿少力。
三十日在足跌，此日忌针灸。

每月血支

正月丑　二月寅　三月卯　四月辰　五月巳　六月午
七月未　八月申　九月酉　十月戌　十一月亥　十二月子

每月血忌

正月丑　二月未　三月寅　四月申　五月卯　六月酉
七月辰　八月戌　九月巳　十月亥　十一月午　十二月子

定十二支人神

子目丑耳寅胸前，卯齿辰腰巳手间，午心未足申头上，酉膝戌阴亥在胫，此是人神十二支，针灸避之获康安。

释运气定日下血气法

井荥逐日夺时功，十日循还是一宫。血气相迎行脏腑，通流十干本元宗。阳日从卫先行气，阴日从荥血可通。阳日气先脉出外，阴日脉内血先从，气先血后还行腑，行脏荥先气后攻。阳干五行补五腑，阴干行脏五行同。井荥流注俞经合，用建通流日下穷。连转五遭成五十，

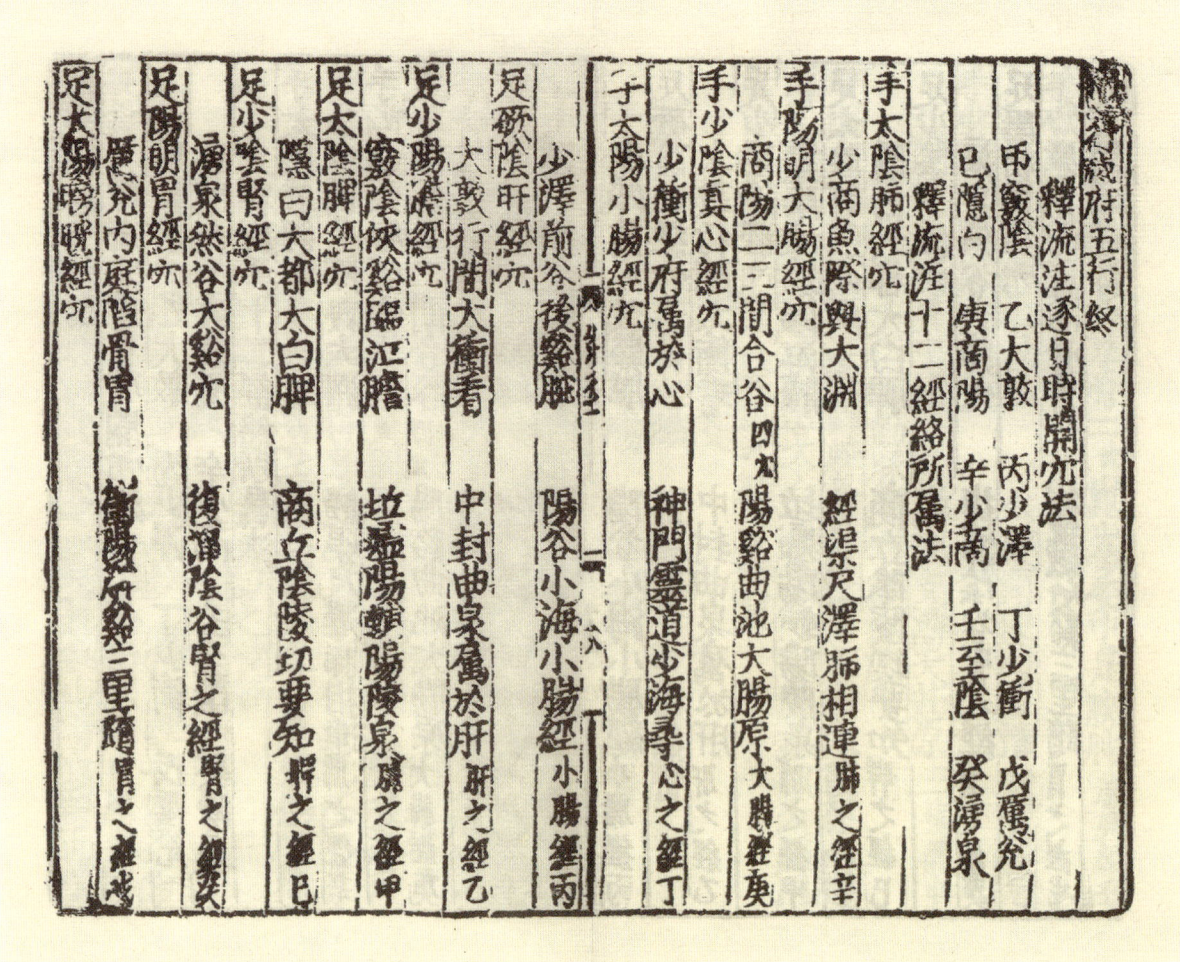

遍行脏腑五行终。

释流注逐日时开穴法

甲窍阴，乙大敦，丙少泽，丁少冲，戊厉兑，己隐白，庚商阳，辛少商，壬至阴，癸涌泉。

释流注十二经络所属法

手太阴肺经穴：少商鱼际与太渊，经渠尺泽肺相连肺之经辛。

手阳明大肠经穴：商阳二三间合谷四穴，阳溪曲池大肠原大肠经庚。

手少阴真心经穴：少冲少府属于心，神门灵道少海寻心之经丁。

手太阳小肠经穴：少泽前谷后溪腕，阳谷小海小肠经小肠经丙。

足厥阴肝经穴：大敦行间太冲看，中封曲泉属于肝肝之经乙。

足少阳胆经穴：窍阴侠溪临泣胆，丘墟阳辅阳陵泉胆之经甲。

足太阴脾经穴：隐白大都太白脾，商丘阴陵切要知脾之经己。

足少阴肾经穴：涌泉然谷太溪穴，复溜阴谷肾之经肾之经癸。

足阳明胃经穴：厉兑内庭陷骨胃，冲阳解溪三里随胃之经戊。

足太阳膀胱经穴：

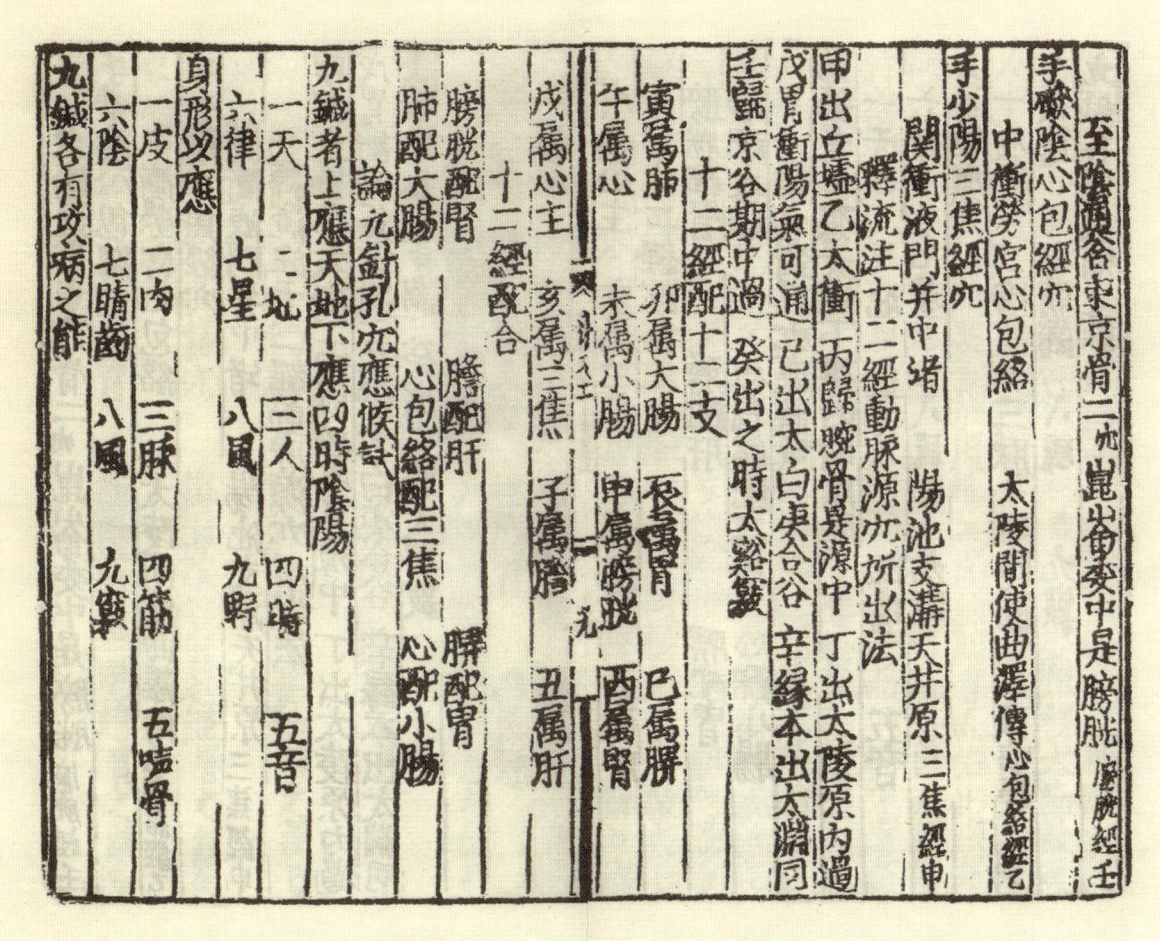

至阴通谷束京骨二穴，昆仑委中是膀胱膀胱经壬。

手厥阴心包经穴：中冲劳宫心包络，大陵间使曲泽传心包络经乙。

手少阳三焦经穴：关冲液门并中渚，阳池支沟天井原三焦经申。

释流注十二经动脉源穴所出法

甲出丘墟乙太冲，丙归腕骨是源中，丁出大陵原内过，戊胃冲阳气可通，己出太白庚合谷，辛缘本出太渊同。壬归京谷期中过，癸出之时太溪窍。

十二经配十二支

寅属肺，卯属大肠，辰属胃，巳属脾，午属心，未属小肠，申属膀胱，酉属肾，戌属心主，亥属三焦，子属胆，丑属肝。

十二经配合

膀胱配肾，胆配肝，脾配胃，肺配大肠，心包络配三焦，心配小肠。

论九针孔穴应候诀

九针者，上应天地，下应四时阴阳。

一天　二地　三人　四时　五音　六律　七星　八风　九野

身形以应：一皮，二肉，三脉，四筋，五声音，六阴，七睛齿，八风，九窍。

九针各有攻病之能：

(此下底本缺页)

一镵针，二员针，三鍉针，四锋针，五铍针，六圆利针，七毫针，八长针，九火针。

旁通十二经穴流注孔穴图

	肺	心	肝	脾	肾	心包络
春刺井木	少商	少冲	大敦	隐白	涌泉	中冲
夏刺荣火	鱼际	少府	行间	大都	然谷	劳宫
季夏刺腧土	太渊	神门	太冲	太白	太溪	大陵
秋刺经金	经渠	灵道	中封	商丘	复溜	间使
冬刺合水	尺泽	少海	曲泉	阴陵泉	阴谷	曲泽
	大肠	小肠	胆	胃	膀胱	三焦
所出为井金	商阳	少泽	窍阴	厉兑	至阴	关冲
所流为荣水	二间	前谷	侠溪	内庭	通谷	液门
所注为腧木	三间	后溪	临泣	陷谷	束骨	阳池
所行为经火	阳溪	阳谷	阳辅	解溪	昆仑	支沟
所入为合土	曲池	少海	阳陵泉	三里	委中	天井

离合真邪直说

古有离合真邪云者，盖圣人欲使其真邪相离，而勿合之谓也。若邪入于真，真受其蚀，而不遂其纯一之真，真之遂，则其所谓真也。罹害有不可言者，真被乎邪，则邪窃其柄，而肆其横遂之邪。邪之既横，则其邪为患，复可胜言哉。呜呼！真邪之不可合也如此。胡为真，胡为邪？真之为言也：天理流行，赋与万物，得以为生者皆真也，圣人保如持盈；邪之为言也：天地间非四时五行之正气，而差臻迭至者皆邪也。圣人避之，犹避矢石，其防微杜渐之严，如此者渊乎旨哉。盖真立则邪退，邪厉则真残；邪固可除，真先其养以之道，无须异求。但饮食男女，节之以限；风寒暑湿，御示以时；复能实慈恕以爱人，虚中而应物，念虑必为之防，举止必为之敬，如斯内外交养周备，则吾之生，不求生而生，无斯寿而寿矣。不然，摄养少或不严，则六邪乘隙竞入，诸疾交生，众害并作，则吾生之真，所与存者几希。故圣人忧之，为揆度权衡机宜所在，示以克邪之方，使屏之如雪污，拔刺而无遗者以此。古人有云：植德务滋，除恶务本，亦此意也。然去之邪之方，经所具存，再拜，遗诠敬谨录。

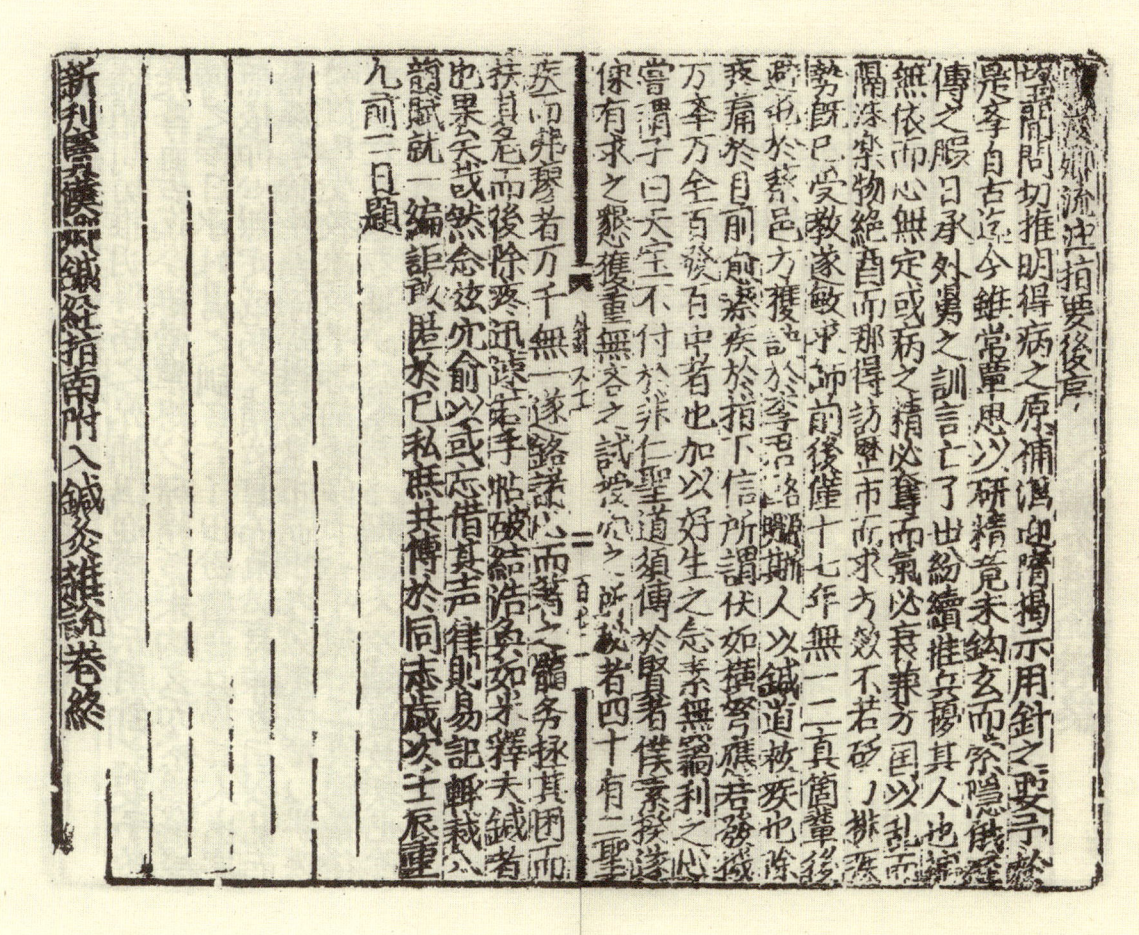

窦汉卿流注指要后序

望闻问切,推明得病之原;补泻迎随,揭示用针之要。予余是学,自古迄今,虽常覃思以研精,竟未钩玄而索隐。俄经传之暇日,承外舅之训言,云乃世纷,孰非兵扰①。其人也,神无依而心无定;或病之,精必夺而气必衰。兼方国以乱而隔殊,药物绝商而那得。访历市而求方效,不若砭切②排疾势。既已受教,遂敏求师,前后仅十七年,无一二真个辈。后避屯于蔡邑,方获诀于李君名源折旦明。其人以针道救疾也,除疼痛于目前,愈瘵疾于指下。信所谓伏如横弩,应若发机,万举万全,百发百中者也。加以好生之念。素无窃利之心。尝谓予曰:天宝不付于非仁,圣道须传于贤者。仆不自揆③,遂伸有求之恳,获垂无吝之诚。授穴之所秘者,四十有三④;疗⑤疾而弗瘳者,万千无一。遂铭诸心,而著之髓,务拯其困,而扶其危。而后除疼痛迅若手拈,破结聚⑥涣如冰释。夫针者也,果神矣哉!然念兹穴俞以或忘,借其声律则易记。辄裁八韵,赋就一篇。讵敢匿于已私,庶共传于同志。岁次壬辰重九前二日题。

新刊窦汉卿针经指南　附入针灸杂说卷终

---

① 云乃世纷,孰非兵扰:原作"亡了世纷,续推兵扰",据《窦太师流注指要赋》改。
② 访历市而求方效,不若砭切:《普济方》卷四〇九作"设方有效,历市无求,不若砭切"。
③ 不自揆:原作"素揆",据《普济方》卷四〇九改。又,《窦太师流注指要赋》作"不揆"。
④ 三:原作"二",据《普济方》卷四〇九、《窦太师流注指要赋》改。
⑤ 疗:原作"圣",据《普济方》卷四〇九、《窦太师流注指要赋》改。
⑥ 聚:原作"浩",据《普济方》卷四〇九、《窦太师流注指要赋》改。

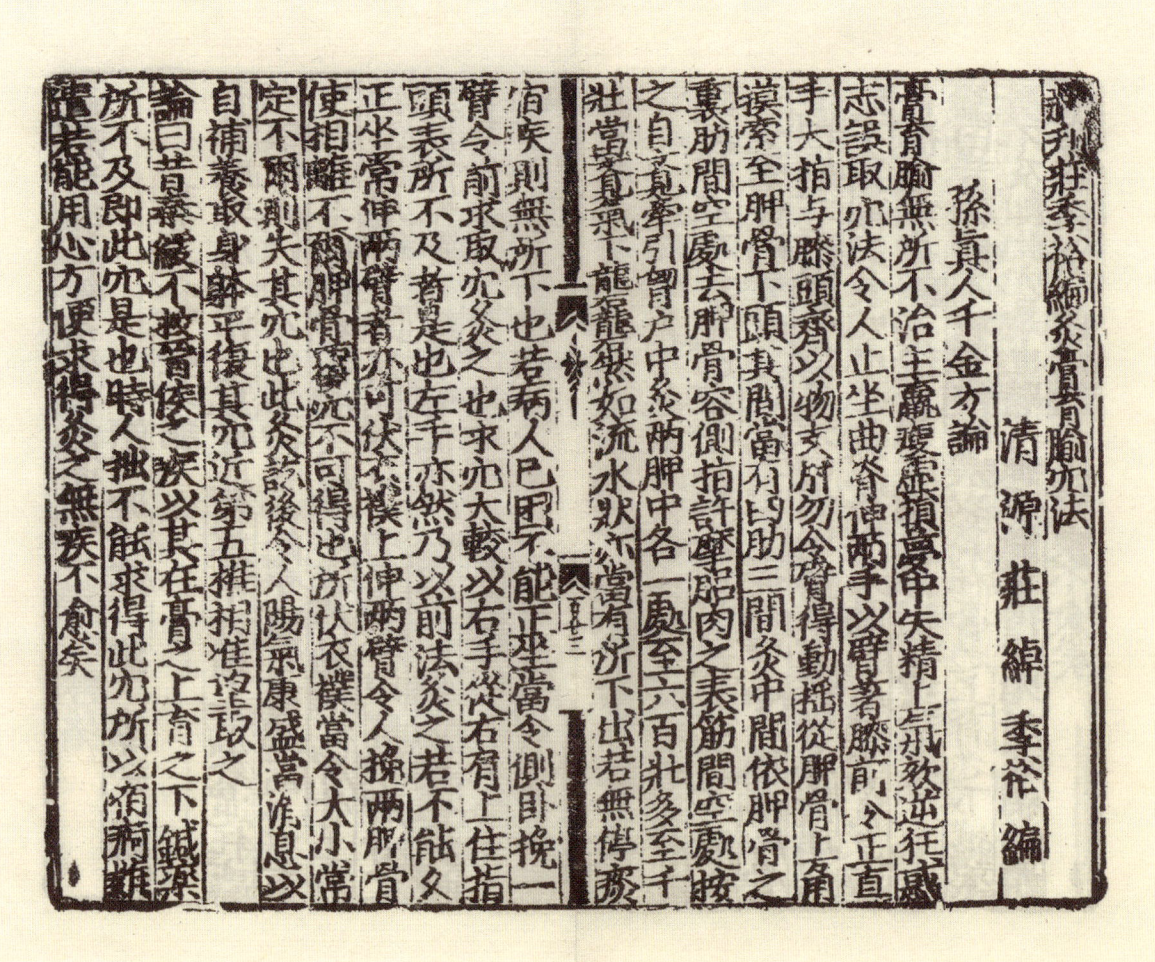

新刊庄季裕编灸膏肓腧穴法

清源 庄绰 季裕 编

孙真人《千金方论》

膏肓腧，无所不治，主羸瘦虚损，梦中失精，上气咳逆，狂惑忘误。取穴法：令人正坐，曲脊伸两手，以臂着膝前，令正直；手大指与膝头齐，以物支肘，勿令臂得动摇，从胛骨上角摸索至胛骨下头，其间当有四肋三间，灸中间。依胛骨之里肋间空处，去胛骨容侧指许，摩膂肉之表筋间空处，按之自觉牵引胸户中，灸两胛中各一处，至六百壮，多至千壮。当觉气下砉砉然，如流水状，亦当有所下出。若无停痰宿疾，则无所下也。若病人已困，不能正坐，当令侧卧，挽一臂，令前求取穴，灸之也。求穴大较，以右手从右肩上住指头表所不及者是也。左手亦然，乃以前法灸之。若不能久正坐，常伸两臂者亦可伏衣袱上，伸两臂，令人挽两胛骨使相离，不尔，胛骨覆穴，不可得也。所伏衣袱，当令大小常定，不尔，则失其穴也。此灸讫后，令人阳气康盛，当消息以自补养。取身体平复，其穴近第五椎，相准望取之。

论曰：昔秦缓不救晋侯之疾，以其在膏之上肓之下，针药所不及，即此穴是也。时人拙不能求得此穴，所以宿疴难遣。若能用心方便求得灸之，无疾不愈矣。

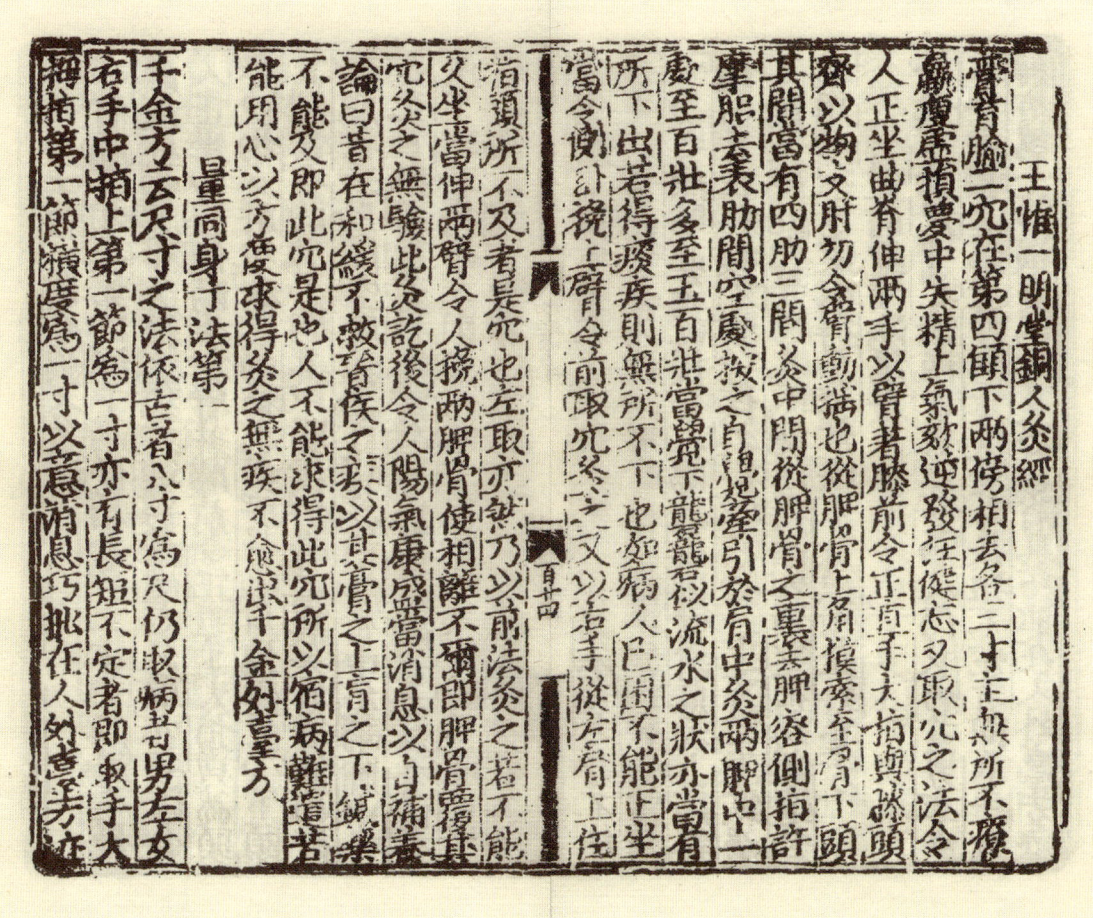

王惟一《明堂铜人灸经》

膏肓腧二穴，在第四椎下两傍相去各三寸，主无所不疗，羸瘦虚损，梦中失精，上气咳逆，发狂健忘。又取穴之法：令人正坐，曲脊伸两手，以臂着膝前，令正直，手大指与膝头齐，以物支肘，勿令臂动摇也。从胛骨上角摸索至骨下头，其间当有四肋三间，灸中间。从胛骨之里，去胛容侧指许，摩膂去表肋间空处，按之自觉牵引于肩中，灸两胛中一处，至百壮，多至五百壮。当觉下砻砻似流水之状，亦当有所下出，若得痰疾，则无所不下也。如病人已困，不能正坐，当令侧卧挽上臂，令前取穴灸之。又以右手从左肩上住，指头所不及者是穴也。左取亦然，乃以前法灸之。若不能久坐，当伸两臂，令人挽两胛骨使相离，不尔，即胛骨覆其穴，灸之无验。此灸讫后，令人阳气康盛，当消息以自补养。论曰：昔在和缓不救晋侯之疾，以其膏之上、肓之下，针药不能及，即此穴是也。人不能求得此穴，所以宿病难遣。若能用心以方便，求得灸之，无疾不愈。出《千金》《外台》方。

量同身寸法第一

《千金方》云：尺寸之法，依古者八寸为尺，仍取病者男左女右手中指上第一节为一寸。亦有长短不定者，即取手大拇指第一节横度为一寸，以意消息，巧拙在人。《外台方》亦

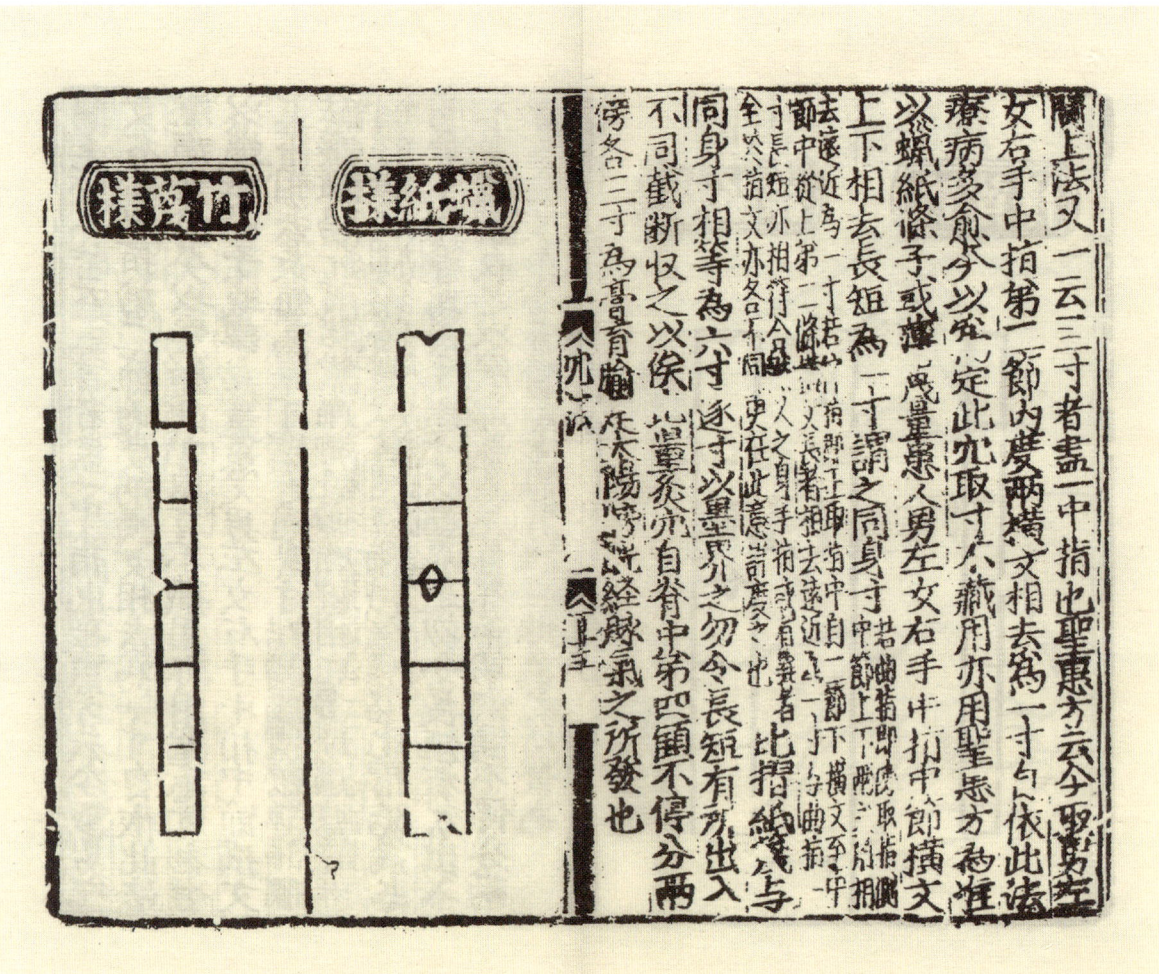

同上法。又一云：三寸者，尽一中指也。《圣惠方》云：今取男左女右手中指第二节，内度两横纹相去为一寸。自依此法，疗病多愈。今以为定，此穴取寸，石藏用亦用《圣惠方》为准。以蜡纸条子或薄篾，量患人男左女右手中指中节，横纹上下相去长短为一寸，谓之同身寸。若曲指，即旁取指侧中节上下两交角相去远近为一寸。若伸指，即正取中指自上节下横纹至中节中，从上第二条横纹长者相去远近为一寸。与曲指一寸长短，亦相符合。然人之身手指，或有异者。至于指纹亦各不同，更在此意详度之也。此折纸篾与同身寸相等为六寸，逐寸以墨界之，勿令长短，有所出入不同，截断收之，俟以此量灸穴。自脊中第四椎下停，分两旁各三寸为膏肓腧，足太阳膀胱经脉气之所发也。

蜡纸样（图见上）

竹篾样（图见上）

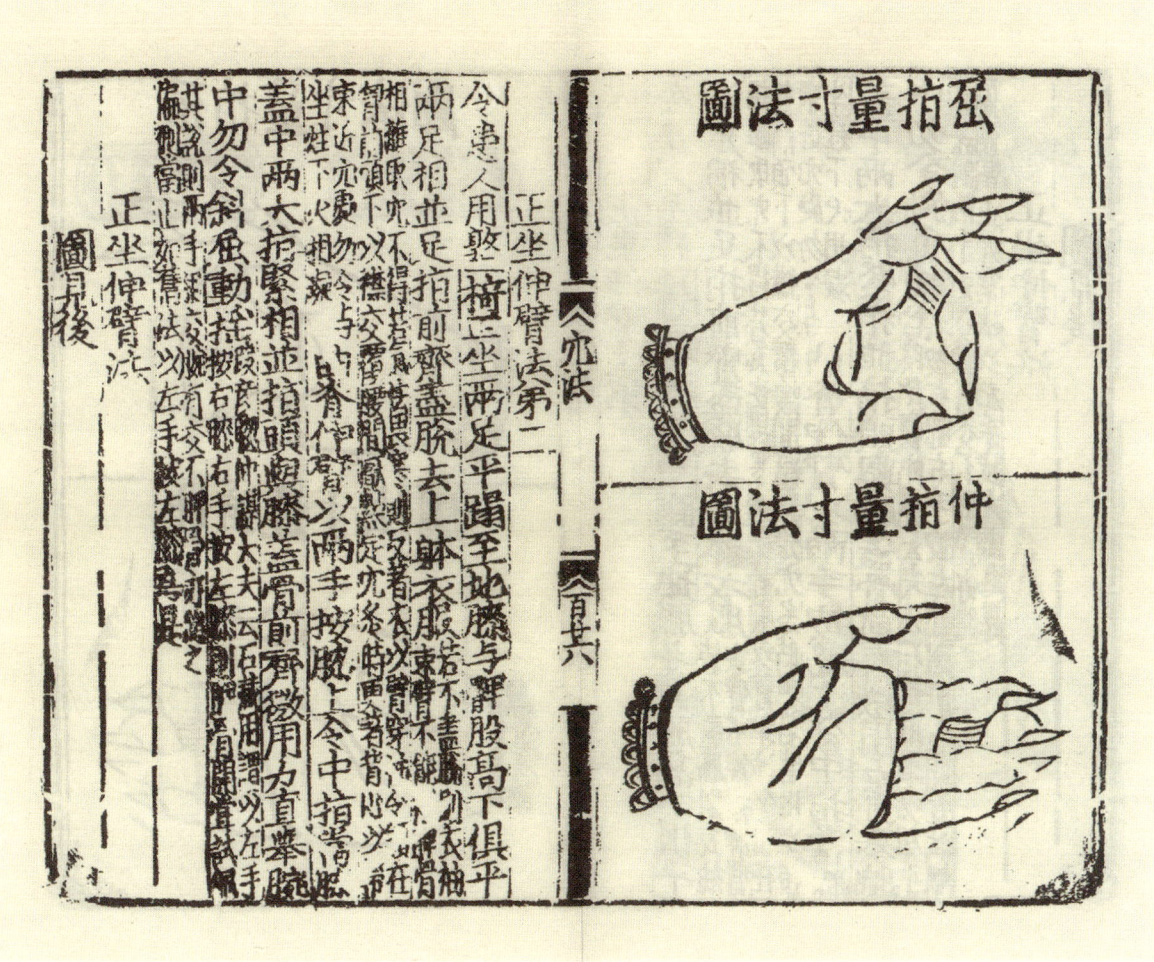

屈指量寸法图（图见上）

伸指量寸法图（图见上）

正坐伸臂法第二

令患人用墩椅正坐，两足平踏至地，膝与髀股高下俱平，两足相并，足趾前齐，尽脱去上体衣服。若不尽脱，则衣袖束臂，不能使胛骨相离，取穴不得。若气怯畏寒，则反著衣，以臂穿袖，令领在胸前颈下，以襟交覆腰间，墨点定穴。灸时更著背心，以带束近穴处，勿令与坐炷下火相碍。曲脊伸臂，以两手按膝上，令中指当膝盖中，两大指紧相并，指头与膝盖骨前齐，微用力直举。腕中勿令斜屈动摇。段彦聪仲谋大夫云：石藏用谓以左手按右膝，右手按左膝，则胛骨开。尝试用其说，则两手相交，腕有高下胛骨亦蹈之，偏侧当止，如旧法以左手按左膝为是。

正坐伸臂法

图见后

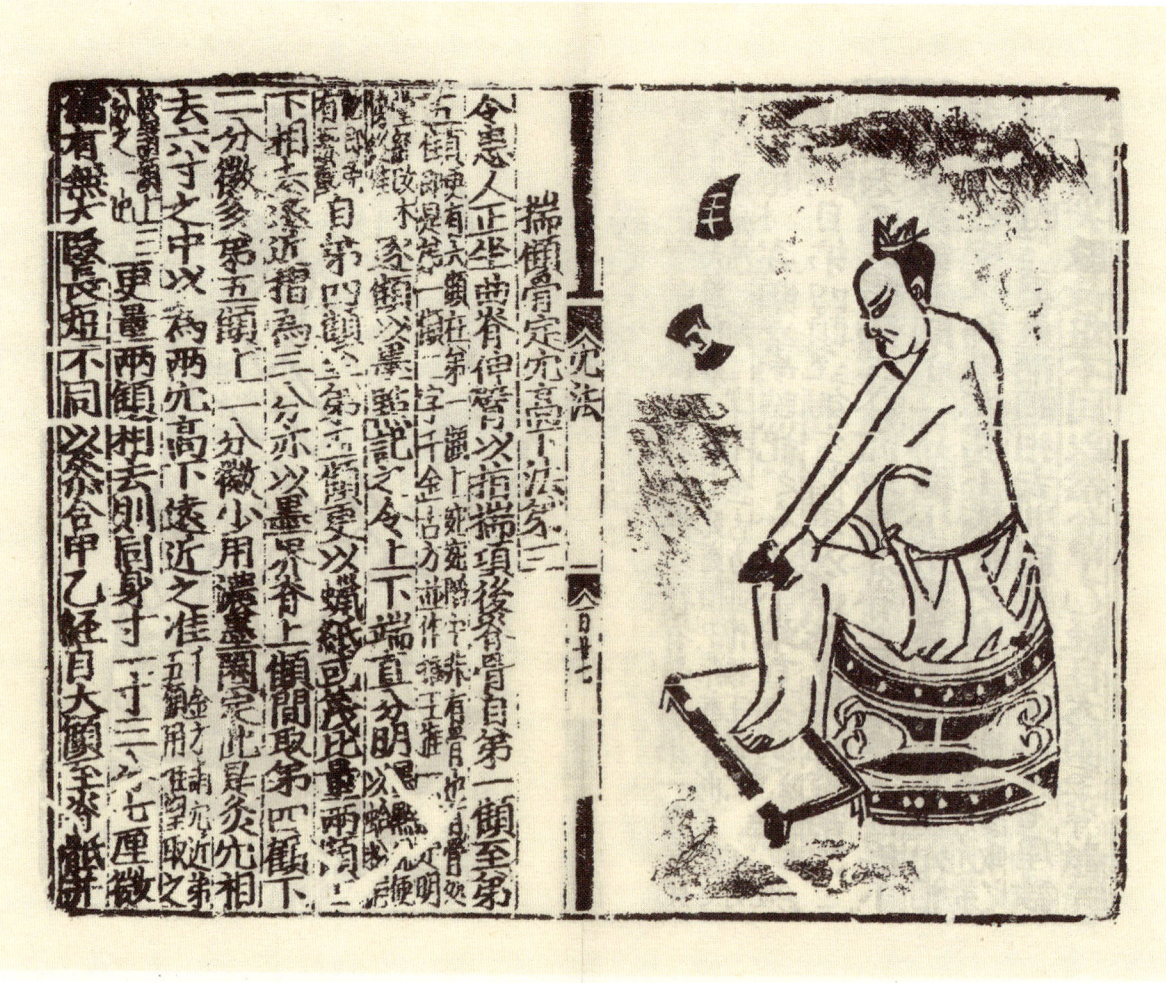

(正坐伸臂法,图见上)

揣椎骨定穴高下法第三

令患人正坐,曲脊伸臂。以指揣项后脊骨,自第一椎至第五椎。更有大椎,在第一椎上宛宛陷中,非有骨也。有骨处即是第一椎,逐椎①以墨点记之,令上下端直分明。墨点讫,便以蛤粉泹干,即免有擦动。自第四椎至第五椎,更以蜡纸或篾,比量两椎上下相去远近,折为三分,亦以墨界脊上椎间,取第四椎下二分微多,第五椎上一分微少,用浓墨圈定,此是灸穴。相去六寸之中,以为两穴高下远近之准。《千金方》谓穴近第五椎,用准望取之,故谓椎上三分之一也。更量两椎,相去则同身寸一寸三分七厘微缩。有无大段,长短不同,以参合《甲乙经》自大椎至脊骶并

---

①逐椎:此上原有"二字《千金方》古方并作椎。王惟一校定《明堂经》改木旁为椎"之注文,因底本"椎"原作"顀",为"椎"之异文,今全部律齐作"椎",故删去此注文。

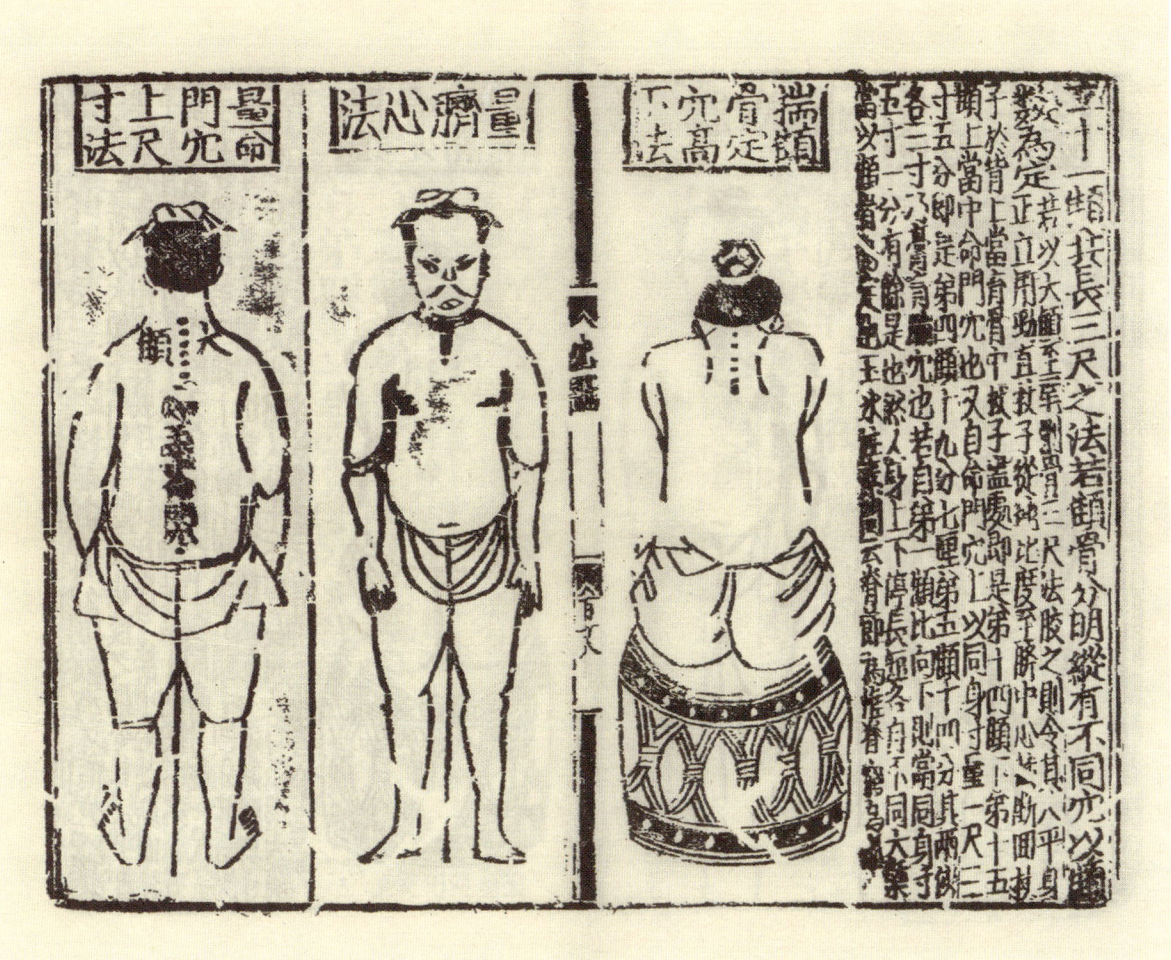

二十一椎，共长三尺之法，若椎骨分明，纵有不同，穴以椎数为定。若以大椎至尾骶骨三尺法校之，则令其人平身正立，用劲直杖子，以地比度，至脐中心截断，回杖子于背上，当脊骨中杖子尽处，即是第十四椎下，第十五椎上，当中命门穴也。又自命门穴上，以同身寸量一尺三寸五分，即是第四椎下九分七厘，第五椎上四分，其两旁各三寸，乃膏肓腧穴也。若自第一椎比向下，则当同身寸五寸一分有余是也。然人身上下停长短各自不同，大概当以椎骨为定也。王冰注《素问》云：脊节为椎，脊穹为骶。

揣椎骨定穴高下法（图见上）

量脐心法（图见上）

量命门穴上尺寸法（图见上）

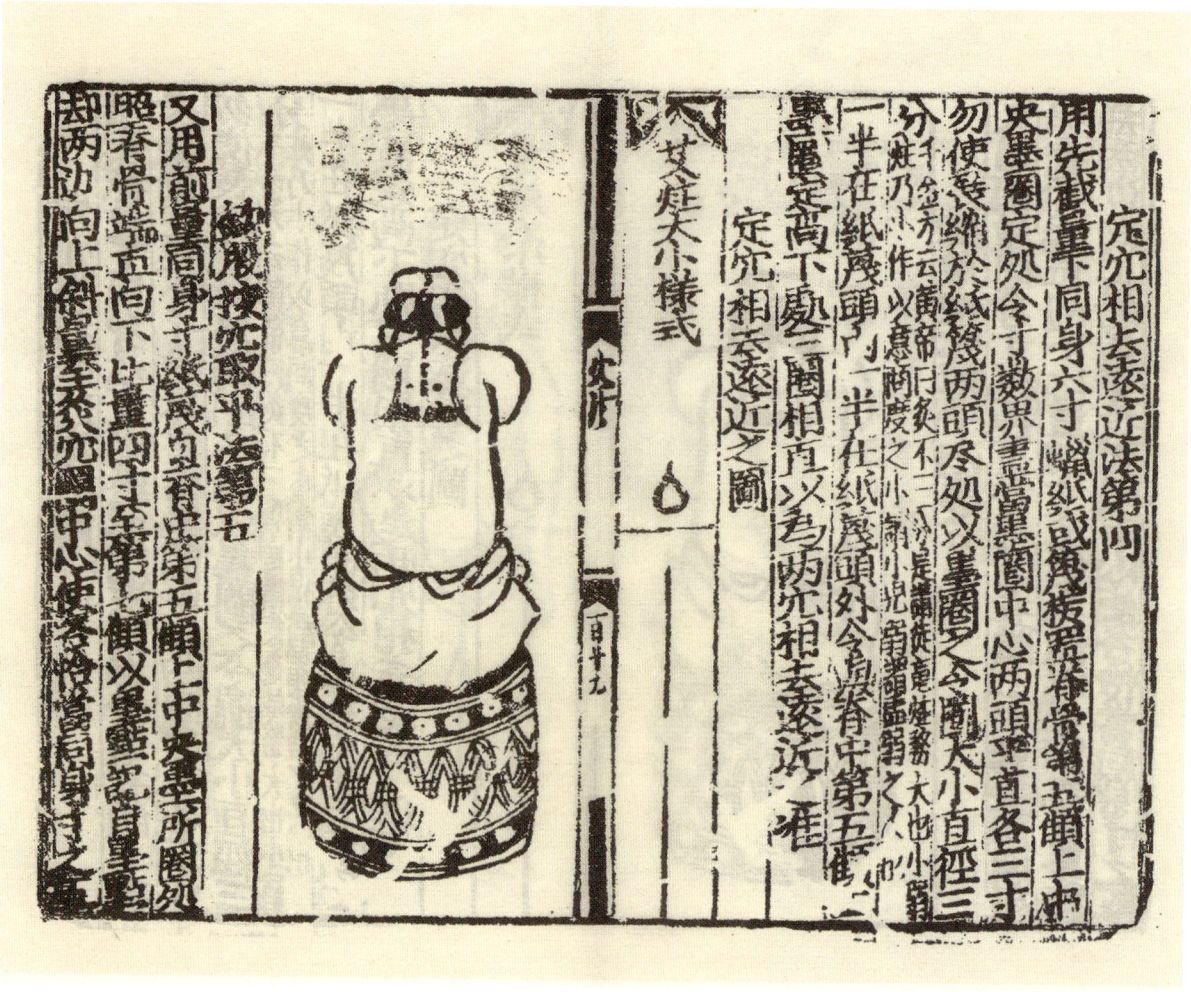

定穴相去远近法第四

用先截量下同身六寸蜡纸或篾，横置脊骨第五椎上中央，墨圈定处。令寸数界尽当墨圈中心两头，平直各三寸，勿使展缩，于纸篾两头尽处，以墨圈之。令圈大小直径三分，《千金方》云：黄帝曰，灸不三分，是谓徒灸。炷务大也，小弱炷乃小作，以意商度之。小谓小儿，弱谓虚弱之人也。一半在纸篾头内，一半在纸篾头外，令与脊中第五椎二墨圈定高下处。三圈相直，以为两穴相去远近之准。

定穴相去远近之图（图见上）
艾炷大小样式（图见上）

钩股按穴取平法第五

又用前量同身寸纸篾，自脊中第五椎上中央，墨所圈处，照脊骨端直向下，比量四寸，至第七椎，以墨点记。自墨点却两边向上斜量至灸穴圈中心，使各恰当同身寸之五

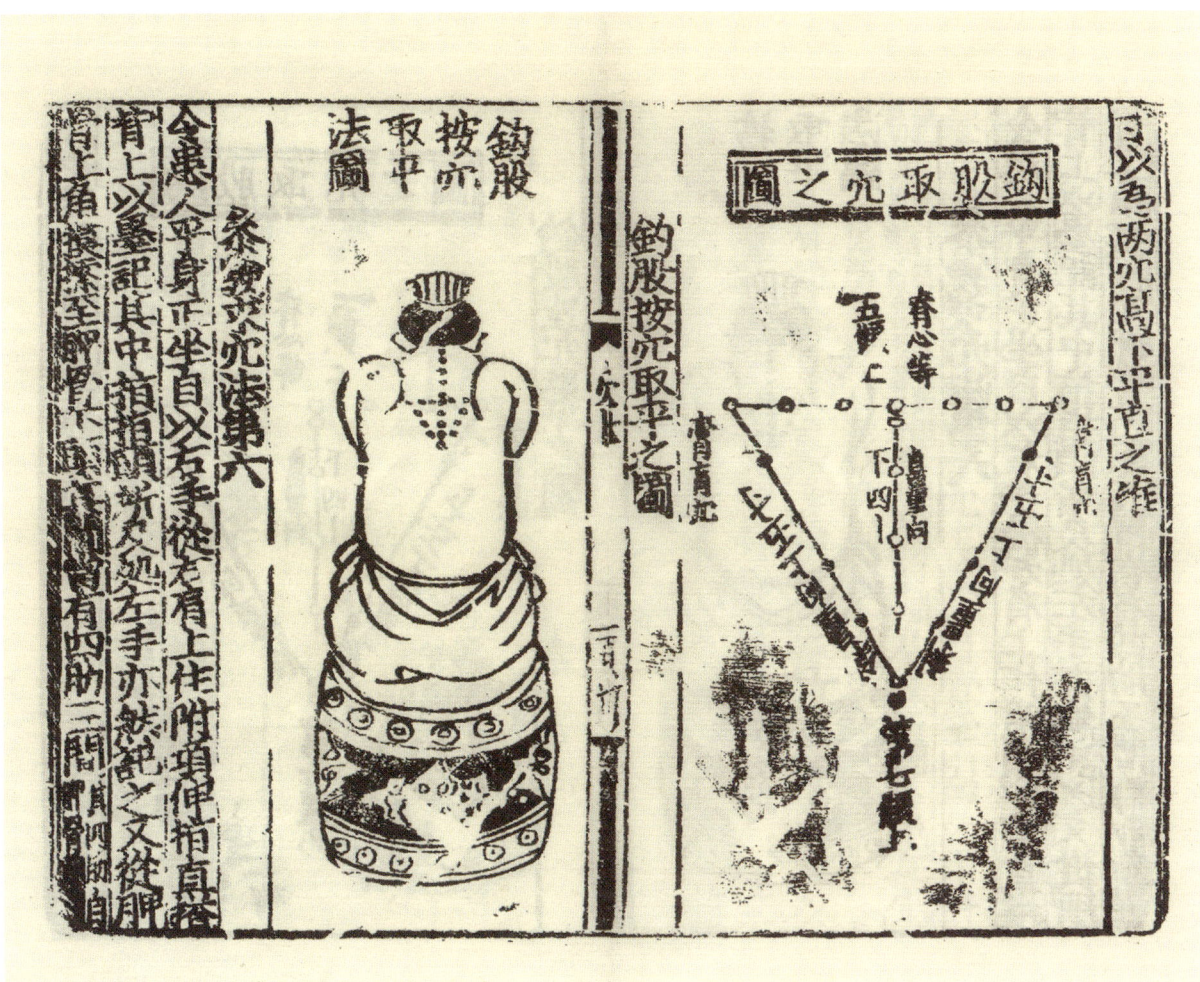

寸，以为两穴高下平直之准。

钩股取穴之图（图见上）
钩股按穴取平法图（图见上）

参验求穴法第六

令患人平身正坐，自以右手从右肩上住附项，伸指直搭背上，以墨记其中指指头所及处。左手亦然，记之。又以胛骨上角摸索至胛骨下头，其间当有四肋三间，其四肋自胛骨横排

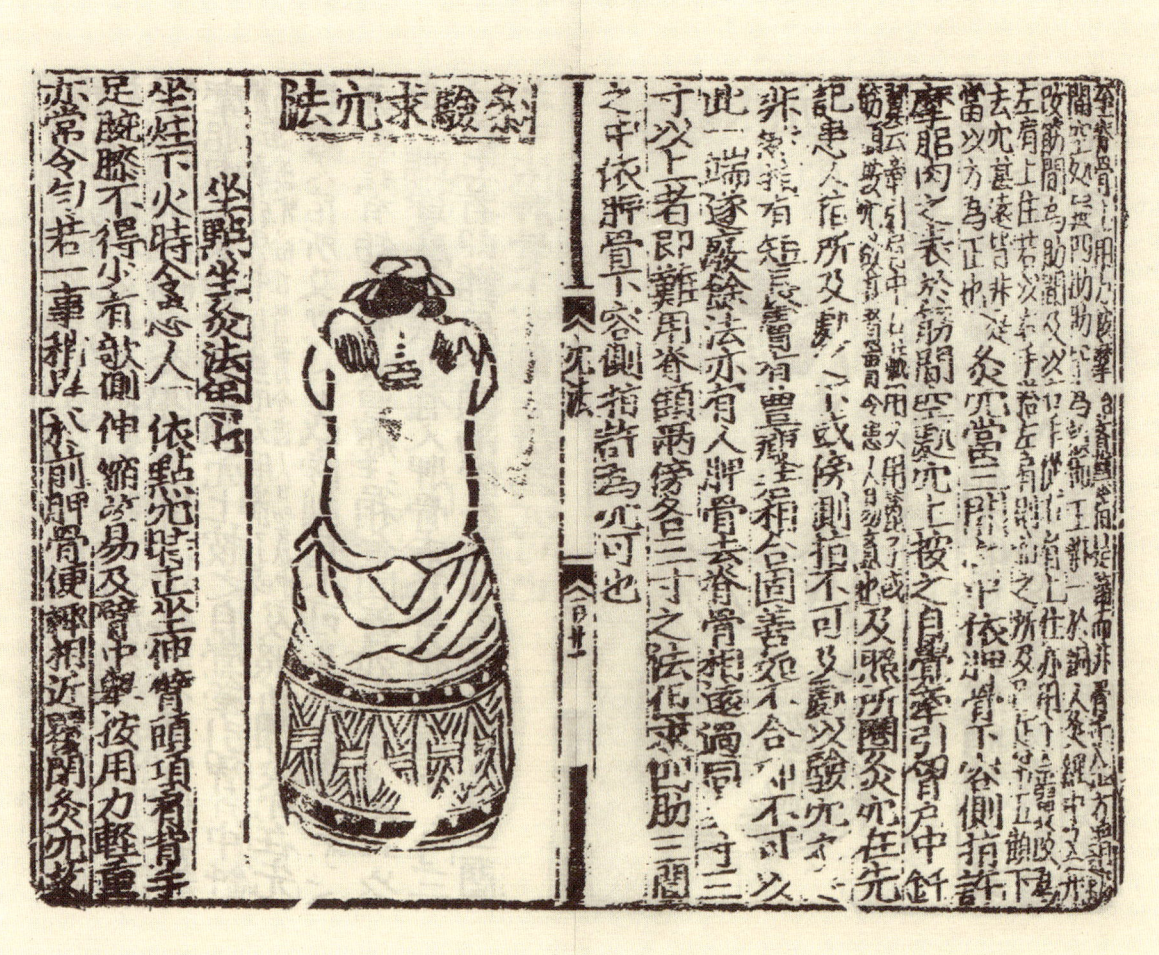

至脊骨上，用力按摩。如觉隐指，是筋而非骨。《千金方》谓，筋间空处，疑四肋肋字为误。而王惟一于《铜人灸经》中，又并改筋间为肋间，及以右手从右肩上住亦同。《千金翼》改为左肩上住，若以右手搭左肩，则指之所及在第五椎下，去穴甚远，皆非是，当以方为正也。灸穴当三间之中。依胛骨下容侧指许，摩脊肉之表，于筋间空处穴上按之。自觉牵引胸肩，《千金翼》云：牵引肩中，石藏用又用篦子或箸头按穴欲其坚实，令患人易觉也。及照所圈灸穴，在先记患人指所及处之下，或旁侧指不可及处，以验穴之是非。然指有短长，肤有丰瘦，若相合固善。如不合，即不可以此一端，遂废余法。亦有人胛骨去脊骨相远，过同身寸三寸以上者，即难用脊椎两旁各三寸之法，但求四肋三间之中，依胛骨下容侧指许为穴可也。

参验求穴法（图见上）

坐点坐灸法第七

坐炷下火时，令患人一依点穴时，正坐伸臂，头、项、肩、背、手、足、腕、膝不得少有欹侧，伸缩改易。及臂中举按用力轻重，亦常令匀。若一事稍异于前，胛骨便辄相近，覆闭灸穴艾

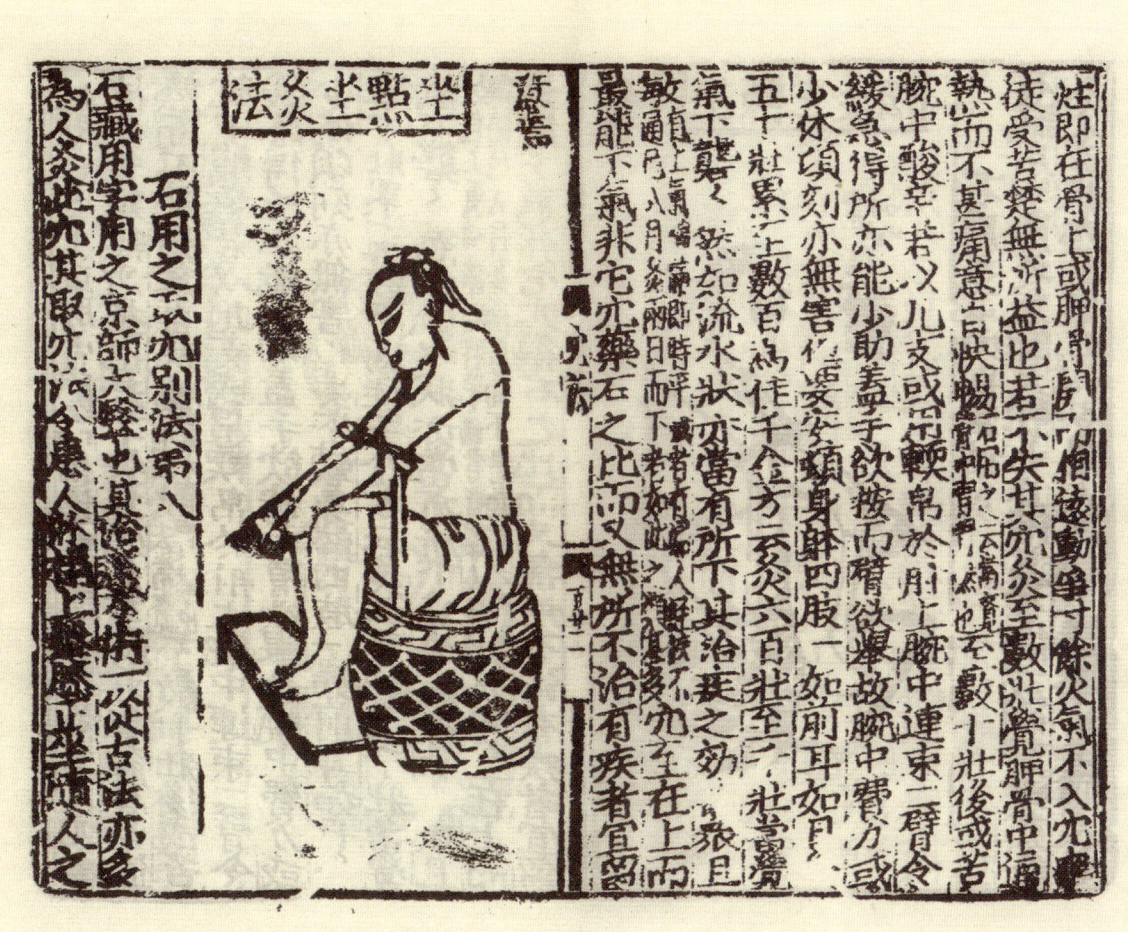

炷，即在骨上；或胛骨开而相远，动争寸余，火气不入穴窍，徒受苦楚，无所益也。若不失其穴，灸至数壮，觉胛骨中通热而不甚痛，意自快畅。石用之云：当觉臂中习习然也。至数十壮后，或若腕中酸辛，若以几支，或用软帛于肘上腕中连束二臂，令缓急得所，亦能少助。盖手欲按而臂欲举，故腕中费力，或少休顷刻亦无害，但要安顿身体四肢一如前耳。如日灸五十壮，累至数百为佳。《千金方》云：灸六百壮，至千壮，当觉气下砉砉然如流水状，亦当有所下，其治疾之效甚众且敏。有上气喘满，即时平减者，有妇人经候不通已八月，灸两日而下者，如此之类甚多。穴至在上而最能下气，非它穴药石之比，而又无所不治，有疾者宜留意焉。

坐点坐灸法图（图见上）

石用之取穴别法第八

石藏用，字用之，京师大医也。其治疗方术一从古法，亦多为人灸此穴。其取穴法：令患人床榻上盘膝正坐，随人之

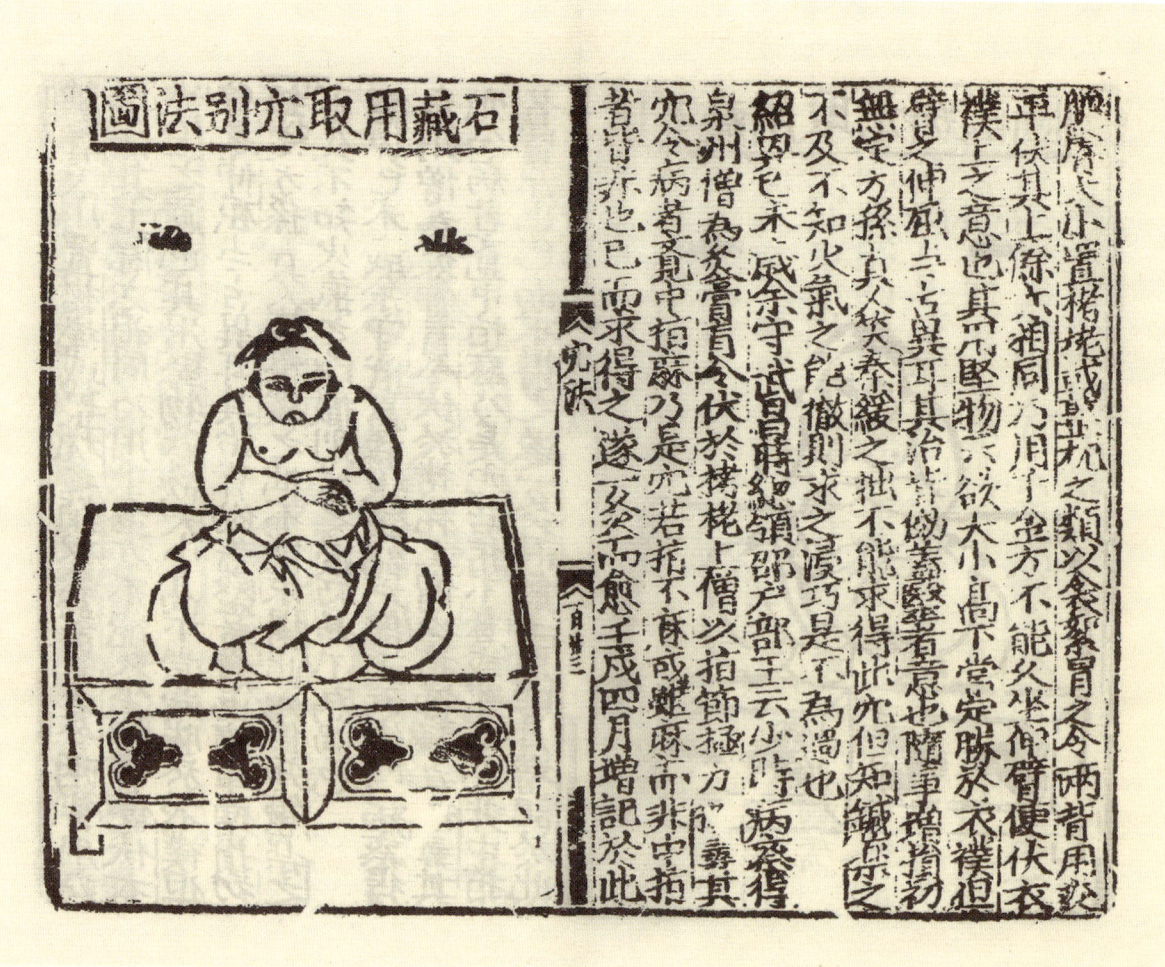

肥瘠大小，置栲栳或垫枕之类，以衾絮冒之。令两臂相交①，平伏其上，余亦相同。乃用《千金方》不能久坐伸臂使伏衣袱上之意也。其用坚物云，欲大小高下常定胜于衣袱。但臂之伸屈，与古异耳，其治皆效。盖医者意也，随事增损，初无定方。孙真人笑秦缓之拙，不能求得此穴，但知针药之不及，不知火气之能彻，则求之浸巧，是不为过也。

绍兴己未岁，余守武昌时，总领邵户部王云：少时病瘵，得泉州僧为灸膏肓，令伏于栲栳上，僧以指节极力按寻其穴，令病者觉中指麻乃是穴。若指不麻，或虽麻而非中指者，皆非也。已而求得之，遂一灸而愈。壬戌四月，增记于此。

石藏用取穴别法图（图见上）

---

① 两臂相交：原作"两背用交"，据《普济方》卷四一六改。

叶潘等取穴别法第九

叶余庆，字无善，平江人。自云：尝病瘵疾，其居对桥，而行不能度。有僧为之灸膏肓穴，得百壮。后二日，即能行数里，登降皆不倦，自是康强。其取穴法，但并足垂手，正身直立，勿令俯仰，取第四椎下两旁同身寸各三寸。灸时以软物枕头覆面卧，垂手附身，或临时置身，取安便而已。其转为人灸，亦用此法，云皆有功。然与昔人取穴之法甚略，又与《千金方》立点则立灸之说不合，欧阳典世行之，陈了翁莹中婿也，了翁得无为张济针术，其求穴尤妙，尝为行之灸膏肓俞，故痕可见，以叶所言，校之叶穴微下，盖脊有曲直之殊，个能无少异也。又常熟县医工潘琪云：渠传之丁师，取穴之法：正坐曲脊，并足而仰两手，令大指与脐屈肘当髀股上亦自是。其说虽与《千金方》伸臂令正直之法不同，然比立点则近古矣。又衢州开化县，普鉴院僧仲闻，得取穴二法：其一正坐竖立，两膝当乳，以两臂还抱，屈手向膝，以左手头指以指捏左膝眼，右手指亦然，于背上数椎骨量穴，依此坐灸。又法：正坐立膝，同上以臂贴膝外，直伸向足，竖两手相背，以二头指向身，手捏两足大趾头歧间，余亦如上。其比同身寸只用伸指法，似亦可用。今俱存之，不特以备见闻之博。且使后人较其短长，知所适从，不为异端

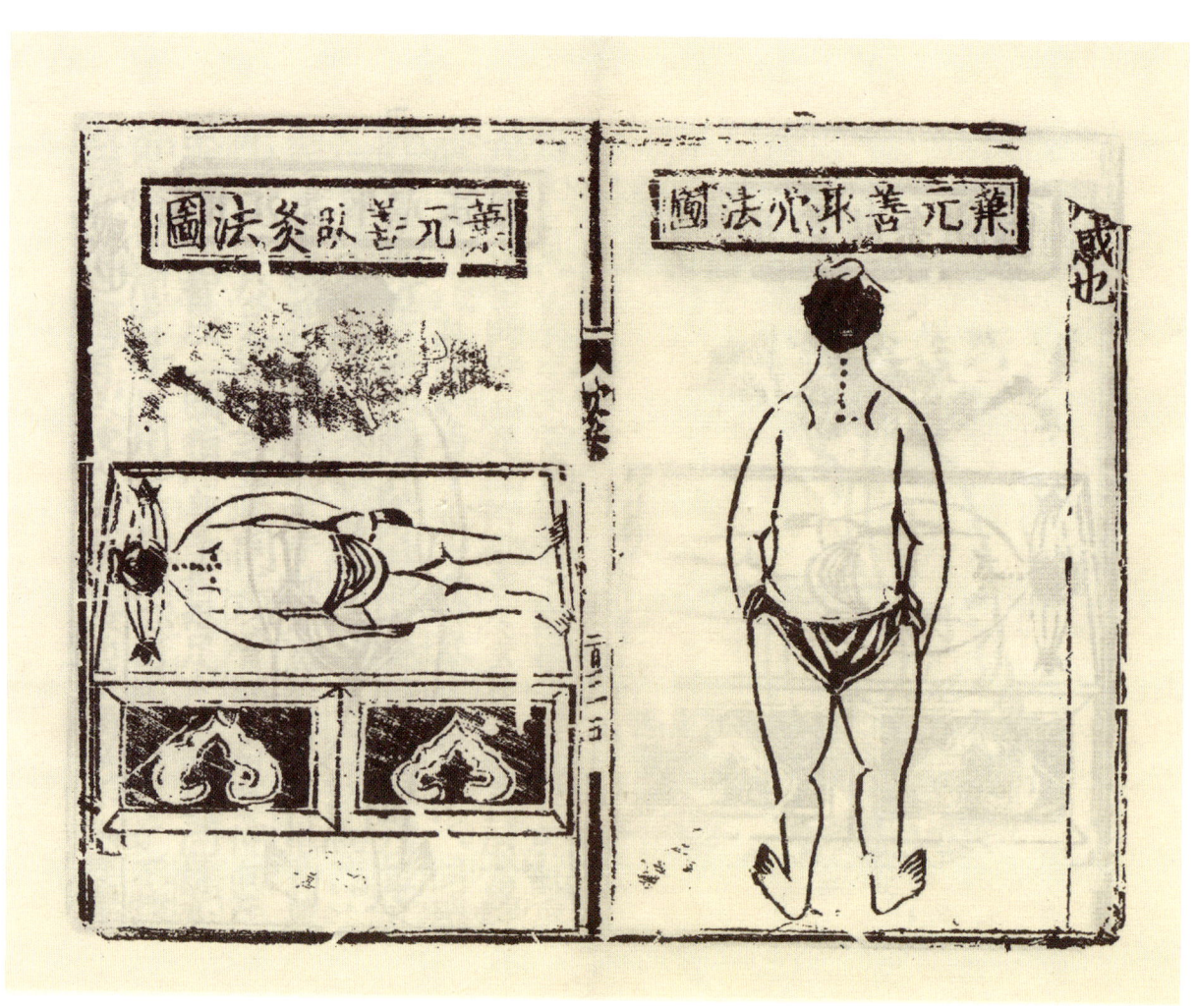

所惑也。

叶元善取穴法图（图见上）

叶元善卧灸法图（图见上）

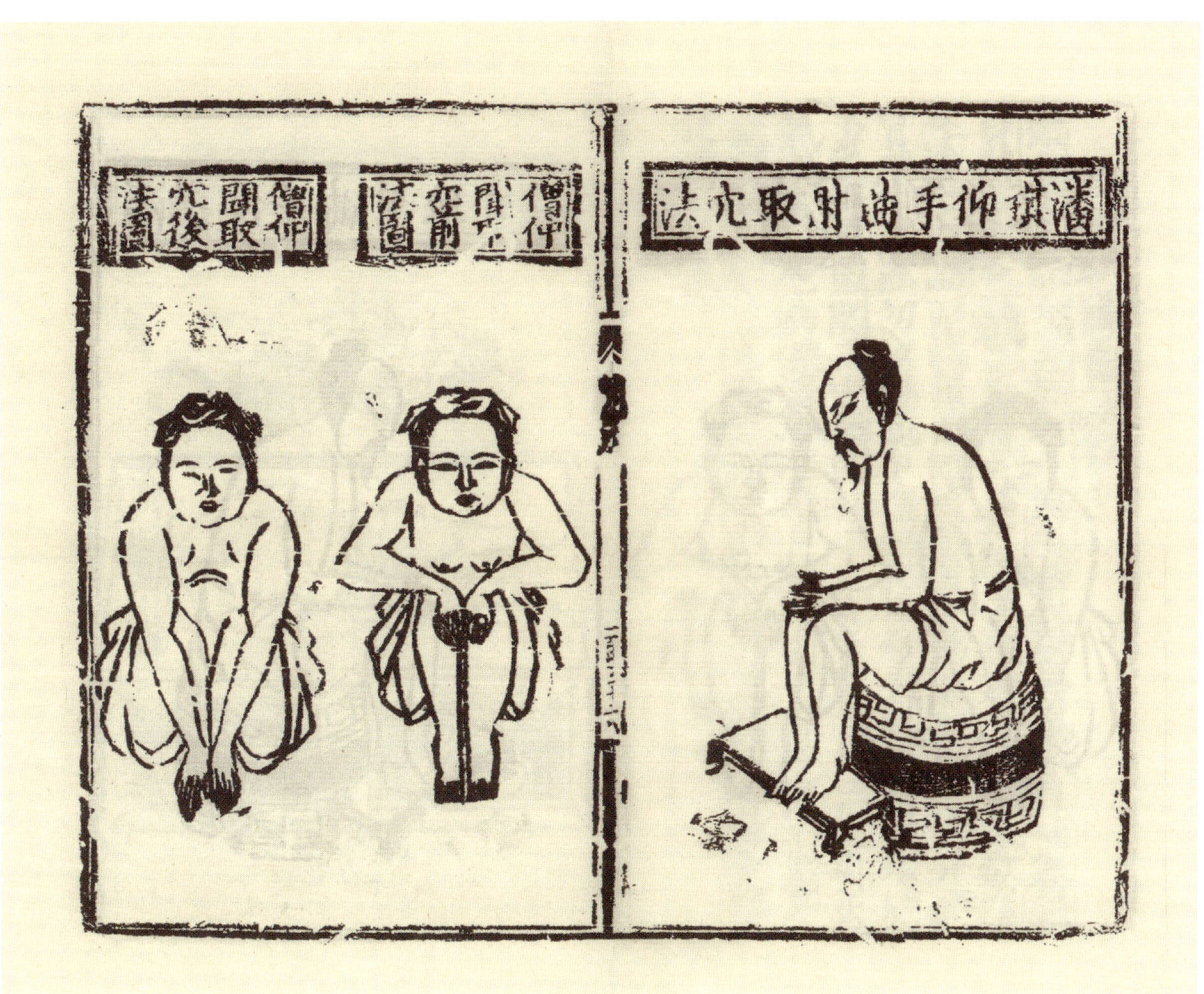

潘琪仰手曲肘取穴法（图见上）

僧仲闻取穴前法图（图见上）

僧仲闻取穴后法图（图见上）

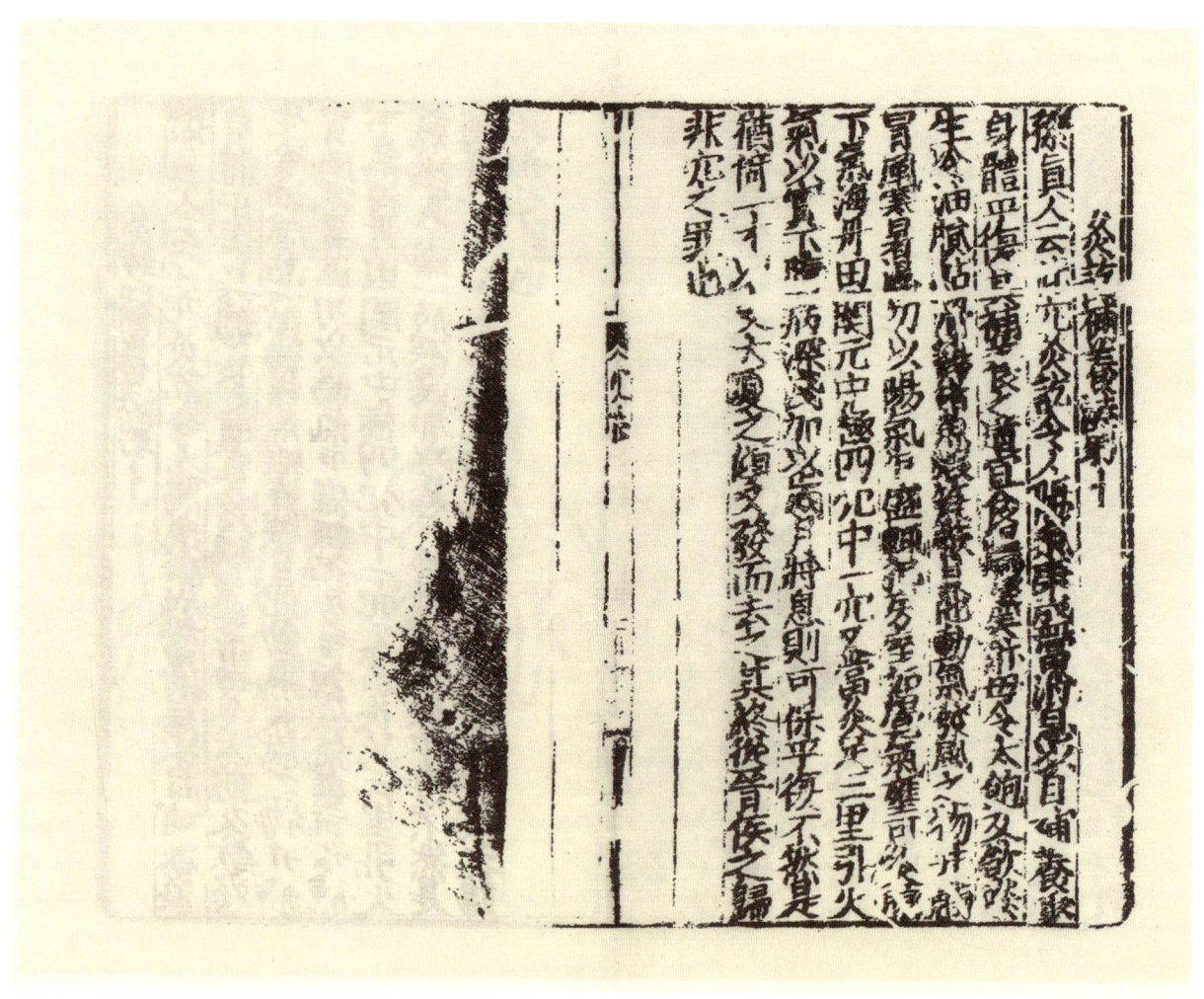

灸讫补养法第十

孙真人云：此穴灸讫，令人阳气康盛，当消息以自补养，取身体平复。其补养之道，宜食温软羹饭，毋令太饱，及饮啖生冷、油腻、粘滑、鹅、猪、鱼、虾、笋、蕨、其他动气发风之物。并触冒风寒暑湿，勿以阳气乍盛辄犯房室。如觉气壅，可灸脐下气海、丹田、关元、中极四穴中一穴；又当灸足三里，引火气以实下。随病深浅，加以岁月将息，则可保平复。不然，是犹倚一木以支大厦之倾，又发而去之，其终从晋侯之归，非穴之罪也。

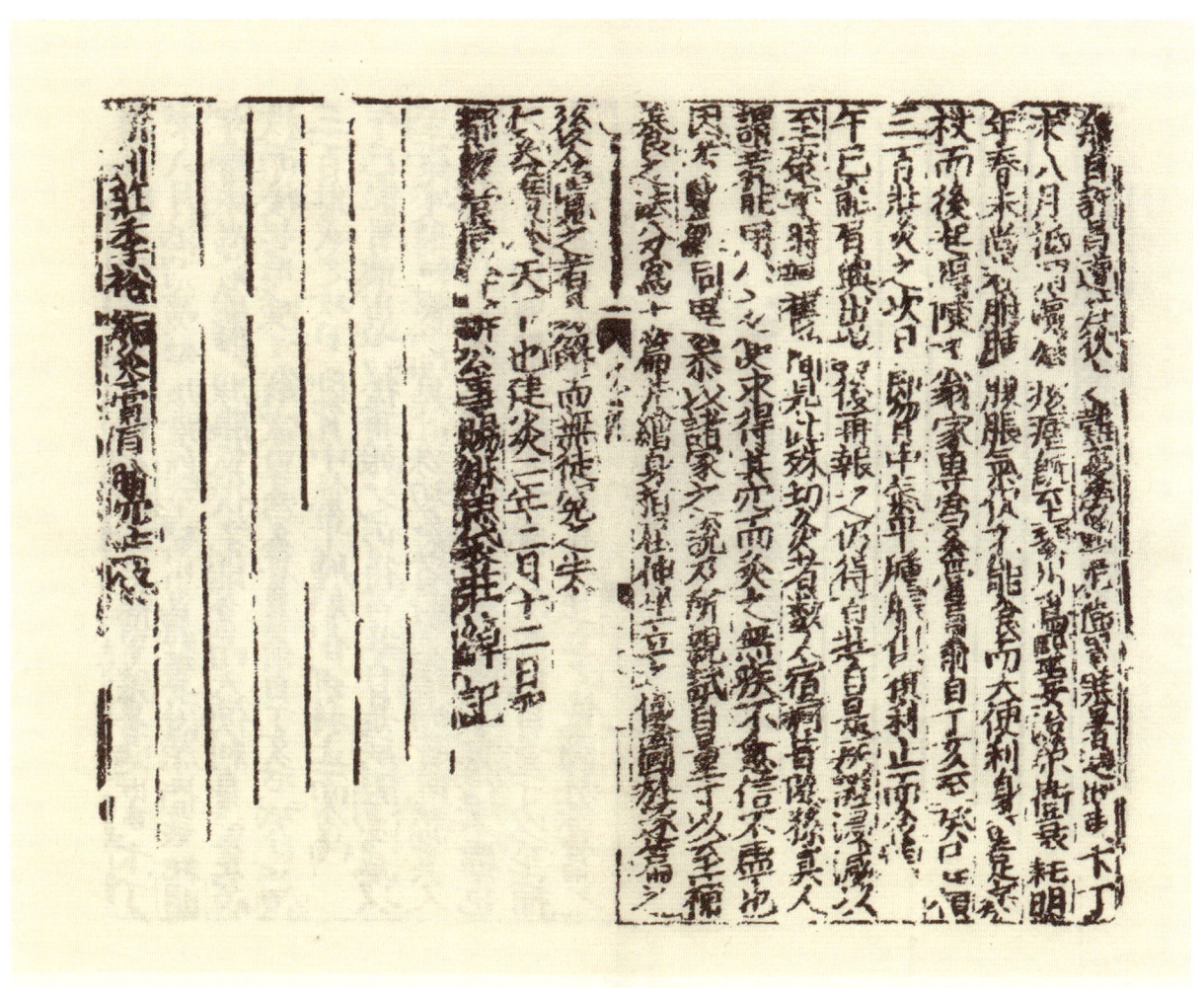

　　余自许昌遭金狄之难，忧劳危难，冲冒寒暑，过此东下。丁未八月，抵泗滨，感痎疟。既至琴川，为医妄治，荣卫衰耗，明年春末，尚苦胕肿腹胀，气促不能食，而大便利，身重足痿，杖而后起。得陈了翁家专为灸膏肓俞，自丁亥至癸巳，积三百壮。灸之次日，既胸中气平，肿胀俱损，利止而食进。甲①午已能肩舆出谒，后再报之，仍得百壮，自是疾证浸减，以至康宁。时亲旧间见此殊功，灸者数人，宿痾皆除。孙真人谓：若能用心方便，求得其穴而灸之，无疾不愈，信不虚也。因考医经同异，参以诸家之说，及所亲试，自量寸以至补养之法，分为十篇，并绘身指屈伸坐立之像，图于逐篇之后，令览之者易解，而无徒冤之失。亦使真人求穴济众之仁，益广于天下也。建炎二年二月十二日。

都总管同干办公事赐绯鱼袋　庄绰记

新刊庄季裕编灸膏肓腧穴法终

---

①甲：底本版蚀脱字，据《灸膏肓腧穴法》日本抄本补。以下脱字均据此补，不另出注。

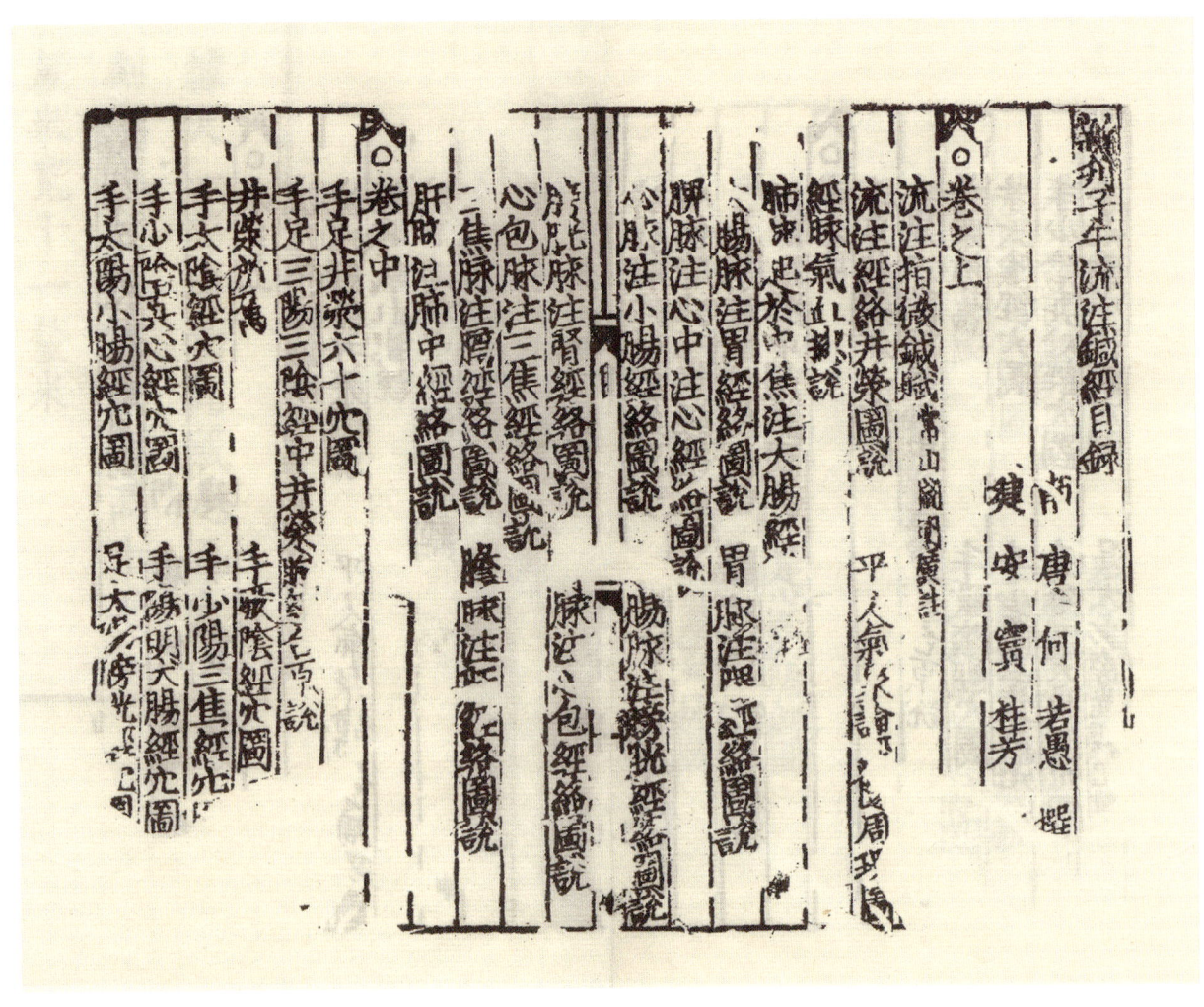

新刊子午流注针经

南唐 何若愚 撰　建安 窦桂芳 注

目录

○卷之上

流注指微针赋 常山阎明广注　　流注经络井荥图说　　　　平人气象论经隧周环图

经脉气血总说　　　　　　　肺脉起于中焦注大肠经图说　　大肠脉注胃经络图说

胃脉注脾经络图说　　　　　脾脉注心中经络图说　　　　　心脉注小肠经络图说

小肠脉注膀胱经络图说　　　膀胱脉注肾经络图说　　　　　肾脉注心包经络图说

心包脉注三焦经络图说　　　三焦脉注胆经络图说　　　　　胆脉注肝经络图说

肝脉注肺中经络图说

○卷之中

手足井荥六十穴图　　　　　手足三阳三阴经中井荥输经合原说　井荥所属

手厥阴经穴图　　　　　　　手太阴经穴图　　　　　　　　手少阳三焦经穴图

手少阴真心经穴图　　　　　手阳明大肠经穴图　　　　　　手太阳小肠经穴图

足太阳膀胱经穴图

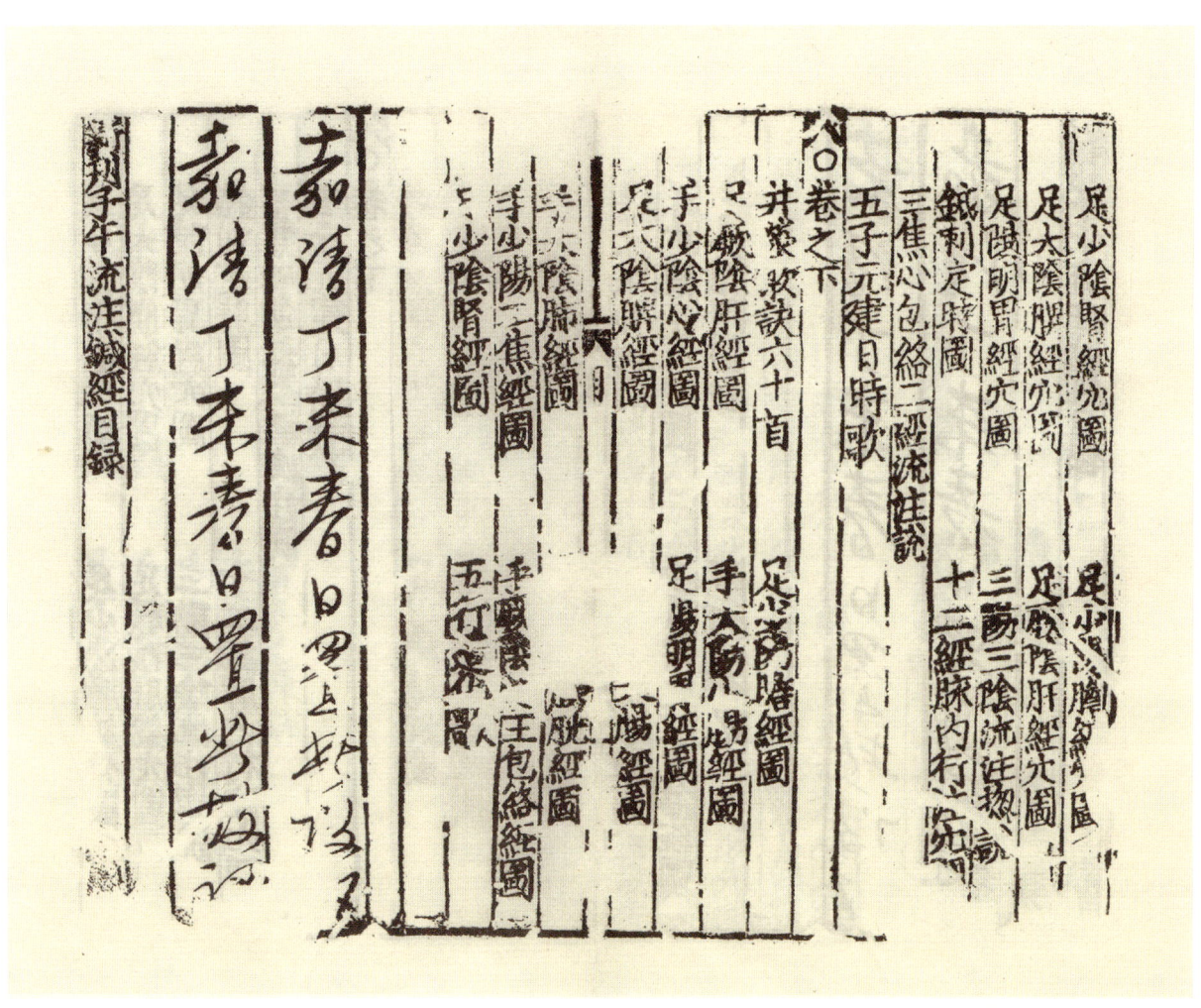

足少阴肾经穴图　　足少阳胆经穴图　　足太阴脾经穴图
足厥阴肝经穴图　　足阳明胃经穴图　　三阳三阴流注总说
针刺定时图　　　　十二经脉内行注穴图　三焦心包络二经流注说
五子元建日时歌

○卷之下

井荥歌诀六十首　　足少阳胆经图　　　足厥阴肝经图
手太阳小肠经图　　手少阴心经图　　　足阳明胃经图
足太阴脾经图　　　手阳明大肠经图　　手太阴肺经图
足太阳膀胱经图　　手少阳三焦经图　　手厥阴心主包络经图
足少阴肾经图　　　五行造化歌

新刊子午流注针经目录

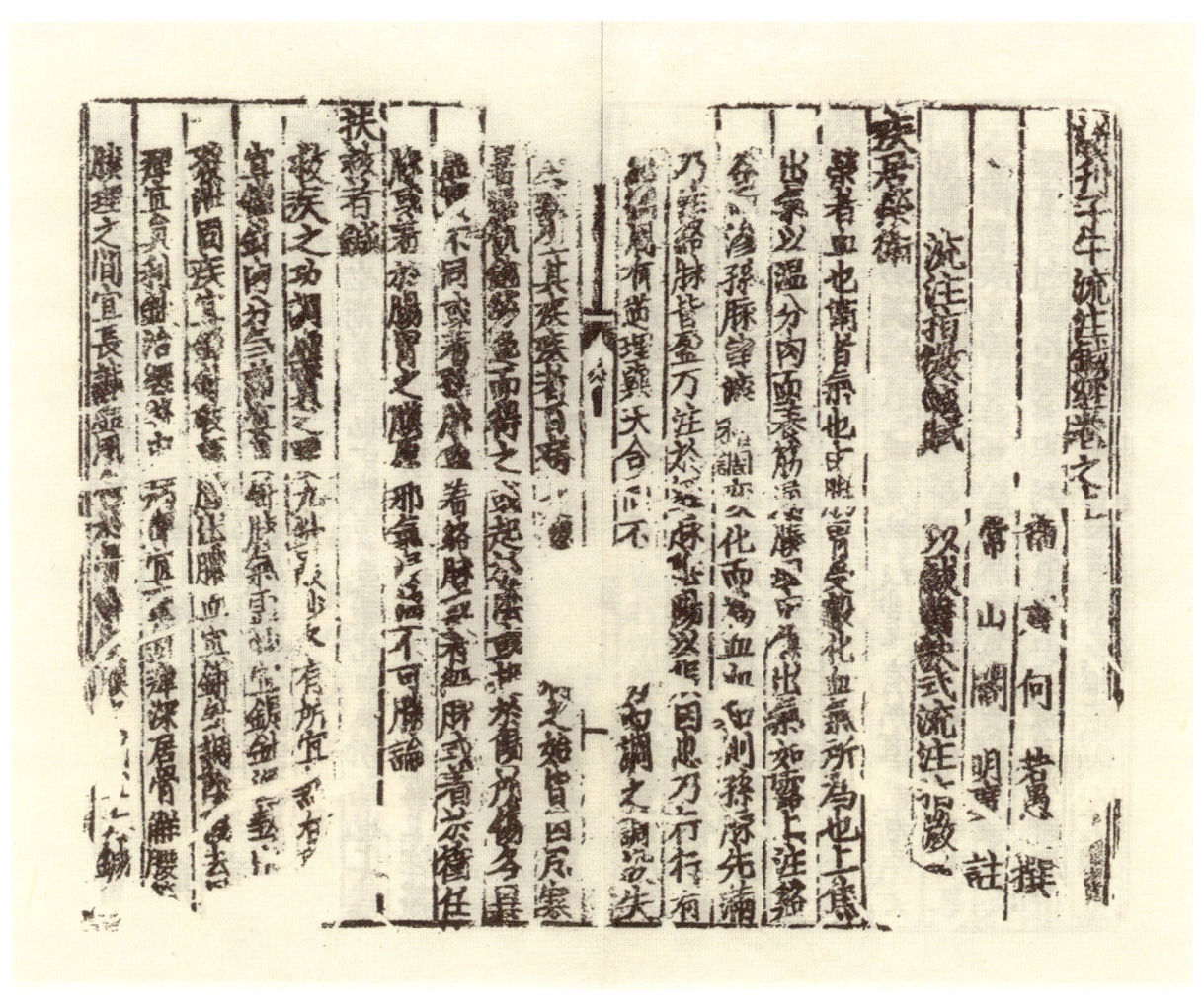

新刊子午流注针经卷之上

南唐 何若愚 撰　常山 阎明广 注

流注指微赋以针医诀式流注指微为识

疾居荣卫

荣者血也，卫者气也，由肠胃受谷化血气所为也。上焦出气，以温分肉，而养筋通腠理；中焦出气如露，上注溪谷而渗孙脉。津液和调，变化而为血，血和则孙脉先满，乃注络脉，皆盈乃注于经脉。阴阳以张，因息乃行，行有纪纲，周有道理，与天合同，不得休止，切而调之。调护失度，致生其疾，疾者百病之总名也。百病之始，皆因风寒暑温饥饱劳逸而得之，或起于阴，或起于阳，所伤各异，虚实不同。或着孙脉，或着络脉，或着经脉，或着于冲、任脉，或着于肠胃之膜原，邪气浸淫，不可胜论。

扶救者针

救疾之功，调虚实之要，九针最妙，各有所宜。热在头身宜镵针；肉分气满宜圆针；脉气虚渺宜鍉针；泻热出血、发泄固疾宜锋针；破痈肿出脓血宜铍针；调阴阳去暴痹宜圆利针；治经络中病痹宜毫针；痹深居骨节腰脊腠理之间宜长针；虚风舍于骨节皮肤之间宜大针。

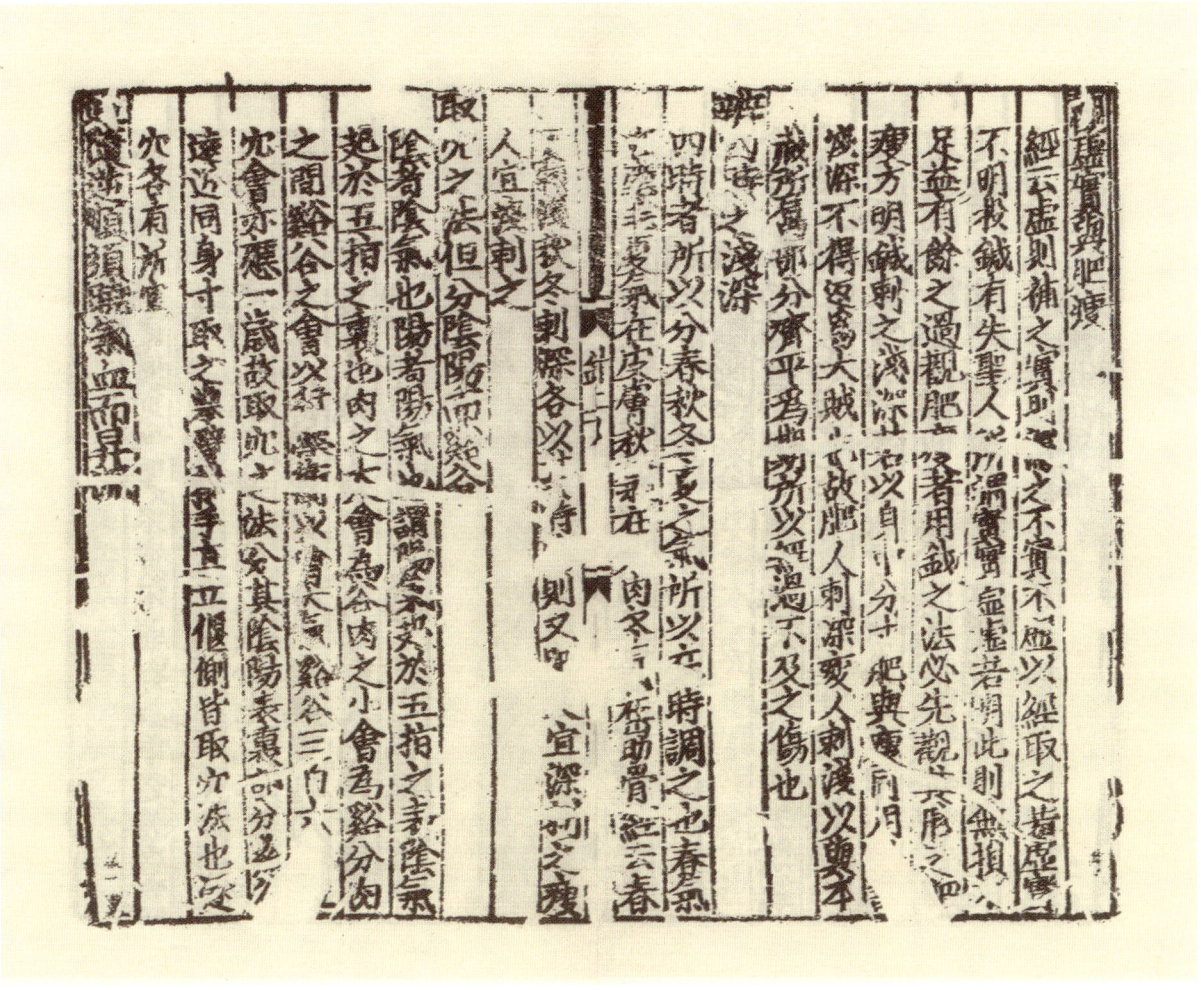

观虚实于肥瘦

经云：虚则补之，实则泻之，不实不虚，以经取之。若虚实不明，投针有失，圣人所谓实实虚虚。若明此，则无损不足益有余之过。观肥瘦者，用针之法，必先观其形之肥瘦，方明针刺之浅深。若以身中分寸肥与瘦同用，是谓浅深不得，返为大贼也。故肥人刺深，瘦人刺浅，以与本脏所属部分齐平为期，所以无过不及之伤也。

辨四时之浅深

四时者，所以分春秋夏冬之气，所在以时①调之也。春气在毫毛，夏气在皮肤，秋气在分肉，冬气在筋骨。经云：春夏刺浅，秋冬刺深，各以其时为则；又肥人宜深刺之，瘦人宜浅刺之。

取穴之法，但分阴阳而溪谷

阴者，阴气也；阳者，阳气也。谓阳气起于五指之表，阴气起于五指之里也。肉之大会为谷，肉之小会为溪。分肉之间，溪谷之会，以行荣卫，以会大气。溪谷有三百六十五穴会，亦应一岁。故取穴之法，分其阴阳表里部分，溪谷远近，同身寸取之，举臂拱手，直立偃侧，皆取穴法也。逐穴各有所宜。

迎随逆顺，须晓气血而升沉

---

① 所在以时：原作"所以在时"，据《新刊子午流注针经》元刻本卷上乙正。

经云：迎随者，要知荣卫之流行，经脉之往来也，随其经逆顺而取之。《灵枢》曰：泻者迎之，补者随之。若能知迎知随，令气必和，和气之方，必通阴阳升降上下源流。手之三阴，从脏走至手；手之三阳，从手走至头。足之三阳，从头下至足；足之三阴，从足上走至腹。络脉传注，周流不息，故经脉者，行血气，通阴阳，以荣于身者也。本论云：夫欲用迎随之法者，要知经络逆顺浅深之分。诸阳之经，行于脉外，诸阳之络，行于脉内；诸阴之经，行于脉内，诸阴之络，行于脉外，仍各有所守之分。故知皮毛者，肺之部；肌肉者，脾之本；筋者，肝之合；骨髓者，肾之属；血脉者，心之分。各刺其部，无过其道，是谓大妙。迎而夺之有分寸，随而济之有浅深。深为太过，能伤诸经；浅为不及，安去诸邪。是以足太阳之经，刺得其部，迎而六分，随而一分；足太阳之络，迎而七分，随而二分。手太阳之经，迎而七分，随而二分；手太阳之络，迎而九分，随而四分。手阳明之经，迎而九分，随而四分；手阳明之络，迎而八分，随而三分。足阳明之经，迎而一寸，随而五分；足阳明之络，迎而六分，随而一分。手少阳经，迎而六分，随而一分；手少阳络，迎而七分，随而二分。足少阳经，迎而八分，随而三分；足少阳络，迎而一寸，随而五分。手太阴经，迎而九

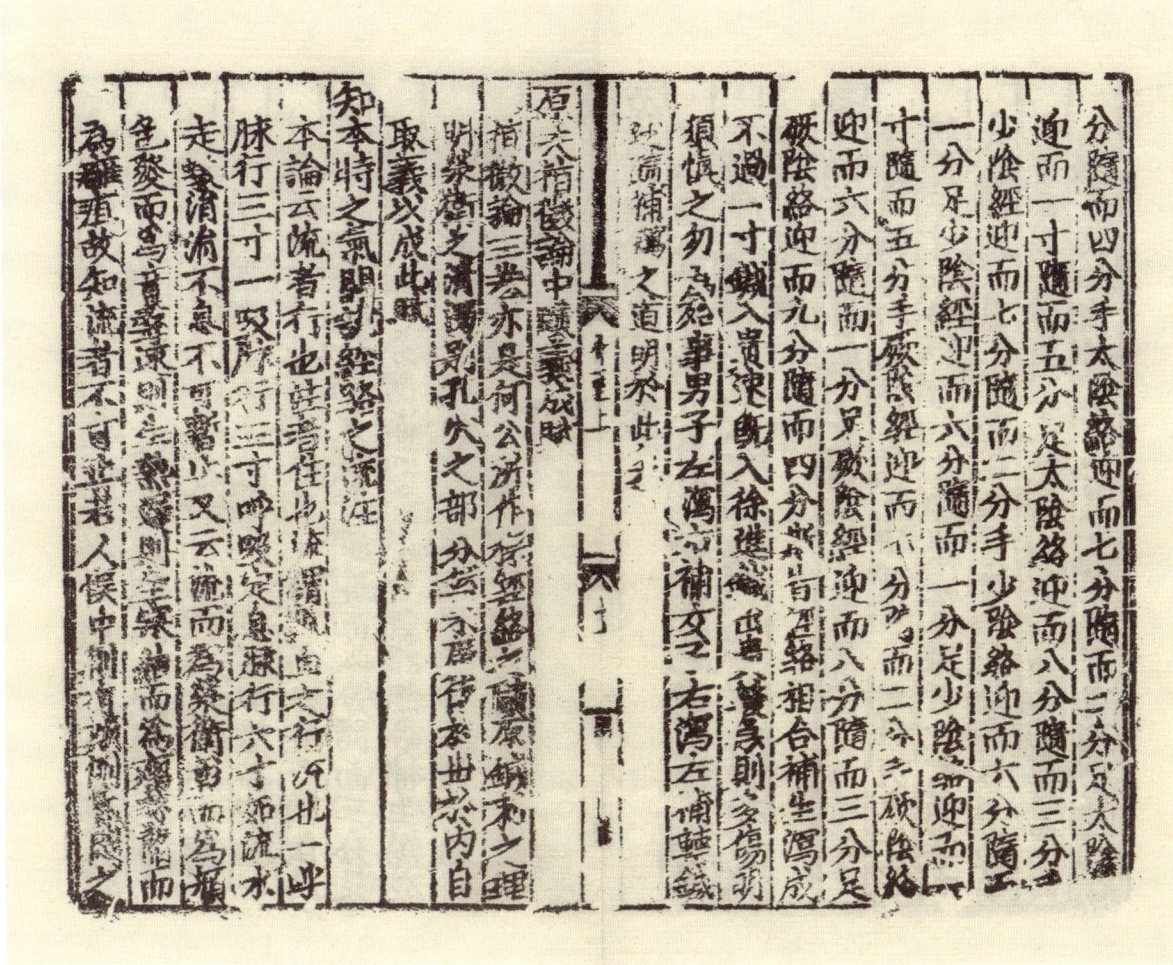

分,随而四分;手太阴络,迎而七分,随而二分。足太阴经,迎而一寸,随而五分;足太阴络,迎而八分,随而三分。手少阴经,迎而七分,随而二分;手少阴络,迎而六分,随而一分;足少阴经,迎而六分,随而一分;足少阴络,迎而一分,随而五分。手厥阴经,迎而七分,随而二分;手厥阴络,迎而六分,随而一分。足厥阴经,迎而八分,随而三分;足厥阴络,迎而九分,随而四分。斯皆经络相合,补生泻成,不过一寸。针入贵速,既入徐进;针出贵缓,急则多伤。明须慎之,勿为殆事。男子左泻右补,女子右泻左补,转针迎随,补泻之道,明于此矣。

原夫指微论中,赜义成赋

《指微论》三卷,亦是何公所作。探经络之赜,原针刺之理,明荣卫之清浊,别孔穴之部分,然未广传于世。今于论内,自取其义[①],以成此赋。

知本时之气开,说经络之流注

本论云:流者行也,注者住也。流谓气血之流行也,一呼脉行三寸,一吸脉行三寸,呼吸定息,脉行六寸,如流水走蚁,涓涓不息,不可暂止。又云:流而为荣卫,彰而为颜色,发而为音声。速则生热,迟则生寒;结而为瘤赘,陷而为痈疽,故知流者不可止,若人误中,则有颠倒昏闷之

---

①今于论内,自取其义:原作"于内自取义",据《新刊子午流注针经》卷上改。

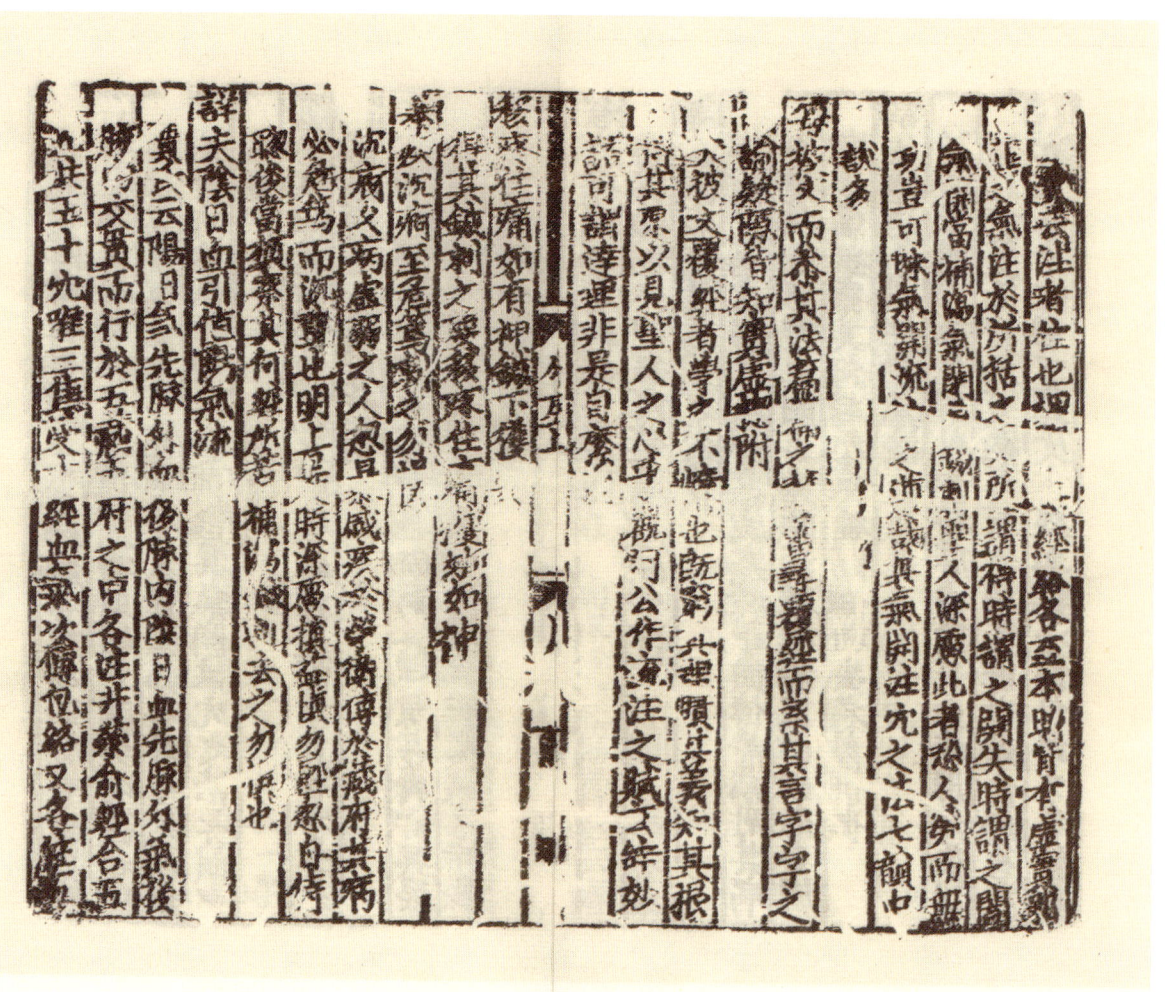

疾。又云：注者住也。谓十二经络各至本时，皆有虚实邪正之气，注于所括之穴。所谓得时谓之开，失时谓之合，气开当补泻，气闭忌针刺。圣人深虑此者，恐人劳而无功，岂可昧气开流注之道哉。其气开注穴之法，七韵中说多。

每披文而参其法，篇篇之理可寻；覆经而察其言，字字之明谕其隐，皆知虚实总附。

夫披文覆经者，学者之不情也，既穷其理，赜其义，知其根，得其源，以见圣人之心乎？观何公作流注之赋，玄辞妙话。可谓达理，非是自炫也。

移疼住痛如有神，针下获效

得其针刺之要，移疼住痛，获效如神。

暴疾沉疴至危笃，刺之勿误

沉疴久病，虚弱之人，忽暴感疾于荣卫，传于脏腑，其病必危笃而重也。明者是时深虑损益，慎勿轻忽，自恃聪俊，当须察其何经所苦，补泻针刺，去之勿误也。

详夫阴日血引，值阳气流

贾氏云：阳日气先脉外，血后脉内；阴日血先脉外，气后脉内。交贯而行于五脏五腑之中，各注井荥俞经合五穴，共五十穴。惟三焦受十经血气，次传包络，又各注五

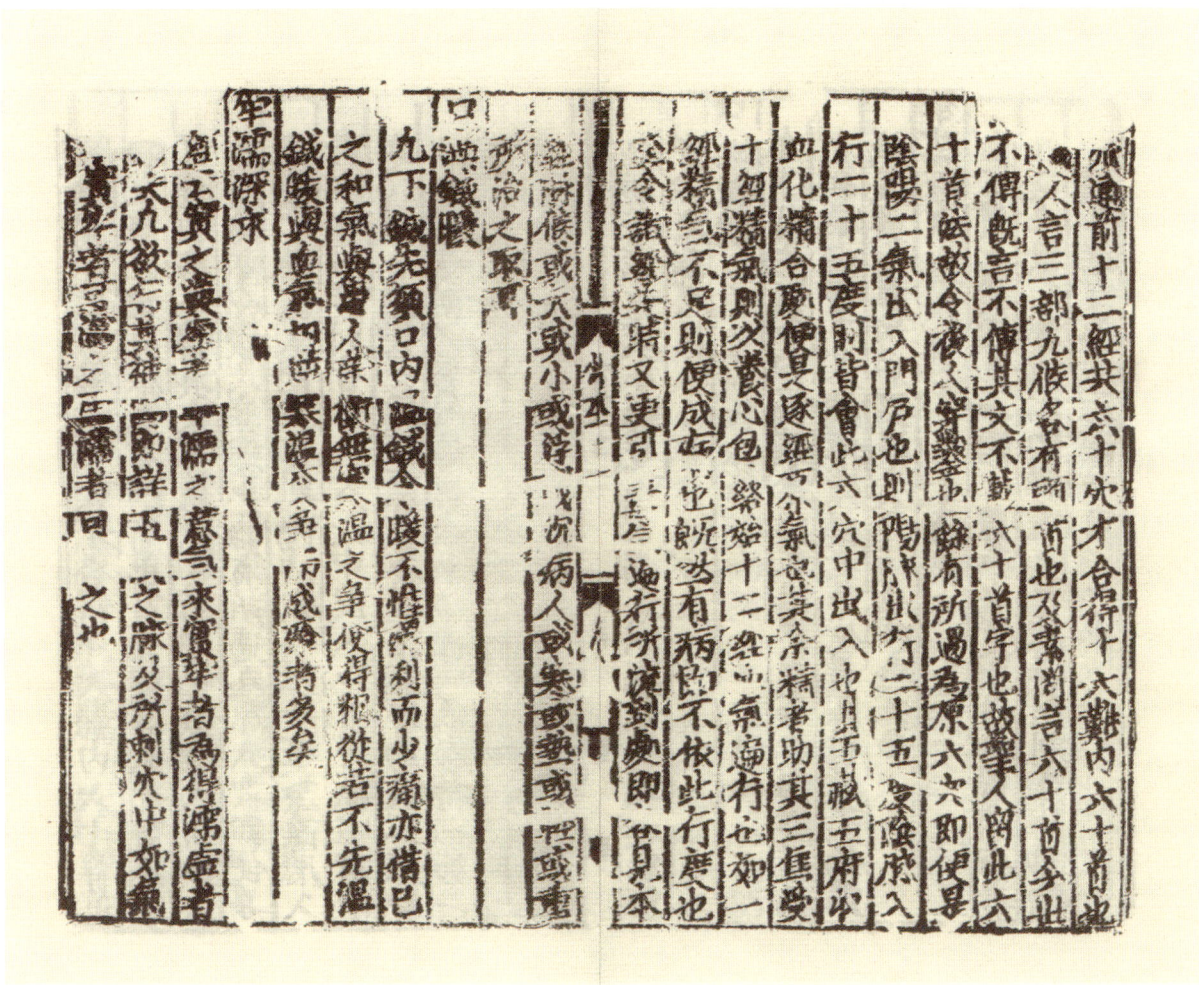

穴，通前十二经，共六十穴，才合得《十六难》内六十首也。越人言：三部九候，各有头首也。及《素问》言六十首，今世不传。既言不传，其文不载六十首字也，故圣人留此六十首法，故令后人穿凿也。余有所过为原六穴，即便是阴阳二气出入门户也。则阳脉出行二十五度，阴脉入行二十五度，则皆会此六穴中出入也。其五脏五腑收血化精合处，便是逐经原气也。其余精者，助其三焦，受十经精气，则以养心包络，始十二经血气遍行也。如一经精气不足，则便成病也。既然有病，即不依此行度也。至令诸经失时，又更引毒气遍行，所流到处，即各见本经脉候，或大或小，或浮或沉，病人或寒或热，或轻或重，所治之取耳。

口温针暖

凡下针，先须口内温针令暖，不惟滑利而少痛，亦借己之和气，与患者荣卫无寒温之争，便得相从，若不先温针暖，与血气相逆，寒温交争，而成疮者多矣。

牢濡深求

经云：实之与虚者，牢濡之意，气来实牢者为得，濡虚者为失。凡欲行其补泻，即详五脏之脉，及所刺穴中，如气来实牢者可泻之，虚濡者可补之也。

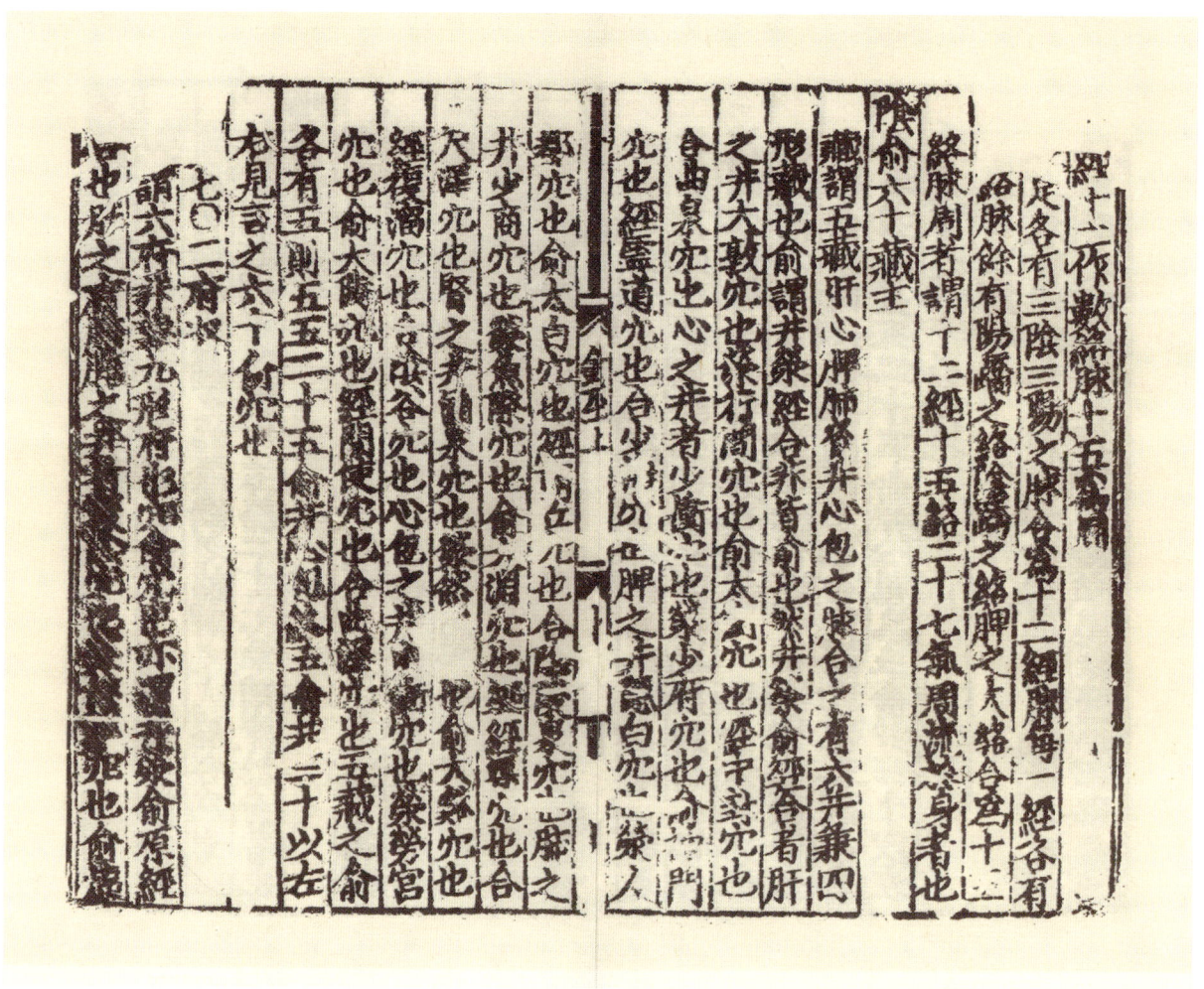

诸经十二作数,络脉十五为周

手足各有三阴三阳之脉,合为十二经脉。每一经各有一络脉,余有阳跷之络,阴跷之络,脾之大络,合为十五络脉。周者,谓十二经十五络二十七气,周流于身者也。

阴俞六十脏主

脏谓五脏,肝心脾肺肾,并心包之脉。合之有六,并兼四形脏也。俞谓井荥经合,非皆俞也。然井荥俞经合者,肝之井,大敦穴也;荥,行间穴也;俞,太冲穴也;经,中封穴也;合,曲泉穴也。心之井,少冲穴也;荥,少府穴也;俞,神门穴也;经,灵道穴也;合,少海穴也。脾之井,隐白穴也;荥,大都穴也;俞,太白穴也;经,商丘穴也;合,阴陵穴也。肺之井,少商穴也;荥,鱼际穴也;俞,太渊穴也;经,经渠穴也;合,尺泽穴也。肾之井,涌泉穴也;荥,然谷穴也;俞,太溪穴也;经,复溜穴也;合,阴谷穴也。心包之井,中冲穴也;荥,劳宫穴也;俞,大陵穴也;经,间使穴也;合,曲泽穴也。五脏之俞,各有五,则五五二十五俞,并心包络五俞,共三十,以左右见言之,六十俞穴也。

阳穴七十二腑收

腑谓六腑,非兼九形腑也。穴,俞穴也,亦谓井荥俞原经合也。肝之腑胆,胆之井者,窍阴穴也;荥,侠溪穴也;俞,临

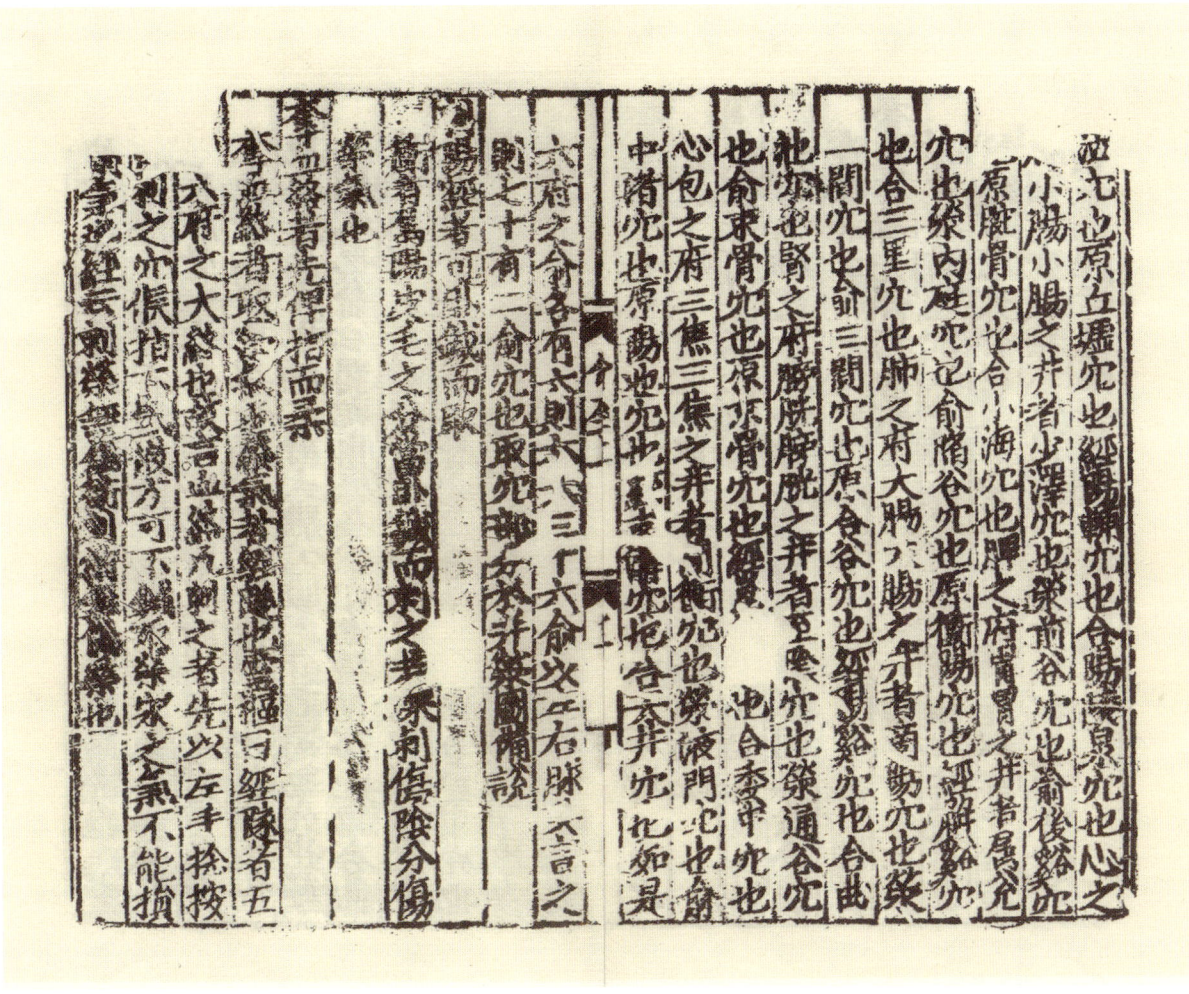

泣穴也；原，丘墟穴也；经，阳辅穴也；合，阳陵泉穴也。心之腑小肠，小肠之井者，少泽穴也；荥，前谷穴也；俞，后溪穴也；原，腕骨穴也；合，小海穴也。脾之腑胃，胃之井者，厉兑穴也；荥，内庭穴也；俞，陷谷穴也；原，卫阳穴也；经，解溪穴也；合，三里穴也。肺之腑大肠，大肠之井者，商阳穴也；荥，二间穴也；俞，三间穴也；原，合谷穴也；经，阳溪穴也；合，曲池穴也。肾之腑膀胱，膀胱之井者，至阴穴也；荥，通谷穴也；俞，束骨穴也；原，京骨穴也；经，昆仑穴也；合，委中穴也。心包之腑三焦，三焦之井者，关冲穴也；荥，液门穴也；俞，中渚穴也；原，阳池穴也；经，支沟穴也；合，天井穴也。如是六腑之俞名有六，则六六二十六俞，以左右脉共言之，则七十有二俞穴也。取穴部分，于井荥图备说。

刺阳经者，可卧针而取

卫者属阳，皮毛之分，当卧针而刺之。若深刺伤阴分，伤荣气也。

夺血络者，先俾指而柔

夺血络者，取荣气也。荣气者，经隧也。《灵枢》曰：经隧者，五脏六腑之大络也，故言血络。凡刺之者，先以左手捻按所刺之穴，候指下气散，方可下针，取荣家之气，不能损卫气也。经云：刺荣无伤卫，刺卫无伤荣也。

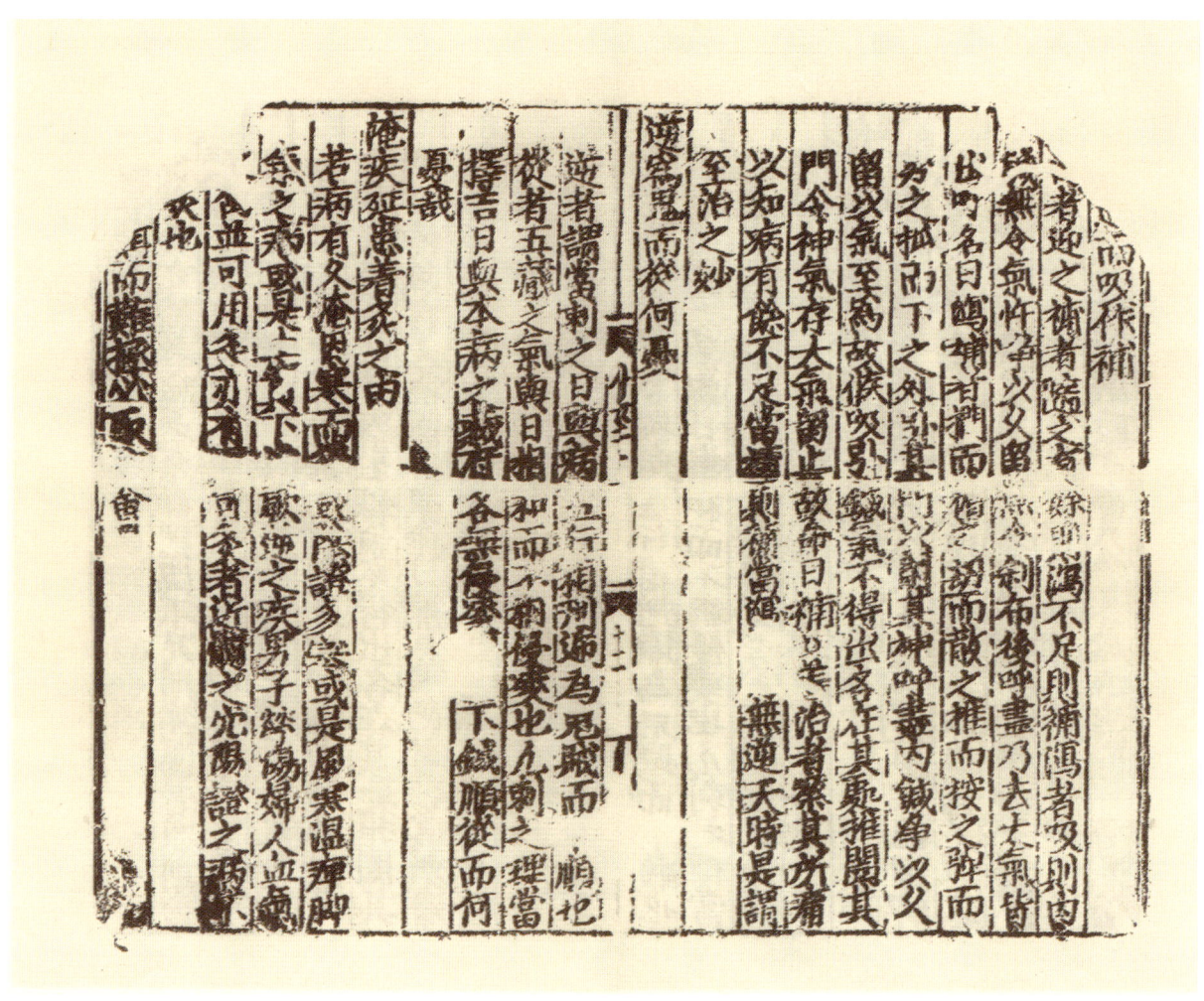

呼为迎而吸作补

泻者迎之,补者随之,有余则泻,不足则补。泻者,吸则内针,无令气忤,静以久留,无令邪布,后呼尽乃去,大气皆出,是名曰泻。补者,扪而循之,切而散之,推而按之,弹而弩之,抓而下之,外引其门,以闭其神,呼尽内针,静以久留,以气至为故,候吸引针,气不得出,各在其处,推合其门,令神气存,大气留止,故命曰补。凡善治者,察其所痛,以知病有余不足,当补则补,当泻则泻,无逆天时,是谓至治之妙。

逆为鬼而从何忧

逆者,谓当刺之日,与病五行相刑,递为鬼贼,而不顺也。从者,五脏之气,与日相和,而不相侵凌也。凡刺之理,当择吉日,与本病之脏腑各无侵凌刑制,下针顺从而何忧哉!

淹疾延患,着灸之由

若病有久淹,因寒而虚,或阴证多寒,或是风寒湿痹脚气之病,或是上实下虚厥逆之疾。男子劳伤,妇人血气之属,并可用灸。亦有不可灸者,近髓之穴,阳证之病,不可灸也。

躁烦药饵而难拯,必取八会

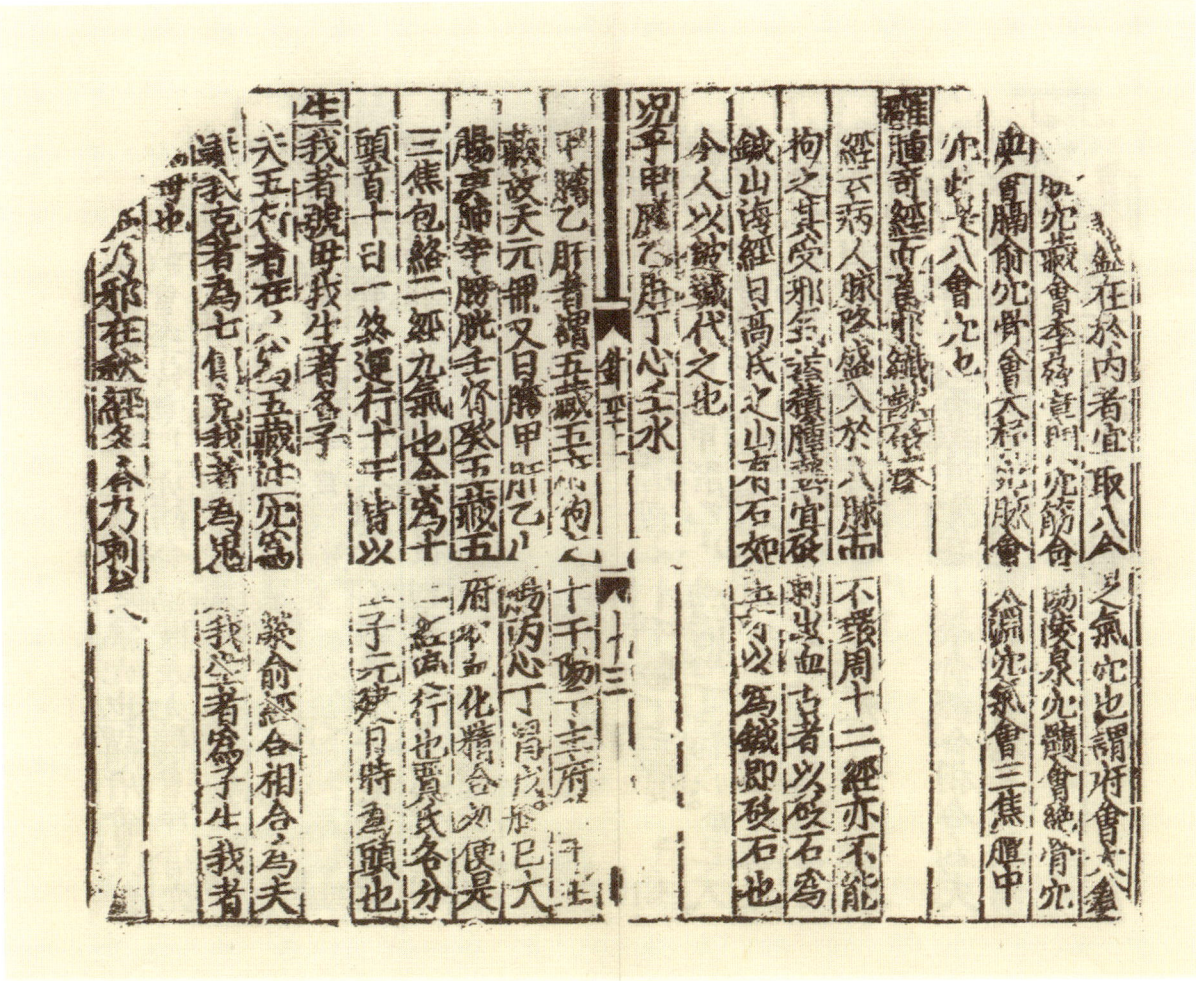

躁烦热盛在于内者，宜取八会之气穴也。谓腑会太仓中脘穴，脏会季胁章门穴，筋会阳陵泉穴，髓会绝骨穴，血会膈俞穴，骨会大杼穴，脉会太渊穴，气会三焦膻中穴，此是八会穴也。

痈肿奇经而畜邪，纤猷砭瘘

经云：病人脉隆盛，入于八脉而不环周，十二经亦不能拘之，其受邪气，蓄积肿热，宜砭刺出血。古者以砭石为针，《山海经》曰：高氏之山，有石如玉，可以为针，即砭石也。今人以铍针代之也。

况乎甲胆乙肝，丁心壬水

甲胆乙肝者，谓五脏五腑，拘之十干，阳干土腑，阴干土脏。故《天元册》又口：胆甲肝乙，小肠丙心丁，胃戊脾己，大肠庚肺辛，膀胱壬肾癸，五脏五腑，收血化精合处，便是三焦包络二经元气也，合为十二经调行也。贾氏各分头首，十日一终，运行十干，皆以五子建元日时为头也。

生我者号母，我生者名子

夫五行者，在人为五脏，注穴为井荥俞经合。相合为夫妻，我克者为七传，克我者为鬼贼，我生者为子，生我者为母也。

春井夏荥乃邪在，秋经冬合乃刺矣

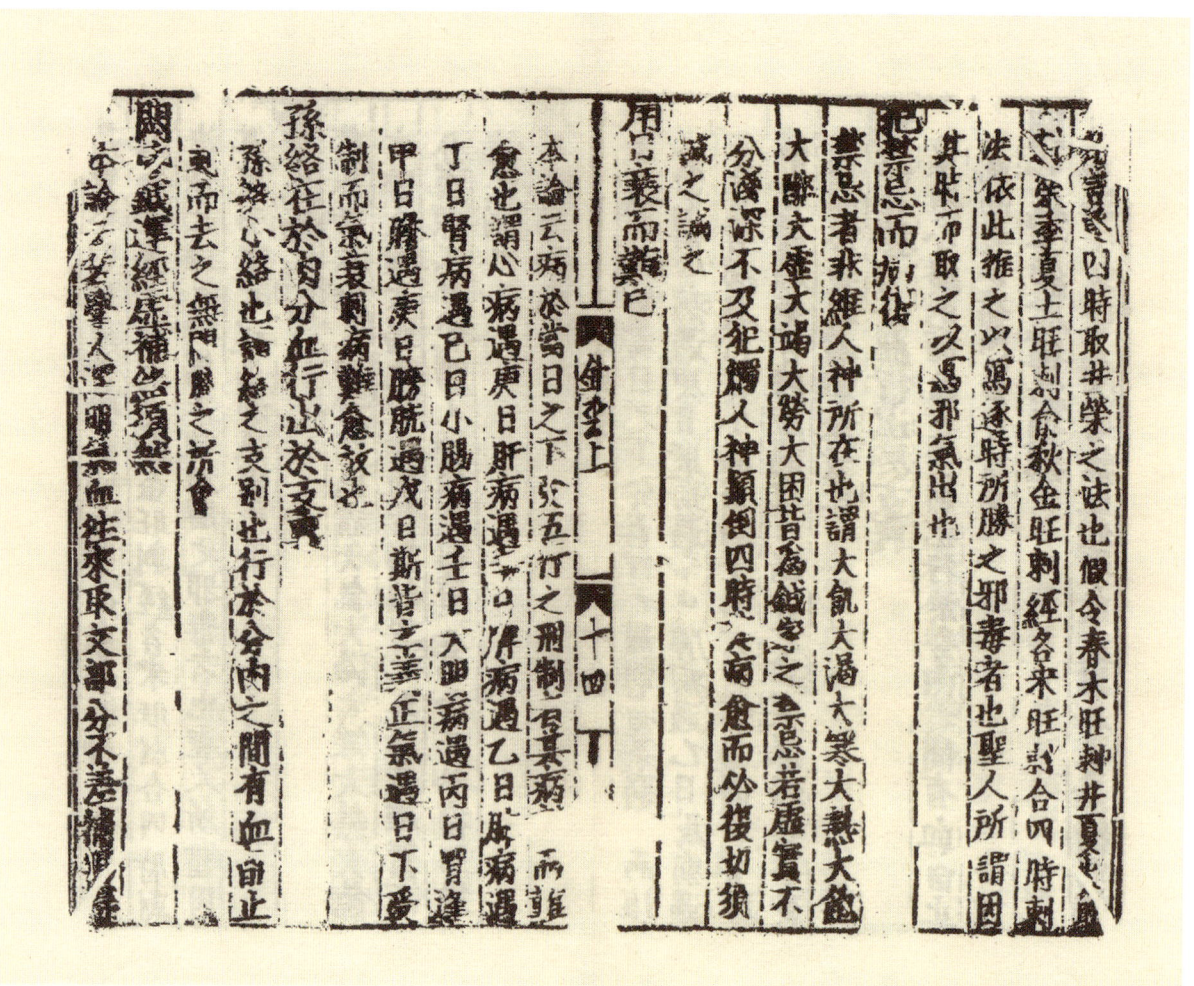

此言逐四时取井荥之法也，假令春木旺刺井，夏火旺刺荥，季夏土旺刺俞，秋金旺刺经，冬水[1]旺刺合，四时刺法，依此推之，以泻逐时所胜之邪毒者也。圣人所谓因其时而取之，以泻邪气出也。

犯禁忌而病复

禁忌者，非惟人神所在也，谓大饥大渴，大寒大热，大饱大醉，大虚大竭，大劳大困，皆为针家之禁忌。若虚实不分，浅深不及，犯触人神，颠倒四时，其病愈而必复，切须诫之诫之。

用日衰而难已

本论云：病于当日之下，灸五行之刑制者，其病克而难愈也。谓心病遇庚日，肝病遇辛日，脾病遇乙日，肺病遇丁日，肾病遇己日，小肠病遇壬日，大肠病遇丙日，胃遇甲日，胆遇庚日，膀胱遇戊日，斯皆率义[2]正气日下受制而气衰，刺病难愈故也。

孙络在于肉分，血行出于支里

孙络，小络也，谓络之支别也。行于分肉之间，有血留止，刺而去之，无问脉之所会。

闷昏针运，经虚补络须然

本论云：若学人深明气血往来，取穴部分不差，补泻得

---

①冬水：原作"各来"，据《新刊子午流注针经》卷上改。
②率义：《普济方》卷四○九作"本脏"，义长。

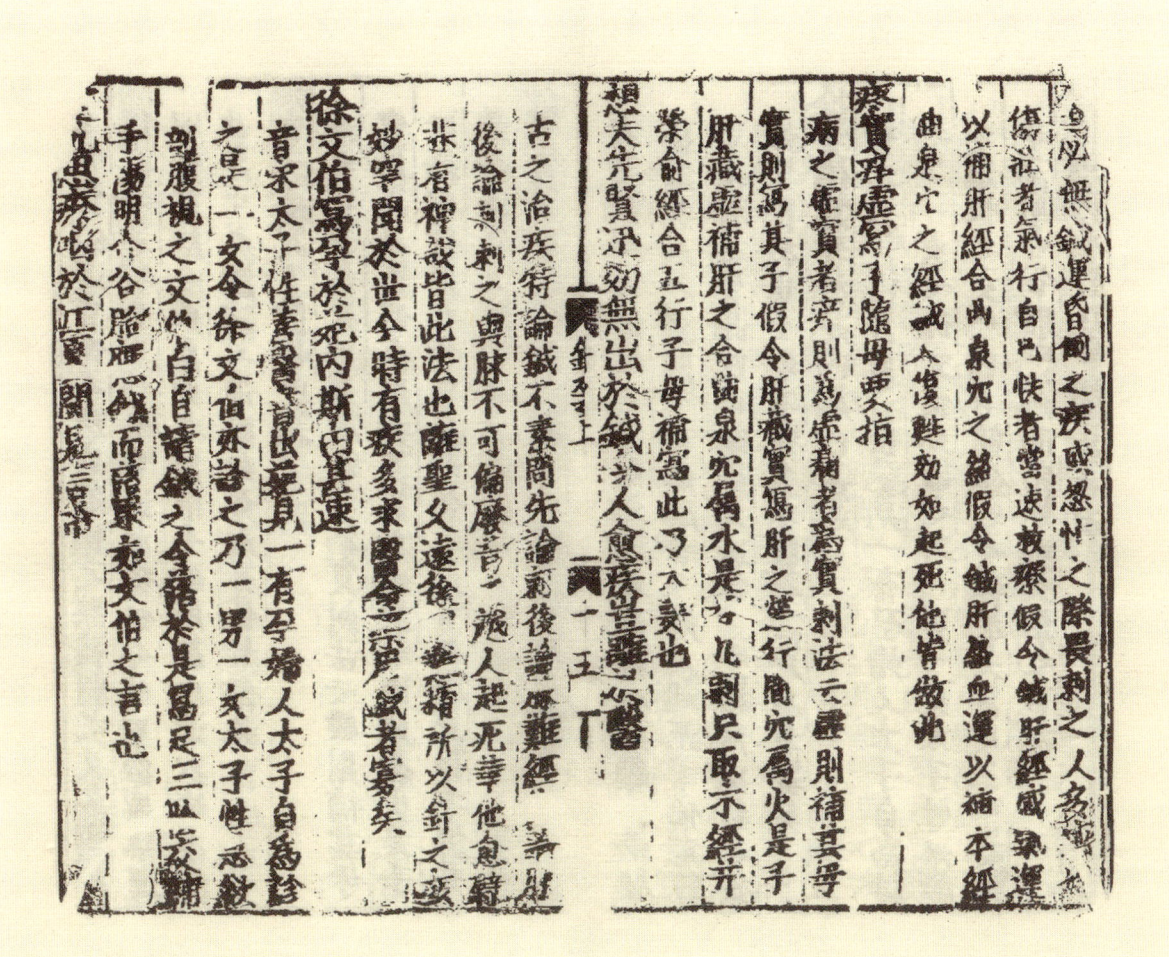

宜，必无针晕昏倒之疾；或匆忙之际，畏刺之人，多针则伤，壮者气行自己，怯者当速救疗。假令针肝经感气运，以补肝经合曲泉穴之络；假令针肝络血运，以补本经曲泉穴之经，针入复苏，效如起死，他皆仿此。

疼实痒虚，泻子随母要指

病之虚实者，痒则为虚，痛者为实。刺法云：虚则补其母，实则泻其子。假令肝脏实，泻肝之荣行间穴，属火是子；肝脏虚，补肝之合曲泉穴，属水是母。凡刺只取木经井荣俞经合五行，子母补泻，此乃大要也。

想夫先贤迅效，无出于针；今人愈疾，岂离于医

古之治疾，特论针石，《素问》先论刺，后论脉；《难经》先论脉，后论刺。刺之与脉，不可偏废。昔之越人起死，华佗愈躄，非有神哉，皆此法也。离圣久远，后学难精，所以针之玄妙，罕闻于世。今时有疾，多求医命药，用针者寡矣。

徐文伯泻孕于苑内，斯由甚速

昔宋太子性善医书，出苑见一有孕妇人，太子自为诊之，是一女。令徐文伯亦诊之，乃一男一女。太子性急，欲剖腹视之。文伯因自请针之令落，于是泻足三阴交，补手阳明合谷，胎应针而落，果如文伯之言也。

范九思疗咽于江夏，闻见言稀

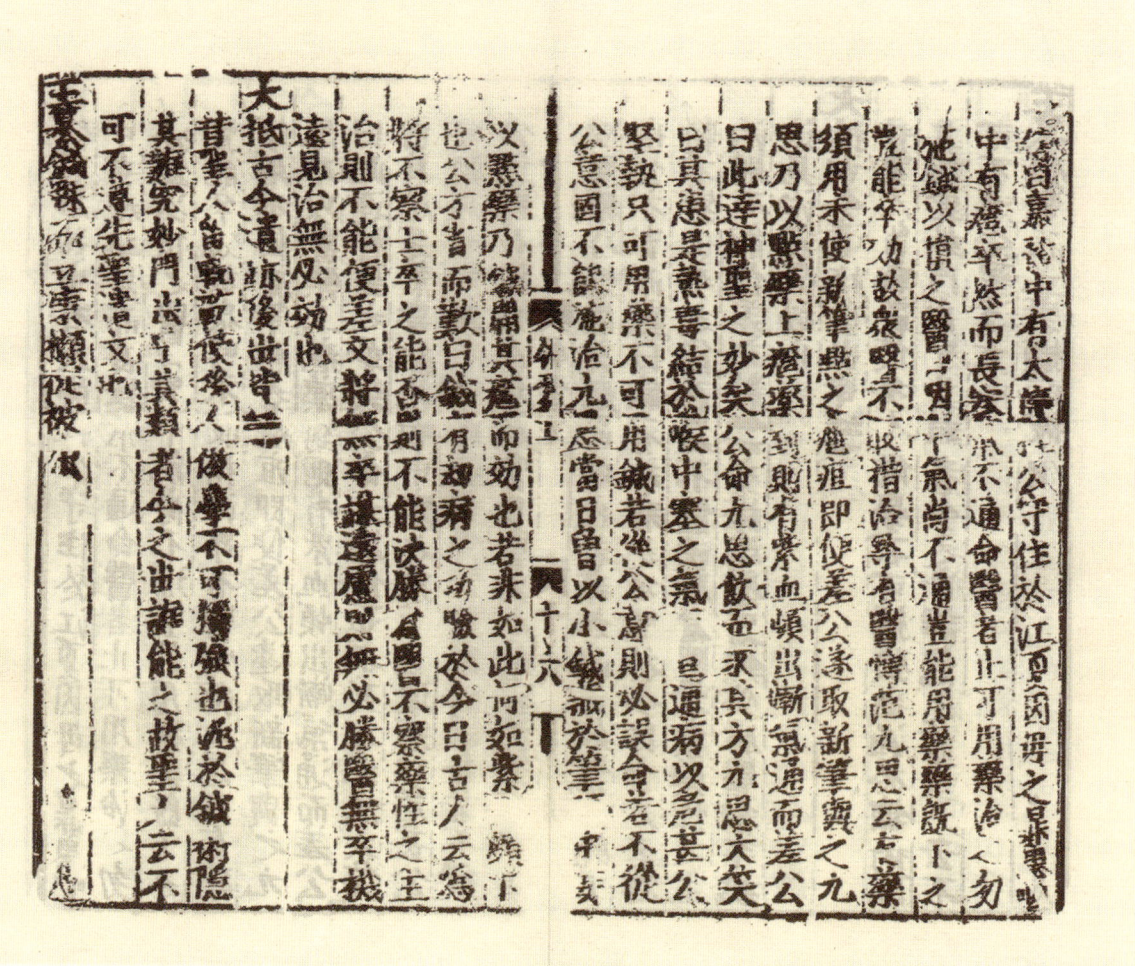

传曰：嘉祐中有太傅程公，守任于江夏，因母之暴患咽中有痈，卒然而长，寒气不通，命医者止可用药治之，勿施针以损之。医曰：咽中气尚不通，岂能用药，药既下之，岂能卒效，故众医不敢措治。寻有医博范九思云：有药须用未使新笔点之，痈疽即便差。公遂取新笔与之，九思乃以点药上痈，药到则有紫血顿出，渐气通而瘥。公曰：此达神圣之妙矣。公命九思饮，而求其方，九思大笑曰：其患是热毒结于喉中，塞之气不宣通，病以危甚，公坚执只可用药，不可用针，若从公意，则必误命，若不从公意，固不能施治，九思当日曾以小针藏于笔头中，妄以点药，乃针开其痈而效也，若非如此，何如紫血顿下也。公方省而叹曰：针有劫病之功，验于今日。古人云：为将不察士卒之能否，则不能决胜；为医不察药性之主治，则不能便瘥。文将无卒谋远虑，则无必胜；医无卒机远见，治无必效也。

大抵古今遗迹，后世皆师

昔圣人留轨范，使后人仿学，不可独强也。况于针术，隐奥①难究，妙门出乎其类者，今之世谁能之，故圣人云：不可不遵先圣遗文也。

王纂针魅而立康，獭从被出

---

①奥：原作"其"，据《新刊子午流注针经》卷上、《普济方》卷四〇九改。

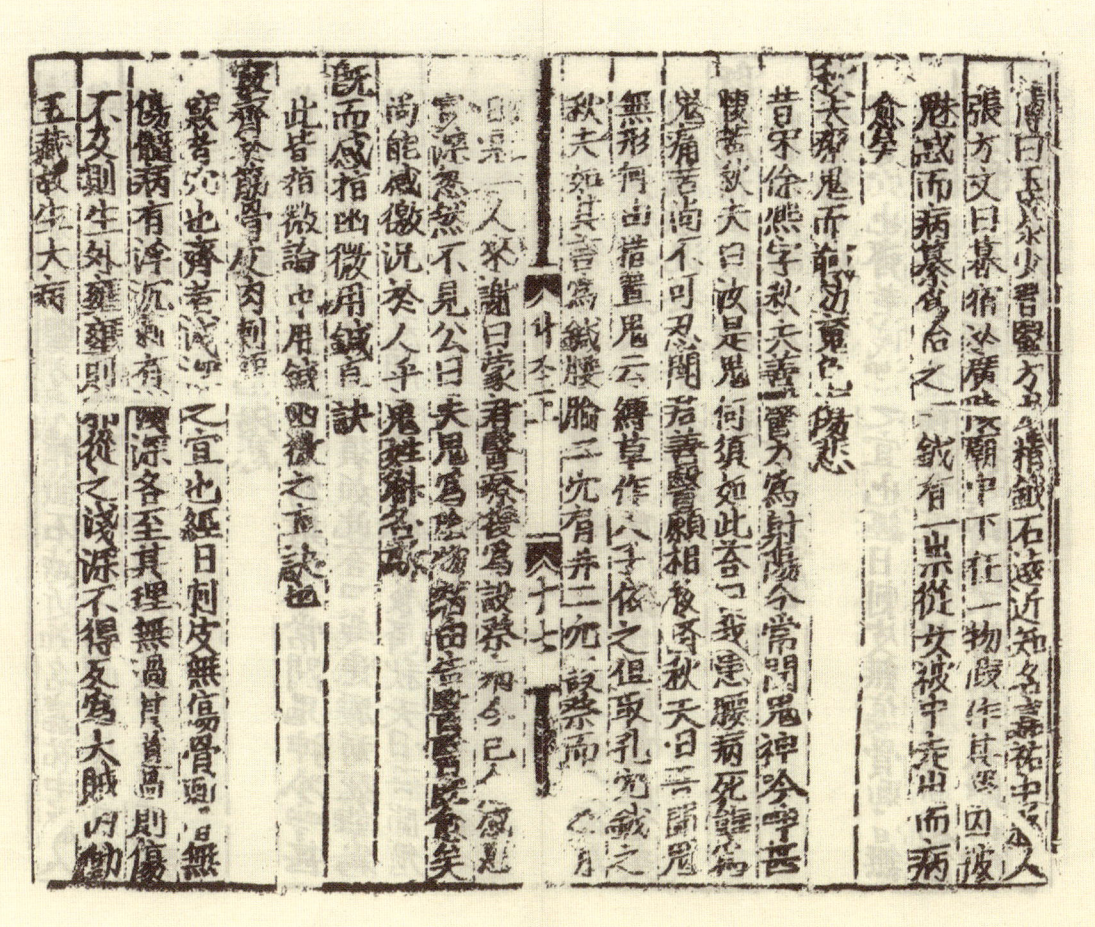

传曰：王纂少习医方，尤精针石，远近知名，嘉祐中县人张方女，日暮宿于广陵庙中，下有一物，假作其婿，因被魅惑而病，纂为治之，一针有一祟从女被中走出，而病愈矣。

秋夫疗鬼而获效，魂免伤悲

昔宋徐熙字秋夫，善医方，为丹阳令，常闻鬼神吟呻，甚凄苦。秋夫曰：汝是鬼，何须知此！答曰：我患腰病，死虽为鬼，痛苦尚不可忍，闻君善医，愿相救济。秋夫曰：吾闻鬼无形，何由措置？鬼云：缚草作人，子依之，但取孔穴针之。秋夫如其言，为针腰俞二穴、肩井二穴，设祭而埋之。明日见一人来谢曰：蒙君医疗，复为设祭，病今已愈，感惠实深。忽然不见。公曰：夫鬼为阴物，病出告医，医既愈矣，尚能感激，况于人乎？鬼姓斛名斯。

既而感指幽微，用针直诀

此皆指微论中，用针幽微之直诀也。

窍齐于筋骨，皮肉刺要

窍者穴也，齐者浅深之宜也。经曰：刺皮无伤骨，刺骨无伤髓。病有浮沉，刺有浅深，各至其理，无过其道。过则伤，不及则生外壅，壅则邪从之，浅深不得，反为大贼，内动五脏，故生大病。

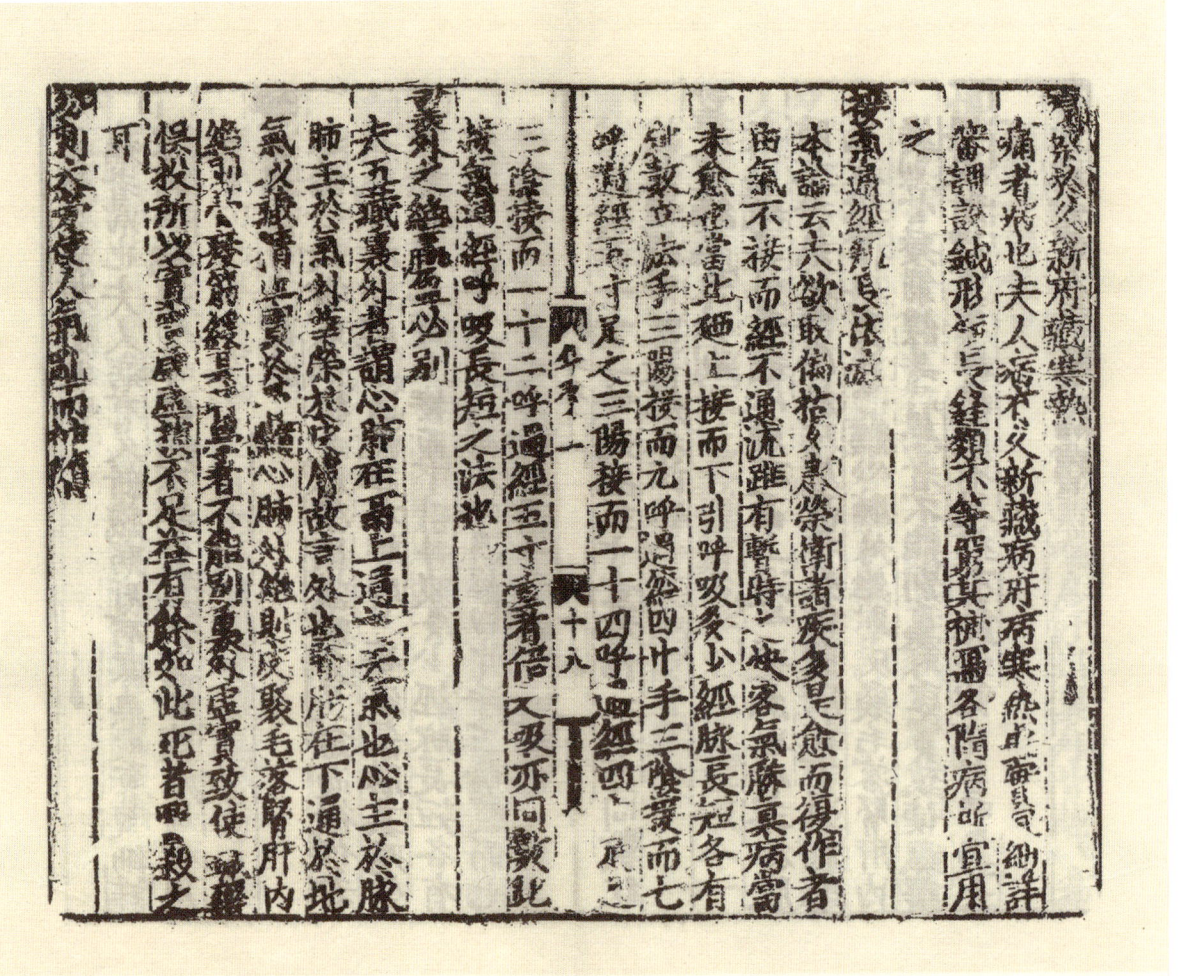

痛察于久新，腑脏寒热

痛者病也，夫人病有久新，脏病腑病，寒热虚实，宜细详审调说。针形短长，锋类不等，穷其补泻，各随病所宜用之。

接气通经，短长依法

本论云：夫欲取偏枯久患，荣卫诸疾，多是愈而复作者，由气不接而经不通流，虽有暂时之快，客气胜真，病当未愈也，当此乃上接而下引。呼吸多少，经脉长短，各有定数立法。手三阳接而九呼，过经四寸；手三阴接而七呼，过经五寸；足之三阳接而一十四呼，过经四寸；足之三阴接而一十二呼，过经五寸。重者倍之，吸亦同数。此接气通经，呼吸长短之法也。

里外之绝，赢盈必别

夫五脏里外者，谓心肺在鬲上，通于天气也。心主于脉，肺主于气，外华荣于皮肤，故言外也。肾肝在下，通于地气，以藏精血，实于骨髓。心肺外绝，则皮聚毛落；肾肝内绝，则骨痿筋缓。其时学者，不能别里外虚实，致使针药误投，所以实实虚虚，损不足益有余，如此死者，医杀之耳。

勿刺大劳，使人气乱而神癫

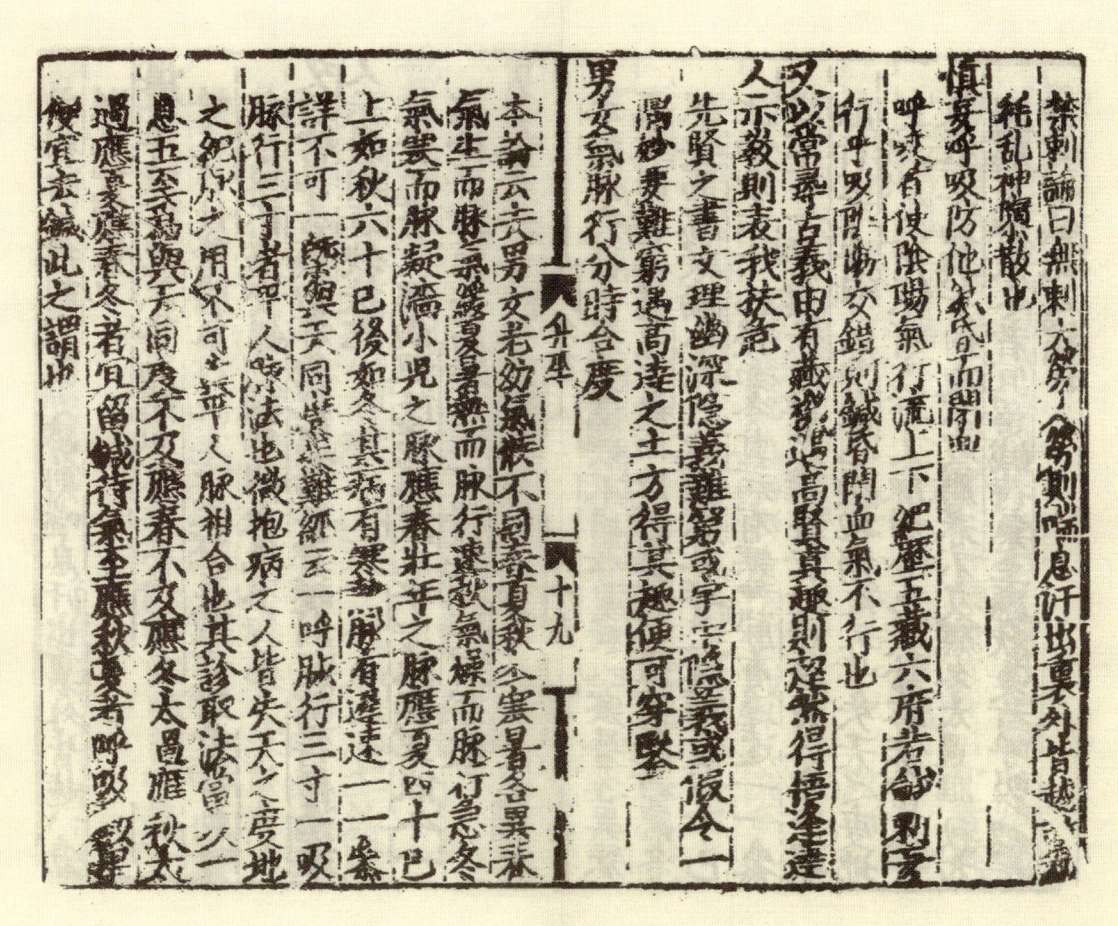

《禁刺论》曰：无刺大劳人，劳则喘息汗出，里外皆越，故气耗乱，神躁散也。

慎妄呼吸，防他针昏而闭血

呼吸者，使阴阳气行流上下，经历五脏六腑，若针刺妄行呼吸，阴阳交错，则针昏闭血，气不行也。

又以常寻古义，由有藏机；遇高贤真趣，则超然得悟。逢达人示教，则表我扶危

先贤之书，文理幽深，隐义难穷；或字中隐义，或假令一隅，妙要难穷，遇高达之士，方得其趣，便可穿凿。

男女气脉，行分时合度

本论云：夫男女老幼，气候不同，春夏秋冬，寒暑各异。春气生而脉气缓，夏暑热而脉行速，秋气燥而脉行急，冬气寒而脉凝涩。小儿之脉应春，壮年之脉应夏，四十以上如秋，六十以后如冬。其病有寒热，脉有迟速，一一参详，不可一概与天同度矣。《难经》云：一呼脉行三寸，一吸脉行三寸者，平人脉法也。微抱病之人皆失天之度，地之纪，脉之用，不可与平人脉相合也。其诊取法：当以一息五至为与天同度；不及应春，不及应冬；太过应秋，太过应夏。应春冬者，宜留针待气至；应秋夏者，呼吸数毕便宜去针，此之谓也。

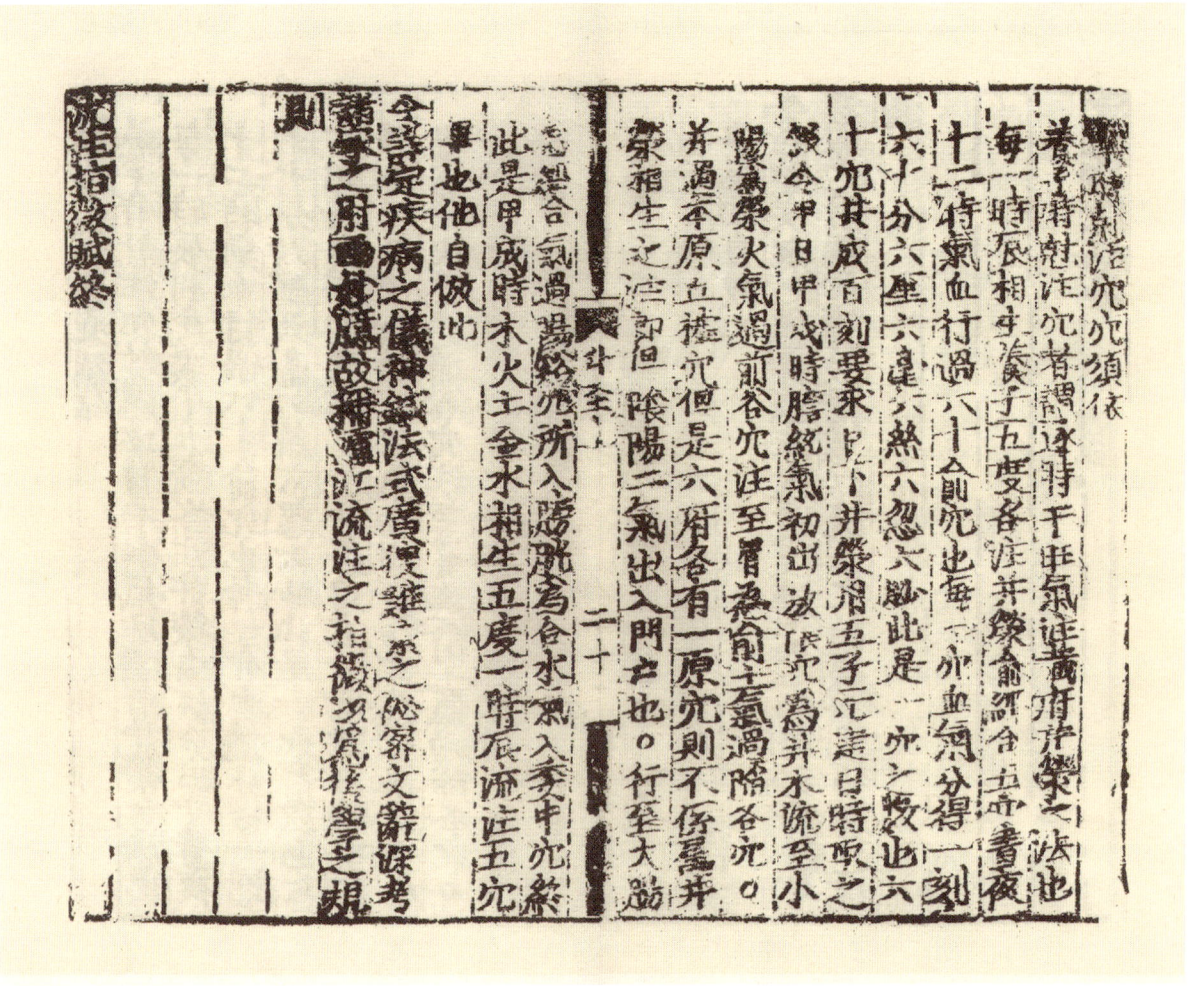

养子时克，注穴穴须依

养子时克注穴者，谓逐时干旺气注脏腑井荥之法也。每一时辰，相生养子五度，各注井荥俞经合五穴。昼夜十二时，气血行过六十俞穴也。每一穴血气分得一刻六十分六厘六毫六丝六忽六杪，此是一穴之数也。六十穴共成百刻，要求日下井荥，用五子元建日时取之。设令甲日甲戌时，胆统气，初出窍阴穴为井木，流至小肠为荥火，气过前谷穴，注至胃，为俞土，气过陷谷穴，并过本原丘墟穴。但是六腑各有一原穴，则不系属井荥相生之法，即是阴阳二气出入门户也。行至大肠为经金，气过阳溪穴，所入膀胱为合水，气入委中穴而终。此是甲戌时木火土金水相生五度，一时辰流注五穴毕也。他皆仿此。

今详定疾病之宜，神针法式，广搜《难》《素》之秘文密辞，深考诸家之肘函妙臆，故称泸江流注之指微，以为后学之规则。

流注指微赋终

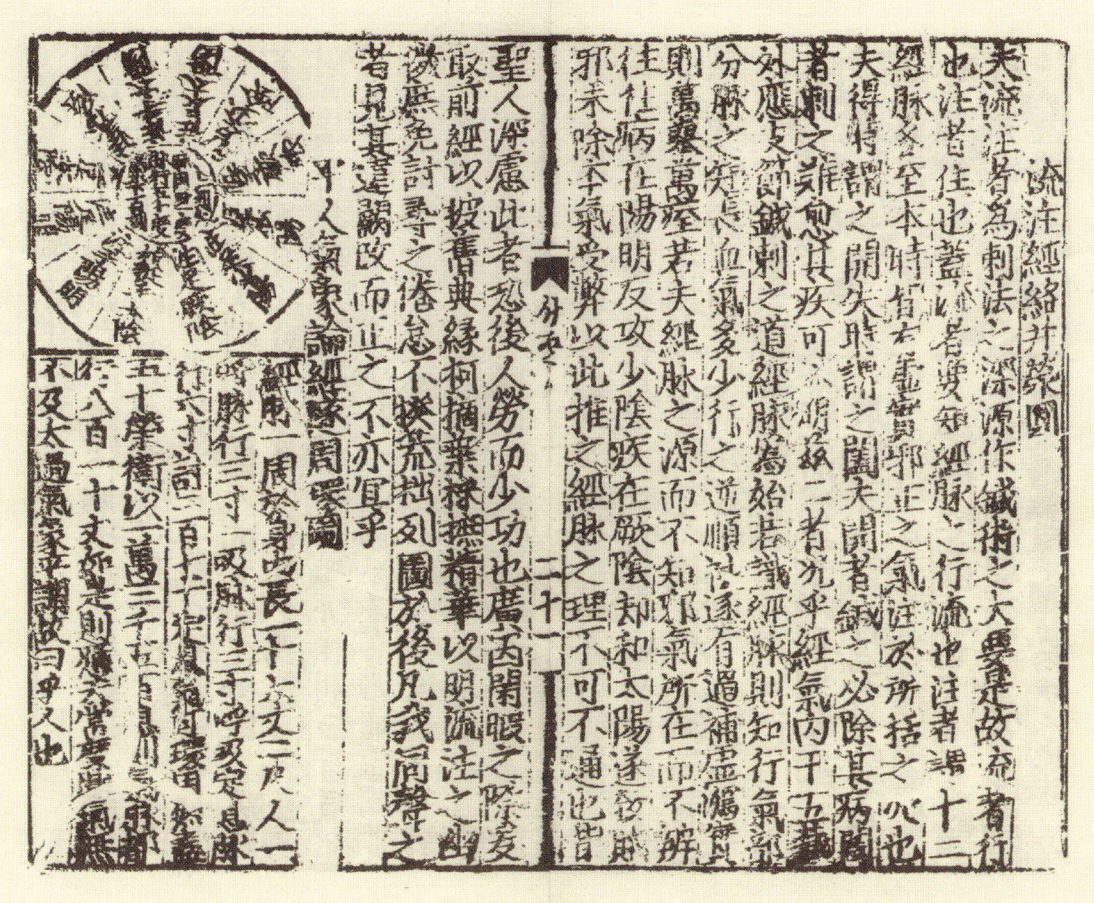

流注经络井荥图说①（图见上）

夫流注者，为刺法之深源，作针术之大要，是故流者行也，注者住也。盖流者，要知经脉之行流也；注者，谓十二经脉各至本时，皆有虚实邪正之气，注于所括之穴也。夫得时谓之开，失时谓之合。夫开者，针之必除其病；合者，刺之难愈其疾，可不明兹二者乎？经气内干五脏，外应肢节，针刺之道，经脉为始。若识经脉，则知行气部分，脉之短长，血气多少，行之逆顺，祛逐有过，补虚泻实，则万举万痊。若夫经脉之源而不知，邪气所在而不辨，往往病在阳明，反攻少阴，疾在厥阴，却和太阳，遂致贼邪未除，本气受弊。以此推之，经脉之理，不可不通也。昔圣人深虑此者，恐后人劳而少功也。广因闲暇之际，爰取前经，以披旧典，缘柯摘叶，采摭精华，以明流注之幽微，庶免讨寻之倦怠。不揆荒拙，列图于后，凡我同声之者，见其违阙，改而正之，庶行之久远而无弊焉②，不亦宜乎？

《平人气象论》经遂周环图

经脉一周于身，内长一十六丈二尺。人一呼脉行三寸，一吸脉行三寸，呼吸定息，脉行六寸，计二百七十定息，气可环周。然尽五十荣卫以一万三千五百息，则气脉都行八百一十丈。如是则应天常度，脉气无不及太过，气象平调，故曰平人也。

① 说：原脱，据《新刊子午流注针经》卷上、《普济方》卷四一二补。
② 庶行之久远而无弊焉：此句原无，据《新刊子午流注针经》卷上、《普济方》卷四一二补。

凡刺之理，经脉为始。经脉者，所以能决死生，处百病，调虚实，不可不通也。

夫经气者，内干五脏，而外络肢节。其浮气不循经者，为卫气；精专行于经隧者，为荣气。阴阳相随，外内相贯，如环之无端。常以平旦为纪，其脉始从中焦手太阴出，注于手阳明，上行注足阳明，下行至跗上，注大趾间，与足太阴合；上行抵脾，从脾注心，中循手少阴，出腋下臂，注小指，合手太阳；上行乘腋出䪼，内注目内眦，上巅下项，合足太阳；循脊下尻，下行注小指之端，循足心注足少阴；上行注肾注心，外散于胸中，循手心主脉，出腋下臂，入两筋之间，入掌中，出中指之端，还注小指次指之端，合手少阳；上行注膻中，散于三焦，从三焦注胆，出胁注足少阳；下行至跗上，复从跗注大趾间，合足厥阴；上行至肝，从肝上注肺中，复出于手太阴。此荣气之行也，逆顺之常。荣气之行，常循其经。周身之度，一十六丈二尺，一日一夜行八百一十丈，计五十度，周于身。卫气则不循其经焉。昼则行阳，夜行于阴，行阳者行诸经，行阴者行诸脏。凡刺之道，须卫气所在，然后迎随，以明补泻，此之谓也。

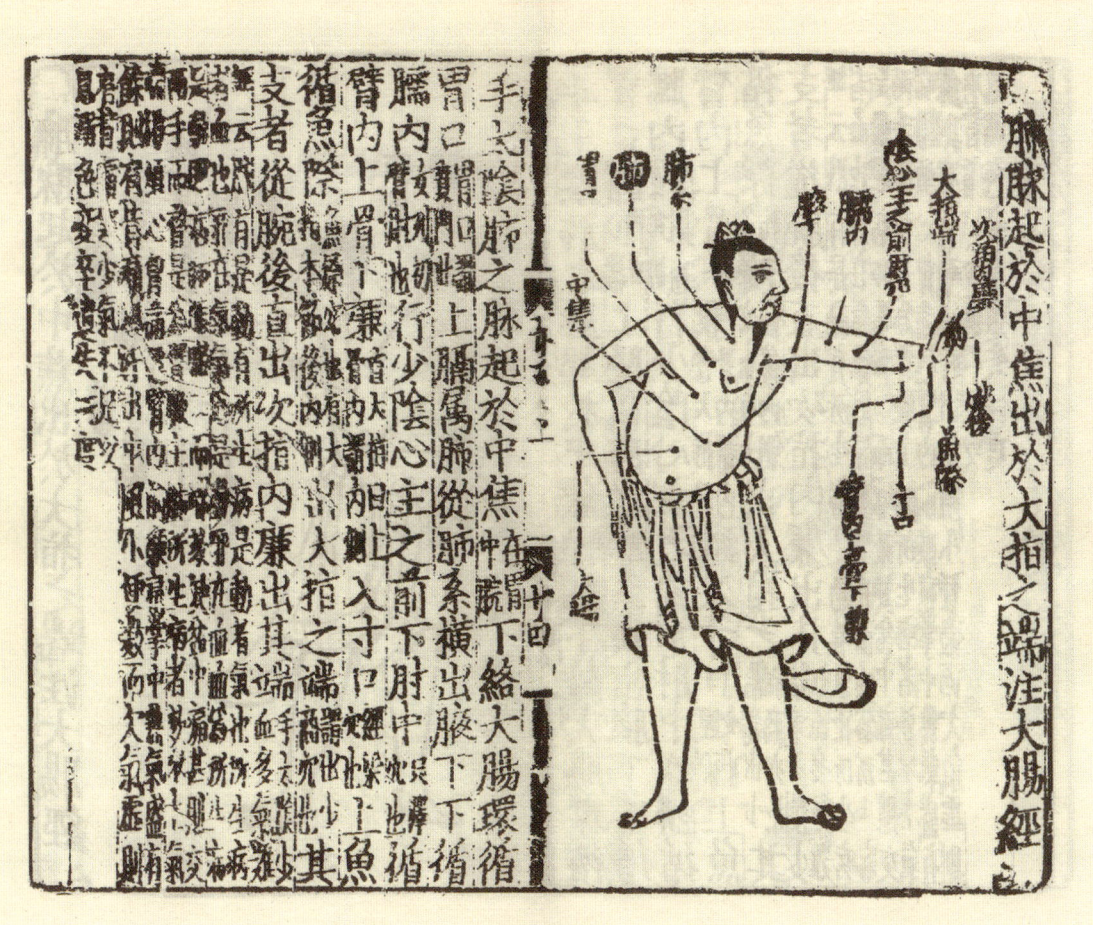

肺脉起于中焦出于大指之端注大肠经（图见上）

手太阴肺之脉，起于中焦在胃中脘，下络大肠，环循胃口胃口，谓贲门也，上膈属肺，从肺系横出腋下，下循臑女列切。臂肘也，行少阴心主之前，下肘中尺泽穴也，循臂内上骨下廉直大指曰上骨，内谓内侧，入寸口经渠穴也，上鱼，循鱼际鱼际穴也，自大指本节后内侧，出大指之端谓出少商穴也。其支者，从腕后直出次指内廉，出其端。

手太阴少血多气，《难经》云：脉有是动，有所生病。是动者，气也；所生病者，血也。邪在气，气为是发；邪在血，血为所生病。是动则病，肺胀满，膨而喘咳，缺盆中痛，甚则交两手而瞀，是为臂厥。主肺所生病者，咳嗽上气，喘渴，烦，心胸满，臑臂内前廉痛，掌中热。气盛有余，则肩背痛，风汗出，中风，小便数而欠；气虚则肩背痛，寒，少气，不足以息，溺色变，卒遗矢无度。

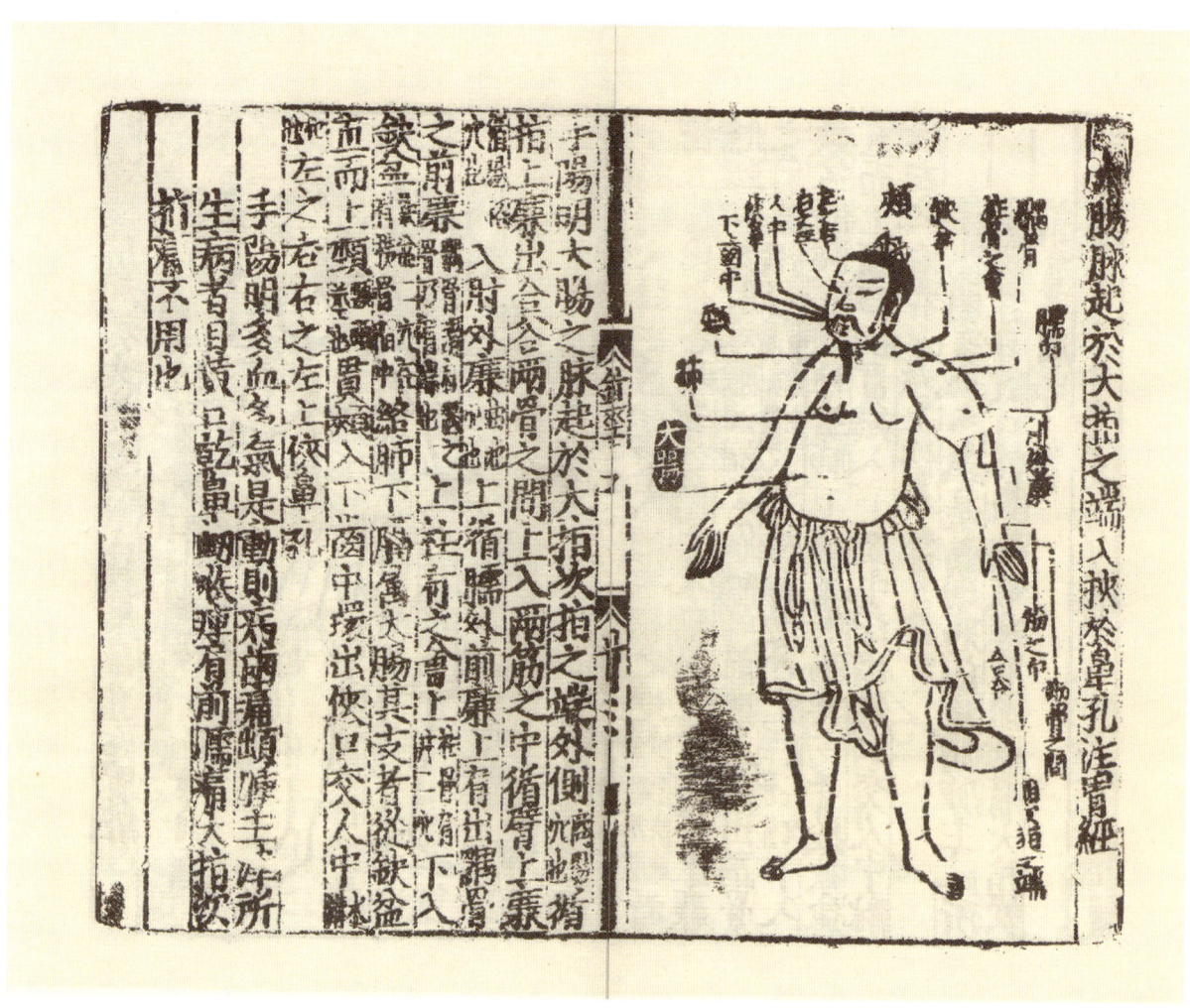

大肠脉起于大指之端入挟于鼻孔注胃经（图见上）

手阳明大肠之脉，起于大指次指之端外侧商阳穴也，循指上廉，出合谷两骨之间，上入两筋之中，循臂上廉循阳溪穴也，入肘外廉曲池穴也，上循臑外前廉，上肩出髃骨之前廉髃骨，谓肩髃之骨，乃肩端也，上柱骨之会上柱骨，肩井二穴，下入缺盆缺盆二穴，在肩横骨陷中，络肺，下膈，属大肠。其支者，从缺盆直而上颈颈，头茎也，贯颊，入下齿中，环出挟口，交人中水沟穴也。左之右，右之左，上挟鼻孔。

手阳明多血多气，是动则病，齿痛颔肿，主津液所生病者，目黄口干，鼻鼽喉痹，肩前臑痛，大指次指痛不用也①。

①不用也：此下缺足阳明胃经图及文字。

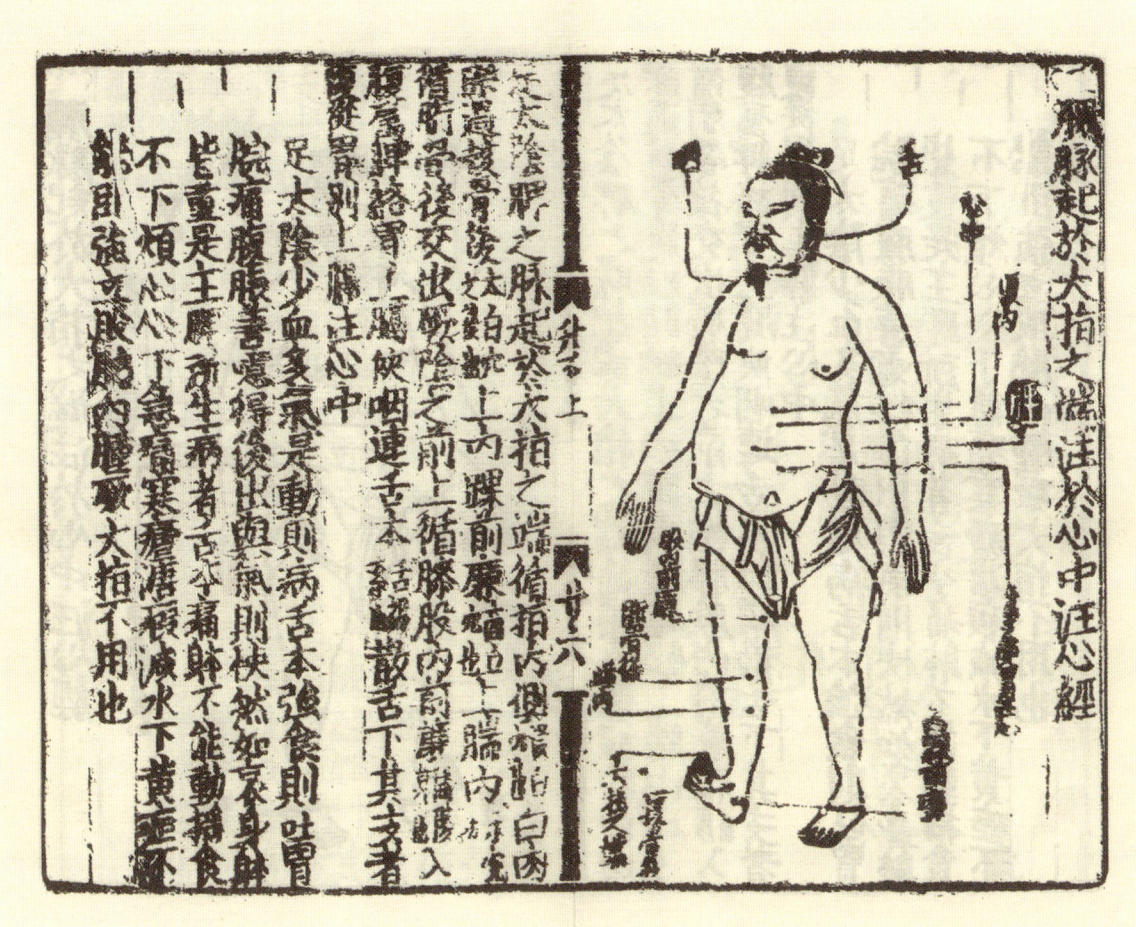

脾脉起于大指之端注于心中注心经（图见上）

足太阴脾之脉，起于大趾之端，循趾内侧隐白穴也白肉际，过核骨后太白穴之后也，上内踝前廉商丘穴也，上腨内鱼腹也，循胻骨后，交出厥阴之前，上循膝股内前廉阴陵泉也，入腹，属脾，络胃，上膈，挟咽连舌本舌根系也，散舌下。其支者，复从胃别上膈，注心中。

足太阴少血多气，是动则病，舌本强，食则吐，胃脘痛，腹胀善噫，得后出与气则快然如衰，身体皆重，是主脾所生病者，舌本痛，体不能动摇，食不下，烦心，心下急痛，寒疟溏瘕，泄水下，黄疸，不能卧，强立，股膝内肿，厥，大指不用也。

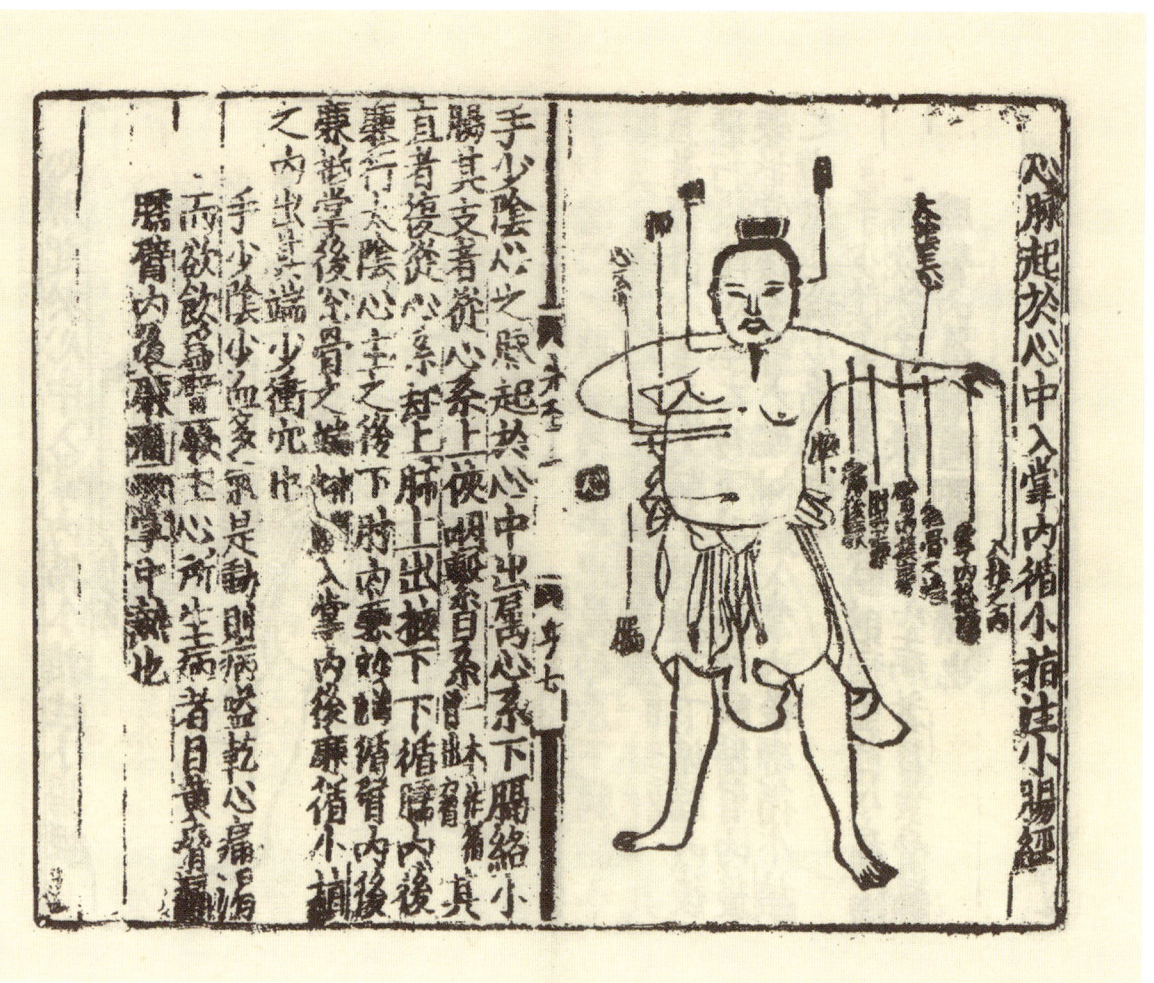

心脉起于心中入掌内循小指注小肠经（图见上）

手少阴心之脉，起于心中，出属心系，下膈，络小肠。其支者，从心系，上挟咽，系目系一本作循胃出胁。其直者，复从心系，却上肺，上出腋下，下循臑内后廉，行太阴心主之后，下肘内廉少海穴也。循臂内后廉，抵掌后兑骨之端神门穴也。入掌内后廉，循小指之内出其端少冲穴也。

手少阴少血多气，是动则病，嗌干心痛，渴而欲饮，为臂厥。是主心所生病者，目黄胁痛，臑臂内后廉痛，厥，掌中热也。

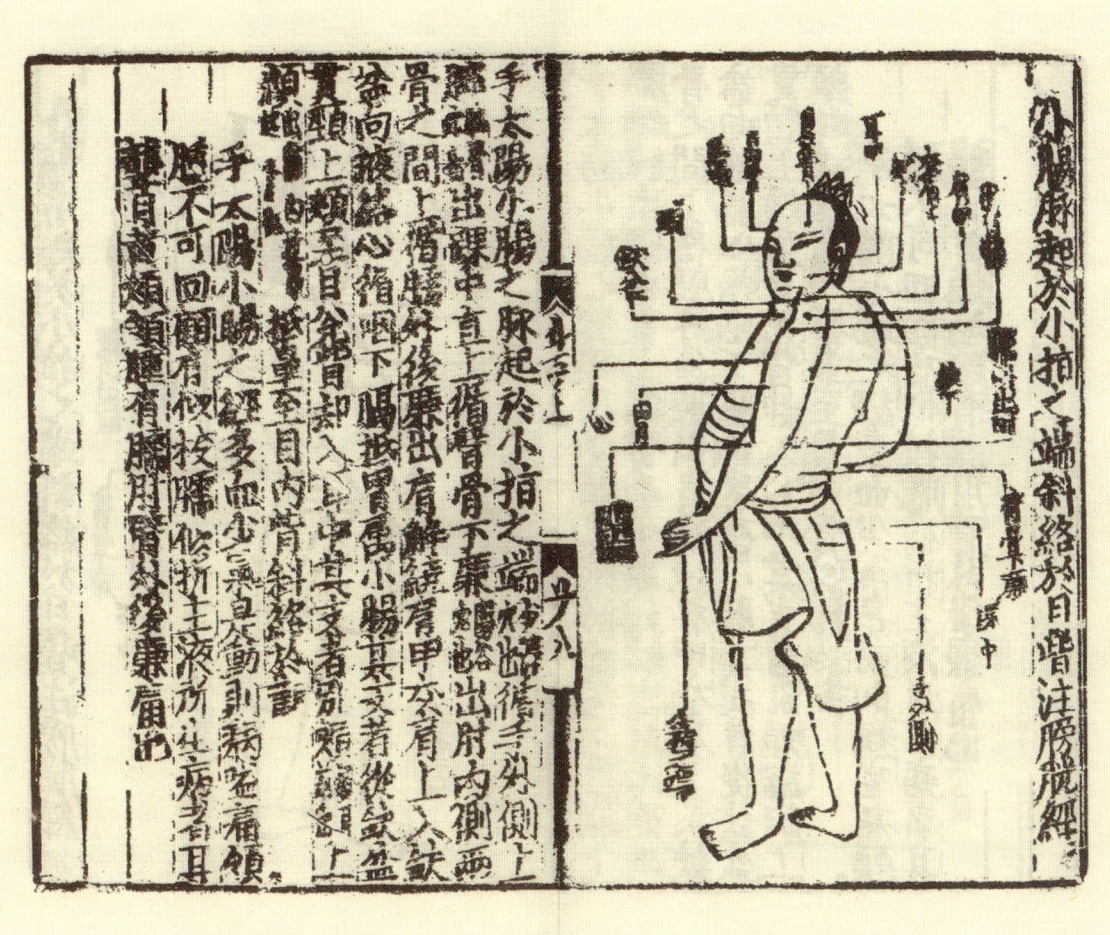

小肠脉起于小指之端斜络于目眦注膀胱经（图见上）

手太阳小肠之脉，起于小指之端少泽穴也。循手外侧上腕腕骨穴也。出踝中直上，循臂骨下廉阳谷穴也。出肘内侧两骨之间，上循臑外后廉，出肩解，绕肩胛，交肩上，入缺盆，向腋络心，循咽下膈，抵胃，属小肠。其支者，从缺盆贯颈上颊，至目锐眦，却入耳中。其支者，别颊颧，耳前也，上䪼䪼，颧内近鼻处起骨，抵鼻，至目内眦，斜络于颧。

手太阳小肠之经，多血少气，是动则病，嗌痛颔肿，不可回顾，肩似拔，臑似折。主液所生病者，耳聋目黄，颊颔肿，颈肩臑肘臂外后廉痛也。

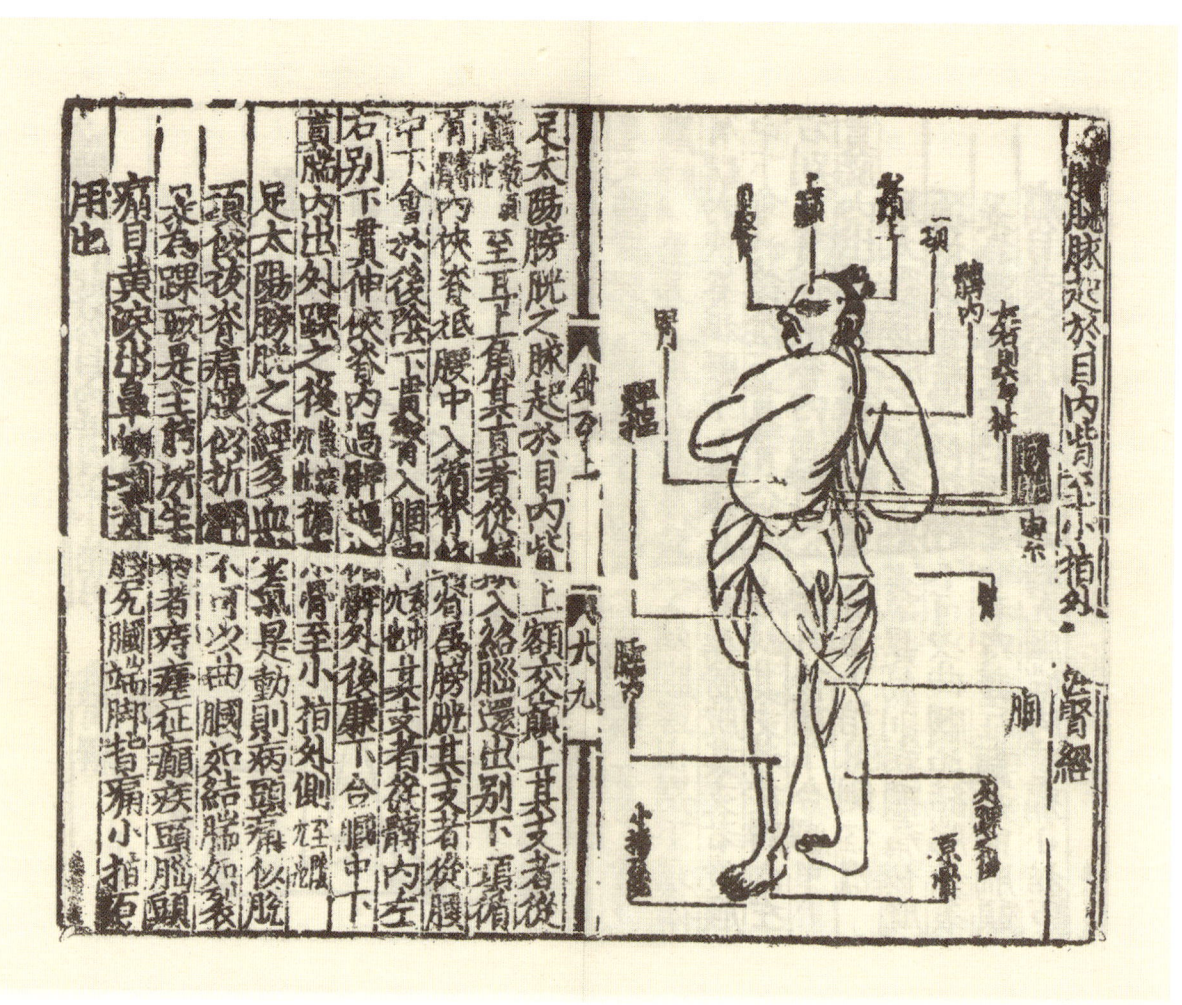

膀胱脉起于目内眦至小指外侧注肾经（图见上）

足太阳膀胱之脉，起于目内眦。上额交巅上。其支者，从巅百会也，至耳上角。其直者，从巅入络脑，还出别下项，循肩膊内，挟脊抵腰中，入循膂络肾，属膀胱。其支者，从腰中下会于后阴，下贯臀，入腘中委中穴也。其支者，从膊内左右别下，贯胛挟脊内，过髀枢，循髀外，从后廉下合腘中，下贯踹内，出外踝之后昆仑穴也。循京骨至小指外侧至阴穴也。

足太阳膀胱之经，多血少气，是动则病，头痛，目似脱，项似拔，脊痛，腰似折，髀不可以曲，腘如结，踹如裂，是为踝厥。是主筋所生病者，痔，疟，狂癫疾，头囟项痛，目黄泪出，鼽衄，项背腰尻腘踹脚皆痛，小指不用也。

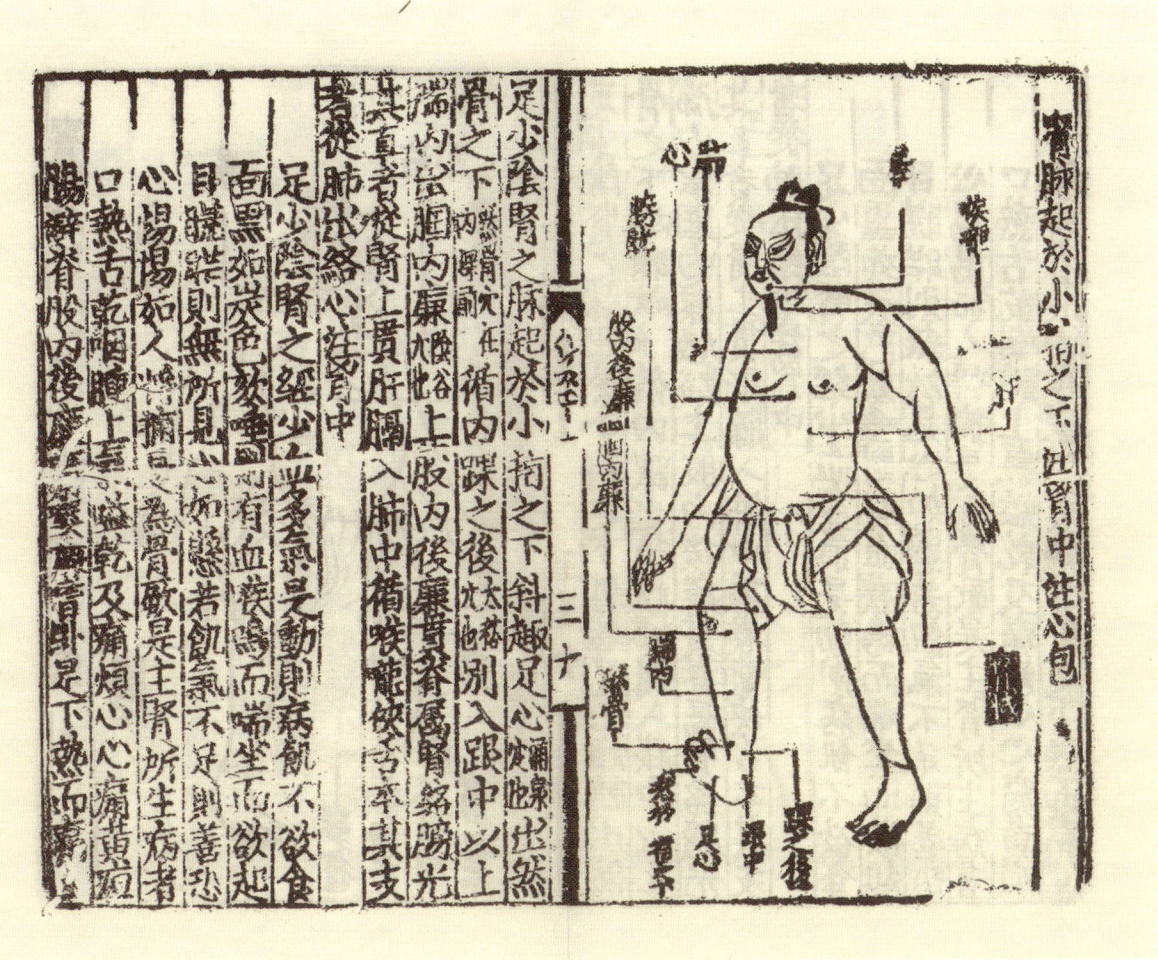

肾脉起于小指之下注胃中注心包（图见上）

足少阴肾之脉，起于小指之下，斜走足心涌泉穴也，出然谷之下然谷穴，在内踝前，循内踝之后太溪穴也，别入跟中，以上腨内，出腘内廉阴谷穴也，上股内后廉，贯脊属肾，络膀胱。其直者，从肾上贯肝膈，入肺中，循喉咙挟舌本。其支者，从肺出络心，注胸中。

足少阴肾之经，少血多气，是动则病。饥不欲食，面黑如炭色，咳唾则有血，喉鸣而喘，坐而欲起，目䀮䀮则无所见。心如悬若饥。气不足则善恐，心惕惕如人将捕，是为骨厥。是主肾所生病者，口热舌干，咽肿上气，嗌干及痛，烦心，心痛，黄疸，肠澼，脊股内后廉痛，痿厥，嗜卧，足下热而痛。

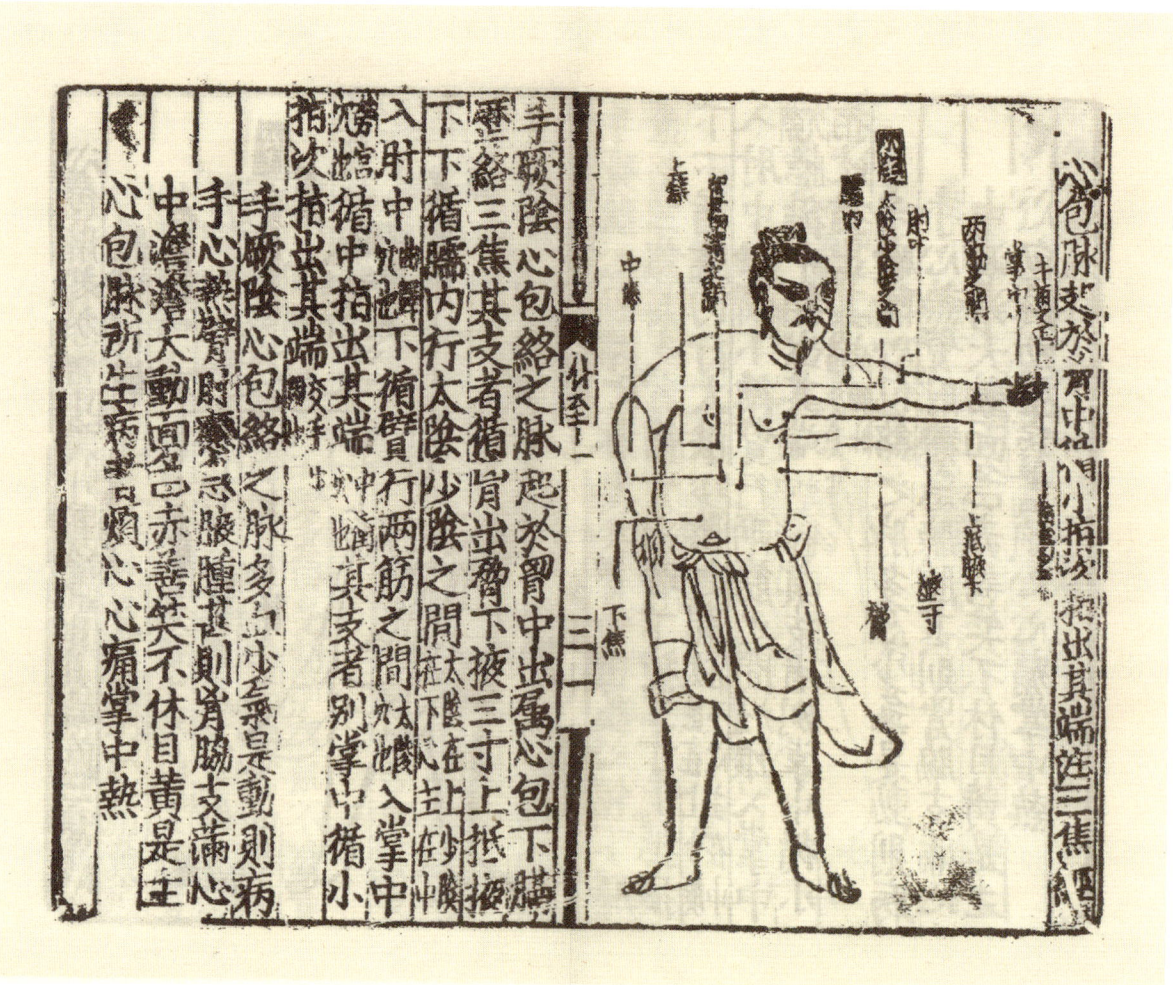

心包脉起于胸中循小指次指出其端注三焦经（图见上）

手厥阴心包络之脉，起于胸中，出属心包，下膈，历络三焦。其支者，循胸出胁，下腋三寸，上抵腋下，下循臑内，行太阴少阴之间_{太阴在上，少阴在下，心主在中}，入肘中_{曲泽穴也}，下循臂，行两筋之间_{太陵穴也}，入掌中_{劳宫穴也}，循中指，出其端_{中冲穴也}。其支者，别掌中，循小指次指，出其端_{交手少阳也}。

手厥阴心包络之脉，多血少气，是动则病，手心热，肘臂挛急，腋肿，甚则胸胁支满，心中憺憺大动，面色赤，喜笑不休，目黄。是主心包脉所生病者，烦心，心痛，掌中热。

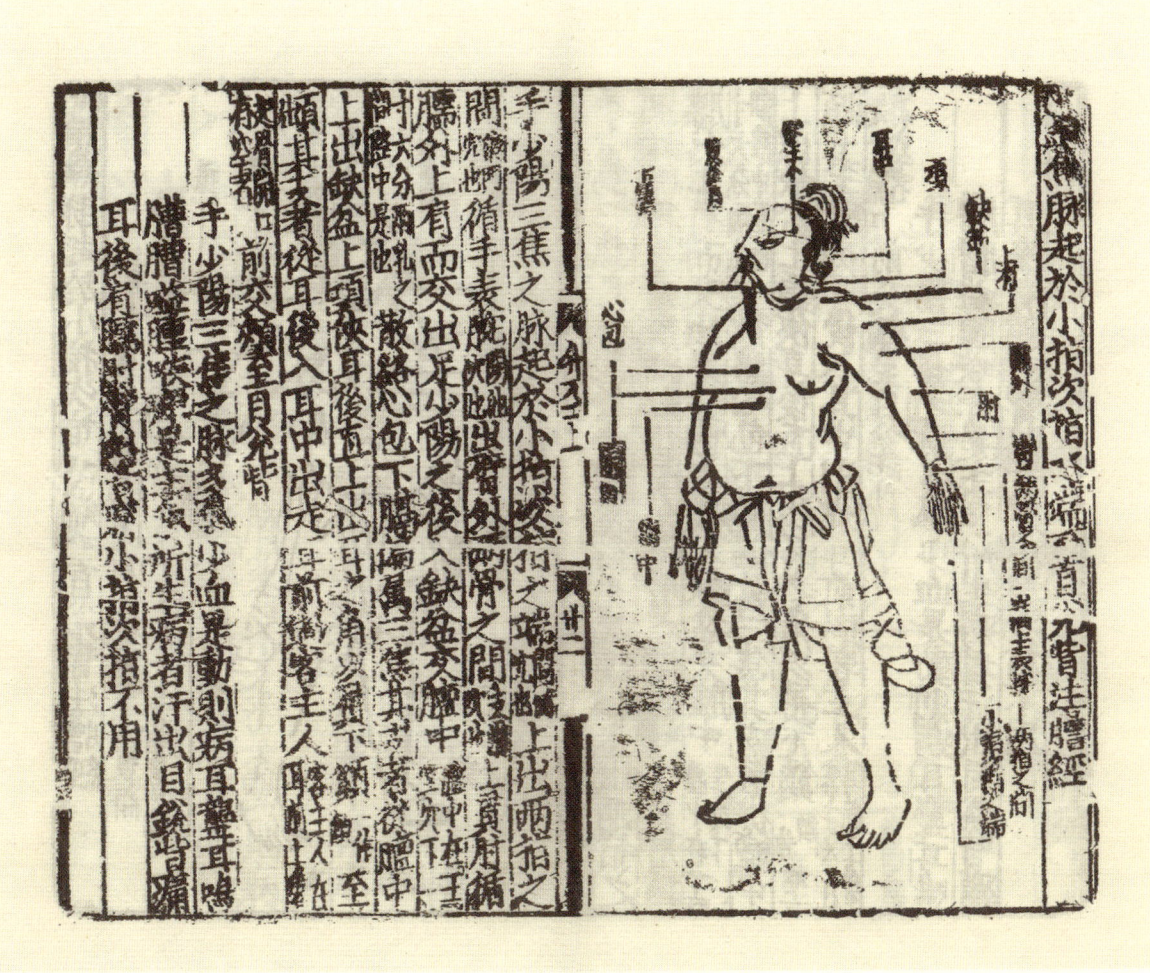

三焦脉起于小指次指之端至目锐眦注胆经（图见上）

手少阳三焦之脉，起于小指次指之端关冲穴也，上出两指之间液门穴也，循手表腕阳池穴也，出臂外两骨之间支沟穴也，上贯肘，循臑外上肩，而交出足少阳之后，入缺盆，交膻中膻中在玉堂穴下一寸六分，两乳之间陷中是也。散络心包，下膈，遍属三焦。其支者，从膻中上出缺盆，上项挟耳后，直上出耳上角，以屈下颊一作颅至䪼。其支者，从耳后入耳中，出走耳前，过客主人客主人在耳前上起骨，开口有空者，前交颊，至目锐眦。

手少阳三焦之脉，多气少血，是动则病，耳聋耳鸣嘈嘈，嗌肿喉痹，是主气所生病者，汗出，目锐眦痛，颊痛，耳后肩臑肘臂外皆痛，小指次指不用。

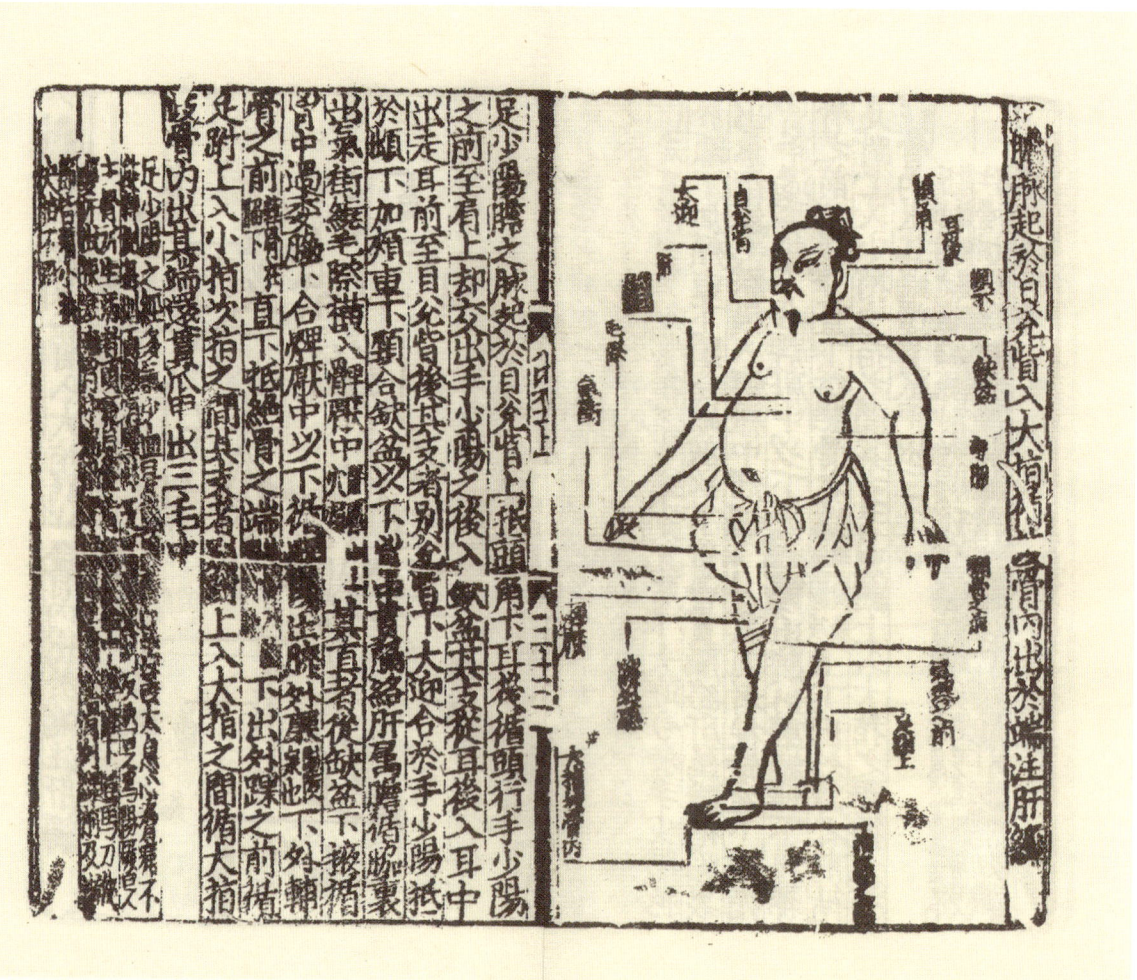

胆脉起于目锐眦入大指循岐骨内出于端注肝经（图见上）

足少阳胆之脉，起于目锐眦，上抵头角，下耳后，循颈，行手少阳之前，至肩上，却交出手少阳之后，入缺盆。其支者，从耳后入耳中，出走耳前，至目锐眦后。其支者，别锐眦，下大迎，合于手少阳，抵于𩑶，下加颊车，下颈合缺盆，以下胸中贯膈，络肝属胆，循胁里，出气街，绕毛际，横入髀厌中<small>髀厌中，环跳穴分也</small>①。其直者，从缺盆下腋，循胸中，过季胁，下合髀厌中，以下循髀阳，出膝外廉<small>阳陵泉也</small>，下外辅骨之前<small>辅骨在陷下</small>。直下抵绝骨之端<small>绝骨外端阳辅穴</small>。下出外踝之前，循足跗上，入小趾次趾之间。其支者，别跗上，入大趾之间，循大趾岐骨内，出其端，还贯爪甲，出三毛中。

足少阳之经，多气少血，是动则病，口苦，善太息，心胁痛，不能转侧，甚则面有微尘，体无膏泽，足外反热，是为阳厥，是主骨所生病者，头痛颔痛，目锐眦痛，缺盆中肿痛，腋下肿，马刀挟瘿，汗出振寒，疟胸胁肋髀膝外至胫，绝骨外踝前及诸节皆痛，小趾次趾不用。

---

① 髀厌中，环跳穴分也：原作"髀厌中一穴环"，据《补注铜人腧穴针灸图经》卷一改。

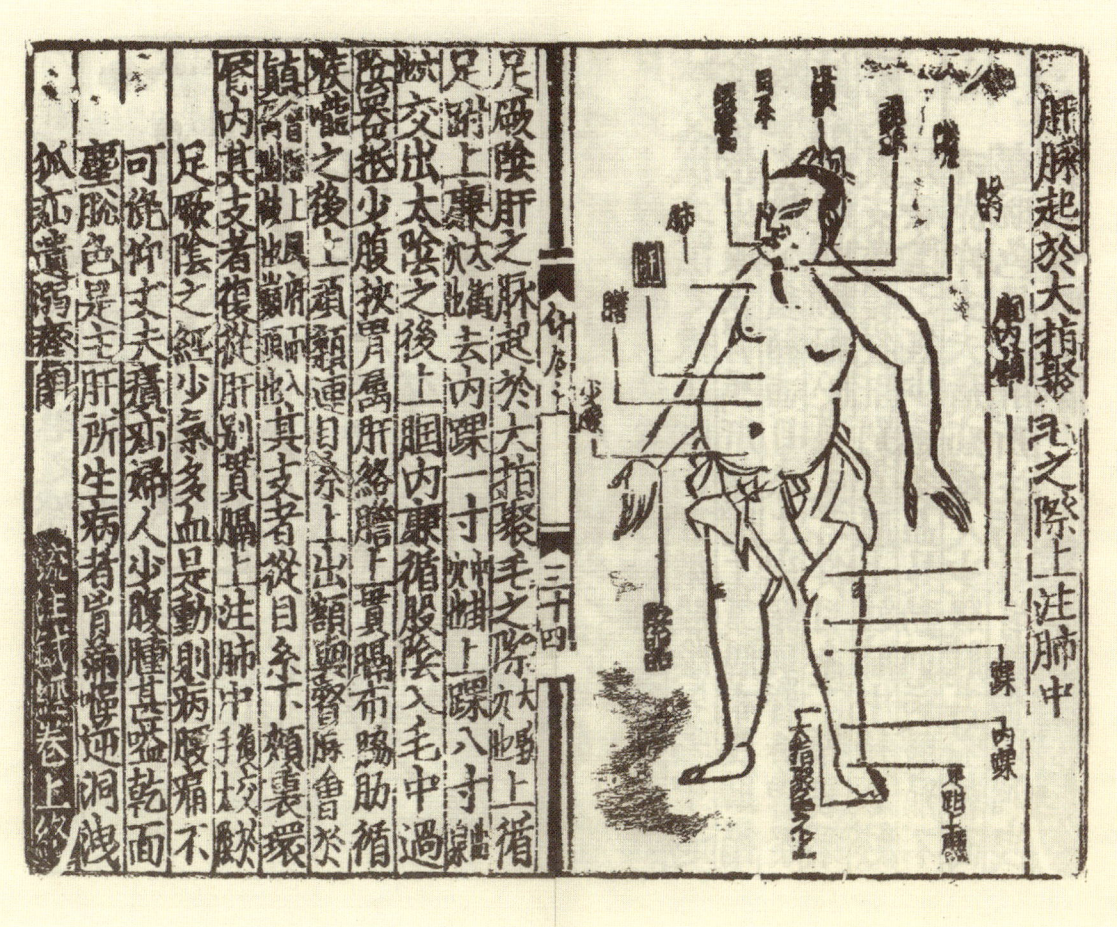

肝脉起于大指聚毛之际上注肺中（图见上）

足厥阴肝之脉，起于大指聚毛之际大敦穴也。上循足跗上廉太冲穴也，去内踝一寸中封①穴也。上踝八寸曲泉穴也，交出太阴之后，上腘内廉，循股阴，入毛中，过阴器，抵少腹，挟胃属肝络胆，上贯膈，布胁肋，循喉咙之后，上颃颡。连目系，上出额，与督脉会于巅督脉上风府而入属脑故也。巅，顶也。其支者，从目系下颊里，环唇内。其支者，复从肝别贯膈，上注肺中复交于手太阴。

足厥阴之经，少气多血，是动则病。腰痛不可俯仰，丈夫㿉疝，妇人少腹肿。甚嗌干，面尘脱色，是主肝所生病者，胸满呕逆，洞泄狐疝，遗溺，癃闭。

流注针经卷上终

---

① 中封：原作"中卦"，据《补注铜人腧穴针灸图经》卷一改。

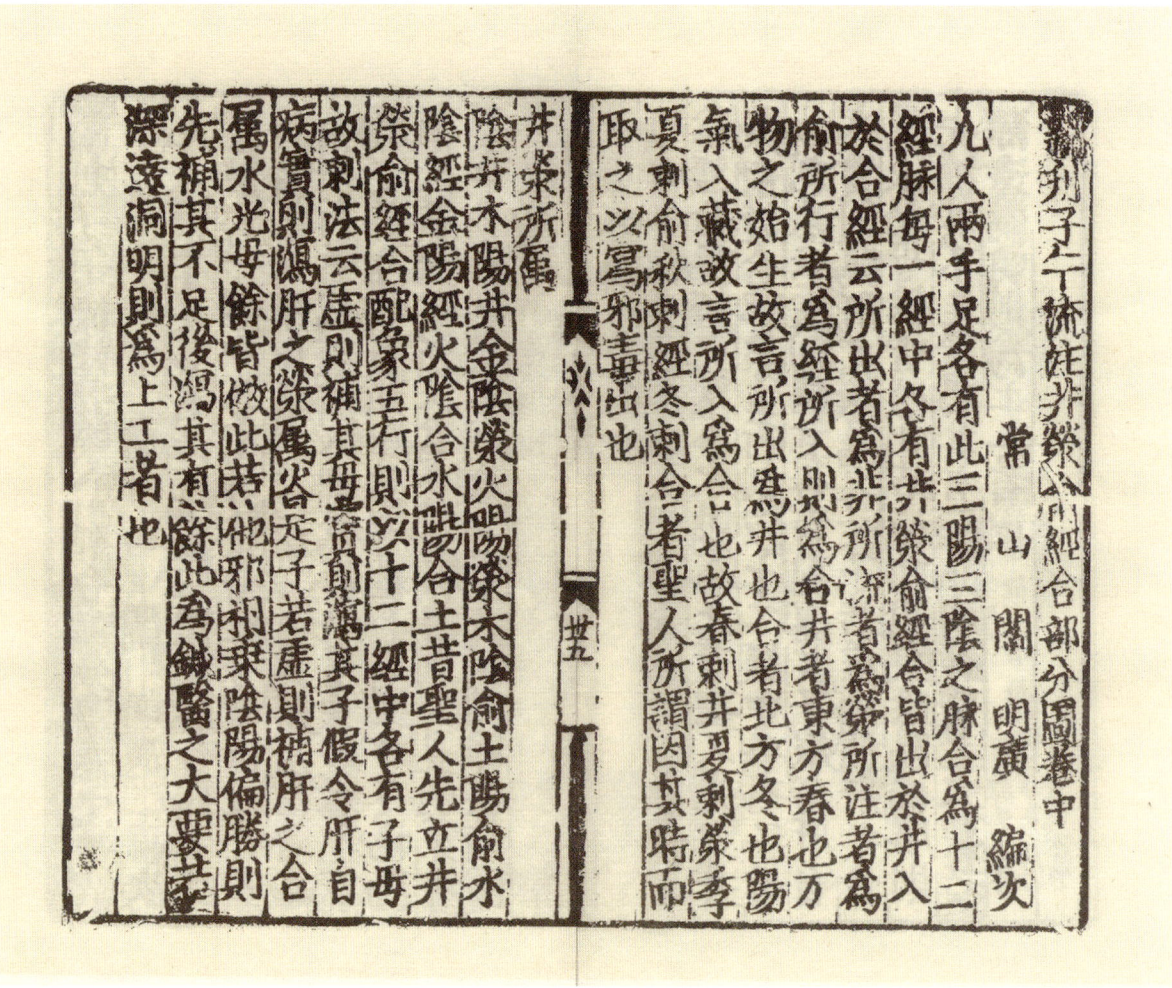

新刊子午流注井荥俞经合部分图卷中

常山 阎明广 编次

凡人两手足，各有此三阳三阴之脉，合为十二经脉。每一经中，各有井、荥、俞、经、合，皆出于井，入于合。经云：所出者为井，所流者为荥，所注者为俞，所行者为经，所入则为合。井者，东方春也，万物之始生，故言所出为井也。合者，北方冬也，阳气入脏，故言所入为合也。故春刺井，夏刺荥，季夏刺俞，秋刺经，冬刺合者，圣人所谓因其时而取之，以泻邪毒出也。

井荥所属：阴井木，阳井金；阴荥火，阳荥水；阴俞土，阳俞水；阴经金，阳经火；阴合水，阳合土。昔圣人先立井、荥、俞、经、合，配象五行，则以十二经中各有子母。故刺法云：虚则补其母，实则泻其子。假令肝自病，实则泻肝之荥，属火，是子；若虚，则补肝之合，属水，是母。余皆仿此。若他邪相乘，阴阳偏胜，则先补其不足，后泻其有余，此为针医之大要。若深达洞明，则为上工者也。

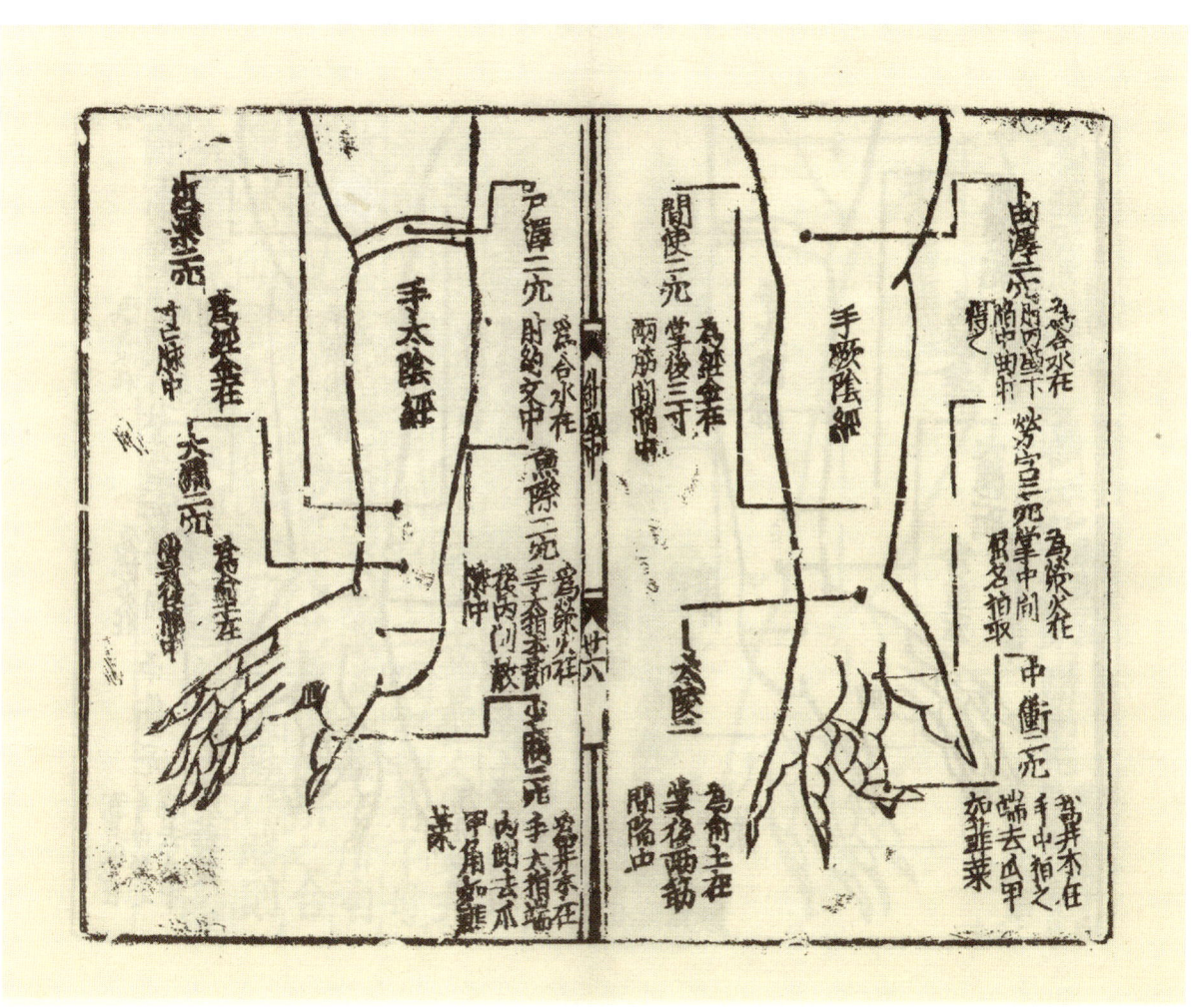

手厥阴经（图见上）

手太阴经（图见上）

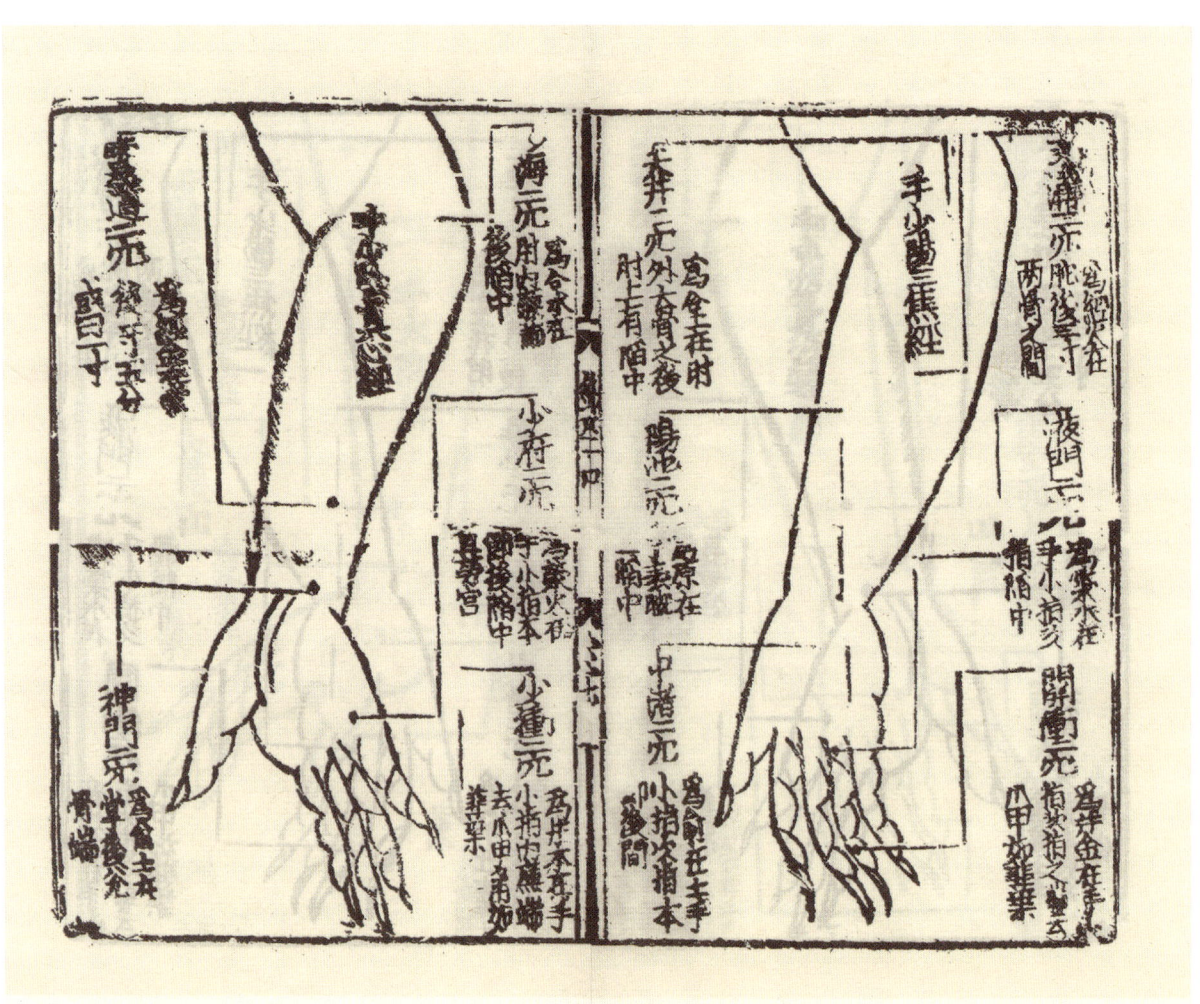

手少阳三焦经（图见上）

手少阴真心经（图见上）

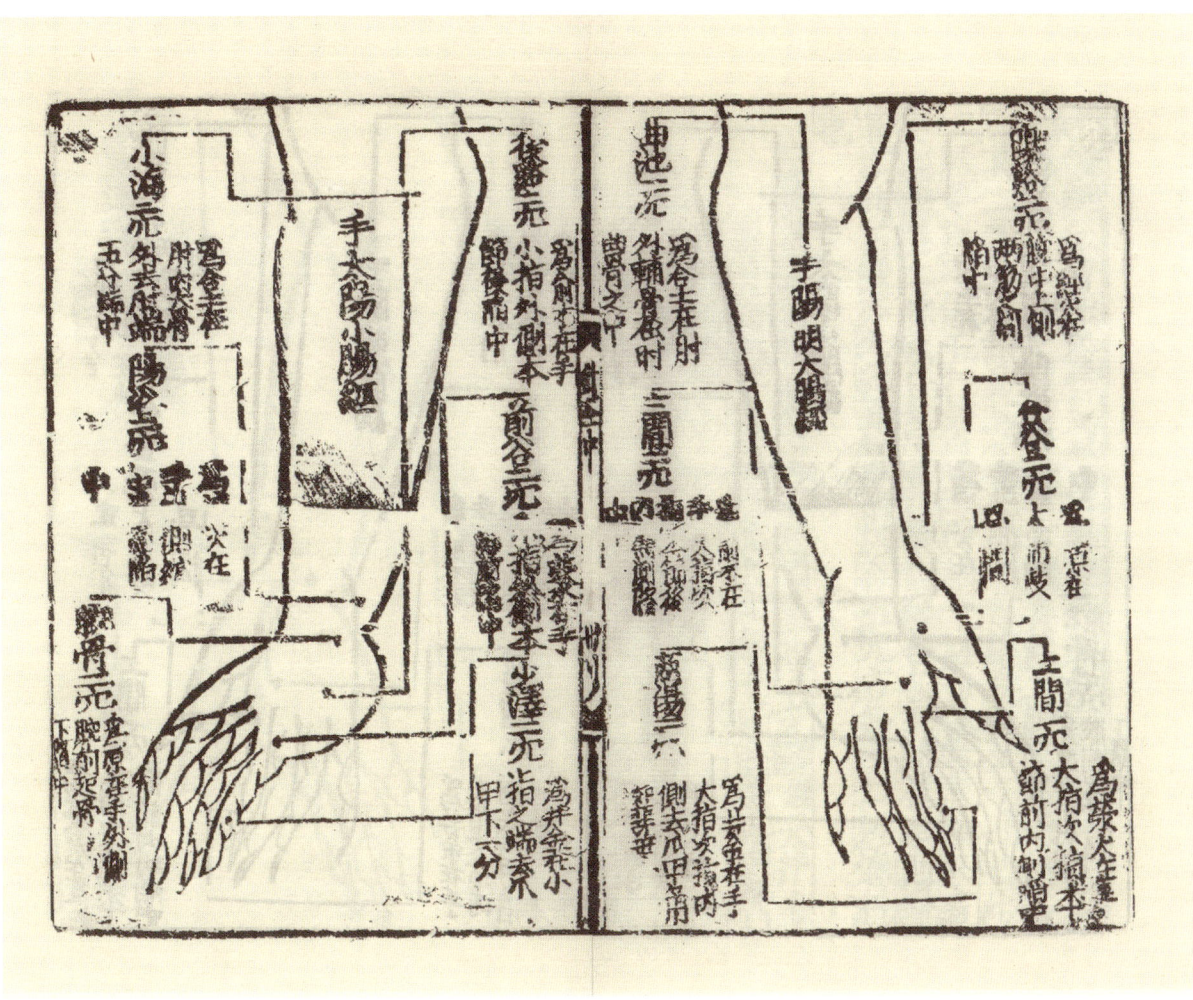

手阳明大肠经（图见上）

手太阳小肠经（图见上）

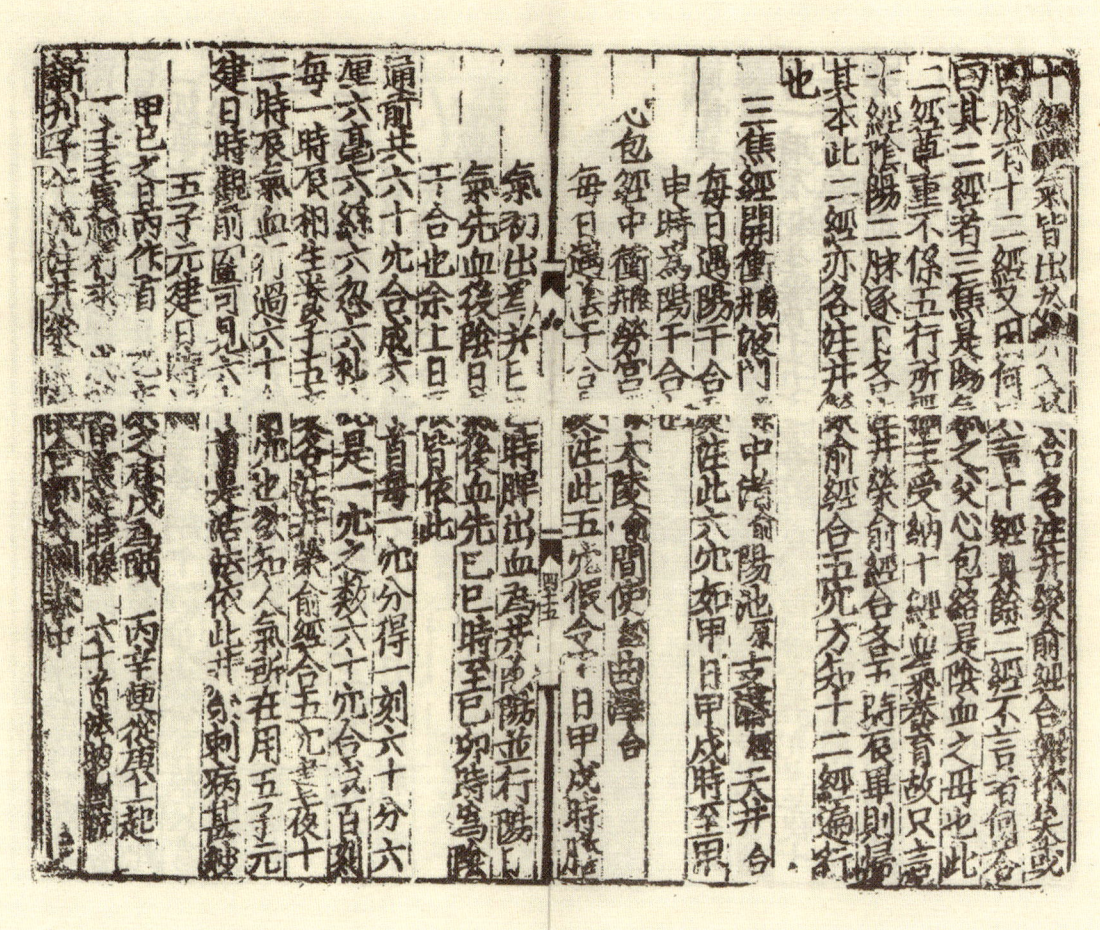

十经血气，皆出于井，入于合。各注井、荥、俞、经、合，无休矣。或曰：脉有十二经，又因何只言十经，其余二经不言者何？答曰：其二经者，三焦是阳气之父，心包络是阴血之母也。此二经尊重，不系五行所摄，主受纳十经血气养育，故只言十经阴阳二脉，逐日各注井、荥、俞、经、合各五时辰毕，则归其本。此二经亦各注井、荥、俞、经、合五穴，方知十二经遍行也。

三焦经：关冲阳井，液门荥，中渚俞，阳池原，支沟经，天井合。

每日遇阳干合处，注此六穴。如甲日甲戌时，至甲申时，为阳干合也。

心包经：中冲阴井，劳宫荥，大陵俞，间使经，曲泽合。

每日遇阴干合处，注此五穴。假令甲日甲戌时，胆气初出为井，己巳时脾出血为井，阴阳并行。阳日，气先血后，阴日，气后血先。己巳时至己卯时为阴干合也。余干日辰皆依此。

通前共六十穴，合成六十首，每一穴分得一刻六十分六厘六毫六丝六忽六秒，此是一穴之数。六十穴合成百刻，每一时辰相生养子五度，各注井、荥、俞、经、合五穴，昼夜十二时辰，气血行过六十俞穴也。欲知人气所在，用五子元建日时，观前图可见六十首，是活法。依此井荥刺病甚妙。

五子元建日时歌

甲己之日丙作首，乙庚之辰戊为头，

丙辛便从庚上起，丁壬壬寅顺行求，

戊癸甲寅定时候，六十首法助医流。

新刊子午流注井荥俞经合部分图卷中

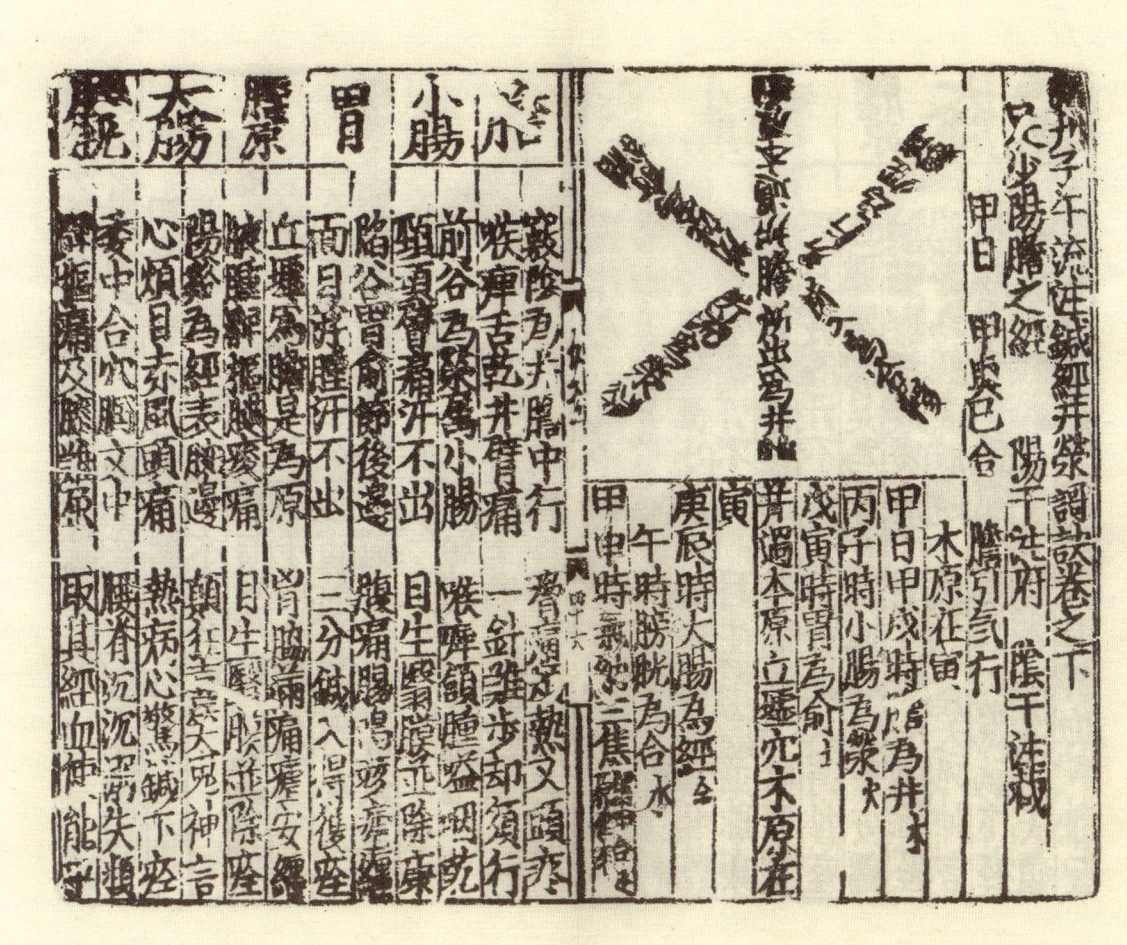

新刊子午流注针经井荥歌诀卷之下

足少阳胆之经（图见上）　阳干注腑　阴干注脏

甲日　甲与己合　胆引气行

木原在寅

甲日甲戌时胆为井木。丙子时小肠为荥火。戊寅时胃为俞土。并过本原丘墟穴。木原在寅。庚辰时大肠为经金。壬午时膀胱为合水。甲申时气纳三焦。谓甲合还原化本。

胆：窍阴为井胆中行，胁痛烦热又头痛，喉痹舌干并臂痛，一针难步却须行。

小肠：前谷为荥属小肠，喉痹颔肿嗌咽干，颈项臂痛汗不出，目生翳膜并除康。

胃：陷谷胃俞节后边，腹痛肠鸣痎疟缠，面目浮肿汗不出，三分针入得复痊。

胆原：丘墟为胆是为原，胸胁满痛疟安缠，腋肿髀枢腿酸痛，目生翳膜并除痊。

大肠：阳溪为经表腕边，颠狂喜笑鬼神言，心烦目赤风头痛，热病心惊针下痊。

膀胱：委中合穴腘纹中，腰脊沉沉溺失频，髀枢痛及膝难屈，取其经血使能平。

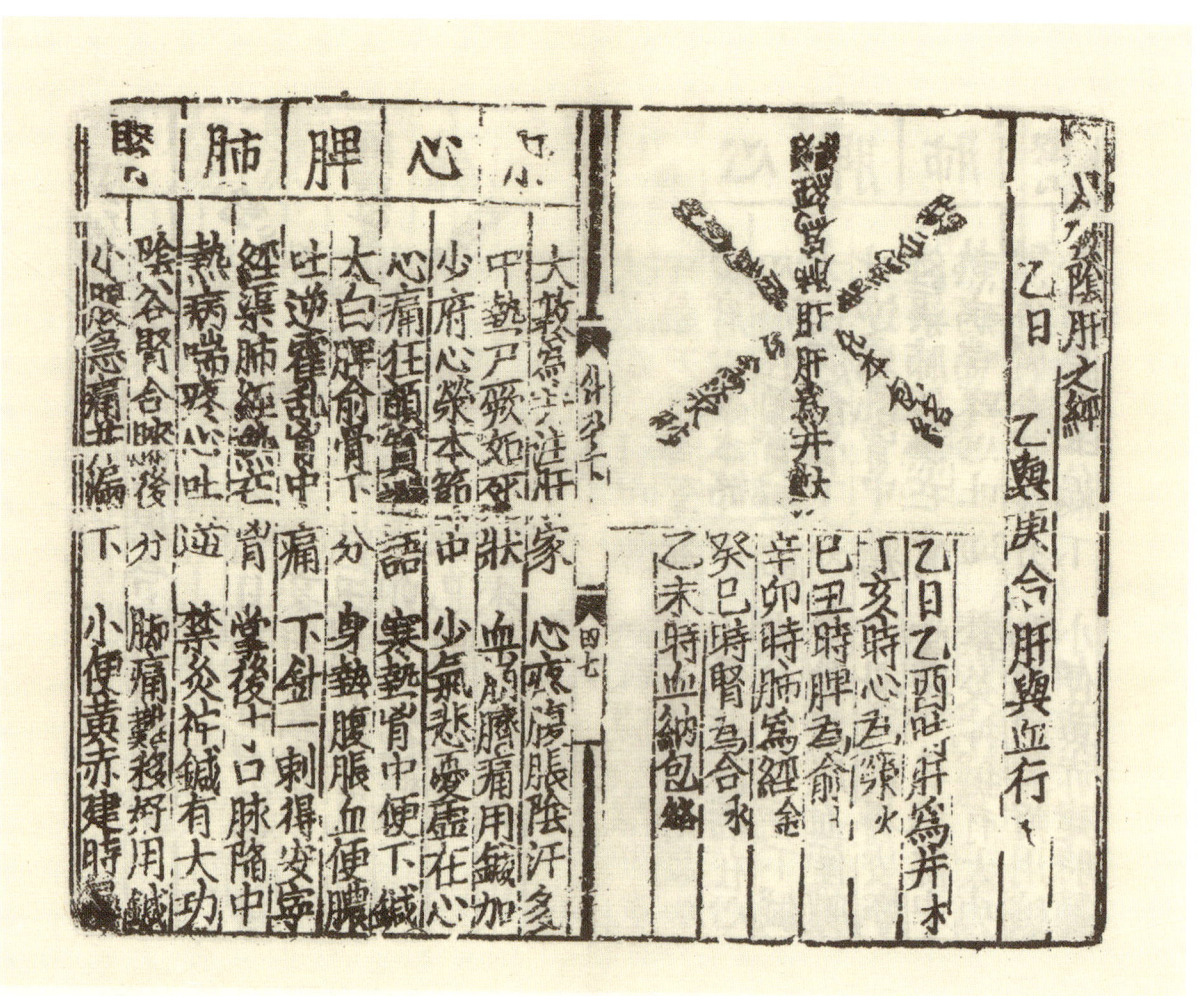

足厥阴肝之经（图见上）

乙日　乙与庚合　肝与血行

乙日乙酉时肝为井木。丁亥时心为荥火。己丑时脾为俞土。辛卯时肺为经金。癸巳时肾为合水。乙未时血纳包络。

肝：大敦为井注肝家，心疼腹胀阴汗多，中热尸厥如死状，血崩脐痛用针加。

心：少府心荥木节中，少气悲忧虚在心，心痛狂颠实谵语，寒热胸中便下针。

脾：太白脾俞骨下分，身热腹胀血便脓，吐逆霍乱胸中痛，下针一刺得安宁。

肺：经渠肺经热在胸，掌后寸口脉陷中，热病喘疼心吐逆，禁灸神针有大功。

肾：阴谷肾合膝后分，脚痛难移好用针，小腹急痛并漏下，小便黄赤建时寻。

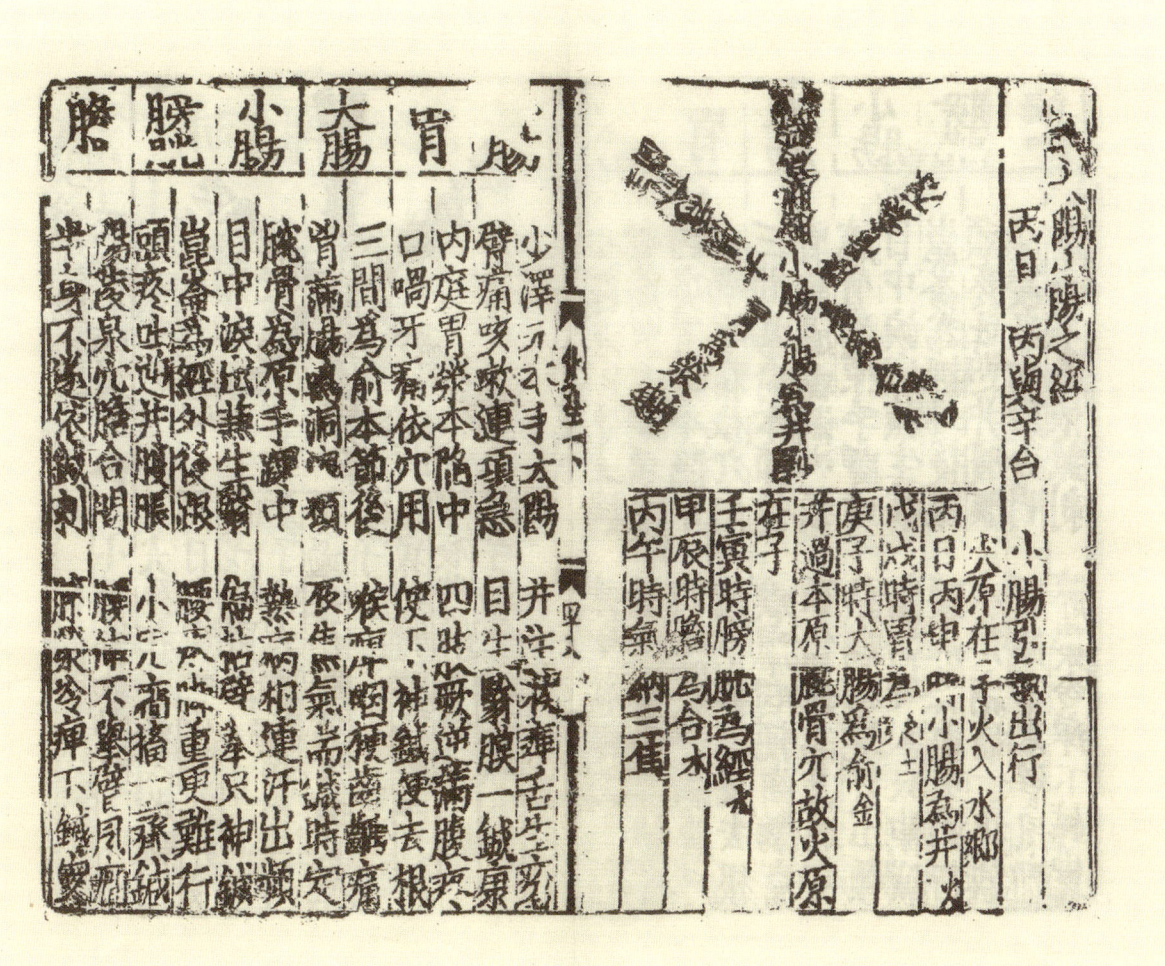

手太阳小肠之经（图见上）

丙日　丙与辛合　小肠引气出行

火原在子　火入水乡

丙日丙申时小肠为井火。戊戌时胃为荥土。庚子时大肠为俞金。并过本原腕骨穴，故火原在子。壬寅时膀胱为经水。甲辰时胆为合木。丙午时气纳三焦。

小肠：少泽元本手太阳，井注喉痹舌生疮，臂痛咳嗽连项急，目生翳膜一针康。

胃：内庭胃荥本陷中，四肢厥逆满腹疼，口喎牙痛依穴用，使卜神针便去根。

大肠：三间为俞本节后，喉痹咽哽齿龋痛，胸满肠鸣洞泄频，唇焦气喘针时定。

小肠原①：腕骨为原手踝中，热病相连汗出频，目中泪出兼生翳，偏枯臂举只神针。

膀胱：昆仑为经外后跟，腰疼脚重更难行，头疼吐逆并腹胀，小儿痫搐一齐针。

胆：阳陵泉穴胆合间，腰伸不举臂风痫，半身不遂依针刺，膝劳冷痹下针安。

---

①原：原无，据《新刊子午流注针经》卷下补。

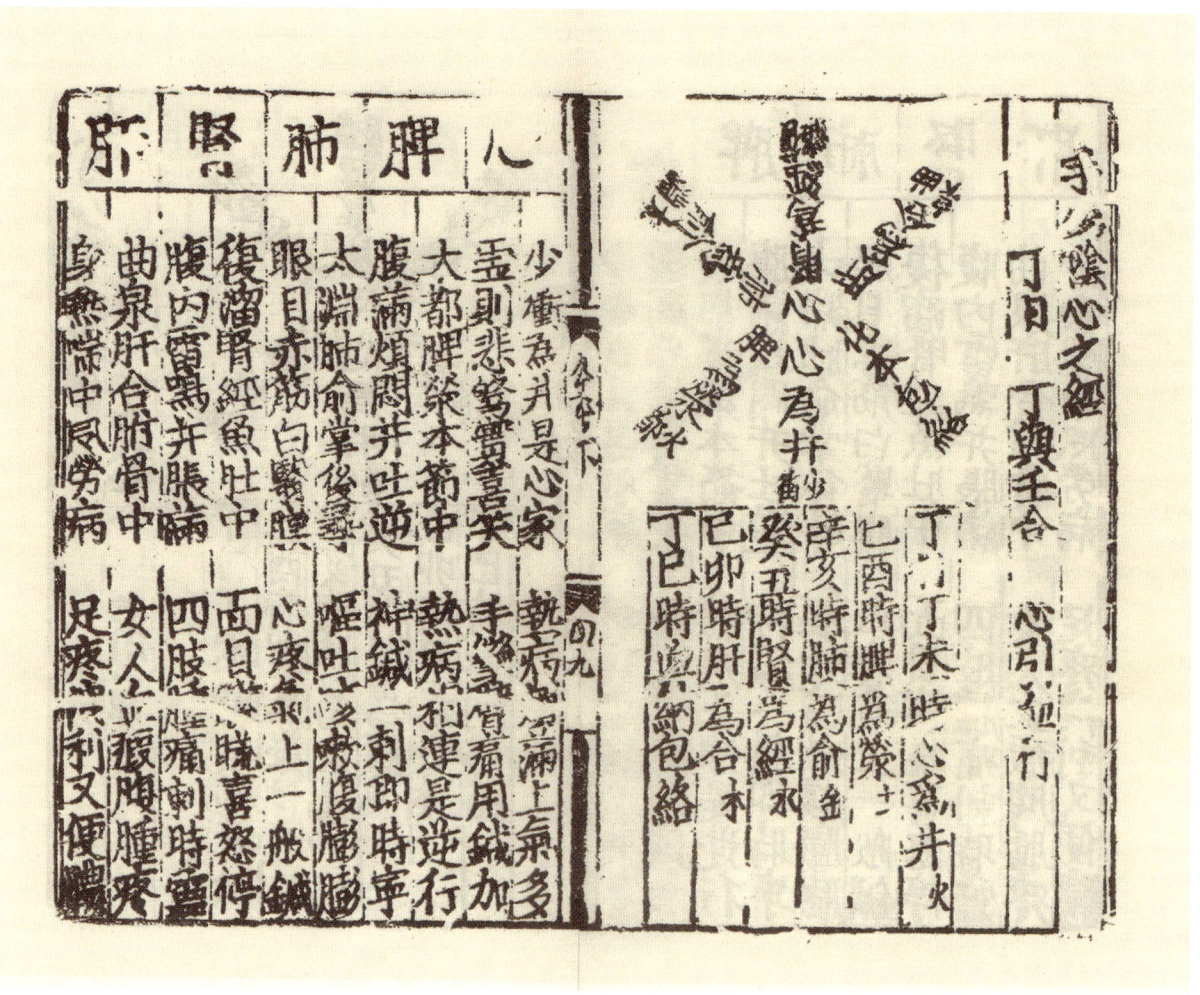

手少阴心之经（图见上）

丁日　丁与壬合　心引血行

丁日丁未时心为井火。己酉时脾为荥土。辛亥时肺为俞金。癸丑时肾为经水。乙卯时肝为合木。丁巳时血纳包络。

心：少冲为井是心家，热病烦满上气多，虚则悲惊实喜笑，手挛臂痛用针加。

脾：大都脾荥本节中，热病相连是逆行，腹满烦闷并吐逆，神针一刺即时宁。

肺：太渊肺俞掌后寻，呕吐咳嗽腹膨膨，眼目赤筋白翳膜，心疼气上一般针。

肾：复溜肾经鱼肚中，面目晄晄喜怒停，腹内雷鸣并胀满，四肢肿痛刺时灵。

肝：曲泉肝合跗骨中，女人血瘕腹肿疼，身热喘中气劳病，足疼泄利又便脓。

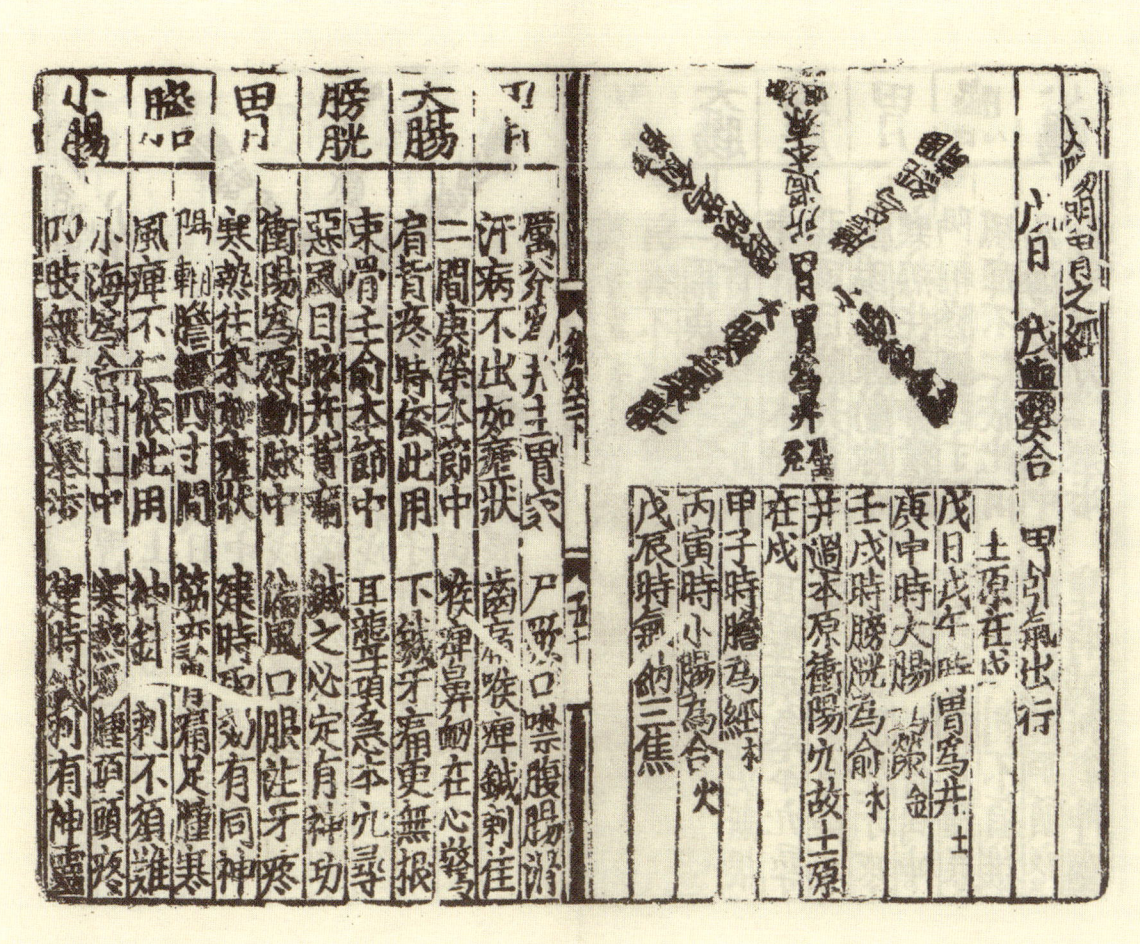

足阳明胃之经（图见上）

戊日　戊与癸合　胃引气出行

土原在戊

戊日戊午时胃为井土。庚申时大肠为荥金。壬戌时膀胱为俞水。井过本原冲阳穴，故土原在戊。甲子时胆为经木。丙寅时小肠为合火。戊辰时气纳三焦。

胃：厉兑为井主胃家，尸厥口噤腹肠滑，汗病不出如疟状，齿痛喉痹针刺佳。

大肠：二间庚荥本节中，喉痹鼻衄在心惊，肩背疼时依此用，下针牙痛史九根。

膀胱：束骨壬俞本节中，耳聋项急本穴寻，恶风目眩并背痛，针之必定有神功。

胃：冲阳为原动脉中，偏风口眼注牙痛，寒热往来如疟状，建时取效有同神。

胆：阳辅胆经四寸间，筋挛骨痛足肿寒，风痹不仁依此用，神针一刺不须难。

小肠：少海为合肘上中，寒热风肿顶头疼，四肢无力难举步，建时针刺有神灵。

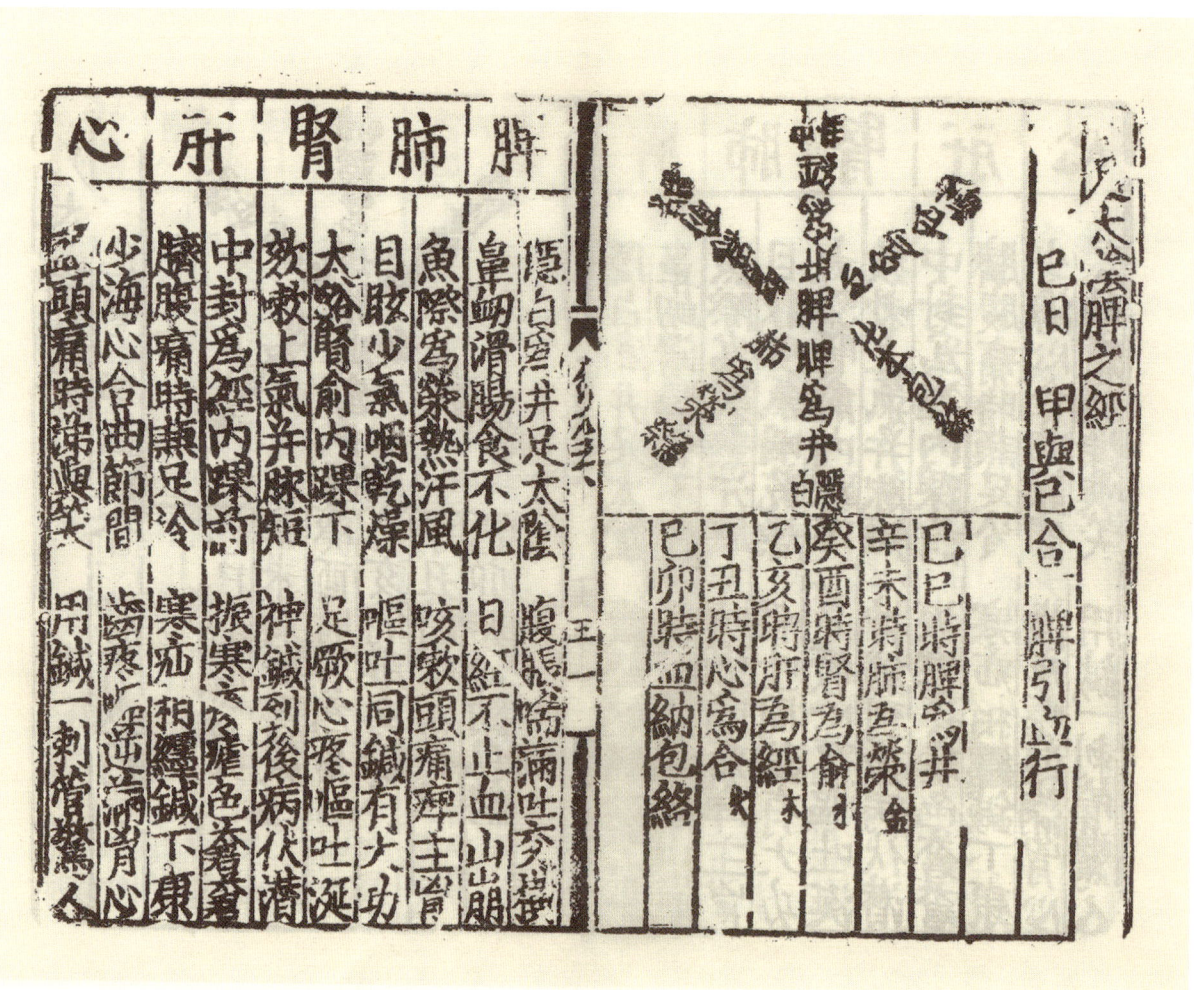

足太阴脾之经（图见上）

己日　甲与己合　脾引血行

己日己巳时脾为井土。辛未时肺为荥金。癸酉时肾为俞水。乙亥时肝为经木。丁丑时心为合火。己卯时血纳包络。

脾：隐白为井足太阴，腹胀喘满吐交横，鼻衄滑肠食不化，月经不止血山崩。

肺：鱼际为荥热汗风，咳嗽头痛痹主胸，目眩少气咽干燥，呕吐同针有大功。

肾：太溪肾俞内踝下，足厥心疼呕吐涎，咳嗽上气并脉短，神针到后病伏潜。

肝：中封为经内踝前，振寒疟疾色苍苍，脐腹痛时兼足冷，寒疝相缠针下康。

心：少海心合曲节间，齿疼呕逆满胸心，头项痛时涕与笑，用针一刺管惊人。

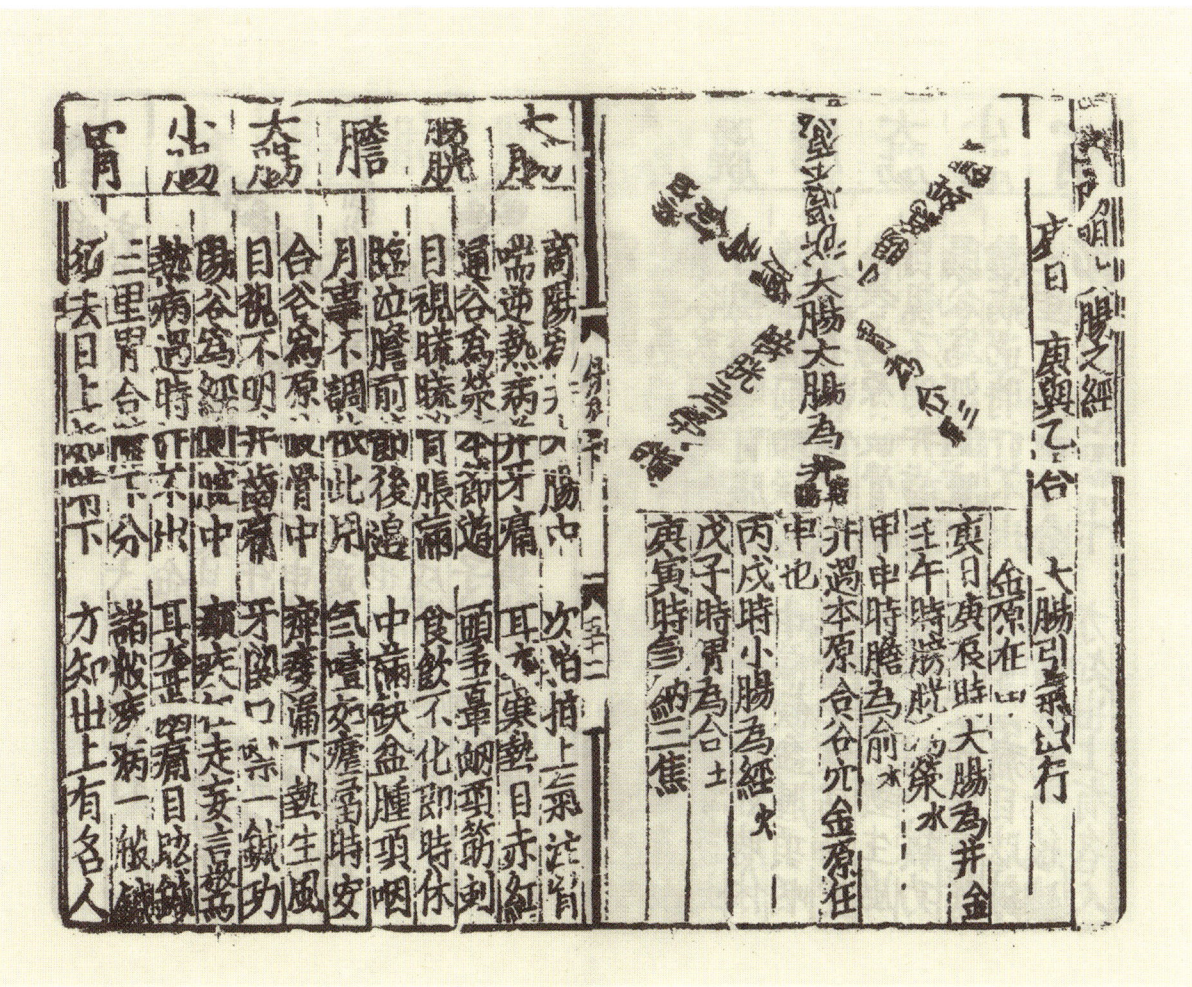

手阳明大肠之经（图见上）

庚日　庚与乙合　大肠引气出行

金原在申

庚日庚辰时大肠为井金。壬午时膀胱为荥水。甲申时胆为俞木。井过本原合谷穴，金原在申也。丙戌时小肠为经火。戊子时胃为合土。庚寅时气纳三焦。

大肠：商阳为井大肠中，次指指上气注胸，喘逆热病并牙痛，耳聋寒热目赤红。

膀胱：通谷为荥本节游，头重鼻衄项筋收①，目视眈眈胸胀满，食饮不化即时休。

胆：临泣胆前节后边，中满缺盆肿项咽，月事不调依此用，气噎如疟当时安。

大肠原：合谷为原歧骨中，痹瘘漏下热生风，目视不明并齿痛，牙关口噤一针功。

小肠：阳谷为经侧腕中，癫疾狂走妄言惊，热病过时汗不出，耳聋齿痛目眩针。

胃：三里胃合膝下分，诸般疾病一般针，须去日上加时下，方知世上有名人。

---

①收：原作"刺"，据《新刊子午流注针经》卷中、《普济方》卷四一三改。

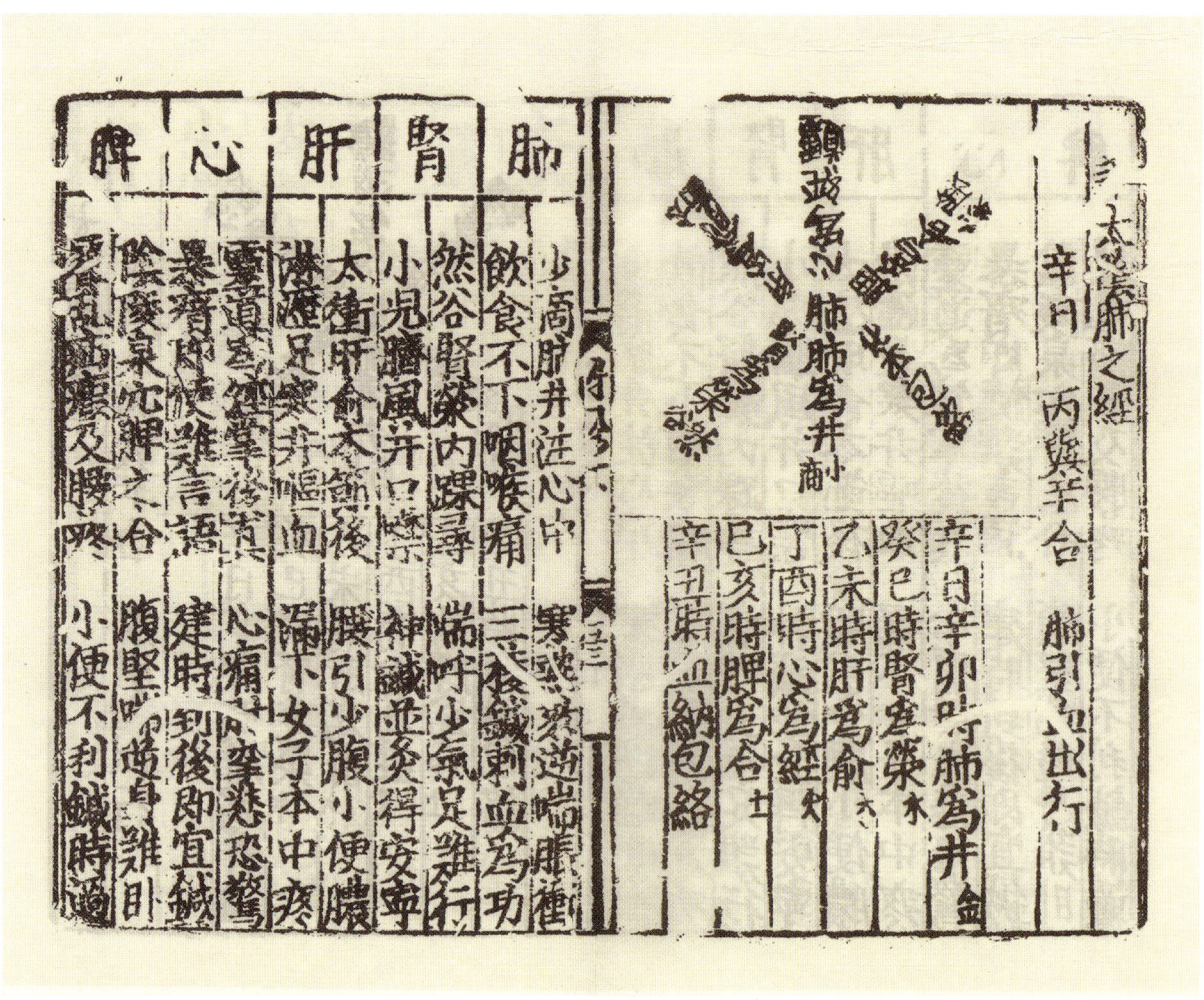

手太阴肺之经（图见上）

辛日　丙与辛合　肺引血出行

辛日辛卯时肺为井金。癸巳时肾为荥水。乙未时肝为俞木。丁酉时心为经火。己亥时脾为合土。辛丑时血纳包络。

肺：少商肺井注心中，寒热咳逆喘胀冲，饮食不下咽喉痛，三棱针刺血为功。

肾：然谷肾荥内踝寻，喘呼少气足难行，小儿脐风并口噤，神针并灸得安宁。

肝：太冲肝俞本节后，腰引少腹小便脓，淋沥足寒并呕血，漏下女子本中疼。

心：灵道为经掌后真，心痛肘挛悲恐惊，暴暗即使难言语，建时到后即宜针。

脾：阴陵泉穴脾之合，腹坚喘逆身难卧，霍乱疝瘕及腰疼，小便不利针时过。

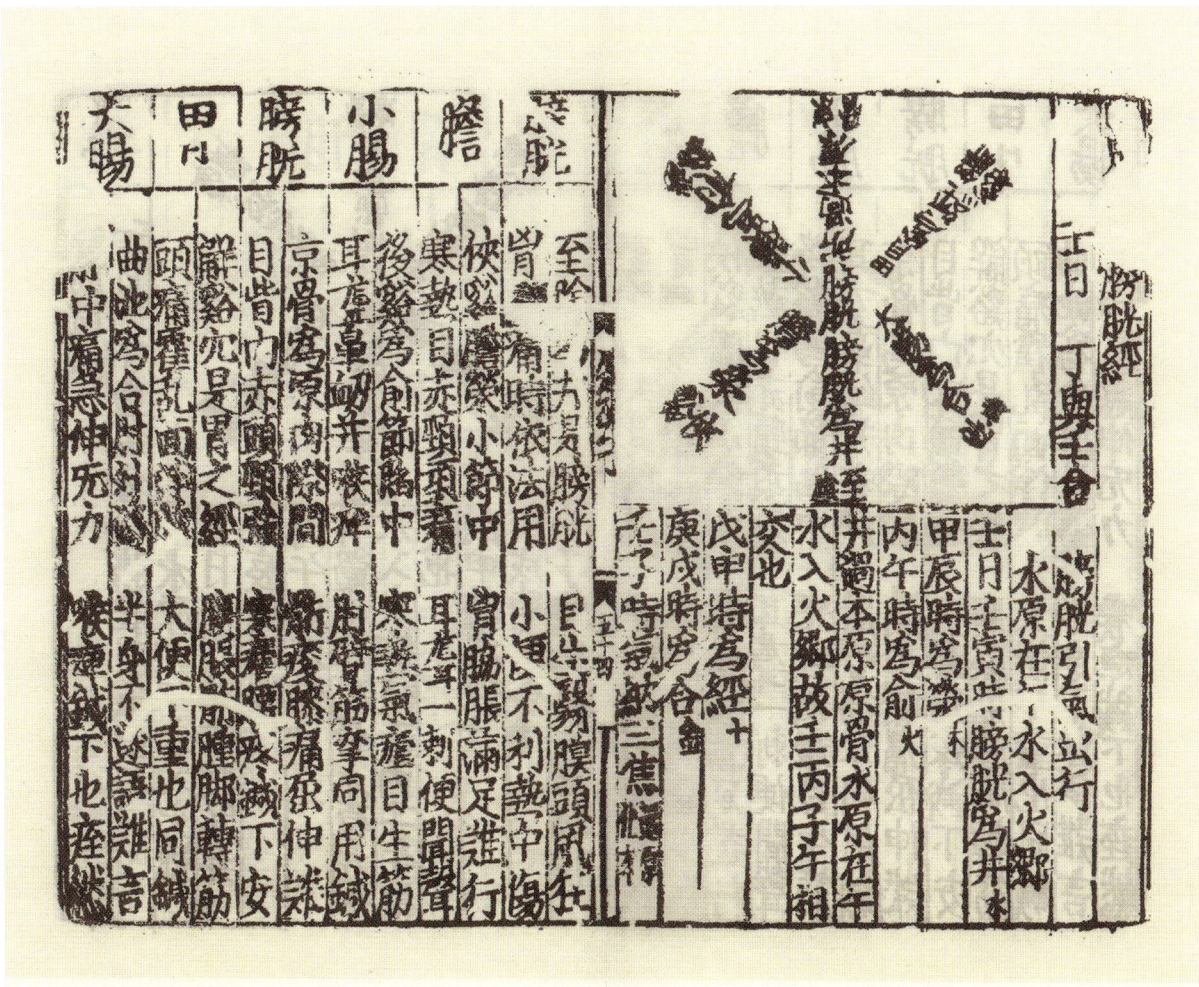

足太阳膀胱之经（图见上）

壬日　丁与壬合　膀胱引气出行

水原在午　水入火乡

壬日壬寅时膀胱为井水。甲辰时为荥木。丙午时为俞火。并过本原京骨，水原在午，水入火乡，故壬丙，子午相交也。戊申时胃为经土，庚戌时大肠合金。壬子时气纳三焦，还原化本。

膀胱：至阴为井是膀胱，目生翳膜头风狂，胸胁痛时依法用，小便不利热中伤。

胆：侠溪胆荥小节中，胸胁胀满足难行，寒热日赤颈项痛，耳聋一刺便闻声。

小肠：后溪为俞节陷中，寒热气疟目生筋，耳聋鼻衄并喉痹，肘臂筋挛同用针。

膀胱：京骨为原肉际间，骱酸膝痛屈伸难，目眦内赤头颈强，寒疟腰疼针下安。

胃：解溪穴是胃之经，腹胀筋肿脚转筋，头痛霍乱面浮肿，大便下重也同针。

大肠：曲池为合肘外陷，半身不遂语难言，肘中痛急伸无力，喉痹针下也瘥然。

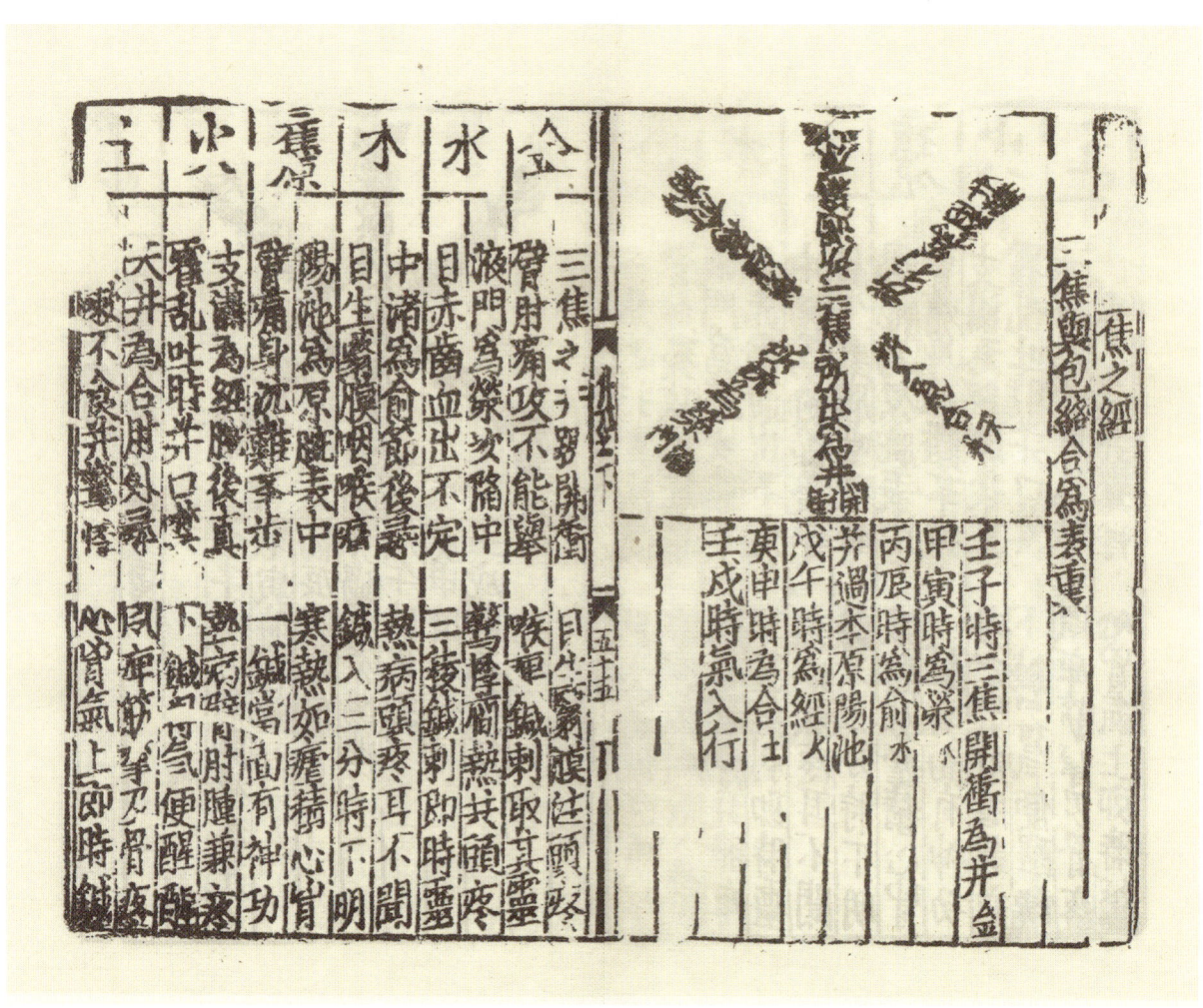

手少阳三焦之经（图见上）

三焦与包络合为表里

壬子时三焦关冲为井金。甲寅时为荥木。丙辰时为俞水。并过本原阳池。戊午时为经火。庚申时为合土。壬戌时气入行。

金：三焦之井号关冲，目生翳膜注头痛，臂肘痛攻不能举，喉痹针刺取其灵。

水：液门为荥次陷中，惊悸痫热共头痛，目赤齿血出不定，三棱针刺即时灵。

木：中渚为俞节后寻，热病头疼耳不闻，目生翳膜咽喉痛，针入三分时下明。

三焦原：阳池为原腕表中，寒热如疟积心胸，臂痛身沉难举步，一针当面有神功。

火：支沟为经腕后真，热病臂肘肿兼疼，霍乱吐时并口噤，下针得气便醒醒。

土：天井为合肘外寻，风痹筋挛及骨疼，咳嗽不食并惊悸，心胸气上即时针。

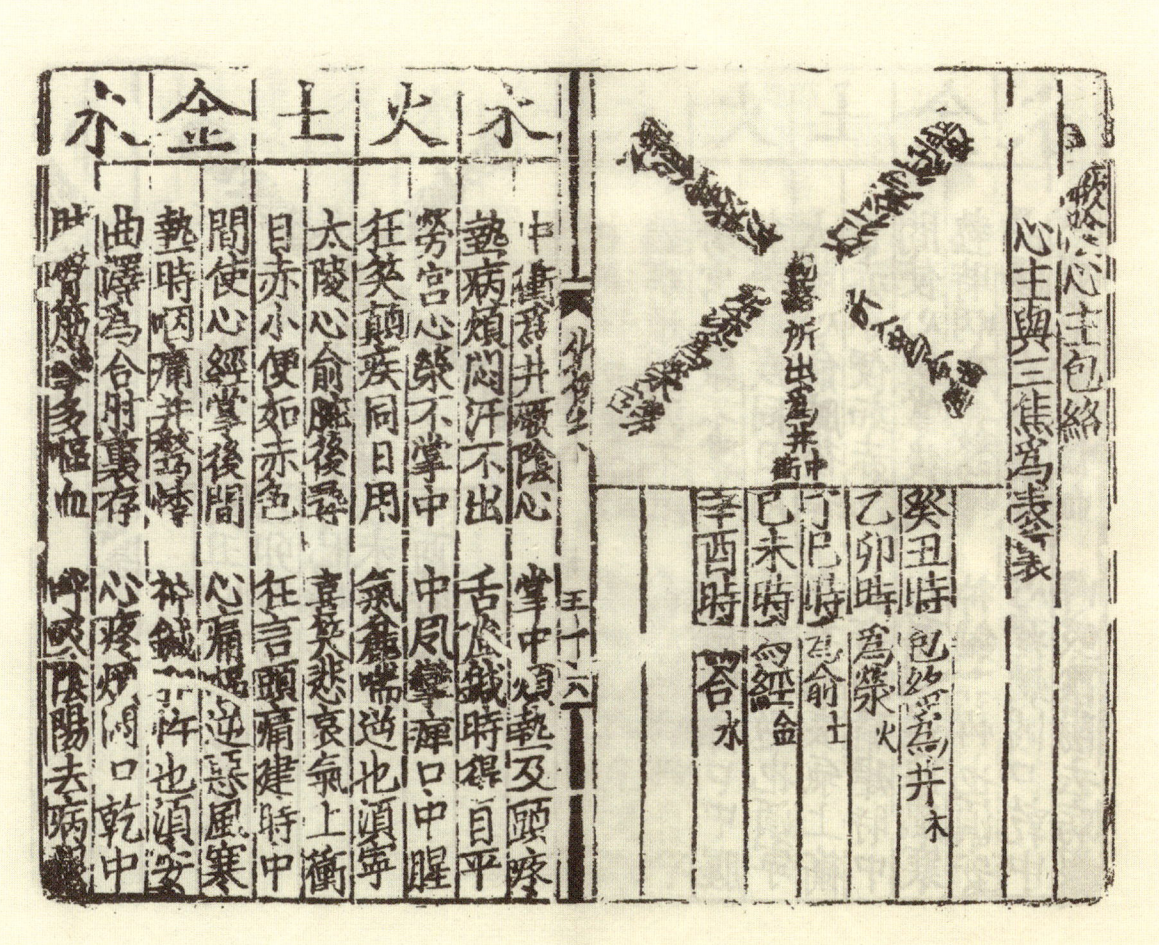

手厥阴心主包络之经（图见上）

心主与三焦为表里

癸丑时包络为井木。乙卯时为荥火。丁巳时为俞土。己未时为经金。辛酉时为合水。

木：中冲为井厥阴心，掌中烦热及头疼，热病烦闷汗不出，舌强针时得自平。

火：劳宫心荥手[1]掌中，中气挛痹口中腥，狂笑颠疾同日用，气粗喘逆也须宁。

土：大陵心俞腕后寻，喜笑悲哀气上冲，目赤小便如赤色，狂言头痛建时中。

金：间使心经掌后间，心痛呕逆恶风寒，热时咽痛并惊悸，神针和忤也须安。

水：曲泽为合肘里存，心疼烦闷口干频[2]，肘臂筋挛多呕血，呼吸阴阳去病根。

---

①手：原作"不"，据《新刊子午流注针经》卷中、《普济方》卷四一三改。
②频：原作"中"，据《新刊子午流注针经》卷中、《普济方》卷四一三改。

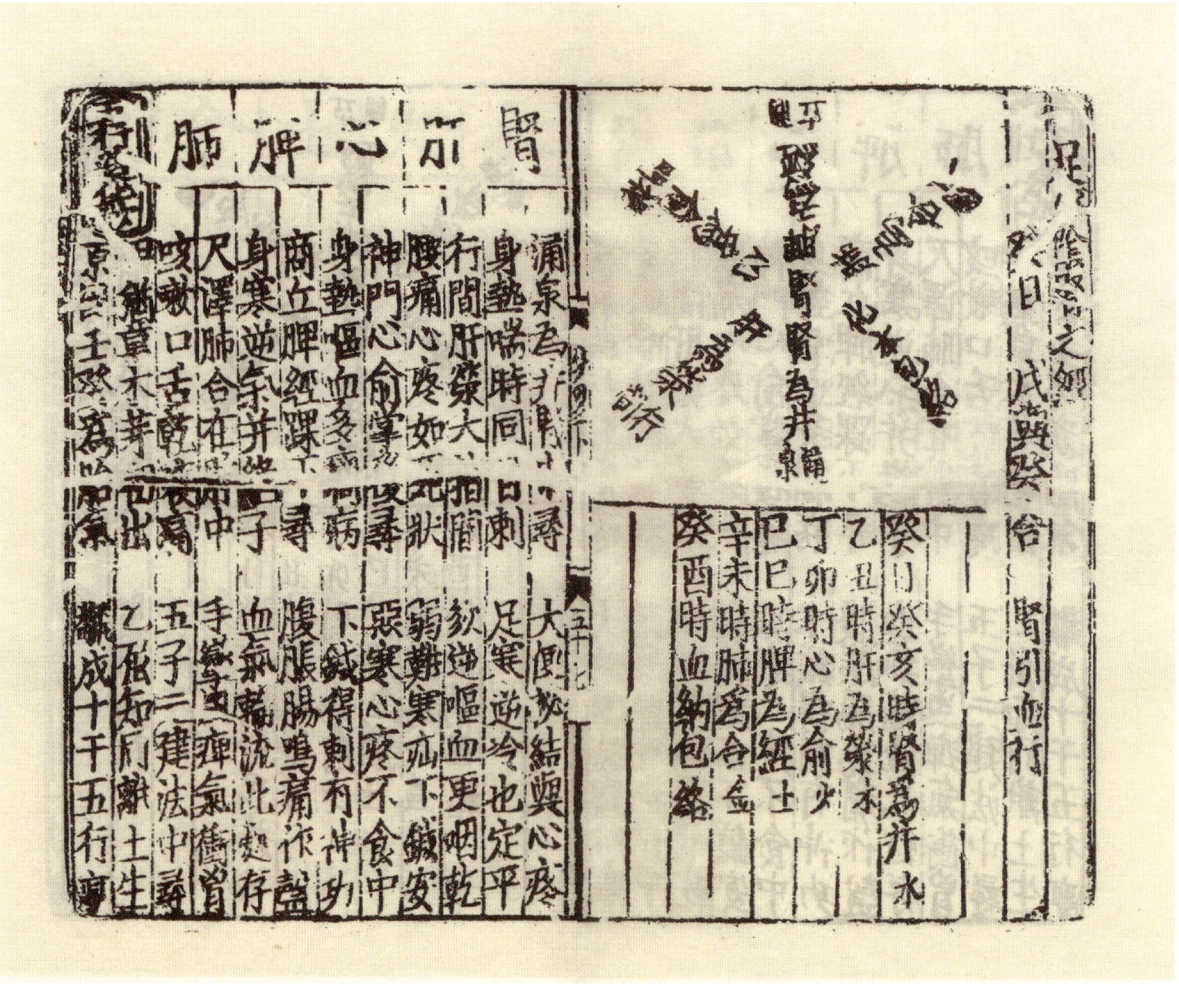

足少阴肾之经（图见上）

癸日　戊与癸合　肾引血行

癸日癸亥时肾为井水。乙丑时肝为荥木。丁卯时心为俞火。己巳时脾为经土。辛未时肺为合金。癸酉时血纳包络。

肾：涌泉为井肾中寻，大便秘结与心疼，身热喘时同日刺，足寒逆冷也安[1]平。

肝：行间肝荥大指间，咳逆呕血更咽干，腰痛心疼如死状，溺难寒疝下针安。

心：神门心俞掌后寻，恶寒心疼不食中，身热呕血多痈病，下针得刺有神功。

脾：商丘脾经踝下寻，腹胀肠鸣痛作声，身寒逆气并绝子，血气轮流此处存。

肺：尺泽肺合在肘中，手挛风痹气冲胸，咳嗽口舌干喉痛，五子元建法中寻。

五行造化：甲犹草木芽初出，乙屈知同离土生，原因壬癸为胎气，翻成十干五行亨。

---

[1]安：原作"定"，据《新刊子午流注针经》卷中、《普济方》卷四一三改。

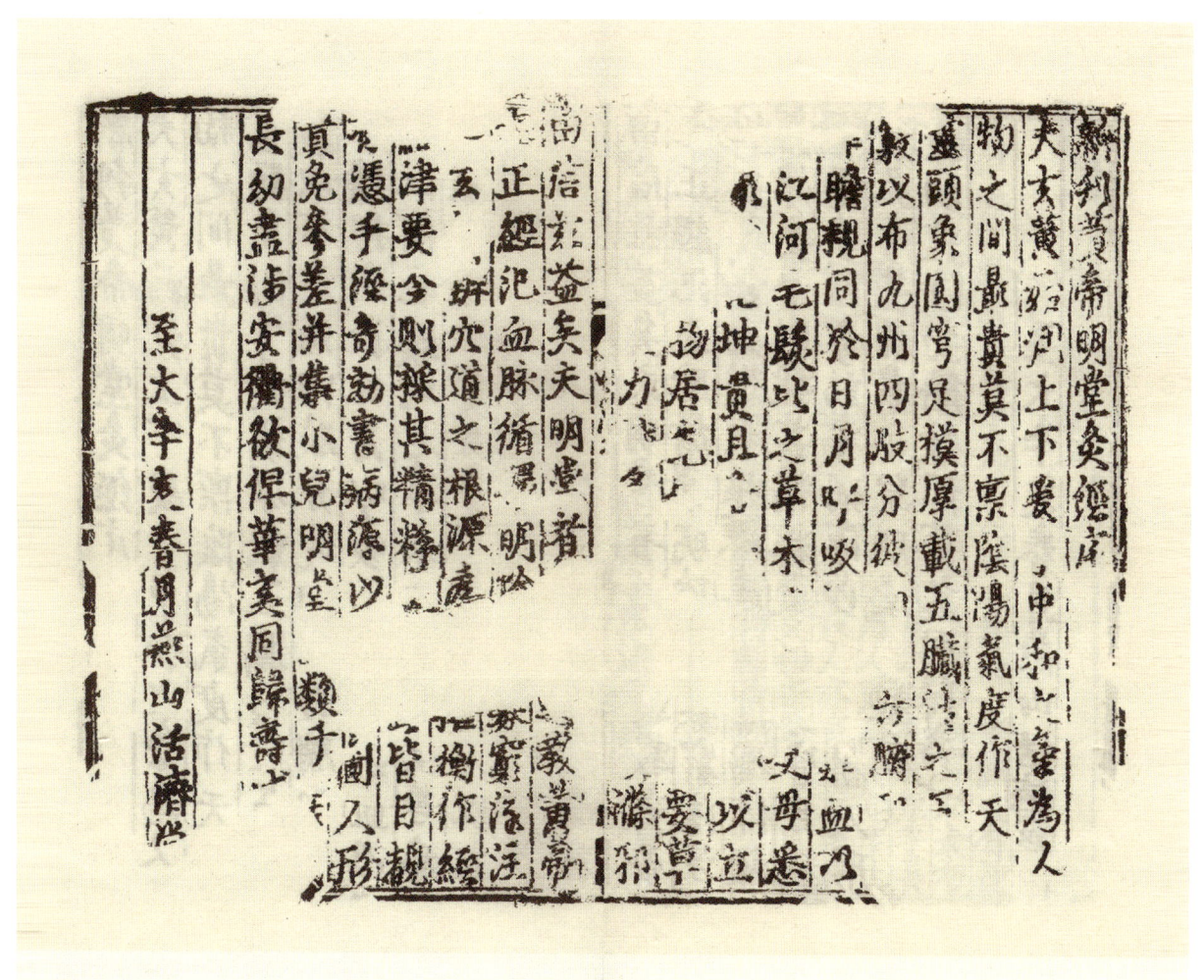

新刊黄帝明堂灸经

新刊黄帝明堂灸经序

夫玄黄始判，上下爰分，中和之气为人，万物之间最贵，莫不禀阴阳气度，作天地英灵。头象圆穹，足模厚载，五脏法之五岳，九窍以应九州，四肢体彼四时，六腑配乎六律，瞻视同于日月，呼吸犹若风云，气血以类江河，毛发比之草木，虽继体于父母，悉取象于乾坤，贵且若斯，命岂轻也。是以立身之道，济物居先，保寿之宜，治病为要。草木有蠲疴之力，针灸有劫病之功，欲涤邪由，信兹益矣。夫明堂者，圣人之遗教，黄帝之正经，纪血脉循环，明阴阳俞募，穷流注之玄妙，辨穴道之根源，为脏腑权衡，作经络津要。今则采其精粹，去彼繁芜，皆目睹有凭。手经奇功，书病源以知主疗，图人形贵免参差。并集小儿明堂，编类于次，庶几长幼尽沾安衢，欲俾华夷同归寿域云尔。

至大辛亥春月燕山活济堂刊

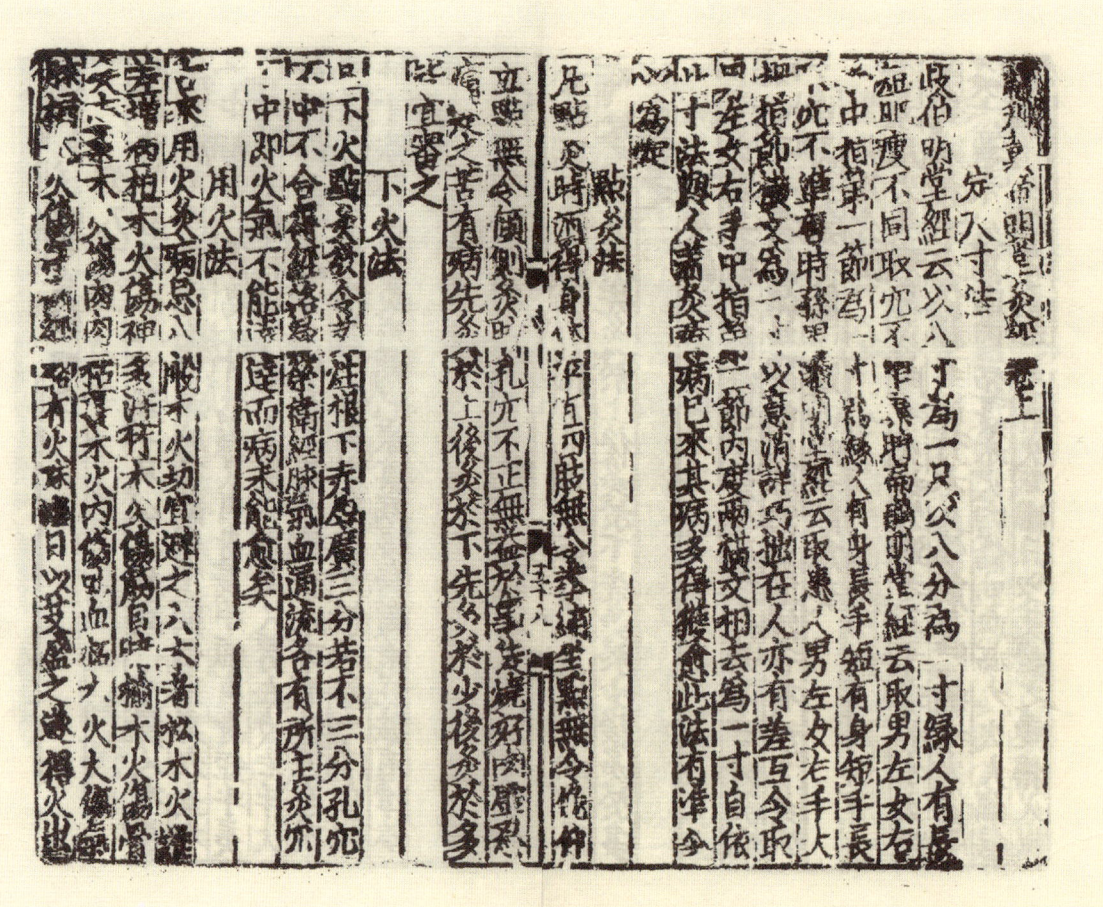

新刊黄帝明堂灸经卷上

定尺寸法：

《岐伯明堂经》云：以八寸为一尺，以八分为一寸。缘人有长短肥瘦不同，取穴不准。秦时《扁鹊明堂经》云：取男左女右，手中指第一节为一寸。为缘人有身长手短，有身短手长，取穴不准。唐时《孙思邈明堂经》云：取患人男左女右，手大拇指节横纹为一寸。以意消详，巧拙在人。亦有差互，令取男左女右，手中指第二节，内度两横纹相去为一寸。自依此寸法，与人着灸疗病以来，其病多得获愈。此法有准，今以为定。

点灸法

凡点灸时，须得身体平直，四肢无令拳缩，坐点无令俯仰，立点无令倾侧。灸时孔穴不正，无益于事，徒烧好肉，虚忍痛楚之苦。有病先灸于上，后灸于下；先灸于少，后灸于多，皆宜审之。

下火法

凡下火点灸，欲令艾炷根下赤辉广三分，若不三分，孔穴不中，不合得经络。缘荣卫经脉，气血通流，各有所主，灸穴不中，即火气不能远达，而病未能愈矣。

用火法

古来用火灸病，忌八般木火，切宜避之。八木者，松木火难瘥增病，柏木火伤神多汗，竹木火伤筋目暗，榆木火伤骨失志，桑木火伤肉肉枯，枣木火内伤吐血，柘木火大伤气脉，橘木火伤荣卫经络。有火珠耀日，以艾盛[①]之，遂得火出，

---

① 盛：《黄帝明堂灸经》日本仿元至大本卷上、《太平圣惠方》卷一〇〇引《明堂》作"丞"；《针灸资生经》卷九引《明堂下经》、《针灸大成》卷九引《明堂下经》均作"承"。

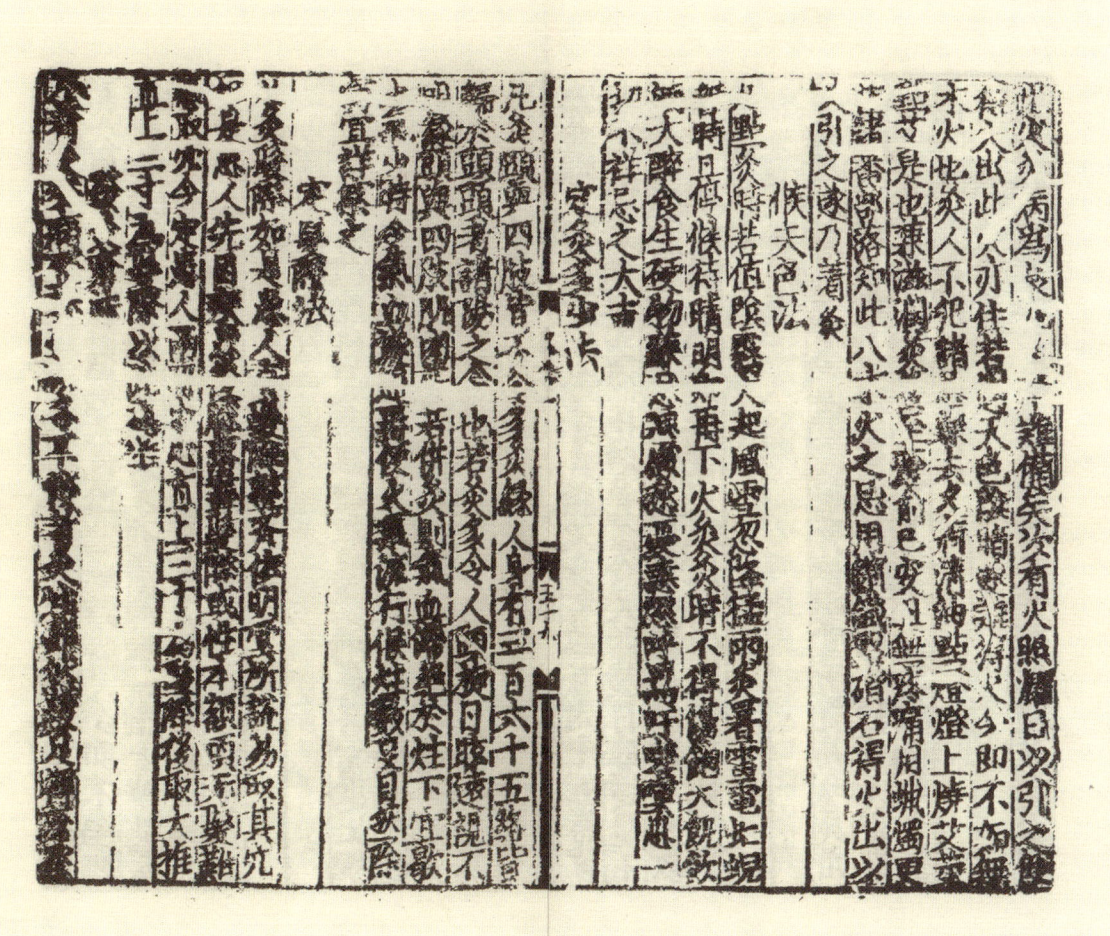

此火灸病为良，凡人卒难备矣；次有火照耀日，以引之便得火出，此火亦佳。若遇天色阴暗，遂难得火，今即不如无木火也，灸人不犯诸忌，兼去久病，清油点灯，灯上烧艾茎点灸[1]是也；兼滋润灸后至疮愈已安。且无疼痛；用蜡烛更佳。诸蕃部落，知此八木火之忌，用镔铁击磖石得火出，以艾引之，遂乃着灸。

候天色法

凡点灸时，若值阴雾大起，风雪忽降，猛雨炎暑，雷电虹霓，暂时且停，候待晴明，即再下火灸。灸时不得伤饱大饥，饮酒大醉，食生硬物。兼忌思虑愁忧，恚怒呼骂，吁嗟叹息，一切不祥，忌之大吉。

定灸多少法

凡灸头与四肢，皆不令多灸。缘人身有三百六十五络，皆归于头，头者，诸阴之会也。若灸多，令人头旋目眩，远视不明。缘头与四肢肌肉薄，若并灸，则气血滞绝于炷下，宜歇火气少时，令气血遂通，再使火气流行，候炷数足，自然除病，宜详察之。

定发际法

凡灸发际，如是患人有发际整齐，依《明堂》所说，易取其穴；如是患人，有因疾患后脱落尽发际，或性本额项无发，难凭取穴，今定患人两眉中心，直上三寸为发际，后取大椎直上三寸为发际，以此为准。

发灸疮法

凡着火疗病，历春夏秋冬不效者，灸炷虽然数足，得疮发

---

① 灸：原作"艾"，据《黄帝明堂灸经》卷上、《太平圣惠方》卷一〇〇引《明堂》、《针灸资生经》卷九引《明堂下经》、《针灸大成》卷九引《明堂下经》改。

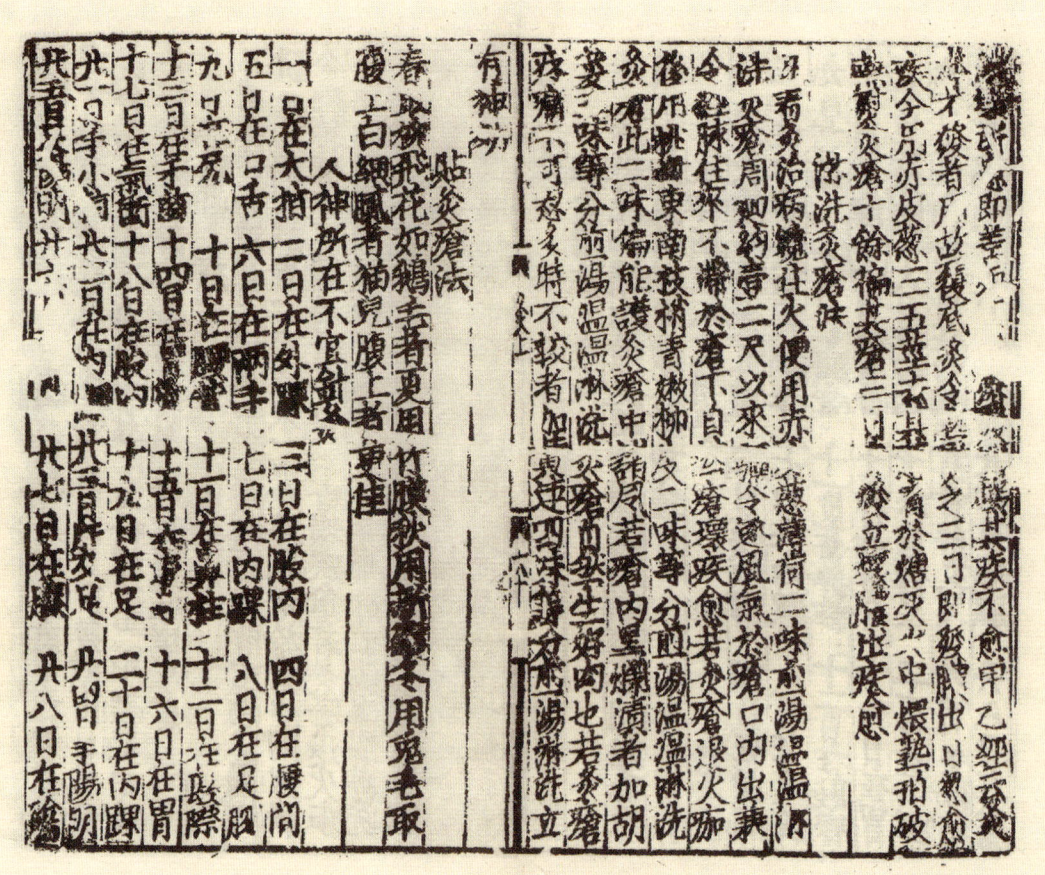

脓坏，所患即差；如不得疮发脓坏，其疾不愈。《甲乙经》云：灸疮不发者，用故履底灸令热熨之，三日即发，脓出自然愈疾。今用赤皮葱三五茎，去其葱青，于煻灰火中煨熟，拍破，热熨灸疮十余遍，其疮三日自发立坏，脓出疾愈。

淋洗灸疮法

凡着灸治病，才住火，便用赤皮葱、薄荷二味煎汤，温温淋洗灸疮周回约一二尺以来，驱令逐风气于疮口内出，兼令经脉往来不滞于疮下，自然疮坏疾愈。若灸疮退火痂后，用桃树东南枝梢，青嫩柳皮二味，等分煎汤，温温淋洗灸疮，此二味，偏能护灸疮中诸风。若疮内黑烂溃者，加胡荽三味，等分煎汤，温温淋洗，灸疮自然生好肉也。若灸疮疼痛不可忍，多时不较者，加黄连，四味等分煎汤淋洗，立有神效。

贴灸疮法

春取柳飞花如鹅毛者，夏用竹膜，秋用新棉，冬用兔毛，取腹上白细腻者，猫儿腹上者更佳。

人神所在不宜针灸

一日在大趾，二日在外踝，三日在股内，四日在腰间，五日在口舌，六日在两手，七日在内踝，八日在足腕，九日在尻，十日在腰背，十一日在鼻柱，十二日在发际，十三日在牙齿，十四日在胃管，十五日在遍身，十六日在胃，十七日在气冲，十八日在股内，十九日在足，二十日在内踝，廿一日手小指，廿二日在外踝，廿三日肝及足，廿四日手阳明，廿五日足阳明，廿六日在胸，廿七日在膝，廿八日在阴，

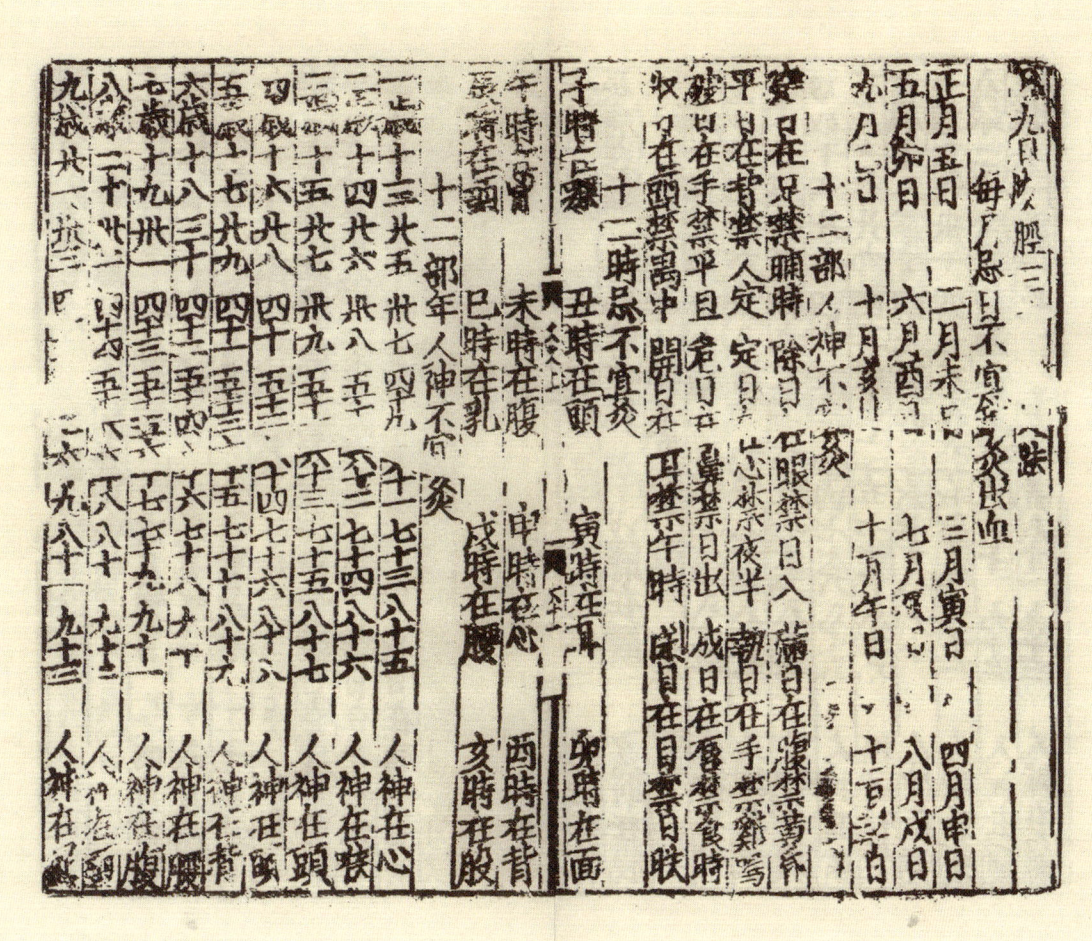

廿九日膝胫，三十日在足跗。

每月忌日不宜针灸出血

正月丑日，二月未日，三月寅日，四月申日，五月卯日，六月酉日，七月辰日，八月戌日，九月巳日，十月亥日，十一月午日，十二月子日。

十二部人神不宜灸

建日在足，禁晡时；除日在眼，禁日入；满日在腹，禁黄昏；平日在背，禁人定，定日在心，禁夜半；执日在手，禁鸡鸣；破日在口①，禁平旦；危日在鼻，禁日出；成日在唇，禁食时；收日在头，禁禺中；开日在耳，禁午时；闭日在目，禁日昳。

十二时忌不宜灸

子时在踝，丑时在头，寅时在耳，卯时在面，午时在胸，未时在腹，申时在心，酉时在背，辰时在项，巳时在乳，戌时在腰，亥时在股。

十二部年人神不宜灸

一岁：十三、廿五、卅七、四十九、六十一、七十三、八十五。人神在心。
二岁：十四、廿六、卅八、五十、六十二、七十四、八十六。人神在喉。
三岁：十五、廿七、卅九、五十一、六十三、七十五、八十七。人神在头。
四岁：十六、廿八、四十、五十二、六十四、七十六、八十八。人神在肩②。
五岁：十七、廿九、四十一、五十三、六十五、七十七、八十九。人神在背。
六岁：十八、三十、四十二、五十四、六十六、七十八、九十。人神在腰。
七岁：十九、卅一、四十三、五十五、六十七、七十九、九十一。人神在腹。
八岁：二十、卅二、四十四、五十六、六十八、八十、九十二。人神在项。
九岁：廿一、卅三、四十五、五十七、六十九、八十一、九十三。人神在足。

---

① 口：原作"手"，与上文"执日在手"重复，据《黄帝明堂灸经》卷上、《太平圣惠方》卷一〇〇引《明堂》改。

② 肩：原作"头"，与上条重复，据《外台秘要》卷三十九引《明堂》、《黄帝内经》卷上改。又，此字《千金要方》卷二十九、《太平圣惠方》卷一〇〇引《明堂》作"眉"。

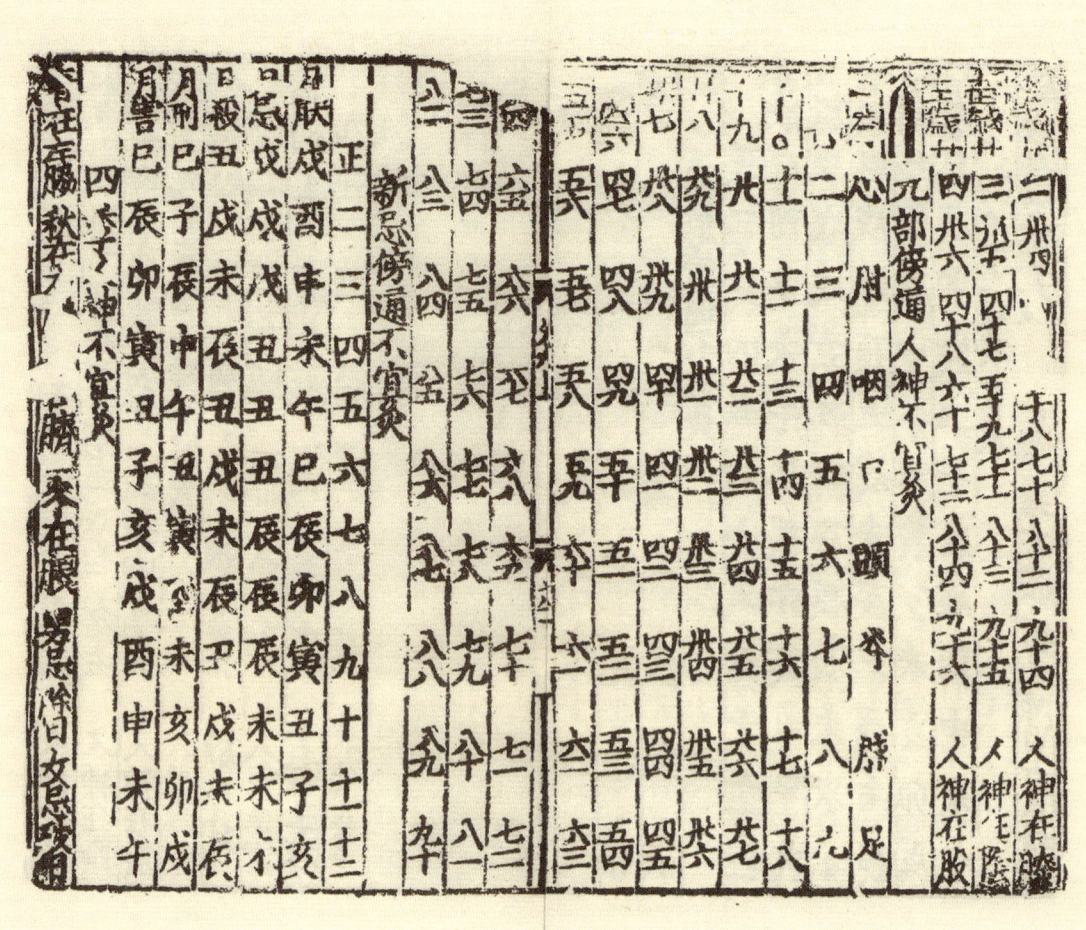

十岁：廿二、卅四、四十六、五十八、七十、八十二、九十四。人神在膝。
十一岁：廿三、卅五、四十七、五十九、七十一、八十三、九十五。人神在阴。
十二岁：廿四、卅六、四十八、六十、七十二、八十四、九十六。人神在股。

九部旁通人神不宜灸

脐	心	肘	咽	口	头	脊	膝	足
一	二	三	四	五	六	七	八	九
十	十一	十二	十三	十四	十五	十六	十七	十八
十九	二十	廿一	廿二	廿三	廿四	廿五	廿六	廿七
廿八	廿九	卅	卅一	卅二	卅三	卅四	卅五	卅六
卅七	卅八	卅九	四十	四一	四二	四三	四四	四五
四六	四七	四八	四九	五十	五一	五二	五三	五四
五五	五六	五七	五八	五九	六十	六一	六二	六三
六四	六五	六六	六七	六八	六九	七十	七一	七二
七三	七四	七五	七六	七七	七八	七九	八十	八一
八二	八三	八四	八五	八六	八七	八八	八九	九十

新忌旁通不宜灸

	正月厌忌	二月厌杀	三月月刑	四月月害	五月	六月	七月	八月	九月	十月	十一月	十二月
	戌巳	酉戌丑	申戌未辰	未丑辰卯	午丑戌寅	巳丑戌丑子	辰辰朱寅亥	卯辰辰酉戌	寅辰丑未申	丑未戌亥酉	子未卯未	亥未辰戌午

四季人神不宜灸

春在左胁，秋在右胁，夏在脐，冬在腰。男忌除日，女忌破日。

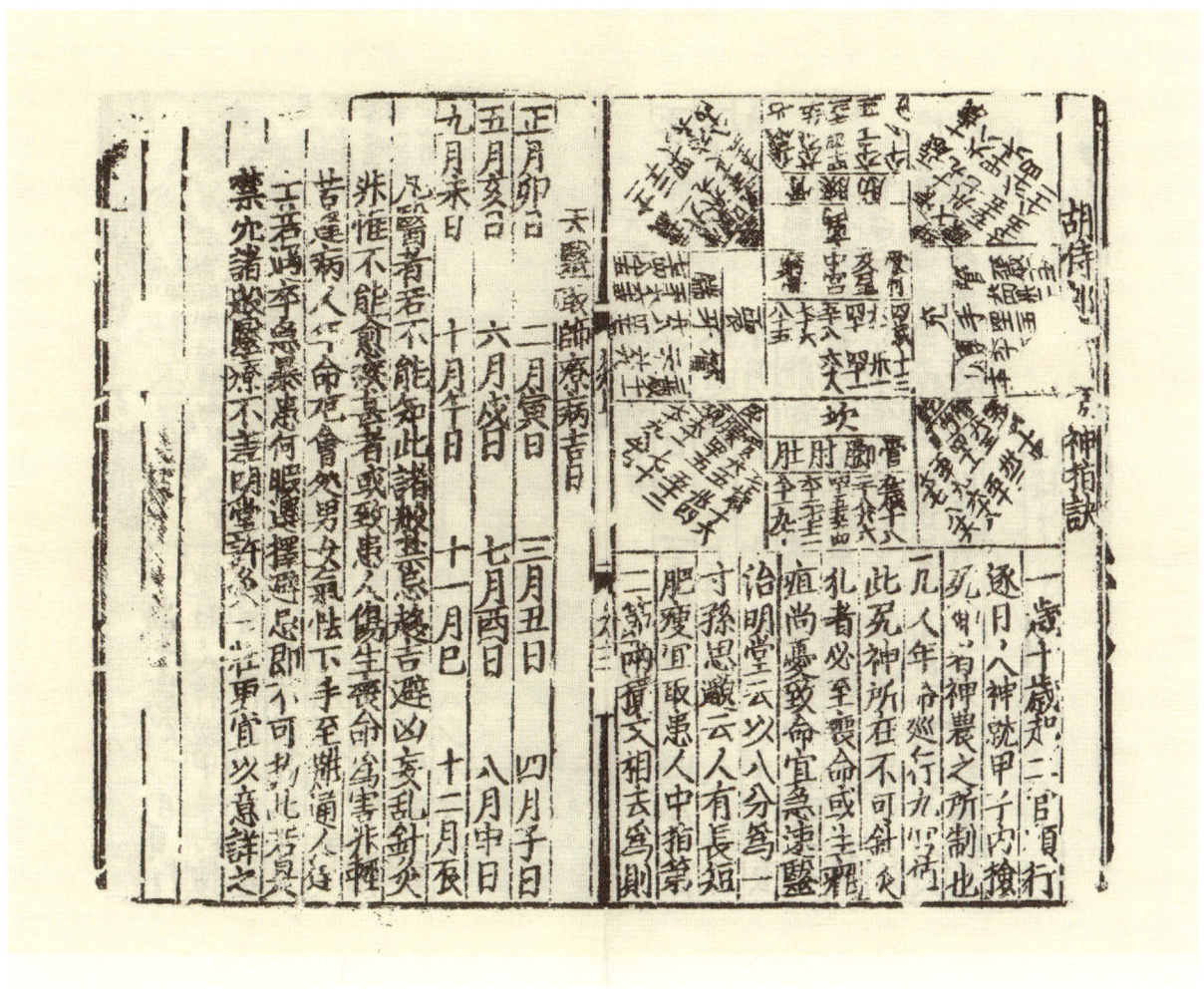

胡侍郎奏过尻神指诀（图见上）

一岁十岁起，二官顺行，逐日人神，就甲子内检尻神者，神农之所制也。凡人年命巡行九宫，值此尻神所在不可针灸。犯者必主丧命，或生痈疽，尚忧致命，宜急速医治。《明堂》云：以八分为一寸；孙思邈云：人有长短肥瘦，宜取患人中指第二节两横纹相去为则。

天医取师疗病吉日

正月卯日　二月寅日　三月丑日

四月子日　五月亥日　六月戌日

七月酉日　八月申日　九月未日

十月午日　十一月巳　十二月辰

凡医者，若不能知此诸般禁忌，趋吉避凶，妄乱针灸，非惟不能愈疾，甚至或致患人伤生丧命，为害非轻。若逢病人，年命厄会处，男女气怯，下手至难，通人达士，岂能拘此哉[1]！若遇卒急暴患，何暇选择避忌，即不可拘此。若是禁穴，诸般医疗不瘥，《明堂》许灸一壮至三壮。更宜以意详之。

---

① 岂能拘此哉：原无，据《黄帝明堂灸经》卷上、《太平圣惠方》卷一〇〇引《明堂》补。

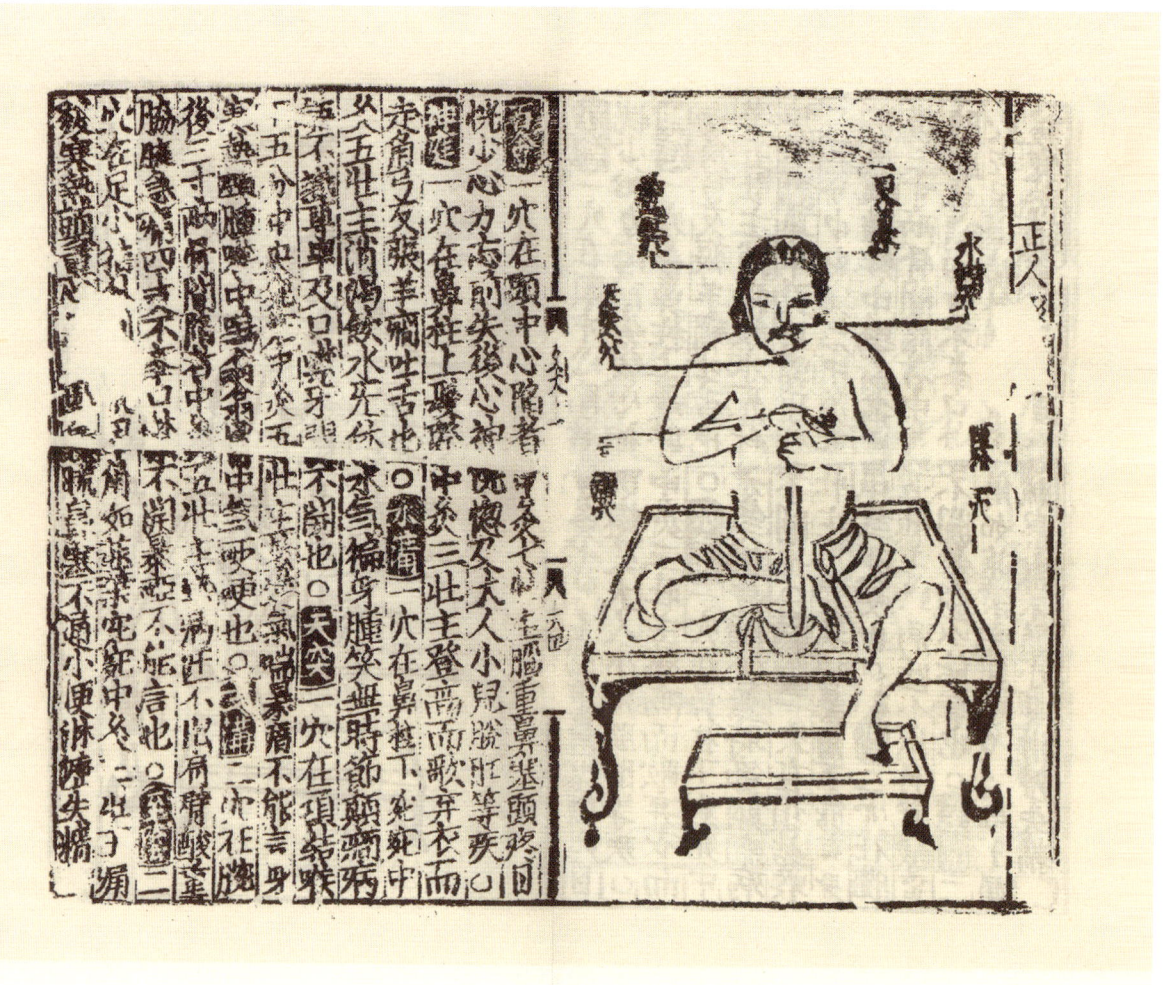

正人形第一（图见上）

百会一穴，在头中心陷者中。灸七壮。主脑重鼻塞，头疼目眩[1]，少心力，忘前失后，心神恍惚，及大人小儿脱肛等疾。

神庭一穴，在鼻柱上发际中。灸三壮。主登高而歌，弃衣而走，角弓反张，羊痫吐舌也。

水沟一穴，在鼻柱下宛宛中。灸五壮。主消渴饮水无休，水气遍身肿，笑无时节，颠痫病，语不识尊卑，及口噤，牙关不开也。

天突一穴，在项结喉下五分中央宛宛中。灸五壮。主咳逆气喘，暴喑不能言，身寒热颈肿，喉中鸣翕翕，胸中气哽哽也。

支沟二穴，在腕后三寸，两骨间陷者中。灸五壮。主热病汗不出，肩臂酸重，胁腋急痛，四肢不举，口噤不开，暴哑不能言也。

至阴二穴，在足小指外侧去爪甲角如韭叶宛宛中。灸三壮。主疟[2]发寒热，头重心烦，目翳䀮䀮鼻塞不通，小便淋沥失精。

---

①眩：原作"恍"，据《黄帝明堂灸经》卷上、《太平圣惠方》卷一〇〇引《明堂》改。
②疟：底本不清，据《黄帝明堂灸经》卷上、《太平圣惠方》卷一〇〇引《明堂》订正。

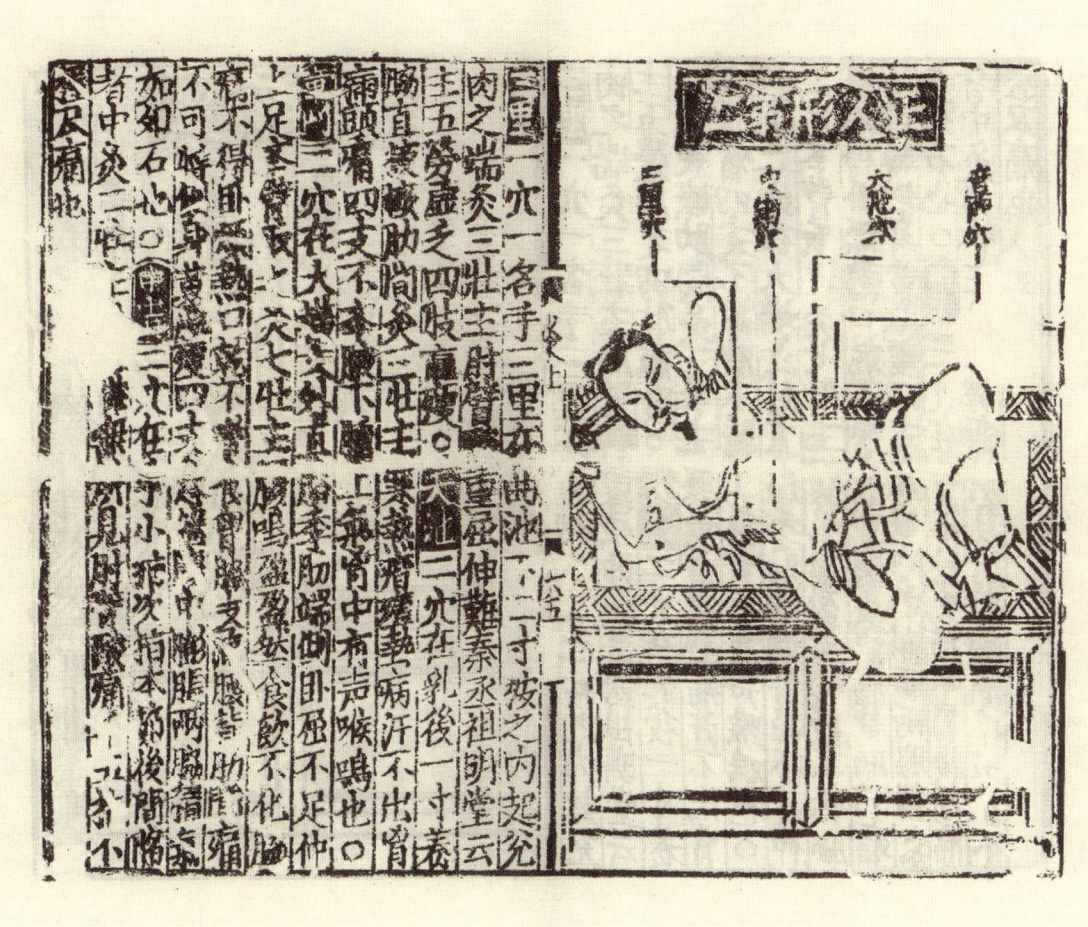

正人形第二（图见上）

三里二穴，一名手三里，在曲池下二寸，按之肉起，兑肉之端。灸三壮。主肘臂酸痛[1]，屈伸难。《秦承祖明堂》云：主五劳虚乏，四肢羸瘦。

天池二穴，在乳后一寸着胁，直腋撅胁间。灸三壮。主寒热痎疟，热病汗不出，胸满头痛，四肢不举，腋下肿，上气，胸中有声，喉鸣也。

章门二穴，在大横纹外，直脐季肋端，侧卧，屈上足，伸下足[2]，举臂取之，灸七壮。主肠鸣盈盈然，食饮不化，胁痛不得卧，烦热口干，不嗜食，胸胁支满，腰背肋间痛，不可转侧，身黄羸瘦，四肢怠倦，腹中膨胀，两胁积气如卵石也。

中渚二穴，在手小指次指本节后间陷者中。灸三[3]壮。主目眈眈无所见，肘臂酸痛，手五指小握，尽痛也。

---

[1] 痛：原作"重"，据《黄帝明堂灸经》卷上、《太平圣惠方》卷一〇〇引《明堂》改。
[2] 屈上足，伸下足：原作"屈不足，伸上足"，据《黄帝明堂灸经》卷上、《太平圣惠方》卷一〇〇引《明堂》改。
[3] 三：原作"二"，据《黄帝明堂灸经》卷上、《太平圣惠方》卷一〇〇引《明堂》改。

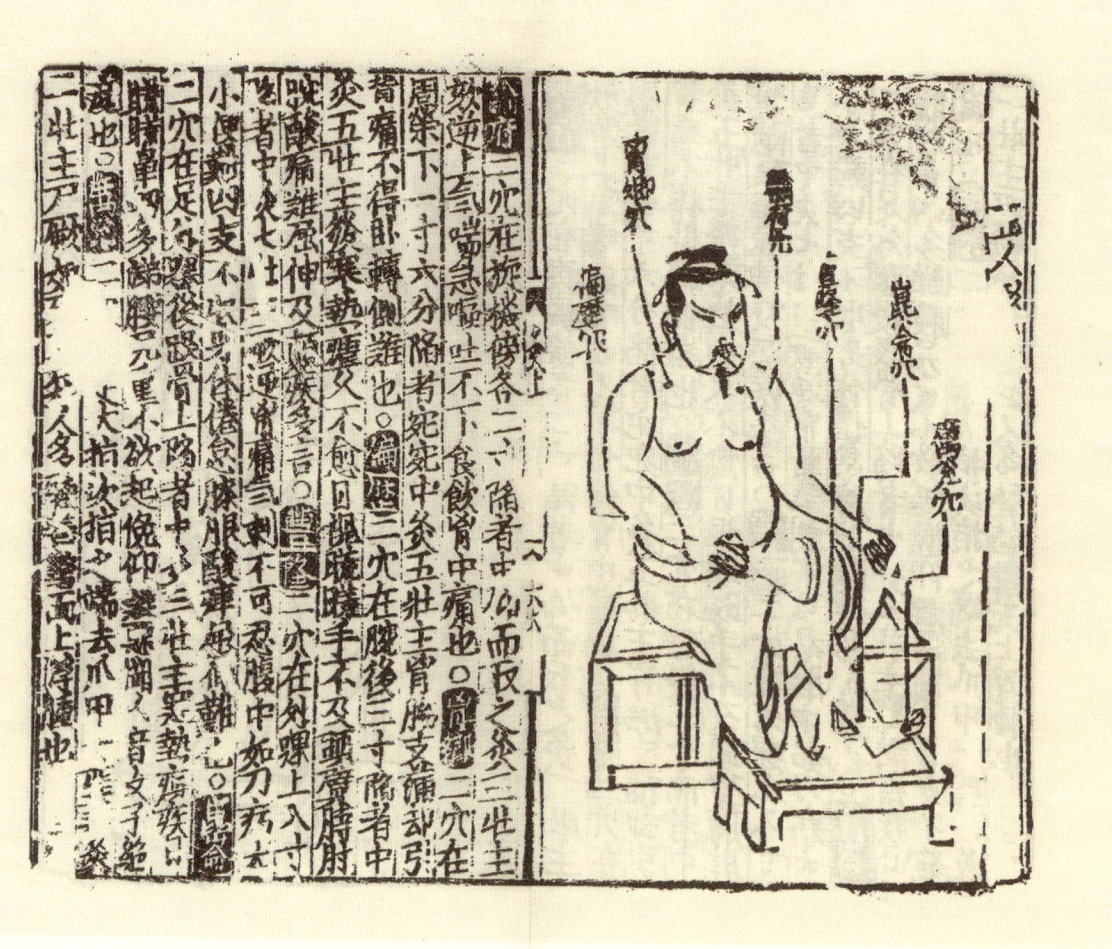

正人形第三（图见上）

俞府二穴，在璇玑旁各二寸陷者中，仰而取之。灸三壮。主咳逆上气喘急，呕吐，不下食饮，胸中痛也。

胸乡二穴，在周荣下一寸六分陷者宛宛中。灸五壮。主胸胁支满，却引背痛，不得卧，转侧难也。

偏历二穴，在腕后三寸陷者中。灸五壮。主发寒热，疟久不愈，目视䀮䀮，手不及头，臂膊肘腕酸痛，难屈伸，及颠疾多言。

丰隆二穴，在外踝上八寸陷者中。灸七壮。主厥逆胸痛，气刺不可忍，腹中如刀疗，大小便难，四肢不收，身体倦怠，膝腿酸痛，屈伸难也。

昆仑二穴，在足外踝后跟骨上陷者中。灸三壮。主寒热癫疾，目䀮䀮，鼻衄多涕，腰尻重，不欲起，俯仰难，恶闻人者，女子绝产也。

厉兑二穴，在足大指次指之端，去爪甲一韭叶。灸二壮，主尸厥如死，不知人，多睡善惊，面上浮肿也。

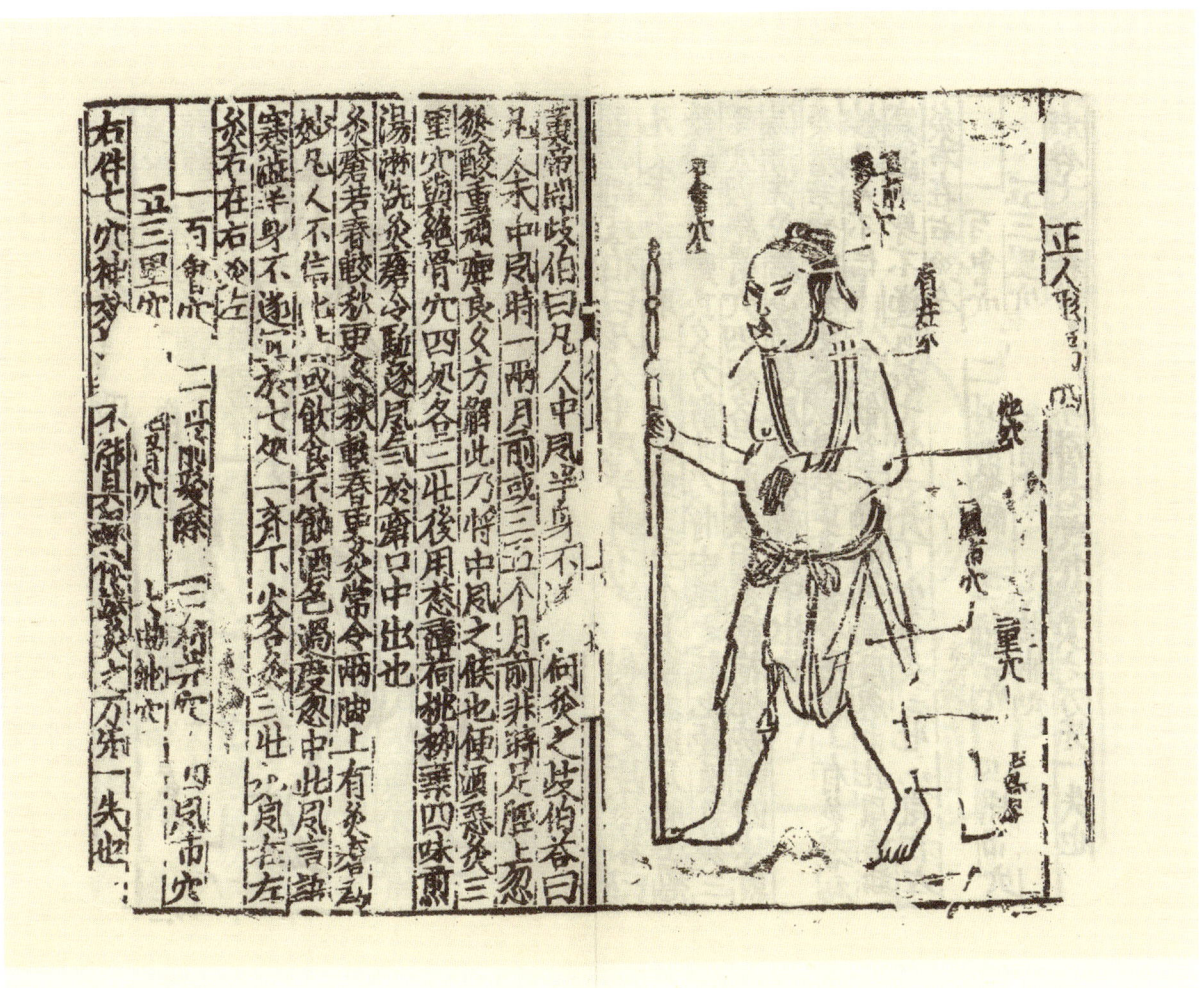

正人形第四（图见上）

黄帝问岐伯曰：凡人中风，半身不遂，如何灸之？岐伯答曰：凡人未中风时，一两月前，或三五个月前，非时，足胫上忽发酸重顽痹，良久方解，此乃将中风之候也。便须急灸三里穴与绝骨穴，四处各三壮。后用葱、薄荷、桃、柳叶四味煎汤，淋洗灸疮，令驱逐风气于疮口中出也。

灸疮：若春较，秋更灸；秋较，春更灸。常令两脚上有灸疮为妙。凡人不信此法，或饮食不节，酒色过度，忽中此风，言语謇涩，半身不遂，宜干七处一齐下火，各灸三壮。如风在左灸右，在右灸左。

一，百会穴　二，耳前发际　三，肩井穴　四，风市穴

五，三里穴　六，绝骨穴　七，曲池穴

上件七穴，神效极多，不能具录，依法灸之，万无一失也。

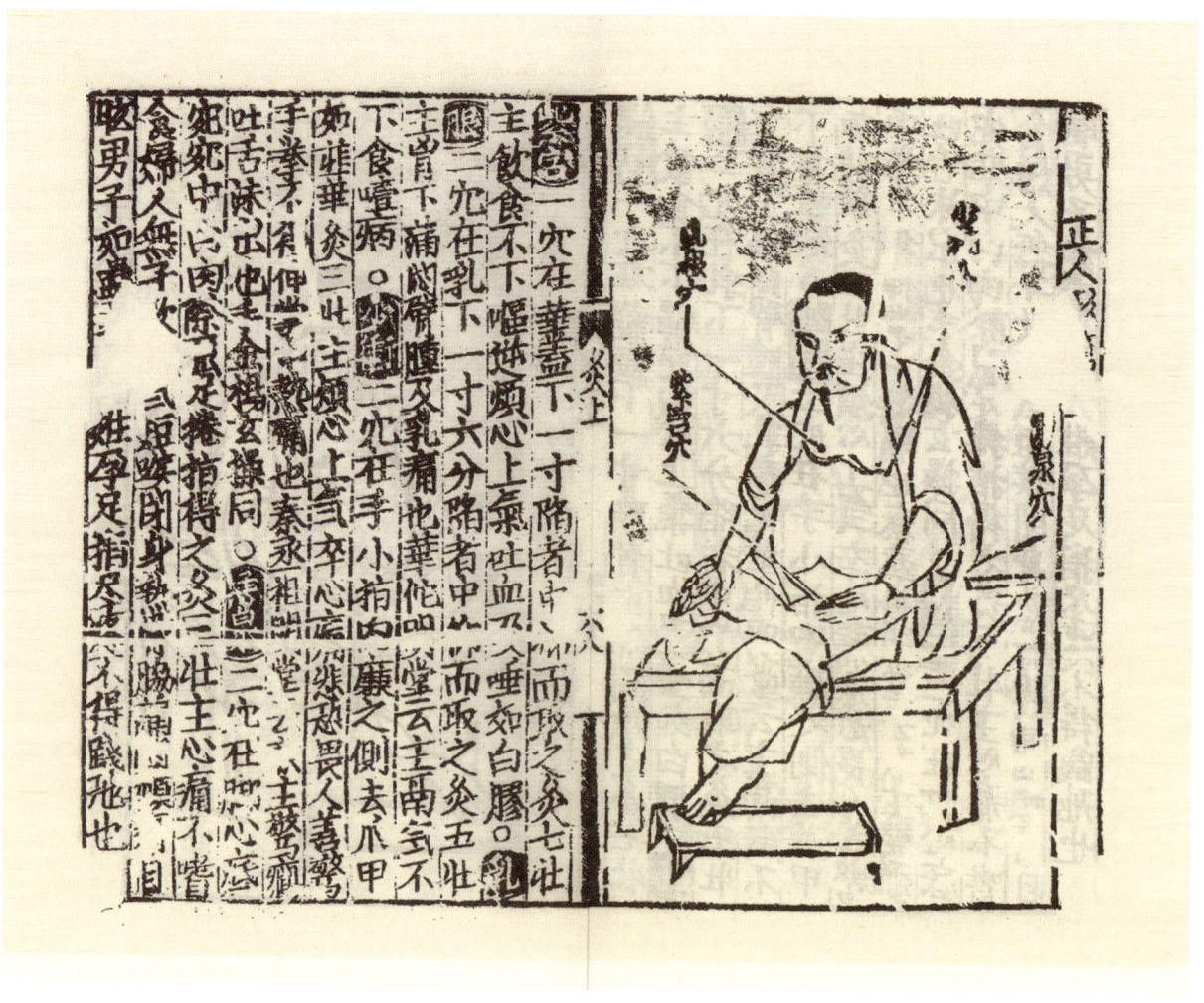

正人形第五（图见上）

紫宫一穴，在华盖下一寸陷者中，仰而取之。灸七壮。主饮食不下，呕逆烦心，上气吐血，及唾如白胶。

乳根二穴，在乳下一寸六分陷者中，仰而取之。灸五壮。主胸下满闷，臂肿及乳痛也。《华佗明堂》云：主膈气不下食，噎病。

少冲二穴，在手小指内廉之侧，去爪甲如韭叶。灸三壮。主烦心上气，卒心痛，悲恐畏人，善惊，手拳不得伸，掌中热痛也。《秦承祖明堂》云：兼主惊痫，吐舌沫出也。《千金》、杨玄操同。

涌泉二穴，在脚心底宛宛中，白肉际，屈足卷趾得之。灸三壮。主心痛，不嗜食，妇人无子，咳嗽气短，喉闭身热，胸胁满闷，头痛目眩，男子如蛊，女子如妊孕，足趾尽疼，不得践地也。

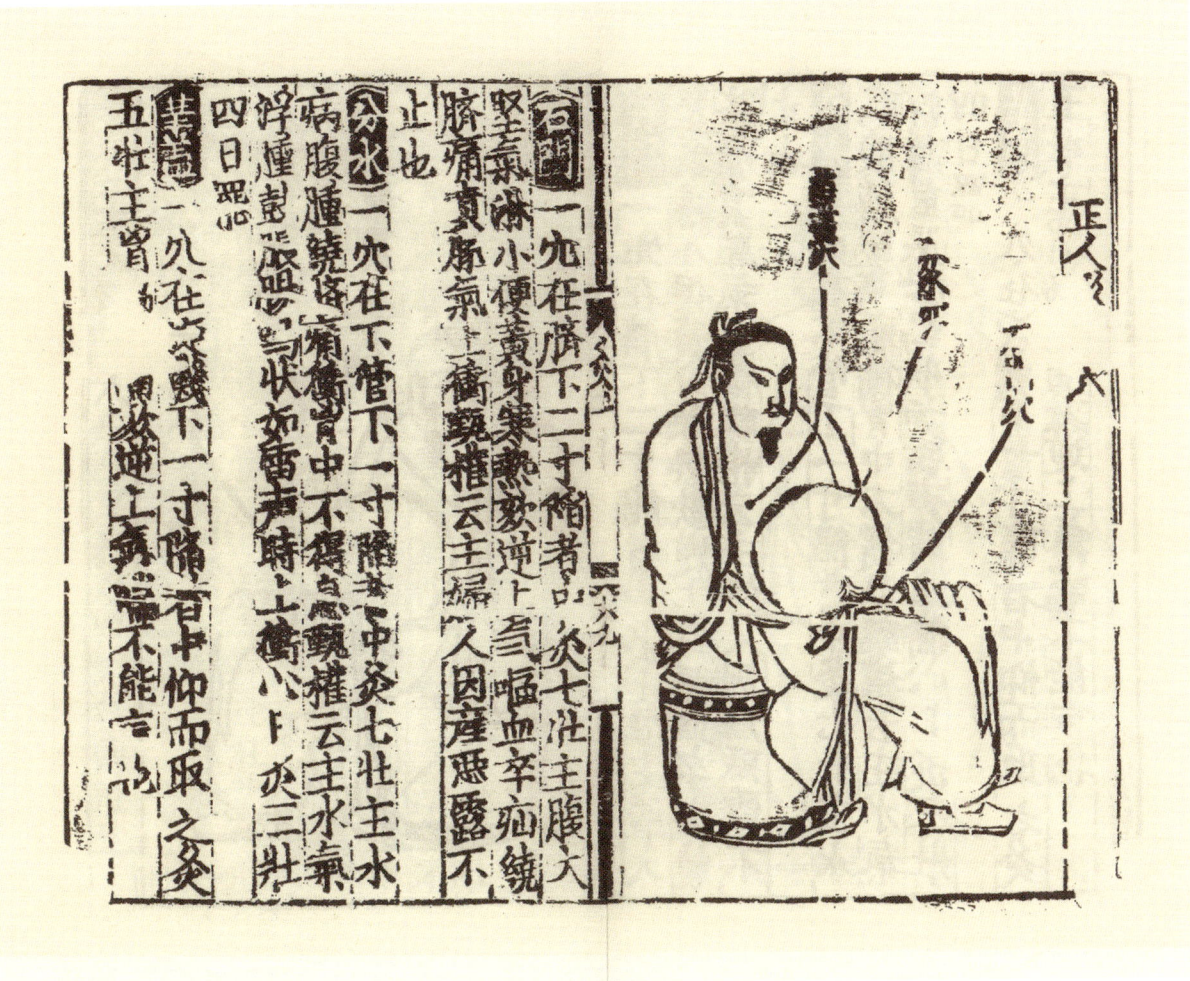

正人形第六（图见上）

石门一穴，在脐下二寸陷者中。灸七壮。主腹大坚，气淋，小便黄，身寒热，咳逆上气，呕血，卒疝绕脐痛，贲豚气上冲。甄权云：主妇人因产恶露不止也。

分水一穴，在下管下一寸陷者中。灸七壮。主水病腹肿，绕脐痛冲胸中，不得息。甄权云：主水气浮肿鼓胀肠鸣，状如雷声，时上冲心。日灸七壮，四日罢[1]。

华盖一穴，在璇玑下一寸陷者中，仰而取之。灸五壮。主胸胁支满，咳逆上气，喘不能言也。

---

[1] 日灸七壮，四日罢：原作"日灸三壮"，据《外台秘要》卷三十九引《明堂》、《黄帝明堂灸经》卷上、《太平圣惠方》卷一〇〇引《明堂》、《普济方》卷四一三改。"四日罢"，《外台秘要》卷三十九引《明堂》、《普济方》卷四一三作"四百壮罢"；《黄帝明堂灸经》卷上、《太平圣惠方》卷一〇〇引《明堂》作"四百罢"。

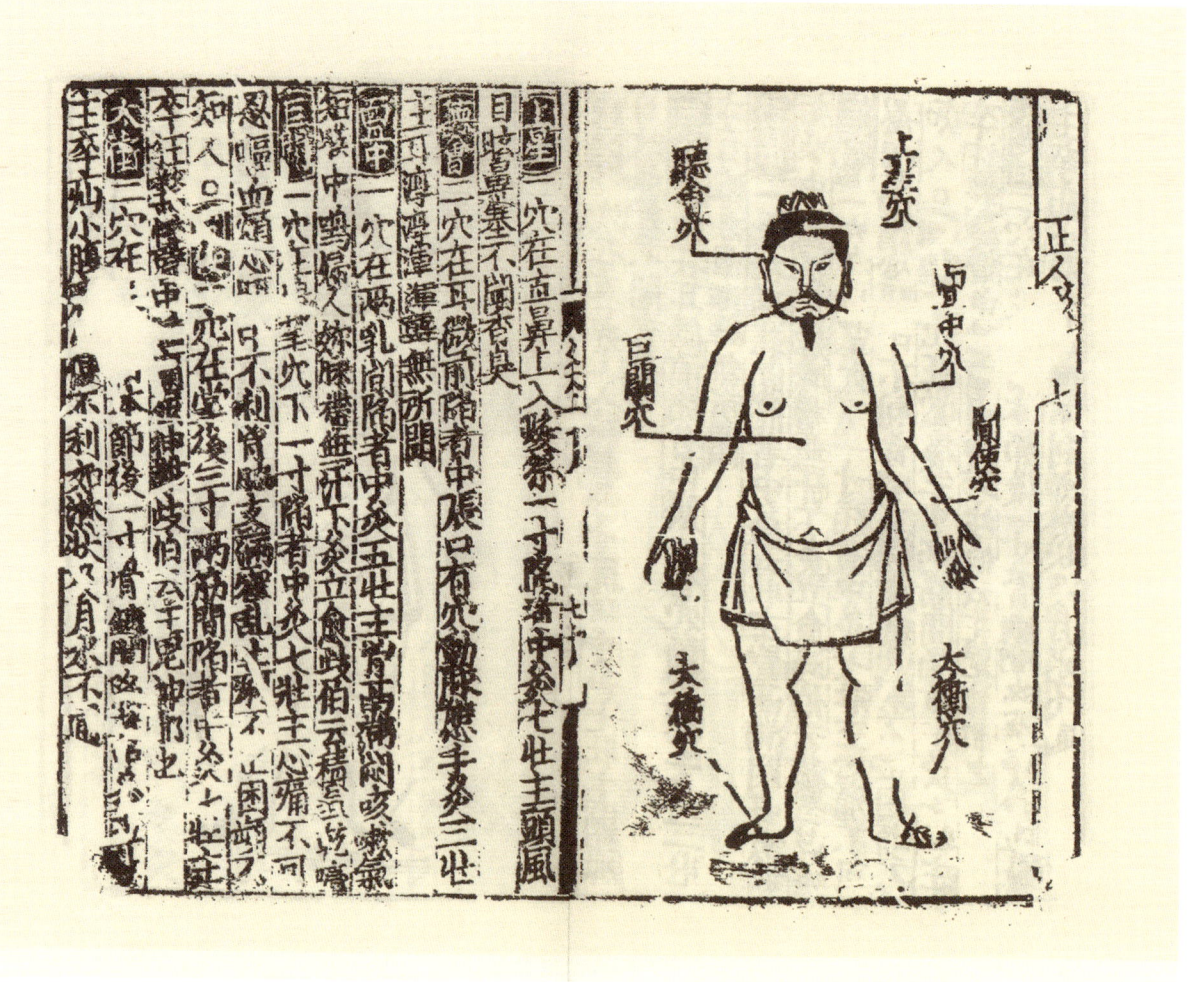

正人形第七（图见上）

上星一穴，在直鼻上入发际一寸陷者中。灸七壮。主头风目眩，鼻塞不闻香臭。

听会二穴，在耳微前陷者中，张口有穴动脉应手。灸三壮。主耳淳淳浑浑，聋无所闻。

膻中一穴，在两乳间陷者中。灸五壮，主胸膈满闷，咳嗽气短，喉中鸣，妇人奶脉滞，无汗，下灸立愈。岐伯云：积气干噎。

巨阙一穴，在鸠尾穴下一寸陷者中。灸七壮。主心痛不可忍，呕血烦心，膈中不利，胸胁支满，霍乱吐痢不止，困顿不知人。

间使二穴，在掌后三寸两筋间陷者中。灸七壮。主卒狂惊悸，臂中肿痛，屈伸难。岐伯云：主鬼神邪也。

太冲二穴，在足大趾本节后二寸，骨罅间陷者中。灸五壮。主卒疝，小腹痛，小便不利如淋状，及月水不通。

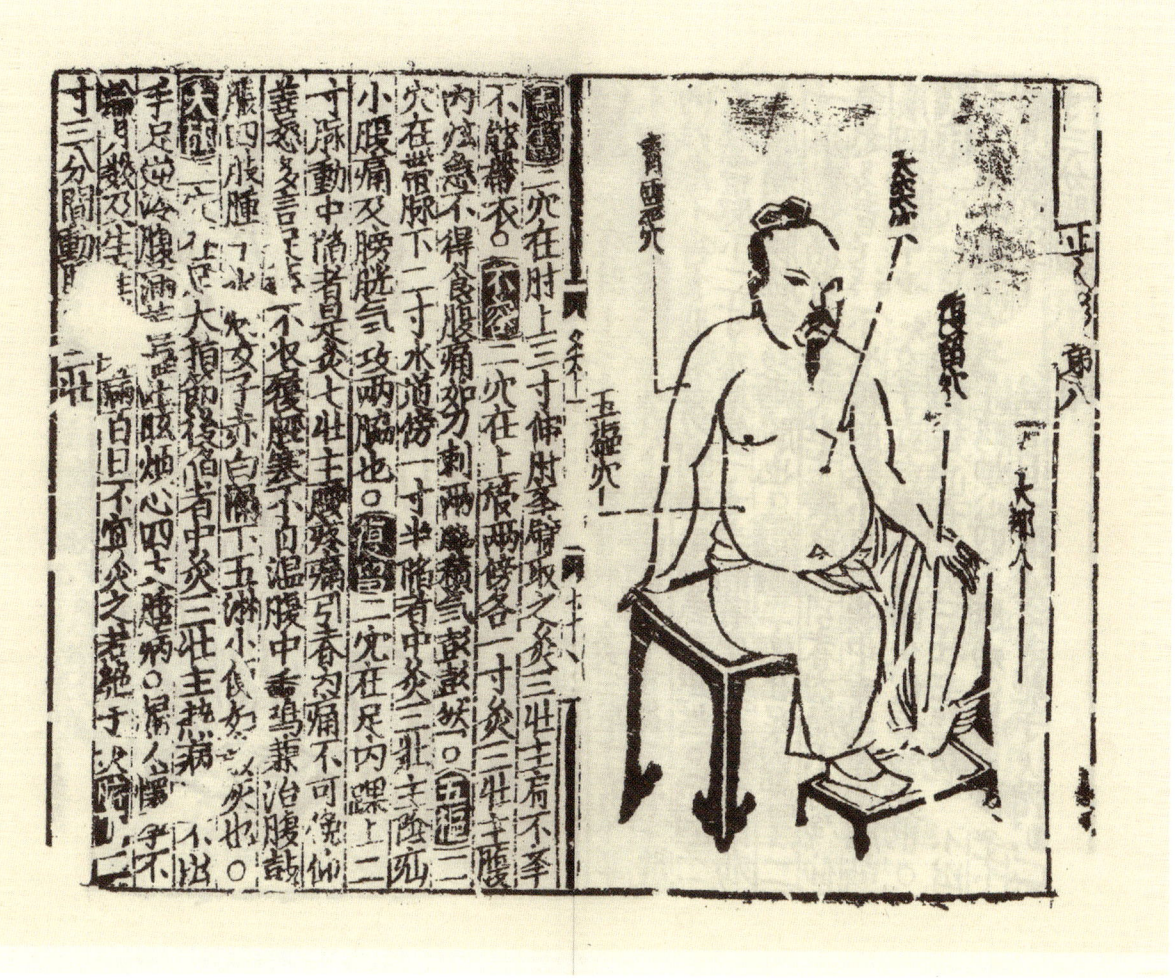

正人形第八（图见上）

青灵二穴，在肘上三寸，伸肘举臂取之。灸三壮。主肩不举，不能带衣。

不容二穴，在上管两旁各一寸。灸三壮。主腹内弦急，不得食，腹痛如刀刺，两胁积气彭彭然。

五枢二穴，在带脉下二寸，水道旁一寸半陷者中。灸三壮。主阴疝，小腹痛，及膀胱气攻两胁也。

复留二穴，在足内踝上二寸，动脉中陷者是。灸七壮。主腰疼痛引脊内，痛不可俯仰。善怒多言，足痿不收履，胫寒不自温，腹中雷鸣，兼治腹鼓胀，四肢肿，十水病，女子赤白漏下，五淋，小便如散灰也。

大都二穴，在足大趾节后陷者中。灸三壮。主热病汗不出，手足逆冷，腹满，善呕吐，眩，烦心，四肢肿病。

妇人怀孕，不论月数，及生产后未满百日，不宜灸之。若绝子，灸脐下二寸三分间动脉中三壮。

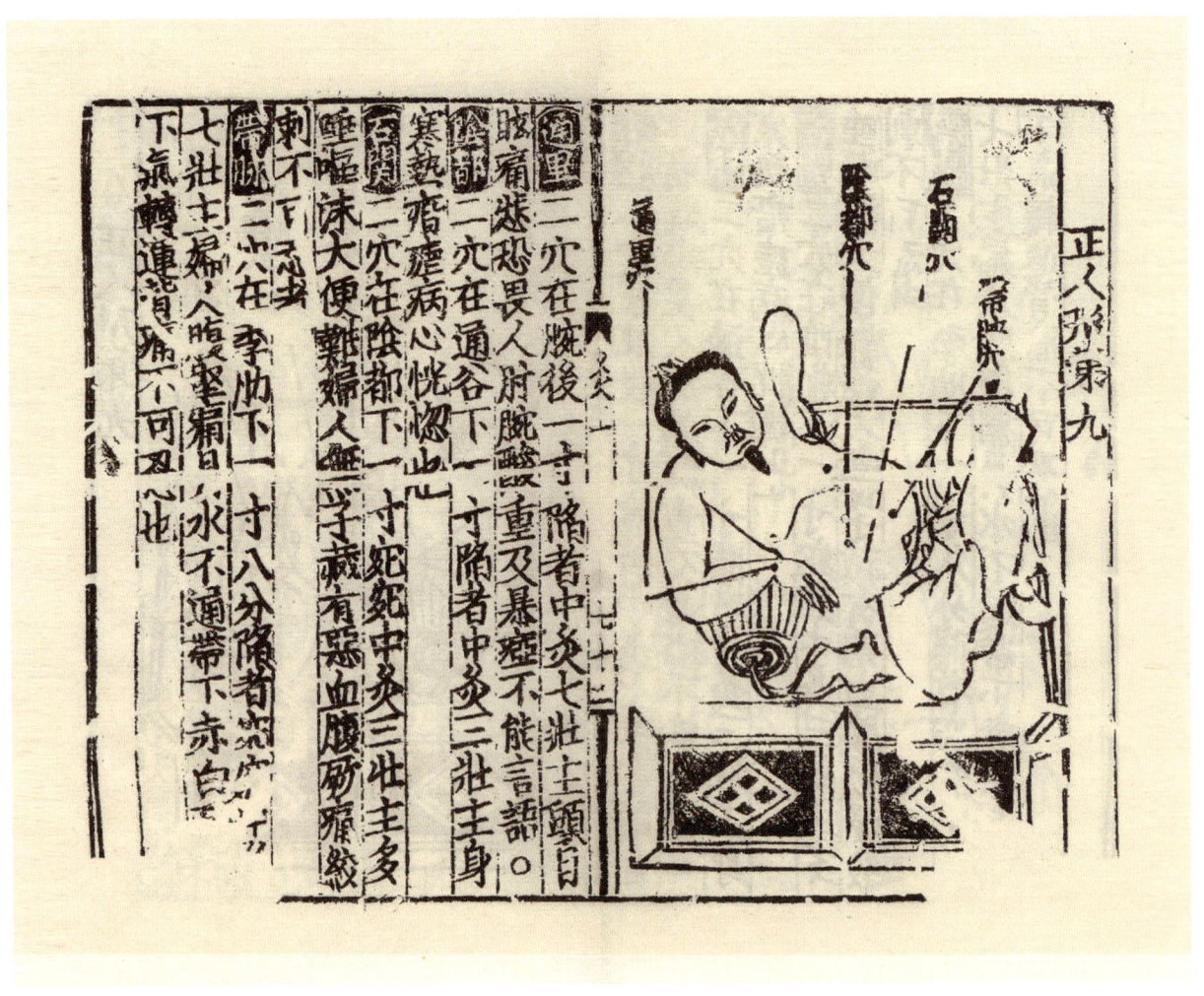

正人形第九（图见上）

通里二穴，在腕后一寸陷者中。灸七壮。主头目眩痛，悲恐畏人，肘腕酸重，及暴哑不能言语。

阴都二穴，在通谷下一寸陷者中。灸三壮。主身寒热，痎疟，病心恍惚也。

石关二穴，在阴都下一寸宛宛中。灸三壮。主多唾呕沫，大便难，妇人无子，脏有恶血，腹厥痛，绞刺不可忍者。

带脉二穴，在季肋下一寸八分陷者宛宛中。灸七壮。主妇人腹坚痛，月水不通，带下赤白，两胁下气，转运背痛，不可忍也。

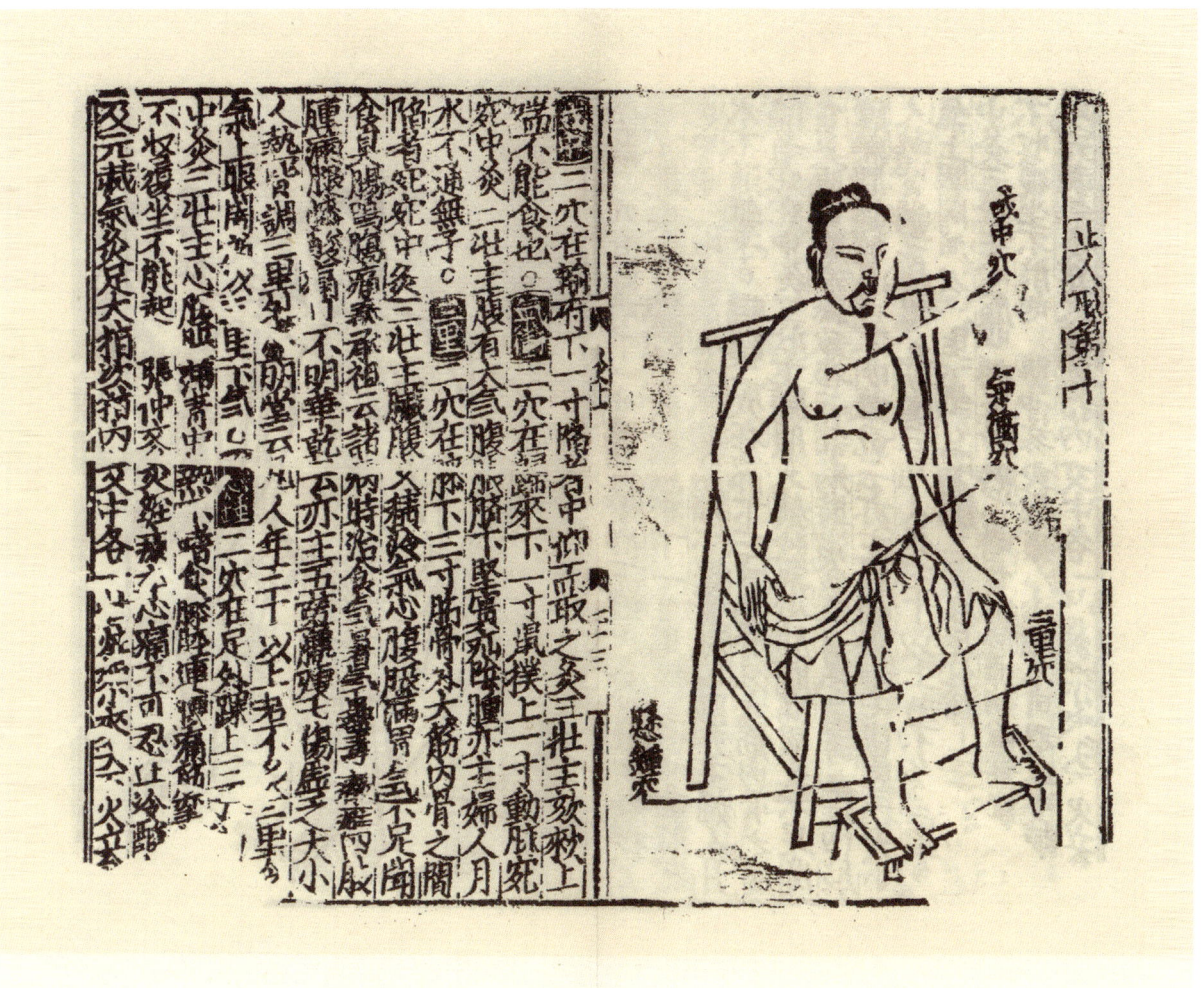

正人形第十（图见上）

彧中二穴，在输府下一寸陷者中，仰而取之。灸三壮。主咳嗽上喘，不能食也。

气冲二穴，在归来下一寸，鼠鼷上一寸动脉宛宛中。灸五[1]壮。主腹有大气，腹胀脐下坚，㿉疝阴肿，亦主妇人月水不通，无子。

三里二穴，在膝下三寸，胻骨外，大筋内，筋[2]骨之间陷者宛宛中。灸三壮。主脏腹久积冷气，心腹胀满，胃气不足，闻食臭，肠鸣腹痛。秦承祖云：诸病皆治，食气暑气，蛊毒癥癖，四肢肿满，腿膝酸痛，目不明。华佗云：亦主五劳羸瘦，七伤虚乏，大小人热，皆调三里。《外台明堂》云：凡人年三十以上，若不灸三里，令气上眼暗，所以三里下气。

悬钟二穴，在足外踝上三寸动脉中。灸三壮。主心腹胀满，胃中热，不嗜食，膝胫连腰痛，筋挛急，足不收履，坐不能起。

《张文仲灸经》：疗病卒心痛不可忍，吐冷酸绿水，及元脏气。灸足大趾次趾内横[3]纹中，各灸一壮，炷如小麦大，下火立愈。

---

[1] 五：原作"三"，据《黄帝明堂灸经》卷上、《太平圣惠方》卷一〇〇引《明堂》改。
[2] 筋：原无，据《黄帝明堂灸经》卷上、《太平圣惠方》卷一〇〇引《明堂》补。
[3] 横：原无，据《黄帝明堂灸经》卷上、《太平圣惠方》卷一〇〇引《明堂》补。

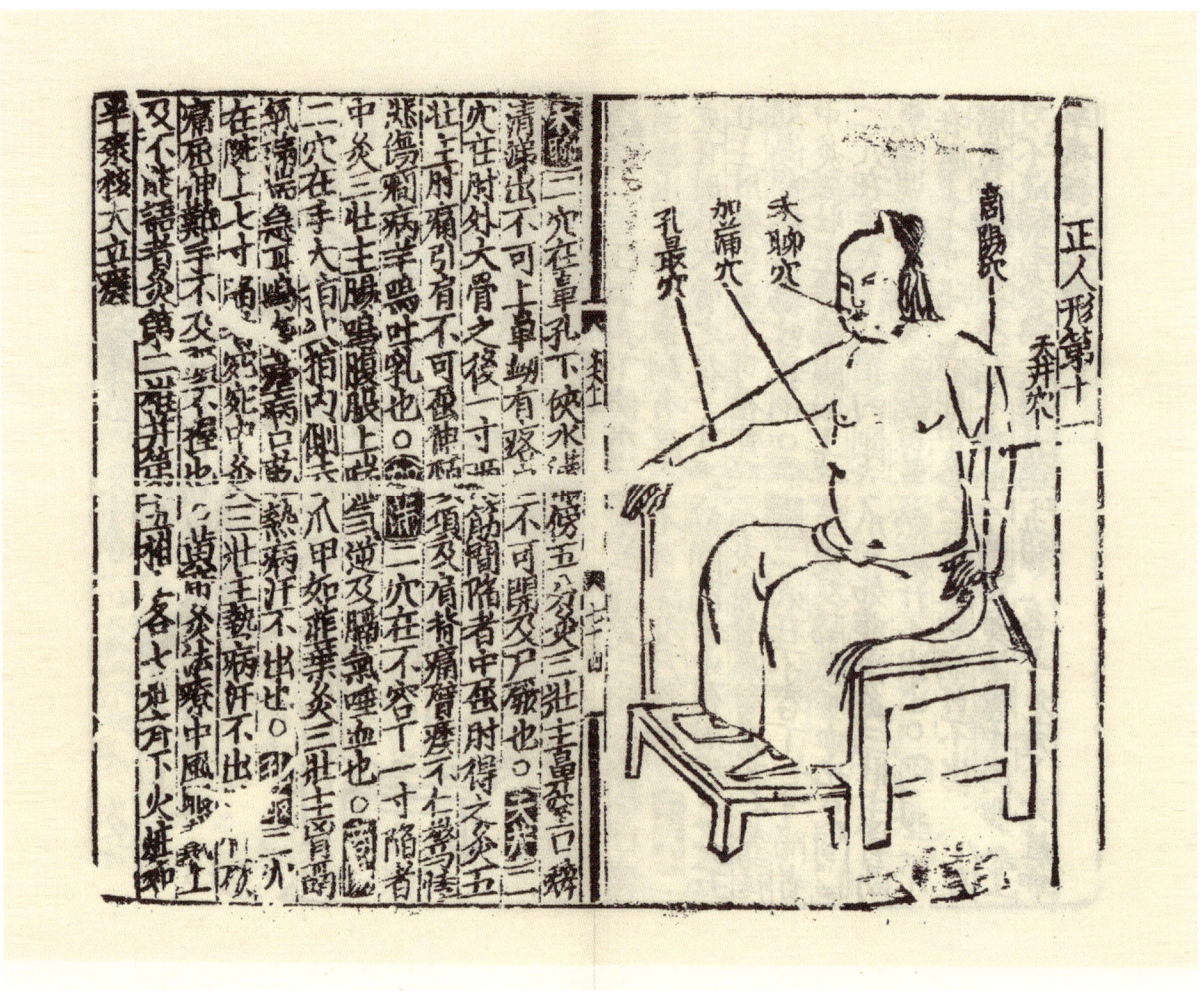

正人形第十一（图见上）

禾髎二穴，在鼻孔下侠水沟旁五分。灸三壮。主鼻窒口癖，清涕出不可止，鼻衄有疮，口不可开，及尸厥也。

天井二穴，在肘外大骨之后一寸两筋间陷者中，屈肘得之。灸五壮。主肘痛引肩，不可屈伸，颈项及肩背痛，臂痿不仁，惊悸悲伤，痫病羊鸣吐舌①也。

承满二穴，在不容下一寸陷者中。灸三壮。主肠鸣腹胀，上喘气逆，及膈气唾血也。

商阳二穴，在手大指次指内侧，去爪甲如韭叶。灸三壮。主胸膈气满，喘急，耳鸣聋，疟病口干，热病汗不出也。

孔最二穴，在腕上七寸陷者宛宛中，灸三壮。主热病汗不出，肘臂厥痛，屈伸难，手不及头，不握也。

《黄帝灸法》：疗中风，眼戴上及不能语者，灸第二椎并第五椎上，各七壮，齐下火炷如半枣核大，立瘥。

---

①吐舌：原作"吐乳"，据《黄帝明堂灸经》卷上改。

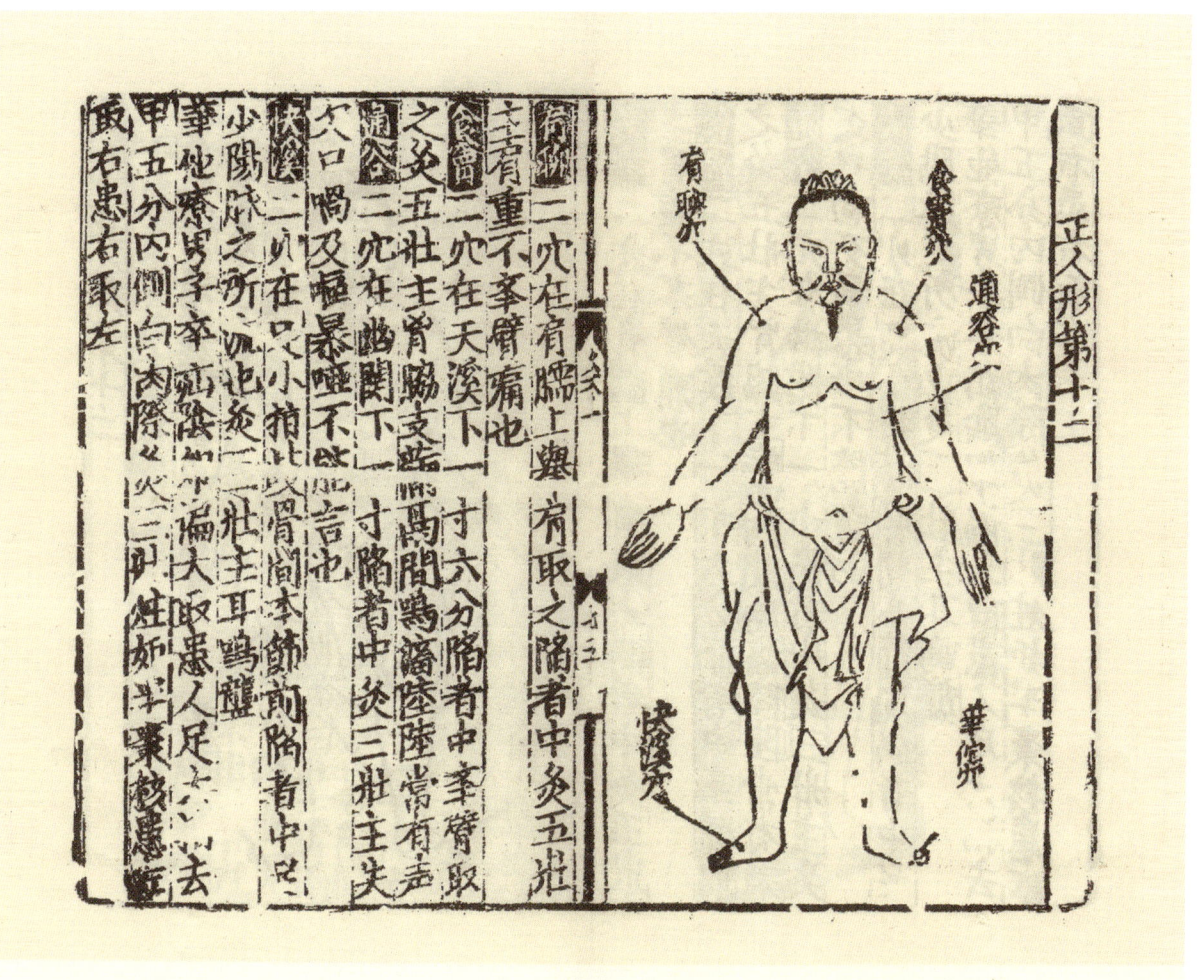

正人形第十二（图见上）

肩髎二穴，在肩髃上，举肩取之陷者中。灸五壮。主肩重不举，臂痛也。

食窦二穴，在天溪下一寸六分陷者中，举臂取之。灸五壮。主胸胁支满，膈间鸣濯濯陆陆常有声。

通谷二穴，在幽门下一寸陷者中，灸三壮，主失欠，口㖞及呕，暴哑不能言也。

侠溪二穴，在足小趾岐骨间本节前陷者中，足少阳脉之所流也。灸三壮。主耳鸣聋。

华佗疗男子卒疝，阴卵偏大，取患人足大趾，去甲五分，内侧白肉际，灸三壮，炷如半枣核大。患左取右，患右取左。

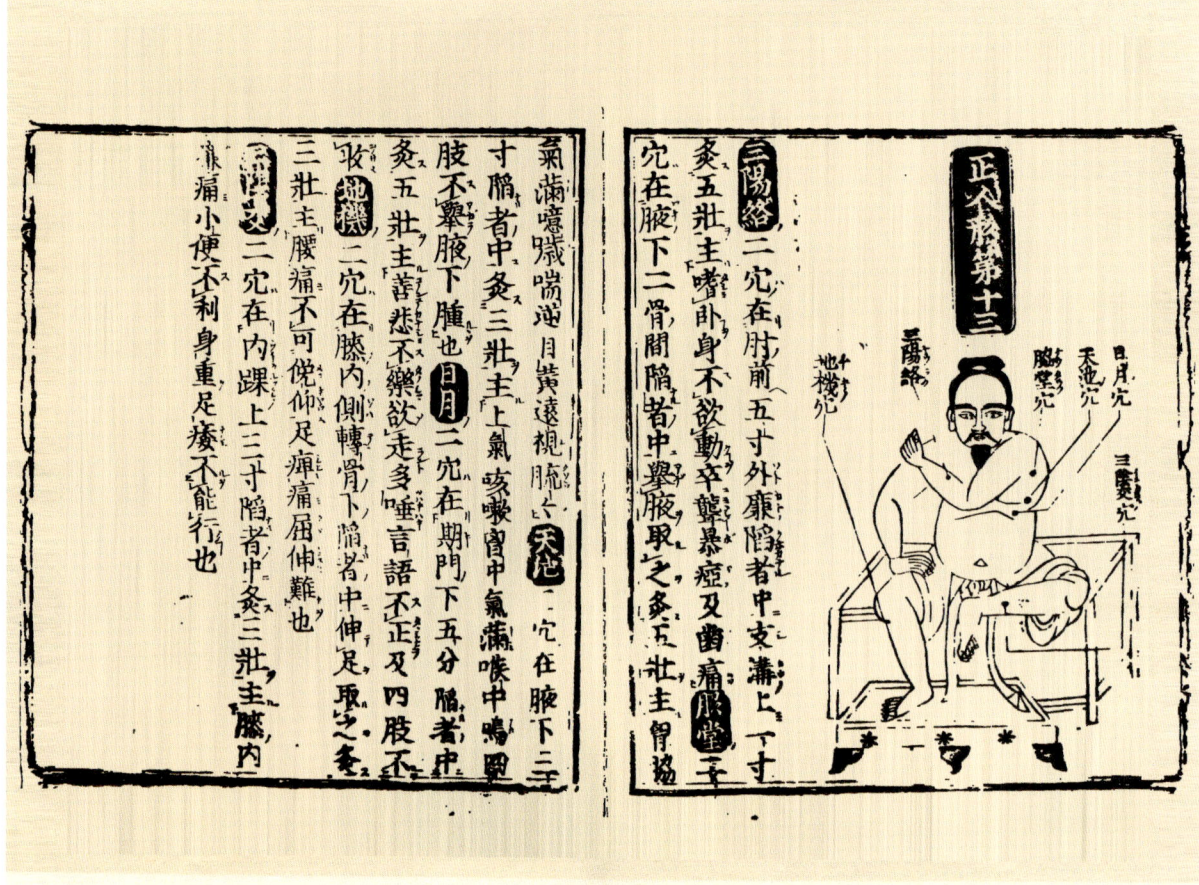

正人形第十三①（图见上）

三阳络二穴，在肘前五寸外廉陷者中，支沟上一寸，灸五壮。主嗜卧，身不欲动，卒聋暴哑，及齿痛。

胁堂二穴，在腋下二骨间陷者中，举腋取之，灸五壮。主胸胁气满，噫哕喘逆，目黄，远视䀮䀮。

天池二穴，在腋下三寸陷者中，灸三壮。主上气咳嗽，胸中气满，喉中鸣，四肢不举，腋下肿也。

日月二穴，在期门下五分陷者中，灸五壮。主善悲不乐，欲走多唾，言语不正，及四肢不收。

地机二穴，在膝内侧转骨下陷者中，伸足取之，灸三壮。主腰痛不可俯仰，足痹痛，屈伸难也。

三阴交二穴，在内踝上三寸陷者中，灸三壮。主膝内廉痛，小便不利，身重足痿，不能行也。

---

① 正人形第十三：底本阙本页，据日本仿元至大四年（1311）燕山活济堂刊本补图。以下阙图者同此补，不另出注。

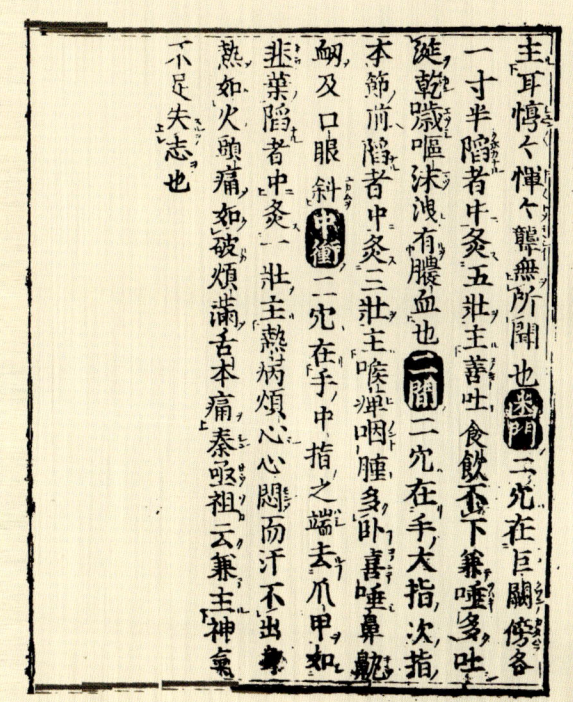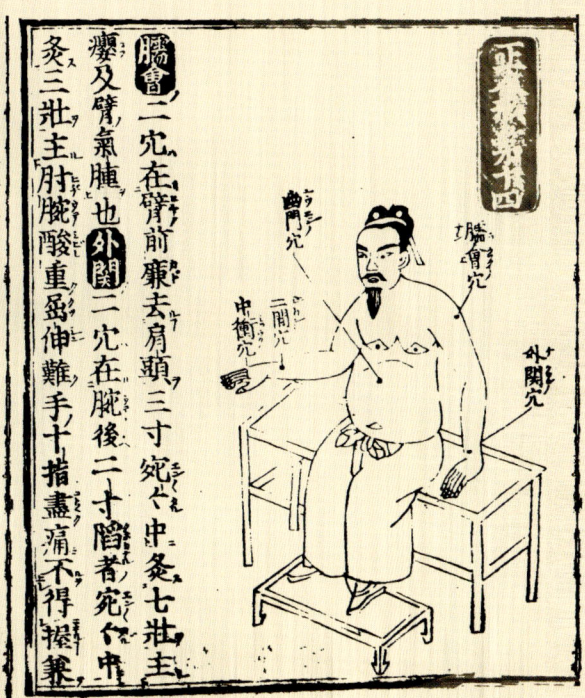

正人形第十四（图见上）

臑会二穴，在臂前廉去肩头三寸宛宛中，灸七壮。主瘿及臂气肿也。

外关二穴，在腕后二寸陷者宛宛中，灸三壮。主肘腕酸重，屈伸难，手十指尽痛，不得握，兼主耳惇惇浑浑，聋无所闻也。

幽门二穴，在巨阙旁各一寸半陷者中，灸五壮。主善吐，食饮不下，兼唾多吐涎，干哕，呕沫，泄有脓血也。

二间二穴，在手大指次指本节前陷者中，灸三壮。主喉痹咽肿，多卧喜唾，鼻衄，及口眼斜。

中冲二穴，在手中指之端，去爪甲如韭叶陷者中，灸一壮。主热病烦心，心闷而汗不出，身热如火，头痛如破，烦满，舌本痛。秦承祖云：兼主神气不足，失志也。

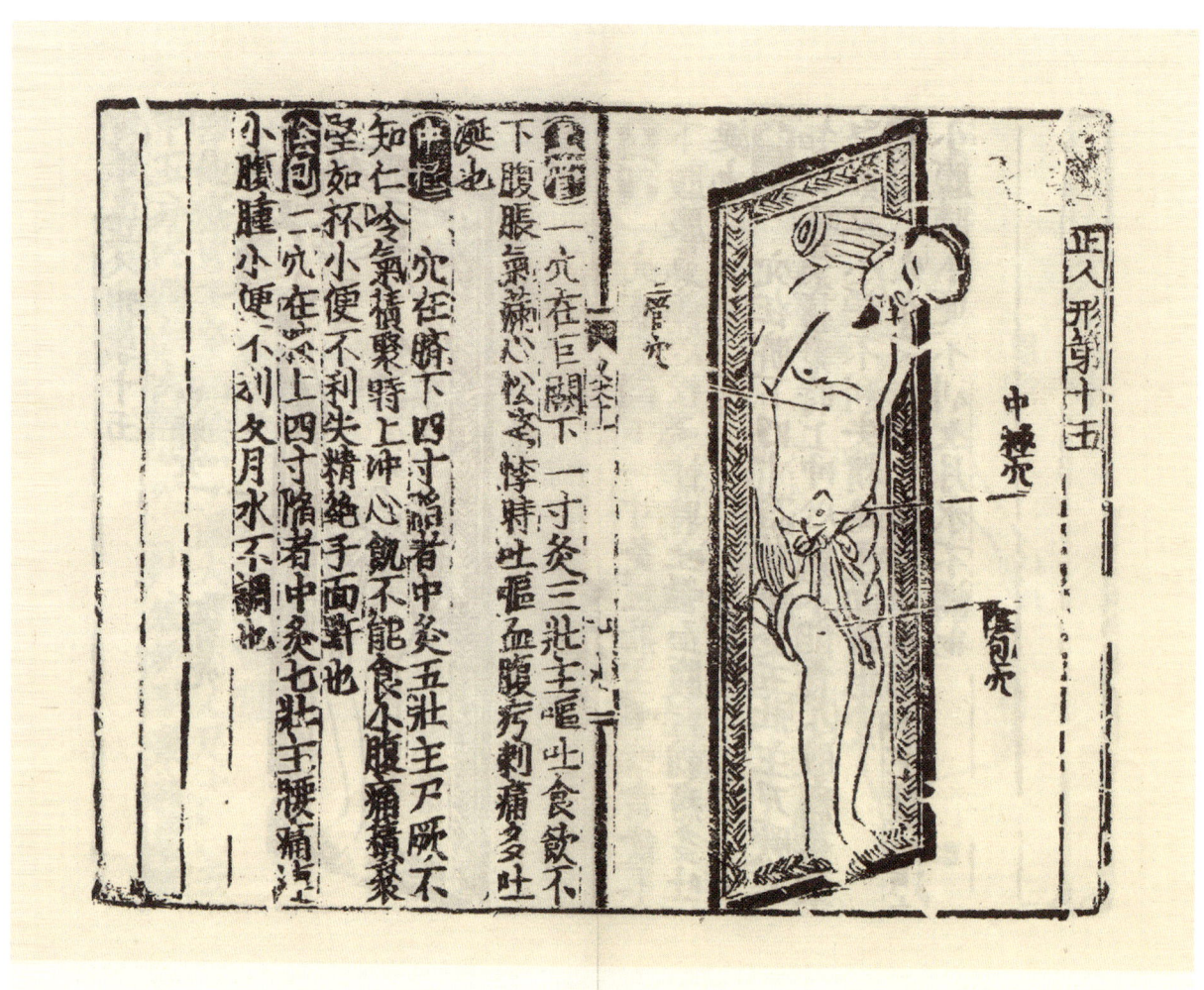

正人形第十五（图见上）

上管一穴，在巨阙下一寸，灸三壮。主呕吐，食饮不下，腹胀气满，心忪惊悸，时吐呕血，腹疠刺痛，痰多吐涎也。

中极一穴，在脐下四寸陷者中，灸五壮。主尸厥不知人，冷气积聚，时上冲心，饥不能食，小腹痛，积聚坚如石①，小便不利，失精绝子，面黚也。

阴包二穴，在膝上四寸陷者中，灸七壮。主腰痛连小腹肿，小便不利，及月水不调也。

---

① 石：原作"杯"，据《黄帝明堂灸经》卷上改。

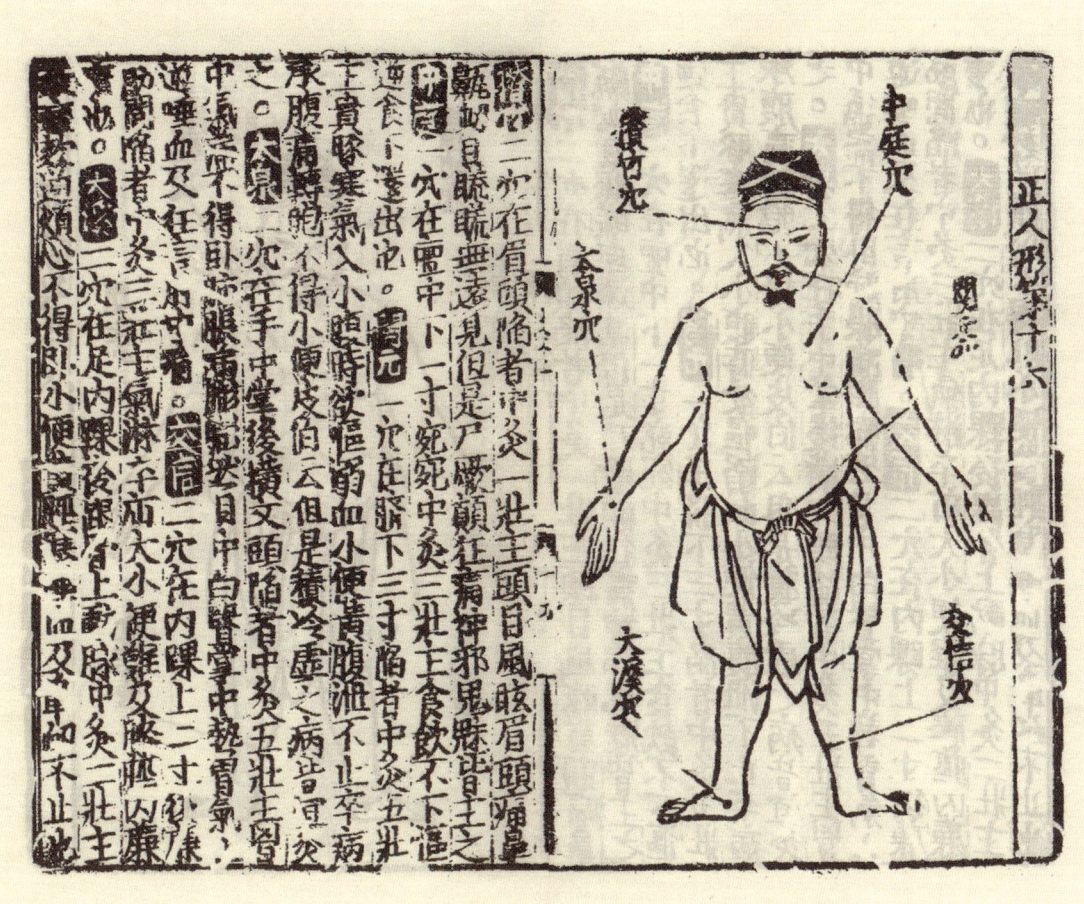

正人形第十六（图见上）

攒竹二穴，在眉头陷者中，灸一壮。主头目风眩，眉头痛，鼻衄衃，目眽眽无远见，但是尸厥，癫狂病，神邪鬼魅，皆主之。

中庭一穴，在膻中下一寸宛宛中。灸三壮。主食饮不下，呕逆，食下还出也。

关元一穴，在脐下三寸陷者中。灸五壮。主贲豚，寒气入小腹，时欲呕，溺血，小便黄，腹泄不止，卒疝①，小腹痛，转胞，不得小便。岐伯云：但是积冷虚乏病，皆宜灸之。

太泉二穴，在手中掌后横纹头陷者中。灸五壮。主胸中气满，不得卧，肺胀满膨膨然，目中白翳，掌中热，胃气上逆，唾血及狂言，肘中痛。

交信二穴，在内踝上二寸后廉筋间陷者中。灸三壮。主气淋，卒疝，大小便难，及膝胫内廉痛也。

太溪二穴，在足内踝后跟骨上动脉中。灸三②壮。主痎疟咳逆，烦心不得卧，小便黄，足胫寒，唾血及鼻衄不止也。

---

①疝：原作"病"，据《黄帝明堂灸经》卷上、《太平圣惠方》卷一〇〇引《明堂》改。
②三：原作"二"，据《黄帝明堂灸经》卷上、《太平圣惠方》卷一〇〇引《明堂》补。

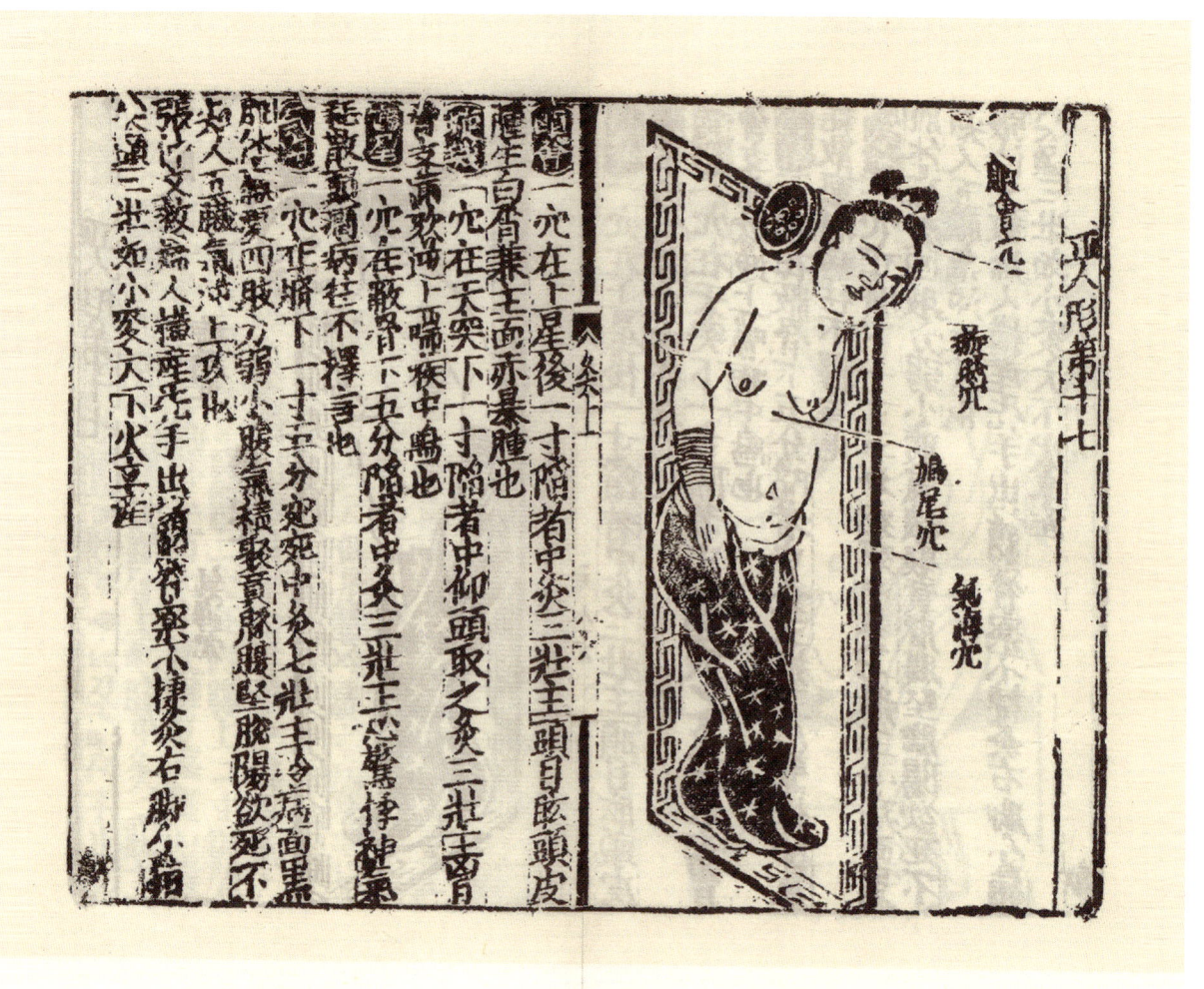

正人形第十七（图见上）

囟会一穴，在上星后一寸陷者中。灸三壮，主头目眩，头皮肿生白屑，兼主面赤暴肿也。

璇玑一穴，在天突下一寸陷者中，仰头取之。灸三壮。主胸胁支满，咳逆上喘，喉中鸣也。

鸠尾一穴，在蔽骨下五分陷者中。灸三壮。主心惊悸，神气耗散，癫痫病狂，不择言也。

气海一穴，在脐下一寸五分宛宛中。灸七壮。主冷病，面黑，肌体羸瘦，四肢力弱，小腹气积聚，贲豚腹坚，脱阳欲死，不知人，五脏气逆上攻也。

张文仲救妇人横产，先手出，诸般符药不捷，灸右脚小趾尖头三壮，如小麦大，下火立产。

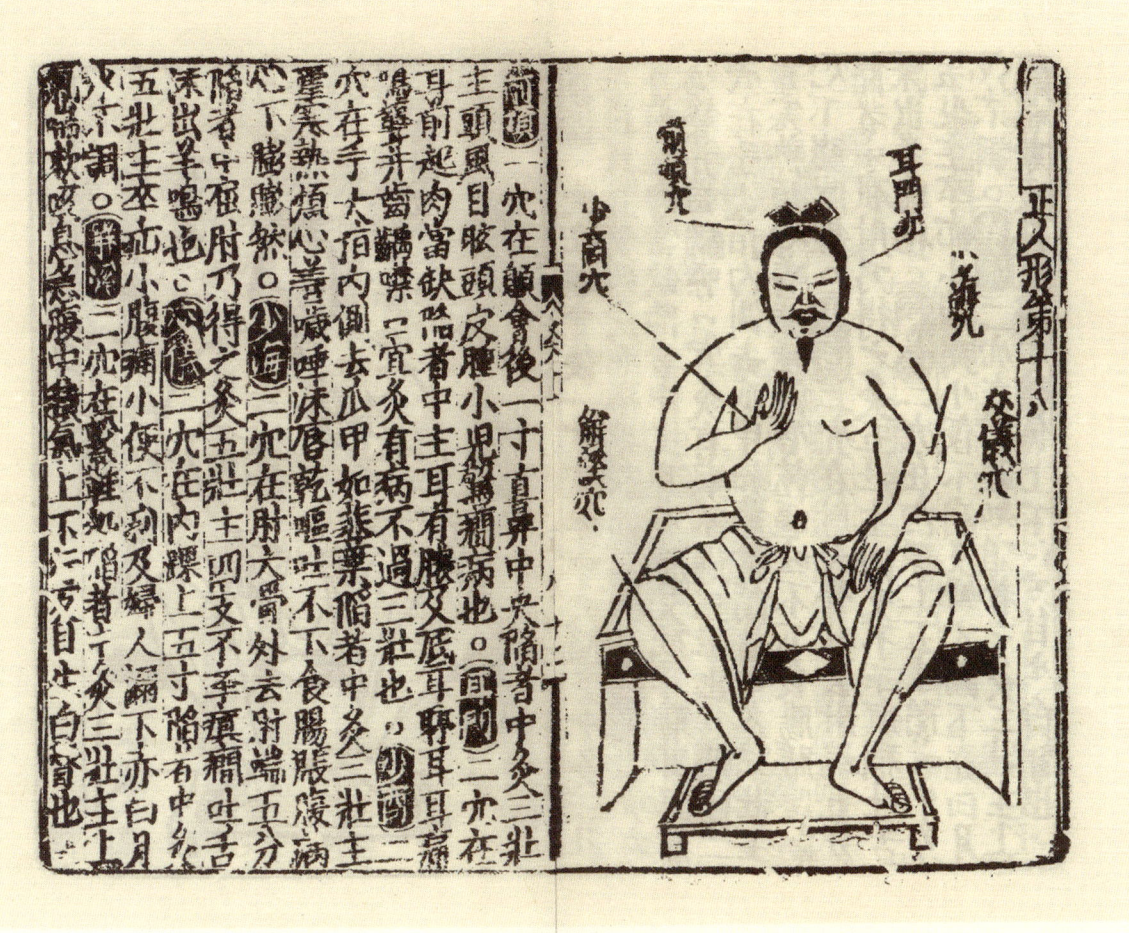

正人形第十八（图见上）

前顶一穴，在囟会后一寸，直鼻中央陷者中。灸三壮。主头风目眩，头皮肿，小儿惊痫病也。

耳门二穴，在耳前起肉当缺陷者中。主耳有脓，及底耳聤耳，耳痛鸣聋，并齿龋禁，不宜灸，有病不过三壮也。

少商二穴，在手大指内侧，去爪甲如韭叶陷者中。灸三壮。主疟寒热，烦心善哕，唾沫唇干，呕吐不下食，肠胀腹满，心下膨膨然。

少海二穴，在肘大骨外，去肘端五分陷者中，屈肘乃得之。灸五壮。主四肢不举，癫痫吐舌，沫出羊鸣也。

交仪二穴，在内踝上五寸陷者中。灸五壮。主卒疝，小腹痛，小便不利，及妇人漏下赤白，月水不调。

解溪二穴，在系鞋处陷者中。灸三壮。主上气喘息，咳嗽急，腹中积气上下行，及目生白翳也。

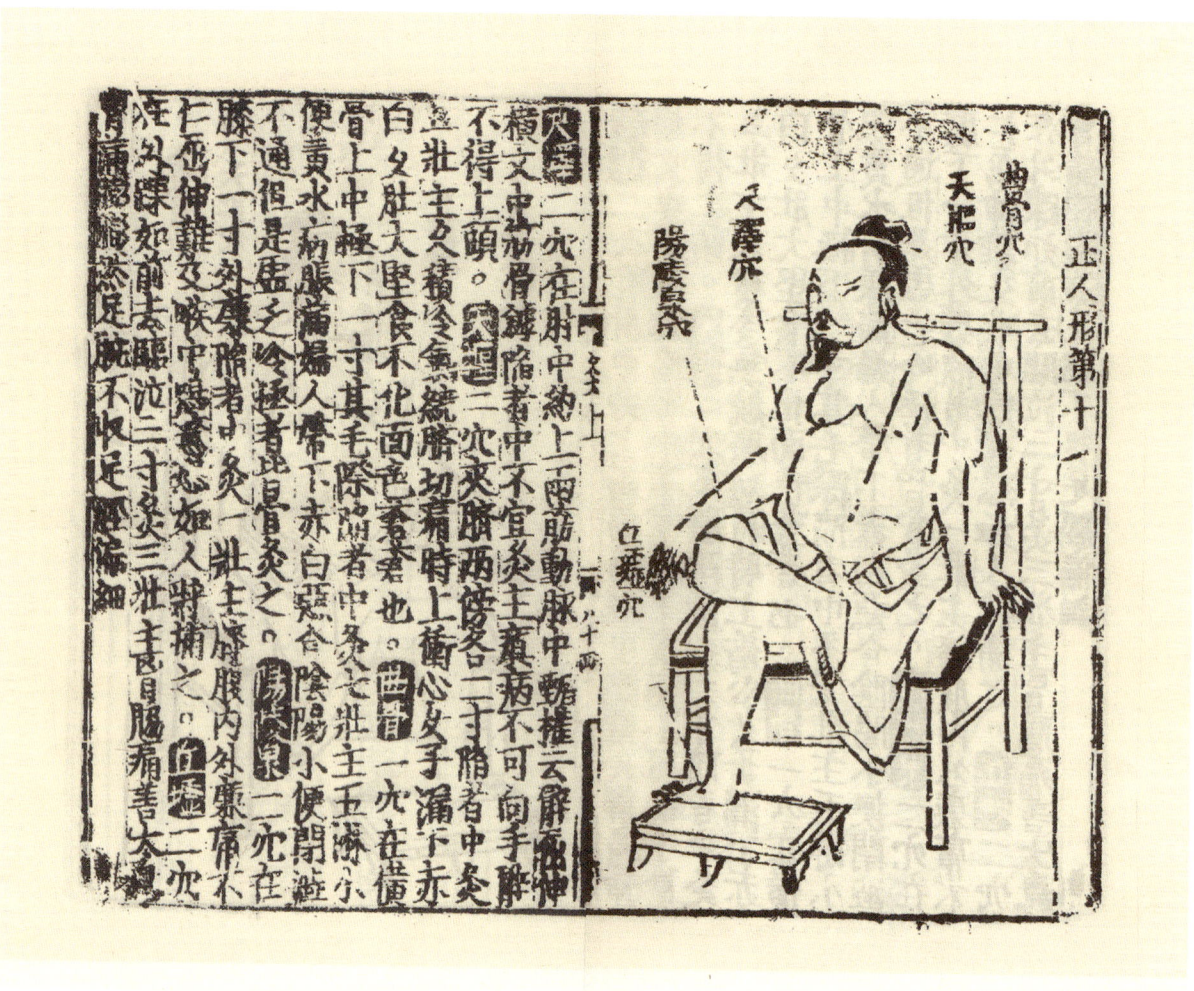

正人形第十九[1]（图见上）

尺泽二穴，在肘中约上两筋动脉中。甄权云：在臂屈伸横纹中，筋骨罅陷者中，不宜灸。主癫病不可向，手臂不得上头。

天枢二穴，夹脐两傍各二寸陷者中。灸五壮。主久积冷气，绕脐切痛，时上冲心，女子漏下赤白，及肚大坚，食不化，面色苍苍也。

曲骨一穴，在横骨上，中极下一寸，其毛际陷者中。灸七壮。主五淋，小便黄，水病胀满，妇人带下赤白，恶合阴阳，小便闭涩不通，但是虚乏冷极者，皆宜灸之。

阳陵泉二穴，在膝下一寸外廉陷者中，灸一壮。主膝股内外廉痛不仁，屈伸难，及喉中鸣，惊恐如人将捕之。

丘墟二穴，在外踝如前，去临泣三寸。灸三壮。主胸胁痛，善太息，胸满膨膨然，足腕不收，足胫偏细。

---

[1] 正人形第十九：此上原另有"正人形第十九"一页，图片、文字内容与上文"正人形第十七"完全相同，仅标题"七""九"不同。应是刻工重复刻版所致。今删。

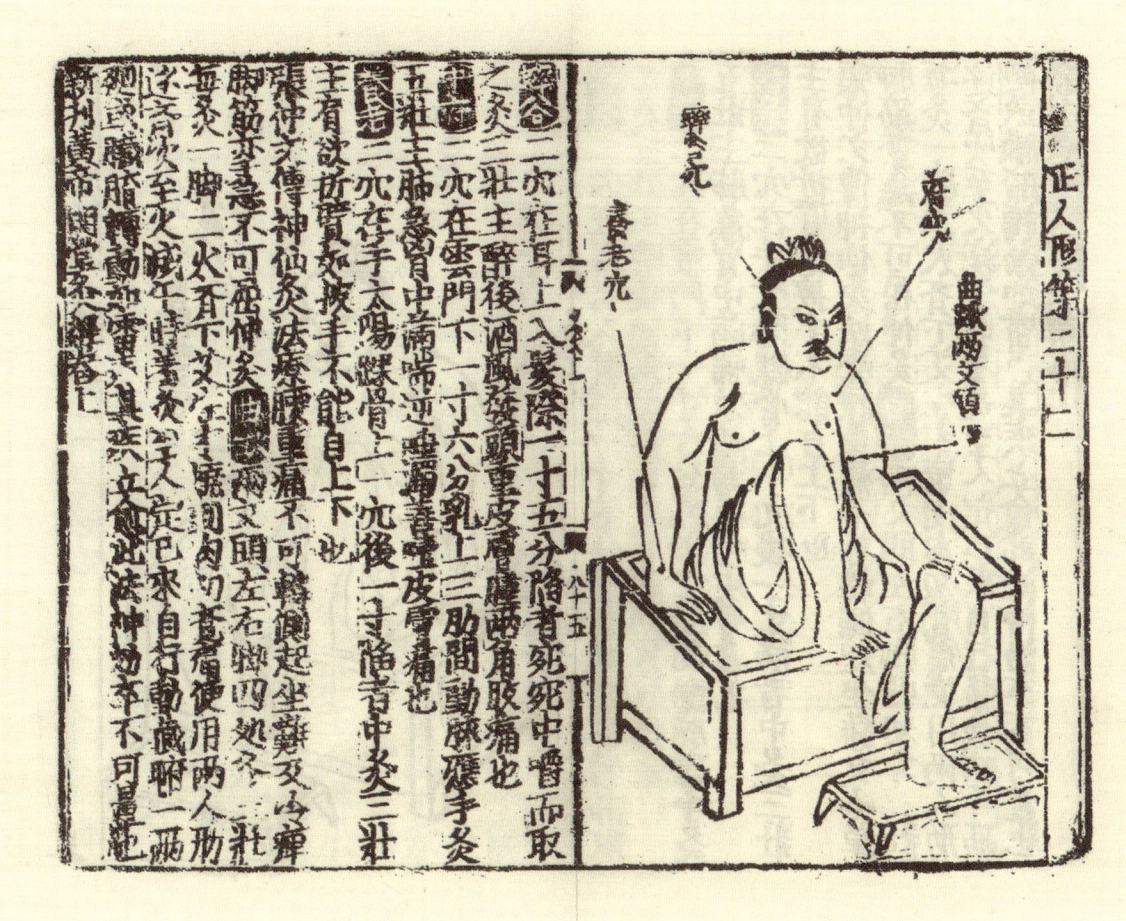

正人形第二十①（图见上）

蟀谷二穴，在耳上入发际一寸五分，陷者宛宛中，嚼而取之。灸三壮。主醉后酒风发，头重，皮肤肿，两角眩痛也。

中府二穴，在云门下一寸六分，乳上三肋间，动脉应手。灸五壮。主肺急，胸中满，喘逆，唾浊，善噎，皮肤痛也。

养老二穴，在手太阳踝骨上一穴，后一寸陷者中。灸三壮。主肩欲折，臂如拔，手不能自上下也。

张文仲传《神仙灸法》：疗腰重痛，不可转侧，起坐难，及冷痹，脚筋挛急不可屈伸。灸曲䐐两纹头，左右脚四处，各三壮。每灸一脚，二火齐下，艾炷才烧到肉，初觉痛，便用两人两边齐吹至火灭。午时着灸，至人定已来，自行动脏腑一两回，或脏腑转动如雷声，其疾立愈。此法神效，卒不可量也。

新刊黄帝明堂灸经卷上

---

① 十：此下原衍"二"字，据标题顺序删。

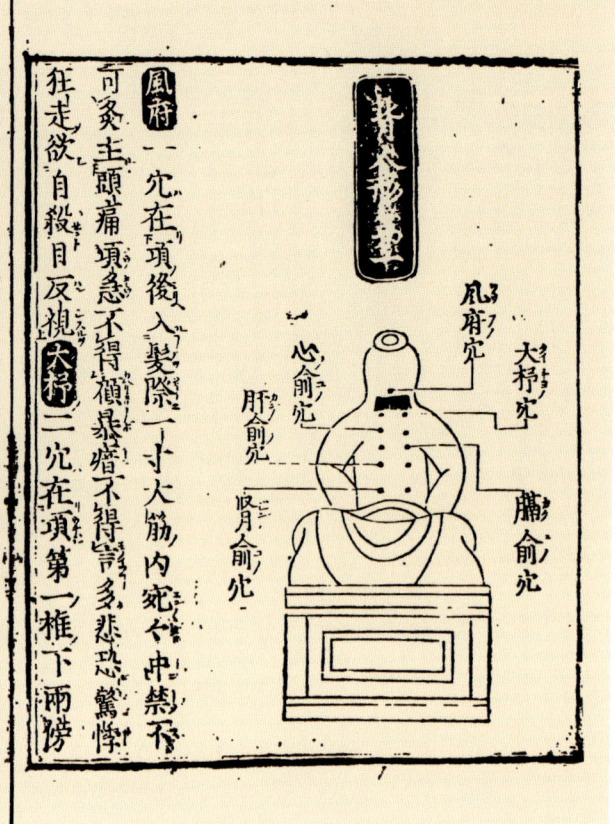

新刊黄帝明堂灸经卷中

背人形第一（图见上）

风府一穴，在项后入发际一寸大筋内宛宛中，禁不可灸。主头痛，项急不得顾，暴暗不得言，多悲恐惊悸，狂走欲自杀，目反视。

大杼二穴，在项第一椎下两旁各一寸半陷者中，灸五壮。主颈项痛，不可俯仰，左右不顾，癫病瘛疭，身热目眩，项强急，卧不安席。

心俞二穴，在第五椎下两旁各一寸半陷者中，灸五壮。主寒热心痛，背相引痛，胸中满闷，咳嗽不得息，烦心，多涎，胃中弱，食饮不下，目眈眈泪出，悲伤也。

膈俞二穴，在第七椎下两旁各一寸半陷者中，灸五壮。主咳逆，呕吐，膈上寒，食饮不下，胁腹满，胃弱食少，嗜卧怠惰，不欲动身。

肝俞二穴，在第九椎下两旁各一寸半陷者中，灸七壮。主咳逆，两胁满闷，肋中痛，目生白翳，气短，唾血，目上视，多怒，狂衄，目眈眈无远视也。

肾俞二穴，在十四椎下两旁各一寸半陷者中，灸五壮。主腰疼

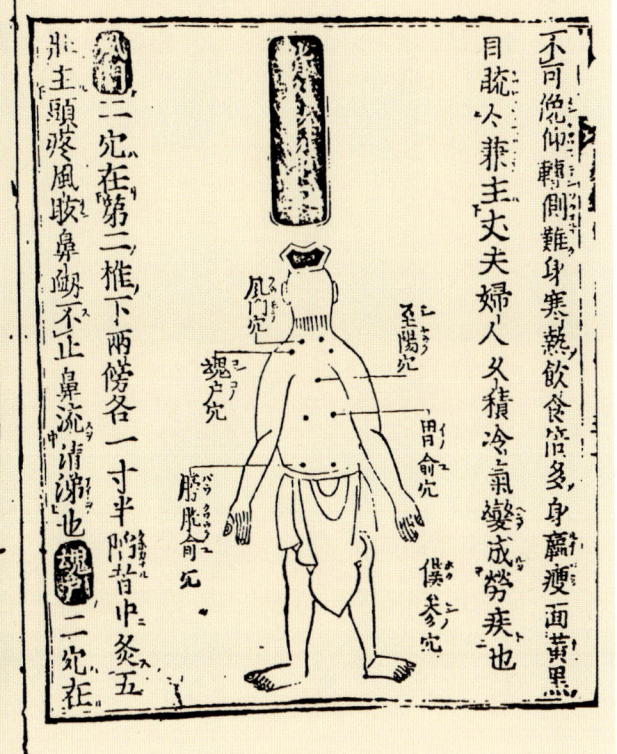

不可俯仰，转侧难，身寒热，饮食倍多，身羸瘦，面黄黑，目眈眈，兼主丈夫妇人久积冷气，变成劳疾也。

背人形第二（图见上）

风门二穴，在第二椎下两旁各一寸半陷者中，灸五壮，主头疼风眩，鼻衄不止，鼻流清涕也。

魂户二穴，在第三椎下两旁各三寸陷者中，灸三壮。主背胛满闷，项急强不得顾，劳损虚乏，尸厥走疰，胸背连痛也。

至阳一穴，在第七椎节下间，微俯而取之宛宛中，灸七壮。主四肢重，少气难言，脊急强也。

胃俞二穴，在第十二椎下两旁各一寸半宛宛中，灸七壮。主胃中寒气不能食，胸胁支满，身羸瘦，背中气上下行，腰脊痛，腹中鸣也。

膀胱俞二穴，在第十九椎下两旁各一寸半陷者中，灸七壮。主腰脊急强，腰以下酸重，劳损不仁，腹中痛，大便难也。

仆参二穴，在跟骨下陷者中，拱足得之，灸三壮。主腰痛不可举足，承山下重，脚痿癫疾，尸厥，霍乱，马痫也。

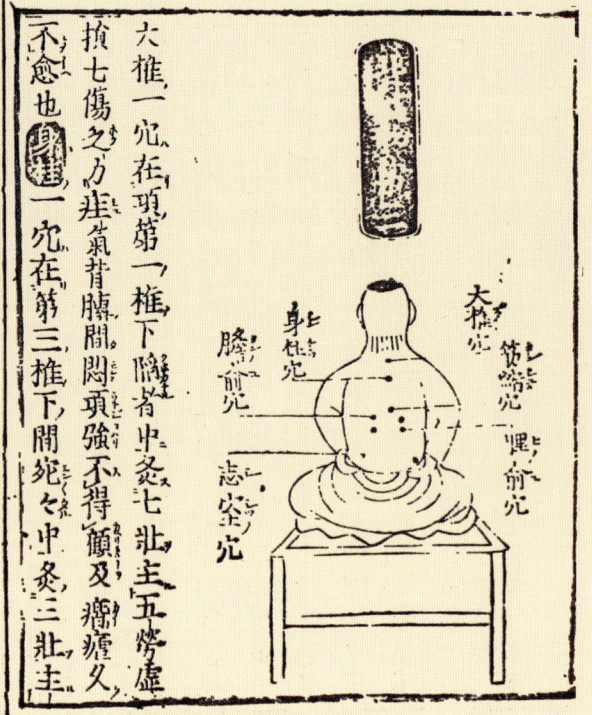

背人形第三（图见上）

大椎一穴，在项第一椎下陷者中，灸七壮。主五劳虚损，七伤乏力，痊气，背膊间闷，项强不得顾，及痎疟久不愈也。

身柱一穴，在第三椎下间宛宛中，灸三壮。主癫狂瘛疭，怒欲杀人，狂走见鬼。《秦承祖明堂》云：主小儿惊痫也。《千金》、杨玄操同。

筋缩一穴，在第九椎节下间，俯而取之陷者中，灸五壮。主惊痫狂走，癫病多言，脊急强，两目转上，及目瞪也。

胆俞二穴，在第十椎下两旁各一寸半，正坐取之陷者中，灸五壮。主胸胁支满，呕无所出，舌干饮食不下。

脾俞二穴，在第十一椎下两旁各一寸半陷者中，灸五壮。主腹中胀满，引背间痛，食饮多，身羸瘦，四肢烦热，嗜卧怠惰，四肢不欲动摇。

志室二穴，在第十四椎下两旁各三寸半陷者中，正坐微俯而取之，灸七壮。主腰痛脊急，两胁胀满，大便难，食饮不下，背气俯仰不得也。

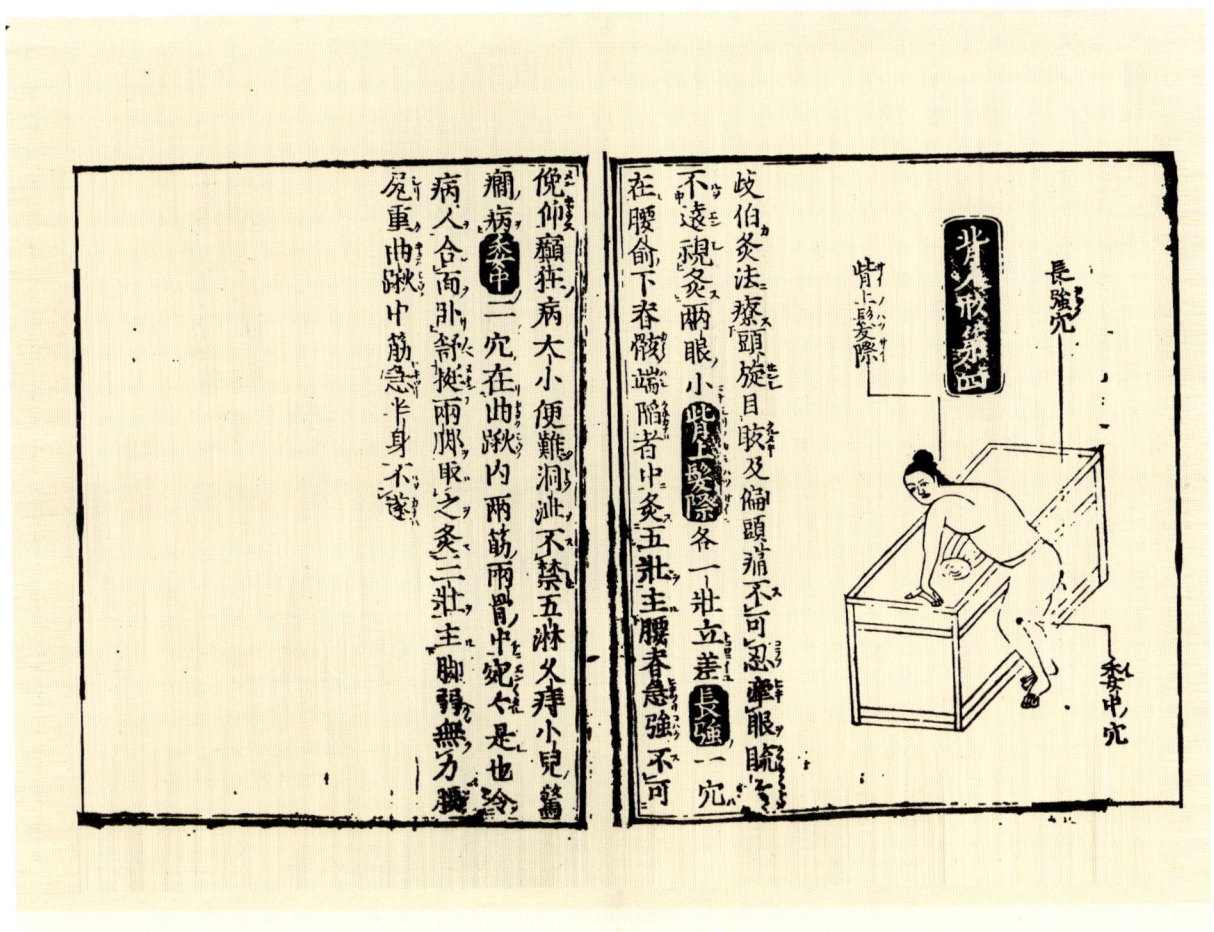

背人形第四（图见上）

岐伯灸法：疗头旋，目眩，及偏头痛不可忍，牵眼眽眽不远视，灸两眼小眦上发际，各一壮，立瘥。

长强一穴，在腰俞下脊骸端陷者中，灸五壮。主腰脊急强，不可俯仰，癫狂病，大小便难，洞泄不禁，五淋，久痔，小儿惊痫病。

委中二穴，在曲瞅内两筋两骨中，宛宛是也，令病人合面卧，舒挺两脚取之，灸三壮。主脚弱无力，腰尻重，曲瞅中筋急，半身不遂。

背人形第五（图见上）

陶道一穴，在项大椎节下间，俯而取之陷者中，灸五壮。主头目眩重，疟寒热洒淅矣。

肺俞二穴，在第三椎下两旁各一寸半宛宛中，灸三壮。主肺寒热，肺痿，上喘咳嗽，唾血，胸胁气满不得卧，不嗜食，汗不出，及背强弦急也。

神道一穴，在五椎下间陷者中，灸五壮。主身热头痛进退，往来疟，恍惚悲愁。

噫嘻二穴，在第六椎下两旁各三寸陷者中，灸五壮。主疟久不愈者，背气满闷，胸中气噎，劳损虚乏不得睡也。

阳刚二穴，在十椎下两旁各三寸陷者中，正坐微俯而取之，灸七壮。主饮食不下，腹中雷鸣，腹满胪胀，大便泄，消渴，身热，面目黄，不嗜食，怠惰也。

三焦俞二穴，在十三椎下两旁各一寸半，正坐取之陷者中，灸五壮。主背痛，身热，腹胀肠鸣，腰脊急强也。

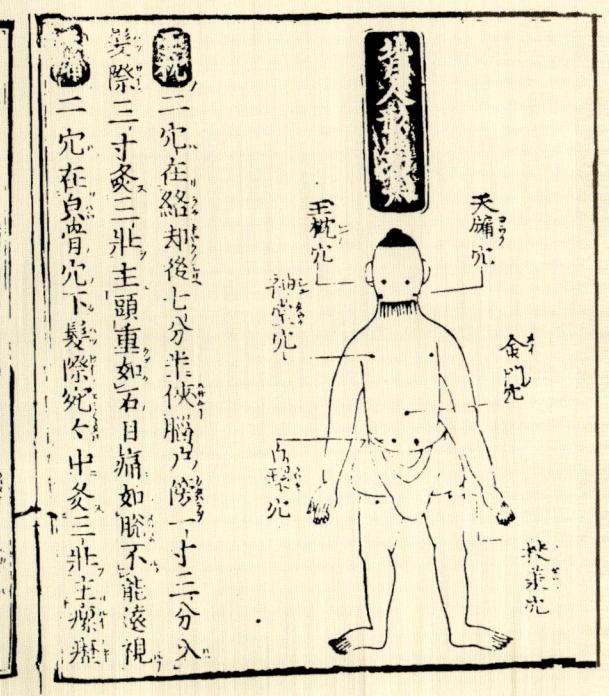

背人形第六（图见上）

玉枕二穴，在络却后七分半侠脑户旁一寸三分，入发际三寸，灸三壮。主头重如石，目痛如脱，不能远视。

天牖二穴，在白骨穴下发际宛宛中，灸三壮。主瘰疬寒热，颈有积气，暴聋，肩中痛，头风目眩，鼻塞不闻香臭。

神堂二穴，在五椎下两旁各三寸陷者中，正坐取之，灸三壮。主肩背连胸痛，不可俯仰，腰脊急强，逆气上攻，时复噎也。

命门一穴，在十四椎节下间，微俯而取之，灸三壮。主身热如火，头痛如破，寒热痎疟，腰腹相引痛。

白环俞二穴，在二十一椎下两旁各一寸半，灸三壮。主腰脊急强，不能俯仰，起坐难，手足不仁，小便黄，腰尻重不举也。

扶承二穴，在尻臀下衡文中，灸三壮。主腰脊尻臀股阴寒痛，五种痔疾，泻鲜血，尻椎中肿。大便难，小便不利。

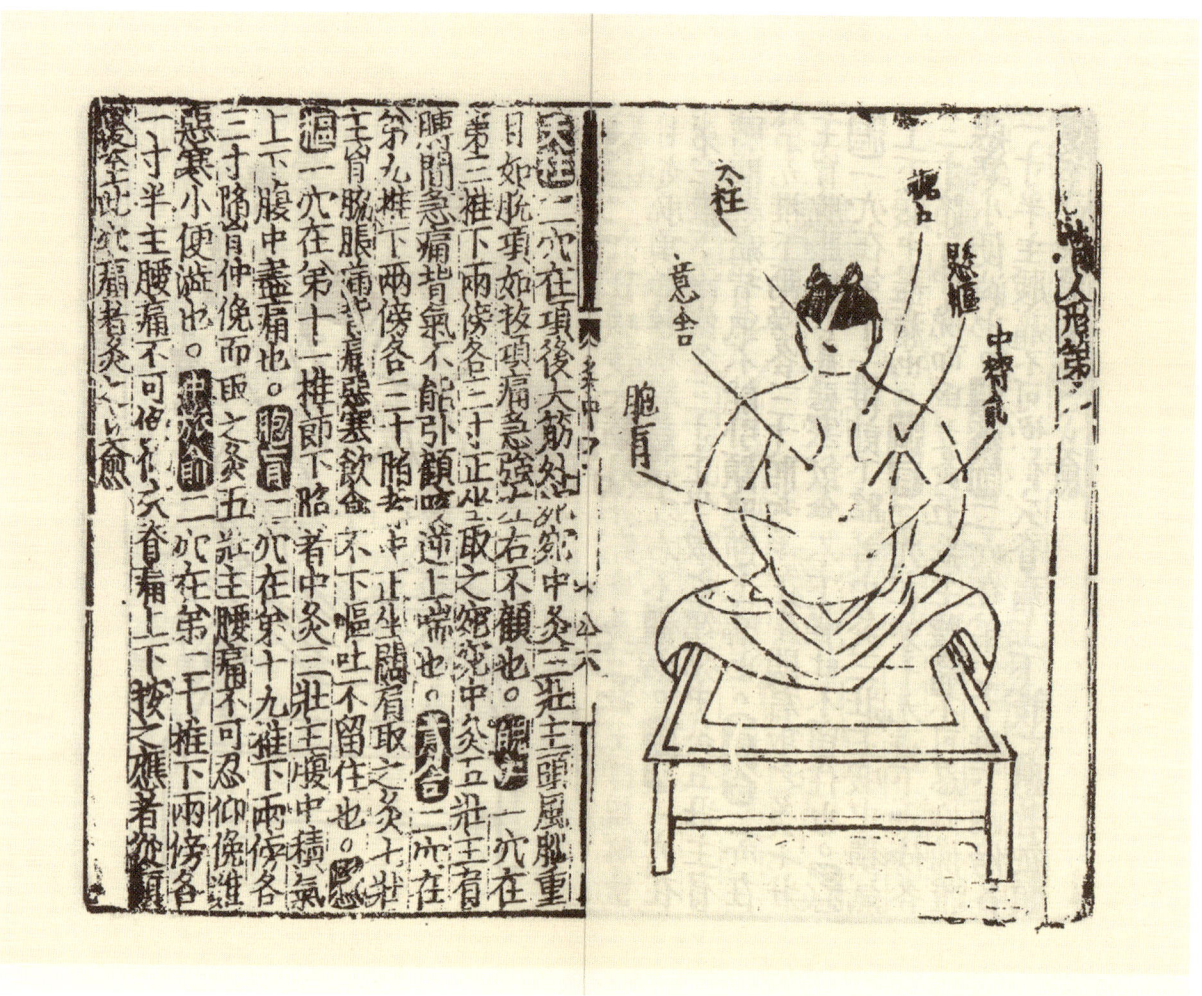

背人形第七（图见上）

天柱二穴，在项后大筋外宛宛中。灸三壮。主头风脑重，目如脱，项如拔，项痛急强，左右不顾也。

魄户二穴，在第三椎下两旁各三寸，正坐取之宛宛中。灸五壮。主肩髆间急痛，背气不能引顾，咳逆上喘也。

意舍二穴，在第九椎下，两旁各三寸陷者中，正坐阔肩取之。灸七壮。主胸胁胀满，背痛，恶寒，饮食不下，呕吐不留住也。

悬枢一穴，在第十一椎节下陷者中。灸三壮。主腹中积气上下，腹中尽痛也。

胞肓二穴，在第十九椎下，两旁各三寸陷者中，俯而取之。灸五壮。主腰痛不可忍，仰俯难，恶寒，小便涩也。

中膂俞二穴，在第二十椎下，两旁各一寸半。主腰痛不可俯仰，夹背痛，上下按之，应者从项后至此穴，痛者灸之立愈。

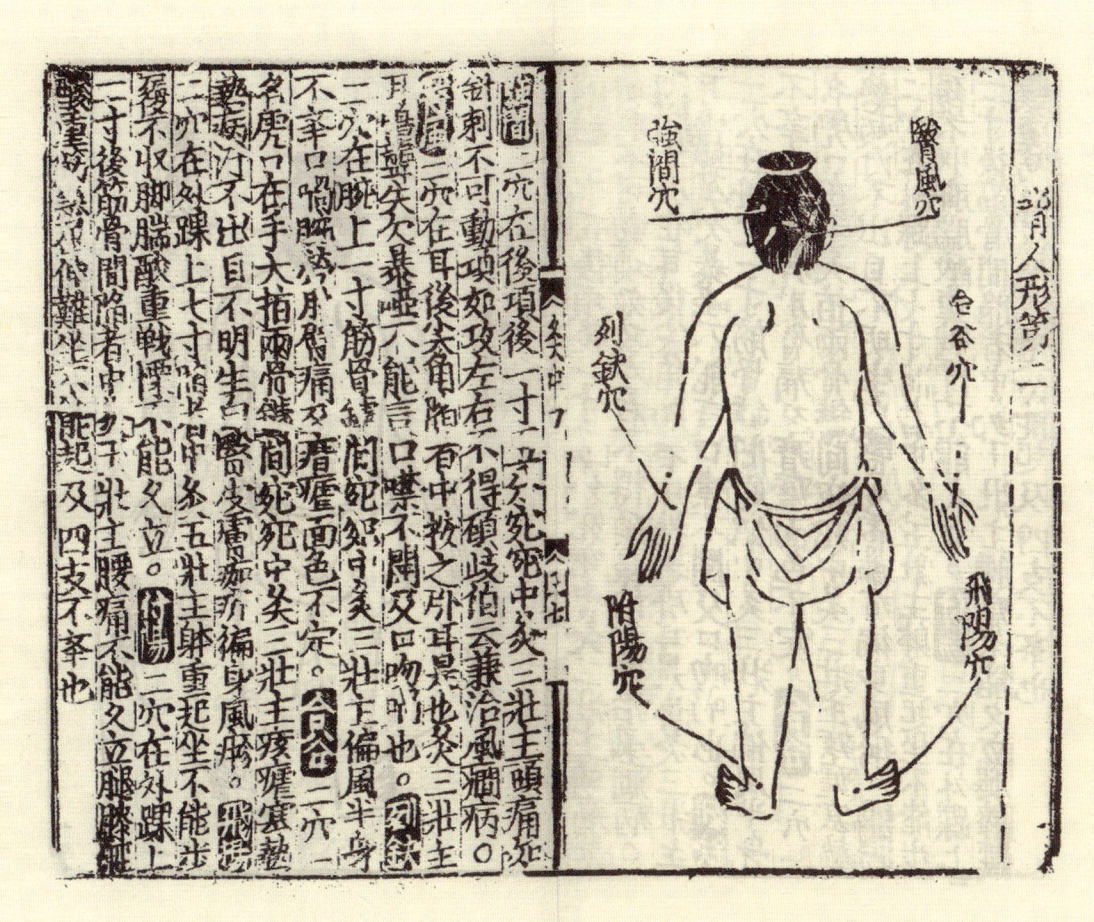

背人形第八①（图见上）

强间一②穴，在后顶后一寸五分宛宛中。灸三壮。主头痛如针刺，不可动，项如拔③，左右不得顾。岐伯曰：兼治风痫病。

翳风二穴，在耳后尖角陷者中，按之引耳是也。灸三壮。主耳鸣聋失欠，暴哑不能言，口噤不开，及口吻㖞也。

列缺二穴，在腕上一寸，筋骨罅间宛宛中。灸三壮。主偏风，半身不举，口㖞，腕劳肘臂痛，及疟疾，面色不定。

合谷二穴，一名虎口，在手大指两骨罅间宛宛中。灸三壮。主疟疾寒热，热病汗不出，目不明，牛白翳，皮肤痂疥，遍身风疹。

飞扬二穴，在外踝上七寸陷者中。灸五壮。主体重，起坐不能步，失履不收，脚腨酸重，战栗不能久立。

跗阳二穴，在外踝上二寸后筋骨间陷者中。灸五壮。主腰痛不能久立，腿膝胫酸重，筋急，屈伸难，坐不能起，及四肢不举也。

①八：原作"二"，标题顺序不合，据日本仿元至大四年本改。
②一：原作"二"，与穴位不符，据《千金要方》卷二十九引明堂图改。
③拔：原作"攻"，据《外台秘要》卷三十九引《明堂》、《黄帝明堂灸经》卷上、《太平圣惠方》卷一〇〇引《明堂》改。

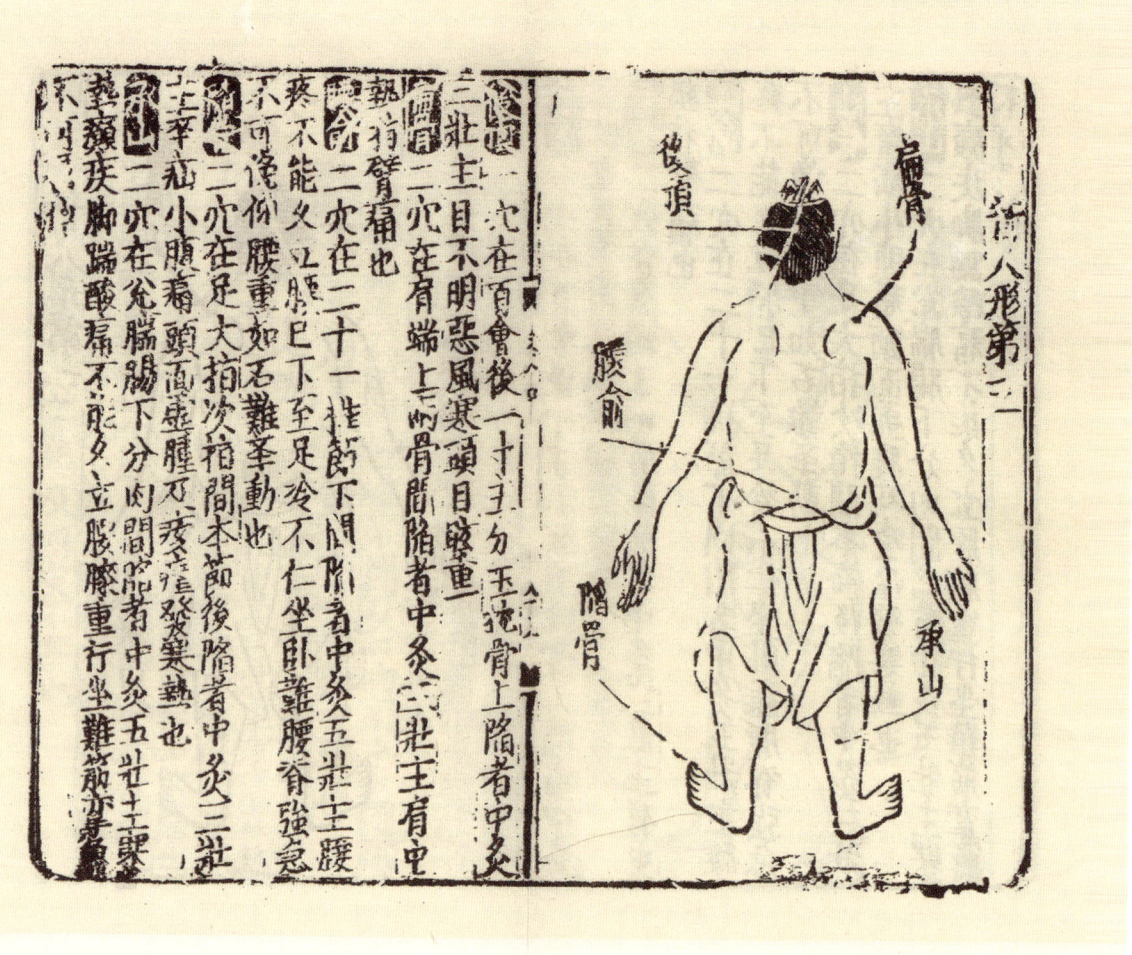

背人形第九（图见上）

后顶一穴，在百会后一寸五分，玉枕骨上陷者中。灸三壮。主目不明，恶风寒，头目眩重。

扁骨二穴，在肩端上两骨间陷者中。灸三壮。主肩中热，指臂痛也。

腰俞一穴，在二十一椎节下间陷者中。灸五壮。主腰疼不能久立，腰以下至足冷不仁，坐卧难，腰脊强急，不可俯仰，腰重如石，难举动也。

陷谷二穴，在足大趾次趾间，本节后陷者中。灸三壮。主卒疝，小腹痛，头面虚肿，及痃疟发寒热也。

承山二穴，在兑腨肠下分肉间陷者中。灸五壮。主寒热癫疾，脚踹酸痛，不能久立，腰膝重，行坐难，筋挛急，不可屈伸。

---

①九：原作"三"，与标题顺序不符，据日本仿元至大四年本改。

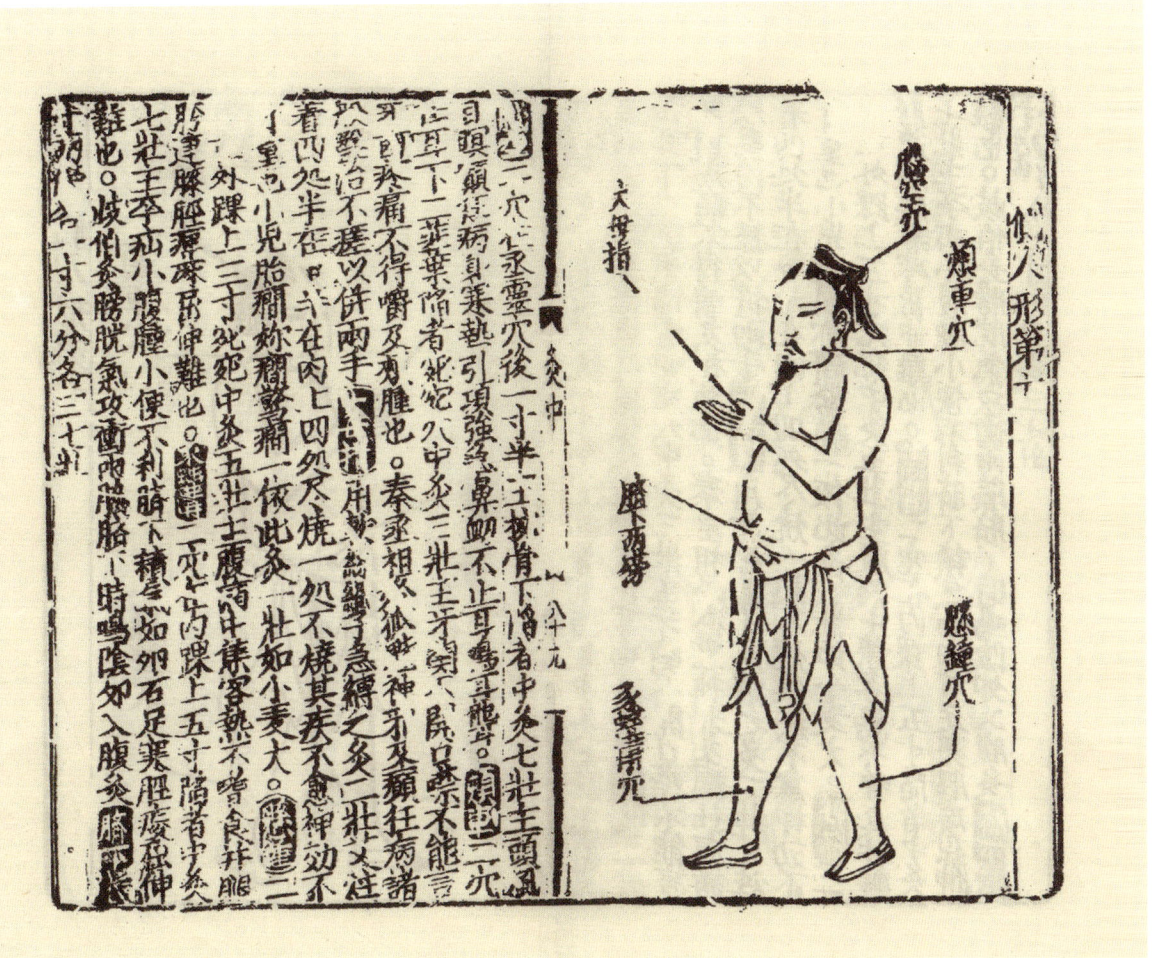

侧人形第一①（图见上）

脑空二穴，在承灵穴后一寸半，玉枕骨下陷者中。灸七壮。主头晕目眩，癫狂病，身寒热引项强急，鼻衄不止，耳鸣耳聋。

颊车二穴，在耳下二韭叶陷者宛宛中。灸三壮。主牙关不开，口噤不能言，牙齿疼痛不得嚼，及颊肿也。

秦承祖灸狐魅神邪，及癫狂病，诸般医治不瘥者，以并两手大拇指，用软丝绳子急缚之，灸三②壮。艾炷着四处，半在甲上，半在肉上，四处尽烧，一处不烧其疾不愈，神效不可量也。小儿胎痫、奶痫、惊痫一依此，灸一壮，炷如小麦大。

悬钟二穴，在外踝上三寸宛宛中。灸五壮。主腹满，中焦客热，不嗜食，并腿胯连膝胫痹麻，屈伸难也。

蠡沟二穴，在内踝上五寸陷者中。灸七壮。主卒疝，小腹肿，小便不利，脐下积气如卵石，足寒胫酸，屈伸难也。

岐伯灸膀胱气攻冲两胁，脐下时鸣，阴卵入腹，灸脐下六寸两旁各一寸六分，各三七壮。

①一：原作"九"，据日本仿元至大四年本改。
②三：原作"二"，据《黄帝明堂灸经》卷中、《针灸资生经》卷四改。

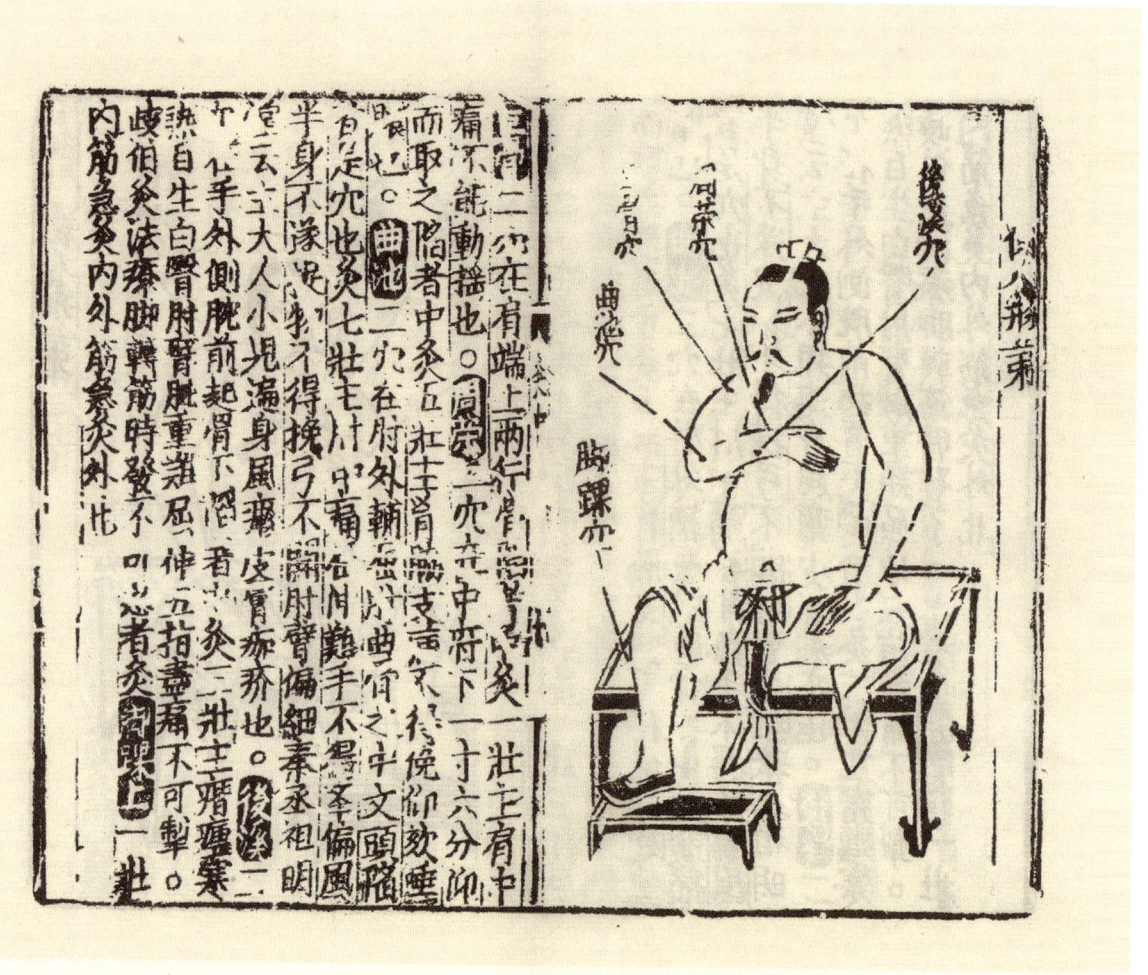

侧人形第二①（图见上）

巨骨二穴，在肩端上两行骨陷者中。灸一壮。主肩中痛，不能动摇也。

周荣二穴，在中府下一寸六分，仰而取之陷者中。灸五壮。主胸胁支满，不得俯仰，咳唾脓也。

曲池二穴，在肘外辅屈肘曲骨之中，纹头陷者是穴也。灸七壮。主肘中痛，屈伸难，手不得举，偏风，半身不遂，捉物不得，挽弓不开，肘臂偏细。《秦承祖明堂》云：主大人小儿遍身风疹，皮肤痂疥也。

后溪二穴，在手外侧腕前起骨下陷者中。灸三壮。主痎疟寒热，目生白翳，肘臂腕重，难屈伸，五指尽痛不可掣。

岐伯灸法：疗脚转筋，时发不可忍者，灸脚踝上一壮。内筋急，灸内；外筋急，灸外也。

---

① 二：原无，据日本仿元至大四年本补。

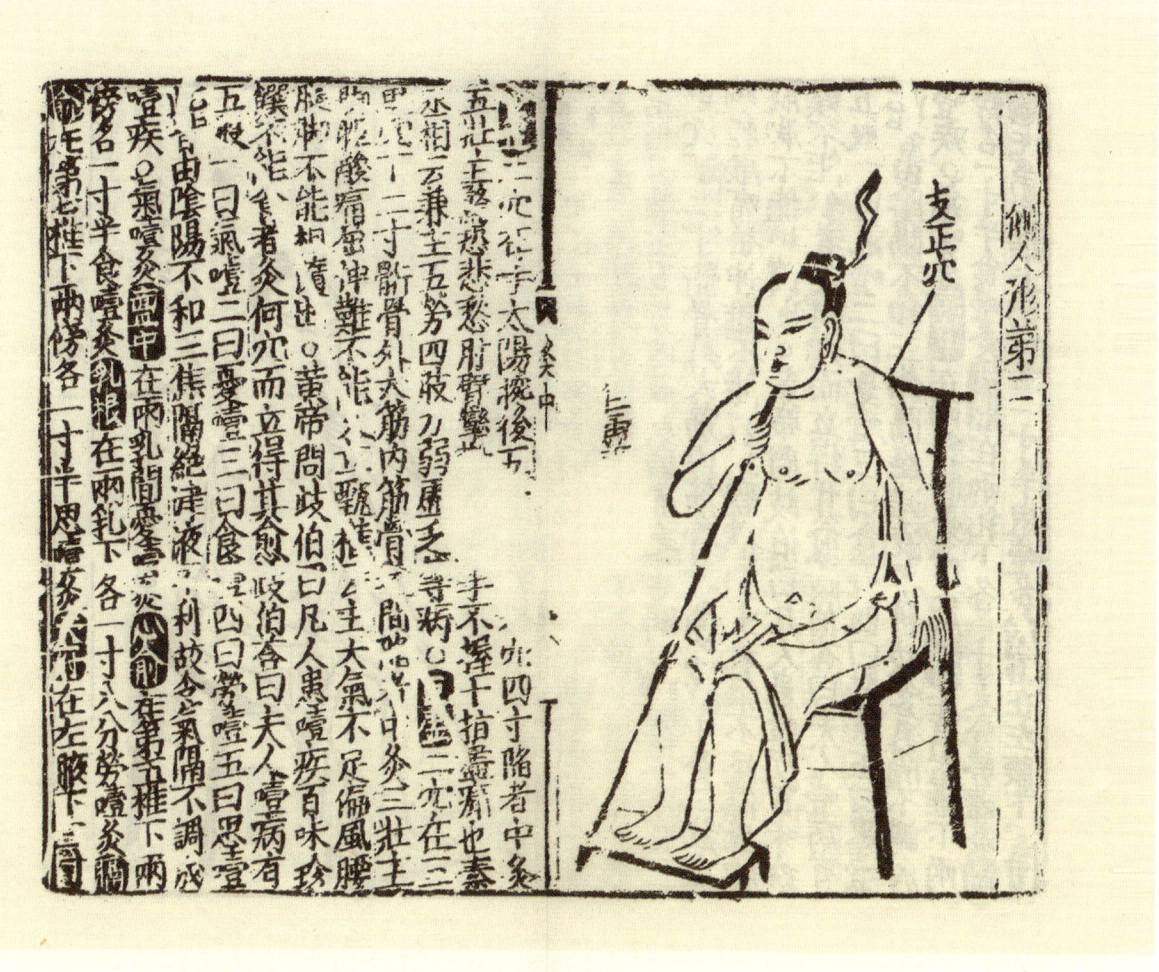

侧人形第三（图见上）

支正二穴，在手太阳腕后五寸，去养老穴四寸陷者中。灸五壮。主惊恐悲愁，肘臂挛，难屈伸，手不握，十指尽痛也。秦承祖云：兼主五劳，四肢力弱，虚乏等病。

巨虚二穴，在三里穴下三寸，骱骨外，大筋内，筋骨之间陷者中。灸三壮。主脚胫酸痛，屈伸难，不能久立。甄权云：主大气不足，偏风，腰腿脚不能相随也。

黄帝问岐伯曰：凡人患噎疾，百味珍馔不能而食者，灸何穴而立得其愈？岐伯答曰：夫人噎病者五般：一曰气噎；二曰忧噎；三曰食噎；四曰劳噎；五曰思噎。此皆由阴阳不和，三焦隔绝，津液不利，故令气隔不调成噎疾。气噎，灸膻中，在两乳间；忧噎，灸心俞，在第五椎下两旁各一寸半；食噎，灸乳根，在两乳下各一寸六分；劳噎，灸膈俞，在第七椎下两旁各一寸半；思噎，灸天府，在腋[①]下三寸。

---

① 腋：此上原有"左"字，据日本仿元至大四年本、《太平圣惠方》卷一○○引《明堂》删。

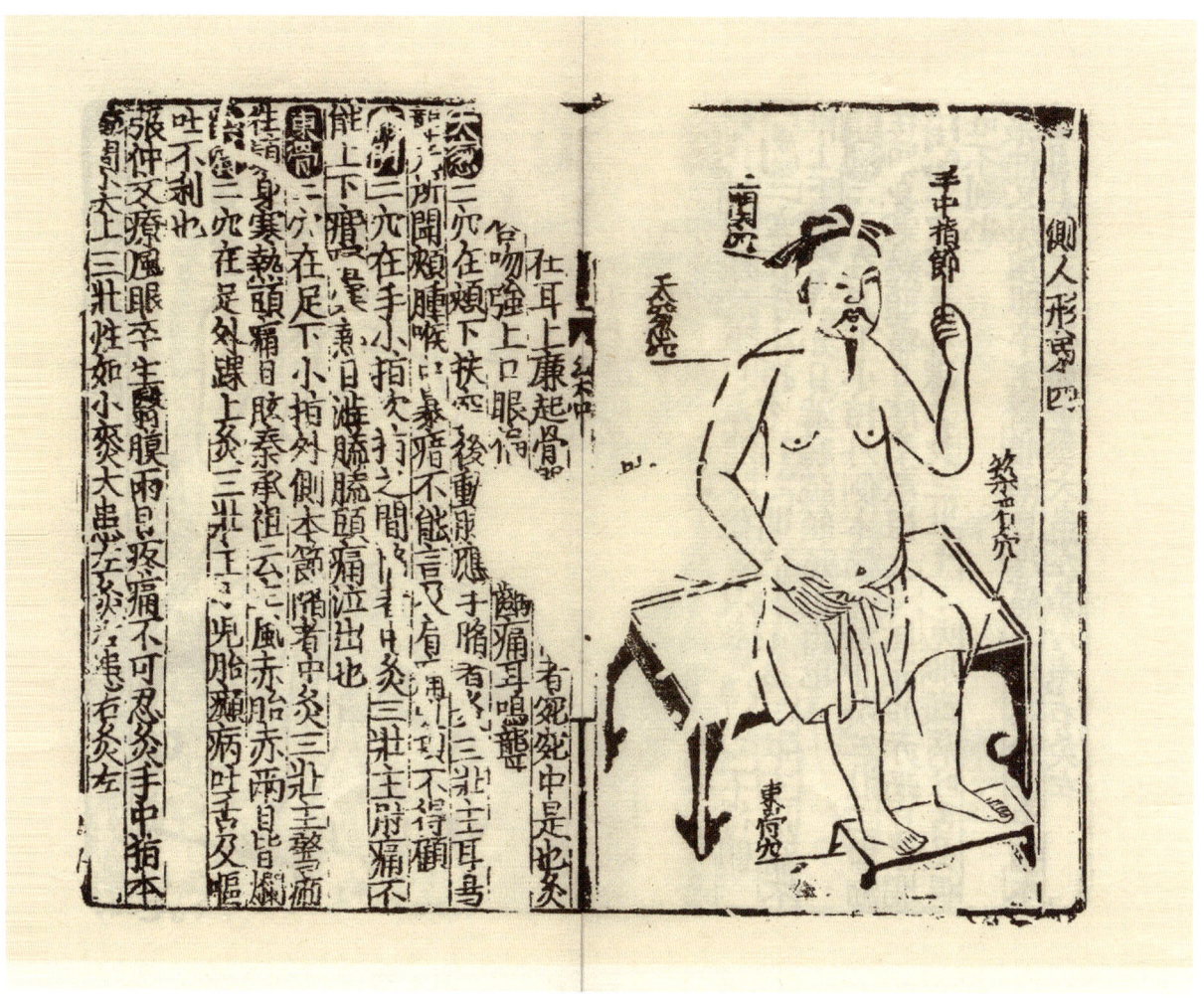

侧人形第四（图见上）

上关二穴，在耳前上廉起骨，开口有穴陷者宛宛中是也。灸一壮。主唇吻强上，口眼偏斜，牙齿龋痛，耳鸣聋。

天窗二穴，在曲颊下扶突后，动脉应手陷者中。灸三壮。主耳鸣聋无所闻，颊肿喉中痛，暴喑不能言，及肩痛引项不得顾。

液门二穴，在手小指次指之间陷者中。灸三壮。主肘痛不能上下，痎疟寒热，目涩眕眕，头痛泪出也。

束骨二穴，在足下小指外侧，本节后陷者中。灸三壮。主惊痫狂癫，身寒热，头痛目眩。秦承祖云：主风赤，胎赤，两目眦烂。

筑宾二穴，在足内踝上。灸三壮。主小儿胎疝，癫病，吐舌及呕吐不止也。

张文仲疗风眼卒生翳膜，两目疼痛不可忍，灸手中指本节间尖上，三壮。炷如小麦大。患左灸右，患右灸左。

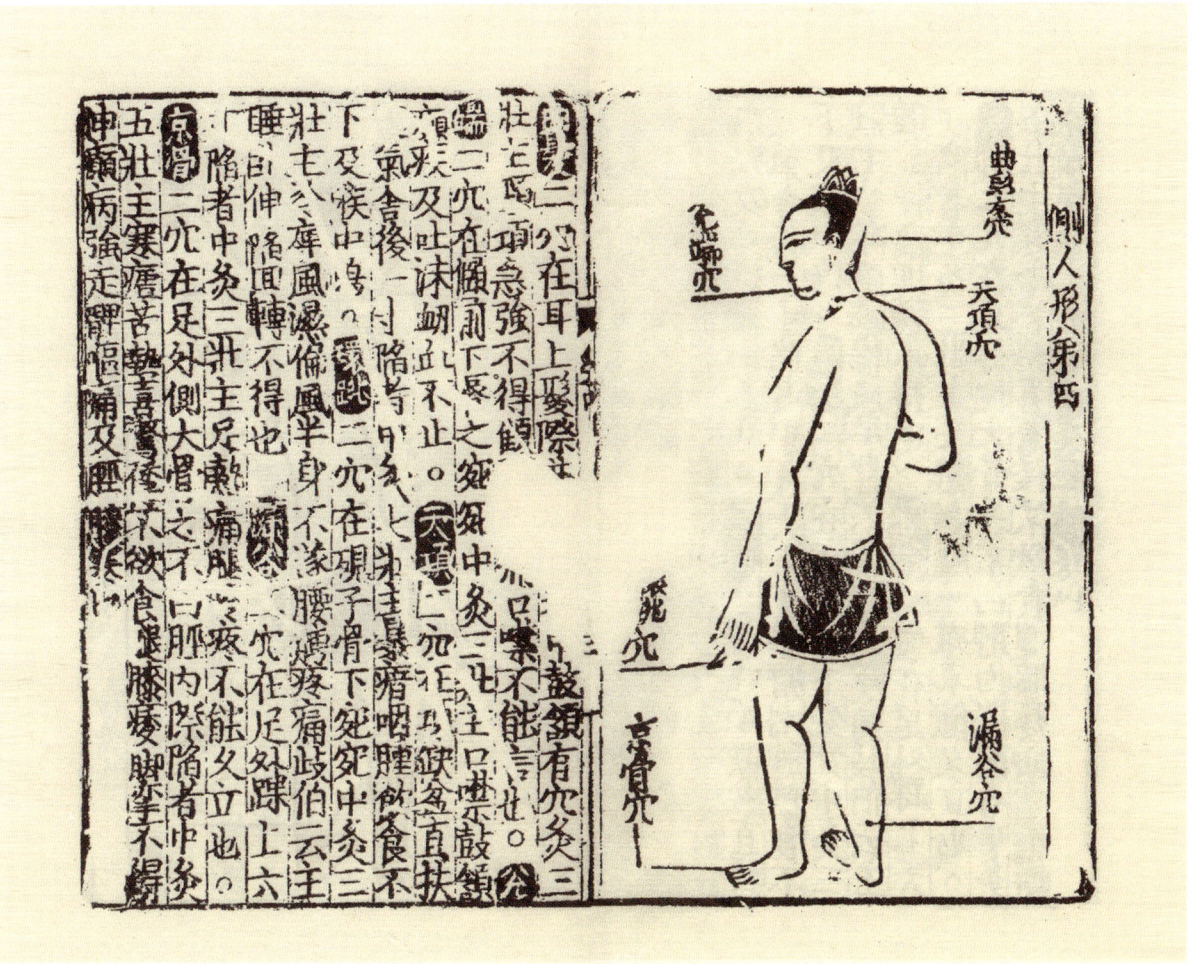

侧人形第五①（图见上）

曲发②二穴，在耳上发际曲隅陷者中，鼓颔有穴。灸三壮。主颈项急强，不得顾引，牙齿痛，口噤不能言也。

兑端一穴，在颐前下唇之下宛宛中。灸三壮。主口噤，鼓颔，癫疾及吐沫，衄血不止。

天顶二穴，在项缺盆直扶突气舍后一寸陷者中。灸七壮。主暴瘖，咽肿，饮食不下，及喉中鸣。

环跳二穴，在砚子骨下宛宛中。灸三壮。主冷痹，风湿，偏风，半身不遂，腰胯疼痛。岐伯云：主睡卧伸缩回转不得也。

漏谷二穴，在足内踝上八寸陷者中。灸三壮。主足热痛，腿冷疼不能久立也。

京骨二穴，在足外侧大骨下，白肉际陷者中。灸五壮。主寒疟苦热，善惊悸，不欲食，腿膝胫痿，脚挛不得伸，癫病狂③走，髀枢痛，及膝胫寒也。

---

①五：原作"四"，与上文重复，据日本仿元至大四年本改。
②曲发：当作"曲鬓"。
③狂：原作"强"，据《黄帝明堂灸经》卷中、《太平圣惠方》卷一〇〇引《明堂》改。

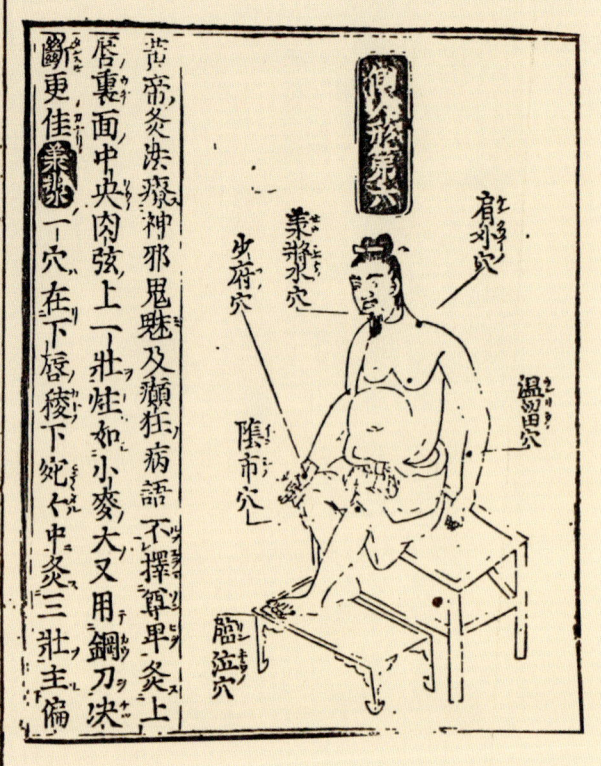

侧人形第六（图见上）

黄帝灸法：疗神邪鬼魅及癫狂病，语不择尊卑，灸上唇里面中央肉弦上一壮，炷如小麦大。又用钢刀决断更佳。

承浆一穴，在下唇棱下宛宛中，灸三壮。主偏风口眼㖞斜，消渴饮水不休，口禁不开，及暴哑不能言也。

肩外俞二穴，在肩甲上廉，去脊骨三寸，灸三壮，主肩痛，发寒热，引项急强，左右不顾。

温留二穴，在腕后五寸六寸间动脉中是穴，灸三壮。主寒热头痛，善哕衄，肩不举，癫痫病，吐舌鼓颔，狂言，喉痹不能言。

少府二穴，在手小指本节后陷者中，直劳宫，灸三壮。主痎疟久不愈者，烦满少气，悲恐畏人，臂酸，掌中热，手握不伸。

阴市二穴，在膝上三寸、伏兔穴下宛宛陷者中，灸五壮。主卒疝，小腹痛，力痿气少，伏兔中寒，腰如冷水。

临泣二穴，在足小指次指本节后，去侠溪一寸半陷者中，灸三壮。主胸膈满闷，腋下肿，善自啮颊，兼主疟病，日西发者。

侧人形第七（图见上）

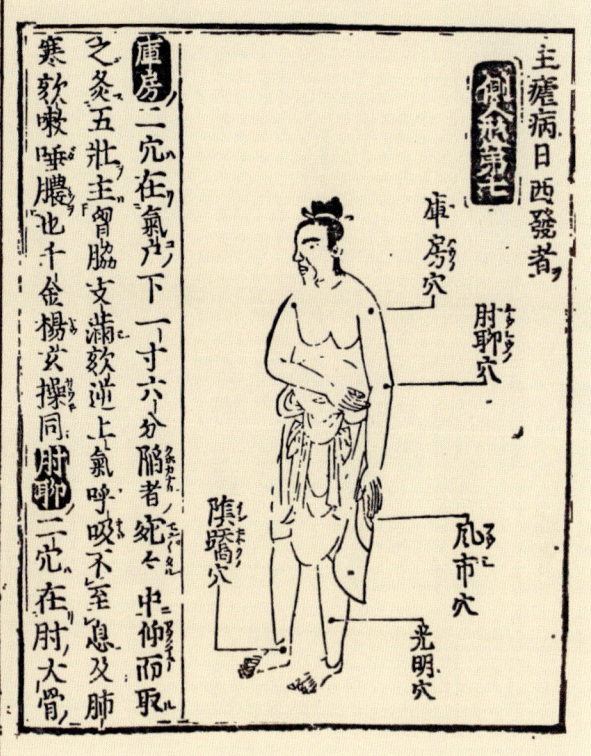

库房二穴，在气户下一寸六分陷者宛宛中，仰而取之，灸五壮。主胸胁支满，咳逆上气，呼吸不至息，及肺寒咳嗽，唾脓也。《千金》、杨玄操同。

肘髎二穴，在肘大骨外廉陷者中。灸五壮。主肘臂酸重，不可屈伸，麻痹不仁也。

风市二穴，在膝外两筋间，平立舒下两手著腿当中，指头陷者宛宛中，灸三壮。主冷痹脚胫麻，腿膝酸痛，腰尻重，起坐难也。

光明二穴，在外踝上五寸陷者中，灸七壮。主膝胻酸痹不仁，手足偏小，坐不能也。

阴跷二穴，在足内踝下陷者中，灸三壮。主卒疝，小腹痛，左取右，右取左，立已，及女子月水不调，嗜卧怠惰，喜悲不乐，手足偏枯不能行，及小便难也。

新刊黄帝明堂灸经卷中

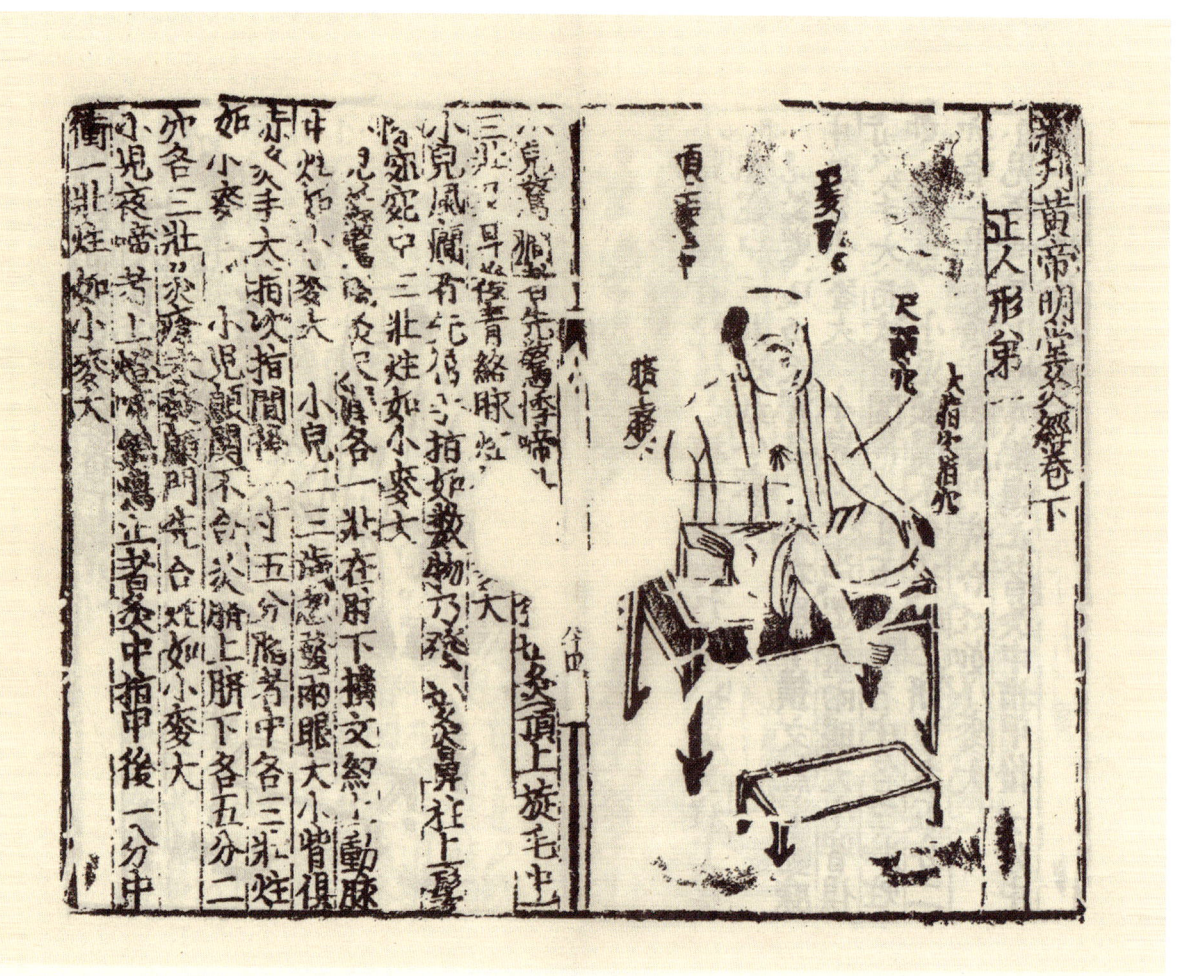

新刊黄帝明堂灸经卷下

正人形第一（图见上）

小儿惊痫者，先惊悸啼叫，后乃发也。灸顶上旋毛中，三壮。及耳后青络脉，炷如小麦大。

小儿风痫者，先屈手指如数物乃发也。灸鼻柱上发际宛宛中，三壮，炷如小麦大。

小儿缓惊风，灸尺泽各一壮，在肘中横纹约上动脉中，炷如小麦大。

小儿二三岁，忽发两眼大小眦俱赤，灸手大指次指间后一寸五分陷者中，各三壮，炷如小麦大。

小儿囟开不合，灸脐上、脐下各五分，二穴各三壮。灸疮未发，囟门先合。炷如小麦大。

小儿夜啼者，上灯啼，鸡鸣止者，灸中指甲后一分中冲穴一壮。炷如小麦大。

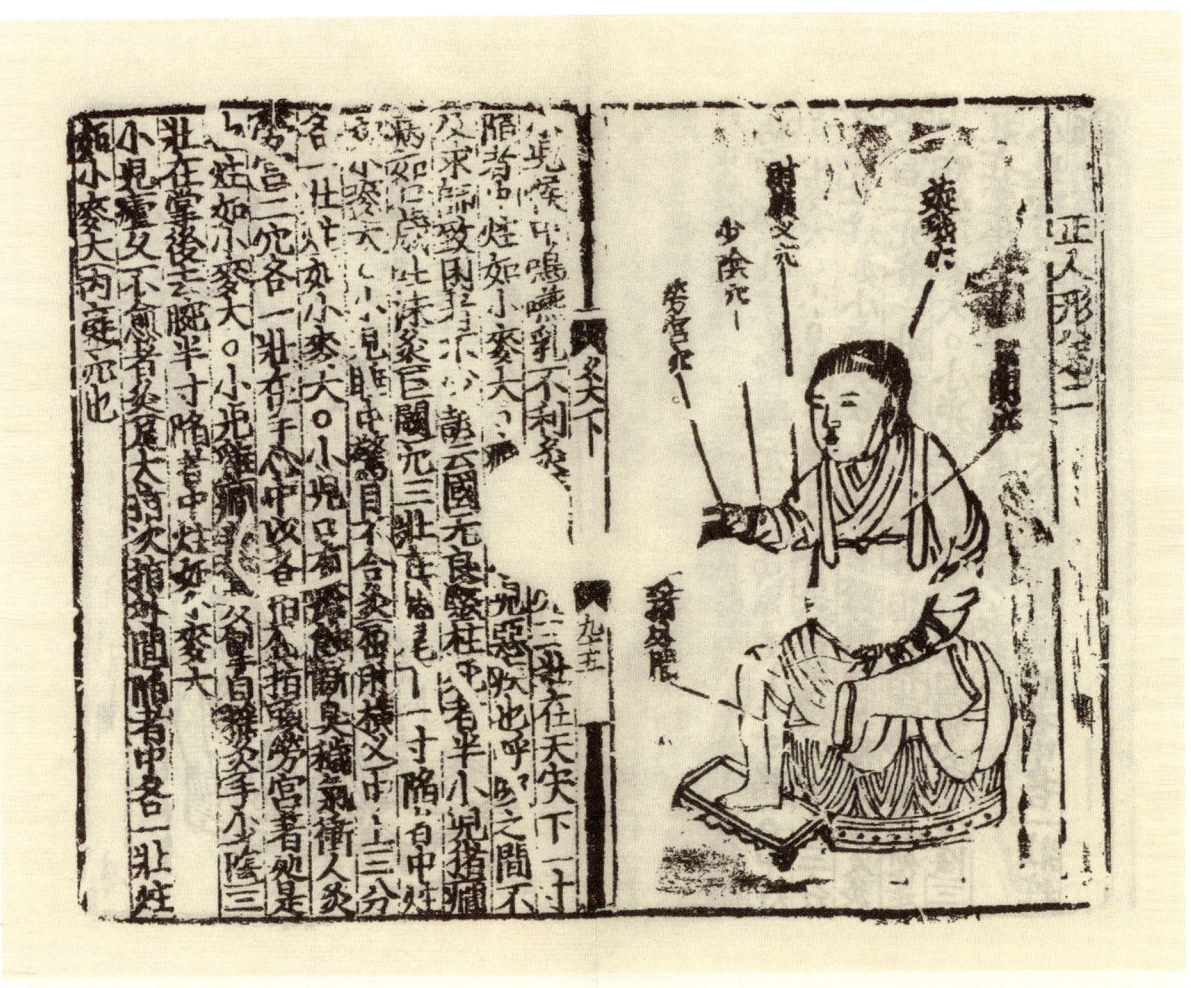

正人形第二（图见上）

小儿喉中鸣，咽乳不利，灸璇玑一穴，三壮。在天突下一寸陷者中。炷如小麦。○痫病者，小儿恶疾也。呼吸之间，不及求师，致困者不少。谚云：国无良医，枉死者半，小儿猪痫病，如尸厥吐沫，灸巨阙穴，三壮。在鸠尾下一寸陷者中。炷如小麦大。○小儿睡中惊，目不合，灸屈肘横纹中上三分，各一壮。炷如小麦大。○小儿口有疮蚀，龈臭秽，气冲人，灸劳宫二穴，各一状。在手中心，以无名指屈指头著处是也。炷如小麦大。○小儿鸡痫，善惊反折，手掣自摇，灸于少阴二壮。在掌后去腕半寸陷者中。炷如小麦大。

小儿疟久不愈者，灸足大趾次趾外间陷者中，各一壮。炷如小麦大。内庭穴也。

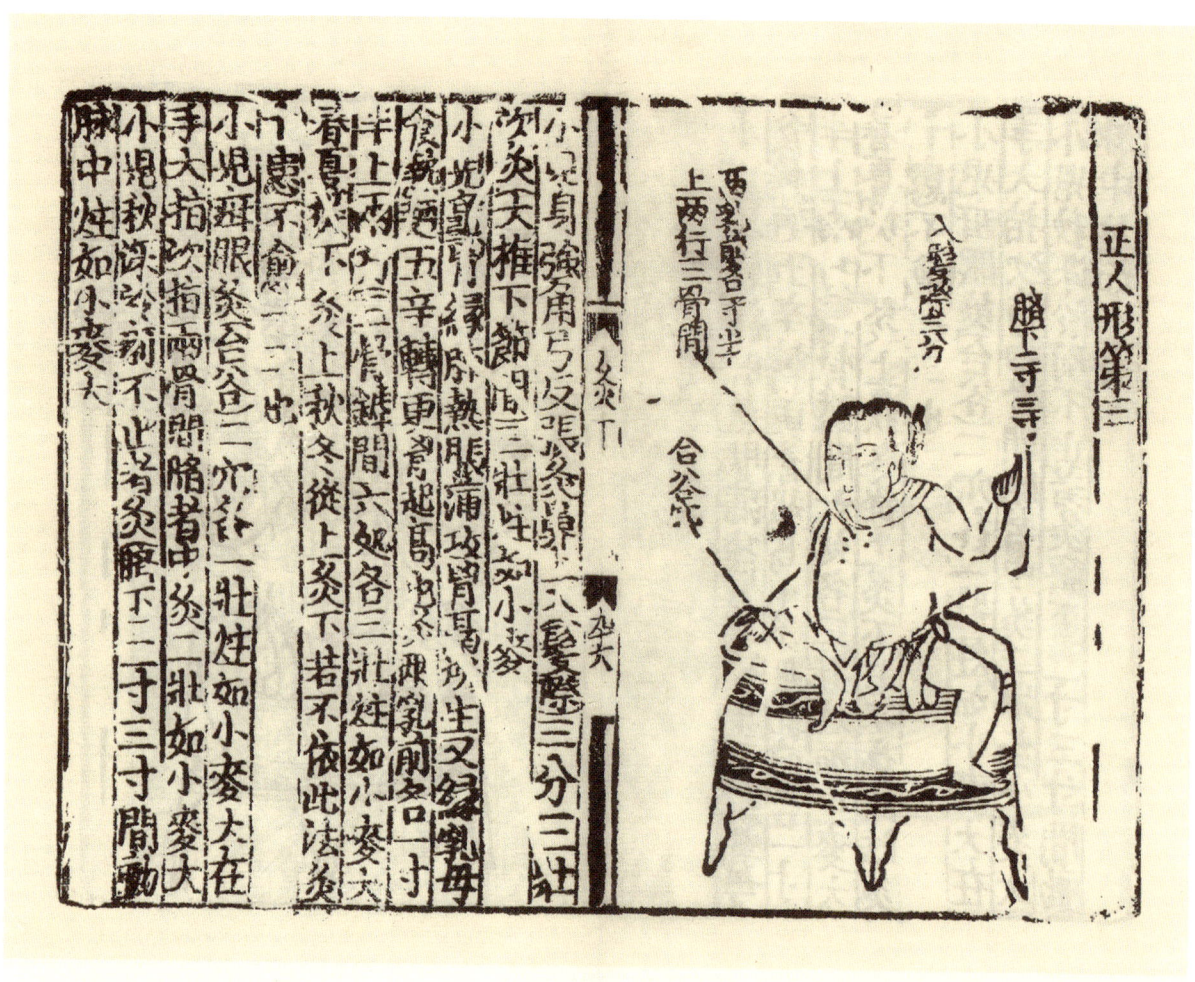

正人形第三（图见上）

小儿身强，角弓反张，灸鼻上入发际三分，三壮。次灸大椎下节间，三壮。炷如小麦。

小儿龟胸，缘肺热胀满，攻胸膈所生。又缘乳母食热面五辛，转更胸起高也。灸两乳前各一寸半，上两行三骨罅间穴处各三壮。炷如小麦大。春夏从下灸上，秋冬从上灸下，若不依此法，灸十患不愈一二也。

小儿疳眼，灸合谷二穴，各一壮。炷如小麦大。在手大指次指两骨间陷者中，灸二壮，如小麦大。

小儿秋深冷痢不止者，灸脐下二寸三寸间动脉中。炷如小麦大。

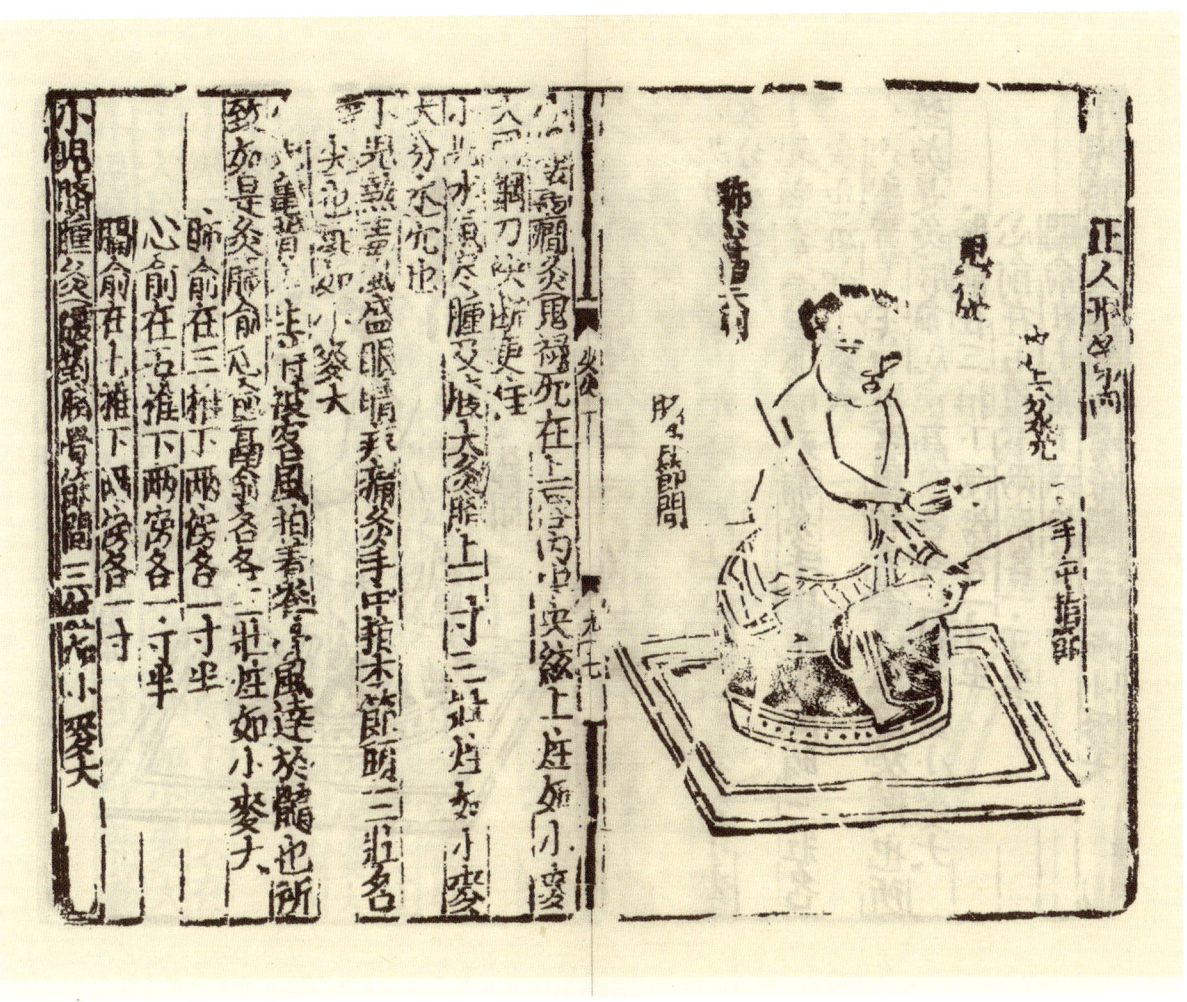

正人形第四（图见上）

小儿惊痫，灸鬼禄穴。在上唇内中央弦上。炷如小麦大。用钢刀决断更佳。

小儿水气，四肢尽肿及腹大，灸脐上一寸，三壮。炷如小麦大。分水穴也。

小儿热毒风盛，眼睛疼痛，灸手中指本节头，三壮，名拳尖也。炷如小麦大。

小儿龟背，生时被客风拍着脊骨，风达于髓也所致。如是灸肺俞、心俞、膈俞，各三壮。炷如小麦大。肺俞：在三椎下两旁各一寸半；心俞：在五椎下两旁各一寸半；膈俞：在七椎下两旁各一寸半。

小儿脐肿，灸腰对脐骨节间，三壮。炷如小麦大。

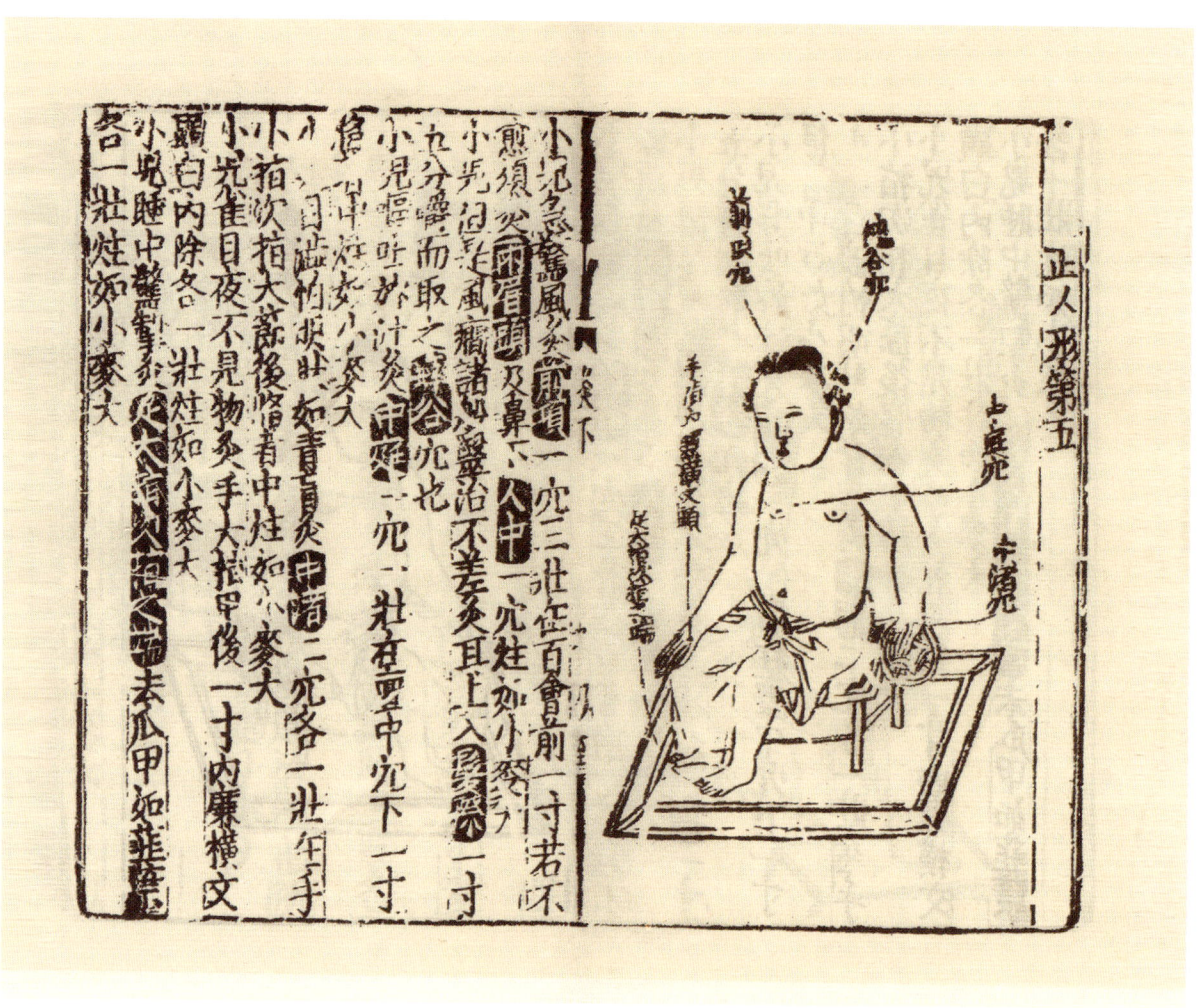

正人形第五（图见上）

小儿急惊风，灸前顶一穴，三壮。在百会前一寸。若不愈，须灸两眉头及鼻下人中一穴，炷如小麦大。

小儿但是风痫，诸般医治不瘥，灸耳上入发际一寸五分，嚼而取之，率谷穴也。

小儿呕吐奶汁，灸中庭一穴，一壮。在膻中穴下一寸陷者中。炷如小麦大。

小儿目涩怕明，状如青盲，灸中渚二穴，各一壮。在手小指次指本节后陷者中。炷如小麦大。

小儿雀目，夜不见物，灸手大指甲后一寸，内廉横纹头白肉际，各一壮。炷如小麦大。

小儿睡中惊掣，灸足大趾次趾之端，去爪甲如韭叶，各一壮。炷如小麦大。

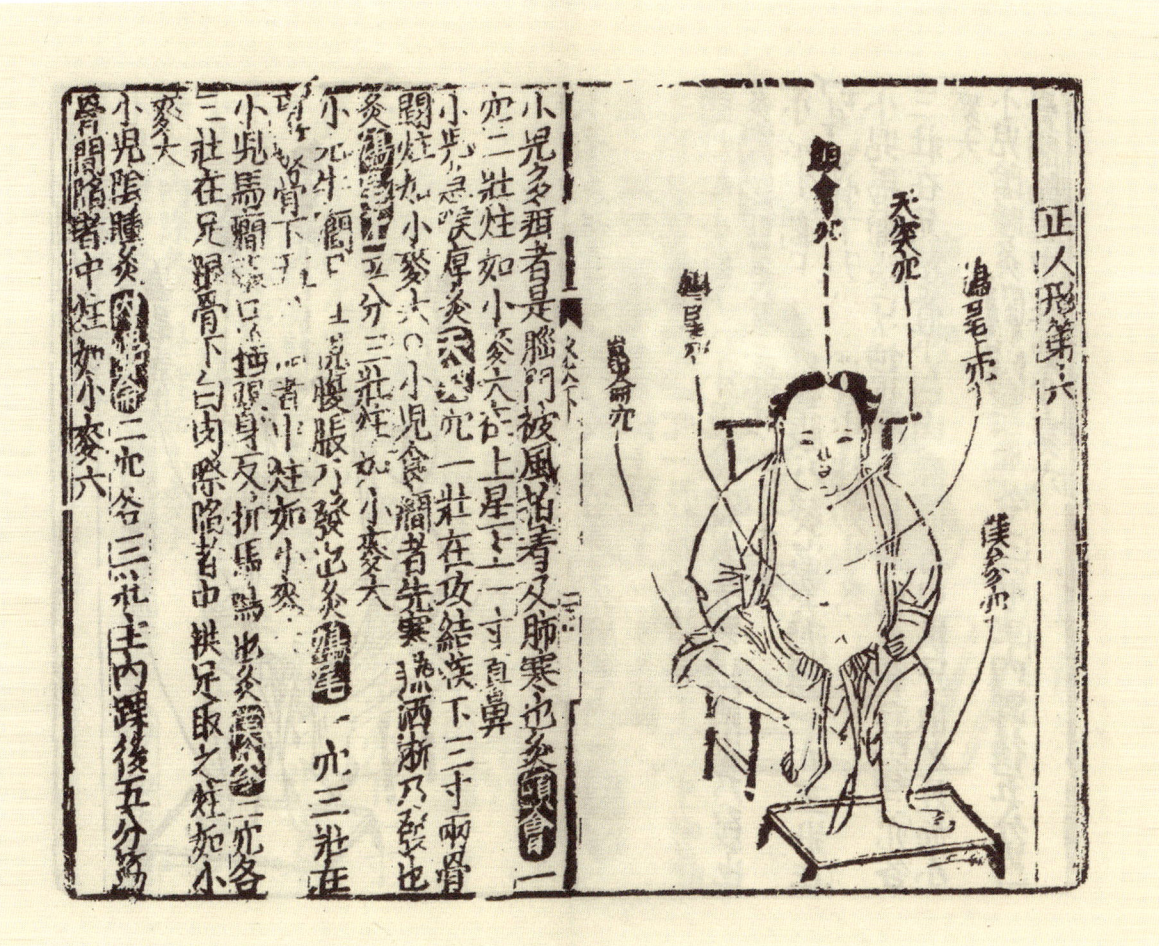

正人形第六（图见上）

小儿多涕①者，是脑门被风拍着及肺寒也。灸囟会一穴三壮。炷如小麦大。在上星上一寸，直鼻。

小儿急喉痹，灸天突穴一壮，在项结喉下三寸两骨间。炷如小麦大。

小儿食痫者，先寒热洒淅乃发也。灸鸠尾上五分，三壮。炷如小麦大。

小儿牛痫，目直视，腹胀乃发也。灸鸠尾一穴，三壮。在胸蔽骨下五分陷者中，炷如小麦大。

小儿马痫，张口摇头，身反折马鸣也。灸仆参二穴，各三壮。在足跟骨卜白肉际陷者中，拱足取之。炷如小麦大。

小儿阴肿，灸内昆仑二穴，各三壮。在内踝后五分，筋骨间陷者中。炷如小麦大。

---

①涕：原作"痔"，据《黄帝明堂灸经》卷下、《太平圣惠方》卷一〇〇引《明堂》改。

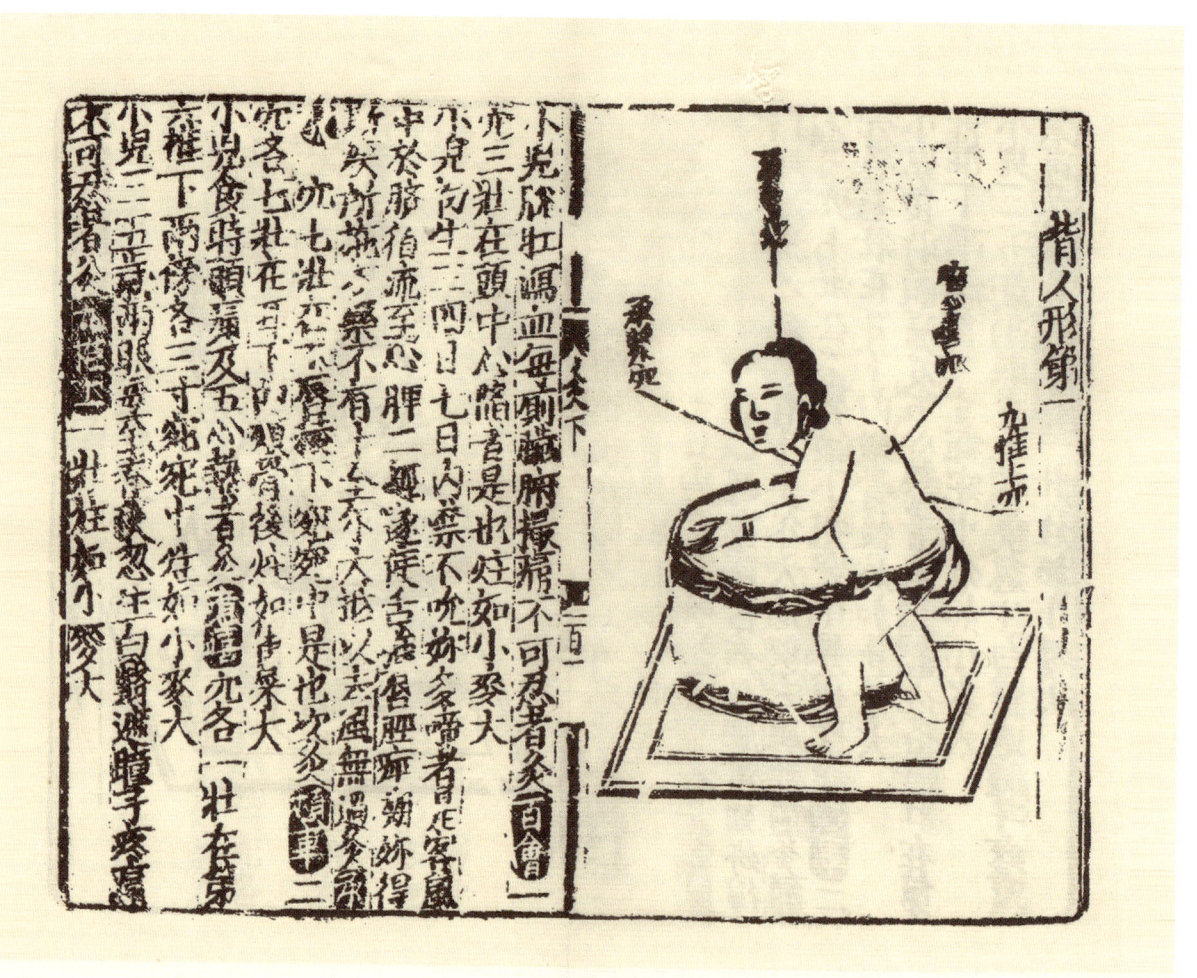

背人形第一（图见上）

小儿脱肛泻血，每厕脏腑撮痛不可忍者，灸百会一穴三壮，在头中心陷者是也。炷如小麦大。

小儿初生三四日，七日内，噤不吮奶，多啼者，是客风中于脐，循流至心脾二经，遂使舌强唇痉，嗍奶不得，斯病所施方药，不有十全尔，大抵以去风无过。灸承浆一穴，七壮。在下唇棱下宛宛中是也。次灸颊车二穴，各七壮，在耳下曲颊骨后。炷如雀屎大。

小儿食时头痛，及五心热者，灸噫嘻二穴，各一壮，在第六椎下两旁各三寸宛宛中。炷如小麦大。

小儿三五岁，两眼每至春秋忽生白翳，遮瞳子，疼痛不可忍者，灸九椎上一壮。炷如小麦大。

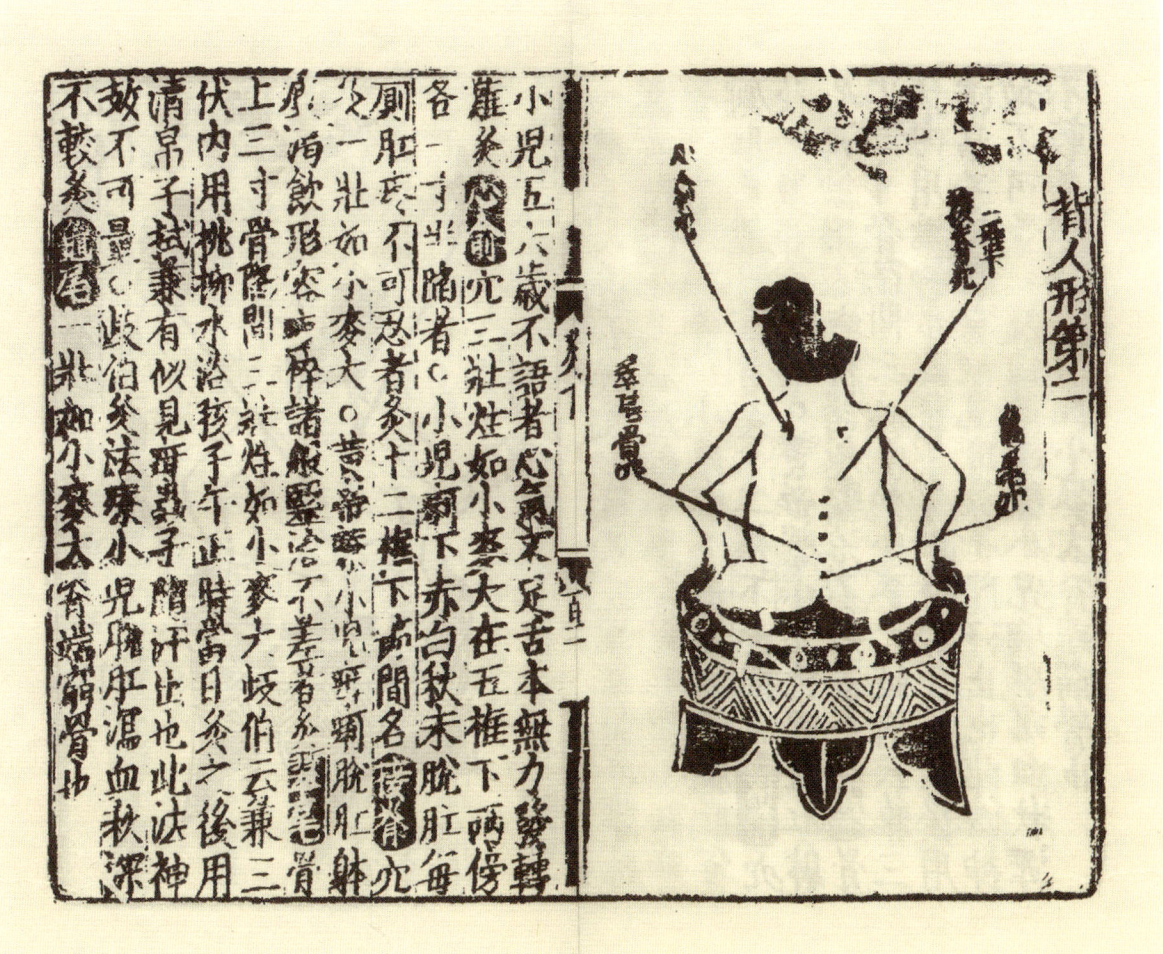

背人形第二（图见上）

小儿五六岁不语者，心气不足，舌本无力，发转难，灸心俞穴三壮。炷如小麦大。在五椎下两傍各一寸半陷者中。

小儿痢下赤白，秋末脱肛，每厕肚疼不可忍者，灸十二椎下节间，名接脊穴，灸一壮。如小麦大。黄帝疗小儿疳痢脱肛，体瘦渴饮，形容瘦悴，诸般医治不瘥者。灸翠尾骨上三寸骨陷间三壮。炷如小麦大。岐伯云：兼三伏内，用桃柳水浴孩子，午正时当日灸之，后用清帛子拭，兼有似见疳虫子随汗出也。此法神效不可量。《岐伯灸法》：疗小儿脱肛泻血，秋深不较，灸龟尾一壮。炷如小麦大。脊端穷骨也。

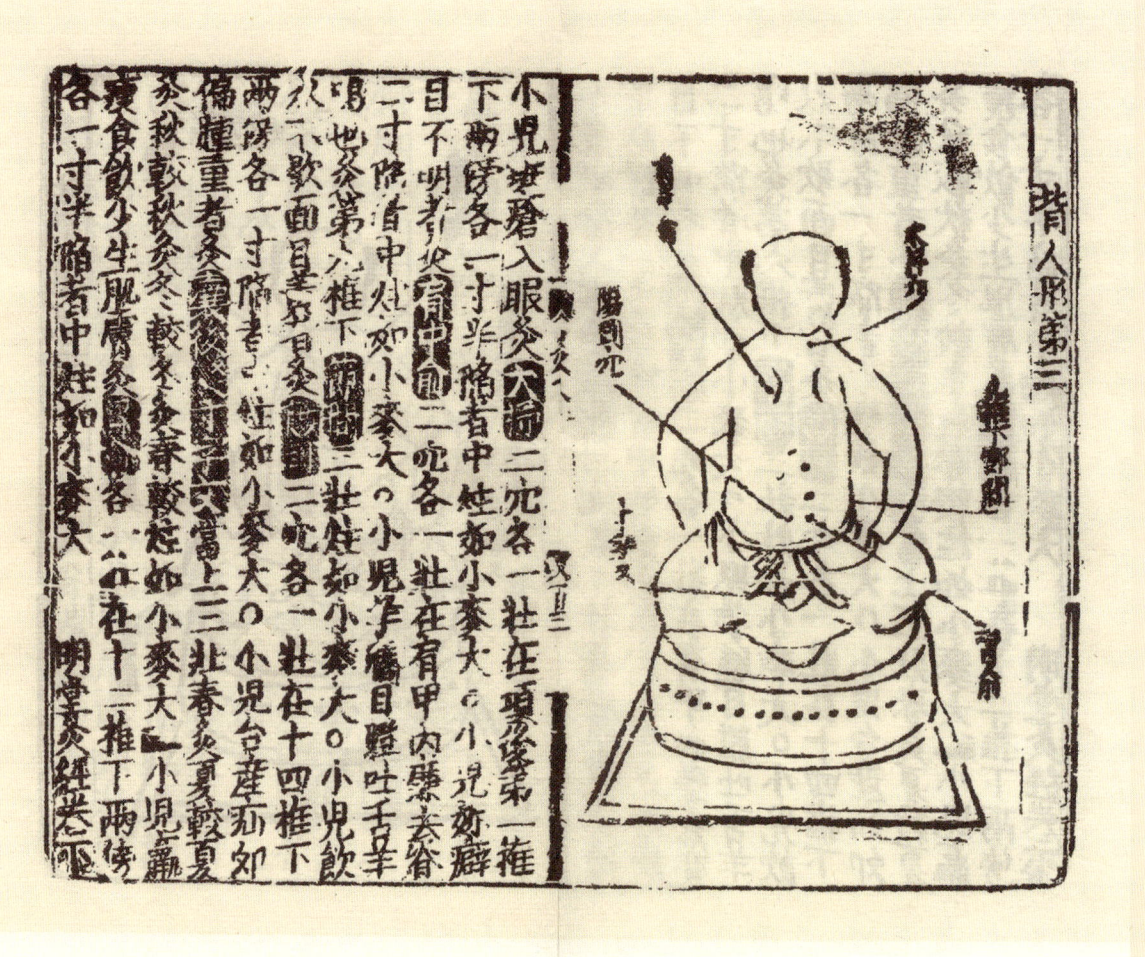

背人形第三（图见上）

小儿斑疮入眼，灸大杼二穴，各一壮。在项后第一椎下两傍，各一寸半陷者中。炷如小麦大。

小儿奶癖，目不明者，灸肩中俞二穴，各一壮。在肩甲内廉，去脊二寸陷者中。炷如小麦大。

小儿羊痫，目瞪吐舌羊鸣也。灸第九椎下节间三壮。炷如小麦大。

小儿饮水不歇，面目黄者，灸阳刚二穴，各一壮。在第十四椎下两傍各一寸陷者中。炷如小麦大。

小儿胎疝，卵偏肿，重者灸囊后缝十字纹当上，三壮。春灸夏较，夏灸秋较，秋灸冬较，冬灸春较。炷如小麦大。

小儿羸瘦，食饮少，生肌肤，灸胃俞，各一壮。在第十二椎下两傍各一寸半陷者中。炷如小麦大。

明堂灸经卷下

图书在版编目（CIP）数据

中国针灸大成. 综合卷. 太平圣惠方·针灸； 圣济总录·针灸； 针灸四书/石学敏总主编； 王旭东，陈丽云， 梁尚华执行主编. — 长沙： 湖南科学技术出版社，2020.12
ISBN 978-7-5710-0809-3

Ⅰ. ①中⋯ Ⅱ. ①石⋯ ②王⋯ ③陈⋯ ④梁⋯ Ⅲ. ①《针灸大成》②方书－中国－宋代 ③针灸疗法－中国－古代 Ⅳ. ①R245②R289.344

中国版本图书馆CIP数据核字(2020)第205113号

中国针灸大成 综合卷
TAIPING SHENGHUIFANG ZHENJIU SHENGJI ZONGLU ZHENJIU ZHENJIU SISHU
太平圣惠方·针灸 圣济总录·针灸 针灸四书

总 主 编：石学敏
执行主编：王旭东 陈丽云 梁尚华
责任编辑：李 忠 王跃军 姜 岚
出版发行：湖南科学技术出版社
社　　址：长沙市湘雅路276号
网　　址：http://www.hnstp.com
湖南科学技术出版社天猫旗舰店网址：
　　　　　http://hnkjcbs.tmall.com
邮购联系：本社销售部 0731-84375808
印　　刷：长沙鸿发印务实业有限公司
　　　　　（印装质量问题请直接与本厂联系）
厂　　址：长沙市长沙县黄花镇工业园3号
邮　　编：410137
版　　次：2020年12月第1版
印　　次：2020年12月第1次印刷
开　　本：889mm×1194mm 1/16
印　　张：32.5
字　　数：773 千字
书　　号：ISBN 978-7-5710-0809-3
定　　价：325.00元

（版权所有·翻印必究）